AF884542

M. M. Chananaschwili · K. Hecht

Neurosen

Theorie und Experiment

M. M. Chananaschwili · K. Hecht

Neurosen

Theorie und Experiment

Unter Mitarbeit von P. Oehme, M. Poppei, K. Seidel

Mit 137 Abbildungen und 8 Tabellen

Akademie-Verlag · Berlin

Erschienen im Akademie-Verlag, DDR-1086 Berlin, Leipziger Straße 3—4
© Akademie-Verlag Berlin 1984
Lizenznummer: 202 · 100/479/84
Printed in the German Democratic Republic
Gesamtherstellung: VEB Druckhaus „Maxim Gorki", 7400 Altenburg
Umschlaggestaltung: Annemaria Wagner
Lektor: Karl Abel
LSV 2185
Bestellnummer: 763 213 6 (6751)

07500

Geleitwort

Neurosen und funktionelle Störungen sind als die wohl häufigsten Gesundheitsstörungen des Menschen zu betrachten. Ihre Erkennung und Bekämpfung ist damit ein hochrangiges Anliegen des Gesundheitswesens in unserer Gesellschaft und bedarf der zunehmenden wissenschaftlichen Erörterung und Fundierung im Interesse der wirksamen medizinischen Bekämpfung sowie der Verhütung.

Gleichermaßen gehören die pathogenetischen Prozesse bei Neurosen zu den kompliziertesten Problemgebieten in Biologie und Medizin. Daher geht es in der heutigen Zeit – fußend auf einer riesigen Zahl wissenschaftlicher Arbeitsergebnisse und Veröffentlichungen – in starkem Maße um die Frage, welche organismischen Vorgänge der nach dem klinischen Bild wohldefinierten Neurose entsprechen. In dieser Hinsicht besteht kein prinzipieller Unterschied zu anderen heute in der Neurobiologie bezüglich der Erforschung biologischer Aspekte bei psychischen Krankheitsvorgängen aufgeworfenen Fragestellungen. Zugleich geht es um den Zusammenhang zwischen den als Einheit zu betrachtenden somatischen, funktionellen und psychischen Eigenschaften des Menschen einerseits mit seinen sozialen und natürlichen Umweltbedingungen.

Die Autoren haben den verdienstvollen Versuch unternommen, diesem Problem mit einer dem heutigen Wissen entsprechenden Betrachtungsweise nachzugehen; sie legen Hypothesen und Antworten vor, die sowohl in therapeutischer als auch in praktischer Hinsicht befruchtend und klärend wirken werden. Daher wird diesem aktuellen Gemeinschaftswerk aus der UdSSR und der DDR ein Erfolg nicht versagt sein.

K. *Seidel*

Vorwort

Die ätiopathogenetischen Vorstellungen über die Neurosen sind nach den gegenwärtigen Auffassungen empirisch nicht ausreichend und halten erkenntnis-theoretischen Kriterien nicht immer stand.

Es ist unverkennbar, daß wir den größten Teil des bisherigen Fortschrittes der Neurosen der Psychotherapie verdanken. Möglicherweise aus der historischen Entwicklung heraus ist in der Psychotherapie und bei der Beurteilung von Neurosen der Ausschließlichkeitsanspruch für die psychosoziale Komponente noch stark ausgeprägt, während die biologische Seite des Menschen zum Teil ignoriert, vernachlässigt oder nur im geringen Umfange beachtet wird.

Wir sind der Auffassung, daß generelle Fortschritte auf dem Gebiet der Neurosenlehre nur dann erzielt werden können, wenn das dialektische Prinzip der Einheit vom Psychologischen und Physiologischen des Menschen konsequent als Grundlage aller Betrachtungsweisen dient.

Wir vertreten daher uneingeschränkt die Auffassung, daß jeder Person-Umwelt-Beziehung, jeder erlebnisbedingten Störung, jedem funktionellen Prozeß und jedem Fehlverhalten sowie jedem psychotherapeutischen Effekt biologische inklusive molekularbiologische und ultrastrukturelle Vorgänge zugrunde liegen.

Wenn wir gegenwärtig diese Vorgänge bis ins Einzelne noch nicht kennen, dann nur aus unserem Unvermögen heraus, noch nicht über die geeignete Methodik zu verfügen, die uns diese Prozesse verifiziert.

Die Grundlagenforschung hat bisher zur Aufklärung biologischer Mechanismen der Neurose noch relativ wenig beigetragen, obgleich mit der *Pawlow*schen Konzeption der experimentellen Neurose ein Fundament gegeben wurde. Es liegt auf der Hand, daß Untersuchungen von molekularbiologischen und ultrastrukturellen Prozessen des Gehirns aus rein humanistischen Gründen nicht am Menschen vorgenommen werden können. Zur naturwissenschaftlichen Fundierung der Neurosen sind daher tierexperimentelle Modelle genauso unersetzlich, wie dies auf anderen Gebieten der Medizin der Fall ist. Dabei muß natürlich klar sein, daß ein Modell nur ein Abbild einer Krankheit sein kann und im Tierexperiment biologische Prozesse im Vordergrund stehen.

In dem vorliegenden Werk wurde das Ziel angestrebt, eine naturwissenschaftliche Fundierung der Neurosenlehre zu geben. In einer komplexen psychophysiologischen, neurophysiologischen, neuropathophysiologischen, neurochemischen und neuropharmakologischen Betrachtungsweise werden grundlegende

Prozesse der Neurosen wie Lernen und Gedächtnis, Streß und Emotionen, Chronogenität und peptiderge Regulation, Ontogenese und Individualität behandelt. Das Werk hat seine eigne Charakteristik. Es hat einerseits einen Review-Charakter und gibt somit einen Überblick zur angeführten Problematik für jeden, der dafür Interesse aufbringt. Andererseits sind Merkmale zu verzeichnen, die einer Originalarbeit ähneln, in der viele Details enthalten sind, welche den hochspezialisierten Experten interessieren. Diese Charakteristik resultiert erstens aus einer bewußten Absicht und zweitens aus der Tatsache, daß Teile eines in russischer Sprache erschienenen Buches von M. M. *Chananaschwili:* „Experimentelle Pathologie der höheren Nerventätigkeit", Moskau 1978, in das vorliegende Werk eingegangen sind.

In diesem Zusammenhang möchten wir Frau Prof. Dr. sc. med. Marianne *Lindemann,* Herrn Prof. Dr. sc. med. Günter *Rehberg,* Frau Dr. sc. med. Tamara *Hecht* und Frau Dr. med. Anne *Nicolai* für die Übersetzung vom Russischen in die deutsche Sprache danken.

Da die erste Publikation über die experimentelle Neurose von I. P. *Pawlow* 1932 in deutscher Sprache erschien, fanden naturgemäß die Traditionen der *Pawlow*schen Schule im vorliegenden Werk ihren Niederschlag.

Unser besonderer Dank gilt dem Akademie-Verlag, der uns in vorzüglicher Weise unterstützte.

M. M. *Chananaschwili*
K. *Hecht*

Inhalt

1.	Epidemiologische Aspekte der Neurosen (K. *Hecht*)	15
1.1.	Literatur	17
2.	Einige Aspekte der klinischen Neurosenlehre (K. *Seidel*, K. *Hecht*)	19
2.1.	Zur historischen Entwicklung des Neurosebegriffes	19
2.2.	S. *Freuds* Auffassungen von der Neurose	20
2.3.	Neuroseauffassungen der *Freud*-Nachfolger	23
2.4.	Lerntheorie der Neurosen	24
2.5.	Neue Auffassungen von den Neurosen	28
2.6.	Psychosomatische Erkrankungen	31
2.7.	Literatur	34
3.	Das *Pawlow*sche Modell der experimentellen Neurose (K. *Hecht*)	36
3.1.	Die *Pawlow*sche Auffassung von der experimentellen Neurose	36
3.2.	Beziehungen zwischen experimenteller und klinischer Neurose	40
3.3.	Die Konzeption des Nervismus	41
3.4.	Historische Aspekte der Erforschung der experimentellen Neurose	42
3.5.	Die Pathologie der höheren Nerventätigkeit	45
3.6.	Literatur	47
4.	Klassifizierungsaspekte der Pathologie der höheren Nerventätigkeit (M. M. *Chananaschwili*)	49
4.1.	Aspekte der Weiterentwicklung des Modells der experimentellen Neurose	51
4.2.	Literatur	54
5.	Weiterführung der Konzeption der experimentellen Neurosen (M. M. *Chananaschwili*, K. *Hecht*)	55
5.1.	Weiterführung der klassischen Konzeption	56
5.2.	Experimentelle Neurosen bei freier Beweglichkeit der Tiere	58
5.3.	Folgen sensorischer Deprivation	59
5.4.	Situationsneurosen	61
5.5.	Konfliktsituationen	63
5.6.	Rückkopplung — eine regulierende Funktion	65
5.7.	Die Vorstellungen *Anochins* von der Neurose	65
5.8.	Die Theorie der Schizokinese nach *Gantt*	67
5.9.	Konzeption vom stabilen pathologischen Zustand	67
5.10.	Neurosen und Hormone	68
5.11.	Das Problem der zentralen Hemmung und einige Fragen der experimentellen Pathologie der höheren Nerventätigkeit	69

5.12. Elektrophysiologische und strukturelle Grundlagen der experimentellen Neurosen 75
5.13. Hypoxie der Gehirnzellen und Neurose 78
5.14. Ultrastrukturelle und biochemische Veränderungen in der Großhirnrinde bei Neurosen 80
5.15. Literatur 89

6. Dynamik der Wechselbeziehungen zwischen Gesundheit und Krankheit (K. *Hecht*) 93
6.1. Literatur 98

7. Modelltheoretische Aspekte (K. *Hecht*) 100
7.1. Literatur 106

8. Physiologische und pathologische Aspekte des Lernens und des Gedächtnisses (K. *Hecht*, M. M. *Chananaschwili*) 107
8.1. Gedächtnis und Adaptation 107
8.2. Lernen und Gedächtnis 108
8.3. Peptide im Lern- und Gedächtnisprozeß 110
8.4. Die Substanz P in Lern- und Gedächtnisprozessen 111
8.5. State dependend learning oder dissoziiertes Lernen 118
8.6. Formen des Gedächtnisses 121
8.7. Grundprinzipien der Lernvorgänge 124
8.7.1. Lerndisposition und Lernmotivation 124
8.7.2. Orientierungsreaktion und Unbestimmtheit 125
8.8. Phänomenale Formen des Lernens 128
8.8.1. Gewöhnung oder Habituation 129
8.8.2. Prägungslernen 130
8.8.3. Der bedingte Reflex (Reaktion) 131
8.8.4. Erscheinungsformen des bedingten Reflexes und die Theorie von der höheren Nerventätigkeit 135
8.8.5. Formen der Hemmung der höheren Nerventätigkeit 140
8.8.6. Der dynamische Stereotyp 142
8.8.7. Die Phasenzustände des Nervensystems 145
8.8.8. Lernen durch Nachahmung 145
8.8.9. Gedächtnistypen 146
8.9. Experimentelle Pathologie des Gedächtnisses 147
8.10. Hypoxiegestörte Proteinsynthese des Gedächtnisses — Ursache der Neurosen? 155
8.11. Literatur 158

9. Zur Psychologie, Physiologie und Pathologie der Emotionen (K. *Hecht*, M. M. *Chananaschwili*) 167
9.1. Was sind Emotionen? 170
9.2. Hypothesen und Theorien der Emotionen 173
9.2.1. Physiologisch orientierte Konzeptionen 173
9.2.2. Psychologisch orientierte Konzeptionen 180
9.2.3. Der Lust-Unlust-Aspekt 184
9.3. Das Verhältnis von Motivation und Emotion 185
9.4. Psychologische Aspekte der Emotion des Menschen 187
9.5. Phylogenetisch-historische Aspekte der Emotion 189
9.6. Emotionen und Tätigkeit 192

9.7. Affekte 195
9.8. Das zentralnervöse Substrat der Emotionen 196
9.9. Neurosekretion in emotionsrelevanten Strukturen (limbisches System) . 212
9.10. Neuro-Endokrine Regulationen und Emotionen 216
9.11. Emotionen im Tierexperiment 219
9.12. Literatur 222

10. Zum gegenwärtigen Stand der Streßforschung (K. *Hecht*, M. *Poppei*) . 231
10.1. Streßkonzept von *Selye* 232
10.2. Kritik an der *Selye*schen Streßkonzeption 235
10.3. Historische Aspekte des Streßbegriffes 236
10.4. Streß und Organismus — Umweltbezug 237
10.5. Anpassung — Fehlanpassung bei Streß 243
10.6. Emotioneller Streß 251
10.7. Psychische und soziale Aspekte des Stresses 256
10.8. Streß und Krankheit 260
10.9. Konzeption eines tierexperimentellen Modells für die Verlaufsform des chronischen emotionellen Stress' 264
10.10. Schlußbemerkungen 268
10.11. Literatur 269

11. Informationsneurosen (M. M. *Chananaschwili*) 276
11.1. Der Begriff der Informationsneurose 276
11.2. Informationsneurosen beim Menschen 278
11.3. Experimentelle Informationsneurosen bei Tieren 284
11.4. Die Konzeption von der individuellen Resistenz des Nervensystems gegenüber Informationsüberlastung und gegenüber der Informationsneurose 313
11.5. Literatur 316

12. Individuelle und typologische Besonderheiten (K. *Hecht*, M. M. *Chananaschwili*) 318
12.1. Prinzipien der Typeneinteilung 318
12.2. Genotyp und Phänotyp der Pawlowschen Typen; Geschichte, Kritik und Trends 323
12.3. Pathologie der höheren Nerventätigkeit und individuelle Besonderheiten in der Norm und in der Pathologie 329 330
12.4. Zu einigen Fragen der experimentellen Genetik der Nerventätigkeit
12.5. Mathematische Verfahren zur Typisierung von Reaktionstypen . . . 335
12.5.1. Diskriminanzanalyse bei psychophysiologischem Suchtest 335
12.5.2. Clusteranalyse 336
12.6. Leistungstypen des circadianen Rhythmus 338
12.7. Literatur 342

13. Motorische Erscheinungsformen bei Neurosen (M. M. *Chananaschwili*, K. *Hecht*) 345
13.1. Störungen der Psychomotorik bei Neurose 347
13.2. Experimentelle Hyperkinesen 348
13.2.1. Die elektrische Stimulation der einzelnen Strukturen 349
13.2.2. Elektrische Stimulation von Hirnsystemen 350
13.3. Tetanisches Syndrom bei Neurosen 355
13.4. Literatur 358

14. Psychosomatische (viszerale) Erkrankungen — Erscheinungsbilder der Neurose oder nicht? (M. M. *Chananaschwili*, K. *Hecht*) 360
14.1. Gibt es Organneurosen? 364
14.2. Zusammenhänge zwischen limbischen Funktionen und der Psychosomatik 365
14.3. Limbisches System und vegetatives Nervensystem — endokrines System 366
14.3.1. Funktionelle Beziehungen innerhalb des limbischen Systems 366
14.3.1.1. Limbische Verbindungen des Dienzephalon 366
14.3.1.2. Hypothalamus und Amygdala 366
14.3.1.3. Vegetatives Nervensystem, Sympathicus und Parasympathicus, Reizbeantwortung durch das limbische System 367
14.3.1.4. Hypothalamus und limbisches System 367
14.3.2. Limbisches System und vegetatives Nervensystem — endokrines System 369
14.4. Viszerale Reaktionen bei elektrischer Stimulierung von Arealen des limbischen Systems 371
14.5. Interorezeptive Stimulation und Auswirkungen auf zentralnervale Reaktionen 374
14.6. Arterielle Hypertonie und Hypotonie als psychosomatische Erkrankung 384
14.7. Anorexia Nervosa und gestörtes Nahrungsverhalten 386
14.8. Literatur 388

15. Die Zeitregulation im Krankheitsgeschehen (K. *Hecht*) 391
15.1. Physiologische Aspekte der Chronomedizin und Chronobiologie . . . 392
15.1.1. Biorhythmus und Zeitregulation 392
15.1.2. Chronomedizin 394
15.1.3. Gesellschaftlicher Aspekt des Biorhythmus 395
15.1.4. Zur Genese des circadianen Rhythmus 398
15.1.5. Typen des circadianen Rhythmus 401
15.1.6. Circadianrhythmus — ein bedingter Reflex auf Zeit? 401
15.1.7. Circadianer Rhythmus und Motorik 402
15.1.8. Empfindlichkeitszeitpunkte des circadianen Rhythmus 404
15.1.9. Zur Wirkung meteorologischer Rhythmen 405
15.1.10. Emotionen und Zeitregulierung 406
15.2. Zeitliche Regulation im Bereich der Neurowissenschaften 406
15.2.1. Zeitwahrnehmung, Zeitgeber, Biorhythmen 407
15.2.2. Periodizitäten und Lernen 407
15.2.3. Minutenrhythmen (Physiologische Aspekte) 408
15.2.4. Minutenrhythmus bei experimenteller Neurose 415
15.2.5. Desynchronose und Peptidwirkung 418
15.2.6. Minutenrhythmus nach Hippocampusläsion 422
15.3. Biorhythmus im Krankheitsgeschehen 423
15.4. Neurologisch-psychiatrische Erkrankungen und biorhythmische Prozesse 425
15.5. Langzeitrhythmen bei der Adaptation an extreme Umweltbedingungen 428
15.6. Literatur 430

16. Schlaf und Schlafstörungen (K. *Hecht*, P. *Oehme*) 437
16.1. Die Objektivierung der Schlafphasen 438
16.2. REM-Schlaf und ultradiane Rhythmik 440
16.3. REM-Schlaf und Traumaktivität 440
16.4. Einige morphologisch-funktionelle Aspekte der Schlaf-Wach-Regulation 441
16.5. Einige biochemische Grundlagen des Schlafes 444
16.5.1. Biogene Amine 444
16.5.2. Azetylcholin 445

16.5.3. Aminosäuren 445
16.5.4. Peptide und humorale Schlaffaktoren 445
16.5.5. SP-Gehalt im Blut während des Schlafes 446
16.6. Störfaktoren des physiologischen Schlafrhythmus 448
16.7. Schlafstörungen 449
16.8. Schlafmodulierende Funktion der Substanz P bei Schlafstörungen . . 454
16.9. Literatur 458

17. Evolutionsaspekte der Neurosen (M. M. *Chananaschwili*, K. *Hecht*) . . 460
17.1. Ontogenesetheorien der Nerventätigkeit 462
17.1.1. „Total Pattern Theory" 463
17.1.2. „Local Pattern Theory" 463
17.1.3. Systemogenesetheorie 463
17.1.5. Ontogenetische Regeln der kritischen Differenzierung zentral-nervaler Strukturen und Funktionen 464
17.1.4. Energetische Regel der Skelettmuskulatur als ontogenetisches Prinzip . 464
17.1.6. Zeitliche Abstimmung der ontogenetischen Entwicklungsperioden . . . 465
17.2. Prägungslernen und prägungsähnliche Lernvorgänge bei Tier und Mensch 465
17.3. Zur Bedeutung kritischer Entwicklungsphasen in der postnatalen Ontogenese des Menschen 467
17.4. Frühe Mutter-Kind-Trennung 473
17.4.1. Faktoren, die die Folgen früher Mutter-Kind-Trennung bewirken . . 473
17.4.1.1. Soziale Faktoren 474
17.4.1.2. Sensorische Faktoren 477
17.5. Folgen früher Mutter-Kind-Trennung für die weitere Entwicklung des Kindes 478
17.5.1. Die Folgen der Mutterentbehrung im ersten Lebenshalbjahr 479
17.5.2. Die Folgen der Mutterentbehrung nach dem ersten Lebenshalbjahr . . 479
17.6. Tiermodellversuche zum Problem der frühen postnatalen Ontogenese . 486
17.6.1. Die Bedeutung von Tiermodellversuchen bei der Untersuchung der Folgen der sozialen und sensorischen Isolation in der frühen Kindheit . . 486
17.6.2. Ergebnisse bei Rhesusaffen 488
17.6.3. Ergebnisse von Untersuchungen an Hunden 491
17.6.3.1. Das Kurzzeit- und das Langzeitgedächtnis bei Hunden, die in teilweiser sozialer Isolierung aufwuchsen 491
17.6.3.1.1. Kurzzeitgedächtnis 493
17.6.3.1.2. Langzeitgedächtnis 494
17.6.3.2. Experimentelle Neurosen bei Tieren, die unter Bedingungen einer teilweisen Einschränkung von sozialen Kommunikationsbeziehungen aufwuchsen 497
17.6.4. Ontogenetische Untersuchungen an der Ratte 498
17.6.4.1. Gehirnprogrammierung durch Transmitter 499
17.6.4.2. Psychosoziale Stimuli und psychotrope Stoffe 505
17.6.4.3. Der Einfluß von neonatal verabreichten psychotropen Stoffen auf die Entwicklung biorhythmischer Prozesse (Minutenrhythmus) 507
17.6.4.4. Neonatal verabreichter Elektroschock und Streßempfindlichkeit im adulten Alter 510
17.7. Literatur 515
18. Sekundäre Neurosen. Die Asthenisierung des Nervensystems als Neuroseursache (M. M. *Chananaschwili*) 520
18.1. Der Einfluß der ionisierenden Strahlung 521

18.2. Der Einfluß einer Anaemisierung 523
18.3. Zu einigen weiteren Faktoren der Asthenisierung des Gehirns 524
18.4. Der niedrige Funktionszustand des Gehirnes als Ursache der Entstehung einer sekundären Neurose 526
18.5. Literatur 532

19. Einige Probleme der Prophylaxe und der Therapie der Neurosen (K. *Hecht*, P. *Oehme*) 533
19.1. Motorisches Training 534
19.2. Probleme der Pharmakotherapie 542
19.2.1. Psychotrope Pharmaka 542
19.2.2. Peptide als körpereigene Stoffe — psychotrope Stoffe der Zukunft? (P. *Oehme*, K. *Hecht*) 550
19.3. Literatur 559

20. Sachregister 563

1. Epidemiologische Aspekte der Neurosen

(K. *Hecht*)

Die Entwicklung des wissenschaftlich-technischen Fortschritts ist durch die Reduzierung schwerer körperlicher Arbeit und durch die wachsende Zunahme des geistig-schöpferischen Anteils im Arbeitsprozeß gekennzeichnet. Diese Gesetzmäßigkeit unserer gesellschaftlichen Entwicklung wirft auch Probleme auf, die die Gesundheit und Krankheit der Bevölkerung betreffen.

Gegenüber früheren Zeiten treten solche Krankheitsgruppen stärker in den Mittelpunkt der medizinischen Forschung und der medizinischen Betreuung, die sich aus den neuen Organismus-Umwelt-Beziehungen der Menschen ergeben, zum Beispiel die Neurosen, die psychosomatischen Erkrankungen und die sogenannten funktionellen Erkrankungen bzw. Störungen.

Das Auftreten dieser psychonervalen Störungen bzw. Erkrankungen wurde in zahlreichen epidemiologischen Untersuchungen analysiert. Nach Untersuchungen der WHO sollen in den Industrieländern 10 % der Bevölkerung ernsthaft neurotisch erkrankt sein (zitiert bei *Höck* et al., 1972). Von *Hardy* (1968) wird angegeben, daß bei praktischen Ärzten die Patienten mit neurotischen Beschwerden 30—50 % aller Konsultanten ausmachen. *Feuerhahn* et al. (1968) berichten über eine auffällige Häufung funktioneller Störungen bei der Gesamtbevölkerung der DDR. Untersuchungen über das Vorliegen von neurotischen Störungen in der Landbevölkerung ergaben Schwankungen zwischen 1,3 und 6,2 %. Bei Frauen liegt die Erkrankungshäufigkeit höher als bei Männern (*Gramm* et al., 1960; *Christof*, 1963; *Battke*, 1954; *Lappar*, 1966). Analoge Untersuchungen in Industriegebieten und Gesundheitseinrichtungen von Großstädten ergaben ähnliche Werte wie bei der Landbevölkerung, wobei auch hier der prozentuale Anteil der Frauen höher ist als bei den Männern (*Engel*, 1956; *Fichler*, 1965; *Kneidel*, 1961; *Lappar*, 1966; *Mizerling*, 1960; *Paul* 1961; *Schieche* et al., 1970). Nach einer umfassenden Morbiditätserhebung durch *Schmincke* und *Lengwinat* (1968 im Kreis Zittau) entfallen 6,8% aller männlichen und 9,2 % aller weiblichen Behandlungsfälle auf Nervenkrankheiten oder psychische Störungen. In der Altersgruppe der 35—45jährigen Männer nehmen die psychonervalen Störungen nach den Verletzungen den zweiten Platz ein und rangieren noch vor den Magen-Darmerkrankungen und den Herz-Kreislaufkrankheiten.

Repräsentativproben in der VR Polen durch *Henisz* (1968), weisen bei 14,0 % der untersuchten Einwohner psychische Krankheiten und Störungen aus, wobei die Neurosen mit 7,2 % den größten Anteil hatten.

Bizon und *Smola* (1968) fanden bei einer epidemiologischen Analyse bei Warschauer Einwohnern 22,8 % Neurotisierte.

Untersuchungen von *Lehr* (1969) ergaben bei 33,4 % Patienten neurotische Störungen der in einer ärztlichen Landpraxis registrierten Konsultanten.

Von E. *Winter* (1959) wird das Auftreten neurotischer Symptome bis zu 64 % der Untersuchten angegeben.

Bei Verkäuferinnen stellten, *Hinze* und *Sälzler* (1971) sowie *Leder* (1968) in ca. 20 % der Fälle dieser Berufsgruppe neurotische Beschwerden in Form von Herz-Kreislauf-Beschwerden, Kopfschmerzen, Schlafstörungen, leichte Ermüdbarkeit, Schwindelzustände und Magenbeschwerden fest.

Wein (1977) beschrieb, daß die Anzahl der an Neurosen Erkrankten innerhalb der zurückliegenden 65 Jahre um das 24fache angestiegen sei.

Gemessen an den nachgewiesenen schlafgestörten Patienten (die Schlafstörung stellt ein wesentliches Symptom der Neurosen dar), sind neurotische Erscheinungen verschiedenen Grades bei ca. 35 % untersuchter Bevölkerungsgruppen zu vermuten (*Wein* und *Rotenberg,* 1973).

Das Krankheitsbild der neurotischen Reaktionen hatte sich nach *Höck* und *König* (1979) im Laufe der letzten Jahrzehnte zunehmend im Sinne einer Somatisierung gewandelt. Folglich werden bei Neurosepatienten immer häufiger vegetative und motorische Veränderungen beobachtet, und diese Störungen sind unmittelbar mit der Neuroseentwicklung verbunden. So findet man bei 39,5 % von Patienten mit verschiedenen Neuroseformen vorwiegend psychogene somatische Störungen. Von besonderer Bedeutung ist, daß sich darunter vor allem Herz-Kreislauf-Krankheiten befinden. Auf die Zunahme der Herz-Kreislauf-Krankheiten psychogenen Ursprungs, insbesondere auf die wachsende Rolle des psychogenen Faktors bei der ischämischen Herzerkrankung weisen in den letzten Jahrzehnten auch andere Autoren hin (*Tschasow,* 1975; R. *Baumann,* 1977). Nach *Tschasow* (1975) geht dem Herzinfarkt in 43% der Fälle eine sehr starke, mit nervlicher Anstrengung verbundene berufliche Belastung voraus. Eine von *Faulhaber* et al. (1975) im Berliner Stadtbezirk Pankow durchgeführte Untersuchung ergab bei 18,6 % der Bevölkerung im Alter von 25—49 Jahren einen erhöhten Blutdruck. Ein solcher Befund konnte auch bei 6 % der Jugendlichen im Alter von 15—25 Jahren erhoben werden. Für die arterielle Hypertonie wird nach *Sudakow* (1974), *Baumann* (1977) u. a. der Streß als Hauptfaktor ihrer Verursachung angegeben. Auf der Stockholmer Umweltkonferenz (1972) wurde deshalb der Streß — offensichtlich nicht unbegründet — als gesundheitsgefährdendes Agens in einem entsprechenden Protokoll ausgewiesen.

Diese Ergebnisse zahlreicher Untersuchungen, die noch beliebig ergänzt werden könnten, bedürfen der besonderen Aufmerksamkeit, da inadäquate Lebensbedingungen und -gewohnheiten, mangelnde oder eingeschränkte Adaptationsfähigkeit mancher Menschen an die neuen Lebensbedingungen eine entscheidende Rolle in der Ätiopathogenese von Neurosen, psychonervalen oder funktionellen Störungen und psychosomatischen Erkrankungen spielen. Die angeführten epidemiologischen Untersuchungen bedürfen aber auch einer kritischen Betrachtungsweise. Diese Aufzählung der in der Literatur und in der ärztlichen Praxis verwendeten Begriffe für bestimmte psychonervale Erkrankungen, die aus einer gestörten Organismus-Umwelt-Beziehung resultieren, sowie die sich aus den angeführten epidemiologischen Untersuchungen ergebenden großen Schwankungen der Erkrankungshäufigkeit lassen darauf schliessen, daß es weder hinsichtlich der Krankheitsdefinition noch bezüglich der Ätiopathogenese dieser Erkrankungen bzw. Störungen ein ausreichendes wissenschaftliches Fundament gibt. Zum Beispiel bestehen gegenwärtig von zahlreichen Schulen und Richtungen auch die unterschiedlichsten Auffassungen zum Neurosebegriff. Es wird, häufig mit der Absicht, Schweregrade auszudrücken, von Neurose, neurotischen Störungen bzw. neurotischen Reaktionen gesprochen.

1. 1. *Literatur*

Battke, H.: Das Krankengut eines praktischen Arztes auf dem Lande. Med. Diss. ML-Univ. Halle. 1954

Baumann, R., W. *Schnabel*, H. *Ziprian*: Klinisch-experimentelle Untersuchungen der Wirkung eines definierten psycho-emotionalen Stresses bei der arteriellen Hypertonie Jugendlicher (russ.). Journ. Wyssch. nerv. degatl. **27** (1977) 338—394

Bizon und *Smoka* (1968): zitiert bei K. *Höck*, W. *König*: Neurosenlehre und Psychotherapie. Jena 1979

Christof, R.: Die ärztlich erfaßte Morbidität der Bevölkerung im Versorgungsbereich des Landambulatoriums Mühltroff 1959 und 1960. Med. Diss. der K.-M.-Universität Leipzig. 1963

Engel, G.: Das Krankengut eines praktischen Arztes nach klinischen und individuell statistischen Gesichtspunkten geordnet. Med. Diss. der H.L.Univers. Halle, 1956

Faulhaber, H. D.: Hypertonie. Medizin aktuell **8** (1975) 352—355

Feuerhahn, G., D. *Müller-Hegemann*, E. *de la Roche*, D. *Vater*, W. *Oehmisch*: Über die Verbreitung nervöser Störungen in Berliner Wohngebieten. Psychiatr., Neurol. Med. Psychol. **20** (1968) 8

Fichler, H. J.: Zur Problematik des Krankenstandes der Beschäftigten der Med. Akademie „Carl Gustav Carus" Dresden. Med. Dissert. Dresden 1965

Gramm, H., J. *Suckow*, E. *Reinhold* u. E. *Petzold*: Statistische Fragen an die Patientenkartei eines Landambulatoriums. Z. ärztliche Fortbildung **54** (1960) 841

Hardy, J.: Psychologie am Krankenbett. Berlin. 1968

Henisz, J.: zit. n. *Peper*, E.: Bericht über die II. Poln. Psychiatr. Konferenz. Psychiatrie/Neurologie, med. Psychologie **20** (1968)

Hinze, L., A. *Sälzler*: Gesundheitszustand und Leistungsfähigkeit der berufstätigen Frau. Sozialistische Wissenschaft 1971

Höck, K., W. *König*: Neurosenlehre und Psychotherapie, Jena 1979

Höck, K., H. *Szewczyk*, H. *Wendt*: Neurosen. VEB Deutscher Verlag der Wiss. Berlin 1972. S. 8

Kneidel, H. Auswertung von Reihenuntersuchungen, Unfallgeschehen und Krankenstand in einem Berliner metallverarbeitenden Betrieb. Dtsch.Gesundh.Wesen **16** (1961) 1439

Leder, S.: Berufsfaktoren und neurotische Störung. in: *Szewczyk*, H. (Hrsg.): Konflikte im Beruf. Berlin 1968

Lehr, K.: Über den Anteil der Neurosen am Patientengut einer allgemeinärztlichen Landpraxis. Med. Diss. der K.-M.Universität Leipzig. 1969

Lappar, L.: Gesundheitszustand und Morbidität der Werktätigen von Industrie und Landwirtschaft. Med. Diss. K.-M.Universität Leipzig. 1966

Mizerling, R.: Versuch einer Darstellung der Morbidität eines geschlossenen Bevölkerungskreises. Dtsch.Gesundh.Wes. **15** (1960) 2276

Paul, E.: Zur ärztlichen Betreuung in einem Industriezweig auf Grund einer Analyse der Morbidität. Z. ärztl. Fortb. **55** (1961) 481

Schieche, M., M. *Keßler,* S. *Kobler:* Erhebungen zum Krankenstand eines Hochofenbetriebes. Z. ärztl. Fortb. **64** (1970) 12

Schmincke, W., A. *Lengwinat:* Beiträge zur allgemeinen Morbidität. Berlin 1968

Sudakow, K.: Emotioneller Streß als Hauptfaktor der Formierung experimenteller Neurosen. In: R. *Baumann,* K. *Hecht* (Hrsg.) Streß, Neurosen, Herz-Kreislauf. Berlin 1977. S. 74—79

Tschasow, E. J.: Emotioneller Streß und Herz-Kreislauferkrankungen (russ.) Vestnik. Akad. medizinsk, Nauk SSSR. **8** (1975) 3—8

Unesco-Material der Stockholmer Umwelt-Konferenz: Gruppe G. Gesundheit und Sozialwesen 1972, S. 16 Punkt 97 u. 98

Wein A. und W. L. *Rotenberg*: Pathologische Mechanismen von Schlafstörungen. Ideen des exakten Wissens 12/73 (1973) 12, 755—763

Wein, A. M., I. V. *Rotstadt:* Neurosen und vegetative Störungen. (russ.) Journ.Wyssch. nervn. dejat. **27** (1977) 385—387

Winter, E.: Über die Häufigkeit neurotischer Symptome bei Gesunden. Z. psychosom. Med. **3** (1959) 153

2. Einige Aspekte der klinischen Neurosenlehre

(K. *Seidel*, K. *Hecht*)

Über die Neurosen, ihre Ätiopathogenese und über ihre Definition gibt es außerordentlich divergierende Auffassungen. Über die pathogenetischen Mechanismen im Organismus ist so gut wie nichts bekannt. Bei der Begriffsbildung spielten häufig historische und weltanschauliche Aspekte eine Rolle. Unsicherheiten bei der Beurteilung des Krankheitsbildes der Neurosen und entsprechende Auseinandersetzungen darüber, gehen wie ein roter Faden durch die einschlägige Fachliteratur. Gleichfalls bestehen Unklarheiten und differente Auffassungen über die Abgrenzung von Neurosen und Psychosen. Nicht unbedeutend war dabei die Vernachlässigung oder Ignorierung der Einheit des Biologischen und Psychischen des Menschen. Die sich immer mehr entwickelnde Richtung der biologischen Psychiatrie dürfte in der Perspektive auch mehr Licht in das Dunkel der Vorstellungen über die Neurosen bringen.

2.1. Zur historischen Entwicklung des Neurosebegriffes

Die erste Beschreibung der Neurosen nahm 1876 *Cullen* vor. Er verstand die Neurosen als eine Krankheit mit funktionellen Veränderungen „sine materie", d. h. als eine Nervenkrankheit ohne anatomisch-pathologischen Befund.

Diese „Definition" der „Nervenkrankheit ohne anatomisch-pathologischen Befund", hat sich als Denkweise im Grunde genommen bis zur Gegenwart mehr oder weniger stark erhalten. Man kann mit *Klumbies* (1972) übereinstimmen, wenn er feststellt, daß die Neurosedefinition von *Cullen* eigentlich gar keine Definition darstellt. Erstens, weil sie eine negative Bestimmung ist und zweitens weil sie all das an Nervenkrankheiten umfaßt, womit der pathologische Anatom nichts anzufangen wußte. Obgleich es in der Gegenwart viele Bemühungen um eine Definition der Neurosen gibt, haben sich die Betrachtungsweise dieses Problems und Auffassungen zum Neurosebegriff keinesfalls wesentlich geändert. Einig ist man sich lediglich darüber, daß dieses Krankheitsbild keine einheitliche Ätiopathogenese hat. Ungeachtet dieser Tatsache nehmen Definitionen und Klassifizierungen nicht in erster Linie auf ätiopathologische Momente Bezug, sondern gehen vorrangig von psychotherapeutischen Kautelen aus. Neurosetheorien sind in der Vergangenheit stets mit therapeutischen Verfahren gekoppelt worden.

Auch in der Gegenwart sind die Neurosen vorrangig das Feld der Psychotherapeuten. Diese keinesfalls abwertende Tatsache resultiert offensichtlich aus der historischen Entwicklung, waren doch die Neurosen lange Zeit die Domäne der Psychoanalytiker verschiedenster psychotherapeutischer Richtungen.

2.2. S. Freuds Auffassungen von der Neurose

So umfaßte die von *Freud* Ende des vergangenen Jahrhunderts (etwa 1895) begründete Psychoanalyse im wesentlichen die Pathopsychologie und die Psychotherapie. Dem pathopsychologischen Aspekt war dabei vor allem die Erklärung der Entstehung von Neurosen sowie einiger anderer Störungen aus unbewußten psychischen Zusammenhängen, z. B. Konflikten, Komplexen, Fixierungen, Gehemmtheiten oder Sensibilisierungen zugeordnet. Das betraf vor allem die Psychoneurosen.

Freud (1918) unterschied nämlich zwei Formen der Neurosen. Die Aktualneurosen (Angstneurose und Neurasthenie) und die Psychoneurosen (Zwangsneurose, Konversionsneurose). Bei den Aktualneurosen vermutete *Freud* toxische Ursachen. Aus diesen sollten sich unter Umständen Psychoneurosen durch Aufpfropfungen entwickeln können. Zum Beispiel aus einer Angstneurose eine Zwangsneurose. Im Vordergrund stand *Freuds* Theorie von den Psychoneurosen, die auf psychoanalytischer Basis postuliert wurde. Das Wesen dieser Psychoneurosen soll demnach darin bestehen, daß ein anstößiger Wunsch des betreffenden Menschen vor dem Bewußtwerden durch einen „inneren Widerstand" zurückgehalten wird. Dieser in das Unbewußte verdrängte Komplex ist bestrebt, dennoch die Wunscherfüllung zu erreichen. Es gelingt auch gewöhnlich und zwar in einer symbolischen Ersatzbefriedigung, den inneren Widerstand zu überwinden. Diese symbolische Ersatzbefriedigung soll sich in zwei Formen manifestieren: Erstens durch eine Substitution. In diesem Fall ist es dem verdrängten Wunsch gelungen, sich mit einer anderen Vorstellung zu tarnen, welche nun in dieser Art als scheinbar unmotivierte Zwangsvorstellung im Bewußtsein in Erscheinung tritt. Zweitens durch Konversion. Hierbei geht die Fehlinnervation in organismische Bereiche und erzeugt dort das neurotische Symptom im Sinne einer symbolischen Ersatzbefriedigung eines unbewußten Wunsches.

In diesem Zusammenhang wurde die Entstehung der Neurose auf die Unbewußtheit psychischer Inhalte als Folge von Abwehrreaktionen deklariert. Zum Beispiel das Verlegen von Konflikten in die Latenz, die Verdrängung unerwünschter Sexualimpulse, die Nichterfüllung affektstarker Erlebniskomponenten. Auch die Triebhaftigkeit bzw. Schwierigkeiten mit Trieben, z. B. den Sexualbedürfnissen, wurde eine übersteigerte Bedeutung in diesen genannten Vorgängen beigemessen. Schließlich fanden in dieser Theorie auch Komplikationen der frühkindlichen psychischen Entwicklung, insbesondere die der Sexualität Berücksichtigung. Dem Ödipuskomplex wird in gleicher Weise Bedeutung beigemessen wie dem Lust- und Realitätsprinzip.

Entsprechend dieser Theorie wurde die Psychotherapie betrieben. Die Techniken beruhten auf einer analysierenden Gesprächstherapie. Hierbei wurde besonders der spontane Einfall, der Traum, die freie Assoziation und die Erinnerung herangezogen, um auf dieser Basis Deutungen und Interpretationen vornehmen zu können.

Des weiteren basierte die Psychoanalyse auf solchen Erscheinungen wie auf dem Zusammenhang von Wunsch, Affekt und Denken, auf dem Problem des psychischen Energiehaushaltes, auf psychophysiologischen Zusammenhängen des Erlebens und Handelns mit der Regulation der Organsysteme.

Es muß zugestanden werden, daß die Psychoanalyse außerordentlich starke Verbreitung fand und auch heute zum Teil noch findet. Dies resultiert aus den verschiedensten Ursachen. Zum Beispiel aus der Tatsache, daß die symptomatische Behandlung der Neurosen durch die Psychoanalytiker bestimmte Erfolge auswies, welche die experimentelle und empirische Forschung, die sogenannte Schulpsychologie, zur damaligen Zeit nicht hatte. Nicht unbedeutend dafür war auch die nahezu völlige Negierung des Psychischen in der einseitig somatisch-naturwissenschaftlich orientierten Medizin. Außerdem wurde der psychoanalytische Ideengehalt häufig sensationell propagiert. Zahlreiche Schriftsteller, u. a. *Thomas Mann* und *Stefan Zweig*, Zeitungsreporter und Filmautoren u. a. ließen sich entweder von psychoanalytischen Anregungen bei ihren Themen inspirieren oder behandelten Themen mit psychoanalytischem Gehalt. Es darf ebensowenig übersehen werden, daß die Psychoanalyse, die als medizinische Theorie und Methode historisch erklärbar und im Sinne einer Antithese gegenüber anderen Vereinseitigungen nützlich war, Bestandteil einer bürgerlichen Ideologie wurde.

Kritisch ist zur psychoanalytischen Richtung *Freuds* zu bemerken:

- Das der psychoanalytischen Theorie zugrunde liegende Menschenbild enthält mechanizistische, biologistische und Trieb-mythologische Aspekte. Sie stellt nicht das reale Bild der Beziehung Individuum — Gesellschaft dar.
- Die psychoanalytischen Forschungsmethoden enthalten geringen Beweiswert. Viele der psychoanalytischen Theoreme und Therapieempfehlungen sind wissenschaftlich nicht gesichert.
- Bezüglich der Neurosen und der neurotischen Symptomatik ist der von der Psychoanalytik geübte Verallgemeinerungsgrad entschieden zu hoch (*Clauß* et al. 1976)
- Die Entwicklung der Lernpsychologie, insbesondere die Lerntheorie der Neurosen sowie die sich immer stärker ausbreitende experimentelle Psychophysiologie, haben den Einfluß der Psychoanalyse im Weltmaßstab beträchtlich zurückgedrängt.

Diese kurze Zwischeneinschätzung der psychoanalytischen bzw. tiefenpsychologischen Richtung, wie sie von *Siegmund Freud* begründet wurde, gilt im Grunde genommen für alle seine Nachfolger, ganz gleich, ob sie sich mit *Freud* identifizierten und dessen Gedanken weiterentwickelten, oder ob sie sich in Details einer kritischen Abhebung von der *Freud*schen Konzeption bedienten. Die subjektivistischen Interpretationen sind in gleicher Weise bei ihnen erhalten geblieben, wie die idealistische Auffassung von Leib-Seele-Dualismus. Spekulative Auffassungen mit solchen vieldeutigen Bezeichnungen wie die „Ich"- oder „Über-Ich-Persönlichkeit" oder des „Daseinsbewußtseins" leben in diesen Nachfolgertheorien, wie auch biologistische Auffassung mit der Gleichsetzung Mensch-Tier, was das Biologische des Menschen betrifft, einschließlich der Einordnung in bürgerliche bzw. imperialistische Theorien. Das soll an den nachfolgenden Beispielen verdeutlicht werden.

So werden in jüngster Zeit biologistische Neuroseinterpretationen von bürgerlichen Medizinern verbreitet, die sich weder mit dem ärztlichen humanistischen Ethos noch mit dem wissenschaftlich-technischen Fortschritt vertragen.

Bilz (1962, 1973) und M. *Adler* (1979) bezeichnen beispielsweise den Neurotiker als einen Menschen mit einer noch zu „starken Ausstattung von Wildheitsradikalen" (M. *Adler* 1979). Die als ein wesentliches Symptom eines Neurotikers bekannten Schlafstörungen, vor allem das häufige nächtliche Aufwachen, wird als eine sich offenbarende urwüchsige Schutzfunktion gegenüber einer „feindgetönten" Umwelt gedeutet. Das, was die „Zivilisation" den Menschen unserer Zeit versagt, nämlich eine feindgetönte Umwelt, schafft sich der Neurotiker, als Mensch mit „starker Ausstattung von Wildheitsradikalen" selbst, indem er das genannte Symptom entwickelt. M. *Adler* (1979) zieht daraus die politisch gefährliche und abzulehnende Schlußfolgerung, daß eine wirklich feindgetönte Umwelt, nämlich der Krieg, den in den Menschen schlummernden Wildheitsradikalen entspräche. Diese These begründet er mit Bezügen auf Krankheitsstatistiken, die in den Weltkriegen eine Verminderung des Auftretens von Neurosen ausweisen.

Löbsack (1974) versucht mit einem außerordentlichen Pessimismusaspekt nachzuweisen, daß die psychische Überlastung, der Stress, zum Aussterben der Menschheit führt. Er begründet das damit, daß unser Gehirn faktisch eine Mißbildung ist, und daher den Überforderungen überhaupt nicht standhalten kann. Er schreibt wörtlich: „Unser Großhirn, auf das wir so stolz sind, mit dem wir uns eine Welt nach unserem Gutdünken gebaut haben, wird uns auf seine Art auslöschen. Es wird sich als das erweisen, was es spätestens seit der Neandertaler Zeit gewesen ist, da seine Entwicklung zum Stehen kam: Ein Irrtum der Natur als Versuch der Evolution, der in eine Sackgasse führte." An anderer Stelle unterstreicht er dies mit Nachdruck indem er formuliert: „Diese Ursache liegt darin, daß Homo sapiens während der Zeit der Menschwerdung mit seinem Großhirn das stammesgeschichtliche gefährlichste Organ erworben hat, das sich für ihn denken läßt. Man kann das Großhirn als anatomisch physiologische Extrembildung auffassen. Es ist ein Exzessivorgan und mit allen Nachteilen solcher Körperteile vergleichbar. Es entspricht dem übermäßig gewachsenen Organ oder Merkmalen von Tieren, die an der erdgeschichtlichen Vergangenheit gescheitert und ausgestorben sind."

Ungewollt scheint sich *Löbsack*, in einen großen Widerspruch verstrickend, von dieser seiner Theorie zu lösen und die Ursache des Versagens des Gehirns in den gesellschaftlichen Bedingungen zu sehen, denn er schreibt: „Ein besonders schwerwiegender Vorgang ist die schleichende psychische Verwandlung des Menschen unter den Einflüssen seiner zunehmend unmenschlicher werdenden Zivilisation und Technik ... Wir wissen aber, daß psychische Störungen wie Depressionen, Neurosen und Psychosen, Folgen für den Körper haben können, darunter solche für die innersekretorischen Systeme und die Fähigkeit, Nachkommen hervorzubringen." Er führt diese Erscheinungen auf die mangelnde menschliche Wärme der kapitalistischen Gesellschaft zurück und entdeckt Menschen, die nicht in dieser Weise betroffen sind: Menschen, die aus einer Gesellschaftsordnung stammen, indem er formuliert: „In Westdeutschland sind es nicht zuletzt zahlreiche Umsiedler aus europäischen Ostgebieten: Menschen aus Gegenden, wo das Leben noch natürlicher verläuft. ... Nach ihren Erfahrungen befragt, antworten diese Menschen immer wieder, daß der ersten Euphorie, nun Mitglieder einer fortschrittlichen Wohlstandsgesellschaft geworden zu sein, rasch die Ernüchterung gefolgt sei: Niemand kümmert sich um uns, fragt nach unseren Sorgen.Niemand fragt danach, wie wir in unserer Heimat gelebt haben, .. ob dort die Menschen auch weinen und lachen".

Nicht das degenerierte, nur noch Neurosen entwickelnde Gehirn, sondern die gesellschaftlichen Bedingungen sind Faktoren der Verarmung der Gefühle. Eine Erkenntnis von *Löbsack,* aus der er aber keine Konsequenzen zu ziehen vermag.

2.3. Neuroseauffassungen der Freud-Nachfolger

Nach diesen Ausführungen, die die Psychoanalyse und ihre verschiedensten Vertreter, gleichzeitig auch als Vertreter der bürgerlichen-imperialistischen Ideologie ausweisen, sollen noch einige Richtungen der Psychoanalyse erwähnt werden, die in verschiedenster Weise, zugestanden oder nicht zugestanden, die *Freud*schen Ideen weiterentwickelt oder weiter verbreitet haben. Hier ist die Individualpsychologie und -therapie zu erwähnen. Sie wurde von A. *Adler* (1937) begründet und soll gemäß seiner Auffassung eine tiefenpsychologische Richtung mit „kritischer Abhebung" zu S. *Freud* sein.

Sie geht davon aus, daß eine Organminderwertigkeit im psychischen Bereich des Menschen Minderwertigkeitsgefühle und in der Neurosenpathologie Minderwertigkeitskomplexe hervorruft. Eine solche bestehende Minderwertigkeit versucht das betroffene Individuum durch eine entsprechende Überkompensation im Verhalten gegenüber anderen Menschen auszugleichen. Bei der Individualpsychologischen Richtung handelt es sich um ein Modell der Persönlichkeit und ihrer Ontogenese, welches, wie andere psychoanalytischen Modelle, nicht empirisch überprüft wurde. *Adler* setzt anstelle des *Freud*schen Pansexualismus den „Willen zur Macht", der auf der Philosophie *Nietsches* fußt. Er geht davon aus, daß die Triebkräfte des Sozialen in der biologischen Natur des Menschen liegen. Dieser Theorie zufolge lernt sich das Individuum seiner Umwelt entsprechend seiner organischen und psysischen Defekte anzupassen, wodurch das Ich stark entwickelt wird. In diesem Lernprozeß läßt A. *Adler* die Wechselwirkung zwischen Individuum und sozialgesellschaftlicher Umwelt unberücksichtigt.

Die von dieser Auffassung abgeleitete Individualtherapie wird als Einzelbehandlung geführt und hat das Ziel, den „Wir-Bereich" des Betroffenen so zu „reparieren", daß er wieder gemeinschaftsfähig wird. Hierbei sollen Minderwertigkeitskomplexe und Überkompensation eliminiert werden.

Auch C. G. *Jung* (1943), Begründer der Komplexpsychologie oder analytischen Psychologie, vertritt die Tiefenpsychologie bzw. Psychoanalyse, indem er sie von dem sexuellen Moment S. *Freuds* „befreit". Er entwickelte die genetische Theorie der Libido. Seiner Auffassung nach wird in erster Linie das

„kollektive Unbewußte" wirksam, also die vom Individuum unabhängigen psychischen Inhalte.

Diese beschriebene „klassische Psychoanalyse bzw. Tiefenpsychologie war eine Domäne der Psychologie und Psychiatrie Europas. Daran anlehnend wurde zu Beginn der 40er Jahre unseres Jahrhunderts in den USA die Neo-Tiefenpsychoanalyse entwickelt. Auch sie vertrat die Auffassung vom Unbewußten. Sie widmete aber kulturellen und sozialen Faktoren für die Entwicklung und Erkrankung der Psyche des Menschen größere Aufmerksamkeit, als das die europäischen Vertreter taten.

Die Neo-Tiefenpsychoanalyse bemüht sich, dem Menschen seinen Platz im Leben nachzuweisen. Sie geht aber davon aus, daß sich durch die Einflußnahme auf das Individuum die gesellschaftlichen Verhältnisse bessern oder ändern, ohne objektiv, ökonomisch und gesellschaftlich wirkende Gesetze zu berücksichtigen. Wesentliche Vertreter dieser Richtung sind u. a. K. *Horney* (1951), E. *Fromm* (1965), A. *Kardiner* (1945).

Die von *Schultz-Henke* vertretene Neopsychoanalyse verzichtet auf das mysteriöse Unbewußte und auf den Widerstand der als „Membran" zwischen Unbewußtem und Bewußtem von *Freud* gestellt wurde. *Schultz-Henke* (1931, 1947, 1951) vertritt die Auffassung, daß Traumen (Mikrotraumen) auf einen Menschen einwirken, die sich im Verlaufe des Lebens in vielfacher Weise wiederholen können, aber immer wieder vergessen werden und ihn dann hemmen. Diese Gehemmtheiten prägen schließlich das Bild des Neurotikers. Auch in diesem Fall wird vorausgesetzt, daß der Patient nicht weiß, wie seine Fehlentwicklung herausgebildet wurde. *Schultz-Henke* vertritt ebenfalls eine ausschließliche idealistische Auffassung von der Neurose. Somatische Symptome stehen außerhalb seiner Betrachtungsweise und er bezeichnet diese als Antriebssprengstücke, welche der Antriebshemmung entgangen sind. Er setzt den Angstreflex als Kernvorgang der Neurose und vertritt das Weiterwirken der früh erworbenen Gehemmtheiten auf Grund einer komplizierten und permanenten Wechselwirkung mit der Umwelt.

2.4. Lerntheorie der Neurosen

Eine wissenschaftlich fundierte Theorie der Neurose ist die Lerntheorie.

Die von *Eysenck* (1972) vertretene Hypothese, daß neurotisches Verhalten als ein erlerntes fehlangepaßtes Verhalten aufzufassen ist, begründet die dazugehörige Verhaltenstherapie. Er verweist auf die Bedeutung von Lernvorgängen und der Ausbildung bedingter Reflexe bei der Entstehung von Neurosen.

Eysenck vertritt hierbei den Standpunkt, daß die Verhaltenstherapeuten sich „nicht unbedingt einer bestimmten Lerntheorie verpflichtet" fühlen, „sondern die Beiträge verschiedener Forscher von *Pawlow* bis zu *Bechterew*, von *Hull* bis zu *Steiner* und von *Konorski* bis zu *Mowrer* zugrundelegen.

Das Fehlangepaßtsein verdeutlicht *Eysenck* mit der Bemerkung, daß die mit neurotischer Verhaltensweise ausgewiesene Person nicht das im Leben und in der Lebensweise erreicht, was sie gern möchte, sondern das was für sie unvorteilhaft ist. *Mowrer* (1950) bezeichnet das als „neurotisches Paradoxon".

Von der Lerntheorie der Neurosen leitete *Eysenck* eine Dreiphasentheorie ab. Im ersten Stadium spricht er von traumatischen oder wiederholten subtraumatischen Ereignissen, welche unbedingte, vorwiegend autonome Reaktion vor allen des sympathischen Nervensystems stimulieren. Solche starken emotionalen Prozesse können unter Umständen Desorganisationen im Regulationsgefüge des Organismus hervorrufen und neurotische Entwicklungen zur Folge haben. *Eysenck* erhebt aber Zweifel, ob er diese Erscheinungen, die zwar fehlangepaßt sind, als neurotisch bezeichnen soll, da sie nicht dauerhaft und sehr universell sind.

Das zweite Stadium ist durch die Assoziation neutraler Stimuli mit traumatisch ausgelösten emotionellen Reaktionen gekennzeichnet. Von diesem Zeitpunkt an kann sowohl der bedingte als auch der unbedingte Reiz das ursprüngliche fehlangepaßte emotionale Verhalten auslösen. Nach *Eysenck* ist dies der wesentliche Lernvorgang der bei der Entstehung einer Neurose abläuft und gibt für dieses zweite Stadium der Neuroseentwicklung folgendes Postulat: „... Wir behaupten jedenfalls, daß die Ausbildung bedingter Reflexe im Sinne *Pawlows* an der Entstehung der überwiegenden Mehrheit neurotischer Erkrankungen beteiligt ist, die durch Angst, Phobien, Zwänge und andere dysthymische Reaktionen gekennzeichnet sind. Bedingte Reflexe, die nicht gekräftigt werden, beginnen zu erlöschen. Wir können deshalb erwarten, daß bedingte vegetative Reaktionen der oben beschriebenen Art dann erlöschen, wenn die betreffende Person verschiedenen bedingten Reizen begegnet, denen keine Bekräftigung folgt, d. h. traumatische Ereignisse, welche die ursprüngliche Darbietung begleiten.

Eysenck beweist diese Behauptung mit einem Untersuchungsergebnis von *Denker* (1946). Dieser untersuchte 500 Neurosefälle, die keiner Psychotherapie unterlagen, sondern sich in der Betreuung praktischer Ärzte befanden. Es zeigte sich, daß nach zwei Jahren 70 % und 90 % nach 5 Jahren von ihrem neurotischen Zustand geheilt waren. *Eysenck* spricht in diesem Zusammenhang von der „Spontanen Remission" der Neurosen und postuliert, „daß wahrscheinlich die hervorstechendste Eigenschaft der Neurose ihre Neigung zur spontanen Remission ist, obgleich das in Lehrbüchern der Psychiatrie am wenigsten erwähnt wird". Wir möchten in diesem Zusammenhang auf das in Kapitel 6 angeführte Schema der Dynamik der Gesundheits-Krankheits-Beziehung verweisen, in dem die *Eysenck*sche Auffassung durchaus ihren Platz findet.

Bei der Beschreibung des dritten Stadiums ging *Eysenck* davon aus, daß der Mensch sich entscheiden kann, ob er einen bedingten Reiz bewußt verarbeitet, sich damit auseinandersetzt und somit durch die Problemlösung den möglichen fehlangepaßten bedingten Reflex zum Erlöschen bringt, oder ob er diese Situation meidet, vor ihn belastenden Ereignissen flieht, ihnen ausweicht. In diesem Fall kann jedes Vermeiden oder jede Flucht zu einer Bekräftigung führen und somit der Entwicklung eines neurotischen Prozesses Vorschub leisten.

Eysenck vertritt die Auffassung, daß die von ihm aufgestellte Dreiphasentheorie auf alle Störungen anwendbar sei, die er als dysthymische Störungen bezeichnet, z. B. auf Phobien, Angstzustände verschiedener Art, Zwänge u. a.

Des weiteren sieht *Eysenck* auch noch eine Möglichkeit der Neuroseentstehung durch einen vorhandenen Mangel an angepaßten bedingten Reaktionen, zum Beispiel im Erziehungsprozeß. Dieser Mangel führt gleichfalls zum fehlangepaßten Verhalten. Auf der Lerntheorie baute *Eysenck* die Verhaltenstherapie auf, indem er davon ausgeht, daß falsch Erlerntes durch Umlernen wieder verlernt werden kann, vor allem durch Extinktion. Bei einer Katzenphobie müßte z. B. die Therapie in der Extinktion der Katze-Angst-Verknüpfung bestehen. Im Falle eines Mangels an bedingten Reaktionen muß eine gezielte Ausarbeitung dieser fehlenden Reiz-Reaktions-Verbindungen als Therapie erfolgen. Folgende nicht uninteressante Aspekte sind aus der Konzeption von *Eysenck* noch zu erwähnen:

- Er hält es für möglich, daß auch bei Psychosen unter bestimmten Umständen „Lernmechanismen“ beteiligt sein können und leitet davon, wenn auch eingeschränkt, den möglichen Einsatz der Verhaltenstherapie bei Psychosen ab.
- Er vertritt die Auffassung, daß das Erlernen von Neurosen zu jedem Zeitpunkt des Lebensalters erfolgen kann, d. h. sowohl im Kindes- als auch im Erwachsenenalter.
- Er bezieht in die neurotischen Prozesse vegetative, hormonelle und neuroendokrine Prozesse mit ein, womit er die sogenannten psychosomatischen Erkrankungen für neurotische Erscheinungen hält.
- Er kritisiert die psychoanalytischen Methoden als solche, die nur die Symptomatologie der Neurosen angehen und spricht sich für eine kausale Behandlungsmethode aus, die er auf der Basis der Lerntheorie der Neurosen in der Verhaltenstherapie sieht und auch nachweisen kann.

Eysenck hat mit der Lerntheorie strenge wissenschaftliche Prinzipien und Forderungen in den Bereich der Neurose eingeführt. Das Bemühen *Eysencks* um die Zusammenführung der experimental-psychologischen Forschung mit der klinischen Psychologie dürfte sich in der Zukunft als günstig erweisen. Die Entwicklung der Verhaltenstherapie auf der Basis experimentell begründeter Handlungsvorschriften gibt dem praktisch tätigen Arzt und klinischen Psychologen eine brauchbare Methode. Die „Übertragung“ der Lerntheorie von „Laboratorium auf das tägliche Leben“ (*Eysenck* 1972) erfolgt nicht schematisch, sondern den adäquaten Verhältnissen des Krankheitsbildes entsprechend. Mit der Lerntheorie ist es möglich, den Bereich psychiatrischer Erkrankungen nach der Einführung der Psychopharmaka einer weiteren wissenschaftlichen Betrachtungsweise zuzuführen.

Die Beziehung Individuum—Gesellschaft bleibt bei *Eysenck* weitgehend unberücksichtigt. Mit dem „neurotischen Paradoxon“ bringt er zwar die negative Reflexion des Neurotikers auf seine gesellschaftliche Umwelt zum Ausdruck, ansonsten spielt aber in der Lerntheorie der Neurosen und der Verhaltenstherapie der Mensch eine relativ passive Rolle.

Die in kurzen Zügen wiedergegebene Konzeption von *Eysenck* wurde später durch Methoden der Desensibilisierung erweitert. Inzwischen haben sich die verschiedensten Lerntheorien und Verhaltenstherapien entwickelt, die lediglich als ein erster bedächtiger Schritt zu einer fundamentellen theoretischen Neurosenlehre eingeschätzt werden können. Im Hinblick auf die Psychoanalytik stellt die Lerntheorie der Neurosen und die Verhaltenstherapie einen Fortschritt dar, weil theoretische Impressionen und vieldeutige Spekulationen, sowie die dualistische Auffassung von „Leib und Seele“ deduziert wurden. Die Erfolge in der Praxis bei der Behandlung von Phobien, Hysterien, Zwangsneurosen, Tics, Sexualstörungen und bei einigen psychotischen Erkrankungen mittels Verhaltenstherapie verweisen auf einen diskutablen Ansatz der Lerntheorie in der Neuroseforschung, der von *Pawlow* durch die experimentelle Neurose vor mehr als einem halben Jahrhundert postuliert wurde. Ein anderes Therapieverfahren für Neurosen, von C. R. *Rogers* (1951) eingeführt, geht nicht direkt von der Lerntheorie aus, obgleich sie Lernelemente in sich verbirgt, sondern betrachtet die Neurosen als Resultat der fehlgesteuerten Einstellung. Mittels der „nicht-direkten Psychotherapie“, der die kognitive Leistungsfähigkeit des Patienten zugrundegelegt wird, soll die fehlverarbeitete Information durch eine Neuorientierung verhaltenstherapeutisch beeinflußt werden.

R. *Tausch* (1973) arbeitet mit der Methode der verstärkten Differenzierung und ergänzt die Methodik von *Eysenck*. Diese Therapie geht davon aus, daß der Therapeut Gefühlsäußerungen bzw. Reaktionen des Patienten, welche mit Angst unvereinbar sind, in Gegenwart oder in vergegenwärtigten angstauslösenden Situationen, womit er eine bedingte Hemmung des Angstverhaltens erzielen will. Der Therapeutische Effekt soll nach Tausch in einer Verbindung der angsterregenden Affektionen mit positiv-emotionalen Reaktionen, die ein Bedürfnis des Patienten befriedigen, bestehen. Positive verbale Aktionen haben nach *Salzinger* (1962) eine Tendenz, durch ihr Auftreten sich selbst zu verstärken (bekräftigen), so daß es beispielsweise bei neurotisch Depressiven angezeigt ist, derartige Äußerungen geschickt zu provozieren und auf negative Ausdrucksformen im Verhalten nicht zu reagieren. Man bezeichnet diese Form als „therapeutisches instrumentales Konditionieren“. Es konnte z. B. bei der Anorexia nervosa mit gutem Erfolg angewendet werden, indem alle positiven, der Nahrungsaufnahme oder Appetitanregung dienenden Kommunikationsschemata oder Handlungen bekräftigt, das Ablehnen der Nahrung übersehen wird.

Von *Hassenstein* (1973) wurden unter Biokybernetischem Aspekt Untersuchungen bei Bedingungen der kindlichen Entwicklung durchgeführt, bei denen lernbedingte Verhaltensstörungen die Grundlage bilden. Er bezieht soziale Faktoren in diese Form der Lerntheorie mit ein, (u. a. solche Faktoren wie das „vernachlässigte Kind“, die fehlende Mutterliebe, die Entthronung des Erstgeborenen bei der Geburt des zweiten Kindes).

Schließlich sollen noch kurz Ergebnisse von Untersuchungen bei völliger Reizarmut (sensorische Deprivation, sensorischer Hunger) angeführt werden. Derartige Situationen führten in sehr kurzer Zeit zu Halluzinationen bzw. sensorischen Illusionen. Des weiteren war bei diesen Probanden eine erhöhte Empfindlichkeit gegenüber suggestiven Einflüssen nachzuweisen. Möglicherweise ergeben sich auch in dieser Hinsicht in Zukunft weitere wichtige Hinweise für die Entwicklung von Neurosetheorien. In diesem Zusammenhang möchten wir auch auf die Rolle der reizverarmten Umwelt als Stressor verweisen (Kapitel 10).

2.5. Neue Auffassungen von den Neurosen

Der kubanische Psychiater J. *Bustamante* (1977) charakterisierte die Neurose als einen sehr komplizierten Forschungsgegenstand.

Er untergliederte die Entwicklung der Neuroseforschung in vier historische Etappen.

Die **erste** begann nach *Bustamantes* Ansicht mit der griechischen Begriffsbildung der Hysterie und erstreckte sich bis zu *Charcot,* dem es mittels Hypnose gelang, die Hysterie zu behandeln.

Zur **zweiten** Etappe zählt er die Bemühungen *Freuds* um eine Neurosetheorie und die Zeit der Begründung der experimentellen Neurose durch Pawlow.

Die **dritte** Etappe ist einerseits charakterisiert durch die nach *Freud* entstandene psychoanalytische Richtung und andererseits durch die Weiterführung der experimentellen Richtung durch die sowjetische Schule sowie durch *Gannt* und *Liddell.*

Die **vierte** Etappe, in der wir uns nach *Bustamante* gegenwärtig befinden, ist dadurch gekennzeichnet, daß auf der Basis der früheren Etappen mit modernen Methoden (Biochemie, Histochemie, Elektronenmikroskopie) ein tieferes Eindringen in die Grundmechanismen der Neurose beabsichtigt wird. Die klinischen Forschungen orientieren sich gegenwärtig darauf, psychosoziale und psychophysiologische Faktoren immer stärker einzubeziehen.“ Hinsichtlich der Neurosedefinition schließt sich *Bustamante* der *Pawlow*schen Grundthese an, daß die Neurose eine chronische Abweichung der höheren Nerventätigkeit von der Norm ist.

Bustamante betont, daß die Neurose zweifellos eine Erkrankung des Nervensystems ist, die zu Veränderungen oder Störungen der Persönlichkeit und ihrer zwischenmenschlichen Beziehungen führt. Infolgedessen müssen beim Studium der Neurose in untrennbarer Einheit die neurophysiologischen Vorgänge und der Aspekt der Persönlichkeitsentwicklung mit in Betracht gezogen werden. Der kubanische Psychiater verweist auch auf die Tatsache, daß eine Reihe Erscheinungen als Neurose bezeichnet werden, jedoch keine echte Neurose darstellen. Er ist der Auffassung, daß eine Reihe von neurotischen Mechanismen im biologischen Bereich entfesselt werden können, ohne daß Veränderungen im Verhalten oder Störungen der Persönlichkeitsentwicklung sichtbar werden.

In diesem Zusammenhang wird von „verschiedenen Stufen der Neurosen“ gesprochen, von „neurotischen Störungen“, von „akuter Neurose“ und von der „ausgeprägten Neurose“.

Bustamante verweist auf die Vielfältigkeit in den Erscheinungsformen der Neurose und fordert ein differenziertes Forschungsprogramm unter Beachtung vieler Faktoren. Er hält es für angezeigt, daß vegetative Erscheinungsbilder, insbesondere Herz-Kreislauf-Erkrankungen, in den Betrachtungskreis der Neurose einbezogen werden. Auch genetische und ontogenetische Aspekte verdienen seiner Auffassung nach größte Aufmerksamkeit in der Neuroseforschung, die er nur auf dem Wege einer interdisziplinären Zusammenarbeit für lösbar hält.

Die Neurosenlehre der sowjetischen Psychiatrie wurde von den Erkenntnissen der *Pawlow*schen Schule beeinflußt und entwickelte eine Neurosentheorie auf der Grundlage der dynamischen Wechselbeziehungen zwischen Individuum (Organismus) und Umwelt.

Ein bekannter Neuroseforscher ist der Moskauer Neuropsychiater A. *Wejn* (1977). Nach seinem Standpunkt wird als Neurose diejenige Krankheit bezeichnet, „die in Verbindung mit der Einwirkung eines psychogenen Faktors entsteht, eines auf der Grundlage prämorbider Persönlichkeitsbesonderheiten herausbildenden psychischen Konflikts und die sich in funktionellen Störungen seitens des emotionellen, vegetativen und somatischen Systems äußern." *Wejn* vertritt die Auffassung, daß die neurotischen funktionellen Störungen von solchen Störungen zu differenzieren sind, die Folge der Streßeinwirkung sind. Außerdem ist er der Meinung, daß Neurosen nur bei den Menschen mit bestimmten Persönlichkeitsbesonderheiten vorkommen, wenn diese psychotraumatischen Faktoren und langdauernden Konflikten ausgesetzt sind.

Hierbei soll weniger Intensität, Dauer und Art der psychogenen Faktoren eine Rolle spielen, als die individuelle Beziehung zur Einwirkung, die das Verhalten des Subjekts bestimmt. Zum Neurosebegriff bezieht *Wejn* folgende Stellung: „Der Begriff Neurose wurde von Klinikern geschaffen und im Verlaufe der Forschung kam es zu einer bestimmten Transformation des Begriffs. Es ist heute klar, daß der Erfolg der Forschung von der Entwicklung interdisziplinärer Untersuchungen (Psychiater, Neurologen, Neurophysiologen, Neurobiochemiker u. a.) abhängt.

Es ist in dieser Situation äußerst wichtig, daß die Physiologen mit dem Begriff der Neurose exakt umgehen, da dies die Voraussetzung dafür ist, ihre Forschungsergebnisse auf den Menschen übertragen zu können."

In der DDR hat sich die Gesellschaft für ärztliche Psychotherapie mit der Neurosedefinition befaßt und 1969 folgende Definition der Neurose gegeben (*Höck* et al, 1972; *Höck*, 1977; *Höck*, 1979):

Neurosen sind funktionelle Erkrankungen durch erlebnisbedingte Störungen der zerebralen Reizverarbetiung in Form von

a) nachhaltigen vegetativen Affektreaktionen oder
b) nachhaltigen bedingt-reflektorischen Störungen später *Höck*, 1977): funktionell fixierten Reaktionen.
c) psychische Fehlentwicklungen. Diese werden in die Definition mit einbezogen, unabhängig, ob diese in der Kindheit oder im Erwachsenenalter begannen.

Psychosomatische Krankheiten und das neurasthenische Syndrom werden in dieser Neurosedefinition nicht berücksichtigt, obgleich zugestanden wird, daß neurotische Störungen häufig die Ursache sind.

In einer neueren Arbeit vermerken *Höck* und *König* (1979), daß sich das Krankheitsbild der neurotischen Reaktionen im Laufe der letzten Jahrzehnte zunehmend im Sinne einer Somatisierung gewandelt hat.

Das wird in einer neuen Formulierung der Neurosedefinition (*Höck* und *König*, 1979) berücksichtigt: Neurosen sind „erlebnisbedingte Störungen der Person-Umweltbeziehungen mit psychischer und/oder körperlicher Symptomatik in Form von a) nachhaltigen Affektreaktionen, b) funktionell fixierten Reaktionen, c) mit primären neurotischen Entwicklungen, d) sekundären neurotischen Entwicklungen.

Nach *Höck* (1977) müssen für eine Neurose folgende Bedingungen erfüllt sein:

- Es muß eine Störung der Fähigkeiten zur aktiven Gestaltung der Wechselbeziehung zwischen der Person und den für sie konkret bestehenden Anforderungen der Umwelt mit Einschränkung ihres körperlichen, psychischen und/oder sozialen Wohlbefindens, damit also eine Gesundheitsstörung vorliegen.
- Es müssen psychische und/oder körperliche Symptome oder Beschwerden vorliegen, die nicht durch nachweisbare organpathologische Veränderungen zu begründen sind.
- Es muß eine aktuelle oder anhaltende Fehleinstellung des Patienten nachweisbar sein.
- Es muß sich um nachhaltige Störungen handeln (damit erfolgt eine Abgrenzung gegenüber passageren Schreck-, Angst-, Katastrophenreaktionen usw.)
- Es muß sich um eine erlebnisbedingte Störung handeln. Damit werden andere erworbene Störungen wie toxische, hirntraumatische, entzündliche, allergische usw. ausgeklammert.
- Es müssen andere Störungen, bei denen erlebnisbedingte Faktoren eine Rolle spielen können, die aber eine andersartige charakteristische psychopathologische Symptomatik besitzen, wie Psychosen, Suchten und Perversionen ausgeschlossen werden.
- Psychosomatische Krankheiten sind organische Erkrankungen, an deren Entstehung eine Neurose maßgeblich beteiligt ist."

Höck (1977) unterscheidet folgende vier Neuroseformen:

- Neurosen in Form von nachhaltigen Affektreaktionen. Das sind jene Neurosen, „bei denen starken Umwelteinflüssen in der Genese der erste Stellenwert zugesprochen werden muß. Im Sinne einer Konfliktreakion kann sie zugleich auch als die akute Neurose aufgefaßt werden."
- Neurosen in Form funktionell fixierter Reaktionen. Als solche werden die Neurosen bezeichnet „bei denen ein Symptom, das nach Art einer vegetativen Affektreaktion ausgelöst wurde, durch eine bedingt-reflektorische Kopplung fixiert wurde".
- Neurosen in Form von primären Fehlentwicklungen. Das sind Neurosen, „bei denen geringe äußere Belastungen zu inneren Konfliktsituationen mit erheblicher emotioneller Spannung führen, deren Lösung auf Grund in der Kindheit erworbener und fixierter Fehlhaltungen nicht gelingt, wodurch eine Symptomatik ausgelöst und unterhalten wird."
- Neurosen auf der Grundlage von sekundären psychischen Fehlentwicklungen Darunter fallen Neurosen, „bei denen durch schicksalhaft erlebte Einbrüche im biologischen und/oder sozialen Bereich die bisherige Person-Umwelt-Beziehung derartig verändert wurde, daß eine erhebliche Beeinträchtigung des Selbstgefühls und der Selbstsicherheit erfolgte. Eine adäquate Bewältigung der veränderten Lebenssituation mißlingt, so daß inadäquate Selbstschutz- und Kompensationsmechanismen mit psychischer und/oder körperlicher Symptomatik ausgelöst werden.

An der Entstehung von erlebnisbedingten Störungen (Neurosen) ist nach *Höck* und *König* folgendes Bedingungsgefüge beteiligt:

„**Initiale Bedingungen:** Damit sind die Umstände gemeint, die bereits in der

frühen Kindheit zu nachhaltigen Eingriffen in die emotionale Entwicklung führen und durch eine so erworbene „Fehlanpassung" die Disposition zu neurotischen Störungen erzeugen.
Stabilisierende Bedingungen: Damit werden die Umstände bezeichnet, die zur Verfestigung der Fehlanpassung führen. Hierbei können entweder die früheren inadäquaten Milieufaktoren über längere Zeit fortbestehen, oder es fehlen ausreichende Bedingungen, die geeignet sind, die inadäquaten Reaktionsmuster zu korrigieren.
Auslösende Bedingungen: Hierunter werden die Umstände zusammengefaßt, die den letzten Anstoß zum Auftreten einer Symptomatik gegeben (die Symptomatik ausgelöst) haben.
Chronifizierende Bedingungen: Darunter sind Einflüsse zu verstehen, die nach dem Auftreten einer Symptomatik zu deren Fixierung, Verstärkung oder Ausweitung führen."

Nach Auffassung dieser Autoren haben die initialen und stabilisierenden Bedingungen Bedeutung bei den primären Fehlentwicklungen. Die auslösenden Bedingungen können den nachhaltigen Affektreaktionen bzw. den funktionell fixierten Reaktionen zugeordnet werden. Für die sekundäre Fehlentwicklung sind chronifizierende Bedingungen charakteristisch.

Bei dieser Betrachtungsweise der Neurosen, der verschiedenen Formen der Psychotherapie (Gruppentherapie, Verhaltenstherapie, Musiktherapie, instrumentelle Konditionierung), ist zu erkennen, daß sich diese Neuroselehre auf emotionellen und Lernelementen unter Berücksichtigung psychosozialer und ontogenetischer Aspekte stützt. (Abb. 2/1).

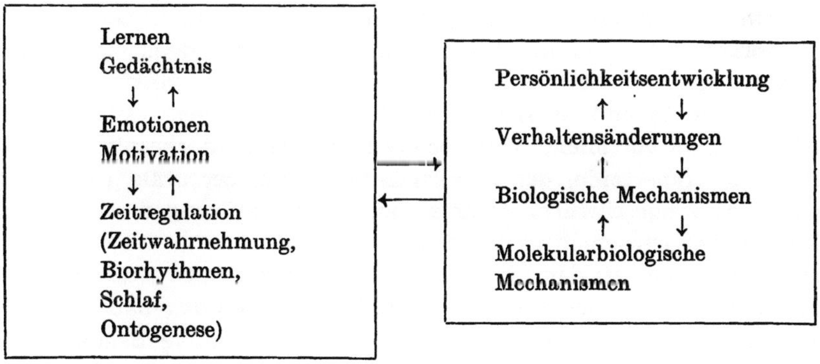

Abb. 2/1. Psychobiologische Elemente der Neurosen nach *Hecht* (vereinfachte schematische Darstellung)

2.6. Psychosomatische Erkrankungen

Wie bereits erwähnt, hat sich das „Krankheitsbild der neurotischen Reaktionen im Laufe der letzten Jahrzehnte zunehmend im Sinne einer Somatisierung gewandelt" (*Höck* und *König*, 1979). Somit ist unbestritten, daß eng mit dem neurotischen Krankheitsbild Störungen im neuro-hormonalen, neuro-vegetativen und neuromotorischen Bereich einhergehen. Deshalb werden Veränderungen in diesem funktionellen Bereich zum Teil mit in die Neurosen einbezogen. Häufig erfolgt auch eine Abtrennung von den Neurosen mit der Bezeichnung „psychosomatische Erkrankungen“. Dieser Begriff bezieht sich auf eine Richtung in der Medizin, welche bei der Betrachtung und Behandlung von der Auffassung ausgeht, daß der Mensch als eine psycho-physiologische Ganzheit zu betrachten ist. Diese Richtung, die an sich einen sehr wesentlichen Fortschritt für die Medizin darstellt, unterlag zahlreichen Schwankungen vor allem hinsichtlich der weltanschaulichen Betrachtungsweise. In theoretischer Hinsicht wurden statt der Einheit von Psychischem und Biologischem, von Körper und Seele diese Erscheinungen dualistisch gegenübergestellt. Des weiteren hatte die psychosomatische Medizin zahlreiche Berührungspunkte zur psychoanalytischen Richtung. Dadurch geriet berechtigterweise die Psychosomatik in das gleiche Feuer der Kritik wie die Psychoanalyse. Von *Bykow* wurde unter streng experimentellen physiologischem Aspekt dieser Richtung die kortikoviszerale Physiologie, Pathologie und Therapie entgegengestellt. Später wurde von *Baumann* (1963) die zerebroviszerale Richtung auf der Grundlage der *Bykow*schen Konzeption, insbesondere im Bereich der Herz-Kreislauferkrankungen, konzipiert. Beide Konzeptionen trugen zur Weiterentwicklung des Gedankens des Nervismus in der inneren Medizin bei.

Der Begriff „psychosomatische Erkrankungen“ hat sich aber zwischenzeitlich durchgesetzt, jedoch mit einem Bedeutungswandel, im Sinne der Einheit des Psychobiologischen. Als Synonym wird gelegentlich auch der Begriff „Regulationskrankheiten“ verwendet. Wenn wir also heute von psychosomatischen Erkrankungen sprechen, so meinen wir alle jene permanenten reversiblen und irreversiblen Störungen, die sich im neurovegetativen, neurohormonellen und neuromotorischen System im Zusammenhang mit Störungen oder stattgefundenen Störungen psychonervaler Funktionen abspielen. Hierbei werden den Neurosen ganz besondere Bedeutung beigemessen. Den psychosomatischen Krankheiten sind vor allem verschiedene Herz-Kreislauferkrankungen, so z. B. die arterielle Hypertonie, der Myokardinfarkt und zerebrale Durchblutungsstörungen, Magengeschwüre, Asthma, hormonelle Störungen, ekzematöse Erkrankungen, Diabetes mellitus und andere, zugeordnet.

Häufig findet man in der Literatur die Bezeichnung „Organneurosen“, z. B. „Herzneurosen“. Auch diese Begriffe betrachten wir als ungenau, weil sie keine spezielle Krankheit darstellen, sondern als neurovegetative Begleiterscheinungen der Neurosen oder als „psychosomatische Erkrankungen“ aufzufassen sind. Wenn wir, wie es in den Neurosedefinitionen festgelegt ist, den Emotionen im neurotischen Geschehen eine große Bedeutung beimessen müssen, dann zwingt das dazu, das gleiche für die neurovegetativen und neurohormonellen Funktionen zu tun. Nach *Rubinstein* (1962) führt jedes Gefühl, das sich in irgendeiner Weise deutlich abzeichnet, meistens zu weitgehenden Veränderungen in den Funktionssystemen des Organismus, vor allem in dem vegetativ-hormonellen System. Wenn also eine solche emotionale Reaktion wie Angst in den fehlangepaßten Lernprozeß mit einbezogen werden kann, so dürfte dies auch für die mit der Angst einhergehenden Veränderungen der vegetativ-hormonalen Funktionen in gleicher Weise geschehen.

Wejn (1973) setzte sich mit den psychosomatischen Wechselbeziehungen auseinander. Er vertrat die Auffassung, daß die Hauptfrage nicht darin besteht, welche Hirnstrukturen diese Wechselbeziehung realisieren, sondern darin, wie die psychisch-somatischen Wechselwirkungen zustandekommen. Er kritisierte eine bisher gepflegte Praxis, die er darin sieht, **daß das psychische Glied von den Psychiatern und das somatische von Internisten untersucht wurde.** Er vertrat des weiteren die Auffassung, daß hier ein wichtiges Zwischenglied fehlt und meint damit die psychophysiologische Analyse.

Er sieht deshalb auch die Psychosomatik nicht als ein zweiseitiges Problem, sondern als ein dreiteiliges, bei dem die Einheit von Psyche, Vegetativum und Endokrinum realisiert wird. Diese drei Glieder dieses Komplexes beschrieb er in folgender Weise:

Erstens das psychische (neurogene):

Für die Bewertung des Psychischen fehlt noch eine strenge Formulierung im Herangehen und die Klassifizierung der Störungen ist in gewisser Hinsicht vom Talent und der Qualifikation der Untersucher abhängig. Eine weitere Komplikation ergibt sich daraus, daß für eine allseitige Untersuchung des Problems eine Einschätzung des psychischen Zustandes nicht nur durch den Psychiater erforderlich ist.

Zweitens das Glied der psycho-endokrinen und psycho-vegetativen Beziehungen:

Die Erfahrungen *Wejns* bei der Erforschung der vegetativen Störungen zeigen, daß diese nicht losgelöst von psychischen Störungen verstanden werden können. Es konnten bestimmte Korrelationen zwischen vegetativen Verschiebungen und einzelnen Kategorien des Psychischen festgestellt werden. Bei der Genese dieser Störungen nimmt der limbiko-retikuläre Komplex das „emotionelle Hirn" nach *Konorski*, das viszerale Hirn nach *McLean* einen besonderen Platz ein.

Die Störung der Tätigkeit dieses Funktionssystems führt zu einer Störung des Gleichgewichtes in der emotionellen und vegetativen Sphäre. Diese Störungen haben *Wejn* et al. als das Syndrom der Desintegration definiert.

Drittes Glied – somatischer Angriff:

Neben der Verifizierung des Befalls erhebt sich die Frage nach dem Mechanismus der Wahl des befallenen Systems (Herzgefäßsystem, Magen-Darmsystem, Atmungssystem usw.). Ganz sicher spielen hierbei die genetisch-konstitutionelle Prädisposition, eine erworbene Verletzbarkeit des Systems oder Organs sowie der konkrete Charakter der psycho-vegetativen Störungen eine Rolle."

Wejn vertritt zu dieser Dreigliederkonzeption den Standpunkt, daß hiermit Möglichkeiten einer streng materialistischen Erforschung mittels konkreter psychophysiologischer Untersuchungen gegeben sind, um auftretende psycho-vegetative und psycho-endokrine Störungen zu erfassen.

Die Dreigliederkonzeption wäre noch zu erweitern durch das motorische Glied, d. h. der Psychomotorik (Abb. 2/2).

Die Darlegungen zeigen, daß über die Pathogenese der Neurosen noch wenig bekannt ist. Unbestritten zeichnen sich diesbezüglich Fortschritte ab, wo die

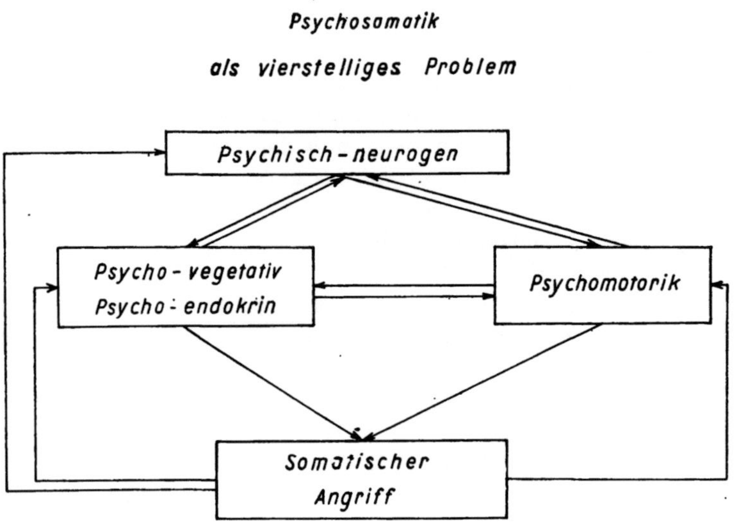

Abb. 2/2. Schematische Darstellung der Psychosomatik als vierstelliges Problem

naturwissenschaftliche, d. h. die biologische Basis der Neurosen ergründet wird, wo nach den „Neurosen cum materia" gesucht wird. Erste Ansätze zeigen sich u. a. mit der erwähnten Lerntheorie, wie sie von *Eysenck* (1972) postuliert wurde. In diesem Fall wird Bezug auf Erkenntnisse genommen, die I. P. *Pawlow* vor mehr als einem halben Jahrhundert gewonnen hatte und die teilweise in Vergessenheit geraten sind. Solche Begriffe wie „bedingter Reflex" und „experimentelle Neurose" haben unter modernen medizinischen Aspekten im Rahmen der Neuroseforschung und in der praktischen Medizin wieder Aktualität erlangt. Dabei soll nicht unerwähnt bleiben, daß sich einige Forschergruppen im internationalen Maßstab mit der Problematik der experimentellen Neurose auch nach der Zeit *Pawlows* beschäftigt haben und daß besonders in den letzten 10 Jahren im Rahmen der Problemkommission „Intermosg" dieser Frage wieder besondere Aufmerksamkeit geschenkt wird.

2. 7. *Literatur*

Abstracts 9. Intermosg-Symposium „Experimentelle und klinische Neurosen". Berlin 1984

Adler, A.: Praxis und Theorie der Individualpsychologie. München 1937

Adler, M.: Physiologische Psychologie. Teil I: Allgemeine Voraussetzungen und Methoden. Stuttgart 1979, S. 143

Baumann, R. u. Ch. *Graff*: Die Vergesellschaftung des Frühstadiums der essentiellen Hypertonie mit latenten und asymptomatischen diabetischen Kohlenhydrat-Stoffwechsel-Defekten. Dtsch.Gesundh.Wes. **23**, 1968. Teil I 1585–1993. Teil II. 1633–1638

Bilz, R.: Psychotischer Umwelt-Versuch einer biologisch orientierten Psychopathologie. Stuttgart 1962

Bilz, R.: Palaonthropologie. Wie frei ist der Mensch, Frankfurt 1973

Bustamante, J.: Zur Einführung. In R. *Baumann* u. K. *Hecht*: Streß, Neurose. Herz-Kreislauf Berlin 1977, S. 13–14

Bykow, K. M., I. T. *Kurzin:* Kortiko-viszerale Pathologie, Berlin 1966

Clauß, G., H. *Kulka*, J. *Lompscher*, H.-D. *Rösler*, K.-P. *Timpe*, G. *Vorwerg*: Wörterbuch der Psychologie, Leipzig 1976, S. 411–412

Denker, R.: Results of the Treatment of Psychoneuroses by the general practitioner. New York State J. Med. **46** (1946) 2164–2166

H. J. *Eysenck* u. S. *Rachman*: Neurosen – Ursachen und Heilmethoden. Berlin 1972

Freud, S.: Drei Abhandlungen zur Sexualtheorie, Leipzig/Wien 1905

Freud, S.: Vorlesungen zur Einführung in die Psychoanalyse. Leipzig/Wien 1918

Fromm, E.: Spontaneous Autohypnotic. Age-Regression in Noctural Dream. The Internat. J. Clin. Exp. Hypnosis **13** (1965) 119–131

Hassenstein, B.: Verhaltensbiologie des Kindes, München 1973

Hecht K., M. *Poppei*: Stressorenwirkung mit chronischem Streß in Abhängigkeit von Zuständen des Organismus und von Umweltkonstellationen. Wiss. Ztschr.d.Humboldt-Universität zu Berlin, Math.-Nat.R. XXIX, 655–665, 1980 b

Höck, K., H. *Szewczyk*, H. *Wendt*: Neurosen, Berlin 1972

Höck, K., W. *König*: Neurosenlehre und Psychotherapie, Jena 1979

Höck, K.: Zur Definition und Klassifikation der Neurosen unter vorwiegend diagnostisch-therapeutischem Aspekt. In: R. *Baumann*, K. *Hecht*: Streß, Neurose, Herz-Kreislauf. Berlin 1977, 39–42

Horney, K.: Der neurotische Mensch unserer Zeit. Stuttgart 1951

Jung, C. G.: Über die Psychologie des Unbewußten. Zürich 1943

Kardiner, A.: Psychological frontier of society. New York 1945

Klumbies, G.: Zur Definition der Neurose. in: K. *Höck*, H. *Szewsczyk*, H. *Wendt*: Neurosen. Berlin 1972, 18–27

Löbsack, T.: Stirbt der Mensch aus: Bild der Wissenschaft 11/9 1974, 72–73

Rogers, C. R.: Client-centered therapy. Boston 1951

Rubinstein, S. L.: Grundlagen der allgemeinen Psychologie, Berlin 1962

Salzinger, S., K. *Salzinger*, S. *Pisoni*, J. *Eckmann*, J. *Mathewson*, M. *Deutsch*, J. *Zubin*: Operant Conditioning of continuons spek in youg children. Child.Develpm. **33** (1962) 683–695

Schultz-Hencke, H.: Der gehemmte Mensch, Stuttgart 1947

Schultz-Hencke, H.: Lehrbuch der analytischen Psychotherapie. Stuttgart 1951

Tausch, R.: Gesprächspsychotherapie, Göttingen 1973

Wein, A. M.: Die Rolle psychovegetativer Wechselbeziehungen in der Genese der arteriellen Hypertonie. Vortrag auf der Septembersitzung (1973) des „Wiss.Rates" des Setschenow-Instituts in Moskau

Wejn, A., I. *Rodschtat*, O. *Koosowa*, N. *Wlassow*, M. *Rischman*, G. *Djukowa*: Neurosen und vegetative Störungen. In: R. *Baumann*, K. *Hecht*: Streß, Neurose, Kreislauf. Berlin 1977, S. 60–63

3. Das Pawlowsche Modell der experimentellen Neurose

(K. *Hecht*)

Der vorausgegangene Kurze Abriß zur klinischen Neuroselehre zeigte deutlich, daß wir ungenügende Kenntnisse über die Pathogenese der Neurosen haben. Die Auffassung von der Krankheit „sine materia" hat stets die psychische Seite in den verschiedensten Varianten in den Vordergrund treten lassen, während die biologischen Funktionen vernachlässigt wurden. Die Einheit von psychischen und biologischen Erscheinungen ist aber Voraussetzung für eine reale Betrachtungsweise der Neurosen.

Bereits der große griechische Philosoph Plato hat den Verstoß gegen diese Gesetzmäßigkeiten bei der Beurteilung des Menschen kritisiert, indem er postulierte: „Das ist der größte Fehler bei der Behandlung von Krankheiten, daß es Ärzte für den Körper und Ärzte für die Seele gibt, wobei beides nicht getrennt werden kann." Die vernachlässigte biologische Seite der Neurosenlehre zu ergründen, veranlaßte seinerzeit *Pawlow* zur Entwicklung des Modells der experimentellen Neurose am Tier.

3.1. Die Pawlowsche Auffassung von der experimentellen Neurose

Im letzten Jahrzehnt seines Lebens widmete sich *Pawlow* mit großer Intensität und Leidenschaft der Pathologie der höheren Nerventätigkeit inklusive der experimentellen Neurose. Auffallend war hierbei, daß er neben den Studien in den Laboratorien eine enge Verbindung zu den neurologischen und psychiatrischen Kliniken Leningrads aufrechterhielt. Jede neue Beobachtung und deren Interpretation stellte er im Sinne eines Ergebnisvergleiches den Klinikern zur Diskussion.

Auf dem 1. Internationalen Neurologenkongreß in Bern legte *Pawlow* in einem, in deutscher Sprache gehaltenen, Vortrag (*Pawlow,* 1931), in prägnanter Art und Weise erste zusammenfassende Gedanken zur experimentellen Neurose dar, die wir auszugsweise nachfolgend zitieren möchten:
„Unter Neurosen verstehen wir chronische (wochen-, monate- und sogar jahrelange) Abweichungen der höheren Nerventätigkeit von der Norm. Für uns äußert sich die höhere Nerventätigkeit hauptsächlich im System der positiven und negativen bedingten Reflexe auf die verschiedensten Reize und teils (in unbeträchtlichem Grade) auch in dem allgemeinen Verhalten unserer Tiere (Hunde). Die Momente, die bei uns bisher die Neurosen bedingten, sind fol-

gende: 1. zu starke oder komplizierte Reize; 2. die Überanstrengung des Hemmungsprozesses; 3. die Kollision (unmittelbare Folge) beider Grundnervenprozesse und endlich 4. die Kastration."

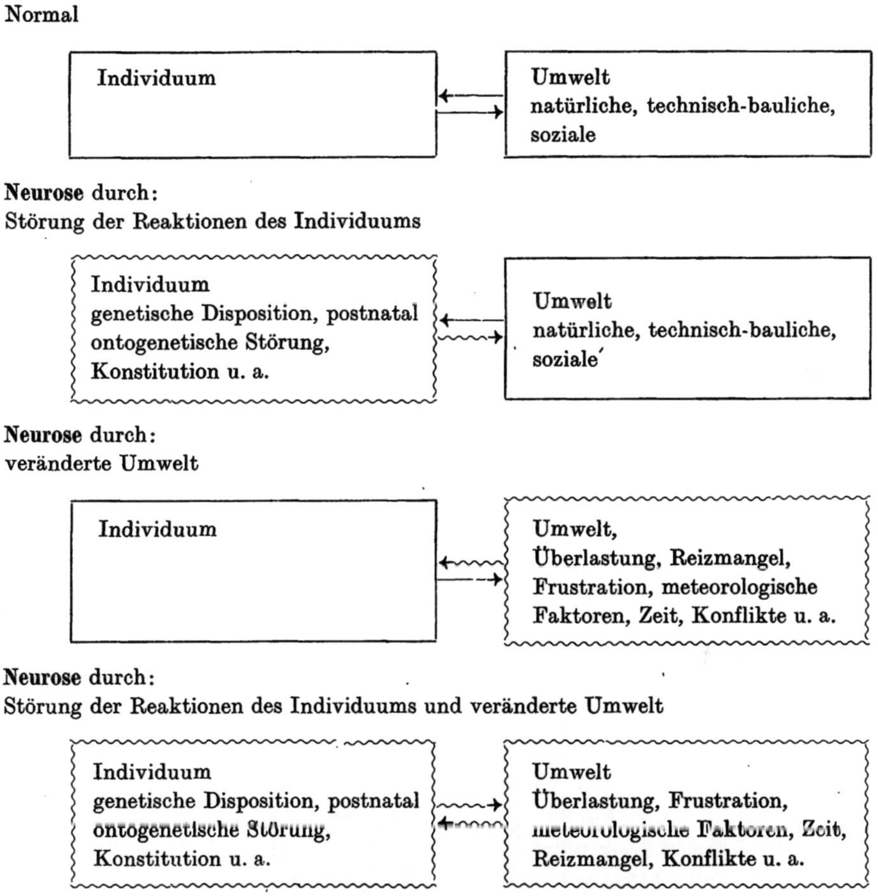

Abb. 3/1. Möglichkeiten der Entstehung von Neurosen durch gestörte Individuum-Umwelt-Wechselbeziehungen

Das zuletzt angeführte Moment zeigt, daß *Pawlow* nicht nur den Umwelteinflüssen Bedeutung für die Ätiologie der experimentellen Neurose beimaß, sondern auch den inneren Bedingungen des Organismus. Vor allem sah er, daß auch hormonelle Prozesse hierbei mit im Spiele waren. Zur künstlichen Verschiebung des hormonellen Gleichgewichtes bediente er sich der einfachen Methode der Kastration der Tiere. Es zeigte sich bei den zahlreichen Untersuchungen, die von ihm und seinen Mitarbeitern durchgeführt wurden, daß die kastrierten Tiere erheblich anfälliger für das Entstehen einer experimentellen Neurose waren, als die gesunden Normaltiere, weil bei ihnen eine Schwächung der nervalen Prozesse durch Veränderungen im hormonellen System von vornherein vorlag.

In dem erwähnten Referat führte *Pawlow* weiter aus: „Die Neurosen offenbaren sich: in der Schwächung der beiden (nervalen) Prozesse, jedes einzelnen oder beider gleichzeitig, in einer chaotischen Nerventätigkeit und in den verschiedenen Phasen des hypnotischen Zustandes. Diese Symptome lösen, verschieden kombiniert, ganz bestimmte Krankheitsbilder aus. Wesentlich ist dabei folgendes: Das Erkranken oder Nichterkranken, die eine oder die andere Form der Erkrankung, hängt vom Typ des Nervensystems unserer Tiere ab". Somit führte *Pawlow* einen zweiten grundlegenden Faktor der inneren Bedingungen

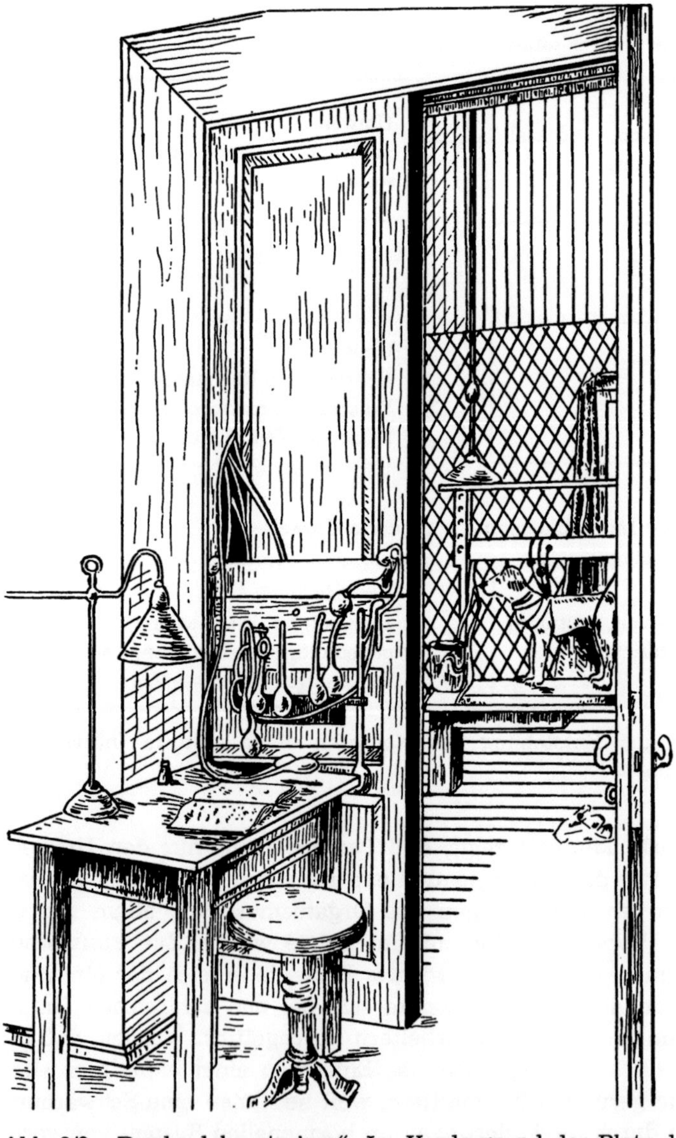

Abb. 3/2. „Pawlowlaboratorium". Im Vordergrund der Platz des Experimentators. Im Hintergrund der Versuchsraum (nach *Pawlow*)

des Organismus an, die bei der Entstehung einer Neurose unter entsprechenden schädigenden Einflüssen in quantitativer und qualitativer Hinsicht bedeutsam sind. In Abhängigkeit von den Typen bei gleicher Umwelteinwirkung konnte nämlich festgestellt werden, daß Hunde mit schwachen Hemmungsprozessen (zügelloser Typ) und mit schwachen Erregungsprozessen (schwacher Typ) schneller, intensiver und dauerhafter an einer Neurose erkrankten, als Tiere mit ausgeglichenen starken Nervengrundprozessen – Hemmung und Erregung – die er dem zentralen Typ zuordnete (*Pawlow*, 1931).

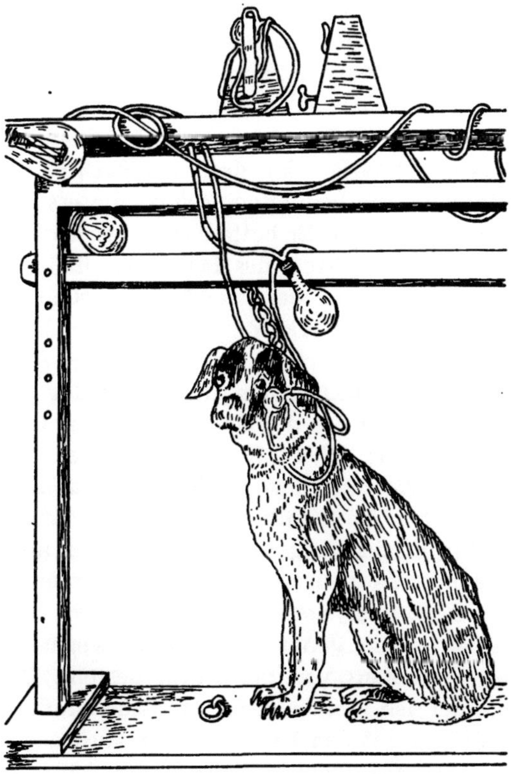

Abb. 3/3. Vorbereitetes Versuchstier zum bedingt-reflektorischen Experiment (Speichelreflex, nach *Pawlow*)

Er stellte in seinem Vortrag auch heraus, daß kastrierte Hunde vom schwachen Typ am dauerhaftesten den pathologischen Zustand aufrecht erhielten. Außerdem bemerkte er in diesem Vortrag, daß mittels Bromapplikationen, wobei die Höhe der wirksamen Dosis ebenfalls vom Typ des Nervensystems abhing, therapeutische Erfolge bei der experimentellen Neurose erzielt worden sind.

3.2. Beziehungen zwischen experimenteller und klinischer Neurose

Pawlow schloß seinen Vortrag in Bern mit der Überzeugung, „daß die Lösung oder eine große Begünstigung der Lösung vieler wichtiger Fragen über Ätiologie, über die natürliche Systematisierung, über den Mechanismus und über die Heilung der menschlichen Neurosen in den Händen des Tierexperimentators liegt". (*Pawlow,* 1931). Dieser Überzeugung ist er sich stets treu geblieben. Denn er hat sich häufig mit dem Problem auseinandergesetzt, wie die im Laboratorium erzielten Ergebnisse auf den Menschen übertragen werden können. In einem Artikel: „Über die Neurosen des Menschen und des Tieres" (The Buletin of the Battle Creek Sanitorium and Hospital Clinic 1932) setzt er sich diesbezüglich mit der Auffassung von P. *Schilder* (The Somatic Basis ot the Neurosis in: The Journal of Nervous and Mental Disease, Bd. 70) auseinander. *Schilder* hatte in diesem Artikel zunächst bestätigt, daß das, was *Pawlow* als Neurosen bezeichnet und mit der Methode der bedingten Reflexe untersucht hat, „allen Erscheinungen der Neurosen" entspricht. Er hatte dann aber kritisch eingewendet: „Wir können die Neurose nicht mittels des bedingten Reflexes deuten, aber durch den psychischen Mechanismus, den wir bei der Neurose studiert haben, können wir bestimmt das sehr gut erklären, was beim bedingten Reflex vor sich geht." Die nachfolgend angeführten Auszüge aus der Antwort *Pawlows* an *Schilder* in der erwähnten Arbeit stehen als Beispiel für das Ringen *Pawlows*, aus der Sicht des Physiologen um die Übertragung der tierexperimentellen Ergebnisse auf den Menschen: „Was soll man sich unter dem Wort ‚Deutung' oder ‚Verständnis' der Erscheinungen vorstellen und was stellen sich gewöhnlich alle darunter vor? Das Zurückführen von komplizierten Erscheinungen auf elementare, einfachere Erscheinungen. Folglich müssen auch die menschlichen Neurosen mit Hilfe der Tierneurosen als den naturgemäß einfacheren gedeutet und verstanden, d. h. analysiert werden und nicht umgekehrt. Beim Menschen muß man vor allem genau bestimmen, worin im gegebenen Fall die Abweichung des Verhaltens von der Norm besteht. Das Verhalten ist doch auch normalerweise bei den verschiedenen Menschen äußerst unterschiedlich. Dann muß man gemeinsam mit den Kranken oder auch gegen seinen Widerstand in dem Chaos der Lebensbeziehungen jene plötzlich oder allmählich wirksam gewordenen Bedingungen und Umstände suchen, mit denen der Ursprung der krankhaften Abweichung, der Ursprung der Neurose mit Recht in Verbindung gebracht werden kann". *Pawlow* entwickelte dann seine obenerwähnten Vorstellungen über die Rolle der Abschwächung der Nervengrundprozesse als physiologische Phänomene in der Ätiopathogenese der experimentellen Neurose und schlußfolgert daraus: „Somit sind das, was wir bei unseren Tieren beobachten, elementare physiologische Erscheinungen. Sie stellen die Grenze der physiologischen Analyse dar (beim jetzigen Stand unserer Erkenntnisse). Gleichzeitig wäre das die allerletzte, die tiefste Begründung der menschlichen Neurosen und könnte zu ihrer richtigen Deutung, zu ihrem Verständnis dienen.

Folglich steht im Fall des Menschen bei der Kompliziertheit seiner Lebensverhältnisse und bei der Vielfalt seiner Reaktionen sowohl hinsichtlich der

Analyse als auch hinsichtlich des Heilerfolges immer eine schwere Frage vor uns: Welche Lebensbedingungen waren übermäßig stark für das gegebene Nervensystem, wann und wo stießen die Anforderungen an seine Tätigkeit und die Anforderungen an seine Hemmungsfunktionen in unerträglicher Weise zusammen?"

In all seinen Ausführungen zur Neurose betonte *Pawlow*, daß es seine Absicht ist, ausschließlich die physiologischen Mechanismen mit seinem Modell zu ergründen, d. h. die Möglichkeit des Studiums einer Entwicklung bei Tieren, welches in seinen wesentlichsten Charakteristika an die Neurose des Menschen erinnert. Mit der Entdeckung der experimentellen Neurose eröffnete sich ein Weg für die Untersuchungen pathologischer Funktionen bei der höheren Nerventätigkeit.

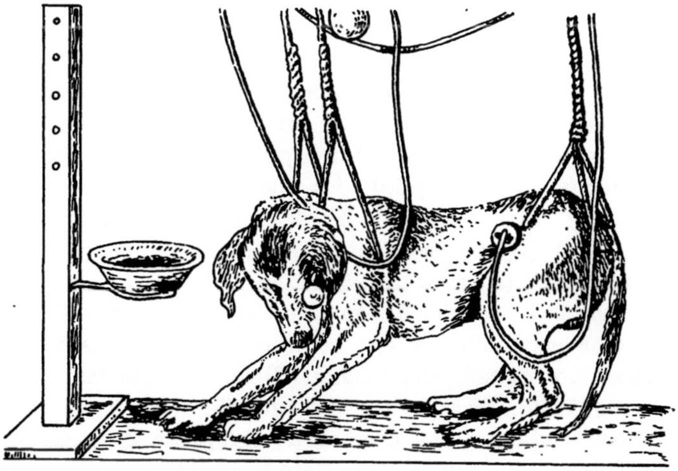

Abb. 3/4. Versuchstier im starken Hemmungszustand (Somnolenz), (nach *Pawlow*)

3.3. Die Konzeption des Nervismus

Den Untersuchungen der experimentellen Pathologie der höheren Nerventätigkeit, einschließlich der experimentellen Neurose, liegt die Konzeption des Nervismus zugrunde. Diese basiert auf der These *Setschenows* (1863) von der Einheit des Organismus. Sie besagt, daß die Ganzheit des Organismus nicht nur durch die Lebenstätigkeit seiner einzelnen Zellen, sondern auch durch die integrierende, verbindende Tätigkeit des ZNS bestimmt wird. In seinem Werk „Reflexe des Gehirns" (1863) hob er hervor, daß die gesamte psychische Aktivität des Menschen reflektorischen Charakter hat und ihrem Wesen nach das Ergebnis der Tätigkeit der Gehirnzellen darstellt. Er verwies auf die außerordentliche Bedeutung der Umwelt für die Ausbildung von physiologischen Reaktionen. Diese These wurde von *Pawlow* 1883 aufgegriffen und erweitert. Er verstand unter Nervismus „die physiologische Richtung, die bestrebt ist, den Einfluß des Nervensystems auf möglichst viele Funktionen des Organismus auszudehnen". Diese Konzeption des Nervismus „beruht auf

— den Prinzipien des Determinismus,
— der Ganzheit des Organismus,
— der Einheit von Organismus und Umwelt,
— der Anerkennung der führenden Rolle des Nervensystems in der Wechselwirkung sowohl der einzelnen Teile des Organismus untereinander als auch des Gesamtorganismus mit der Umwelt
— einer tiefgreifenden Analyse der Funktionen des Gesamtorganismus und
— der Einheit von Physiologie und Medizin" (*Bykow*, 1966).

Auf der Grundlage der Konzeption des Nervismus entstanden in der weiteren Entwicklung zahlreiche medizinische Richtungen, Hypothesen und Theorien anderer sowjetischer Wissenschaftler,, wie die der adaptiv-trophischen Rolle des Nervensystems (*Orbeli*, 1938), der reflektorischen Mechanismen der trophischen Regulationsvorgänge in der Norm und in der Pathologie (*Speranski*, 1935), der kortiko,viszeralen Wechselbeziehungen bei normalen und pathologischen Funktionsabläufen im Organismus (*Bykow*, 1942), des „verkürzten bedingten Reflexes", (*Kupalow*, 1959), des funktionellen Systems des Organismus (*Anochin*, 1967) und der mehrschichtigen Struktur zeitweiliger Verbindungen (*Asratjan*, 1959). Desgleichen erhielt die Evolutionsphysiologie der höheren Nerventätigkeit Impulse durch die Konzeption des Nervismus, wie die Vorstellung von der Regulierung interorezeptiver Funktionen (*Tschernikowskij*, 1967), die Neurophysiologie der psychischen Tätigkeit des Menschen (*Bechterewa*, 1974) und die Reanimatologie (*Negowski*, 1971).

Als schöpferische Weiterentwicklung der Ideen des Nervismus ist z. B. die Begründung der originellen Konzeption von der nervalpsychischen Entstehung der Bluthochdruckkrankheit anzusehen, welche für Klinik und Therapie von größter Bedeutung ist (*Lang*, 1950; *Mjasnikow*, 1954) und die heute in der medizinischen Praxis breite Anwendung findet (*Tschasow*, 1975). Die Entwicklung der Idee vom Nervismus durch I. P. *Pawlow* gestattete es unter anderem auch, die Rolle des ZNS für die Mechanismen der Immunogenese (*Ado*, 1953) und der Entzündung (P. N. *Vesjolkin*, 1963) zu bestimmen. Die Ideen dieser Theorie lagen auch den Untersuchungen einiger Forscher außerhalb der UdSSR zugrunde, die Schüler und Nachfolger Pawlows waren, wie z. B. denen von H. *Gantt*/USA (1960) und *Konorskij*/VR Polen, (1967). Positiv auf die Konzeption der experimentellen Neurosen und der Pathologie der höheren Nerventätigkeit haben sich die Theorien von der Parabiose und der Dominante (*Uchtomski*, 1950) ausgewirkt.

3.4. Historische Aspekte der Erforschung der experimentellen Neurose

Bevor *Pawlow* zu der Konzeption über die experimentelle Neurose gelangte, lag ein weiter Weg experimenteller Arbeit hinter ihm, der nicht ohne Irrtümer verlief. Diese bestanden vor allem darin, daß er in den ersten 20 Jahren seiner Arbeit auf dem Gebiet des bedingten Reflexes und der höheren Nerventätigkeit den pathologischen Aspekt überhaupt nicht beachtete. Im Gegenteil, Hunde mit Störungen im normalen Ablauf bedingter Reflexe wurden zunächst aus den weiteren Untersuchungen ausgeschlossen. Die ersten offiziellen Beobachtungen einer experimentellen Neurose in seinen Laboratorien gehen auf die der Mitarbeiterin *Pawlows*, *Jerofejewa* (1912) zurück. Diese Beobachtungen waren das Ergebnis folgenden Versuches: Bei zwei Hunden wurde mittels eines nozizeptiven Reizes durch elektrischen Strom eine bedingte Nahrungsreaktion ausgearbeitet. Hierzu wurde zunächst mit einem schwachen elektrischen Reiz begonnen, der dann in der Folgezeit intensiviert wurde. Obgleich dieser elektrische Reiz eine erhebliche Stärke annahm, reagierten die Tiere uneingeschränkt mit einer Nahrungsreaktion. Es muß noch vermerkt werden, daß die elektrische Reizung stets an der gleichen Körperstelle (Hautoberfläche) erfolgte. Dieser bedingte Nahrungsreflex blieb über Monate beständig. Nach einer gewissen Zeit wurde die elektrische Reizung nicht mehr an der üblichen Stelle vorgenommen, sondern man wählte Reizstellen unterschiedlicher Lokalisation. In diesem Fall reagierten die Tiere nicht mehr mit einer bedingten Nahrungsreaktion, sondern mit intensiven Abwehrreaktionen. Außerdem traten starke motorische Erregungszustände auf. Mittels dieser Änderung der Versuchsbedingung war eine Überforderung der zentralnervösen Prozesse erfolgt, und ein chronisch-pathologischer Zustand hervorgerufen. Nur bei einem der beiden Hunde stellte sich nach 2 Monaten Ruhe der ursprüngliche Zustand wieder her, der andere blieb neurotisch.

Einige Jahre später wurden ähnliche pathologische Erscheinungen von der *Pawlow*-Mitarbeiterin *Schenger-Krestownikowa* (1921) beobachtet. Sie begann bei Hunden eine Differenzierung zwischen zwei optischen Reizen, einem Kreis und einer Ellipse, auszuarbeiten. Das Exponieren des Kreises wurde mit Füttern bekräftigt, das der Ellipse nicht. Am Beginn der Untersuchungen hatte die Ellipse in ihren Halbachsen ein Verhältnis von 1 : 2. Nachdem die Differenzierung bei den Tieren erreicht war, d. h. nachdem sie den Kreis und die Ellipse in ihrer jeweiligen Signalbedeutung erkannt hatten, wurde das Achsenverhältnis auf 8 : 9 verändert. Zunächst zeigten sich nur unvollständige Differenzierungen zwischen Kreis und Ellipse. Schließlich blieben die Differenzierungsreaktionen völlig aus. Damit einhergehend veränderte das Tier sein Verhalten. Ein früher ruhiges Tier zeigte motorische Unruhe, zerbiß alle Leitungen und Röhren der Versuchsapparatur, die erreichbar waren. Auch hier bedurfte es Wochen, ehe sich der Zustand des Tieres normalisierte. Eine erneute Exposition der Ellipse mit dem Halbachsenverhältnis 8 : 9 stellte sofort das krankhafte Verhalten wieder her. Mit dieser krankhaften Erscheinung lag ein echter Entscheidungskonflikt vor, den das Tier nicht zu lösen vermochte und infolgedessen frustriert wurde. Nichts lag näher, als diesen Zustand mit dem neurotischen Krankheitsbild des Menschen zu vergleichen.

Schließlich spielte noch ein Ereignis besonderer Art keine unwichtige Rolle bei der Entwicklung der Konzeption der experimentellen Neurose, weil hierbei natürliche Umweltsituationen wirksam wurden. Dieses ging in die einschlägige Wissenschaftsgeschichte unter der Bezeichnung „Folgen der Überschwemmungskatastrophe" ein (*Pawlow*, 1953). Am 23. September 1924 wurde Leningrad von einer Überschwemmungskatastrophe heimgesucht, von der auch das von *Pawlow* geleitete Institut betroffen wurde. Alle Hundeställe waren überflutet. Bei einem extremen Unwetter (Sturm, Baumumstürze und Gebäudeeinstürze usw.) mußten die Tiere gerettet werden. Dieses Ereignis führte dazu, daß alle Hunde zunächst in einen Hemmzustand verfielen. Hunde, die zum schwachen Nerventyp gehörten, erholten sich nicht mehr nach dieser Überschwemmungskatastrophe, sie waren infolge dieser Naturkatastrophe neurotisch geworden.

Diese mehr oder weniger beiläufigen Ergebnisse wurden Ausgangspunkt systematischer Untersuchungen pathologischer Zustände der höheren Nerventätigkeit. Zur Ätiopathogenese der experimentellen Neurose vertrat *Pawlow* insgesamt die Auffassung, daß es sich um eine Zerrüttung bzw. Entgleisung koordinierter Funktionen des ZNS handele, bei welchen zugleich die geordneten kortiko-subkortikalen Wechselbeziehungen gestört sind. Diese Störungen der Regulationsmechanismen sollen auf dreierlei Art möglich sein:

1. Durch eine Überbeanspruchung des Erregungsprozesses, vor allem durch die Anwendung überstarker Reize.
2. Durch die Überbeanspruchung der Hemmungsprozesse.
3. Durch einen Zusammenstoß (Konflikt) zwischen Erregungs- und Hemmungsprozeß des ZNS.

Das Hauptmerkmal einer experimentellen Neurose besteht nach *Pawlow* darin, daß die Arbeitsfähigkeit neokortikaler Funktionen stark vermindert wird. Dies äußert sich in einer Abschwächung der Erregungsprozesse, in einer Abschwächung der Prozesse der bedingten (inneren) Hemmung sowie in der Störung der Wechselbeziehungen beider Nervenprozesse (innere Stereotypie). Mit der Verminderung der Leistungsfähigkeit der kortikalen Funktionen werden zugleich die subkortikalen Areale enthemmt, d. h. erregt. Dies äußert sich in starken, explosiv auftretenden vegetativen und motorischen Erregungszuständen. Die Wechselbeziehung zwischen neokortikalen und subkortikalen Prozessen bei den neurotischen Zuständen der Tiere spielen daher eine wichtige Rolle in der Forschung. Vielfach werden neurotische Tiere weniger kortikal als subkortikal gesteuert. Starke Reize, die die Tiere in solchem Zustand erreichen, werden häufig mit aktiven oder passiven Abwehrreaktionen beantwortet. Die Art der pathologischen Erscheinung wird vom Nerventyp des Tieres und von seinen Erfahrungen mit der Umwelt während der Ontogenese bestimmt.

Wie bereits erwähnt, können sich die Formen der experimentellen Neurose, vor allem in Abhängigkeit vom Typ des ZNS bzw. von der hormonellen Reaktionslage, entwickeln und daher außerordentlich mannigfaltig in Erscheinung treten. So können sich die Störungen der höheren Nerventätigkeit in der Trägheit der Nervenprozesse (z. B. Ausbleiben des Erlöschens der positiven und hemmenden Reaktionen) und in der Trägheit der Beweglichkeit äußern. Bei gleichzeitigem Erschöpfungszustand kann es zu explosiven Erregungszuständen kommen. Chronische und stagnierende hypnotische Phasenzustände, wie paradoxe und ultraparadoxe Phasen, traten auf. In manchen Fälle waren die Hemmungszustände so stark ausgeprägt, daß sie katatonen oder kataleptischen Zuständen entsprachen. Zwangserscheinungen und phobienartige Zustände sowie pathologische zyklische Erscheinungen, bei denen abwechselnd starke Hemmungszustände mit explosivartigen Erregungszuständen wechselten, führten zu Vergleichen mit der manisch-depressiven Erkrankung. Wie bereits im Zusammenhang mit den Auseinandersetzungen zwischen *Pawlow* und *Schilder* erwähnt wurde, fand *Pawlows* Konzeption nicht nur Zustimmung, sondern auch Kritiken verschiedenster Art. Eine von zahlreichen Wissenschaftlern (z. B. *Lidell*, 1952) geäußerte Behauptung besagt, daß die experimentellen Neurosen vor allem durch „die dauernde Unterdrückung der spontanen Aktivität", des in einem Gestell locker fixierten Tieres zustande kämen. *Pawlow* selbst vertrat zu solchen Auffassungen den Standpunkt, daß möglicherweise die Fixierung im Gestell den Prozeß der Neurose verstärken oder beschleunigen, aber niemals der alleinige Ausschlag dafür sein kann. Gegen derartige Kritiken sprechen die Erscheinungen im Zusammenhang mit der Überschwemmungskatastrophe in Leningrad. Diese Kritiken wurden aber auch durch die verschiedenen weiterentwickelten Methoden der Erzeugung von experimentellen Neurosen an freibeweglichen Hunden (*Protopopow*, 1950; *Kupalow*, 1952; *Apter*, 1952; *Krjashew*, 1955) und anderen Tieren ad absurdum geführt.

Hervorzuheben sind desweiteren die Untersuchungen *Pawlows* zur Therapie der experimentellen Neurose mit Brom und Koffein, wobei Brom die abgeschwächten Hemmungsprozesse verstärkte und Koffein die abgeschwächten Erregungsprozesse normalisierte. Wie aus den verschiedenen Arbeiten hervorgeht, gab es dabei gute Erfolge. Diese äußerten sich am günstigsten, wenn die Dosierung von Brom und Koffein entsprechend des Zustandes der Hemmungs- und Erregungsprozesse gepaart mit Ruhe (Erholung) zur Anwendung kam.

3.5. Die Pathologie der höheren Nerventätigkeit

Durch seine stärkere Verbindung zur Klinik kam er bald zu der Auffassung, daß die durch seine Methoden erzeugten Modellkrankheitsbilder nicht ausschließlich mit den menschlichen Neurosen, sondern auch mit Psychosen oder neurologischen Krankheitsbildern vergleichbar sind. Aufgrund dieser Einsicht prägte *Pawlow* den erweiterten Begriff „Pathologie der höheren Nerventätigkeit" und verstand darunter, analog zu den experimentellen Neurosen eine chronische Störung der zentralnervösen Prozesse. Auch bei dieser erweiterten Konzeption ging er von den Nervengrundprozessen Hemmung und Erregung aus, die er mit dem klassischen bedingten Nahrungsreflex maß. Dabei vertrat er die Meinung, daß diese beiden Prozesse grundlegende Eigenschaften haben, die Stärke sowohl des Hemmungs- als auch des Erregungsprozesses, deren Beweglichkeit (Trägheit oder Labilität) sowie deren Gleichgewicht zueinander (Ausgeglichenheit — Unausgeglichenheit). Mittels dieser Eigenschaften charakterisierte er die Typen und, wie bereits an Beispielen gezeigt werden konnte, auch sehr differenziert bestimmte pathologische Erscheinungen des ZNS. Das veranlaßte ihn wiederholt zu Vergleichen mit klinischen Krankheitsbildern, vor allem mit Neurosen und Psychosen. Hierbei setzte er sich auch mit der Klassifizierung dieser psychiatrischen Krankheitsgruppen auseinander. In seinen Vorlesungen (*Pawlow*, 1953), vertrat er dazu folgenden Standpunkt: „Die moderne Medizin unterscheidet Nervenkrankheiten und Geisteskrankheiten, Neurosen und Psychosen. Die Einteilung ist natürlich nur relativ. Es könnte wohl kaum jemand eine genaue Grenzlinie zwischen diesen beiden Gebieten ziehen, denn eine solche ist in Wirklichkeit nicht vorhanden. Wie soll man sich eine psychische Störung ohne Schädigung des Gehirngewebes, sei es in strukturelller oder wenigstens in funktioneller Hinsicht, vorstellen. Der Unterschied zwischen Nerven- und Geisteskrankheiten besteht entweder in der Kompliziertheit oder Feinheit der Schädigung der Nerventätigkeit." Zu einer solchen Auffassung führen uns auch unsere Versuche an Hunden. Unter diesem Aspekt sah er auch Beziehungen zwischen den möglichen pathophysiologischen Mechanismen der Zyklothymie und den manischdepressiven Erkrankungen einerseits und der Zirkularität, d. h. wechselnder Perioden abgeschwächter und abnorm verstärkter Nerventätigkeit andererseits.

Die bei Hunden gefundene Trägheit der Erregungsprozesse mit gleichzeitig ultraparadoxen Phasenzuständen, hielt er für pathophysiologische Mechanismen, die gleichermaßen bei der Zwangsneurose und der Paranoia vorkommen können. Ein Hund, der nach neurotisierendem Einfluß in eine permanente Somnolenz verfiel, charakterisierte er als einen Narkoleptiker.

Die Vergleiche *Pawlows* zwischen Modellexperiment und klinischem Krankheitsbild, mögen sie auch für den heutigen Wissensstand spekulativ erscheinen, unterstreichen jedoch seinen grundlegenden Verdienst, sich immer, gemäß der Konzeption des Nervismus, um die Verbindung zwischen Experiment und Klinik bemüht zu haben.

Zusammenfassend läßt sich zu den experimentellen Neurosen folgende Einschätzung vornehmen:

1. Experimentelle und klinische Neurosen sind nicht identisch. Die experimentelle Neurose kann als ein Modell für die klinische Neurose Verwendung finden, mit dessen Hilfe biologische Mechanismen neurotischer Störungen und deren Beeinflussung aufgeklärt werden sollten.

   Bei einer derartigen Betrachtungsweise setzen wir das dialektische Prinzip der Einheit von physiologischen und psychologischen Prozessen des Menschen voraus. Wir vertreten uneingeschränkt die Auffassung, daß jedem funktionellen Prozeß und jeder funktionellen Störung, in der sich die Neurosen äußern, biologische, inklusive molekularbiologische Prozesse zugrunde liegen.
2. Die experimentelle Neurose kann aber nicht nur Modell für die klinische Neurose sein, sondern kann auch als Modell für die Aufklärung biologischer Mechanismen von Psychosen und deren Beeinflussung eingesetzt werden, weil aus pathophysiologischer Sicht, wie von Pawlow bereits erkannt, die Trennlinien zwischen beiden Krankheitsgruppen nur schwer zu finden sind.
3. Unter diesen Umständen wäre es besser, den unter historischen Aspekten entstandenen Begriff experimentelle Neurosen durch den weiterfassenden Begriff „Pathologie der höheren Nerventätigkeit" zu ersetzen.
4. Unter „Pathologie der höheren Nerventätigkeit" wäre eine chronische Veränderung der informationsverarbeitenden Prozesse des ZNS zu verstehen, an der vorwiegend Lern- und Gedächtnisprozesse sowie emotionelle Reaktionen, einschließlich hormoneller, vegetativer und motorischer Prozesse der verschiedensten Regulationsebenen beteiligt sein können.

   Begünstigend auf die Entwicklung der pathologischen Prozesse können sowohl Umwelteinflüsse als auch Dispositionen (veränderte innere Bedingungen) des Organismus wirken. Somit ist die Pathologie der höheren Nerventätigkeit eine Erscheinung der gestörten Wechselbeziehung zwischen Organismus und Umwelt, bei welcher in dem einen extremen Fall vorwiegend

Umwelteinflüsse und im anderen extremen Fall vorwiegend innere Bedingungen des Organismus an der Ätiopathogenese beteiligt sein können.

5. Bei der Gewährleistung modelltheoretischer Aspekte und der Berücksichtigung des Menschen als gesellschaftlich-soziales Wesen hat ein solches Modell der Pathologie der höheren Nerventätigkeit, welches die experimentelle Neurose einschließt, eine außerordentlich große Bedeutung für die Aufklärung biologischer Mechanismen psychiatrischer und psychosomatischer Erkrankungen. Dabei muß die Verallgemeinerung der erzielten tierexperimentellen Ergebnisse bei ihrer Übertragung auf klinische Verhältnisse über den Ergebnisvergleich gehen.

Diesbezüglich liegen, wie bereits oben erwähnt, Erfahrungen und Ergebnisse mit dem *Pawlow*schen Modell der experimentellen Neurose und der höheren Nerventätigkeit vor. Wie *Eysenck* betonte, fußt seine Lerntheorie der Neurosen auch auf Erkenntnissen *Pawlows*. Sie finden auch ihren Niederschlag in der Bestimmung des Neurosebegriffes der psychotherapeutischen Gesellschaft der DDR. Nachhaltige vegetative Affektreaktionen und nachhaltige bedingt-reflektorische Störungen sowie psychische Fehlentwicklungen führen demnach zu funktionellen Erkrankungen.

3. 6. *Literatur*

Ado, A. D.: Einige Fragen der Reaktivität des Organismus im Lichte der Ideen des Nervismus. Pawlow-Ztschr. für höhere Nerventätigkeit **3** (1953) 580—597

Anochin, P. K.: Das funktionelle System als Grundlage der physiologischen Architektur des Verhaltensaktes. Abh. aus dem Gebiet der Hirnforschung und Verhaltensphysiol. Bd. 1. Jena 1967

Apter, I. M.: Zur Frage der experimentellen Bildung einer Zerrüttung der höheren Nerventätigkeit beim Hunde unter den Bedingungen des natürlichen Experiments. Pawlow-Ztschr. für höhere Nerventätigkeit **2** (1952) 139—150

Asratjan, E. A.: Vorlesungen über einige Fragen der Neurophysiologie. Moskau 1950 (russ.)

Bechterewa, N. P.: Neurophysiologische Aspekte der psychischen Tätigkeit des Menschen. Leningrad 1974 (russ.)

Bykow, K. M.: Großhirnrinde und innere Organe, Kirow 1942

Bykow, K. M., I. T. *Kurzin*: Kortikoviszerale Pathologie, Berlin 1966, S. 58—59

Chananaschwili, M. M.: Experimentelle Informationsneurose. Journ. Wyssch.nerv. dejatl. **24** (1974) 675—682 (russ.)

Gantt, W. H.: Experimental basis for neurotic behaviour. London 1944

Jerofejewa, M. N.: Die elektrische Reizung der Haut des Hundes als bedingter Erreger der Speicheldrüsentätigkeit (russ.) zitiert bei L. *Pickenhain*: Grundriß der höheren Nerventätigkeit. Berlin 1959

Konarskij, J.: Integrative activity of the brain. An Interdisciplinary Approach University of Chicago press. Chicago and London, 1967

Krjashew, W. Ja.: Die höhere Nerventätigkeit der Tiere unter den Bedingungen der Nachahmung (russ.) 1952: zitiert bei L. *Pickenhain:* Grundriß der Höheren Nerventätigkeit. Berlin 1959

Kupalow, P. S., N. P. *Murawjowa*: Über die pathologische Irradiation des Hemmungsprozesses. Pawlow-Ztschr. f. höhere Nerventätigkeit **9** (1959) 374—382

Kupalow, P. S.: Über experimentelle Neurosen. Pawlow-Ztschr. f. höhere Nerventätigkeit **2** (1952) 607–628

Lang, G. F.: Hypertoniekrankheit (russ.) Leningrad 1950

Lidell, H. S.: Der bedingte Reflex in: J. F. *Fulton*. Physiologie des Nervensystems. Stuttgart 1952, S. 513–543

Lorenz, K.: Über die Bildung des Instinktbegriffes. Naturw. **25** (1937) 289–303

Mjasnikow, A. L.: Die Hypertoniekrankheit (russ.) Moskau 1954 u. Moskau 1960

Negowskij, V. A.: Aktuelle Probleme der Reanimatologie (russ.) Moskau 1971

Orbeli, L. A.: Vorlesungen über die Physiologie des Nervensystems (russ.). Moskau–Leningrad 1938

Pawlow, I. P.: Versuch einer physiologischen Interpretation der Symptomatologie bei der Hysterie. In: Sämtliche Werke Bd. III. Berlin 1953, S. 437–454

Pawlow, I. P.: Essai d'une interprètation physiologique de l'hystèrie. L'Endephale **28**/4 (1933) 285–293

Pawlow, I. P.: Ein Versuch zum physiologischen Verständnis der Zwangsneurose und der Paranoia. In: Sämtliche Werke Bd. III/2 Berlin 1953, S. 480–491

Pawlow, I. P.: An Attempt at Physiological Interpretation of Obsessional Neurosis and Paranoia. The Journ. of Mental Science **80** (1934) 187–197

Pawlow, I. P.: Über die Neurosen des Menschen und des Tieres. In: Sämtliche Werke Bd. III/2 Berlin 1953, S. 399–403
(The Bulletin of the Battle Creek Sanitarium and Hospitel Clinic 1932)

Pawlow, I. P.: Sämtliche Werke Bd. IV Berlin 1953. 17. Vorlesung. Die verschiedenen Typen des Nervensystems – Pathologische Zustände der Großhirnhemisphären als Ergebnis funktioneller Einwirkung. S. 231–245

Pawlow, I. P.: Der bedingte Reflex. In: Sämtliche Werke Bd. III/2 Berlin 1953, S. 532 bis 549 (Fiziol.Journ. SSSR **19**/1 (1935) 261–275)

Pawlow, I. P.: Sämtliche Werke Bd. IV. Berlin 1953. 18. Vorlesung: Pathologische Zustände der Großhirnrinde als Ergebnis funktioneller Einwirkungen. S. 246–262

Pawlow, I. P.: Experimentelle Pathologie der höheren Nerventätigkeit. In: Sämtliche Werke Bd. III/2, S. 512–531

Pawlow, I. P.: Sämtliche Werke Bd. III/2 Berlin, 1953: Experimentelle Neurosen S. 431–433

Pawlow, I. P.: Experimentelle Neurosen. Vortrag auf dem 1. Internationalen Neurologenkongreß in Bern, 3. 9. 1931. Dtsch.Ztschr. für Nervenheilkunde **124** (1932) 137–139

Pawlow, I. P.: Sämtliche Werke Bd. 1. S. 188, Berlin 1953

Protopopow, W. P.: Untersuchungen der höheren Nerventätigkeit im natürlichen Experiment (russ.) Kiew 1950. Zitiert bei: L. *Pickenhain*: Grundriß der höheren Nerventätigkeit, Berlin 1959

Schenger-Krestownikowa, N. R.: Mitt. d. Petrograd. Wiss. Lesgaft.Inst. Bd. 3, 1921. Beitrag zur Differenzierung optischer Reize und die Grenzen der Differenzierung im optischen Analysator des Hundes. (russ.)

Schilder, P.: Journ. of Nerv. and Mental Disease. 70 (1931) zitiert bei I. P. *Pawlow*. Sämtliche Werke Bd. III/2 S. 399, Berlin 1953

Speranski, A. D.: Elementare Grundlagen der Theorie der Medizin. (russ.) Moskau–Leningrad 1935

Tschasow, E. I.: Emotioneller Streß und Herz-Kreislauferkrankungen (russ.). Vestnik Akad.mediz.Nauk SSSR. **8** (1975) 3–8

Tschernikowskij, V. N.: Neurophysiologische Analyse kortikoviszeraler reflektorischer Tätigkeit. Leningrad 1967

Uchtomski, A. A.: Parabiose und Dominante (russ.) Sebranije sotschineje 1. (1950) 232 –292

Vesjolkin, P. N.: Fieber (russ.) Moskau 1963

4. Klassifizierungsaspekte der Pathologie der höheren Nerventätigkeit

(M. M. *Chananaschwili*)

Die Frage der für die Bestimmung der Erscheinungen der experimentellen Pathologie der höheren Nerventätigkeit genutzten Termini ist auf das engste mit der Klassifizierung verschiedener Formen derselben verbunden und unseres Erachtens nach muß die experimentelle Pathologie der höheren Nerventätigkeit in verschiedener Hinsicht klassifiziert werden. Die bisher existierenden Fakten gestatten die Auswahl einiger Kriterien, die unter Berücksichtigung der Ätiologie der Störungen, der Besonderheiten der Erscheinungsformen derselben sowie ihrer Mechanismen determiniert sind und die die notwendige Klassifizierung ermöglichen. So müßte beispielsweise die Einteilung der Pathologie der höheren Nerventätigkeit nach den ätiologischen Merkmalen drei grundlegende Gruppen von Einwirkungen umfassen:

a) funktionelle Einwirkungen auf das Gehirn,
b) traumatische Störungen des Gehirns und
c) funktionelle und traumatische Einwirkungen auf andere Systeme des Organismus, die ihrerseits zur Störung der Hirnfunktion führen können.

Die Klassifizierung nach dem Merkmal der Erscheinungsform muß den Grad der Einbeziehung funktioneller Systeme in die Pathologie, die Dauerhaftigkeit der Störungen, den Grad ihrer Beziehungen zu bestimmten Situationen und Bedingungen berücksichtigen. Endlich muß eine Klassifizierung, die auf der Berücksichtigung der Mechanismen der Entstehung der Hirnpathologie basiert, von den Unterschieden in der Intimität pathodynamischer Veränderungen im Verlauf grundlegender Nervenprozesse (d. h. ihrer Eigenschaften) ausgehen.

Unter Berücksichtigung dieser Ausführungen und unter Inrechnungstellung einiger traditionell gebundener Begriffsbildungen schlagen wir vor, unter der Bezeichnung „Pathologie der höheren Nerventätigkeit" langandauernde (chronische) Abweichungen vom Normalverlauf der höheren Nerventätigkeit zu verstehen, die unter dem Einfluß funktioneller oder traumatischer Einwirkungen auf das Gehirn oder auf andere Systeme des Organismus entstehen und welche sich in der Formierung inadäquater pathologischer Reaktionen und Zustände des Organismus äußern.

Geht man an die Bestimmung der „Neurose" unter dem Aspekt der *Pawlow*schen Konzeption über die Mechanismen dieser Erkrankung heran, so ist die Neurose als eine chronische Abweichung vom normalen Verlauf der höheren Nerventätigkeit in Folge einer Überbeanspruchung der Stärke und der Beweglichkeit der Nervengrundprozesse (d. h. der Hemmung und der Erregung), sowie der Ausgeglichenheit zwischen diesen zu bezeichnen. Eine solche Interpretation des Mechanismus der Neurose, darauf sei hier bereits verwiesen, ist zwar annehmbar, widerspiegelt aber den heutigen Wissensstand nur in seiner allgemeinsten Form. Heute können eben die Mechanismen der Neurose nicht mehr ohne Berücksichtigung solcher Faktoren wie beispielsweise der emotionell negativen Anspannung, der Rolle des Gedächtnisses sowie der Fixierung pathologischer Zustände usw. verstanden werden. Natürlich werden diese Faktoren durch die Prozesse der Erregung und Hemmung bedingt; aber die Hirnforschung verfügt zum gegenwärtigen Zeitpunkt auch über Möglichkeiten der Konkretisierung der strukturell-funktionellen Architektur, welche in den pathologischen Prozeß einbezogen wird bzw. welche eine entscheidende Rolle für die Entstehung der pathologischen Funktionsstörung spielt.

Die experimentelle Neurose ist ein Sonderfall der experimentellen Pathologie der höheren Nerventätigkeit. Ihre wesentlichen Merkmale sind: ihre Entstehung unter Einwirkung funktioneller Belastungen für das Gehirn sowie ihr langdauernder Verlauf (einige Wochen und Monate). Hierbei handelt es sich um die primäre Neurose, von welcher die sekundäre Neurose unterschieden werden muß. Letztere entwickelt sich durch eine Asthenisierung des Gehirns als Komplikation nach traumatischen Störungen desselben oder infolge von Störungen anderer funktioneller Systeme des Organismus, z. B. des endokrinen Systems usw. Sowohl die primäre als auch die sekundäre Neurose kann eine allgemeine sein und viele Systeme des Organismus erfassen, sie kann auch „lokal" ablaufen aber nur von ihrer äußeren Erscheinungsform her, da die sogenannten „lokalen Neurosen" — nach unseren Erfahrungen — immer auch eine Reihe anderer Systeme und Mechanismen einbeziehen.

Eine Vielzahl von Ergebnissen, über die wir heute verfügen, verweist auf die Möglichkeit der Veränderung einzelner Eigenschaften von Nervenprozessen, die als „Pathologie der höheren Nerventätigkeit" angesehen werden können, wenn sie in die Entwicklung pathologischer Reaktionen münden, die keine adaptive Bedeutung besitzen, d. h. wenn durch sie Reaktionen provoziert werden, die den normalen Ablauf anderer Funktionen hemmen. Dabei muß jedoch folgendes berücksichtigt werden: Gleichzeitig mit der Bildung pathologischer funktioneller Systeme werden kompensatorische Mechanismen der Hirntätigkeit aktiviert, die auf die Hemmung oder Einschränkung der Entwicklung pathodynamischer Prozesse gerichtet sind. Über die Wechselbeziehungen zwischen pathologischen und adaptiven Prozessen bei der Einwirkung von noxischen Einflüssen verwies *Pawlow* bereits im Jahre 1885. Sie sind sowohl durch somatische als auch durch vegetative Merkmale charakterisiert. Letztere entwickeln sich bereits vor der Manifestation der Neurose, z. B. in Form gesteigerter motorischer Aktivität, die der Entladung emotioneller Spannungszustände dient. Diese kompensatorischen Reaktionen verhindern die Entwicklung und Fixierung eines beständigen pathologischen Systems. Natürlich stellen sie eine Abweichung vom gewöhnlichen Verlauf der höheren Nerventätigkeit dar, sie sind jedoch keine „abnormen" Reaktionen auch wenn sie, wie wir bereits erwähnten, fälschlich als Pathologie interpretiert werden. So ist es also erforderlich, die verschiedensten Veränderungen der höheren Nerventätigkeit, die bei pathogenen Einwirkungen auf das Gehirn auftreten können, mit größter Vorsicht einzuschätzen, da einige von ihnen ihrem biologischen Werte nach als positiv zu bezeichnen und der Entwicklung der Neurose entgegengerichtet sind. Eine solche „pathologische Veränderung“ durch therapeutische Maßnahmen anzugehen, wäre ein grober Fehler.

Dann möchten wir auf einen weiteren Aspekt die Aufmerksamkeit lenken: Der Begriff der experimentellen Neurose ist nicht identisch mit dem Begriff der Neurose des Menschen. Er kann nicht identisch sein, weil er sich auf die Tierwelt bezieht, die in der phylogenetischen Reihe unter dem Menschen steht. Häufig dient aber die experimentelle Neurose nicht nur als Modell der Neurose, sondern auch der Psychose bzw. einer psychogenen bedingten somatischen Erkrankung des Menschen. Die gemeinsame Verbindung hierfür ist, daß auch die experimentellen Neurosen durch Reize psychogenen Charakters ausgelöst werden, die bei Tieren nur an die Mechanismen des 1. Signalsystems, beim Menschen jedoch sowohl an die des 1. als auch an die des 2. Signalsystems adressiert werden. Deshalb können natürlich Klassifizierung und Terminologie, die für die Erforschung der experimentellen Neurose sehr wohl zu nutzen sind, nicht mit der für die Untersuchung der Neurose des Menschen übereinstimmen und dürfen nicht kritiklos übertragen werden. Im Experiment können aber sehr wohl einige Zustände, die der menschlichen Neurose nahekommen, insbesondere im Hinblick auf ihre Entwicklung und ihre Merkmale, nachgebildet werden. Es ist jedoch unmöglich, im Tierexperiment die menschliche Neurose mit all ihren Symptomen zu reproduzieren, da in der Neuroseentstehung des Menschen das zweite Signalsystem und die psychische Tätigkeit die entscheidende, ja die dominierende Rolle spielen. Reize des zweiten Signalsystems und sozial determinierte Faktoren sind also das bestimmende Element für die Neuroseentstehung des Menschen. Dies stellte bereits *Pawlow* 1935 auf der Grundlage seiner Erfahrungen in der Klinik fest und er vertrat schlußfolgernd daraus die Meinung, daß infolge des komplizierten Baues, den das menschliche Gehirn im Gegensatz zum Tier aufweist, die menschliche Neurose ihre ganz charakteristische Spezifik aufweise. Trotzdem war *Pawlow* unter Berücksichtigung der Entstehungsmöglichkeiten pathologischer Störungen der Hirnfunktionen bei Tieren durch bedingt-reflektorische Einwirkungen der Auffassung, daß diese Pathologie den sogenannten psychogenen Erkrankungen des Menschen sehr ähnlich sei. Hierdurch wurde ein neuer Weg der experimentellen Untersuchung der klinischen Pathophysiologie der höheren Nerventätigkeit des Menschen eröffnet.

4.1. Aspekte der Weiterentwicklung des Modells der experimentellen Neurose

Daraus folgt, daß eine der wichtigsten Aufgaben der Erforschung der experimentellen Pathologie der höheren Nerventätigkeit in der Schaffung und Untersuchung solcher tierexperimenteller Neurosemodelle besteht, die sich hinsichtlich ihrer ätiologischen Merkmale bzw. in ihren Erscheinungsformen der Neurose des Menschen maximal annähern. In dieser Hinsicht konnten in letzter Zeit bedeutende Erfolge errungen werden. So wurden unter Berücksichtigung der ökologischen Besonderheiten von Primaten entsprechende Neurosemodelle durch Störung so biologisch bedeutungsvoller Faktoren, wie der Geschlechtsbeziehungen und Herdenhierarchie, erarbeitet. Die Bedeutung dieser tierexperimentellen Modelle für die menschliche Pathologie besteht vor allem darin, daß auf diesem Wege erzeugte Neurosen durch die für den Menschen typischen und bei ihm ebenfalls als neurotische Begleiterscheinungen auftretende Störungen von seiten des Herz-Kreislauf-Systems bis hin zum Herzinfarkt, charakterisiert werden. Weiterhin werden Modelle der Störung der höheren Nerventätigkeit durch solche Bedingungen geschaffen, in welchen das Gehirn unter Zeitdruck eine große Fülle von notwendigen Informationen für wichtige Entschlußfassungen zur Veranlassung von Reaktionen des Organismus verarbeiten mußte. Die unter solchen Voraussetzungen entstehenden Störungen erhielten die Bezeichnung „experimentelle Informationsneurosen" (*Chananaschwili*, 1974). Anhand dieser Informationsneurosen war es auch möglich, einige neue Maßnahmen der Vorbeugung und Heilung zu erproben.

Wachsende Aufmerksamkeit wird in diesem Zusammenhang auf die Modellierung von Neurosen gerichtet, die durch Störungen sozial determinierter Faktoren hervorgerufen werden. Die bisherigen Experimente gestatten bereits jetzt eine Reihe von Schlußfolgerungen über die Bedeutung des optimalen Einflusses der Wechselbeziehungen zwischen Individuen innerhalb einer Art für die Entwicklung des Gedächtnisses und der Emotionen. In der vorliegenden Arbeit werden die Resultate einschlägiger Untersuchungen in ihren Einzelheiten geschildert und auf ihre praktische Bedeutung verwiesen.

Die Frage nach den Mechanismen der experimentellen Neurose ist als das zentrale Problem der gesamten Neuroseforschung zu bezeichnen, was sich nicht nur aus ihrer Bedeutung für die Untermauerung der Theorie ergibt; ist doch die Aufdeckung pathogenetischer Mechanismen der Neurose ebenso als eine der wichtigsten Voraussetzungen für die Erarbeitung optimaler therapeutischer Maßnahmen anzusehen. Im Verlaufe vieler Jahre begründete sich das Wissen um die Mechanismen der Neurose vor allem auf der Vorstellung, es lägen ihnen Störungen der Eigenschaften von Hemmungs- und Erregungsprozessen sowie Störungen der Wechselbeziehungen zwischen diesen beiden Nervengrundprozessen zugrunde. Gegenwärtig kann diese Vorstellung nicht mehr befriedigen, da sie die gesamte Fülle der Untersuchungsresultate nicht zu erklären vermag. Sie muß also durch die Resultate erweitert und vervollkommnet werden, die durch die Erforschung der höheren Nerventätigkeit in den letzten 15 Jahren erzielt wurden. Dabei müssen besonders solche Störungen der höheren Nerventätigkeit berücksichtigt werden, die sich im Erkenntnisprozeß über deren zentrale Mechanismen als bedeutsam erweisen. Es muß also auch der Rolle zeitweiliger Verbindungen in der Pathogenese von Neurosen Beachtung geschenkt werden.

Ein bedingter Reflex beliebiger Kompliziertheit ist immer das Resultat der Aktivierung vieler Mechanismen der Hirntätigkeit, welche dank der Schließungsfähigkeit höherer Anteile des Gehirnes zu einem System integriert werden. Unter dem Prozeß einer solchen Integrierung und der Herstellung neuer funktioneller Wechselbeziehungen zwischen einzelnen Hirnstrukturen verstehen wir eben den Vorgang der Bildung zeitweiliger Verbindungen. Jedoch ist die bedingt-reflektorische, zeitweilige Verbindung, nur eine Form der möglichen funktionellen Vereinigung von Hirnstrukturen und -Funktionen, weshalb auch der Begriff „bedingter Reflex" mit dem Begriff „zeitweilige Verbindung" nicht unbedingt gleichzusetzen ist. Bei der Darlegung eigener Ergebnisse gehen wir deshalb auch von dem Verständnis der bedingt-reflektorischen Erscheinungen aus, deren zentraler Anteil die zeitweilige Verbindung darstellt.

In vollem Maße trifft das Vorhergesagte auch für die Termini „pathologischer bedingter Reflex" „pathologische zeitweilige Verbindung" zu, mit denen wir uns im Verlaufe unserer Ausführungen noch auseinandersetzen. An dieser Stelle sei noch eine weitere Frage berührt, die sich gegenwärtig in der Diskussion befindet und die deshalb einer Präzisierung bedarf. Es ist die Frage nach dem Vorhandensein von Formen psychischer Tätigkeiten bei Tieren, die der bedingt-reflektorischen Tätigkeit als solcher nicht entsprechen. Unserer Meinung nach hat bereits 1935 *Pawlow* diese Frage sehr eindeutig beantwortet, indem er das Vorhandensein von Erscheinungen in der Hirntätigkeit von Tieren anerkannte, die nicht als bedingte Reflexe angesehen werden konnten. Diesen Standpunkt teilen wir und vertreten die Meinung, daß wir es z. B. bei der Prägung, bei der Extrapolationsfähigkeit des Gehirns und beim Nachahmungsverhalten mit solchen Formen der höheren Nerventätigkeit zu tun haben, die nicht mit den bedingten Reflexen identisch sind.

Indem wir die bedeutende Rolle der Emotionen in den Mechanismen der Neuroseentstehung unterstreichen, weisen wir besonders auf die biologische Bedeutung der Emotionen im Allgemeinen und auf die negativen Emotionen im Besonderen hin. In allen Fällen einer allmählichen Entwicklung pathologischer Zustände, bei denen der pathogene Faktor nicht bereits im Anfang den Tod des Tieres herbeiführt, verhindern negativ emotionelle Reaktionen als Reaktion der dringlichen Mobilisierung aller Systeme des Organismus die pathogene Wirkung und spielen zunächst eine kompensatorische, biologisch positive Rolle, auch wenn sie beim Menschen durch unangenehme Sensationen der Gefühlssphäre und bei Mensch und Tier durch eine Reihe somatischer und vegetativer Veränderungen begleitet sind. Nur langanhaltende, negativ emotionelle Spannungszustände führen zur Ausbildung eines pathologischen Systems und fördern die Entwicklung pathologischer Zustände. Die Unterscheidung zweier, in ihrer biologischen Bedeutung unterschiedlicher Phasen in der Entwicklung eines emotionell-negativen Spannungszustandes halten wir für eine der wichtigsten Voraussetzungen zur Festlegung der im gegebenen Moment richtigen therapeutischen Maßnahmen. Diese dürfen zum gegebenen Zeitpunkt nicht die Mobilisierung der dem Organismus eigenen Reaktionsreserven, vor allem in der ersten, biologisch positiven Phase der Entwicklung der Emotionen, behindern.

Weiterhin ist auf die Möglichkeit der Beteiligung des Gedächtnisses in der Entstehung pathologischer Zustände der Hirntätigkeit, insbesondere auch der Neurosen, verwiesen, während in der einschlägigen Literatur bisher das Schwergewicht mehr auf der Darstellung von Symptomen lag, welche die Störungen der höheren Nerventätigkeit charakterisieren. Unsere Beobachtungen lassen jedoch die Schlußfolgerungen zu, daß Gedächtnisprozesse sehr wohl im Entstehungsmechanismus experimenteller Neurosen eine Rolle spielen können, ohne daß es primäre Hinweise für Gedächtnisstörungen gibt. Offenbar spielt das Gedächtnis vor allem bei der Fixierung inadäquater, pathologischer zeitweiliger Verbindungen eine tragende Rolle. All dies gestattete ebenfalls an die Fragen der Therapie der Neurosen unter dem Aspekt der Nutzung empirischer sowie moderner Möglichkeiten der Regulierung von Gedächtnisinhalten heranzugehen. In diesem Zusammenhang sei nochmals hervorgehoben, daß eine der wesentlichsten Aufgaben der Erforschung der experimentellen Pathologie der höheren Nerventätigkeit im Sinne *Pawlows* und seines vorgelegten Modells in der Suche nach Wegen und Methoden der Regulierung und Steuerung der pathologischen Prozesse besteht; mit den Worten *Pawlows* in der „Beherrschung und Kommandogewalt über die Mechanismen der pathologischen Erscheinungen."

4.2. Literatur

Chananaschwili, M. M.: Experimentelle Informationsneurose. Journ. Wyssch. nerv. degatl. 24 (1974) 675—682 (russ.)

Chananaschwili, M. M.: Experimentelle Pathologie der höheren Nerventätigkeit. Moskau 1978 (russ.)

5. Weiterführung der Konzeption der experimentellen Neurosen

(M. M. *Chananaschwili*, K. *Hecht*)

Pawlow hat seit seinen ersten Schritten auf dem Weg der systematischen Untersuchung experimenteller Neurosen Vermutungen über ihre Mechanismen geäußert. Viele Forscher haben sich danach der Untersuchung dieser Mechanismen gewidmet. Seine Vermutungen wurden formuliert auf der Grundlage von Untersuchungsergebnissen der allgemeinen Gesetzmäßigkeiten der höheren Nerventätigkeit und gingen aus von der Charakteristik des Zusammenwirkens der nervösen Grundprozesse, d. h. von Erregung und Hemmung.

Pawlow vertrat die Auffassung, daß unter bestimmten Bedingungen das Zusammentreffen von Erregungs- und Hemmungsprozessen zur Störung des üblichen Gleichgewichts zwischen ihnen führt und in mehr oder weniger starkem Maße die Ursache für einen krankhaften Ablauf der Nervenprozesse schafft.

Somit basierten die ersten Vorstellungen über den Mechanismus der experimentellen Neurosen auf der allgemeinen Konzeption *Pawlows* von den Eigenschaften der nervösen Prozesse Erregung und Hemmung.

Die zahlreichen weiteren in dieser Richtung geführten Untersuchungen (Übersicht siehe *Majorow*, 1954) stützten die These *Pawlows*, daß die Störungen der nervösen Prozesse auf der Überlastung von Erregung, Hemmung oder ihrer Beweglichkeit beruhten. Durch welche äußeren Ursachen eine Neurose auch ausgelöst sein mag – sie wurde mit einer Abschwächung des Hemmprozesses erklärt, was zu einem Überwiegen des Erregungsprozesses und zu Störungen der normalen Beweglichkeit von Erregung und Hemmung führt. Die Folge ist entweder eine pathologische Beweglichkeit oder Unbeweglichkeit dieser Prozesse.

Nach den Arbeiten von *Pawlow* erfuhr die Frage der Neurosemechanismen eine weitere Entwicklung. Es wurden bereits bestehende Vorstellungen präzisiert und neue Hypothesen über die Mechanismen der Pathologie der höheren Nerventätigkeit aufgestellt. Diese Entwicklung verfolgte zwei Wege: Der eine kann als Fortsetzung des klassischen Herangehens an die tieferen Ursachen der Neurosen als Weg ihrer Erklärung auf der Grundlage der Eigenschaften der Erregungs- und Hemmungsprozesse und ihrer Wechselbeziehungen charakterisiert werden. Der andere, relativ spät entstandene Weg bezieht die Bedeutung solcher Hirnfunktionen wie Emotionen und Gedächtnis in die Herausbildung pathologischer Reaktionen mit ein. Gehen wir zunächst auf die Ergebnisse der Weiterführung der klassischen Konzeptionen über die Mechanismen experimenteller Neurosen ein.

5.1. Weiterführung der klassischen Konzeption

Einer der am systematischsten auf diesem Gebiet vorgehende Forscher, der Pawlow-Schüler *Kupalow* (1952) entdeckte eine Reihe neuer Erscheinungen, welche die Entstehung pathologischer Veränderungen der höheren Nerventätigkeit bedingen. So hat er vorgeschlagen, Stärke und Beweglichkeit als primäre Eigenschaften der Nervenprozesse zu betrachten, die dritte Eigenschaft aber – ihre Ausgeglichenheit – als sekundär, als Ergebnis einer bestimmten Kombination der Stärke der Erregungs- und Hemmungsprozesse, als Ergebnis einer Dysbalance der Stärke dieser Prozesse anzusehen. Es wurde auch demonstriert, daß die gleichen Beziehungen für die Beweglichkeit gelten können: Die Nervenprozesse können auch unausgeglichen im Hinblick auf ihre Beweglichkeit sein. Auf der Grundlage einer Reihe von Untersuchungen (*Kudrjawschewa,* 1962) wurde die Existenz von Tieren mit unausgeglichener Beweglichkeit der Nervenprozesse bei ihrer ausreichenden Stärke nachgewiesen und vorgeschlagen, diese Eigenschaft als charakteristisch für einen Typ des Nervensystems anzusehen. Bei solchen Tieren kann man die Erscheinung der Explosivität der Erregung beobachten. Die Explosivität führt nicht selten zur Schutzhemmung, kann aber auch einen pathologischen Zustand widerspiegeln. Pathologische Explosivität kann sowohl Symptom einer beginnenden Neurose als auch Erscheinung eines stabilen neurotischen Zustandes sein. Sie kann auch bei einem niedrigen allgemeinen Funktionszustand des Gehirns auftreten, wie er bei einer Hirnmangeldurchblutung oder bei Störung der Mechanismen der Regelung des Tonus der Großhirnrinde zu verzeichnen ist (*Kostenezkaja,* 1965). Es wurde auch eine pathologische Irradiation des Hemmungsprozesses festgestellt (*Pawlowa,* 1951), die stabilen Charakter annehmen und träge werden kann, was Anlaß gab, von einer pathologischen Trägheit des Hemmungsprozesses zu sprechen (*Kupalow, Murawjewa,* 1959). Damit wurden speziell die Fälle langdauernder Unterdrückung nicht nur bedingter, sondern auch unbedingter Reflexe erklärt, was nach Ansicht der Autoren auf eine pathologische Irradiation der Hemmung vom Kortex auf den Subkortex hinweist.

Weiterhin wurde die pathologische Eigenschaft einer verzögerten Wiederherstellung von Nervenzellen nach ihrer intensiven Belastung gesondert zusammengefaßt. Diese Eigenschaft zeigte sich besonders deutlich in den Versuchen mit partieller Abklemmung der Karotis bei Hunden (*Kostenezkaja,* 1965).

Eine Vielzahl von Beobachtungen gestattete es *Kupalow* (1952), die Störung der Bildung zeitweiliger Verbindungen als selbständigen Entstehungsmechanismus von Neurosen herauszustellen. Dabei wird auf das Bestehen zweier notwendiger und regelmäßiger Mechanismen für die normale Formierung einer bedingt reflektorischen zeitweiligen Verbindung hingewiesen: Der eine Mechanismus bestimmt die Verbindung des bedingten Reizes mit der unbedingten Reaktion, der andere stellt die Verbindung des bedingten Reizes mit einem bestimmten Tonus des Kortex der Großhirnhemisphären her. Beide Prozesse können gestört werden, was zur Trägheit der Schließungsfunktion bzw. zur Bildung pathologischer Verbindungen führt. Bei der Störung des ersten Mechanismus kann sowohl die Bildung als auch die unangemessen starke Fixierung von

Reflexen erfolgen, die keine adaptive Bedeutung haben, was mit der Trägheit des Erregungsprozesses und der pathologischen Trägheit der Schließungsfunktion erklärt wird. Bei der Störung des zweiten Mechanismus kann eine Verbindung zum pathologischen Tonus entstehen, ja diese Verbindung kann sogar über jene dominieren, welche die äußere Tätigkeit des Organismus bestimmen. Die Frage der Bedeutung des Tonus (des allgemeinen Funktionszustandes) des Gehirns für die normale und pathologische Funktionsweise wurde bereits erwähnt. An dieser Stelle ist es aber angebracht, einen Umstand zu unterstreichen. Die Herausbildung eines bestimmten, für den adäquaten Ablauf der gesamten bedingtreflektorischen Reaktion erforderlichen Tonus des Gehirns ist Ausdruck einer vorbereitenden Anpassungsfunktion, die nur den höheren Abschnitten des Gehirns eigen ist und ihre Tätigkeit qualitativ von der der niederen Nervenzentren unterscheidet. Wie bereits erwähnt, wird dieser Anpassungsmechanismus auf der Grundlage sowohl normaler als auch verkürzter bedingter Reflexe nach dem Prinzip der Regelung und Selbstregelung wirksam. Er dient der Anpassung der verschiedenen Hirnfunktionen an ihren optimalen Ablauf. Weiter hat *Kupalow* angenommen, daß die Störung des Schließungsmechanismus sich auch in folgendem äußern kann: Der nervöse Prozeß der bedingtreflektorischen Erregung ist nach dem Signalprinzip organisiert. Jedes Glied dieser Erregung unterstützt den Ablauf des nächsten. Normalerweise müssen alle Glieder dieses bedingtreflektorischen Erregungsprozesses aufeinander abgestimmt funktionieren, und wenn ein Glied gestört ist, so wirkt sich das sofort auf das System als ganzes aus. Der Effekt des gestörten Gliedes wird zum „Bekräftiger“ für das nachfolgende Erregungsglied und letzteres zum bedingten Signal für die Auslösung eines Effekten. Das ist der Mechanismus der Selbstbekräftigung, der zu pathologischen Erscheinungen führen kann. ***Murawjewa*** (1976) hat auf der Grundlage der zahlreichen Beobachtungen *Kupalows* und seiner Mitarbeiter, gestützt auf das Studium komplizierter Stereotype bedingter Reflexe nach der klassischen sekretorischen Nahrungsmethode, folgende Mechanismen der Herausbildung eines einheitlichen Systemprozesses entwickelt, der den Ablauf dieser komplizierten Stereotype bestimmt: Mechanismen zur Regelung des allgemeinen Funktionszustandes (Tonus) der Großhirnrinde; Mechanismen der funktionellen Organisierung der kortikalen Repräsentation des unbedingten Reflexes; der Mechanismus zur funktionellen Vereinigung der bedingten und unbedingten Erregung in einen einheitlichen Prozeß; der Mechanismus zur Organisierung der einzelnen Fragmente der bedingten Erregung zu einem einheitlichen ununterbrochenen Prozeß; der Mechanismus zur Vereinigung des gesamten Komplexes bedingter Reflexe zu einem einheitlichen dynamischen System; die Organisierung eines systematischen nervösen Prozesses; der Mechanismus zur Gewährleistung der Mitabstimmung aller vegetativen Komponenten der bedingtreflektorischen Tätigkeit. Zur Ursache für die Entwicklung einer Neurose können werden: Die Herstellung zeitweiliger Verbindungen mit pathologischen Systemen nervöser Prozesse und mit ihrer gestörten Organisation; das Fehlen eines vorherigen Trainings des Schließungsmechanismus, der die Großhirnrinde auf ein bestimmtes Funktionsniveau einstellt; die Nichtübereinstimmung der individuellen Beweglichkeit der Nervenprozesse; die Nichtübereinstimmung des Rhythmus der äußeren Reize mit der

Stärke von bedingter und unbedingter Erregung; die Nichtübereinstimmung des vorbereiteten Systemmechanismus mit den in den Analysatoren bei plötzlicher Änderung der zeitlichen und reihenfolgemäßigen Anordnung der bedingten Reize auftretenden Nervenprozesse; die Nichtübereinstimmung des vorbereitenden Systemmechanismus mit den in der kortikalen Repräsentation der bedingten Reflexe bei der Veränderung der zeitlichen und reihenfolgemäßigen Wirkung des unbedingten Reizes sowie der Veränderung seiner Qualität oder Art auftretenden Nervenprozesse.

Weiter mißt *Murawjewa* der Rückkopplung große Bedeutung für die Organisierung pathologischer systematischer Nervenprozesse zu, indem sie Abweichungen der höheren Nerventätigkeit bei Hunden durch funktionelle Störung der beidseitigen Wechselwirkung zwischen Kortex und subkortikalen Strukturen hervorhebt. So hat sie bei einigen Tieren im Ergebnis einer plötzlichen Nichtbekräftigung des positiven Signals und einer Reihe anderer Veränderungen in einem fest ausgearbeiteten stereotypen System bedingter Reflexe ein langandauerndes Überwiegen des Erregungsprozesses beobachtet. Nach Meinung der Autorin entsteht dieser Erregungszustand als Folge der gestörten Mechanismen der Autoregulation, wozu auch der Mechanismus der Rückkopplung mitgehört. Schematisch stellt sich das wie folgt dar: Wenn gewöhnlich in einem gefestigten Stereotyp bedingter Reflexe auf ein positives bedingtes Signal hin mit Hilfe des vorbereitenden Mechanismus im System Analysator–kortikale Repräsentation des unbedingten Reflexes–subkortikales Zentrum eine Erregung entsteht und diese Erregung durch die Wirkung des unbedingt reflektorischen Reizes (Bekräftigung) beendet wird, so gelangt bei plötzlicher Nichtbekräftigung des bedingten Signals die Erregung nach dem Prinzip der positiven Rückkopplung aus dem subkortikalen Zentrum erneut in den Kortex, wo sie sich mit der bereits vorhandenen Erregung summiert und erneut in den Subkortex geleitet wird. Somit bildet sich ein sich selbst erregendes Kreissystem. Die Fixierung eines solchen Systems und seine längere Aufrechterhaltung kann unter bestimmten Umständen zur Störung des ganzen Stereotyps bedingter Reflexe führen oder aber die Störungen können mehr lokalen Charakter annehmen, wenn sie sich nur auf das entsprechende Glied des Stereotyps beschränken. Eine solche langdauernde Erregung kann schließlich zur Bildung eines Circulus vitiosus führen.

5.2. Experimentelle Neurosen bei freier Beweglichkeit der Tiere

Man muß aber im Auge behalten, daß alle oder fast alle oben beschriebenen Fälle der Entstehung einer Neurose unter Bedingungen teilweiser Deprivation der Versuchstiere in einer sogenannten schallisolierten Kammer beobachtet wurden. Außerdem steht bei diesen Versuchsbedingungen das Tier in einem Gestell und kann bei schmerzhaften Einwirkungen oder biologisch negativen Reizen von seinem Standort nicht flüchten. Diese methodischen Besonderheiten schaffen einen solchen allgemeinen Funktionszustand des Gehirns, der offenbar die Entstehung einer Neurose begünstigt. Darum haben einige der oben beschriebenen Neurosen erzeugenden Einwirkungen nur für die erwähnten Bedingungen der Untersuchung der höheren Nerventätigkeit Bedeutung und verursachen unter anderen Untersuchungsbedingungen keine experimentelle Neurose, z. B. bei freier Bewegungsaktivität des Tieres. Das wurde durch Untersuchungen mit der Methodik situativ bedingter Reflexe nach *Kupalow* (1946) und mit der Methodik der freien Beweglichkeit nach *Beritaschwili* (1932) bewiesen. Unter diesen Bedingungen haben nur einige der oben genannten Maßnahmen neurotisierende Wirkung. Eine außerordentlich wichtige Bedeutung gewinnt der räumliche Faktor.

Unter den Bedingungen einer schallisolierten Kammer ist das hervorstechendste Neurosesymptom die kortikale Hemmung in Folge einer verstärkten Monotonie. Die von einer Reihe Autoren beschriebene kurzzeitige Erregung ist nur die Anfangsphase der experimentellen Neurose, die bei besonderen Versuchsbedingungen auftritt, vorwiegend bei einer großen Belastung der inneren Hemmung, wonach eine Erschöpfung des Erregungsprozesses auftritt und sich eine Schutzhemmung ausbildet, bei welcher die Möglichkeit ihrer Ausbreitung auf subkortikale Strukturen gegeben ist (*Jakowlewa*, 1967). Wie aber unsere Beobachtungen gezeigt haben, äußert sich eine Neurose bei nicht eingeschränkter motorischer Aktivität, d. h. unter natürlichen Verhaltensbedingungen, meistens durch Überwiegen des Erregungsprozesses. Gerade eine allgemeine Erregung über einen langen Zeitraum ist ein charakteristisches Zeichen einer beginnenden experimentellen Neurose.

Somit unterscheidet sich die Symptomatik einer in einer schallisolierten Kammer aufgetretenen experimentellen Neurose von einer Neurose, die bei unbegrenzter Bewegungsaktivität aufgetreten ist, und obwohl in beiden Fällen bedingte Reflexe fehlen oder stark unterdrückt sind, kann diese Tatsache unterschiedlicher Herkunft sein. So kann die bedingtreflektorische Tätigkeit in der schallisolierten Kammer durch eine tiefe Hemmung von Hirnstrukturen bedingt sein, während sie bei freier Bewegungsaktivität durch die übermäßige Erregung zentralnervöser Funktionen bedingt ist, die in erster Linie auf die Neurotisierung reagiert haben (motorisches und vegetatives System). Erst sekundär werden über den Mechanismus der negativen Induktion die ausgearbeiteten zeitweiligen Verbindungen unterdrückt.

5.3. Folgen sensorischer Deprivation

Wenn auch die Art der Versuchsbedingungen (Reizüberflutung oder Reizverarmung) eine Rolle spielt, in welcher Weise sich eine Neurose zeigt, zuerst Erregungs- und Hemmungsstadien oder umgekehrt, so dürften doch auch noch andere Faktoren mit im Spiele sein. Auch der Zeitfaktor spielt eine Rolle, wie die Dauer und Intensität des neurotisierenden Faktors und der Zeitpunkt des Erfassens der Parameter. Erinnert sei in diesem Zusammenhang auch an die individuellen Besonderheiten der Tiere. M. *Poppei* und K. *Hecht* (1977, 1980) konnten zeigen, daß sich bei der Ratte infolge von Hypokinese zuerst ein Stadium der Inhibition einstellt, dem von der 2.—3. Belastungswoche ein Stadium der Hyperreaktivität folgt. Danach, ungefähr von der 4.–6. Woche an, beginnt ein prämorbides Stadium, welches durch eine Desintegration der bisher miteinander korrelierenden Körperfunktionen gekennzeichnet ist.

Die sensorische Deprivation scheint überhaupt ein Faktor zu sein, der sehr stark die Funktionen des ZNS und anderer Organsysteme beeinträchtigen bzw. stören kann. Untersuchungen von *Hebb* (1955) am Menschen zeigten, daß Versuchspersonen, die einzeln in einem dunklen Raum liegen mußten und deren Arme und Hände in Papphülsen gesteckt wurden, in zunehmendem Maße infolge „Reizhungers" in Erregungszustände kamen. Zuerst vermochten diese Versuchspersonen keine Gedanken mehr zu ordnen, ihre Suggestibilität nahm zu und das Verlangen nach Umweltreizen und Betätigung wurde immer stärker. Es gab auch Perioden, in denen sie wild um sich schlugen. Sinnestäuschungen und Halluzinationen traten auf. Länger als 72 Stunden verblieb keiner dieser Versuchspersonen in diesem Raum. In der Zeit des Versuches trat kein Schlaf auf.

Noch extremere Bedingungen schuf *Lilly* (1956). Diese Versuchspersonen mußten in einem Wasserbassin liegen, welches langsam fließendes Wasser von 34 °C enthielt. Sie trugen eine den ganzen Kopf umschließende Atemmaske. Der Raum war dunkel und schallisoliert. Die einzige Reizung war der leichte Druck der Atemmaske und das eigene Atemgeräusch. Bereits nach einer Stunde trat ein enormer Hunger nach Reizen und Drang nach Bewegung auf. Obgleich die Anordnung bestand, völlig Ruhe zu halten, versuchten die Versuchspersonen sich in Arme und Beine zu kneifen und langsame Schwimmbewegungen zu machen. Schließlich verloren sie die Fähigkeit zu denken, und sie gerieten in einen Zustand des Phantasierens, des Träumens und der Halluzinationen. Länger als 3 Stunden war dieser Zustand nicht zu ertragen.

Diese Untersuchungen zeigen, daß in diesem Fall der menschliche Organismus ohne eine bestimmte Menge an Umweltreizen nicht leben kann. Der auftretende Bewegungsdrang, die Halluzinationen waren nichts anderes als starke Anpassungsstörungen. Ähnliche Erscheinungen sind natürlich auch bei den Hunden in den schallisolierten Kammern und bei eingeschränkter Bewegung zu erwarten, wenn auch nicht in dem Ausmaß, wie das bei den geschilderten Untersuchungen an den Menschen in so kurzer Zeit geschah. Die häufige Wiederholung derartiger sensorischer Deprivation muß naturgemäß zur Manifestierung eines Krankheitsbildes führen.

Von *Lindsley* (1952) und *Hebb* (1955) wurde eine Aktivierungstheorie entwickelt, welche besagt, daß sich in Bereichen der Umweltbeeinflussung ein „Aktivitätskontinium" vom Schlaf bis zur höchsten Erregung erstrecken kann. Für diese Erscheinungen machen die genannten Autoren das aszendierende retikuläre Aktivierungssystem verantwortlich. Es ist keine zu übersehende Tatsache, daß in den hochindustrialisierten Ländern viele Menschen gleichfalls an „Reizhunger" leiden, gegen den sie sich häufig nicht wehren, bzw. nicht wehren wollen oder können. Hierzu gehört die zunehmende Bewegungsarmut (Bequemlichkeit), Monotonie am Arbeitsplatz und in der Freizeit. Welches Ausmaß eine länger dauernde Bettruhe hat, beschrieb *Gurowski* auf dem 7. Symposium für kosmische Biologie und Medizin 1973 in Berlin. Nach 6wöchiger strenger Bettruhe wiesen alle Versuchspersonen funktionelle Störungen auf. *Gurowski* stellte die Forderung, daß in Krankenhäusern geklärt werden müßte, was an abweichenden Befunden bei langer Bettruhe wirklich auf Kosten des Krankheitsbildes und was auf Kosten der Bettruhe geht.

Die sensorische Deprivation sollte daher in der Konzeption der Neuroselehre Berücksichtigung finden.

5.4. Situationsneurosen

Es wurde bereits betont, daß eine Neurose, die in einem Versuchsraum auftritt, in einem anderen Versuchsraum nicht aufzutreten braucht. Der Mechanismus dieser Erscheinung wurde erklärt mit der Bildung eines bedingten neurotischen Reflexes auf der Basis eines verkürzten bedingten Reflexes erster Ordnung. Dieser Mechanismus diente außerdem als Beweis dafür, daß bei diesen Neuroseformen die Nervenzellen der Hirnrinde, die an der konkreten bedingtreflektorischen Aktivität beteiligt sind, selbst nicht gestört sind, sondern daß es zur Ausbildung einer pathologischen Organisation von Wechselbeziehungen der Zellen kommt, also zu funktionellen pathologischen Systemen der Nervenprozesse (*Kupalow,* 1952). Mit voller Berechtigung kann man davon ausgehen, daß eine situationsbedingte Neurose das Prinzip der Umschaltung der bedingtreflektorischen Tätigkeit widerspiegelt (*Asratjan,* 1970). In diesem Zusammenhang möchten wir an das „zustandsabhängige oder dissoziierte Lernen" (im englischen Sprachgebrauch als „state depend learning" geführt) erinnern. Dieses besteht darin, daß die Ekphoration eines erlernten Inhaltes nur in dem Zustand möglich ist, in welchem sich der Organismus beim Lernen befand. Beschrieben wurde „state depend learning" unter der Wirkung verschiedenster neurotroper Pharmaka. Offensichtlich spielt die Situation, welche den Organismus in einen bestimmten Zustand versetzt, eine maßgebliche Rolle für das Auftreten pathologischer Erscheinungen.

So wurde bei Patienten im Zentralinstitut für Herz-Kreislauf-Regulationsforschung der Akademie der Wissenschaften der DDR in Berlin beobachtet, daß diese mit einer ausgeprägten arteriellen Hypertonie eingewiesen wurden, dieselbe aber nach wenigen Tagen Krankenhausaufenthalt ohne jegliche Behandlung normalisiert war. Die Arbeitsbedingungen oder die Familiensituation erwiesen sich als Auslöser eines Bluthochdrucks, der sofort verschwand, wenn die Situation des Patienten geändert wurde.

In diesem Zusammenhang ist auch die von *Denker* (1946) beschriebene spontane Remission bei Neurotikern zu erwähnen. Er untersuchte 500 schwere Neurosefälle, die keine Psychotherapie erhielten, sondern nur von ihren praktischen Ärzten behandelt wurden. 70% waren nach zwei Jahren und 90% nach 5 Jahren gebessert. *Eysenck* (1967) spricht in diesem Zusammenhang vom Erlöschen einer bedingten neurotischen Reaktion.

Somit hat die Situation nicht nur für das Auftreten von Neurose-Symptomen Bedeutung, sondern auch unter gegebenen Umständen für die Beseitigung der von einer anderen Situation abhängigen neurotischen Störungen. Weder der spontanen Remission der Neurose bzw. arteriellen Hypertonie infolge situativer

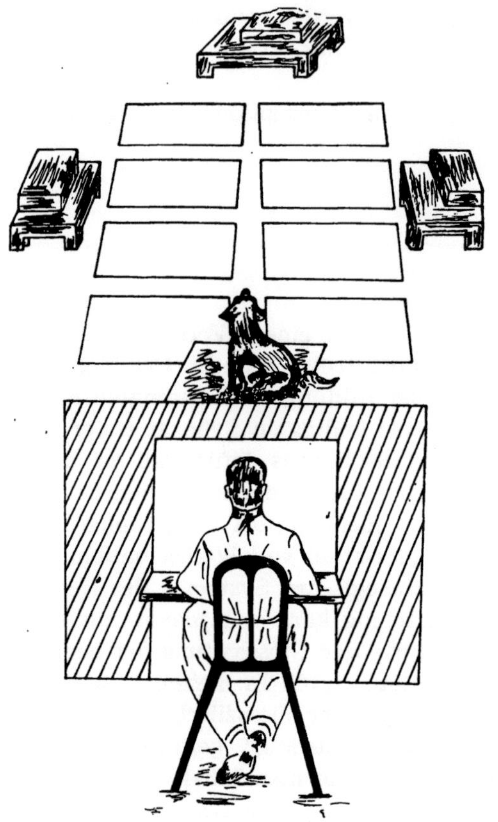

Abb. 5/1 a. Methode des bedingt-reflektorischen Verhaltens an Hunden bei freier Beweglichkeit (nach *Kupalow*). Unten: Hund auf dem Startplatz; links oben und rechts: Fütterungsvorrichtungen

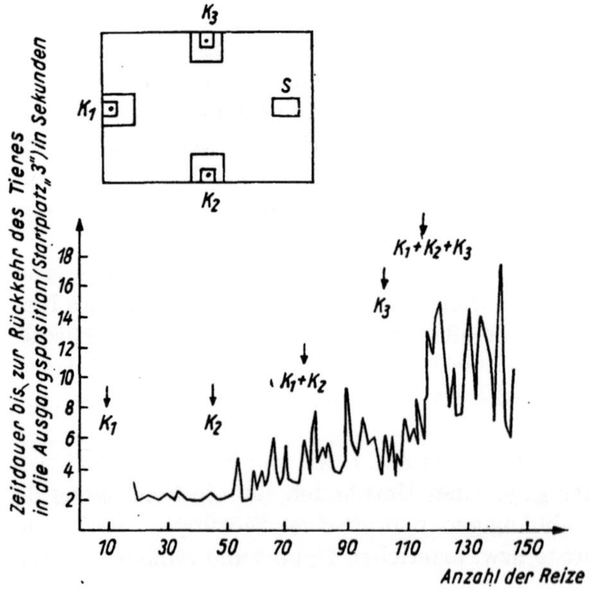

Abb. 5/1 b. Abhängigkeit der „Rückkehrzeiten" eines Versuchstieres auf den Startplatz S vom Grad der Anforderungen an die analytisch-synthetische Tätigkeit des Gehirns. Es wird verdeutlicht, daß die Rückkehrdauer auf den Startplatz besonders bei Anwendung aller drei Systeme bedingter Reflexe, die an unterschiedlichen Fütterungsvorrichtungen bekräftigt wurden ($K_1 + K_2 + K_3$) besonders stark wächst.

Veränderungen, noch dem möglichen, diesen Erscheinungen zugrunde liegenden Mechanismus des dissoziierten Lernens, wurde bisher in der Neuroselehre größere Aufmerksamkeit geschenkt.

5.5. Konfliktsituationen

Betrachten wir den Mechanismus von Neurosen, die durch eine diffizile Differenzierung räumlicher Reize beim freien (nicht begrenzten) Verhalten der Tiere auftreten.

Solange die Schallquellen weit auseinandergelegen sind, unterscheidet sich die Intensität der dominanten Erregungsherde in den symmetrischen Strukturen wesentlich voneinander. Es besteht kein längerer Konflikt zwischen ihnen. Dic Schwierigkeit für die nervösen Funktionen entsteht mit der Annäherung der Schallquellen, d. h. mit der Verstärkung des Erregungsherdes nicht nur in der entsprechenden, sondern auch in der gegenüberliegenden Hemisphäre. Und die gleichzeitige Aktivierung dominanter Erregungsherde in beiden Hemisphären ist die Ursache von Konfliktzuständen, die in diesem Fall auch interhemisphärisch organisiert sind.

Der gewöhnliche Aufenthaltsort des Tieres im Versuchsraum (ein bestimmtes Quadrat, ein Teppich) ist eine Komponente der komplizierten Versuchssituation, während das Verhalten und die Pose des Tieres auf dem Quadrat die Architektur der Erregung widerspiegelt, welche der Versuchssituation entspricht. Und in einer bestimmten Etappe der Aktivierung des Erregungssystems (wodurch das Stehen auf dem Teppich und auf dem Podest bestimmt werden), welche bei hungrigen Tieren emotional sehr stark gefärbt ist, wird ein negativer Reiz gegeben, der nicht nur das Fehlen von Futter anzeigt, sondern auch den Apparat der negativen Emotionen aktiviert. Daraufhin beginnt das Tier die Zähne zu fletschen, zu winseln, manchmal zu jaulen und läuft schließlich vom Teppich weg. Wir haben es mit dem Zusammentreffen zweier biologischer ganzheitlicher Reaktionen zu tun, von denen eine mit positiven Emotionen einhergeht (das Stehen auf dem Teppich in Erwartung des Futters), und die andere mit ausgeprägten negativen Emotionen. Bei der Möglichkeit zu ungehinderter Bewegungsaktivität findet das Tier eine Lösung des Konflikts, indem es vom Teppich wegläuft und so den Prozeß des Zusammentreffens der beiden starken Erregungen vermindert.

Betrachten wir jetzt die Situation unter Bedingungen des klassischen Experiment, wo das Tier in einem Gestell steht und manchmal mit Gurten an ihm befestigt ist. Dabei muß betont werden, daß das Gestell und der Platz vor der Futterstelle insgesamt für die Hunde eine positive Signalbedeutung haben, ungeachtet der Tatsache, daß in dieser Situation auch negative bedingte Reflexe ausgearbeitet werden.

Es ist ganz offensichtlich, daß bei der Einwirkung negativer Reize eine langdauernde Konfliktsituation entstehen kann, und zwar durch das Zusammentreffen des Nahrungsreflexes und des passiven Abwehrreflexes (welchen das Weglaufen darstellt) und der ihnen entsprechenden positiven und negativen Emotionen, was unter den beschriebenen Bedingungen zur Ursache für die

Neurose werden kann. Dieses Beispiel ist nur eine Illustration der Bedingungen, bei denen Erregungssysteme zusammentreffen und eine Neurose hervorrufen.

Wie bereits hervorgehoben wurde, verursachen viele in der schallisolierten Kammer für die Erzeugung experimenteller Neurosen gut geeignete Verfahren unter Bedingungen unbeschränkter motorischer Aktivität keine Störungen der höheren Nerventätigkeit. Wir sehen einen der Faktoren, die das erklären, in der Ausbildung eines niedrigen Funktionszustandes des Gehirns unter teilweisen Deprivationsbedingungen, wie sie in der schallisolierten Kammer gegeben sind. Ein anderer Faktor ist, wie bereits erwähnt, das ständige Aufeinandertreffen emotional positiv und negativ gefärbter Reaktionen. Solche Situationen entstehen bei inhibitorischen Reizen, wenn das Tier gezwungen ist, in Erwartung des Futters (beim positiven bedingten Reflex) vor der Futterstelle im Gestell zu stehen und keine Möglichkeit hat, beim Aufeinandertreffen entgegengesetzter Emotionen fortzulaufen. Deshalb können in den beschriebenen Situationen solche vom Standpunkt des natürlichen Lebens des Tieres unbedeutenden Einwirkungen wie eine einmalige Nichtbekräftigung eines positiven Reizes, die Verlängerung der Dauer eines Differenzierungsreizes usw. eine Neurose auslösen, welche entsprechend den üblichen Vorstellungen oft mit einer „Überbeanspruchung" des Hemmungs- oder Erregungsprozesses in den Analysatoren erklärt wird. In Wirklichkeit gibt es aber unter natürlichen Bedingungen unendlich viele Möglichkeiten für solcher Art „Überbeanspruchung" der Nervengrundprozesse, die aber nicht zur Neurose führen.

Folglich würde die Reduzierung ihrer Entstehungsmechanismen auf die „Überbeanspruchung" der Nervengrundprozesse in den Analysatorensystemen bedeuten, daß nur einer der möglichen Faktoren berücksichtigt wird.
Es gibt sehr viele Beobachtungen, die auf die Bedeutung des gleichzeitigen Vorhandenseins zweier gegensätzlicher komplizierter motivationeller Reaktionen für die Entstehung von Neurosen hinweisen. Es ist daher notwendig, darauf aufmerksam zu machen, daß eine wichtige Bedingung für das Auftreten einer Neurose die langandauernde Konkurrenz von zwei oder mehr mit starker emotionaler Erregung einhergehender Motivationen ist.

Simonow (1962) erblickt den Mechanismus einer Neurose, die im Ergebnis des Zusammenstoßes zweier Erregungen, z. B. zweier unbedingter Reflexe, entsteht, in der nicht beseitigten Dominante, die einen pathologischen Verlauf annimmt.

In unseren (*Chananaschwili*, 1972) Untersuchungen wurde mit Hilfe der Registrierung einer Reihe von Funktionen des Organismus während des Neurotisierungsprozesses bei Hunden die Aufmerksamkeit auf die Störung des Zusammenspiels der Funktionen der einzelnen Systeme in frühen Neurosestadien gelenkt; diese Störungen traten auf, bevor deutliche Abweichungen in der Funktion einzelner Organe oder Systeme zu verzeichnen sind (*Chananaschwili*, 1972). Das bildete die Grundlage dafür, die Korrelation zwischen den Systemen als einen zuverlässigen Indikator für das Erfassen der sogenannten Latenzperiode experimenteller Neurosen anzusehen.

5.6. Rückkopplung — eine regulierende Funktion

Es ist jetzt allgemein anerkannt, daß das Zusammenwirken der Einzelmechanismen und der vielen Gebilde des Gehirns auf zweiseitiger Grundlage erfolgt, wobei der Rückkopplung eine regulierende Funktion zukommt. In diesem Sinne gewinnt die Rückkopplung die Bedeutung eines sehr wichtigen Mechanismus der Hirnfunktion, der weit mehr enthält, als nur die afferenten Leitungsbahnen. Deshalb ist es absolut notwendig, ihre Bedeutung nicht nur unter dem Aspekt einer normalen, sondern auch einer pathologisch veränderten Hirnfunktion zu betrachten. Und das umso mehr, als eine Reihe von neurotischen Erscheinungen gerade als Störungen der Rückkopplung aufzufassen sind. So haben zahlreiche neurophysiologische Untersuchungen den absteigenden Einfluß des Neokortex auf das retikuläre System bewiesen. Auf der Grundlage dieser Ergebnisse wurde geschlußfolgert, daß der Kortex einen generalisierten regulierenden Einfluß auf andere Hirngebiete über die Formatio reticularis ausübt. (*Narkaschwili* et al., 1965).

Selbstverständlich kann eine Abschwächung dieses Einflusses zur funktionellen Desorganisation in vielen Hirnsystemen führen und vielfältige äußere Erscheinungsbilder auslösen. Wenn man davon ausgeht, daß die erwähnten elektrophysiologischen Untersuchungen biologisch bedeutsame Gesetzmäßigkeiten widerspiegeln, so wäre es zweckmäßig, sie bei der Erklärung verschiedener Erscheinungsbilder experimenteller Neurosen zu berücksichtigen, insbesondere wenn die Störungen gleichzeitig in vielen Systemen des Organismus auftreten und mit Anzeichen einer Hemmung im Neokortex einhergehen.

5.7. Die Vorstellungen Anochins von der Neurose

Bisher wurden die Neurosemechanismen auf der Grundlage der klassischen Vorstellungen über die Rolle von Hemmungs- und Erregungsprozessen für die Organisation der normalen und pathologischen höheren Nerventätigkeit betrachtet. Dieser Untersuchungsweg hat es ermöglicht, eine Reihe von äußeren Erscheinungen bei nervösen Leiden zu erklären. Seine positive Bedeutung und Perspektive wird bestätigt durch die Ergebnisse, welche in der Klinik bei der Behandlung von Neurosepatienten mit Hilfe von auf diesem Weg gewonnenen Erkenntnissen erreicht worden sind.

Heutzutage ist aber völlig klar, daß ein weiterer Fortschritt in der Neuroseforschung die Berücksichtigung auch der Tatsachen erfordert, die auf der Basis anderer Konzeptionen gewonnen wurden, darunter auch psychologischer. Die konzeptionelle Synthese verschiedener wissenschaftlicher Richtungen für die Lösung der aktuellen Aufgaben auf dem Gebiet der höheren Nerventätigkeit ist eine wichtige Bedingung für die weitere Entwicklung dieses Wissenschaftszweiges. So wird es immer offensichtlicher, daß die Lösung einer Reihe von Schwerpunktaufgaben der Neuroseproblematik erfordert, daß die Bedeutung von Emotionen und Gedächtnis für die Entstehung und Entwicklung pathologischer Zustände des Gehirns Berücksichtigung findet. Und das offenbar auch darum, weil die höhere Nerventätigkeit sich auf der Grundlage der funktionellen Integration so globaler Hirnmechanismen wie der Signalanalyse, der Regelung von Emotionen, Gedächtnis, des allgemeinen Funktionszustandes des Gehirns und einer Reihe anderer Mechanismen formiert. Jeder der für die bedingtreflektorische Hirnfunktion grundlegenden Mechanismen gewährleistet ihren normalen oder pathologischen Ablauf, indem er sich in das funktionelle System in einer bestimmten zeitlichen und folgemäßigen Anordnung einschaltet. Anders ausgedrückt: Nicht nur der Ablauf, sondern auch die abgestimmte Zuschaltung dieser Mechanismen stellt eine wichtige Bedingung der normalen Hirnfunktion dar; und umgekehrt führt die Störung dieser normalen Koordination zum Auftreten pathologischer Veränderungen der bedingtreflektorischen Tätigkeit. Außerdem hat aber jeder der erwähnten globalen Hirnmechanismen seine komplizierte strukturell-funktionelle Organisation und wird seinerseits im Ergebnis der Aktivierung einer ganzen Reihe anderer Mechanismen gebildet, d. h. er ist das Ergebnis der Integration einzelner, vielleicht mehr elementarer Hirnmechanismen. Von diesem Standpunkt aus, der im ganzen das Systemprinzip der Organisation der höheren Hirnfunktion widerspiegelt, muß anerkannt werden, daß die von *Anochin* entwickelte Konzeption vom funktionellen System (1967/1968) große Möglichkeiten für die Analyse der Mechanismen experimenteller Neurosen eröffnet, da sie nicht nur die Berücksichtigung der möglichen Rolle einzelner Funktionsglieder bei pathologischen Veränderungen gestattet, sondern auch erlaubt, diese Veränderungen vom Standpunkt der wichtigsten Eigenschaften des Systems zu betrachten, vom Standpunkt des Zusammenwirkens seiner Funktionsglieder und folglich auch vom Standpunkt des „Verhaltens“ des Systems als Ganzes.

Betrachten wir einige Beispiele: Einer der Mechanismen bei der Ausbildung eines bedingten Reflexes besteht in der Afferenzsynthese, welche eine große Rolle bei der Schaffung eines entsprechenden allgemeinen Funktionszustandes (Tonus) des Gehirns spielt. Später werden konkrete Untersuchungen zur Rolle des allgemeinen Funktionszustandes des Gehirns bei normaler und pathologisch veränderter höherer Nerventätigkeit ausgeführt und speziell darauf hingewiesen, daß „lokale“ Schädigungen des Regelungsmechanismus für den allgemeinen Funktionszustand zu Veränderungen im Ablauf anderer Hirnfunktionen (Gedächtnis, Emotion) und ganz allgemein zur Verstellung des ganzen funktionellen Systems führen kann, obwohl der pathologische Primärherd nur ein Glied dieses Systems betrifft.

Betrachten wir ein anderes Beispiel: Später wird eingehend die Rolle von Emotion und Gedächtnis in der Pathologie der höheren Nerventätigkeit bzw. der experimentellen Neurose besprochen. Diese beiden an der Formierung funktioneller Systeme beteiligten Mechanismen stehen in enger Wechselbeziehung, so daß Störungen der normalen Regelung von Emotionen zu Funktionsveränderungen des Gedächtnisses führen können (und häufig auch führen). Vom ätiologischen Standpunkt sind letztere sekundär. Auf der Verhaltensebene können sie aber bei der Untersuchung des funktionellen Systems durchaus im Vordergrund stehen und das führende Symptom der Verhaltensstörung bilden. *Anochin* war einer der ersten *Pawlow*-Schüler, der die Aufmerksamkeit auf die Bedeutung der Emotion bei der Entstehung einer experimentellen Neurose gelenkt hat. Hier soll nur bemerkt werden, daß nach den Vorstellungen von *Anochin* (1967, 1968) Neurosen häufig als Folge eines Zusammenstoßes zweier konkurrierender funktioneller Systeme auftreten. Dabei kommt es zur Enthemmung einer biologisch negativen Funktion durch eine positive, und wenn eines dieser konkurrierenden Systeme unbeweglich wird, entsteht eine Neurose. Alle in diesem Zusammenhang auftretenden Konfliktzustände, die nicht selten zur Verzögerung verschiedener Funktionsabläufe führen, wirken sich auch auf vegetative Parameter aus. Sie bewirken die Verstärkung der neurotischen Reaktion als Ganzes, wenn diese Verzögerungen, Depressionen und emotionalen Äußerungen nur genügend langandauernd, beständig und nachhaltig sind und wenn die Emotionen negativ gefärbt sind.

5.8. Die Theorie der Schizokinese nach Gantt

Einen originellen Standpunkt zur Entstehung experimenteller Neurosen entwickelte der amerikanische Forscher *Gantt* (1973), auch ein *Pawlow*-Schüler. Er hat ebenfalls als einer der Ersten die Bedeutung der Emotionen für den Entstehungsmechanismus von Neurosen berücksichtigt und die Vorstellungen von der „Schizokinese" und „Autokinese" als Ausdruck neurotischer Mechanismen formuliert. Als Schizokinese wurde die Nichtübereinstimmung, die Spaltung von tiefen (emotionellen) und oberflächlichen (motorischen und vegetativen, z. B. sekretorischen) Reaktionen bezeichnet, welche seiner Meinung nach bei experimentellen Neurosen auftreten. Die Autokinese spiegelt die Prozesse wider, die sich im Nervensystem nach der neurotisierenden Einwirkung abspielen. Diese Prozesse entwickeln sich nach der Meinung von *Gannt* im weiteren Verlauf ohne zusätzlichen äußeren Reiz, d. h. auf der Grundlage individueller Erfahrung. Damit erklärt *Gantt* die Möglichkeit des Auftretens neurotischer Symptome viele Wochen und Monate nach Beseitigung der pathogenen Einwirkung. Auch unterstreicht er die Bedeutung der Konstitution für das Auftreten von Neurosen, indem er auf Fälle von Disposition verweist.

Wejn et al. (1977) vertreten die Ansicht, daß einer Neurose die Entkopplung der normalen integrativen Beziehungen zwischen den verschiedenen funktionellen Systemen zugrunde liegt und verstehen deshalb eine Neurose als Desintegrationssyndrom. In diesem Zusammenhang möchten wir auch noch einmal auf die bereits erwähnten Stadien der chronischen Verlaufsform des Stresses hinweisen (*Poppei* und *Hecht*, 1977, 1980). Auch hier wird von einer Desintegration bzw. Entkopplung von synchronisierten Funktionsystemen gesprochen.

5.9. Konzeption vom stabilen pathologischen Zustand

In der letzten Zeit wurde eine Reihe von Vorstellungen über den Mechanismus der Herausbildung pathologischer Zustände des Gehirns geäußert, welche das Auftreten und die Natur einiger Symptome und Syndrome experimenteller Neurosen erklären können. Dazu gehören die Konzeptionen vom stabilen pathologischen Zustand (*Bechterewa*, 1974) und von den endogenen Generatoren der

Hirnmechanismen (*Kryschanowskij*, 1976). Die Konzeption vom stabilen pathologischen Zustand geht davon aus, daß unabhängig von der konkreten Schädigung dieser oder jener Hirnelemente, die Anpassung an die neuen Bedingungen gewöhnlich nicht durch Ergänzung der geschädigten Glieder aus der Hirnreserve erfolgt, sondern durch die Bildung einer Art neuer „Homöostase“, eines neuen stabilen Zustandes, der unter den pathologischen Bedingungen eine optimal mögliche Adaption an die Umwelt gewährleistet. Die Stabilität dieses neuen Zustands hängt mit der Bildung einer entsprechenden Matrize im Langzeitgedächtnis zusammen. Einige Aspekte der Konzeption vom stabilen pathologischen Zustand werden von uns im Kapitel über die Bedeutung des Gedächtnisses für die Entstehung von Neurosen behandelt.

5.10. Neurosen und Hormone

Es wurde bereits mehrfach erwähnt, daß experimentelle Neurosen mit wesentlichen Veränderungen der Regelung des endokrinen Systems einhergehen, was ohne Frage nicht nur eine Folge der pathologischen Veränderungen ist, sondern auf die Beteiligung dieses Systems an den Neurosemechanismen hinweist.

Diese Aspekte, die Pawlow schon sehr früh an Kastraten erkannte, und die auch heute bei verschiedenen Krankheitsbildern eine Rolle spielen, z. B. bei der Anorexia nervosa, sind erst in letzter Zeit wieder in den Mittelpunkt des wissenschaftlichen Interesses gerückt. So wurden von *Dörner* (1977) in Tierexperimenten durch bestimmte neuroendokrine Alterationen zur Zeit der Hypothalamusdifferenzierung (postnatale Phase) spezifische Symptomenpaare in bezug auf die postpuberale Gonadenfunktion und des Sexualverhaltens von Ratten hervorgerufen. Diese, im Tierexperiment erzielten Ergebnisse fanden ihre äquivalenten Syndrome in der Humanpathologie. *Dörner* vertritt die Auffassung, daß ein relatives oder ein absolutes Androgendefizit zur Zeit der kritischen Phase der Hypothalamusdifferenzierung 1.–14. Lebenstag der Ratte eine entscheidende Prädisposition für die Entstehung genuiner männlicher Sexualdeviationen darstellen. Auf dieser Grundlage stellten *Hecht* und *Dörner* (1967) folgende Untersuchungen an: Im Alter von 1–12 Tagen wurde den Tieren Pargylin bzw. Pyridostigmin appliziert und im Alter von 6–7 Monaten das bedingt-reflektorische Verhalten der Tiere untersucht. Hierbei zeigten sich folgende Ergebnisse:

1. Die neonatal mit Pargylin behandelten Rattenmännchen zeigten puberal und/oder postpuberal gegenüber Kontrolltieren:
   – Verminderung des Sexualverhaltens,
   – Erhöhung der elektrischen Reizschwelle,
   – verminderte Lernleistung,
   – verringerte Speicherungsfähigkeit im Langzeitgedächtnis,
   – Störung der Entscheidungsfunktion.
2. Die neonatal mit Pyridostigmin behandelten Rattenmännchen zeigten puberal und/oder postpuberal
   – Verstärkung des Sexualverhaltens,
   – gesteigerte motorische Aktivität,

— erhöhte Speicherungsfähigkeit im Langzeitgedächtnis,
— gute entwickelte Entscheidungsfunktion.

Hierbei ist zu erwähnen, daß Pargylin über eine Hemmung der Monoaminooxidase eine Steigerung der Katecholaminkonzentration — insbesondere der Serotoninkonzentration — im Gehirn bewirkt. Pyridostigmin führt dagegen über eine Hemmung der Acetylcholinesterase zur Steigerung der Acetylcholinkonzentration im Gehirn.

In anderen Untersuchungen konnte nachgewiesen werden (*Ljowschina* et al, 1977), daß Angiotensin II eine Rolle im pathogenen Mechanismus einer experimentellen Neurose spielt. In Dosen von 0,001 mg/Kg/Tag über die Dauer von 2 Wochen verabreicht, bewirkt Angiotensin II einerseits, daß ein exogener Stressoreneinfluß (Lärm, Beschleunigung, physische Belastung) in seiner neurotisierenden Wirkung verstärkt wird und andererseits erzeugt es selbst Symptome der experimentellen Neurose.

In den Untersuchungen von *Airapetjanz* (1977) wurde die Störung des dynamischen Gleichgewichts von Neuromediatoren im peripheren Blut bei Hunden festgestellt, bei denen eine experimentelle Neurose mit Hilfe des „Zusammenstoßes" der Nervenprozesse durch unerwartete Verabfolgung eines elektrischen Schlages über der Fütterschüssel während der Nahrungsbekräftigung in einem Stereotyp von bedingten Reflexen erzeugt worden war. Unter anderem wurde festgestellt, daß es während der Neurose zu einer Störung des Gleichgewichts zwischen dem Azetylcholin- und Katecholaminblutspiegel kommt.

5.11. Das Problem der zentralen Hemmung und einige Fragen der experimentellen Pathologie der höheren Nerventätigkeit

Die von *Setschenow* entdeckte zentrale Hemmung spielt eine große Rolle beim Ablauf und der Regelung der normalen und pathologischen Hirnfunktionen. Das gilt auch in vollem Umfang für die höheren Hirnfunktionen. Mehr noch: *Orbeli* (1955) hat bei Berücksichtigung der großen Bedeutung, welche der Hemmung für den Verlauf der Erkrankungen des Menschen zukommt, in einer seiner letzten Veröffentlichungen das Problem der Hemmung als eines der wichtigsten Probleme der medizinischen Wissenschaft überhaupt bezeichnet.

Wenn wir von der Konzeption über die höhere Nerventätigkeit ausgehen, so stützen sich ihre wichtigsten Konzeptionen auf die von Pawlow entdeckten Erscheinungen der inneren Hemmung, also Formen der zentralen Hemmung, die während des individuellen Lebens herausgebildet werden und sich dadurch von der angeborenen Hemmung unterscheiden. Die Vorstellung von der angeborenen (unbedingten) und der erworbenen (inneren, bedingten) Hemmung in den höheren Abschnitten des Gehirns gehört zu den fundamentalen Leitsätzen der Theorie von den bedingten Reflexen. Sie ist eine grundlegende Weiterentwicklung der Vorstellung *Setschenows* über den zügelnden, hemmenden Mechanismus im zentralen Nervensystem.

Die angeborene, unbedingte Hemmung in den höheren Abschnitten des Gehirns bedarf nach *Pawlow* keiner besonderen Ausarbeitung. Sie existiert in zwei Formen — als Überlastungshemmung (Schutzhemmung) und als indizierte (äußere) Hemmung. Die Schutzhemmung spielt eine besondere Rolle beim Verlauf und für die Vorbeugung pathologischer Zustände. Wir gehen deshalb etwas näher auf diese Form der Hemmung ein.

Pawlow war der Ansicht, daß die Rindenzelle unter dem Einfluß bedingter Reize früher oder später und bei ihrer häufigen Wiederholung auch sehr schnell mit zwingender Notwendigkeit in einen Hemmungszustand übergeht, der als Beschützer der Zelle vor zu starken, gefährlichen, zerstörenden Einwirkungen fungiert. Der biologische Sinn dieser Reaktion besteht darin, daß die Zelle während der Zeit der Hemmung nicht arbeitet und so ihren normalen Zustand wieder herstellt. Da diese Hemmung als Ergebnis des Überschreitens der Grenze der Arbeitsfähigkeit der Zelle auftritt, wird sie auch als Überlastungshemmung bezeichnet. Es wurde angenommen, daß während der Wirksamkeit der Schutzhemmung die Rindenzelle nicht stark geschädigt wird und ihre Rückkehr zur Norm durchaus möglich ist, d. h. sie kann sich von der starken Erschöpfung erholen. Obwohl in der angeführten Darstellung die Rede nur von einer Zelle ist, kann das Gesagte auch auf Gruppen von Zellen, Zentren und sogar die ganze Rinde bezogen werden. Gerade auf diesen Vorraussetzungen beruhen die von der *Pawlow*schen Schule formulierten Prinzipien der Schlaftherapie, die zur theoretischen Grundlage für ihre breite Anwendung bei verschiedenen neurogenen Erkrankungen wurden.

Diese Vorstellungen *Pawlow*s über die Mechanismen der Überlastungshemmung berücksichtigen in vieler Hinsicht die Befunde und theoretischen Grundlagen der Lehre von *Wedenskij* und *Uchtomskij* über die Hemmung als aktiver Prozeß, als Ausdruck zyklischer Veränderungen des Hemmungs- und Erregungszustandes im ZNS und der inneren wechselseitigen Beziehungen zwischen diesen beiden Grundprozessen. Gleichzeitig finden sie eine Bestätigung durch moderne elektrophysiologische Untersuchungen. Die Hemmung der Großhirnrinde ist eine regelmäßige Erscheinung in ihrer Tätigkeit. Sie versetzt die Zelle in einen echten Ruhezustand und schützt sie auf diese Weise vor beliebigen äußeren Einwirkungen. Diese Hemmung entsteht durch den Einfluß langsamer Potentiale, welche in den mit seitlichen Fortsätzen (Spines) ausgestatteten Dendriten auftreten, während die Erregung der Zelle über Zellsynapsen ausgelöst wird. In dieser Beobachtung erblicken die Autoren eine Bestätigung der Meinung *Pawlow*s über die Existenz zweier Mechanismen und verschiedener Gebiete für Erregung und Hemmung im Kortex. Weiter kann man davon ausgehen, daß der neurophysiologische Mechanismus für die Entstehung der Hemmung im Kortex mit der Aktivierung spezieller inhibitorischer Neurose zusammenhängt, die durch eine Reihe von Forschern sowohl im intakten als auch im von synaptischen Einflüssen aus anderen Hirnstrukturen isolierten Neokortex gefunden worden sind (*Chananaschwili*, 1972).

Die Schutzhemmung muß sowohl unter normalen als auch unter pathologischen Verhältnisse als ein sehr wichtiger Autoregulationsmechanismus betrachtet werden. In der Norm kann sie sich in Form zyklischer Veränderungen der bedingtreflektorischen Tätigkeit äußern, was für verschiedene Tiere normalerweise und ständig vorkommt. Darauf wird von vielen Forschern hingewiesen. Wir haben diese Erscheinungen bei Tieren mit schwachem Nervensystem beobachtet. So äußerte sie sich bei Untersuchungen mit der bedingtreflektorischen sekretorischen Methode in einem regelmäßigen (bei einem Hund z. B. nach dreitägiger normaler Tätigkeit) Absinken aller positiven Reflexe, manchmal bis auf Null. Dieser Zustand dauerte ein bis zwei Tage an, wonach wieder eine völlig normale höheren Nerventätigkeit beobachtet wurde. Da die Tiere sich über mehrere Jahre unter Beobachtung befanden und diese Erscheinung regelmäßig auftrat und da den Perioden verminderter bedingtreflektorischer Antworten keinerlei Veränderungen im äußeren Milieu oder im System der bedingten Reize vorangegangen waren, fühlten wir uns berechtigt (*Chananaschwili*, 1978), die beschriebenen Erscheinungen als Ausdruck der normalen autoregulatorischen Hirntätigkeit anzusehen, d. h. als Ausdruck einer normalen Tätigkeit. Es ist offensichtlich, daß eine exakte bedingtreflektorische Tätigkeit im Verlauf mehrerer Tage hintereinander für solche Tiere eine schwierige Aufgabe ist und die höheren Abschnitte des Gehirns, die diese Tätigkeit steuern, geraten zeitweise in den Zustand einer Schutzhemmung und ermöglichen auf diese Weise die Wiederherstellung der langsam abnehmenden Arbeitsfähigkeit. So wird über lange Zeit eine im großen und ganzen normale Funktion (wenn auch mit regelmäßigen Pausen) aufrecht erhalten. Diese Erscheinung bezeichnete *Pawlow* als „Zirkularität").

Zirkularität im Ablauf der höheren Nerventätigkeit bei der Lösung komplizierter Aufgaben ist auch bei anderen Tieren zu beobachten. So ist Zirkularität bei Affen (Pavianen) während des Prozesses ihrer Neurotisierung durch unregelgemäßige Störung des 24stündigen Lichtrhythmus über einen Zeitraum von vier Monaten aufgetreten. Das fand seinen Ausdruck in einem Wechsel von Versuchstagen, an welchen positive bedingte Reflexe voll ausgeprägt waren, mit Versuchstagen, an welchen nicht mehr als 50 bis 80 Prozent positiver Antworten gegeben wurden.

Die Schutzhemmung ist eine der regelmäßigen Schutzreaktionen der höheren Abschnitte des Gehirns auf pathologische Einwirkungen. Ihr Auftreten wurde im Tierversuch bei Neurosen, psychoseähnlichen Zuständen, organischen Traumen, Intoxikationen verschiedener Art usw. beschrieben. In pathologischen Fällen fungiert die Schutzhemmung als physiologische Maßnahme, weil sie die Rindenzelle vor der drohenden Zerstörung bewahrt (*Pawlow*). Sie besteht gleichzeitig mit pathologischen Prozessen. Darum sind die verschiedenen pathologischen Hirnzustände immer Ausdruck einer eigentümlichen Einheit physiologischer Abwehr und pathologischer Erscheinungen. Es ist aber äußerst wichtig, in dieser Einheit diese beiden Erscheinungen zu unterscheiden, weil das wesentlich für die Bestimmung des Mechanismus der pathologischen Störung und die Wahl der Gegenmaßnahmen ist. So wurde z. B. durch einen Komplex methodischer Maßnahmen, wozu auch die bedingtreflektorische Methode gehörte, eine Beschreibung des Hemmungsprozesses in verschiedenen Entwicklungsperioden der sogenannten Kampher-Epilepsie gegeben (*Dolin; Dolina*, 1972). Es wurde gezeigt, daß in der präkonvulsiven Phase der Hemmungsprozeß eine vorzugsweise pathogene Rolle spielt und das Auftreten der explosionsartigen pathologischen Erregungsentladung begünstigt. Bei intensiver und breiter Irridation der Hemmung aber, wenn sie sich vom Kortex auf den Subkortex ausbreitet, wird der Krampfanfall verhindert und die Hemmung erfüllt eine

Schutzfunktion. Die gleiche Rolle spielt die Hemmung in der postkonvulsiven Phase.

Eine wesentliche Besonderheit der Schutzhemmung besteht in der Leichtigkeit, mit welcher auf ihrer Grundlage bedingtreflektorische zeitweilige Verbindungen gebildet werden. Sogar in den Fällen, wo sich ein bedingter Reflex auf einen pathologischen Zustand nur schwer ausbilden läßt (z. B. auf einen epileptiformen Zustand), entsteht die zeitweilige Verbindung mit der Überlastungshemmung leicht. Das ist wichtig, weil sich herausgestellt hat, daß die bedingtreflektorisch ausgelöste Überbelastungshemmung bei ihrer genügend starken Ausprägung und Ausdehnung in der Lage ist, die Ausbildung der pathologischen Erscheinungen regelmäßig zu verhindern oder zu unterbrechen. Das wurde besonders deutlich am Beispiel der epileptiformen Zustände gezeigt (*Dolin*, 1962). Bei Berücksichtigung der erwähnten Bedingungen kann man davon ausgehen, daß die Leichtigkeit der Ausbildung einer zeitweiligen Verbindung mit der Schutzhemmung ein weiterer Ausdruck der Schutz- und Autoregulationseigenschaften der höheren Abschnitte des Gehirns ist.

Beschrieben und untersucht wurden die Besonderheiten der Äußerung der Schutzhemmung bei Psychosen am Menschen und bei ähnlichen Zuständen am Tier. Wie bekannt sind Katatonie und Katalepsie häufige Symptome der Schizophrenie, die *Pawlow* als Ausdruck der Schutzhemmung des Kortex, als seine Hypnose angesehen hat. Unter Bezugnahme auf diese Zustände hat *Pawlow* geäußert, daß sie ihrem Wesen nach pathologisch sind, da sie den Patienten der Möglichkeit zu normaler Tätigkeit berauben. Gleichzeitig sind sie aber eine Äußerung der normalen physiologischen Abwehreigenschaften des Gehirns. In Tierversuchen wurde gezeigt, daß Zustände, ähnlich der Katalepsie, bei psychogener und organischer Pathologie häufig auftreten. Auch diese Zustände sind Ausdruck der Schutzfunktion des Gehirns und Ergebnis der Schutzhemmung. Darüber hinaus konnte geklärt werden, daß regelmäßige Reize leicht nach dem bedingtreflektorischen Prinzip mit diesen Zuständen Verbindungen eingehen und sie auslösen können. Solche Verbindungen zeichnen sich durch besondere Stabilität aus (*Dolin, Dolina*, 1972).

Wie erwähnt gehört zu den angeborenen Formen der Hemmung außer der Überlastungshemmung auch die induzierte Hemmung, die ebenfalls einen pathologischen Prozeß unterdrücken helfen kann. So sind Fälle der Unterdrückung pathologischer Reaktionen durch die (unbedingte) Induktionshemmung beschrieben worden, die von einem starken Erregungsherd ausgelöst wurde, der durch Kontakt- oder Distanzreize zustandekam. Wie die Untersuchungen von *Dolin* (1962) gezeigt haben, kann man sogar die Resistenz des Organismus dadurch erhöhen, daß der pathologische Prozeß unter den Einfluß der negativen Induktion gebracht wird. Dabei wird die Induktionshemmung besonders stabil, wenn sich die Großhirnrinde in die ablaufenden Prozesse einschaltet.

Wenn *Pawlow* die Überlastungs- und die Induktionshemmung (äußere Hemmung) auch zu den angeborenen Hemmungsarten gerechnet hat, muß man doch heute anerkennen, daß sie eine Reihe von Eigenschaften der erworbenen (inneren) Hemmung aufweisen (*Kupalow*, 1955). So wurde die Möglichkeit des Trainings der Überlastungshemmung durch ständige Verstärkung eines bedingten akustischen Reizes festgestellt, wodurch die Hemmung effektiver wurde und sich zu dem angeborenen Nervenmechanismus ein zusätzlicher bedingtreflektorischer hinzugesellte (*Barsukowa*, 1957). Weiterhin konnten wir die Möglichkeit des Trainings und der Vervollkommnung der Induktionshemmung durch Ausarbeitung einer Differenzierung zweier positiver bedingter akustischer Reize, die mit gleichartigen Nahrungsreizen bekräftigt wurden (Fleisch – Zwieback – oder Milch-Wasser-Gemisch), nachweisen. Es wird angenommen, daß solche Differenzierung auf der Konzentrierung des Erregungsprozesses beruht und von einer negativen Induktion, d. h. der Hemmung der Zentren des entgegengesetzten Reflexes begleitet wird. Durch ein solches Training der Induktionshemmung wurde ihr Ergebnis verbessert, was die Ausarbeitung einer feineren Differenzierung der Reize ermöglichte (*Chananaschwili*, 1955).

Die innere (erworbene) Hemmung ist immer an pathologischen Reaktionen der höheren Abschnitte des Gehirns beteiligt. Sie kann dabei sowohl als pathogenetischer als auch als kompensatorischer Faktor, welcher der Entwicklung pathologischer Erscheinungen entgegenwirkt, auftreten. In den Kapiteln, welche den Mechanismen, Ursachen und Symptomen der Neurosen gewidmet sind, haben wir eingehend die verschiedenen Formen der Störung der inneren Hemmung besprochen, welche den unterschiedlichen Ausprägungsgrad und die verschiedenen äußeren Erscheinungsbilder der pathologischen Störungen der höheren Nerventätigkeit bedingen. Es wurde gezeigt, daß alle Arten der inneren Hemmung (Erlöschen und Differenzierung, die den bedingten Hemmer und die Verspätungshemmung mit beinhaltet) pathologische Eigenschaften erwerben können. Auch wurde erwähnt, daß die Pathologie der Hemmung in ihrer Abschwächung bis zum Verschwinden bedingter Hemmreflexe oder in einer wesentlichen Veränderung ihrer Beweglichkeit bestehen kann. Letzteres führt zu ihrem unangemessen schnellen oder langsamen, trägen Verlauf. Die Abschwächung der inneren Hemmung, die Veränderung ihrer normalen Eigenschaften wirkt sich auf den Erregungsprozeß aus, was sich ebenfalls in einer Reihe charakteristischer Symptome äußert, wie z. B. in einer pathologischen Explosivität des Erregungsprozesses oder in seiner periodischen Erschöpfung, was zu zyklischen Veränderungen der bedingtreflektorischen Tätigkeit führt. Die Pathologie der Hemmung kann auch in ihrer unangemessenen Verstärkung und als Folge davon in ihrer Überbeanspruchung mit weiter Einbeziehung vieler kortikaler und subkortikaler Zentren bestehen.

Wie aber bereits erwähnt wurde, fungiert die innere Hemmung ebenso wie die Überlastungshemmung häufig als Schutzmechanismus in der Tätigkeit der höheren Abschnitte des Gehirns. Sie verhindert auf diese Weise irreversible Schädigungen der Nervenzellen durch ihre übermäßige Erregung. Vielfältige Beweise einer solchen Funktion der inneren Hemmung werden in den allgemein bekannten und zugänglichen Arbeiten von *Petrowa* (1937, 1945) angeführt. Wir begnügen uns mit einem Hinweis auf diese Arbeiten und auf die umfangreiche Beleuchtung dieser Frage in dem Buch von *Dolin* und *Dolina* (1972). Hier gehen wir auf eine Art der inneren Hemmung ein, die als Umbildungs-(Regelungs-)Hemmung bekannt ist und die in der normalen und besonders in der pathologischen höheren Nerventätigkeit eine wichtige Rolle spielt. Sie wurde zuerst in den Versuchen von *Murawjowa* (1953) festgestellt und trat auf bei plötzlicher Verminderung der gewöhnlichen Nahrungsportion von 20 Gramm auf drei Gramm. Diese Hemmung kann man nicht als Überlastungshemmung ansprechen. Wie sich gezeigt hat, dient sie der Umbildung der bedingten Erregung von einem Niveau auf ein anderes, d. h. von einem höheren, durch größere Nahrungsmenge bekräftigten Niveau auf ein niedrigeres, das bei Bekräftigung mit kleineren Nahrungsmengen erreicht wird.

Wie *Kupalow* (1955) festgestellt hat, bringt die Regelungshemmung in den beschriebenen Versuchen die Intensität der bedingten und unbedingten Reaktion in Übereinstimmung. Sie tritt immer dann auf, wenn das herausgebildete Verhältnis zwischen bedingter und unbedingter Erregung oder zwischen den einzelnen Gliedern der bedingten Erregung gestört ist. Das wurde auch in Versuchen bestätigt, die bei unbegrenzter motorischer Aktivität der Versuchstiere durchgeführt wurden. Die Regelungshemmung tritt immer ein, wenn eine mehr oder weniger stereotype Situation verändert wird. Ihr Entstehungsmechanismus wird auf der Grundlage der Vorstellungen von der negativen Induktion betrachtet: Die durch die Veränderung der Situation ausgelöste Erregung induziert eine Hemmung, welche auf die vorbereiteten, früher ausgebildeten Prozesse stößt, sie unterdrückt, und auf diese Weise die Ausbildung eines neuen Zusammenspiels der Nervenprozesse ermöglicht. Somit entsteht diese Hemmung zuerst als unbedingte Hemmung, als negative Induktionshemmung. Die weitere Verfestigung des funktionellen Umbaus erfolgt über den Mechanismus der zeitweiligen Verbindung. Ihrem Entstehungsmechanismus und der Anfangsphase ihrer Entwicklung nach wird die Regelungshemmung als mit dem Erlöschen verwandt angesehen. Sie unterscheidet sich aber vom Erlöschen durch das Endergebnis: Sie beseitigt nicht die positive Reaktion, sondern regelt sie nur auf ein anderes Niveau ein.

Die biologische Bedeutung der Regelungshemmung wird nicht nur bei der normalen Funktion sichtbar, sondern auch, wie bereits erwähnt, bei der pathologisch veränderten. Man kann annehmen, daß die Kompensationsmechanismen der höheren Nerventätigkeit bei pathologischen Störungen sich zu allererst gerade im Auftreten der Überlastungs- und Induktionshemmung äußern. Danach entwickelt sich auf ihrer Basis eine innere Hemmung hauptsächlich von der Art, die als Regelungshemmung bezeichnet wird. Es ist offenkundig, daß ein pathologischer Prozeß bereits am Beginn seiner Entstehung unterdrückt werden kann, wenn die Regelungshemmung genügend ausgebildet und trainiert ist; umgekehrt bilden und entwickeln sich pathologische Störungen schneller bei einer schwach ausgebildeten Regelungshemmung. Diese experimentellen Beobachtungen begründen die Notwendigkeit eines speziellen Trainings der inneren Hemmung als Faktor zur Vorbeugung einiger Formen von Störungen der höheren Nerventätigkeit.

An dieser Stelle ist es notwendig, auf die Vorstellung von *Anochin* über den Mechanismus der therapeutischen Wirkung der Hemmung hinzuweisen. Er betrachtet die Entstehung der inneren Hemmung als Folge der Nichtübereinstimmung und des Konkurrierens zweier Erregungssysteme bei Dominanz einer biologisch negativen Reaktion, wodurch die biologisch positive gehemmt wird.

Anochin (1967) war der Meinung, daß die Prophylaxe pathologischer Veränderungen und ihre Behandlung nicht auf dem Training der Hemmung, sondern der konkurrierenden ganzheitlichen Tätigkeiten beruhen müsse, welche in Abhängigkeit von ihrer Stärke und Trainiertheit auch die überflüssigen, darunter auch die krankhaften Zustände, hemmen.

5.12. Elektrophysiologische und strukturelle Grundlagen der experimentellen Neurosen

In den Arbeiten von *Anochina* (1975) wurde die summarische elektrische Hirnaktivität bei Ratten vor und nach Streßeinwirkung untersucht. Als Stressor diente die Immobilisierung der Tiere bei gleichzeitiger elektrischer Schmerzreizung der Haut. Es stellte sich heraus, daß zu Beginn der Streßeinwirkung eine Aktivierung der Biopotentiale über verschiedene Hirnbereiche zu verzeichnen ist, während es zu Beginn der zweiten Versuchsstunde zu einer Verlangsamung der Hirnaktivität, zu einer Synchronisierung der Potentiale kommt. Anfangs werden diese Veränderungen in der Formatio reticularis mesencephali und im Hypothalamus registriert, danach werden sie stärker ausgeprägt und breiten sich auch auf andere Hirnbereiche aus. Nach Meinung der Verfasserin zeugen diese Befunde davon, daß es zu Beginn der Streßeinwirkung zu einer anhaltenden Erregung der aktivierenden Hirnsysteme kommt, die bei weiter bestehender Streßeinwirkung abgelöst wird von einer auf Erschöpfung ihrer funktionellen Möglichkeiten beruhenden Hemmung. Es wird angenommen, daß dem eine Veränderung der entsprechenden Mediatorensysteme zugrundeliegt, in erster Linie der biogenen Amine (des Katecholamins und des Serotonins).

Die Beeinflussung von average evoked potentials (AEP) auf optisch-akustische Testreize durch chronischen Stressoreneinfluß wurde von H. *Baumann* et al. (1975) untersucht. Die verwendeten Wistarratten unterlagen einer chronischen Lernbelastung (*Hecht* et al., 1971). Progredient gestörte Antwortmuster nach 2- und 4-wöchiger Stressoreneinwirkung charakterisieren eine successive Abnahme der Fähigkeit zur Informationsverarbeitung, die in kortikalen Hirnregionen früher zu registrieren sind als in subkortikalen Hirnarealen und noch später verändern sich die Funktionen im vegetativen System.

Von der Beteiligung der Formatio reticularis mesencephali an den neurotischen Mechanismen oder ihren verschieden Symptomen bei Ratten zeugen auch die Untersuchungen von *Radil-Weiss* und *Sykowa* (1977), nach deren Befunden es bei Neurosen zu einer Störung im Zusammenwirken extero- und interozeptiver Einflüsse auf die retikulären Neurone kommt.

Nach den Beobachtungen von *Mamedow* und *Schumilina* (1975) verursachen viele Male wiederholte nozizeptive Reize bei immobilisierten Kaninchen, d. h. unter Bedingungen, die die Möglichkeit eines aktiven Ausweichens vor der drohenden Gefahr ausschließen, starke Veränderungen der wesentlichen Parameter des Hirnstrombildes des Kortex im Vergleich zu dem der subkortikalen Gebiete (dorsaler Hippocampus und Formatio reticularis des Hirnstamms). Sie fanden ihren Ausdruck in einer Abschwächung der funktionellen Kopplung zwischen Kortex und Hypothalamus, in Störungen der Übereinstimmung der Phasen dieser Gebiete durch große Abweichungen im Hinblick auf Synchronizität und Erniedrigung der Spannung dieses Rhythmus im Kortex. Weiter beginnt sich auf dem Hintergrund einer gesteigerten Erregbarkeit des Hypothalamus und der Formatio reticularis des Hirnstamms sowie einer geschwächten Hirnrindenfunktion eine ständige Abnahme des Funktionszustandes des ventromedialen Kerns, danach der Amygdala und schließlich der Thalamuskerne der Mittellinie auszubilden. Sie findet ihren Ausdruck in einer Verminderung der funktionellen Kopplung dieser Strukturen mit dem Hypothalamus und der Formatio reticularis des Hirnstamms und einer Vergrößerung der Phasenverschiebungen des Streßrhythmus durch Verspätung der Generation langsamer Wellen. In diesem ausgeprägteren Streßstadium tritt bei den Kaninchen eine Beschleunigung der Atemfrequenz bis 250 und der Herzfrequenz bis 300 pro Minute auf. Das Verhalten der Tiere wird unruhig und aggressiv. Das ist auf eine Verminderung des regelnden Einflusses des Neokortex auf die subkortikalen Gebiete und zur Entstehung einer „stationären" Erregung auf der Ebene subkortikaler motivationsrelevanter Zentren zurückzuführen, wie es für neurotische Zustände charakteristisch ist.

Bei der Entwicklung und Verfestigung experimenteller Neurosen beobachtet man bei Hunden die verschiedenartigsten EEG-Veränderungen. In frühen Entwicklungsstadien einer Neurose treten die EEG-Veränderungen etwas früher auf als die Veränderungen der bedingtreflektorischen Tätigkeit und des Verhaltens der Tiere. Sie äußern sich in einer Instabilität der Potentiale mit abwechselndem Auftreten von Perioden gesteigerter und verminderter EEG-Aktivität.

In dem Maße, wie sich die Neurose entwickelt, überwiegt eine betaähnliche Aktivität mit höherer Amplitude und Frequenz, die in eine diffuse Desynchronisierung übergeht (*Danilow*, 1964).

Bei einer ausgebildeten Neurose findet man im EEG schnelle hochfrequente Wellen, die als mehr oder weniger langandauernde Paroxysmen oder als „Fransensaum" während der gesamten Registrierdauer auftreten, langsame Wellen unterschiedlicher Frequenz (0,5—6 qro s), auch Unterschiede der Voltage, schnelle rhythmische nadelförmige Entladungen, Spike-wave Komplexe, „epileptoide Paroxysmen" und andere. Diese pathologischen EEG-Veränderungen treten während eines neurotischen Anfalls auf, bevor es zu motorischen Entäußerungen der gestörten höheren Nerventätigkeit kommt (*Tschukarina*, 1955).

Sysojewa (1967) hat an Affen systematische Untersuchungen der EEG-Veränderungen bei Neurosen und der Erregbarkeit von Hirnstrukturen durch elektrische Reizung durchgeführt. Bei diesen Beobachtungen entstand die Neurose durch starke plötzliche Veränderung der Lebensbedingungen der Affen. Die Neurose entwickelte sich schrittweise, und ebenso entwickelte sich die Kompensation der auftretenden Störungen schrittweise. Eine solche Dynamik der Neurose gestattete es, drei Stadien in der Reaktion des Nervensystems auf chronisch traumatisierende Einflüsse zu unterscheiden und einige EEG-Besonderheiten jedes dieser Stadien zu beschreiben.

Einige Befunde über die Beteiligung verschiedener Hirngebiete bei der Ausbildung einer Neurose wurden in Versuchen mit direkter elektrischer Hirnreizung erhoben. So hat *Suworow* (1962) in seinen Versuchen mit der Kollision positiver und negativer bedingter Reflexe gearbeitet, die mit Hilfe einer elektrischen Reizung des prämotorischen Kortex und des Nucleus caudatus ausgebildet worden waren. Dadurch wurden eindeutige Neurosesymptome mit erheblichen Abweichungen vom normalen Verlauf der Speichel-, Gefäß- und Atemreaktionen ausgelöst. Nach Meinung des Autors zeugen diese Abweichungen von der Beteiligung der prämotorischen Rinde und des Nucleus caudatus bei der Ausbildung einer Neurose. Außerdem hat sich herausgestellt, daß eine Auslösung des nervösen Konfliktes unter Beteiligung des Nucleus caudatus zu einer Neurose mit lang andauernder Hypertension führt, während die Auslösung über den Globus pallidus hypotensive Symptome zur Folge hatte. Wurde der Konflikt durch Reizung der orbitalen Rinde ausgelöst, so trat für eineinhalb bis zwei Monate eine die Blutgefäße dominierend einbeziehende Neurose auf, die aber im Unterschied zur Konfliktauslösung mit Hilfe des prämotorischen Kortex ohne Hypertension ablief. Die auf der Basis einer Reizung des Nucleus caudatus bei Hunden ausgelöste Hypertension dauerte bis zu sechs Monaten. Eine durch Kollision der Nervenprozesse im Hypothalamus erzeugte experimentelle Neurose ging mit einem stabilen Blutdruckanstieg für eineinhalb bis zwei Jahre und länger einher. Nach *Kurzin* (1973) zeugen diese Befunde vom stereoskopischen Aufbau der stabil zu einem einheitlichen funktionellen System zusammengefaßten Hirnstrukturen sowie vom Vorhandensein einer in funktioneller Hinsicht streng differenzierten Lokalisation der an der Regelung der verschiedenen vegetativen Funktionen beteiligten Zentren und Apparate dieses Systems. Die funktionelle Schädigung dieser Zentren führt in einem Fall zur Hyperfunktion, im anderen zur Hypofunktion des viszeralen Organs oder des ganzen Systems.

Kurzin (1973) erzeugte bei Hunden, denen die limbische und prämotorische Rinde entfernt worden war, eine experimentelle Neurose, die mit Störungen der Regelung des Gefäßtonus einherging, wo aber jegliche Veränderungen der sekretorischen Funktion von Magen oder Leber fehlten. Nach Meinung des Verfassers zeugt das von der Möglichkeit des Vorhandenseins streng spezialisierter Regelungsapparate in den zentralnervösen Gebilden, deren lokale Repräsentation relativ lokale, isolierte Störungen des viszeralen Systems verursachen kann.

Eine Reihe von Untersuchungen mit der Exstirpation von Hirngewebe gestattet ebenfalls Rückschlüsse auf die strukturelle Organisation der Nervenprozesse, welche die einzelnen Neurosesymptome bestimmen.

So wurde an Affen (Mantelpaviane) die neurotisierende Wirkung von Störungen der Herdenstruktur und der sexuellen Beziehungen nach bilateraler Entfernung der Felder 11, 47 und 9 der dorsolateralen Oberfläche der Stirnlappen untersucht. Die Operation hat eine Reihe charakteristischer Veränderungen im Verhalten der Tiere verursacht, was in vieler Hinsicht auch die Ergebnisse der Neurotisierung bestimmt hat. So wurden die mimischen und stimmlichen Reaktionen der Affen schwächer, die emotionale Färbung des Verhaltens und die sexuelle Aktivität verminderten sich, die hierarchische Struktur der Herde änderte sich, und es entstand das Bild einer sogenannten emotionalen Abgestumpftheit. Insgesamt haben sich die Reaktionen wesentlich verändert, die normale Beziehungen zwischen den Individuen der gleichen Art gewährleisten. Gleichzeitig ist aber der Ablauf von künstlichen bedingten

Reflexen auf Licht- oder Schallreize, die vor der Operation oder danach ausgebildet wurden, nicht gestört. Die Neurotisierung durch Störung der Herdenstruktur und der sexuellen Beziehungen erfolgte eineinhalb Jahre nach der Operation. Es hat sich herausgestellt, daß die Neurosesymptome bei solchen operierten Tieren viel schwächer ausgebildet waren als bei intakten Affen. Veränderungen der bedingtreflektorischen Tätigkeit traten nicht immer auf, obwohl die höhere Nerventätigkeit insgesamt labil war. Nach Beendigung der Belastung stellte sich die Stabilität der bedingtreflektorischen Tätigkeit relativ schnell wieder her. Die Ursache für eine so hohe Resistenz lobektomierter Affen gegenüber neurotisierenden Einflüssen läßt sich damit erklären, daß durch die Operation die normale Funktion gerade der Strukturen gestört wurde, die auf den neurotisierenden Einfluß hätten reagieren müssen. Die verminderte sexuelle Aktivität, das herabgesetzte Interesse der Individuen aneinander und die emotionale Abgestumpftheit waren die Ursache, daß die Konfliktsituation nicht zu solcher Belastung der Stärke und Beweglichkeit der Nervenprozesse führte, die bei intakten Tieren pathogene Wirkung gehabt hätte.

Auf dieser Grundlage wird die Schlußfolgerung gezogen, daß die Stirnlappen bei intakten Affen von wesentlicher Bedeutung für die Ausbildung einer Neurose sind, die durch Störung der Herdenstruktur und der sexuellen Beziehungen verursacht wird.

Bei anderen Untersuchungen wurden Mantelpaviane mit beschädigtem Occipitalhirnbereich neurotisiert (*Mering*, 1967). Das Feld 17 wurde fast vollständig entfernt und die Felder 18 und 19 teilweise. Einige Monate nach der Operation wurden alle Tiere durch stochastische Störung des Hell-Dunkel-Rhythmus neurotisiert. Es stellte sich heraus, daß solche Einwirkungen bei den operierten Tieren eher zu einer Neurose führten als bei intakten. Außerdem sind die Neurosesymptome bei den operierten Tieren stärker ausgeprägt. Diese Beobachtung ermöglichte den Autoren zu schlußfolgern, daß eine Neurose bei stochastischem Hell-Dunkel-Rhythmus sich nicht nur unter Beteiligung des visuellen Analysators, sondern auch anderer Hirnanteile entwickelt. Die Operation vermindert aber den Funktionszustand des ganzen Gehirns, was auch die erwähnten Besonderheiten des Verlaufs der Neurose bedingt. Eine solche Deutung der Befunde basiert auf einer Reihe von Beobachtungen, wonach die Unterscheidung der Lichtintensität nach Entfernung der Occipitalhirnbereiche erhalten bleibt,

In den zitierten Untersuchungen wurde der Zustand der höheren Nerventätigkeit auf der Grundlage des Verlaufs positiver bedingter Reflexe auf Lichtreize und einfache Lichtdifferenzierungen sowie auf positive bedingte Reflexe auf reine Töne und grobe Differenzierungen der Tonhöhe ausgebildet.

5.13. Hypoxie der Gehirnzellen und Neurose

Über die Rolle der kreislaufbedingten Hypoxie im Neurosemechanismus liegen Ergebnisse von Untersuchungen von *Airapetjanz* et al. (1980) vor.

Untersuchungen des Hirnkreislaufs in der Problematik der Neurosen sind auch dadurch wichtig, da man Leitsymptome der Neurosen zum Beispiel Kopfschmerzen, erhöhte Reizbarkeit, Verminderung des Gedächtnisses und der

Aufmerksamkeit, geistige Ermüdung u. a. durch Gefäßstörungen und zerebrale hämodynamische Störungen erklären kann.

Das Gehirn besitzt bekanntlich keine Nahrungsvorräte. Daher ist seine Tätigkeit in voller Abhängigkeit von der Transportfunktion des Blutkreislaufs.

Beliebige Störungen der Blutversorgung des Gehirns zeigen sich somit als Funktionsstörungen.

Es ist bekannt, daß das Gehirn des Menschen 2 % des Körpergewichtes darstellt, aber 20 % des aufgenommenen O_2 verbraucht. Damit hat es den ersten Platz unter den O_2-Konsumenten des Organismus. Im Gehirn sind aber ständig nur 1,2 % des Blutes lokalisiert. Die Versorgung des Gehirns mit O_2 und Glukose wird durch eine große Zirkulationsgeschwindigkeit des Blutes erreicht – sie ist 5—7mal höher als in den Muskeln. Natürlich wurde angenommen, daß die Störungen der höheren Nerventätigkeit bei Neurosen mit Störungen der zerebralen Hämodynamik begleitet und bedingt sind. Die Versuche wurden an Albinoratten durchgeführt. Als Methode der Untersuchung des lokalen Blutflusses wurde der „H_2-Clearence" verwendet.

Wichtig war es, Resultate über den lokalen Blutfluß der uns interessierenden Hirngebiete an Ratten in der Norm, bei funktioneller Belastung, bei kurzzeitigem reversiblen Streß und bei langwierigen neurotischen Störungen der höheren Nerventätigkeit zu bekommen.

Die Versuche zeigten, daß in der Norm die höchste Geschwindigkeit des lokalen Blutflusses im sensorischen Kortex auftrat, die niedrigste im visuellen Kortex und Hippocampus.

Mittlere Geschwindigkeiten des lokalen Bluflusses zeigten sich in ventromedialen Arealen des Hypothalamus und in der Formatio reticularis des Mittelhirns.

In der Norm spiegelt die Geschwindigkeit des lokalen Blutflusses gut den funktionellen Zustand des Gehirns wieder:

– In Ruhe, beim Schlaf werden im visuellen Kortex geringe Schwankungen des lokalen Blutflusses sichtbar, es ist eine deutlich ausgeprägte Reaktion auf den afferenten Stimulus sichtbar,
– Aufwecken und Suchverhalten sind mit Erhöhung des lokalen Blutflusses verbunden, der sich erneut beim Übergang zum Schlummern verlangsamt,
– kurzzeitige Streßeinwirkung, unabhängig von der Art der Stressung (Lärm – weißes Rauschen – elektrische Haut-Schmerz-Reizung, Immobilisierung) ruft eine kurzzeitige Erhöhung der Geschwindigkeit des lokalen Blutflusses hervor.
– bei der Entwicklung der experimentellen Neurose stellt sich ein prinzipiell neues Bild ein:
  eine allgemeine Senkung der Geschwindigkeit des lokalen Blutflusses,
– in der Norm: lokaler Blutfluß = 50 ml/100 g Hirngewebe pro Minute,
– bei Entwicklung der Neurose: lokaler Blutfluß unter 30 ml/100 g Hirngewebe pro Minute,
– bei Neurose: wird eine Ausgleichung des lokalen Blutflusses in allen Hirnteilen beobachtet,
– die lokale Blutflußreaktion fehlt oder ist entstellt bei exogener Reizung (auch Schmerzreizung). Die Schwankungen der Geschwindigkeit des lokalen Blutflusses sind im Verhältnis zur Norm erhöht,

— die Faktoren, die die Erhöhung des Blutflusses im Gehirn bedingen (bei emotioneller Erregung) sind wahrscheinlich Katecholamine, ausgeschieden durch zentrale katecholaminerge Systeme und durch die Nebennieren.

Bekannt ist, daß mit der Erhöhung des arteriellen Blutdrucks die Hirn-Blutschranke Katecholamine durchläßt, welche die Geschwindigkeit der metabolischen Prozesse im Hirngewebe und somit die Geschwindigkeit des lokalen Blutdruckflusses erhöhen können.

Bei neurotischen Störungen, hervorgerufen durch langzeitige Stressoreneinwirkung, erfolgt eine Erschöpfung der katecholergen Systeme, das wiederum führt zur Senkung der Geschwindigkeit der metabolischen Prozesse und des lokalen Blutflusses.

Die erhaltenen Ergebnisse über die Geschwindigkeit des lokalen Blutflusses korrelieren mit den EEG-Parametern, die wir bei experimenteller Neurose beobachteten.

Infolge der experimentellen Neurose, wie schon früher erwähnt (*Ljukjanowa*, 1977), verstärkt sich die Einheitlichkeit der elektrischen Aktivität verschiedener Hirngebiete des Kaninchens. Diese Ergebnisse stimmen mit der Ausgleichung des Blutstromes in den verschiedensten Hirnbereichen überein. Die Ergebnisse der Geschwindigkeit des lokalen Blutflusses spiegeln sich noch in einer anderen Charakteristik des EEG-Bildes wider — in einem häufigeren Wechsel der Aktivitätsformen. Wir können annehmen, daß dieser Wechsel einer großen Streuung der einzelnen Werte einzelner Messungen der Geschwindigkeit des lokalen Blutflusses im Verlaufe eines Versuches bei Tieren mit experimenteller Neurose entspricht.

Unsere Ergebnisse zeigen also eine zirkuläre Hypoxie, die sich infolge der Neurose entwickelt und die das Ergebnis einer zerebralen Gefäßdystonie und hämodynamischer Störungen in Form einer Senkung der Geschwindigkeit des Blutstromes im Hirn und einer erhöhten Fluktuation darstellt.

5.14. Ultrastrukturelle und biochemische Veränderungen in der Großhirnrinde bei Neurosen

Bei der Interpretation seiner am Ganzheitsorganismus gewonnenen experimentellen Ergebnisse zur Pathologie der höheren Nerventätigkeit und zur experimentellen Neurose sprachen Pawlow und auch seine Schüler über eine Einschränkung der Tätigkeit von Nervenzellen der Großhirnrinde bzw. von Nervenzellverbänden des Gehirns. Bisher blieben diese Vorstellungen von Pawlow Hypothese, denn über mikrofunktionelle und ultrastrukturelle Veränderungen zerebraler Neurosen von experimentell neurotischen Tieren fehlen systematische Untersuchungen. Ausgehend davon hat *Chananaschwili* (1975) eine Methodik zur Extirpation von Hirngeweben am lebenden Organismus zur weiteren Untersuchung der Ultrastruktur des Kortex von Tieren im Zustand einer experimentellen Neurose entwickelt. Prinzipiell neu an dieser Methodik ist, daß die Entnahme des zu untersuchenden Hirngewebes während der Ausführung einer bestimmten Verhaltensreaktion, auch beim neurotisierten Tier, ohne Narkose erfolgt. Das wird möglich durch eine von uns entwickelte Vorrich-

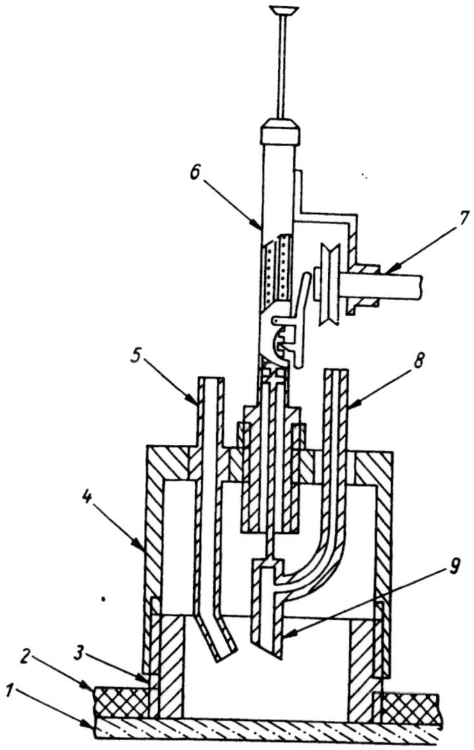

Abb. 5/2 a. Schematische Darstellung einer Vorrichtung zur Hirnbiopsie (nach *Chananaschwili*). – 1 Membran zur dauerhaften Einheilung in eine entsprechend große Trepanationsöffnung des Schädelknochens, 2, 3, 4 – Körper des auf die Membran aufzuschraubenden Absauggerätes, 5 – Anaesthesieröhrchen, 6 – Führungsnadel, 7 – stereotaktische Führung, 8 – mit der scharfen Hohlnadel verbundenes Röhrchen zur Förderung des Hirnmaterials, 9 – scharfe Hohlnadel zur Gewebsentnahme

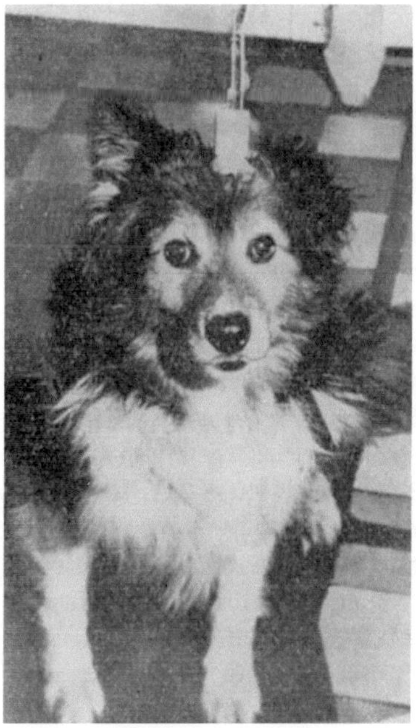

Abb. 5/2 b. Vorrichtung zur Hirnbiopsie, angebracht an einem Versuchshund (nach *Chananaschwili)*

tung, die am Tage der Entnahme von Hirngewebe vor dem Versuch auf eine Kanüle geschraubt wird. Die Kanüle wird einige Wochen vor der Gewebsentnahme über einem beliebigen Bereich der Großhirnhemisphären in den Schädelknochen implantiert. Die untere Öffnung der Kanüle ist in die Schädelhöhle gerichtet, ohne allerdings die Dura mater zu berühren. Die Vorrichtung wird fernbedient, was die Möglichkeit eröffnet, aus einer beliebigen Entfernung vom Tier zum gewünschten Zeitpunkt die Spitze einer Nadel durch die Dura mater auf die gewünschte Tiefe des Kortex zu manipulieren. Unverzüglich kann in die Nadel Hirngewebe gesaugt werden, das sofort durch eine vorher bereits aufgenommene und in ihr befindliche Substanz fixiert wird. Unmittelbar vor dem Durchstich durch die Dura mater wird diese anästhesiert, was diese Prozedur schmerzlos macht (*Chananaschwili,* 1975). Nachdem das Hirngewebe auf die beschriebene Weise entnommen worden ist, wird die Vorrichtung von der Kanüle abgeschraubt, das Kortexgewebe aus der Nadel entfernt und nach einer Methodik, die die Autoren des morphologischen Teils der Arbeit beschrieben haben (*Manina,* 1976), weiter verarbeitet.

Die Entnahme von Hirngewebe auf die beschriebene Weise wurde sowohl bei intakten als auch bei neurotisierten Tieren vorgenommen. Die Neurotisierung erfolgte entweder durch starke bedingtreflektorische akustische Reize (diese Ergebnisse wurden früher beschrieben – *Manina* et al., 1970; *Chananaschwili,* 1972) oder durch Informationsbelastung. Im ersten Fall wurde die Ultrastruktur des Gyrus ectosylvius untersucht. Die Ergebnisse bestehen in folgendem: Die submikroskopischen Veränderungen im kortikalen Ende des akustischen Analysators werden bei voll ausgebildeter experimenteller Neurose sowohl durch reaktive als auch durch degenerative Prozesse charakterisiert. Die reaktiven Veränderungen bestehen in einer Oberflächenvergrößerung der Kernmembran der Neurose durch tiefe Invaginationen. Im Lichtmikroskop imitieren solche Bilder Kernteilungen oder zweikernige Neurone. Weiter ist eine Verkleinerung der Ribosomen und Polysomen sowie eine Vakuolisierung des Zytoplasmas zu beobachten. Viele Vakuolen verschmelzen mit den sich in großer Zahl bildenden Lipofuszingranula. Die Veränderung der Mitochondrien besteht in ihrer Schwellung und einer Vergrößerung der Zwischenräume zwischen den Christae. Es kommt zur Proliferation der Vesikel des lamillären Komplexes. Die degenerativen Veränderungen finden ihren Ausdruck in der Entstehung lokaler Herde im Zytoplasma der kortikalen Neurone und der Leitungssysteme. Viele von ihnen verschmelzen miteinander und umgeben sich mit einer Membran, die den nichtbeschädigten Teil der Zelle abgrenzt. Die neben den degenerativen Herden befindlichen Organellen sind ohne Veränderungen. Die Zahl der Ribosome und Polysome verringert sich. In den Axonen der myelinisierten Fasern entwickeln sich degenerative Prozesse ein und derselben Art in Form lokaler Herde. In diesen Bereichen kommt es gewöhnlich zur Kondensation der Mitochondrien mit Veränderungen ihrer inneren Membransysteme, was auf eine funktionelle Aktivierung des energetischen Apparates hindeutet. Die destruktiven Veränderungen der Organellen im Zellkörper und in den Nervenfasern gehen einher mit der Bildung von Lysosomen. Letztere sind granuläre Körper mit einem Durchmesser von 450 bis 750 Å. Zu ausgeprägten Veränderungen kommt es auch in den synaptischen Apparaten, was in einer Hypersynapsie und der Degeneration von Nervenendigungen zum Ausdruck kommt. Die Hypersynapsie besteht in einer verstärkten Bildung aktiver Zonen. Es ist eine Vergrößerung des Bereichs der Membranen mit unregelmäßig verschlungener Form in den aktiven Zonen der Synapse zu beobachten. An den präsynaptischen Membranen vergrößert sich die Dichte der synaptischen Bläschen, sie backen zusammen und verlieren ihre Konturen. In den synaptischen Terminalen sind degenerative Prozesse sowohl an den Dendriten als auch an den Axonen zu beobachten. In der komplizierten axo-dendritischen Synapse des Axons treten myelinähnliche Einschlüsse auf. Es kommt zur Lipiddystrophie der Mitochondrien und des Lysosoms. Parallel zu den destruktiven

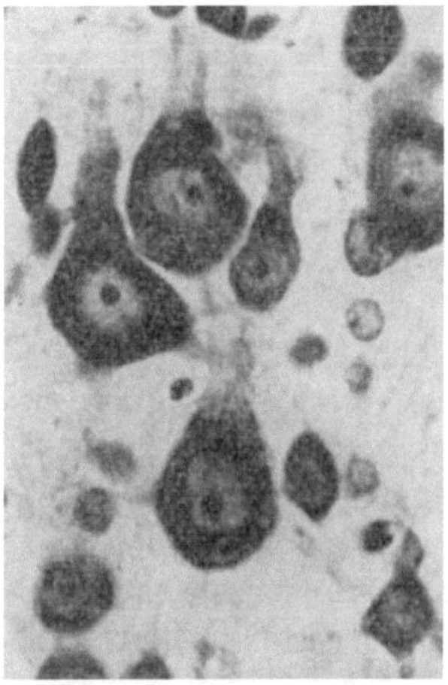

Abb. 5/3. Ultrastrukturelle Darstellung des akustischen Hirnrindenfeldes eines Hundes mit einer Informationsneurose (nach *Chananaschwili*)

Prozessen in den Nerven- und Gliazellen kommt es zur massenhaften Bildung von Lysosomen. In der Satellitenglia, besonders der Oligodendroglia, ist eine Aktivierung des Apparates für die Kernproteinsynthese zu erkennen. Somit entstehen bei Hunden mit stark ausgeprägter experimenteller Neurose ultrastrukturelle Veränderungen in den Neuronen, den Leitungssystemen und der Satellitenglia.

Als Kontrolle wurde die Ultrastruktur der gleichen Rindenbereiche an intakten Hunden untersucht. Die Methode der Gewinnung des Gewebes, seine Bearbeitung und die anderen Versuchsbedingungen waren identisch. Es wurde festgestellt, daß bei den Vergleichshunden weder in den Neuronen des Kortex noch in den Synapsen ausgeprägte massenhaft destruktive Veränderungen nachgewiesen werden können. Reaktive Veränderungen sind in den Neuronen in verschiedenen Ausprägungsgraden vorhanden.

Zunächst ist hervorzuheben, daß die Veränderungen bei der Informationsneurose stärker ausgeprägt sind und sowohl Neuronen als auch Synapsen und Leitungssysteme betreffen. Besonders aktive Prozesse sind in den Synapsen festgestellt worden. Sie sind durch eine hohe Reaktivität und Plastizität ausgezeichnet. So traten in einem Teil der Synapsen destruktive Prozesse in unterschiedlichen Organellen auf. Ein Teil der Vesikel häuft sich an und verklumpt, ihr Durchmesser vergrößert sich bis auf 1 000 Å. Man findet dichte Anhäufungen synaptischer Vesikel, die manchmal Ketten oder verbackene Konglomerate mit Verlust der scharfen Abgrenzung voneinander in verschiedenen Teilen der präsynaptischen Terminalenendigung bilden. In den synaptischen Terminalen treten stark veränderte Mitochondrien auf. Manchmal erhöht sich die Osmiophilie des gesamten, die aufgelockerten und verdickten synaptischen Membranen und das Material des Synapsenspaltes umfassenden Komplexes. Der subsynaptische Spalt ist in solchen Synapsen stark ausgeprägt und reicht bis tief in die postsynaptische Terminale hinein. Die subsynaptischen Einheiten verlieren ihre Form und erlangen ein homogenes Aussehen, was deutlich bei der Kontrastierung mit Phosphorwolframsäure wird. Oft beobachtet man in einer Terminale ihre Ultrastruktur nach unterschiedliche Bläschen: Durchsichtige und sogenannte umrandete.

Erhebliche Veränderungen beobachtet man auch im postsynaptischen Bereich. Nicht selten ist der gesamte Querschnitt eines Dendriten von einem oder mehreren aufgequollenen Mitochondrien ausgefüllt. In ihm tritt flockenartige oder locker gelagerte granuläre Substanz auf. In einem Teil der Synapsen an den Endverzweigungen der Dendriten geht die Regelmäßigkeit der Anordnung des ultrastrukturellen Spineapparates und der Grenzmembranen verloren. Bei anderen Spines kommt es zur partiellen oder kompletten Desintegration der Membranen, wobei Anhäufungen von Vakuolen und feingranulärer Substanz beobachtet werden (*Manina*, 1976).

Zusammenfassend kann man aus diesen Untersuchungen schlußfolgern, daß bei einer stark ausgebildeten experimentellen Neurose die subzellulären Veränderungen im Neokortex bei Hunden reaktiven, degenerativen und regenerativen Charakter haben. Die reaktiven Veränderungen der verschiedenen Organellen sind für die Neurose unspezifisch: Sie treten auch bei anderen extremen Zuständen auf (*Bogolepow*, 1975; *Manina*, 1976). Die Veränderungen in den Neuronen und Synapsen deuten auf Störungen der Protein- und Glykoproteinsynthese hin. Allerdings entwickeln sich parallel dazu Prozesse mit Abwehrcharakter, wozu in erster Linie die Vermehrung der Lysosome zu rechnen wäre, als deren Funktion man die Entfernung von beschädigten Ultrastrukturen und Schadstoffen aus den Neuronen ansieht. Dadurch gehen die Nervenzellen nicht zugrunde. Man kann annehmen, daß in unseren Versuchen die Bildung von Lysosomen und die Entwicklung reparativer Prozesse der Ultrastrukturen in den kortikalen Neuronen analoger Herkunft ist.

Nicht weniger interessant ist die Frage nach der Bedeutung der Veränderungen, die bei Neurosen in der Oligodendroglia auftreten. Entsprechend den seit langem bestehenden Vorstellungen müssen die Störungen der strukturell-trophischen Wechselbeziehungen der Neuroglia mit den neuronalen Elementen bei deren Erschöpfung widerspiegeln. Es wird allerdings die Annahme einer möglichen Beteiligung der Glia an den höheren kortikalen Prozessen geäußert (*Roitbak*, 1975), was ebenfalls bei abschließenden Schlußfolgerungen über spezifische subzelluläre Veränderungen bei der Neurose berücksichtigt werden muß, und das um so mehr bei Neurosen, die durch verschiedene Ursachen bedingt sind.

Die von *Airapetjanz* et al. (1980) mit physiologischen Methoden nachgewiesene kreislaufbedingte Hypoxie des Gehirns war für *Kolzowa* et al. (1980) Anlaß, Beziehungen zwischen funktionellen Veränderungen und Veränderungen in der Mikrostruktur des Gehirns bzw. in den Mikrofunktionen des ZNS während eines neuroseinduzierten Hypoxiezustandes des Gehirns zu ergründen. Hierbei stand die Frage nach der mikrostrukturellen und -funktionellen Grundlage für funktionelle Störungen des Ganzheitsverhaltens, die sich in der Entwicklung einer experimentellen Neurose herausbilden.

Bei Verwendung einer mehrere Wochen einwirkenden komplizierten Entscheidungsfunktion, wurden folgende Ergebnisse erzielt: Kontinuierlich tritt ein Zusammenbruch des gesamten Regulationsgefüges des Organismus auf, welcher sich in folgenden Erscheinungen äußert:
- die Anzahl der adäquaten bedingten Reaktionen wird kleiner,
- regelmäßig fallen die bedingten Reflexe aus,
- die Differenzierung wird enthemmt,
- gleichzeitiges Anwachsen der Intersignalreaktionen,
- die allgemeine motorische Aktivität erhöht sich,
- die Atmung wird chaotisch und weist eine abnorme komplizierte Dynamik auf,
- Atemfrequenz und Herzfrequenz zeigen schwankenden Charakter mit ansteigender Tendenz,
- der Muskeltonus nimmt zu,
- die Empfindlichkeit gegenüber elektrischer Hautreizung unterliegt großen Schwankungen.

Die Hirnstrukturen zeigen gleichfalls Veränderungen: In den Gefäßwänden der Hirnkapillaren und Präkapillaren sind Hyalose und perivaskuläre Ödeme nachweisbar.

Des weiteren wurden basophile Thromben in den Lumen der Kapillaren gefunden. Außerdem wurden im Neokortex der neurotischen Tiere dystrophische Veränderungen der astrozytären Neuroglia nachgewiesen. Gleichzeitig sind aber auch Bildungen von Mikrogliaherden mit allgemeiner Zunahme ihrer Anzahl zu sehen. Es erfolgt eine vermehrte Kontaktbildung zwischen Mikroglia und Neuronen. Die Zellen der Mikroglia werden verzweigter und verschieben sich in Richtung der primären Nervenelemente. Diese Erscheinungen werden als Ausdruck einer kompensatorischen Plastizität der Mikrostrukturen des Gehirns infolge von Sauerstoffmangel und Störungen des Hirnstoffwechsels (*Konnitzer*, 1977; *Hetey*, 1977) aufgefaßt.

Einhergehend mit den morphologischen Veränderungen im senso-motorischen Kortex von neurotischen Tieren vollziehen sich auch mikrofunktionelle Umstellungen, die mit elektrophysiologischen und iontophoretischen Methoden nachgewiesen wurden. So wird zum Beispiel die Zahl der Neuronen, die mit der gesteigerten Impulsaktivität auf mikroiontophoretische Acetylcholin-Applikation reagieren, bei der experimentellen Neurose um die Hälfte geringer, als im Normfall. Die Anzahl der nicht ansprechbaren Neuronen ist gegenüber denen der Kontrollen verdreifacht. Die Zeit der Nachwirkung der Acetylcholin-Applikation verkürzt sich gegenüber Kontrollen um ca. 50 %. Alle diese Veränderungen in den Funktionen der sensomotorischen Neuronen werden als eine Minderung der funktionellen Tätigkeiten der Nervenzellen aufgefaßt, die an der Realisierung eines zielgerichteten Verhaltens beteiligt sind.

Artychina et al. (1980) untersuchten den Einfluß von Lärm (weißes Rauschen 90 db, 21 Tage lang) auf die Ultrastrukturen im Vergleich zu funktionellen Veränderungen.

Bei den Tieren
— war die bedingt-reflektorische Tätigkeit eingeschränkt,
— das Leistungsspektrum des EED verändert,
— der Blutdruck im Sinne einer Borderline-Hypertonie erhöht.

Die morphologischen Untersuchungen führten zu folgenden Ergebnissen: An den Kapillaren und an der perikapillaren Glia des Gehirns wurde ein schwach ausgebildetes Ödem der perikapillaren Astrozytenfortsätze festgestellt.

Im akustischen Neokortex bildet sich bei einer großen Anzahl von Zellen eine unterschiedlich stark ausgeprägte Chromatolyse heraus. In diesen Zellen fanden sich außerdem eine gegenüber Kontrollen verminderte Anzahl von Ribosomen und Polysomen.

Am häufigsten waren Zellen mit herdartiger peripherer Chromatolyse, seltener mit einer totalen Chromatolyse nachzuweisen. Dieser Befund läßt sich wie folgt erklären: An den einzelnen Neuronen endet eine quantitativ unterschiedliche Anzahl von afferenten Fasern, auf denen akustische Signale selektiv zum akustischen Kortex gelangen. Es wird deshalb angenommen, daß nur ein Teil der Neuronen in die „Lärmverarbeitung" einbezogen wird, ein anderer Teil nur teilweise und ein weiterer Teil überhaupt nicht. Stärkere destruktive Veränderungen wiesen die Liposomen aus. Die Lärmexposition führte zu einer bedeutenden Erhöhung der Lysosomenanzahl, zur Bildung von Pigmentkörperchen (Lipofuszin) innerhalb der Lysosomen und zur Ausbildung von Vakuolen.

Auch in den Gliazellen waren Pigmente der Lysosomenumwandlung zu Lipofuszinteilchen zu sehen.

Diese angeführten ultrastrukturellen Veränderungen werden als Veränderungen des Stoffwechsels in Nerven- und Gliazellen infolge der Lärmeinwirkung gewertet. *Bogolenow* (1979) verbindet derartige Destruktionen der Lysosomen mit einer Hypoxie, die von einem perikapillaren Ödem und von Veränderungen der Mitochondrien sowie des granulären und agranulären Retikulums begleitet werden. Die an den Lärmtieren gefundenen Veränderungen in den Ultrastrukturen des Gehirns waren gegenüber den Befunden Bogolenows schwächer ausgeprägt. Möglicherweise sind die relativ schwachen morphologischen Veränderungen im ultrastrukturellen Bereich das entsprechende Korrelat zu den auch nicht sehr stark ausgeprägten funktionellen Veränderungen. Von *Artychina* et al. (1980) wurden auch die Ultrastrukturen des Gehirns unter dem Einfluß von prolongierten Angiotensin II-Applikationen untersucht. Die erzielten Ergebnisse ergaben, daß Mikro- und Ultrastrukturen der Gehirnrinde erhebliche Veränderungen erfahren. Die nach 14- bzw. 21maliger Applikation von Angiotensin II nachgewiesene Schrumpfung der Nervenzellen ist vergleichbar mit dem Erscheinungsbild der unter Sauerstoffmangel leidenden und geschädigten Nervenzellen (*David* et al., 1968). Funktionell lagen zur gleichen Zeit erhebliche Störungen vor, die bis zur permanenten Somnolenz gingen.

Wenn wir von diesen drei untersuchten Gruppen (*Kolzowa* et al., 1980; *Artychina* et al. 1980; *Artychina* et al. 1980) die funktionellen Störungen und Ver-

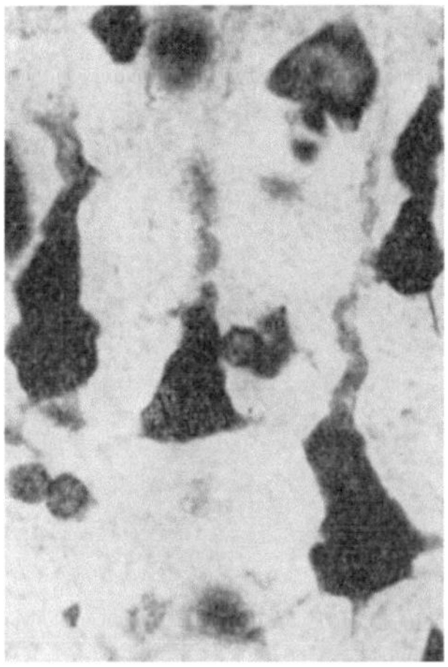

Abb. 5.4. Pyramidenzellen des sensomotorischen Kortex einer Wistarratte nach (a) 7- und (b) 21maliger täglich einmal erfolgter Applikation von Angiotensin II (nach *Artychina* et al.)

änderungen der Ultrastrukturen vergleichen, läßt sich deutlich eine Abstufung erkennen. Das ist aus der nachfolgenden Aufstellung zu entnehmen:

Parameter	Lärm	Entscheidungskonflikt	Angiotensin II
Veränderungen in den Funktionen des ZNS	schwach	stark	sehr stark
Ödematöse Erscheinungen im perivaskulären Raum (Neokortex)	schwach	stark	sehr stark
Ultrastrukturelle Veränderungen in den Neuronen des Neokortex	schwach	stark	sehr stark
Anhaltspunkte für hypoxische Erscheinungen an Neuronen des Neokortex	schwach	stark	sehr stark

Diese Übersicht zeigt, daß zwischen der Intensität von strukturellen und funktionellen Veränderungen unter der Einwirkung verschiedener neurotisierender Stressoren korrelative Beziehungen bestehen. Es geht aber auch hervor, daß es keine funktionelle Störung „sine materia" gibt.

Ohne Zweifel ist die Feststellung ultrastruktureller Veränderungen bei der experimentellen Neurose auch unter methodologischem Aspekt interessant, da eine auf Tatsachen gestützte Begründung der einzig richtigen Auffassung vom „Funktionellen" gegeben wird. Beliebige funktionelle Erscheinungen der höheren Nerventätigkeit haben eine konkrete materielle Basis, die mit Methoden nachgewiesen werden kann, die dem Organisationsniveau der Prozesse entsprechen. In unserem Fall handelt es sich um das ultrastrukturelle Niveau. Bei Berücksichtigung des Dargelegten dürfte es sinnvoll sein, zur Beschreibung von Veränderungen, wie sie im Gehirn bei der experimentellen Pathologie auftreten, in breiterem Umfang solche Begriffe wie reversibel und irreversibel zu benutzen (statt strukturell und funktionell) und dabei als selbstverständlich die Existenz bestimmter materieller (struktureller) Abweichungen vom Ausgangsniveau vorauszusetzen (*Chananaschwili,* 1972). Die hier dargelegten Über-

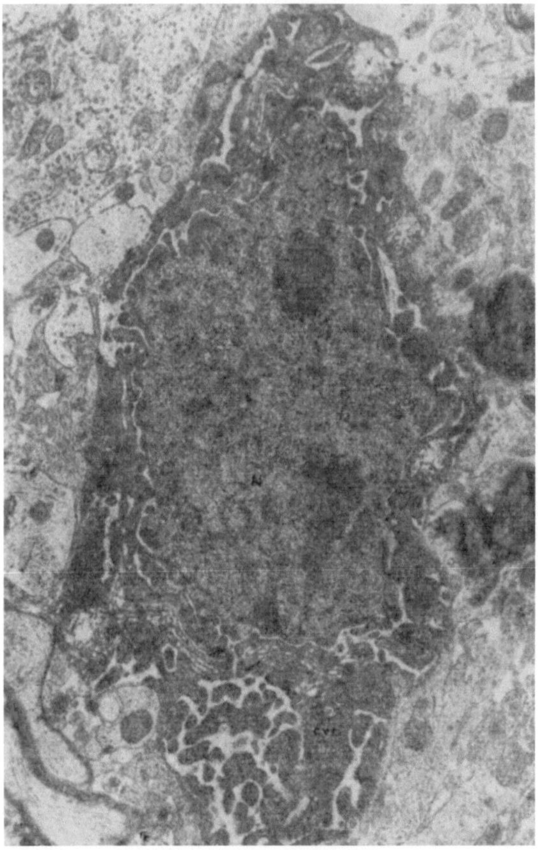

Abb. 5/5. Dunkle osmiophile Nervenzelle pyramidaler Form aus tiefen Schichten des sensomotorischen Cortex nach 14maliger, täglich einmal erfolgter Applikation von Angiotensin II
Auf den dunklen Nuclei (N) und dem Cytoplasma (Cyt) sind die Erweiterungen des Retikulums zu sehen, die mit der perinuclearen Zisterne verbunden sind (Pfeile). Vergrößerung etwa 15 000fach

legungen finden ihre Stütze in biochemischen Untersuchungen. So hat die Untersuchung der Biochemie der Großhirnrinde bei Hunden, die durch starken und langandauernden Schall neurotisiert worden waren, das Vorhandensein bestimmter Veränderungen des Anteils der Nukleinsäuren im Vergleich zu normalen Hunden aufgedeckt. Es wurde eine andauernde Verminderung der Gesamtmenge an Nukleinsäuren im kortikalen Ende des akustischen, visuellen und motorischen Analysators festgestellt, wobei die Veränderungen am stärksten im akustischen Analysator ausgeprägt waren (*Tokarenko,* 1969). Diese Veränderungen kommen zustande auf Kosten der funktionell-labilen zytoplasmatischen RNS.

Diese Ergebnisse zeigen, daß die Hypothese von ausschließlich funktionellen Störungen (Krankheit sine materia) falsch ist. Die Existenz sogenannter „funktioneller Krankheiten“ konnte mit diesen Befunden eindeutig widerlegt werden.

5.15. Literatur

Airapetjanz, M.: Störungen des dynamischen Gleichgewichtes von Neuromediatoren im peripheren Blut bei der Entwicklung der experimentellen Neurose von Hunden. In: R. *Baumann,* K. *Hecht* (Hrsg.): Streß, Neurose, Herzkreislauf, Berlin 1977, 148—154

Airapetjanz, M., K. *Hecht,* M. *Chananaschwili:* Theoretische Probleme der experimentellen Neurose unter besonderer Berücksichtigung der kreislaufbedingten Hypoxie des Gehirns. In: Experimentelle Neurose. Berichte der Humboldt-Univers. Berlin (1980), 27—34

Anochin, P. K.: Biologie und Neurophysiologie des bedingten Reflexes (russ.). Moskau 1968

Anochin, P. K.: Das funktionelle System als Grundlage der physiologischen Architektur des Verhaltensaktes. Brain and Behaviour Research Monograph Series Bd. 1

Anochina, I. P.: Neurochemische Charakterisierung spezifischer pathologischer Syndrome, die unter Bedingung von Streß-Situationen entstehen (russ.). Vestnik Akad. Medizinsk. Nauk. SSSR 8 (1975), 34—43

Asratjan, E. A.: Kausalität des bedingten Reflexes (russ.). Woprosy filosofii **10** (1970), 117—126

Artychina, N., I. *Ljowschina,* O. *Kuwajewa,* K. *Hecht:* Veränderungen in den Ultrastrukturen der Großhirnrinde nach prolongierter Angiotensin II-Applikation. In: Experimentelle Neurose. Berichte der Humboldt-Univ. Berlin 1980, 53—59

Artychina, N. I., I. P. *Ljowschina,* O. F. *Kuwajewa,* M. *Poppei,* K. *Hecht:* Ödematöse Veränderungen der Ultrastrukturen des Neokortex von Wistarratten nach Applikation von Angiotensin II. Psychiatrie, Neurol. und medizin. Psychologie 11/80, 1980

Artychina, N., I. *Ljowschina, Kuwajewa,* K. *Hecht:* Die Wirkung von prolongiertem Lärmeinfluß auf die Ultrastrukturen der Großhirnrinde. In: Experimentelle Neurose. Berichte der Humboldt-Univ. Berlin, 1980, 43—47

Barsukowa, Z. A.: Einwirkung des Trainings von Nervenprozessen auf die Entwicklung der zerebralen Hemmung (russ.), Journ. wyssch. nervn. dejateln. **7** (1957) 898—905

Baumann, H., Ch. *Gurk,* F. *Wolter,* K. *Hecht,* J. *Läuter,* G. *Martin:* Impacts of environmental stress exposure on central nervous functional patterns. A. quantitative approach to evoked potential data. Acta biol.med.germ. **34** (1975) 107—116

Bechterewa, N. P.: Neurophysiologische Aspekte der psychischen Tätigkeit des Menschen, Leningrad 1974

Beritaschwili, I. S.: Individuelle Aneignung der Tätigkeit des zentralen Nervensystems (russ.) Tbilissi 1932

Bogolepow, N. N.: Ultrastrukturen der Synapsen in der Norm und Pathologie (russ.), Moskau 1975

Bogolepow, N. N.: Ultrastruktur des Gehirns bei Hypoxie (russ.). Medizina, Moskau 1979

Chananaschwili, M. M.: Differenzierung von positiven bedingten Reizungen, die durch gleichartige unbedingte Reize bekräftigt werden (russ.). Journ. Wyssch. nervn. dejatelnost. **5** (1955) 565—573

Chananaschwili, M. M.: Mechanismen der normalen und pathologischen bedingtreflektorischen Tätigkeit (russ.), Leningrad 1972

Chananaschwili, M. M.: Gerät für die Gehirnbiopsie im chronischen Experiment. Patent Nr. 506 396. Registriert beim staatlichen Patentamt der SSSR 21. 11. 1975

Chananaschwili, M. M.: Experimentelle Pathologie der höheren Nerventätigkeit (russ.) Moskau 1978

Danilow, I. V.: Experimentelle Hyperkinesie an Tieren (russ.). Leningrad 1962

David, E., I. *Marx*, H. *David*: Elektronenmikroskopische Untersuchungen zur Feinstruktur der artefiziellen Ganglienzellschrumpfung im Säugetiergehirn. Exp. Path. 2. 1968, 338

Denker, R.: Results of the treatment of psychoneuroses by the general practitioner. New York State J. Med. **46** (1946) 2164—2166

Dörner, G.: Hormonabhängige Gehirndifferenzierung und ihre mögliche Bedeutung für die Teratopsychogenese. In: R. *Baumann*, K. *Hecht* (Hrsg.) Streß, Neurose, Herz-Kreislauf. Berlin 1977, 235—237

Dolin, L. O., S. A. *Dolina*: Pathologie der höheren Nerventätigkeit (russ.) Moskau 1972

Dolin, L. O.: Pathologie der höheren Nerventätigkeit (russ.) Moskau 1962

Dzalagonija, S. L.: Über Mechanismen von Störungen der höheren Nerventätigkeit an Affen unter den Bedingungen chronischer Sozialkonflikte (Streß). In: 12. Sitzung der Allunionsgesellschaft für Physiologie „Pawlow" Thesen. (Leningrad) **2** (1975) 41 bis 42

Eysenck, H.-J., S. *Rachmann*: Neurosen — Ursachen und Heilmethoden. Berlin 1967

Gantt, W. H.: Pain, Condition and Schizokinesis. Conditional Reflex **8** (1973) 63—66

Hebb, D. O.: Drives and the CNS (conseptual nervous system). Psychol Rev. **62** (1955) 243—254

Hecht, K., K. *Treptow*, M. *Poppei*, T. *Hecht*: Ein Modell für die Entwicklung hyperton ausgelenkter Blutdruckdysregulationen durch fehlgesteuertes Lernen. Acta biol.med. germ. **27** (1971) 869—883

Hecht, K., M. *Poppei*, Th. *Schlegel*, G. *Hinz*, R. *Tönges*, F. *Götz*, G. *Dörner*: Long-Term Behavioural Effects of Psychotropic Drugs administered during Brain Development in Rats. In: G. *Dörner*, M. *Kawakami* (eds.): Hormones and Brain Development. Elsevier/North-Holland Biomedical Press, 1978

K. *Hecht*, G. *Dörner*: Zur Möglichkeit einer Vorprogrammierung von Verhaltensweisen durch Veränderung des Neurotransmitter-Stoffwechsels in der frohpostnatalen Ontogenese von Albinoratten. Psychiatrie, Neurologie und medizinische Psychologie **30** (1978) 385—396

Hetey, L., M. *Poppei*, K. *Hecht*: Der Energiestoffwechsel kortikaler Synaptosomen von Ratten im Verlauf eines chronischen Stresses durch Hypokinese. In: R. *Baumann*, K.*Hecht* (Hrsg.): Streß, Neurose, Herzkreislauf. Berlin 1977, 192—193

Jakowlewa, V. V.: Experimentelle Neurose (russ.), Moskau 1967

Kolzowa, A., M. *Alexandrowskaja*, G. *Rehberg*: Morphologische und funktionelle Veränderungen in der Mikrostruktur des Gehirns bei experimenteller Neurose als Folge einer kreislaufbedingten Hypoxie. In: Experimentelle Neurose. Bericht der Humboldt-Univ. Berlin, 1980, 35—42

Konnitzer, K., S. *Voigt*, M. *Poppei*, K. *Hecht*: Regionaler Stoffwechsel des Rattengehirns im Verlauf eines Hypokinesestresses. In: R. *Baumann*, K. *Hecht* (Hrsg.), Berlin, 1977, 185—192

Kostenezkaja, N. A.: Bedingt-reflektorische Regulation des Tonus der Großhirnrinde (russ.) Leningrad 1965

Kryschanowskij, G. N.: Theorie von Generatormechanismen einiger pathologischer Syndrome (russ.). Journ. neuropathol. i. psychiat. (1976), 1730—1738

Kudrjawschewa, N. N.: Über Summationserregung (russ.). Bjullet. experimental. biolog. i medizin **54** (1962) 8—10

Kupalow, P. S.: Physiologische Studie der höheren Erscheinungsform von Saisonaktivität von Tieren (russ.). Klinischeskaja medizina **24** (1946) 3—14

Kupalow, P. S.: Qualitative Besonderheiten höherer Nervenprozesse und Antwort der Kritiker an der Lehre Pawlows (russ.). Biolog. i Medizina **36** (1948) 457—473

Kupalow, P. S.: Über experimentelle Neurosen bei Tieren. Pawlowzeitschrift f. höh. Nerventätigkeit **2** (1952) 607—628

Kupalow, P. S.: Allgemeine Ergebnisse des Studiums der Hemmungsprozesse in der Großhirnrinde. Pawlowzeitschrift f. höh. Nerventätigkeit **5** (1955) 93—109

Kupalow, P. S., N. P. *Murawjewa*: Über die pathologische Irradiation der Hemmungsprozesse (russ.). Journ. wyssch. nervn. dejatel. **9** (1959) 374—382

Kurzin, I. T.: Theoretische Grundlagen der psychosomatischen Medizin (russ.). Leningrad 1973

Lilly, J. C.: Mental effect of reduction of ordinary levels of physical stimuli on intact healthy persons. Psychiatric Research Reports, Nr. 5 (1956) 1—28

Lindsley, D. B.: Psychological phenomena and the electroencephalog. EED, clin. Neurophys. **4** (1962) 443—456

Ljowschina, I., K. *Hecht,* M. *Poppei,* V. *Moritz,* T. *Schlegel,* D. *Kranz,* A. *Wollenberger,* R. *Geppert*: Angiotensin II als Stressor. In: R. *Baumann,* K. *Hecht* (Hrsg.) Streß, Neurose, Herz-Kreislauf. Berlin 1977, 164—170

Ljukjanowa, S.: Über eine komplexe Analyse bei der Erforschung der experimentellen Neurose. In: R. *Baumann,* K. *Hecht* (Hrsg.): Streß, Neurose, Herzkreislauf. Berlin 1977, 103—109

Manina, A. A., M. M. *Chananaschwili,* N. N. *Lazuko*: Strukturell-funktionelle Studie der Großhirnrinde bei experimenteller Neurose. Journ. wyssch. nervn. dejateln. **21** (1971) 686—691

Majorow, F. P.: Geschichte der Lehre von den bedingten Reflexen. 2. Aufl. (russ.) Moskau—Leningrad 1954

Mamedow, A. A., A. A. *Schumilina:* Dynamik der kortiko-subkortikalen Wechselbeziehungen bei der Formierung des pathologischen Stresses (russ.). Vestnik. AMN. SSR. **8**, 1975, 65—70

Manina, A. A.: Ultrastrukturelle Grundlagen der Tätigkeit des Gehirns (russ.) Leningrad 1976

Mering, T. A.: Besonderheiten der Schließung der bedingt-reflektorischen Verbindung (russ.) Moskau 1967

Murawjowa, N. P.: Störung der höheren Nerventätigkeit bei plötzlicher Verminderung der unbedingten Bekräftigung. Pawlow-Zeitschr. f. höh. Nerventätigkeit. **3** (1953) 106—116

Murawjowa, N. P.: Bedingtreflektorische Stereotypie (russ.) Moskau 1976

Narikaschwili, S. P.: Thalamokortikale Beziehung bei spontaner und ausgelöster rhythmischer Aktivität des Gehirns (russ.) Journ. wyssch. nervn. dejatl. **25** (1975) 562—571

Orbeli, L. A.: Probleme der Hemmung (russ.). Journ. wyssch. nervn. dejatl. **5** (1955) 145—156. Sowjetwissenschaft.Naturw.Beiträge 1956, Heft 9 (deutsch)

Pawlowa, V. I.: Zu Fragen der Beziehungen zwischen bedingtem und unbedingtem Reflex (russ.). Journ. wyssch. nervn. dejatl. **1** (1951) 859—866

Petrowa, M. K.: Pathophysiologie der höheren Nerventätigkeit und ihre Beziehungen zur Klinik (russ.). Archiv biolog. nauk. **46** (1937) 16—28

Petrowa, M. K.: Über experimentelle Phobien (russ.) Trudi fiziolog. laborat. Akad. Pawlowa. **12** (1945) 5—32

Poppei, M., K. *Hecht,* V. *Moritz,* R. *Barnow*: Zentralnervale Informationsverarbeitung und Blutdruckverhalten im Verlauf eines Hypokinesestresses bei Ratten. In: R. *Baumann,* K. *Hecht* (Hrsg.) Streß, Neurose, Herz-Kreislauf, Berlin 1977, 179—185

Poppei, M., K. *Hecht*: Stressorenwirkung und chronischer Streß in Abhängigkeit von Zuständen des Organismus und von Umweltfaktoren. Wiss. Ztschr. d. Humboldt-Univ. Berlin 5/8, 1980

Radil-Weiss, T., E. *Sykowa*: Vegetative Prozesse und die Aktivität retikulärer Neurone — mögliche Beziehungen zur Entstehung von Neurosen. In: R. *Baumann,* K. *Hecht*: Streß, Neurose, Herz-Kreislauf. Berlin, 1977, 109—113

Roitbak, A. I.: Zu Fragen der Natur der Rindenbekräftigung bei der Hemmung. In: Mechanismen der Großhirntätigkeit (russ.). Tbilissi 1975, 348—362

Simonov, P. V.: Drei Phasen in den Reaktionen des Organismus auf das Anwachsen des Reizes (russ.). Moskau 1962

Suworow, N. F.: Experimentelle Neurose nach Zusammenstoß bedingter Reflexe mit direkter Reizung des Kortex und Subkortex (russ.) Tr. Inst. Fiziol. Akad. Nauk SSSR. **10** (1962) 123—131

Sysojewa, A. S.: Zu Mechanismen neurotischer Störungen bei niederen Affen bei Adaptation an die nichtadäquate Umwelt (russ.) Kandidaten-Dissert. Suchumi 1967

Tokarenko, I. I.: Bestandteile der Nucleinsäuren in Nervenzellen der Großhirnrinde bei Überbeanspruchung der höheren Nerventätigkeit. Journ. wyssch. nerv. dejatl. **19** (1969) 692—696

Tschukarina, K. A.: Veränderungen der elektrischen Aktivität des Gehirns bei experimentellen Neurosen. Fiziol. Journ. SSSR **41** (1955) 161—167

Weijn, A., I. *Rodschtat,* O. *Kolosowa,* N. *Wlassow,* M. *Rischman,* G. *Djukowa*: Neurosen und vegetative Störungen. In: R. *Baumann,* K. *Hecht* (Hrsg.): Streß, Neurose, Herz-Kreislauf, Berlin 1977, 60—63

6. Dynamik der Wechselbeziehungen zwischen Gesundheit und Krankheit

(K. *Hecht*)

Nicht jede psychische und physische Beanspruchung hat Krankheitswert. Der schwedische Streßforscher L. *Levi* umriß diese Feststellung mit folgenden Worten: „Daß wir auf schwere psychische Belastungen mit nervösen Beschwerden reagieren, braucht nicht zu bedeuten, daß wir an Neurose leiden. Dies zu behaupten – was viele Menschen tun – gleicht etwa der Vorstellung, man müsse an einem Herzfehler leiden, weil man nach einem Lauf Herzklopfen bekommt."

Eine ähnliche Feststellung vertrat *Pawlow* bereits vor zirka 100 Jahren und fand für seine diesbezüglichen Beobachtungen eine heute noch aktuelle Erklärung für derartige Vorgänge.

Auf der Konferenz der Militärärztlichen Akademie in Sankt Petersburg im Jahre 1885 verwies I. P. *Pawlow* darauf, daß „die außergewöhnlichen Stimuli, die sich in Form der krankheitserregenden Ursachen melden, gleichzeitig auch Reize für die Schutzmechanismen des Organismus sind, die den Kampf mit den entsprechenden pathologischen Erregern aufnehmen." Diese Vorstellung kann man nach *Pawolw* auf alle Prozesse verallgemeinern, und auch den Adaptationsmechanismen des Organismus liegen solche Vorgänge zu Grunde.

Mit dieser Formulierung charakterisiert *Pawlow* die Dynamik der Wechselbeziehung zwischen Gesundheit und Krankheit. Diese Tatsache ist keinesfalls eine Selbstverständlichkeit. In der Vergangenheit hat die Medizin stets der Pathogenese, kaum aber der Sanogenese (*Pawlenko*, 1973) Aufmerksamkeit geschenkt. Das kommt auch darin zum Ausdruck, daß sich die Medizin seither in erster Linie um die Definition des Krankheitsbegriffes bemühte. Dabei wurde teilweise von der Spezifik der Krankheit ausgegangen. Das trifft auf jeden Fall auf die Einteilung in somatische und Geisteskrankheiten zu. (*Höck* und *König*, 1979). Weder dieser letztgenannte Dualismus noch die einseitige Krankheitsbetrachtung, ohne Berücksichtigung der Gesundheit, haben sich in der Vergangenheit weder in der Theorie noch in der Praxis günstig ausgewirkt.

Wenn W. N. *Gurowski* auf der 6. Arbeitstagung der ständigen Arbeitsgruppe kosmische Biologie und Medizin „Interkosmos" 1973 in Berlin die Einschätzung gab, daß die Medizin den gesunden Menschen weniger gut kennt als den Kranken, so hat er an einer bestehenden Situation berechtigte Kritik geübt. Es erhebt sich natürlich die Frage, warum die Gesundheit so weit aus der Betrachtungsweise der Medizin rücken konnte.

Unseres Erachtens gibt es dafür einige Ursachen:

So ist der Bezug der Menschen selbst zur Gesundheit weniger ausgeprägt als der zur Krankheit. Gesundheit wird gewöhnlich als normale Voraussetzung für jegliche Lebenstätigkeit angesehen. Abweichungen von der normalen Leistungsfähigkeit und vom Wohlbefinden erregen erst Anstoß und treten in den Blickpunkt des Betroffenen, besonders dann, wenn er leidet und ärztliche Hilfe in Anspruch nehmen muß. In solchen Fällen liegt ein emotionelles Erlebnis besonderer Art vor, was durch die ärztliche Betreuung (weißer Kittel, Apparate, Instrumente usw.) zudem noch stimuliert wird.

Dieser Bezug des Menschen zur Krankheit ist historisch bedingt, vor allem durch die Klassengesellschaften, die die Menschheit durchlaufen hat.

In jeder Ausbeutergesellschaft bedeutete Krankheit der Produktivkraft Mensch immer eine Einschränkung oder sogar der Verlust der Realisierung elementarer Lebensbedingungen. Gesundheit und Krankheit erhielten zum Beispiel in der kapitalistischen Gesellschaftsordnung Warencharakter, indem nur die besitzende Klasse allseitig die Gesundheit pflegen konnte.

Erst die sozialistische Gesellschaft, die die Ausbeutung des Menschen durch den Menschen beseitigte, gestattet es uneingechränkt, der Gesundheit vorwiegende Aufmerksamkeit zu schenken, was nicht zuletzt darin zum Ausdruck kommt, daß den Bürgern sozialistischer Länder in den Verfassungen das Recht auf Gesundheit zugestanden wird und das das Gesundheitswesen des Sozialismus auf das Grundprinzip „Prophylaxe ist besser als Therapie" orientiert.

Die Begriffe „Krankheit" und „Gesundheit" werden im allgemeinen diametral gegenübergestellt. Das führte zur Aufstellung von Normwerten in der Medizin, wobei jede Plus- oder Minusabweichung als „pathologisch" bezeichnet wird. Auf diese Weise kam es z. B. zu Krankheitsbezeichnungen wie die „arterielle Hypertonie" oder „arterielle Hypotonie". Es zeigte sich aber auch, daß die quantitative Abweichung von der Norm unterschiedlicher Intensität sein kann. Auf Grund dessen kam man zu Klassifizierungen entsprechend der Differenz vom Normwert: Borderline-Hypertonie und zu Schweregraden I—IV. Diese Abweichungen treffen aber nicht immer eine Aussage über die Leistungsfähigkeit des Menschen, die nicht unbedingt immer mit den Schweregraden in Übereinstimmung zu stehen braucht. Der Normwert selbst und seine Bestimmung ist ein weiteres Problem. Aus biorhythmischen Untersuchungen ist bekannt, daß der Tagesrhythmus erheblichen Schwankungen unterliegen kann. So fand *Nieschlag* (1974) bei Erwachsenen einen Tagesrhythmus, bei dem die Differenz zwischen Minimum (früh) und Maximum (abends) bis zu 40 % liegt. Der Autor fordert, daß bei Hormonbestimmungen zwei und mehr Proben am Tage zu analysieren sind, um die Tagesschwankungen in die Beurteilung des Gesundheits- bzw. Krankheitszustandes einzubeziehen. Bei derartigen Differenzen eine Klassifizierung vorzunehmen, womöglich bei Verwendung nur eines oder weniger Parameter zur Bestimmung des Normwertes, kann problematisch werden. Es wäre also unbedingt erforderlich, objektive Kriterien auszuarbeiten, um die Gesundheit richtig beurteilen zu können. Diese müßten komplexer Natur sein. Hierzu könnten u. a. gehören: die Bezugsgrößen der einzelnen Regulationsebenen, die das Aufrechterhalten der Homöostase im Organismus sichern, Maßstäbe der psychisch-physischen Ausgeglichenheit, Merkmale der Leistungsfähigkeit, Belastungskriterien, die Dynamik der sozialen Beziehungen, kumulative und kompensatorische Effekte des Organismus bei der Entwicklung verschiedener Umweltfaktoren, Merkmale des Effekts eines psychischen oder physischen Trainings. Schließlich müßte der Zeitfaktor in dieses gesamte Geschehen einbezogen werden, d. h. von welcher Dauer ein beschriebener Zustand oder Prozeß ist und wie er sich unter bestimmten Belastungen verhält.

Von außerordentlicher Bedeutung dürften aber jene Kriterien sein, die den Menschen in seinen vielseitigen gesellschaftlichen Beziehungen beurteilen (*Hecht*, 1975). Aus diesem Grund ist die Gesundheit des Menschen eng mit seiner Persönlichkeitsentwicklung zu sehen und jener komplexe Bereich zu beachten, der die Integration von Ideologie, Politik, Wissenschaft, Bildung, Erziehung, Kultur und Freizeit einschließt und mit der Entwicklung der gesellschaftlichen Produktionsverhältnisse übereinstimmt.

Uns scheint, daß die nachfolgend angeführte, in der DDR gebräuchliche Definition allen Anforderungen gerecht wird:
„Wir betrachten die Gesundheit als physisches und psychisches, biologisches und soziales Leistungsvermögen, das sowohl optimale Beziehungen zwischen Mensch und Umwelt, zwischen Individuum und Gesellschaft als auch körperliches, geistiges und soziales Wohlbefinden sichert. Gesundheit und Leistungsfähigkeit befinden sich im Wechselverhältnis. Der Mensch ist in der Lage, sich aktiv anzupassen, die Umweltbedingungen seinen Bedürfnissen entsprechend zu verändern. Daraus ergibt sich, daß Gesundheit trotz aller genetischen Anlagen nicht schicksalhaft vorbestimmt, sondern trainierbar und steigerungsfähig ist. Krankheit ist eingeschränkte Lebens- und Leistungsfähigkeit." (*Mecklinger, Kriewald* und *Lämmel*, 1974).

Vom Standpunkt eines Physiologen beschrieb *Pawlow* die Gesundheit als das dynamische Gleichgewicht zwischen Organismus (Individuum) und Umwelt und Krankheit als eine länger dauernde Störung dieses Gleichgewichtes.

Nun ist allgemein bekannt, daß das Gleichgewicht eines Organismus, gemessen an psychophysiologischen Kriterien beträchtlichen Schwankungen unterliegen kann. Die oben erwähnten Normwerte werden häufig im „von-bis-Bereich" angegeben. In den letzten Jahren wurde in diesem Zusammenhang festgestellt, daß bestimmte Funktionen des Organismus in einem relativ festen Verhältnis zueinander stehen, z. B. die Atem- und Herzfrequenz wie 1 : 4 (*Hildebrandt*). Störungen des Gleichgewichtes können zur Verschiebung dieses Verhältnisses und zu graduell unterschiedlichen Schwankungen um den „Normwert" führen, wobei in Abhängigkeit vom Zeitfaktor Phasen von Plus- und Minusabweichungen nachgewiesen werden können. Diese Schwankungen lassen sich mit den Ausschlägen eines Manometers oder einer Zeigerwaage, die bei leichten Dingen weniger als bei schweren ausschlägt, vergleichen. Möglicherweise haben solche Vorstellungen zu den landläufigen Redewendungen leichtkrank und schwerkrank geführt. Die Entwicklung von Gesundheit und Krankheit ist von der Konstellation der vielfältigen Komponenten der Organismus-Umweltdynamik abhängig, wobei wir die Umwelt als einen Komplex von sozialgesellschaftlichen und biologischen Lebensbedingungen auffassen.

Maladaption (Nichtanpassung) ist nach R. *Baumann* nicht zweckdienliche Hyper- bzw. Hyporeaktion, die in keinem Verhältnis zum Anlaß steht und wahrscheinlich durch zentralnervöse Desintegration innerhalb der gesamten Rezeptor-Effektorkette, d. h. des Weges von der Afferenz bis zum Effektor und seiner Reafferenz entsteht. Sie ist scharf von den adaptiven Bestrebungen des Organismus zu trennen und unphysiologisch hinsichtlich Quantität, Qualität und Zeitdauer mit pathogenetischer Effizienz, die zur Krankheit führen kann. Die Wechselbeziehungen zwischen Sanogenese und Pathogenese können durch Umwelteinflüsse und innere Bedingung entsprechend beeinflußt werden.

Der Begriff „Sanogenese“ wurde erstmalig von *Pawlenko* (1973) geprägt. *Hecht* (1977) beschrieb die Sanogenese in Anlehnung an *Pawlenko* als einen Komplex von Schutz- und Anpassungsmechanismen, die in den dynamischen Organismus-Umweltbeziehungen in Abhängigkeit jeweils vorherrschender Reiz-Reaktionskonstellationen mit dem Ziel mobilisiert werden, die Optimierung zwischen den inneren Prozessen des Organismus und den jeweilig aktuellen Umweltbedingungen anzustreben. Mit prophylaktischen oder therapeutischen Maßnahmen können die sanogenetischen Prozesse in ein Übergewicht gebracht werden und somit eine Adaptation gewährleistet werden. Ein von *Hecht* und *Baumann* (*Hecht* 1977) aufgestelltes Schema demonstriert das Prinzip dieser Dynamik. Würde man sich einen sich bewegenden Zeiger in diesem kreisförmigen Schema vorstellen, so würde dieser im Adaptationsprozeß eines Menschen ständig um einen Bereich mit größeren bzw. kleineren Ausschlägen pendeln. Beim gesunden Menschen würde dies im Bereich des größten Übergewichts der sanogenetischen Prozesse der Fall sein. Schon geringste Veränderungen im Innern des Organismus, zum Beispiel die Verschiebung des hormonellen Gleichgewichtes in der prämenstruellen Phase einer Frau, würde den „Zeiger“ in

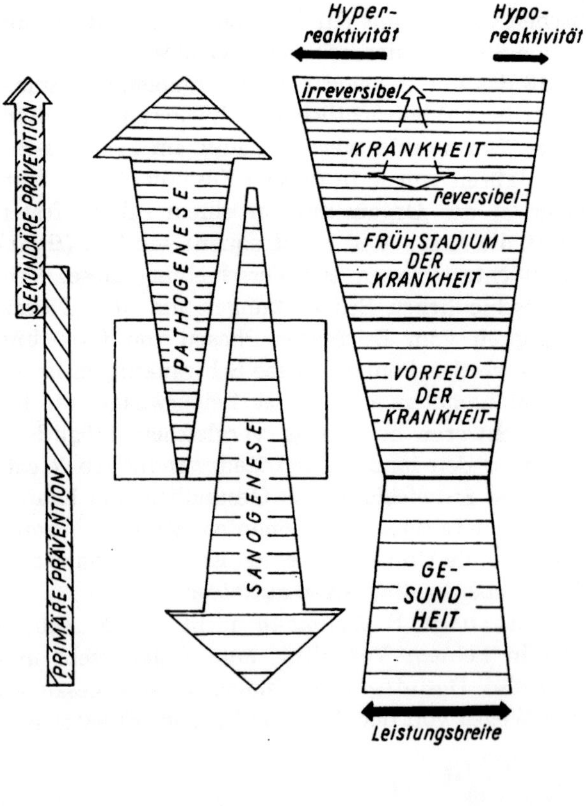

Abb. 6/1. Schema der Wechselbeziehungen zwischen Gesundheit und Krankheit (nach *Hecht*)

Richtung prämorbide Phase auslenken. Ein wochenlanger Streß kann unter Umständen seine Auslenkung bis zum Frühstadium bewirken, bei entsprechender Therapie ist eine Umstellung in den Bereich Gesundheit möglich. Uns scheint dieses Schema die Dynamik, in der sich die Wechselbeziehungen zwischen Gesundheit und Krankheit stets befinden, zu verdeutlichen. Aus der ständigen Wechselbeziehung zwischen sanogenetischen und pathogenetischen Prozessen läßt sich auch die von *Pawlow* (1953) beschriebene Zirkularität der experimentellen Neurose erklären.

Dieses Gesundheitsschema zeigt desweiteren, daß nicht jede vorübergehende Veränderung in Richtung Pathogenese (z. B. prämorbide Phase) Krankheit

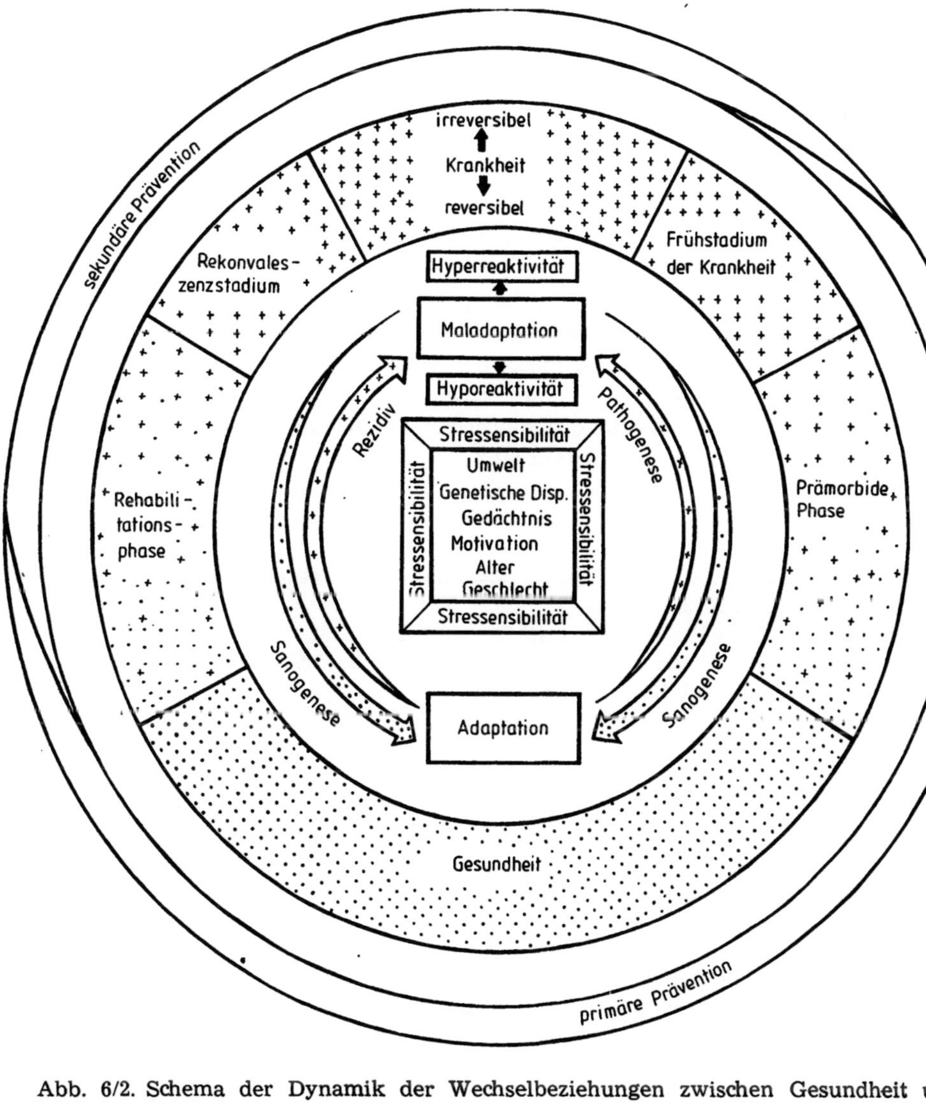

Abb. 6/2. Schema der Dynamik der Wechselbeziehungen zwischen Gesundheit und Krankheit (nach *Hecht* und *Baumann*)

bedeutet. Gerade dieser Gesichtspunkt sollte in der Neurosenlehre berücksichtigt werden.

Bustamante (1977) verwies darauf, daß „es eine Reihe von Erscheinungen gibt, die als Neurose bezeichnet werden, jedoch keine wahre Neurose darstellen. Die Häufigkeit dieser Störungen ist bemerkenswert und das hat in einigen Fällen dazu geführt, die Verbreitung der Neurose zu überschätzen." Er führte weiter dazu aus, daß unter „bestimmten Umständen eine Reihe von neurotischen Mechanismen entfesselt werden" können. Das sind Erscheinungsbilder einer akuten Neurose mit vorübergehendem Charakter. In diesem Zusammenhang muß auch der Befund von *Denker* (1946) kritisch beleuchtet werden, mit welchem er die spontane Remission der Neurosen ausweist. Schließlich muß auch die Frage gestellt werden, wie sich bestimmte Kompensationen zeigen, die zwar Veränderungen des Verhaltens verschiedenster Parameter verursachen, aber dennoch keine pathologische Erscheinung darstellen.

Die Gesundheits-Krankheitsbeziehungen sind nur in ihrer Dynamik und in der Wechselbeziehung Organismus—Umwelt zu verstehen und sollten so und nicht anders eine Beurteilung erfahren. Wir stimmen diesbezüglich mit dem russischen Kliniker *Botkin* überein, der schrieb: „Die Krankheit ist nicht etwas Besonderes, Selbständiges; sie gibt normale Lebenserscheinungen unter Bedingungen wider, die für den Organismus nachteilig sind, der entweder zugrunde geht oder infolge seiner Anpassungsfähigkeit ... seine Gesundheit mehr oder weniger vollkommen ... wiedererlangt ... oder aber krank bleibt. Daher macht die Untersuchung des Menschen und der ihn umgebenden Natur in beider Wechselwirkung mit dem Ziel, einer Krankheit vorzubeugen, sie zu heilen oder zu lindern, jenen Zweig des menschlichen Wissens aus, der unter dem allgemeinen Namen Medizin bekannt ist."

6. 1. Literatur

Bustamante, J.: Zur Einführung. In: R. *Baumann*, K. *Hecht* (Hrsg.): Streß, Neurosen, Herzkreislauf. Berlin 1977, 13—15

Botkin, S. P.: Klinische Wochenzeitschrift Nr. 37/80 (1886), 732

Denker, R.: Results of the treatment of psychoneurosis by the general practioner. New York. State J. Med. 46 (1946) 2164—2166

Hecht, K. u. R. *Baumann*: In: R. *Baumann*: Streß-Sensibilität und Adaptation. Ber. Ges. Inn. Med. 9 (1974) 15—30

Hecht, K.: Psychohygiene, Berlin 1975, 16 ff.

Hecht, K.: Methodologische, insbesondere modell-theoretische Aspekte bei der Gewinnung von Grundlagenerkenntnissen zur Sanogenese sowie Pathogenese der Neurosen und emotionsstreßinduzierten zerebro-viszeralen Regulationsstörungen. In: R. *Baumann*, K. *Hecht*: Streß, Neurose, Herz-Kreislauf, Berlin 1977, 17—24

Hecht, K., M. *Poppei*: Zur Rolle des Umweltfaktors in der dialektischen Gesundheits-Krankheitsbeziehung eines Organismus. Materialien des Forschungsverbandes Herz-Kreislauf-Krankheiten Berlin 1977

Hildebrandt, G.: Biologische Rhythmen und Arbeit. Wien/New York, 1976, 1—19

Höck, K. u. W. *König*: Neurosenlehre und Psychotherapie, Jena 1979

Levi, L.: Emotions — Their Parameters and Measurement. Raven Press. New York 1975

Mecklinger, L., H. *Kriewald*, R. *Lämmel*: Gesundheitsschutz und soziale Betreuung der Bürger. Staatsverlag der DDR, 1974, S. 9

Nieschlag, E.: Circadian Rhythm of Plasma Testosteron. In: J. *Aschoff*, F. *Ceresa*, F. *Halberg*: Chronobiological Aspects of Endocrinology. Stuttgart–New York, 1974, 117–128

Pawlenko, S. M.: In: Der emotionelle Streß und die arterielle Hypertonie. Materialien der 1. Tagung des wissenschaftlichen Rates am 1. Moskauer Medizinischen Institut, Moskau 1973

Pawlow, I. P.: (1885) zitiert bei: *Zukowveresnikov*, I. M.: Zurn vyss. nerv. dejat 2/1 (1952) 10–19

Pawlow, I. P.: Sämtliche Werke Bd III/2, Berlin 1953, 548

7. Modelltheoretische Aspekte

(K. *Hecht*)

Die Übertragung tierexperimentell gewonnener Ergebnisse der Grundlagenforschung auf die Bedingungen der medizinischen Praxis ist mit zahlreichen Problemen verbunden. Je tiefer die Wissenschaft in das Wesen und in die Komplexizität von Forschungsobjekten eindringt, desto größere Schwierigkeiten treten auf. Diese sind bei der tierexperimentellen Modellierung psychonervaler Prozesse und ihrer Störungen sowie bei der Verallgemeinerung der diesbezüglichen Ergebnisse und Erkenntnisse von besonderem Ausmaß, denn es muß unbedingt berücksichtigt werden, daß die Lebensvorgänge beim Tier ausschließlich biologischen Gesetzmäßigkeiten folgen. Beim Menschen haben wir dessen einheitlich biologischen und gesellschaftlichen Charakter und damit eine gegenüber dem Tier neuartige Qualität der Reaktionsweisen zu berücksichtigen. Diese neue Qualität resultiert aus dem integrierten Zusammenwirken des ersten und zweiten Signalsystems des ZNS, wobei letzteres die dominierende Rolle spielt und unter Berücksichtigung der verschiedenen Organisationsebenen und -stufen die nervalen Funktionen bestimmt. Dieses kann nicht im Tiermodell berücksichtigt werden. Soll nun bei der Aufklärung pathogenetischer Mechanismen psychiatrischer Erkrankungen völlig auf Tierexperimente verzichtet werden? Bringen Tierexperimente für diesen Bereich Erkenntnisgewinn? Gerade am Beispiel bestimmter, nur beim Menschen auftretender Erkrankungen, wie etwa der Neurosen oder Psychosen, läßt sich unschwer erkennen, daß ein Tiermodell nur im Rahmen einer wissenschaftlich begründeten Gesamtkonzeption, an der zutreffenden Stelle einer Hypothesenüberprüfung eingebaut, wirklich zur Aufklärung ätiologischer und pathogenetischer Aspekte des Krankheitsgeschehens beitragen kann. In bestimmter Hinsicht ist es jedoch unersetzbar, wenn auch beispielsweise der Wahn eines Schizophrenen in seinen Inhalten nur bei Betrachtung der sozialen und psychologischen Situation des Kranken richtig eingeordnet werden kann. Die pathologischen Vorgänge im Bereich der nervalen Abläufe, etwa der synaptischen Transmission, die einem schizophrenen Wahn letztlich zugrunde liegen können, sind nur unter Einbeziehung des Tierexperimentes aufzuklären (*Seidel* und *Hecht*, 1977).

Es gilt also, solche elementaren Lebensprozesse von psychischen Funktionen oder psychischen Erkrankungen des Menschen zu finden und aufzudecken, die in bestimmter Weise bei Mensch und Tier adäquat sind. Neben der Transmitterfunktion sind auch die Regulatorfunktionen mancher Peptide zu nennen (Endorphine, Substanz P u. a.). Schließlich stellen auch die Biorhythmik funktioneller

Prozesse und das physiologische Profil des Schlafes mit den Grunderscheinungen Delta- und REM Schlaf elementare Lebensprozesse dar, die bei Mensch und Tier nachzuweisen sind und deren Störungen bei psychiatrischen Erkrankungen in gleicher Weise auftreten wie in entsprechenden Tiermodellen. Andererseits sind pathologische Rhythmen Merkmale bestimmter psychonervaler Erkrankungen, wie zum Beispiel bei dem zyklischen Verlauf der manisch-depressiven Erkrankung. Wenn man die Arbeiten *Pawlows* über die Physiologie und Pathologie der höheren Nerventätigkeit betrachtet, kann eingeschätzt werden, daß sich das Tiermodell bei der Aufklärung solcher Grundmechanismen, wie des bedingten Reflexes, bewährt hat, besonders dann, wenn dialektisch-materialistisch fundierte Hypothesen und Modellmethoden angewandt wurden. Für den dialektischen Materialismus, der den Erkenntnisprozeß als ganzheitlichen und sozialen Vorgang betrachtet, ergibt sich die Notwendigkeit und die Bedeutung von Hypothesen zwangsläufig aus den Grundthesen seiner Erkenntnistheorie. Danach ist Erkenntnis nicht ein einfacher Abbildungsakt, durch den passiv im Subjekt eine abbildende Kopie der Umwelt entsteht. Sie ist nur als Prozeß zu verstehen, in dem die objektive Realität zunehmend präziser, umfassender und tiefer widergespiegelt wird, indem zugleich eine Wechselbeziehung zwischen Subjekt und Objekt entsteht. In diesem Prozeß vermittelt die Hypothese den Übergang vom empirischen zum theoretischen Wissen. Die Hypothese ist durch vielfältige Beziehungen ausgewiesen. Die Suche nach dem Ursprung neuer Erkenntnisse und die wissenschaftliche Kreativität gehören genauso zur Hypothese, wie der strukturelle Aufbau von Wissenssystemen, die empirische Interpretation und die Überprüfung theoretischer Systeme in der Praxis (*Korch* 1972).

Zur Hypothese ist auch der Prozeß der Synthese und Integration des Wissens einschließlich experimenteller Ergebnisse zu zählen. Die Hypothese schließt die Ausbildung neuer Erkenntnismittel und -methoden ein, wozu auch das Modell und die Modellmethode gehören. Die Verwendung von Modellen im Prozeß der Hypothesenbildung besteht im Suchen, Erkennen und Ausnutzen von Analogien. In der Wissenschaft wird als Modell ein Objekt bezeichnet, welches auf der Grundlage einer Struktur-, Funktions- oder Verhaltensanalogie zu einem entsprechenden Original von einem Subjekt eingesetzt und genutzt wird, um eine bestimmte Aufgabe lösen zu können, deren Durchführung mittels direkter Operation am Original zunächst oder überhaupt nicht möglich bzw. unter gegebenen Bedingungen zu aufwendig ist (*Klaus* und *Buhr,* 1974). Somit ist das Modell eine Abbildung komplizierter und komplexer Strukturen und Funktionen eines Gegenstandsbereiches auf einfachere und übersichtlichere Strukturen und Funktionen des gleichen oder eines anderen Gegenstandsbereichs.

Ein Modell kann je nach Aufgabe verschiedene Funktionen ausüben. Das Modell für die Erkenntnisgewinnung dient zum Beispiel der Suche nach neuen Informationen über das Original.

Im Rahmen der gezielten medizinischen Grundlagenforschung bzw. der experimentellen Medizin nimmt das Modell für die Erkenntnisgewinnung die zentrale Stellung ein. Am Modell sollen neue Erkenntnisse gewonnen werden, aus denen durch Analogieschluß hypothetisch entsprechende Eigenschaften, Mechanismen und Gesetzmäßigkeiten abgeleitet werden können.

Allen Modellen zur Erkenntnisgewinnung (im folgenden immer nur als Modell bezeichnet) ist gemeinsam, daß sie nicht willkürlich vom Subjekt hervorgebracht werden können, sondern eigenen inneren Gesetzmäßigkeiten unterliegen, die objektiver Gegenstand der Analyse im Modellexperiment durch das Subjekt sind. Eine wesentliche Seite für die Erarbeitung einer Modellkonzeption ist die Frage nach dem Inhalt der Analogie zum Original. Diesbezüglich können Struktur-, Funktions- und Verhaltensmodelle unterschieden werden. Bei dem Aufbau eines Modells sind folgende Forderungen zu erfüllen: Jedes Modell muß sich vom Original in jenen Merkmalen qualitativ unterscheiden, die eine direkte Bearbeitung des Originals durch das Subjekt nicht möglich machen. Es muß deshalb in Abhängigkeit von der wissenschaftlichen Aufgabe einfach, leicht beschreibbar, praktisch, unbegrenzt variierbar oder idealisierbar sein. Zugleich muß das Modell in jenen Eigenschaften dem Original möglichst ähnlich sein, die speziell Gegenstand seiner Nutzung durch das Subjekt sind

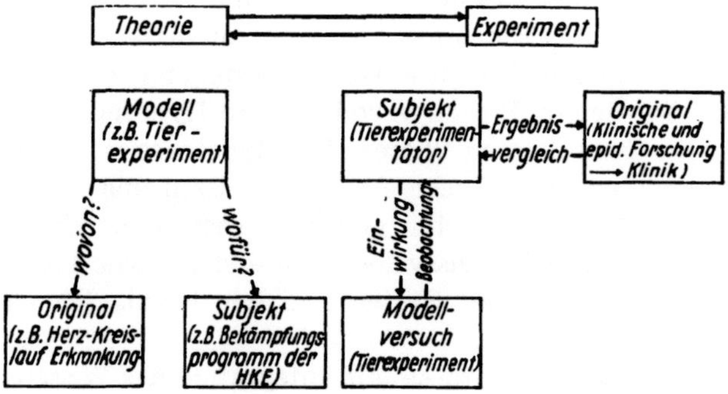

Abb. 7/1. Schema der dreistelligen Relation des Modellbegriffs nach *Hecht*

und dem Zweck der Modellierung entsprechen. Beide Forderungen stehen zueinander mehr oder weniger in Widerspruch, so daß beim Modellaufbau ein Optimierungsproblem entsteht, d. h., es müssen Wege gefunden werden, die beiden Forderungen optimal gerecht werden, so daß störende Widersprüche weitestgehend ausgeschlossen sind. Dieser Gesichtspunkt muß bei jedem Modellaufbau berücksichtigt werden.

Der Aufbau von Modellen für die Erkenntnisgewinnung ist „kein einfacher einmaliger Akt, sondern ein mehr oder weniger komplizierter Wechselwirkungsprozeß zwischen dem das Modell aufbauenden Menschen, dem Original und dem Modell" (*Klaus* 1967). Unter dem Aspekt der formalen Logik ist nämlich der Modellbegriff eine „dreistellige Relation (*Klaus,* 1967). Folglich wird ein Modell immer durch seine Beziehungen zu dem, „wovon" und „wofür" es Modell ist, bestimmt. Zu jedem Modell muß es daher stets ein Original und ein Subjekt geben.

„... auf der Grundlage der Kenntnisse über das Objekt, über die materielle bzw. ideelle Basis des Modells und über bereits bekannte Analogien zwischen den beiden Bereichen, denen Modell und Original angehören, wird das Modell aufgebaut. Im weiteren vertritt nun das Modell das Original. Durch entsprechende Einwirkungen auf das Modell und die Beobachtung der Resultate (Modellexperimente) können weitere Einsichten in die Beschaffenheit bzw. Funktionsweise des Modells und damit – unter Berücksichtigung der Analogierelationen zwischen Modell und Original – auch in die entsprechenden Gegebenheiten des Originals gewonnen werden. In der Regel wird sich im Verlauf derartiger Experimente jedoch herausstellen, daß z. B. nur bestimmte Reaktionen, Funktions- oder Verhaltensweisen des Modells mit denen des Originals übereinstimmen, andere hingegen nicht" (*Klaus* 1967).

Das erfordert eine ständige Vervollkommnung des Modells. Hierbei muß zunächst der Vergleich der Ergebnisse der Modellversuche mit den entsprechenden Eigenschaften, Funktionen und Verhaltensweisen des Originals erfolgen.

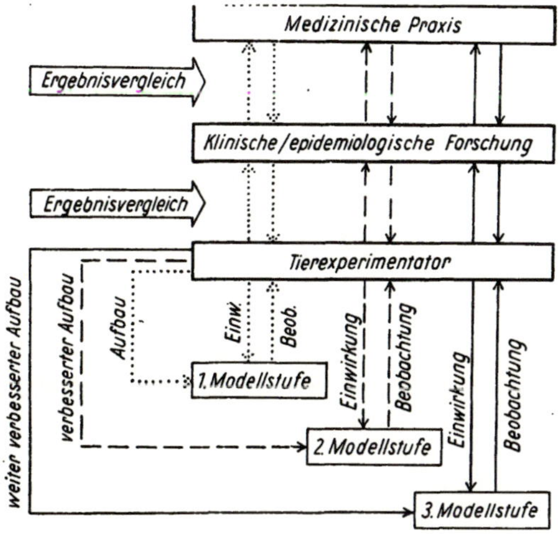

Abb. 7/2. Schema des stufenweisen Aufbaues eines Modells (nach *Hecht*)

Der Ergebnisvergleich gibt die Basis für weitere Modellversuche. Er kann Einfluß auf die Konzeption des Modells, auf die Modellmethode (Versuchsanordnung, Datenverarbeitung) und auch auf die Interpretation der Modellergebnisse nehmen. Auf diese Weise kann das Modell vervollkommnet, die Analogie zwischen Modell und Original gewissermaßen intensiviert werden. Dieser Prozeß kann derart fortgesetzt werden, daß alle bis zu einem bestimmten Zeitpunkt der Untersuchungen angestellten Versuche tatsächlich die gleichen Ergebnisse aufweisen, wie sie entsprechende Versuche am Original ergeben oder nach theoretischen Überlegungen haben müßten, d. h. zu der Entwicklungsstufe des Modells, auf der es sich als ein befriedigendes Abbild des Originals widerspiegelt.

Für die kontinuierliche Vervollkommnung des Modells ist es von Vorteil, wenn während des Modellexperiments eine ständige Überprüfung der Modellergebnisse am Original stattfinden kann. Das tierexperimentelle Modell muß also das Ziel verfolgen, entsprechende, für das Problem des Gesundheitswesens bedeutungsvolle komplexe biologische Grundmechanismen aufzuklären. Sein Wahrheitsgehalt ist ständig am Original, d. h. mit Resultaten des klinischen und epidemiologischen Experiments zu vergleichen. Im Ergebnis eines derartigen Vergleichs sollen neue Impulse von der klinischen epidemiologischen Forschung an den tierexperimentellen Forscher gerichtet werden, der mit diesen erhaltenen

Denkanstößen durch theoretische und experimentelle Arbeit das Modell zur Erkenntnisgewinnung ständig vervollkommnet (*Hecht*, 1977; *Hecht* und *Poppei*, 1977).

Beim Studium psychonervaler Prozesse im Tierexperiment muß man stets berücksichtigen, daß der Mensch als bewußtes gesellschaftliches Wesen im historischen Prozeß seiner Entwicklung gegenüber dem Tier völlig neue Qualitäten erlangte, die sich auch in den biologischen Funktionen äußern, die vom gesellschaftlich determinierten Verhalten des Menschen nicht zu trennen sind. Wir müssen daher menschlich-biologisches vom tierisch-biologischen unterscheiden und beim Menschen beachten, daß sich gesellschaftlich-soziale Prozesse

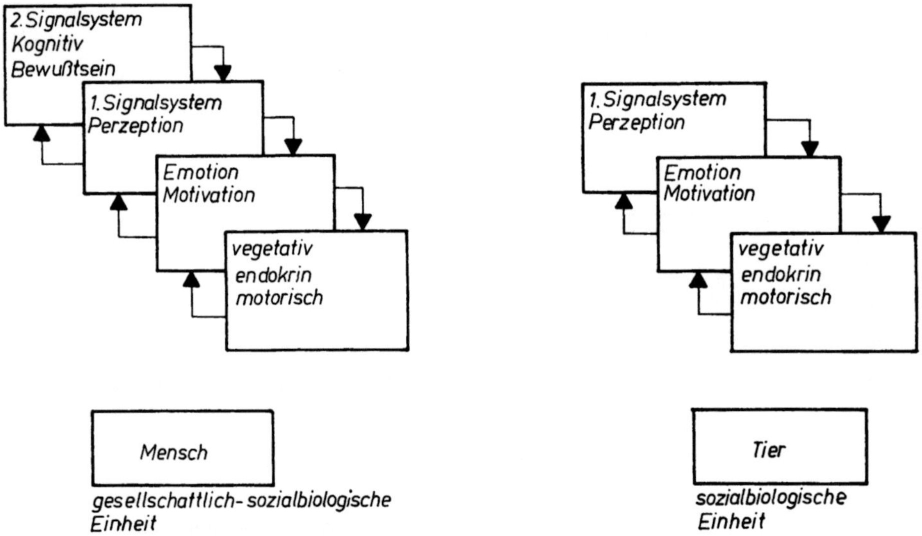

Abb. 7/3. Schematische Darstellung der Unterschiede zwischen Mensch und Tier hinsichtlich der psychosozialen biologischen Einheit. Das zweite Signalsystem gewährleistet die neue Qualität des Menschen als gesellschaftliches Wesen gegenüber dem Tier

im biologischen Geschehen widerspiegeln können und biologische Bedingungen des Organismus das gesellschaftliche Verhalten des menschlichen Indviduums beeinflussen.

In einem vereinfachten Schema (Abb. 7/3) sind diese Auffassungen zusammengestellt, wobei der Mensch als gesellschaftlich-sozial-psychobiologisches Wesen, dem Tier als sozial-biologisches Wesen gegenübergestellt wird. Die Entwicklung des 2. Signalsystems (*Pawlow*, 1953), d. h. des menschlichen Bewußtseins in seiner Einheit von kognitiven-emotionell-motivationellen Prozessen im historischen Prozeß ergab diese neue Qualität im Verhalten und in der psychobiologischen Regulation.

Dem Tier sind ebenfalls soziale Eigenschaften eigen. Zum Beispiel die Mutter-Kind-Beziehung, Rangordnungen in Herden und Rudeln. Diese sozialen Eigenschaften sind aber nicht gesellschaftlich determiniert und veranlassen nicht zu bewußten Handlungen wie sie der Mensch auszuüben vermag.

Der Erkenntnisgewinn am Tier muß diesem Qualitätsunterschied zum Menschen Rechnung tragen. Dies zu vernachlässigen, widerspricht genauso der objektiven Realität, wie die Ablehnung des tierexperimentellen Modells für psychiatrische Erkrankungen des Menschen.

Interessant sind in diesem Zusammenhang Ausführungen von *Pawlow* (1953) in seinen bekannten Vorlesungen zu dieser Problematik, die heute noch die gleiche Aktualität hat wie damals: „Es unterliegt keinem Zweifel, daß wir die Erkenntnisse, die wir in Versuchen an höheren Tieren über die Tätigkeit des Herzens, des Magens und anderer Organe erhalten haben, nur mit größter Vorsicht auf die Arbeit der entsprechenden, ähnlich aussehenden Organe des Menschen übertragen dürfen. Dabei ist die Grundforderung, ständig die tatsächliche Übereinstimmung in den Funktionen dieser Organe beim Menschen und beim Tier zu überprüfen. Welche äußerste Umsicht gebietet dann erst die Übertragung dieser erstmalig erhaltenen exakten naturwissenschaftlichen Kenntnisse über die höhere Nerventätigkeit der Tiere, auf die höhere Nerventätigkeit des Menschen. Ist es doch gerade diese Tätigkeit, die den Menschen ganz klar aus dem Tierreiche heraushebt, die den Menschen so unermeßlich hoch über das Tierreich erhebt.

Es wäre im höchsten Grade leichtsinnig, wenn man die ersten Schritte der Physiologie der Großhirnhemisphären, die wohl ihrem Programm, nicht aber ihrem Inhalt nach abgeschlossen ist, schon für irgendeine Lösung der unermeßlichen Aufgabe der Erforschung des höchsten Mechanismus der menschlichen Natur halten wollte. Daher kann jeder Versuch, eine mehr oder weniger fertige, starre Ordnung in die derzeitige Bearbeitung dieser Fragen hineinzubringen, nur von einer Beschränktheit des Denkens zeugen. Andererseits aber sollte die natürlich nur vorläufig so vereinfachte naturwissenschaftliche Behandlung des Gegenstandes nicht feindlich aufgenommen werden, wie das leider nicht selten geschieht. Das Komplizierte wird von der Wissenschaft nur stückweise und Schritt für Schritt errungen, allmählich aber erfaßt sie es doch mehr und mehr. Sehen wir deshalb lieber hoffnungsvoll, aber auch mit Geduld, dem Augenblick entgegen, wo eine genaue und vollständige Kenntnis unseres höchsten Organs, des Großhirns, zu unserem wirklichen Besitz wird und damit zur Hauptgrundlage eines dauerhaften menschlichen Glücks".

Bekanntlich ist die Entwicklung einer Theorie nur auf der Basis fundamentaler wissenschaftlicher Erkenntnisse möglich. Das ist die wichtigste Bedingung für die Lösung von angewandten, d. h. praktisch wertvollen, für die menschliche Gesellschaft nützlichen, Anfragen. Das gilt auch im vollen Ausmaß für die medizinische Forschung. Nicht zufällig hat *Pawlow* gefordert, die medizinische Forschung durch „das Feuer des Experiments zu verwirklichen", wobei er Tierexperimente im Auge hatte, die einen nutzbaren Erkenntnisgewinn für den Menschen erbringen.

Die moderne Medizin geht von dem pathogenetischen Prinzip bei der Verhinderung und Behandlung von Krankheiten aus. Das trifft auch für solche Krankheiten zu, bei denen Störungen der informationsverarbeitenden Prozesse vorliegen, wie bei den Neurosen. Für die Lösung gerade dieser Frage muß man einen breiten Komplex von methodischen Verfahren anwenden, mit dessen Hilfe die Prozesse auf verschiedene Ebenen der Struktur und Funktion in bezug auf die Organisation der Erscheinung untersucht werden können, die man am Menschen unmöglich, im Gegenteil aber erfolgreich an Tieren realisieren kann. Das Modell muß daher äquivalente Bedingungen des menschlichen Krankheitsbildes berücksichtigen.

7.1. Literatur

Chananaschwili, M. M.: Experimentelle Informationsneurose. Journ. wyssch. nerv. dejatl. **24** (1974) 675—682

Hecht, K. (1977): Methodologische, insbesondere modell-theoretische Aspekte bei der Gewinnung von Grundlagenerkenntnissen zur Sanogenese sowie zur Pathogenese der Neurosen und emotionsstreßinduzierten zerebro-viszeralen Regulationsstörungen. In: R. *Baumann*, K. *Hecht*: Streß, Neurose, Herz-Kreislauf, Berlin, 17—25

Hecht, K., und M. *Poppei*: (1977) Zur Rolle des Umweltfaktors in der dialektischen Gesundheits-Krankheitsbeziehung eines Organismus. Arbeitsmaterial des Forschungsverbandes Herz-Kreislaufkrankheiten, Berlin, 15—19

Klaus, G.: (Hrsg.) Wörterbuch der Kybernetik, Berlin 1967, 422

Klaus, G., u. M. Buhr (Hrsg.): Philosophisches Wörterbuch. Bd. 2 Leipzig, 1974, 805

Korch, M. (Hrsg.): Die wissenschaftliche Hypothese, Berlin, 1972

Pawlow, I. P.: Sämtliche Werke Bd. 4, Berlin, 1953, 328
23. Vorlesung: Anwendung der Ergebnisse unserer Tierexperimente auf den Menschen

Seidel, K., u. K. *Hecht*: Modelltheorie und Tierexperiment in der medizinischen Forschung. humanitas 12/77, 1977, 9

8. Physiologische und phathologische Aspekte des Lernens und des Gedächtnisses

(K. *Hecht*, M. M. *Chananaschwili*)

Sowohl aus der *Pawlow*schen Konzeption der experimentellen Neurose, als auch aus der Weiterentwicklung der Neurosenlehre in den letzten Jahrzehnten geht hervor, daß dem Lernen und Gedächtnis in der Pathogenese dieser Krankheit eine entscheidende Bedeutung zukommt. Nachfolgend soll auf eine Reihe von Grundprozessen des Lernens und Gedächtnisses eingegangen werden, welche im Neurosegeschehen eine Rolle spielen können.

8.1. Gedächtnis und Adaptation

Bei jedem Vorgang der Adaptation eines Organismus an Situationen der sich in ständiger Bewegung befindlichen Umwelt vollzieht sich eine Änderung des betreffenden lebenden Systems, wobei auf den Informationsgehalt der Umwelteinwirkung Bezug genommen wird, so daß die Systemerhaltung gewährleistet werden kann. Jedes Lebewesen verfügt über zwei grundsätzlich verschiedene Formen der Adaptation, welche sich bezüglich der Informationsverarbeitung, der Informationsspeicherung und der Informationswiedergabe unterscheiden. Das sind die phylogenetische und ontogenetische Adaptation.

Im Laufe von Jahrmillionen unserer Phylogenese erfolgte eine Aufnahme und Auswahl von Informationen, die im genetischen Gedächtnis gespeichert sind.

Die molekulare Grundlage der Erbfaktoren (Gene) wurde von *Crick* (1963) aufgeklärt. Es handelt sich dabei um Riesenmoleküle der Desoxyribonukleinsäure (DNS). Die identische Reduplikation dieses Fadenmoleküls gewährleistet die Informationsweitergabe über Generationen, zugleich aber auch Zellteilung und Wachstum. Von den Genen aus erfolgt die Stimulation der Eiweißsynthese. Die Informationsübertragung vom genetischen Code der DNS auf die Aminosäuresequenz der Eiweiße erfolgt über Ribonukleinsäuren (RNS). Nach einer bestimmten Arbeitskopie der RNS zur DNS, die in einer komplementären Nukleotidfolge besteht, wird die Reihenfolge der Aminosäuren im Peptid bzw. der Eiweißmoleküle codiert. Infolge der Länge der DNS, RNS und Peptide ist die Zahl unterschiedlicher Nukleotidsequenzen ebenso wie die der Aminosäurekombinationen praktisch unbegrenzt. Auf diese Weise können Informationen für viele Millionen verschiedener Eiweiße genetisch gespeichert und realisiert werden. Die phylogenetische Adaptation ist die Grundlage für die ontogenetische (individuelle). Wenn gewöhnlich von Adaptation bzw. von Lernen und Gedächtnis gesprochen wird, dann ist die individuell erworbene Verhaltensänderung, die weitgehend mit Lernen identisch ist, gemeint. Dieser individuellen oder ontogenetischen Adaptation liegt der phylogenetische Informationsgewinn der Art sowie die ontogenetische Umcodierung und Realisierung, der in den Genen gespeicherten Informationen während der prä- und postnatalen Entwicklungsperiode des Individuums zugrunde. In diesem Zusammenhang muß bemerkt werden, daß nicht Fähigkeiten, Merkmale oder Verhaltensweisen vererbt werden, sondern die den jeder Art eigenen Mechanismen der Adaptation zugrunde liegenden Anlagen des Individuums. Diese Anlage ist bei höheren Lebewesen, insbesondere beim Menschen, auf der Grundlage der Hirnstrukturen außerordentlich multipotential, d. h. sie läßt sich durch die ontogenetische Adaptation, die weitgehend mit dem Lernvorgang identisch ist, in vielfältiger Weise entwickeln. Hierbei sind bestimmte Grundleistungen der Analysatoren des ZNS für die Informationsverarbeitung angeboren. Solche programmierten Leistungen der zentralnervösen Analysatoren sind beim Menschen u. a. die Lagebestimmung im Raum, die Richtungs- und Entfernungslokalisation von Informationsquellen, die Ermittlung von Formkriterien sowie ein Grundrepertoire von Antriebsmechanismen und neuromotorischen Koordinationen, z. B. die des ersten Atemzuges bei der Geburt. „Mit der quantitativen und qualitativen Entwicklung des Großhirns nimmt in der Evolution die Verarbeitungskapazität und Modifikabilität des Nervensystems außerordentlich zu" (*Sinz*, 1973).

8.2. Lernen und Gedächtnis

Eine der wichtigsten Funktionen des Zentralnervensystems ist das Gedächtnis, das heißt die Fähigkeit des Gehirns, ontogenetisch erworbene Informationen, also vorausgegangene Ereignisse und Erfahrungen, zu speichern, um sie später zu beliebigen Zeitpunkten wieder abrufen zu können. Gedächtnis und Lernen stellen eine phänomenale Einheit dar. Unter Lernen wird eine motivierte und situationsangepaßte Verhaltensänderung eines Individuums als Folge individueller Informationsverarbeitung und -speicherung auf phylogenetisch angelegten neuronalen Strukturen verstanden, die zur Verbesserung der Adaptation führt und umständebedingte Neuanpassungen an bisher unbekannte Umweltbedingungen gewährleistet.

Lernen ist eine input-output-Beziehung, die nur an Parametern des Verhaltens und seiner Veränderungen gemessen werden kann. Das gleiche gilt für das Gedächtnis als das Ergebnis des Lernens. Der Lern-Gedächtnis-Prozeß setzt sich aus folgenden, eng miteinander verbundenen Elementen zusammen:

1. Acquisition: Das Erlernen einer Erscheinung oder Situation, d. h. Informationsaufnahme und -verarbeitung.
2. Retention: Prozeß der Informationsspeicherung, der Niederlegung von Informationsengrammen bzw. Gedächtnisspuren.
3. Ekphoration: Prozeß der Wiedergabe von Informationen bzw. Informationsentspeicherung aus dem Gedächtnis.

Die Retention ist nur über die Ekphoration zu prüfen, so daß beide Prozesse in einem sehr enggefügten Verhältnis gesehen werden müssen.

4. Extinktion: Das Erlöschen von Erlerntem.

Lernen und Gedächtnis sind an funktionell-strukturelle Veränderungen auf der Grundlage zellulärer und molekularbiologischer Prozesse gebunden. Hierbei spielen, wie bereits erwähnt, nach dem bisherigen Erkenntnisstand lernabhängige Veränderungen der Ribonukleinsäure (RNS) und Proteinsynthese

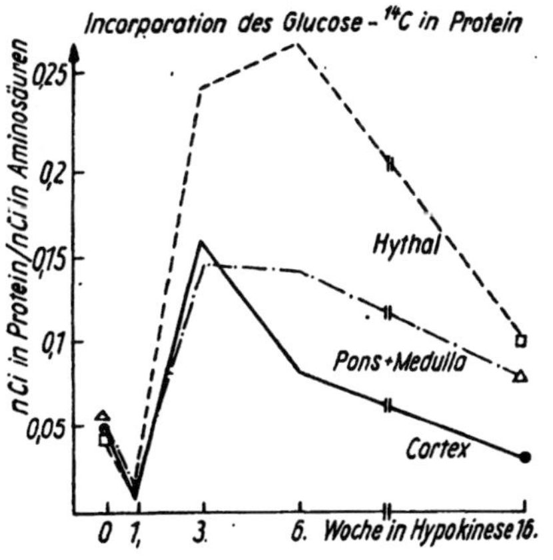

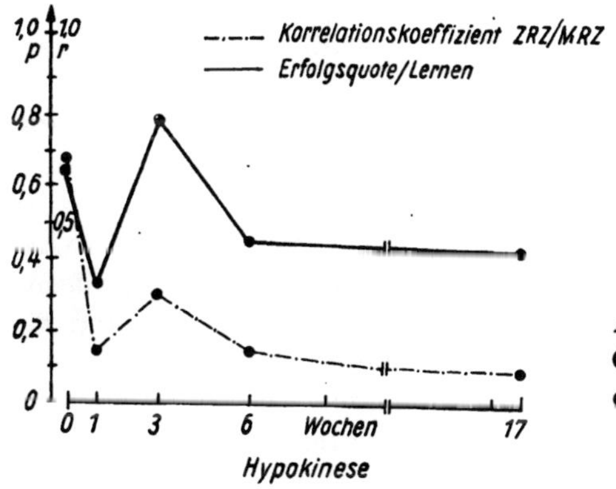

Abb. 8/1. Lernen und Proteinsynthese im Gehirn (nach *Poppei* et al. und *Konitzer* et a.)

eine Rolle (*Katz,* 1950; *Hydin* et al., 1964, 1968, 1969, 1970, 1973). Aus entsprechenden Untersuchungen wird u. a. ersichtlich, daß mit dem Erlernen einer Futtersuchreaktion quantitative und qualitative Veränderungen der RNS im *Deiter*schen Kern bzw. kortikalen Neuronen vor sich gingen. Des weiteren wurde festgestellt, daß eine erhöhte Produktion nuklearer RNS mit hohem Adenin- und geringem Uracilgehalt im Initialstadium des Lernprozesses produziert wurde und daß später Veränderungen ribosomaler RNS vor allem mit Erhöhung des Cytocin und Guanin auftraten. Beim Erlernen von Helligkeitsunterscheidungen konnten *Pohle* und *Mathies* (1971 an Ratten mit Vorstufen der RNS-Synthese (markierte Orotsäure bzw. UMP) eine besonders starke Inkorporation in Kern-RNS von Pyramidenzellen des visuellen Kortex und von Nervenzellen des Hippokampus nachweisen. Auch Störungen der informationsverarbeitenden Prozesse des ZNS infolge der chronischen Verlaufsform von Streß (*Poppei* und *Hecht*, 1980) äußern sich in Veränderungen der regionalen Proteinsynthese (*Konitzer* et al., 1977; *Poppei* et al., 1977).

Eine weitere Beweisführung für die Zusammenhänge zwischen RNS- und Proteinsynthese einerseits und Lernen andererseits wurde durch gezielte Blokkierung dieser Syntheseprozesse durch Antibiotika, zum Beispiel mit Puromycin, vorgenommen (*Flexner* et al., 1971 und 1977). Diese Beziehungen zwischen Ganzheitsverhalten und molekularbiologischer Regulation veranlaßte zahlreiche Forschergruppen, durch Stimulierung der RNS- und Proteinsynthese ein Mittel zur Verbesserung von Lern- und Gedächtnisleistungen zu finden. In der DDR ist es die Gruppe von H. *Mathies* (1971, 1973), welche sich mit dieser Problematik beschäftigte und die fördernde Wirkung von bestimmten Präkursoren der RNS-Synthese auf das Gedächtnis nachgewiesen haben.

8.3. Peptide im Lern- und Gedächtnisprozeß

In den letzten Jahrzehnten wurden aber aufsehenerregende Ergebnisse mit Hypophysenhormonen von Peptidcharakter hinsichtlich der Förderung des Lernens im Tierexperiment erzielt.

So konnte in umfassenden Untersuchungen von *de Wied*, 1971, 1972, 1976; *Schwarzenberg*, 1979; *Wimersma Greidanus* et al., 1976, 1979; *Dogterom*, 1977; *Schulz* et al., 1974, 1979; *Kreges* et al. 1979) der Einfluß von verschiedenen ACTH-Aminosäuresequenzen, von Vasopressin und Oxytocin auf Lernen und Gedächtnis nachgewiesen werden. ACTH-Sequenzen sind bei der Formierung und Aufrechterhaltung erlernten Verhaltens, wahrscheinlich durch Beeinflussung der neuronalen Transmission in limbischen Strukturen des Mittelhirns, wirksam. Diese führten zu einer Verbesserung des visuellen Gedächtnisses, durch Erhöhung der Aufmerksamkeit. Vasopressin soll das Langzeitgedächtnis stabilisieren. Bei der Wirkung dieser Peptide auf den Lernprozeß sind viele Faktoren zu beachten, welche Quantität und Qualität des Effektes bestimmen. So wurden Abhängigkeiten von der Verabreichungszeit im Tagesverlauf und der Art des Experiments, von der Dosis und der Wirkungsdauer sowie von der chemischen Struktur der Peptide gefunden. Besonders effektiv erwies sich das Lysin-Vasopressin. Eine einmalige Dosis von 1 μg, intraventrikulär verabreicht, wirkt mehrere Tage lang fördernd auf das Gedächtnis.

Wenn Vasopressin am Morgen verabreicht wird, dann tritt die positive Wirkung auf die Retention nur dann ein, wenn auch morgens geprüft wurde. Hieraus ergeben sich Abhängigkeiten vom zirkadianen Rhythmus.

In der DDR befaßt sich eine Magdeburger Gruppe mit dem Einfluß von Vasopressin und Oxytocin auf Verhaltensprozesse, u. a. *Schultz* et al. (1974, 1979). Diese Gruppe konnte u. a. den indirekten Nachweis eines präsynaptischen Angriffs an dopaminergen Neuronen des nigrostriatalen Systems des Gehirns für Vasopressin, Oxytocin und für das C-terminale Tripeptid des Oxytocins (Pro-Leu-Gly (NH_2) erbringen.

Effekte auf Verhalten und Lernen wurden auch mit anderen Peptiden, so mit MSH (Melanocyte stimulating hormone), mit TRH (Thyreotropes Releasing-Hormon) und Angiotensin II nachgewiesen. (*Ferrari* et al., 1963; *Sandman* et al., 1969, 1971; *Guillemin,* 1976).

Gedächtnisblockierungen durch Puromycin bzw. retrograde Amnesie infolge O_2-Mangel oder Elektroschock können durch Lysin-Vasopressin und andere Hypophysenhormone aufgehoben werden (*Flexner* et al., 1977; *Walter* et al. 1975; *Lande* et al., 1972).

Auch bestimmte genetische Effekte, die das Lernen negativ beeinflussen, sind unter bestimmten Umständen durch Lysin-Vasopressin zu beseitigen. Als ein interessantes Modell erwiesen sich Diabetes-insipidus-Ratten (Bratleboro-Ratten) mit einem genetisch bedingten Defekt der Vasopressinproduktion. Homozygoten Tieren fehlt dieses Peptid völlig. Infolgedessen sind Störungen im Lernverhalten vorhanden. Lysin-Vasopressin-Applikationen vermögen diesen Defekt zu kompensieren (*de Wied,* 1979). In allen diesen Untersuchungen konnte festgestellt werden, daß der Lerneffekt der angeführten Hypophysenhormone völlig unabhängig von der bekannten Hormonwirkung besteht. Folglich haben diese Hormone zwei qualitativ unterschiedliche Wirkkomponenten.

Dieses Ergebnis hat dazu geführt, daß eine Vielzahl von Analogen synthetisiert wurde mit dem Ziel, die ZNS-Wirkung von der spezifischen Hormonwirkung zu trennen. Für das Vasopressin ist es bereits gelungen, gedächtnisaktive Analoga zu entwickeln, welche kaum noch pressorisch oder antidiuretisch wirksam sind (DG-LVP). Andererseits wurden Vasopressinsequenzen gefunden, die eine hohe antidiuretische Wirkung haben und nur geringfügig das ZNS alterieren (DD-AVP und DV-AVP (*Schulz,* 1980). Standen bisher vorwiegend Peptide der Neurohypophyse und des Hypothalamus im Mittelpunkt der lernaktiven Wirkung, so erhob sich die Frage, wie ein Peptid, welches ubiquitär im gesamten ZNS und PNS vorkommt, in die Lern- und Gedächtnisprozesse eingreift.

8.4. Die Substanz P in Lern- und Gedächtnisprozessen

In umfangreichen Untersuchungen wurde von *Hecht* et al. (1978, 1979, 1980, 1981) die Wirkung der Substanz P (SP) und eines Substanz P-Analogen, Lys-Eledoisinhexapeptid auf die Lern- und Gedächtnisprozesse von normalen, neurotischen und Spontan-Hypertonie-Ratten (SHR) untersucht.

Die Substanz P, von *v. Euler* und *Gaddum* (1931/1931) erstmals beschrieben, ist in verschiedenen Hirnarealen, dem Rückenmark und im peripheren Nervensystem (PNS) nachzuweisen (*Lembeck* und *Zetler* 1971). Bei den Mammalia ist es in hohen Konzentrationen im sensorischen Kortex, Hypothalamus, Subst. nigra, Area postrema, im dorsalen Grau des Rückenmarkes und im Plexus myentericus gefunden worden. SP ist ein lineares Peptid mit elf Aminosäuren, ein Undekapeptid. Der eigenartige Name „Substanz P“ geht auf ihre Entdeckung zurück: In einem Trockenextrakt (Powder, daher „P“) aus dem Darm oder dem Gehirn fand sich ein Faktor mit Wirkungen auf die glatte Muskulatur von Darm und Blutgefäßen, der sich von allen anderen Stoffen mit derartigen Wirkungen differenzieren ließ. Die Entwicklung einer immunhistochemischen Nachweismethode machte es möglich, die SP in dünnen, nicht myelinisierten afferenten Nervenfasern zu lokalisieren (*Höckfelt* et al., 1971). In Durchtrennungsuntersuchungen wurde die Existenz nigro-petaler Substanz P-haltiger Fasern nachgewiesen. Hierbei zeigte sich, daß der retikuläre Teil der Substantia nigra besonders starke Anreicherungen von Substanz P enthielt und daß die dort endenden Fasern Einfluß auf dopaminerge Neurone ausüben können (*Lembeck,* 1978). *Otsuka* (1974, 1976) fand, daß SP eine Depolarisation der motorischen Vorderhornzellen hervorzurufen vermag. Hierbei erwies sich die depolarisierende Wirksamkeit von SP auf molarer Basis etwa 10 000mal höher als die von Glutamat, dem eine Rolle als zentraler exzitatorischer Transmitter zugeschrieben wird. Die Substanz P soll eine algetische und analgetische Wirkung haben (*Oehme* et al., 1980) und in Carciniod-Tumoren vorkommen (*Hakanson* et al., 1977).

SP wird zur Gruppe von biologisch aktiven Peptiden gezählt, welche sowohl im ZNS als auch im Darmtrakt vorkommen. Hierzu gehören auch das Enkephalin und andere Endorphine, Somatostain, Gastrin und Neurotensin (*Lembeck,* 1978). Diese Peptide werden als entwicklungsgeschichtlich frühe Wirkstoffe angesehen, welche mit fortschreitender Differenzierung vermutlich neue Funktionen übernehmen. Es wird vermutet, daß die Potenz zur Synthese dieser Peptide auf eine frühe embryonale Entwicklungsperiode zurückzuführen ist. während der noch eine enge Verbindung zwischen Ektoderm und Endoderm bestand (*Pearse,* 1976).

Aus der Vielzahl der vorliegenden Einzelbefunde gelingt es allmählich, eine Vorstellung zur physiologischen Rolle der Substanz P zu entwickeln. Die auf dem IBRO-Symposium „Neuropeptide und Neurale Transmission" 1979 dargelegten Ergebnisse aller auf diesem Gebiet führenden internationalen Forschergruppen ergaben folgende Einschätzung:

1. Die Substanz P übt eine Funktion als Releaser aus, indem es Endorphine freizusetzen vermag.
2. Die Substanz P verfügt über eine direkte excitatorische Funktion.
3. Die Substanz P wirkt als Neuroregulator und kann auch unter anderem die Wirksamkeit von Transmittern regulieren bzw. modulieren.

Die mit einer bedingten lokomotorischen Abwehrmethode (*Hecht* et al., 1972) „avoidance learning", durchgeführten Untersuchungen erbrachten u. a. folgende Ergebnisse:

Untersuchungen mit Spontan-Hypertonie-Ratten (SHR). Ausgehend von den Ergebnissen, die *De Wied* an Ratten mit genetischem Defekt (Bratleboro-Ratten) erzielt hatte, wurden von *Hecht* et al. (1980) SHR untersucht. Es zeigte sich in allen drei Altersgruppen 10, 14 und 26 Wochen) der SHR eine mehr oder weniger starke Beseitigung der gestörten informationsverarbeitenden Prozesse des ZNS infolge der Peptidwirkung, die gewöhnlich mit der ersten, einer viertägigen Applikation einsetzt. Es ist aber auch klar zu erkennen, daß in allen Fällen ein Unterschied in der Wirkung von SP und SP-A besteht, d. h. SP-A hat in den verwendeten Dosierungen den größeren Effekt.

Selbst bei den außerordentlich stark in der Informationsverarbeitung des ZNS gestörten 26 Wochen alten SHR bewirkt SP-A in beiden Dosierungen beträchtliche Erhöhungen der Leistungen. Bei der Applikation von SP-A zeigte sich sogar, daß mit zunehmend stärkerer Schädigung der normalisierende Effekt bei gleicher Dosierung ebenfalls stärker in Erscheinung trat. Diese Resultate lassen darauf schließen, daß mit SP-A auch solche Schäden in der Informationsverarbeitung des ZNS zu beseitigen sind, die in ihrem Ursprung auf einen genetischen

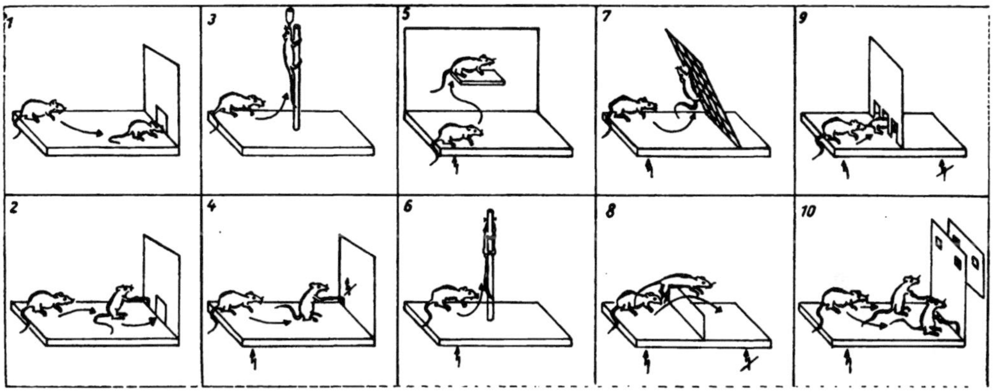

Abb. 8/2. Verschiedene Varianten der bedingt-reflektorischen Methode der Ratte (*Hecht* et al.). 1 — bedingter lokomotorischer Nahrungsreflex, 2 — bedingter Nahrungsreflex mit Hebeldruck (nach *Skinner*), 3 — bedingter Nahrungsreflex (Kletterstange), 4 — „Avoidance"-Reaktion, 5 — bedingter Fluchtreflex auf ein Brettchen, 6 — bedingter Fluchtreflex auf eine Stange, 7 — bedingter Fluchtreflex auf ein Gitter, 8 — bedingter Fluchtreflex im Wechselfeld (Shuttlebox), 9 — bedingter Fluchtreflex im Wechselfeld durch verschiedene Öffnungen, 10 — bedingter Fluchtreflex mit rechts-links-Differenzierung

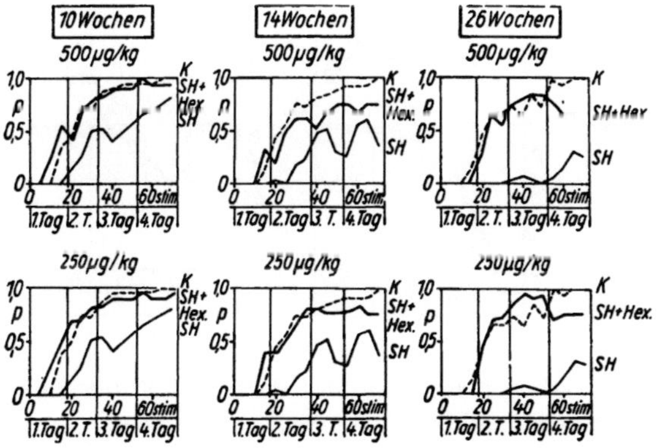

Abb. 8/3. Lernkurven von Spontanhypertonen Ratten (SH) mit und ohne Substanz P bzw. Eledoisin-Hexapeptid-Behandlung (Hex) (nach *Hecht* et al.)

Defekt zurückzuführen sind. Somit wurde bei SHR der gleiche Effekt erzielt, wie es der Gruppe *De Wied* unter dem Einfluß von Lysin-Vasopressin an Bratleboro-Ratten mit genetisch bedingtem Diabetes insipidus gelang. Bei diesen Tieren fehlte das Peptid im Organismus, womit der Mechanismus der Defektbeseitigung durch das Peptid klar auf der Hand lag. Es erhebt sich daher die Frage, ob bei den SHR möglicherweise ein genetischer Defekt vorliegt, der auf einen Mangel an Lys-Eledoisin-Hexapeptid beruht.

Tiere mit einer experimentellen Neurose, bei denen die informationsverarbeitenden Prozesse des ZNS erheblich gestört waren, was sich in einer Verzögerung der Acquisition und einer Verminderung der Antworten um ca. 50% gegenüber den Kontrollen äußerte, zeigten vom ersten Tage einer viertägigen Applikation von Substanz P oder Lys-Eledoisinhexapeptid in Dosen von 250 und 500 μg/kg eine völlige Normalisierung des Lernvorganges. (Abb. 8/4)

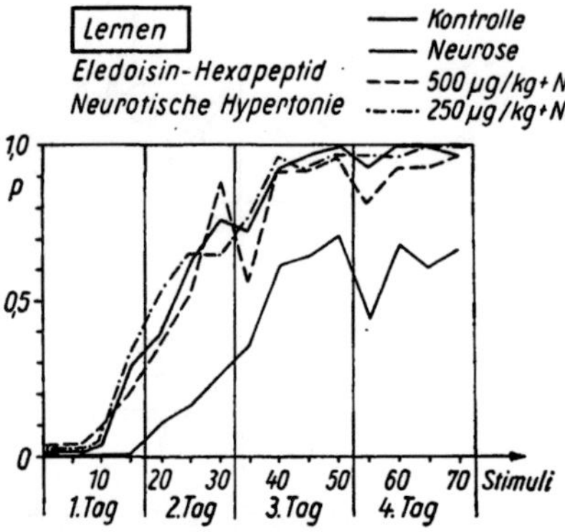

Abb. 8/4. Lernkurven von neurotischen Ratten mit und ohne Peptidbehandlung (*Hecht* et al.)

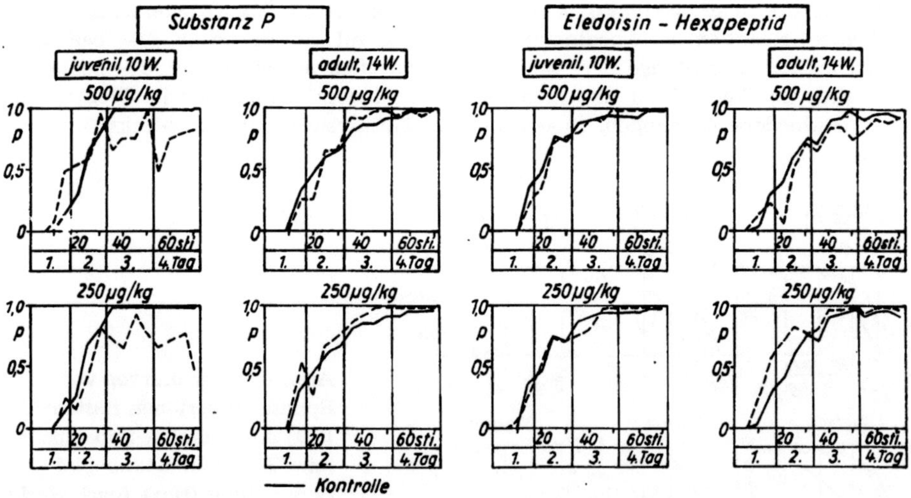

Abb. 8/5. Lernkurven von juvenilen und adulten Ratten unter dem Einfluß der Substanz P und Eledoisin-Hexapeptid in unterschiedlicher Dosierung (*Hecht* et al.)

In der gleichen Dosierung konnte bei normalen Ratten überhaupt kein Effekt erzielt werden (*Hecht* et al., 1979) (Abb. 8/5). Einen überraschenden Effekt sahen diese Autoren beim Retentionstest nach Absetzen einer viertägigen Peptidapplikation und zwar bei allen Tieren (normale SHR und neurotische): Nämlich eine völlige Blockierung der Ekphoration. Wurde der Versuch am nächsten Tag mit Peptidgabe wiederholt, dann war der normale bzw. normalisierte Effekt ohne Einschränkung wieder vorhanden. Die Autoren sehen in dieser

Erscheinung dissoziiertes Lernen, in der Literatur als „state dependend learning" bezeichnet. In einem anschließenden Kapitel wird auf diese „Form des Lernens" noch genauer eingegangen, weil sich offensichtlich Beziehungen zu Neurosemechanismen erkennen lassen.

Weitere Untersuchungen von *Wachtel* et al. (1980) *Hecht* et al. (1981) ergaben, daß das dissoziierte Lernen nicht unter allen Umständen mit der Gabe dieser beiden Peptide auftritt. So bestand erstens ein dosisabhängiger Effekt. Bei einer Dosierung von 25 µg/kg wurde das Acquisitionstraining positiv beeinflußt,

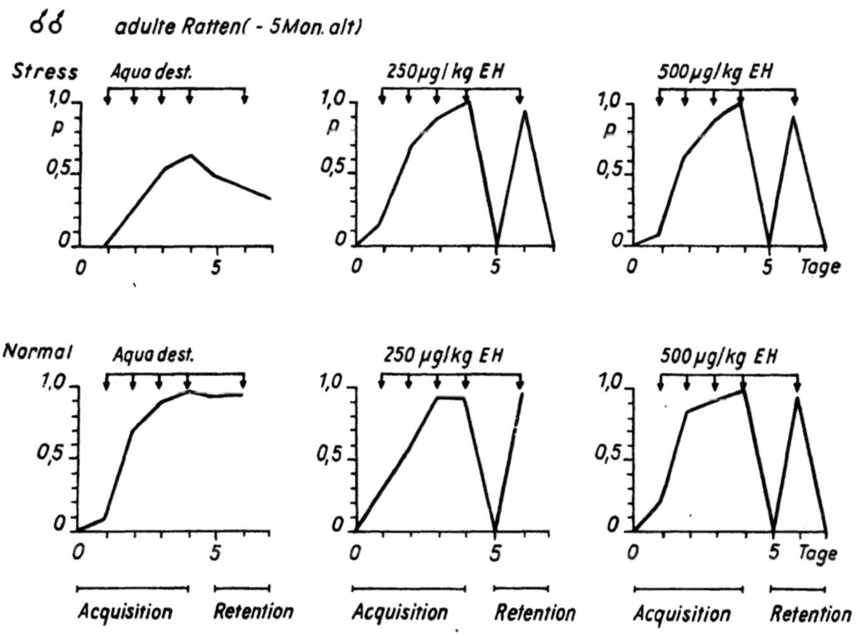

Abb. 8/6. Beispiele von „state dependend learning" nach Gaben von Eledoisin Hexa peptid (EH) verschiedener Dosierung (*Hecht* et al.)

die Blockierung der Ekphoration blieb aber aus. Und zweitens bestand eine Abhängigkeit vom Zeitpunkt der Konsolidierung des Lernprozesses (Abb. 8/7). Wurden die beiden genannten Peptide mit Beginn des Lernprozesses verabreicht, dann trat das dissoziierte Lernen stets ein. Erfolgte die Applikation zu einem Zeitpunkt des Entwicklungsprozesses des Lernens, so wirkten die Peptide wie eine Bekräftigung und vollendeten unmittelbar den Lernprozeß. Außerdem trat in diesen Fällen kein dissoziiertes Lernen auf. Es konnte also an verschiedenen Ratten-Modellen gezeigt werden, daß die Substanz P bzw. das SP-Analogon Lys-Eledoisin-Hexapeptid im Prinzip in ähnlicher Weise Lernen und Gedächtnis beeinflußt wie andere Peptide, z. B. ACTH-Sequenzen, Vasopressin, Oxytocin, MSH, THR. Offensichtlich können diese Peptide (und sicherlich auch noch andere dieser Art) unabhängig von ihrer „Depot"- oder „Produktionsstätte" in unspezifischer Weise in den Lernprozeß eingreifen und je nach Zustand des Organismus, Struktur des Peptids und seiner Dosierung den Lern-

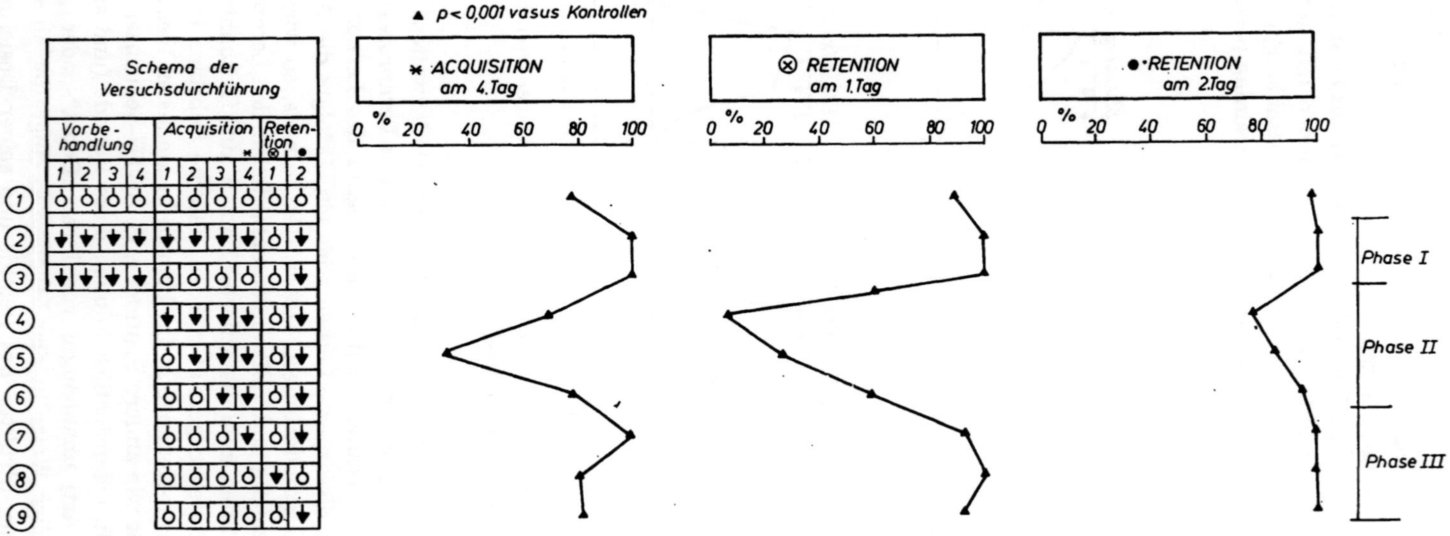

Abb. 8/7. Schematische Darstellung zur Abhängigkeit der Peptidwirkung (Substanz P) vom Stadium der Konsolidierung des Gedächtnisprozesses. Es werden drei Phasen unterschieden: I – facilitierende, II – inhibierende, III – facilitierende (*Hecht* et al.), ♁ aqua dest., ↓ Substanz P 250 μg/kg, 1–9 differente Versuchsschemata prozeß in einer spezifischen Weise beeinflussen. Wenn wir auf die eingangs dieses Kapitels erwähnten Beziehungen zwischen Lernen und RNS- und Proteinsynthese Bezug nehmen, so bietet sich die Arbeitshypothese an, die besagt, daß diese physiologischen lernaktiven Peptide in einer noch unbekannten Weise in diesen Prozeß direkt oder indirekt eingreifen.

Hecht et al. (1979, 1980) sehen, von ihren Ergebnissen ausgehend, für die Wirkung von Substanz P und Lys-Eledoisin-Hexapeptid einen regulierenden und einen katalysierenden Mechanismus.

Die katalysierende Wirkung ist durch den persistierenden Effekt auf vorgebahnte Lernprozesse und durch ihre Beständigkeit nach Absetzen des Peptides gekennzeichnet. Es wäre denkbar, daß diese Wirkung auf eine Transmitter-Biosynthese im Lern- und Gedächtnisprozeß zurückzuführen ist, durch die der angebahnte Lernprozeß vollendet wird.

Die regulierende Wirkung dieses Peptids ist durch den Wechsel von facilitierenden und inhibitierenden Reaktionen zu sehen. Bei der regulierenden Funktion wäre es denkbar, daß SP oder SP-A eine Transmitterfreisetzung bewirkt, die aber unbedingt die Anwesenheit eines der Peptide benötigt.

Ob bei diesen Prozessen die erwähnten Endorphine oder das dopaminerge System (*Lembeck,* 1978), zu denen SP Beziehungen aufrecht erhält, mit im Spiele sind oder andere, noch komplexer zusammenwirkende Systeme des Nervensystems, müßte in weiteren Untersuchungen geklärt werden. Die Regulatorfunktion von SP und SP-A äußert sich auch in der Beseitigung von Störungen der informationsverarbeitenden Prozesse des ZNS durch Streßschäden und bestimmten genetischen Defekten. Wie *Oehme* et al. (1979) in anderen Untersuchungen zeigen konnten, haben diese beiden Peptide eine universelle normalisierende Funktion, die sich auch auf andere ZNS-Prozesse, z. B. auf den Schlaf (*Hecht* et al. 1979) und auf viszerale Regulationen, erstreckt. Diese Regulatorfunktion von SP und SP-A veranlaßte *Oehme* et al. (1979) zu der Bezeichnung „Regulide", abgeleitet von **Regul**atory-Pepti**des**.

Bei der Betrachtung dieser Ergebnisse in bezug auf die i. p. Applikation erhebt sich die nicht unwichtige Frage, wie diese Peptide durch die Blut-Hirn-Schranke gelangen bzw. ob sie direkt oder unmittelbar in die physiologischen oder pathologischen Prozesse des Gehirns eingreifen. Untersuchungen von *Landgraf* (1979) ergaben, daß für SP im Prinzip die Bluthirnschranke undurchlässig ist. Andererseits liegen Ergebnisse von Experimenten vor. Das veranlaßt zu zahlreichen Vermutungen über einen möglichen Wirkmechanismus. *Landgraf* und *Ermisch* (1979) zogen in Erwägung, daß sich an der Blut-Hirn-Schranke Rezeptoren befinden, welche durch SP und andere Peptide stimuliert werden und infolgedessen andere Regulatoren oder Transmitter in Gang setzen. Es wäre auch denkbar, daß die Peptide durch die sogenannten Hirnfenster, d. h. Areale, die vom Blut-Hirn-Schrankensystem ausgeschlossen sind, eindringen. Ein solches Gehirngebiet ist die Area postrema, an der, wie erwähnt, eine besonders starke Anreicherung von SP nachgewiesen werden konnte (*Lembeck,* 1978, 1981). Schließlich besteht auch die Möglichkeit zur Wirkung von SP auf Gehirnstrukturen durch Spaltung der Peptidenketten, wobei die Gelegenheit gegeben wird, in wirksamen Sequenzen die Hirnschranken zu passieren. Beim Undekapeptid SP soll das c-terminale Hexapeptid für das ZNS essentiell sein.

Durch einen derartigen Wirkmechanismus wäre u. a. zu erklären, daß SP bei den juvenilen Normaltieren und bei den SHR einen schwächeren Effekt ausgelöst hat als SP-A, welche sich als Lys-Eledoisinhexapeptid repräsentiert, also als eine verkürzte Sequenz, die mit dem c-terminalen Hexapeptid der SP strukturmäßig große Ähnlichkeiten besitzt. Es erhebt sich die Frage, ob möglicherweise bei diesen beiden Versuchskategorien das entsprechende abbauende Enzym ungenügsam vorhanden ist. Infolgedessen ist die Bereitstellung der wirksamen Peptidsequenzen unzureichend, so daß der volle Effekt, wie ihn SP-A zustande bringt, nicht ausgelöst werden kann. Dies zu klären, muß weiteren, umfangreichen Untersuchungen vorbehalten bleiben.

Unbestritten ist aber, daß SP und andere lernaktive Peptide in der Informationsverarbeitung des ZNS eine wichtige Rolle spielen. Um jedoch den gewünschten fördernden Effekt auf Lernen und Gedächtnis zu erhalten, muß eine große Anzahl von Faktoren berücksichtigt werden. Die Kenntnis vom dynamischen Zusammenspiel dieser Faktoren könnte Wege zur Aufklärung der entsprechenden Lernmechanismen eröffnen und auf diese Weise natürlich große Bedeutung für die Aufklärung von Neurosemechanismen erlangen.

8.5. State dependend learning oder dissoziiertes Lernen

Die erwähnte Blockierung der unter SP bzw. SP-A erlernten Reaktionen nach Wegfall der Peptidwirkung veranlaßte zu der Annahme, daß verhaltensaktive Peptide im Mechanismus des dissoziierten Lernens, auch zustandsabhängiges Lernen (state dependend learning) genannt, Bedeutung haben. Dieses besteht darin, daß die Ekphoration von Informationen (Informationsspeicherung) erschwert oder unmöglich ist, wenn der Funktionszustand des ZNS, unter welchem sich die Retention im Gedächtnis vollzog, verändert wird und wenn die Wiederherstellung dieses Zustandes das Abberufen der Information wieder ermöglicht. Zustandsabhängiges Lernen wurde im Zusammenhang mit der Applikation zahlreicher neurotrop-psychotrop wirkender Substanzen nachgewiesen, zum Beispiel mit Curare (*Girden* and *Culler,* 1937), Pentobarbital (*Bindra* et al., 1965; *Bliss,* 1973, *Browne* et al., 1970), Chlordiazepoxid (*Brown* et al., 1968; *Sachs* et al., 1966) Atropin (*Overton,* 1966), Meprobamat (*Barnhart* and *Abbott,* 1967) Meskalin (*Siegel* und *Jarvik,* 1971), Marihuana (*Bueno* und *Carlini,* 1972), Alkohol (*Goddwin,* 1974, *Deutsch,* 1973), Amphetamine (*Bustamante* et al., 1970) Morphin (*Hill* et al., 1971), LSD (*Hirschhorn* und *Winter* 1971), Chlorpromazin (*Otis* 1964), aber auch unter Elektroschock (*Mayse* und *Vietti,* 1971). Diese Erscheinung ist offensichtlich ein Element des Lernmechanismus, welches auf jeden Fall den Vertebraten eigen ist und unter anderem beim Goldfisch, an Mäusen, an Ratten, an Hunden, an Primaten und an Menschen zu beobachten ist. (*Bliss,* 1972; *Olivero,* 1968; *Lashley,* 1971; *Mc Intyre* und *Reichert,* 1971; *Girden* und *Culler,* 1937; *Bliss,* 1971, *Bustamante* et al., 1970, *Goodwin* et al., 1969). Sie hat auch einen ausgesprochen praktischen Wert, auf den *Sinz* (1979) mit Nachdruck verwies. Er berichtet über Untersuchungen, die mit Alkohol wie folgt vor sich gingen: 24 Studenten, denen am ersten Tag $^1/_4$—$^1/_3$ Liter Alkohol verabreicht wurde, und eine gleichgroße Gruppe ohne Alkoholgenuß mußten mehrere Arten von Lernaufgaben bewältigen. Am nächsten Tag erhielten 12 der alkoholisierten Studenten erneut die gleiche Dosis Alkohol, die anderen 12 sowie die Kontrollgruppen blieben ohne Alkoholverabreichung.

Unter diesen Bedingungen wurde eine Leistungskontrolle des am Vortage Erlernten vorgenommen. Dabei zeigte sich, daß jene Gruppe, die unter Alkohol gelernt hatte und ohne Alkohol das Erlernte wiedergeben mußte, weitaus schwächere Leistungen zeigte als die anderen beiden Gruppen, bei denen jeweils der Zustand des Lernens und der Ekphoration gleich waren. *Sinz* (1979) berichtet von ähnlichen Ergebnissen des dissoziierten Lernens, die er beim Lernen mit Chlordiazepoxid (Radepur) und Diazepam (Faustan) gefunden hat. Das ist zum Beispiel für Prüflinge wichtig, die unter der Wirkung eines Medikaments oder eines Reizstoffes gelernt haben. Wenn sie nämlich am Examenstag diese Substanzen weglassen, ist die Blockade der Ekphoration zu erwarten. Natürlich hat diese Erscheinung am Arbeitsplatz und im Straßenverkehr gleichfalls Gültigkeit und birgt somit ein weiteres, keinesfalls ungefährliches Moment in sich, welches derzeitig überhaupt noch nicht in der Praxis in Erwägung gezogen worden ist.

Von nicht geringer Bedeutung scheint uns das zustandsabhängige Lernen für den Mechanismus der Situationsneurosen zu sein, d. h. für die Fälle, in denen neurotische Erscheinungen nur in jener Umgebung auftreten, in der das pathogene Agens auf das Individuum einwirkte.

Auch die situativ ausgelöste Depression, wie die Umzugsdepression (*Pauleikoff*, 1958; *Schulte*, 1951) dürfte auf der Grundlage des „state dependend learning" erklärbar sein. Schließlich ist auch ein Gedanke von *Bliss* (1974) in diesem Zusammenhang nicht uninteressant, der — Bezug nehmend auf eine Arbeit von *Janet* (1907) — das dissoziierte Lernen mit der Bewußtseinsdissoziation während eines hysterischen Anfalls in Verbindung bringt. Eine Arbeitshypothese, die die Beziehungen zwischen Streß, Lernmechanismen (insbesondere des dissoziierten Lernens) und Neuropeptiden zugrunde legt, könnte neue Aspekte für die Erforschung der Neurose zur Folge haben, die unbedingt aufgegriffen werden sollten.

Des weiteren läßt sich das dissoziierte Lernen auch unter dem Aspekt des Entwöhnungsphänomens bei der Sucht betrachten. Hierfür geben alle jene Ergebnisse Anlaß, bei denen „state dependend learning" im Zusammenhang mit dem Absetzen von psychotropen Pharmaka beobachtet wurde.

Über den Mechanismus des dissoziierten Lernens ist noch relativ wenig bekannt. Allerdings gibt es verschiedene Hypothesen und Theorien, zum Beispiel die strukturelle Theorie von *Girden* (1940). Diese besagt, daß dissoziiertes Lernen an den unlösbaren Zusammenhang solcher kortiko-subkortikaler Strukturen des Gehirns gebunden ist, denen spezifische Funktionen im Lernprozeß zugesprochen werden. Gestützt wird diese Theorie durch experimentelle Befunde, die ausweisen, daß nach Ablation neokortikaler Areale (*Leiman* et al., 1967) die Dissoziation des Lernens verhindert werden konnte. Von anderen Autoren werden neurohumorale Faktoren als Bestandteil des Mechanismus von dissoziiertem Lernen ins Gespräch gebracht (*Klein*, 1972; *Spear* et al., 1971). Die Auffassung basiert auf Befunden, denen zufolge Veränderungen des ACTH-Spiegels durch Streßeinflüsse zu dissoziiertem Lernen führten.

Nun ist bekannt, daß ACTH und andere Hormone bzw. Releasingfaktoren von Peptidcharakter, die im Streßgeschehen eine Rolle spielen, auch in Lernmechanismen von Bedeutung sind. Vermutlich können diese Peptide unter bestimmten Bedingungen auch zum dissoziierten Lernen Anlaß geben.

Wenn man die bisher bekannten Beziehungen zwischen Endorphinen und der Substanz P in Betracht zieht, so lassen sich in dieser Richtung Mechanismen vermuten, die dem dissoziierten Lernen zugrunde liegen. In bezug auf die algetische Wirkung verfügt SP offensichtlich über die Möglichkeit, Enkephalin-Neuronen zur Freisetzung der Endorphine zu stimulieren. Andererseits kann die Substanz P auch direkt auf das exzitatorische Neuron erregend wirken.

Neueste Befunde zeigen, daß umgekehrt auch Morphin und Beta-Endorphin die Freisetzung der Substanz P aus Kernen des spinalen Trigeminus bewirken können. Dieser Effekt könnte als feed back aufgefaßt werden. Die Aufdeckung der Endorphine verband den Gedanken an neue, suchtfreie Drogen. Da der Wirkungsmechanismus für Morphin und Endorphine gleichermaßen in seiner Beeinflussung des cAMP-Systems liegt, ist wenig wahrscheinlich, daß Endorphine im Gegensatz zu Morphin suchtfrei sein können. Bisher wurden auch in Übereinstimmung mit diesem Befund sowohl für das Methionin-Encephalin und auch für das Beta-Endorphin klassische Symptom einer physischen Abhängigkeit und auch Toleranz sowie Kreuztoleranz mit Morphin nachgewiesen (Übersicht *Bienert* et al., 1974). Diese Eigenschaften der Endorphine könnten sich möglicherweise in Lernprozessen respektive bei der Blockierung der Ekphoration widerspiegeln.

In bezug auf die von uns hier dargelegten Ergebnisse zum dissoziierten Lernen wäre es daher denkbar, daß auf Synaptosomen verschiedener Hirnregionen Rezeptoren existieren, die während eines Lernprozesses ähnlich wie bei bzw. gemeinsam mit den Opiaten bzw. den körpereigenen Stoffen Endorphin und Enkephalin die Peptide SP und SP-A binden und damit einen bestimmten Zustand im Gehirn verursachen, der während der Bahnung von Assoziationen unter dem Acquisitionstraining als spezifischer Informationstransfer wirkt. Wenn die Zufuhr der Peptide wie in unserem Fall unterbleibt, fehlt das spezifische Element für den Informationstransfer, und es kommt infolgedessen zu einer Lücke im Wirksystem und somit zur Inhibition der physiologischen Kopplungsprozesse (Assoziationen), welche ansonsten die Ekphoration von Informationen gewährleisten (*Hecht,* 1981). Die möglichen Beziehungen der Substanz P zu den Endorphinen bzw. zu den Opiaterezeptoren stellen Bezüge zwischen dissoziiertem Lernen und dem Entwöhnungsphänomen bei der Sucht her (*Hecht* et al., 1980).

Die Darlegungen zeigen, daß dem dissoziierten Lernen und in der Pathologie der höheren Nerventätigkeit große Bedeutung beigemessen werden muß, vor allem im Zusammenhang mit biochemischen Abläufen des ZNS, wobei den Peptiden eine besondere Rolle zukommt.

8.6. Formen des Gedächtnisses

In der Literatur wird seit langem und sehr breit eine Klassifikation benutzt, die auf der zeitlichen Charakterisierung des Gedächtnisses beruht. Dabei werden meistens zwei Gedächtnisformen unterschieden: Das Langzeit- (stabile, permanente, lange) Gedächtnis und das Kurzzeit- (frische, unmittelbare, dynamische) Gedächtnis. Am weitesten verbreitet ist die Meinung, daß das Langzeitgedächtnis auf stabilen ultrastrukturellen Veränderungen im Zellgebilde oder in den Systemen ihrer Verbindungen beruht, während das Kurzzeitgedächtnis das Kreisen von Erregungen in geschlossenen neuronalen Netzen zur Grundlage hat. *Konorski* (1970, 1972) unterscheidet drei Funktionen des Kurzzeitgedächtnisses: eine prospektive, eine retrospektive und eine vergleichende. Beim Langzeitgedächtnis unterscheidet er zwei Funktionen: Eine assoziative, welche die Ausbildung bedingter Reflexe ermöglicht, und eine perzeptive, die mit dem Wahrnehmungsprozeß zusammenhängt. *Kruglikow* (1971) teilt das Kurzzeitgedächtnis in das eigentliche Kurzzeitgedächtnis, das Sekunden dauert, und in ein intermediäres, das parallel zum Konsolidierungsprozeß besteht und einige Stunden andauert. *Wejn* und *Kamenezkaja* (1973) unterscheiden ein „Augenblicksgedächtnis", das Sekunden dauert, ein Kurzzeitgedächtnis (entspricht der Konsolidierungsperiode) und ein Langzeitgedächtnis. *Kogan* (1970) teilt den Prozeß der Gedächtnisbildung in drei prinzipiell unterschiedliche physikalisch-chemische Etappen ein, denen ein Kurz-, Mittel- und Langzeitgedächtnis entspricht. Die erste Etappe ist eine vorwiegend physikalische. Ihr liegen Prozesse der Membranpolarisation beim Zirkulieren von Impulsen in geschlossenen Erregungskreisen zugrunde. Die zweite Etappe ist eine vorwiegend chemische. Sie wird durch trophische Prozesse im Zytoplasma und im Kern, möglicherweise unter Einbeziehung des genetischen Apparates bedingt. Die dritte Etappe ist eine vorwiegend strukturelle, die durch die Aktivität des regulatorischen Apparates von Neuronen und Synapsen bedingt ist. Es wird angenommen, daß der ganze Zyklus zur Engrammbildung, der mit den physikalischen (elektrischen) Prozessen an der Synapse beginnt, über Kern- und Plasmaprozesse erneut zur Synapse zurückkehrt. *Liwanow* (1962) schließt nicht aus, daß die Reproduktion der Synchronisation und der Kohärenz der Prozesse in den entsprechenden Gebieten der Großhirnrinde abläuft. Das sind nur einige der Konzeptionen über die Formen des Gedächtnisses und die ihnen zugrunde liegenden Prozesse. Sie vermitteln aber im wesentlichen eine Vorstellung über die verbreitetsten Ansichten zu dieser Frage, die eingehender in einer Reihe zusammenfassender Publikationen behandelt werden (*Iljuschonok*, 1972; *Beritaschwili*, 1974).

Mathies (1981) unterscheidet ein Kurzzeit-, ein Intermediär- und Langzeitgedächtnis und gibt dazu folgende Charakteristika: Das Kurzzeitgedächtnis ist besonders für die Informationsverarbeitung während des Lernvorganges von Bedeutung und dauert wenige Sekunden. Das Intermediärgedächtnis entsteht unmittelbar nach dem Lernprozeß und kann von Minuten bis Stunden andauern. Langzeitgedächtnis: Es entwickelt sich mit unterschiedlichen Verzögerungen nach dem Lernvorgang und kann Tage, Jahre und sogar lebenslang Bestand haben.

Weiterhin verweist *Mathies* (1981) auf die Qualitätsbezüge zwischen Lernen und Gedächtnis. Er führt dazu aus, daß gutes Lernen nicht immer mit gutem Gedächtnis gleichgesetzt werden kann und umgekehrt. Es gibt hierbei die verschiedensten Variationsmöglichkeiten wie zum Beispiel:

Mäßiges Lernen – gutes Gedächtnis
gutes Lernen – gutes Gedächtnis
mäßiges Lernen – mäßiges Gedächtnis
mäßiges Lernen – kein Gedächtnis
kein Lernen – kein Gedächtnis.

Ein bedingter Reflex (zeitweilige Verbindung), wie er in der vorliegenden Arbeit häufig erwähnt werden wird, ist stets als eine Erscheinungsform des Langzeitgedächtnisses aufzufassen. In diesem Zusammenhang ist zu vermerken, daß *Pawlow* in seinen Arbeiten von dem Begriff „Gedächtnis" keinen Gebrauch gemacht hat. Es ist aber nicht abzustreiten, daß die moderne Gedächtnisforschung der bedingt-reflektorischen Methodik ihre eigene Methode verdankt, und noch heute wird zum Studium des Gedächtnisprozesses die Ausarbeitung des bedingten Reflexes als vorrangige Technik verwendet (*Bures,* 1965). *Bures* (1965) und *Blonski* (1921) betrachten die Assoziation in der *Pawlow*schen Konzeption, d. h. die zeitweilige Verbindung und die Gedächtnisprozesse als einen zu einer Einheit verschmelzenden Mechanismus zentralnervaler Verarbeitungsprozesse von Mensch und Tier. Damit wird unterstrichen, daß die phylogenetisch mit der Zentralisierung des Nervensystems entstandenen Gedächtnismechanismen eine unbedingte Voraussetzung für die adaptive Lernfähigkeit der Organismen bilden.

Nach *Beritaschwili* muß man unterscheiden: 1. ein bildhaftes Gedächtnis, das sowohl kurz- als auch langzeitig sein kann; 2. ein bedingt reflektorisches Gedächtnis, das zum Langzeitgedächtnis gehört; 3. ein emotionales Gedächtnis, das ebenfalls zum Langzeitgedächtnis gehört; 4. ein verbal-logisches Gedächtnis, das als höchste Form des Gedächtnisses mit der logischen Sprache verknüpft und zusammen mit den anderen Gedächtnisformen, die auch das Tier aufzuweisen hat, nur dem Menschen eigen ist. Das bildhafte Kurzzeit- und Langzeitgedächtnis spiegelt die Fähigkeit zur Erhaltung der Spur bei einmaliger Wahrnehmung eines Objektes wider. Das Gemeinsame dieser Gedächtnisarten besteht darin, daß sie auf der Wahrnehmung, Speicherung und Reproduktion von Bildern lebenswichtiger Objekte beruhen, im gegebenen Fall vom Ort der Nahrung. Das emotionale Gedächtnis äußert sich in der Fähigkeit der Tiere, nach dem Durchleben einer angenehmen oder unangenehmen Emotion in einer bestimmten Umgebung dieselbe Emotion bei Wahrnehmung dieser Umgebung erneut zu durchleben. Dabei ist zu erwähnen, daß im Emotionsgedächtnis sowohl nützliche als auch schädliche Erlebnisse gespeichert und reproduziert werden können. Diese Tatsache ist außerordentlich wichtig für die Ätiopathogenese der Neurosen, weil dem emotionellen Gedächtnis eine Fähigkeit zur starken Prägung zugesprochen wird. *Mc Lean* (1958) vertrat die Auffassung, daß die Emotionen unser Gedächtnis belasten (er meinte hierbei vor allem die schädlich wirkenden) und fügte dem sinngemäß hinzu, daß dies deshalb kritisch für einen Organismus werden kann, weil sich emotionelle Reaktionen auch dann einprägen, wenn man gar nicht die Absicht hat, diese sich einprägen zu wollen.

Mc Lean meint hiermit das willkürliche Einprägen. Der Gedächtnismechanismus des Menschen gestattet es, daß wir uns Dinge einprägen können, die wir gar nicht behalten möchten. Das bedeutet im Normalfall nicht, daß das unwillkürliche Einprägen stets ein Chaos in unserem Gedächtnis anrichtet. Gewöhnlich ist das unwillkürliche Einprägen selektiv. Es wird bestimmt durch die Wechselbeziehungen zwischen Organismus und Umwelt, d. h. durch die Tätigkeit und Aktivität des Individuums. Der selektive Charakter des unwillkürlichen Einprägens hängt aber auch von inneren Bedingungen ab, über die die äußeren gebrochen werden (*Rubinstein,* 1963). Zu diesen inneren Bedingungen gehören neben den Einstellungen, Überzeugungen, Interessen usw., auch die Emotionen. Je stärker Emotionen dominieren, affektive Reaktionen oder Leidenschaft vorherrschen, um so größer ist die Möglichkeit des unwillkürlichen Einprägens. Auf diese Weise lassen sich auch Dinge einprägen, die zum fehlgesteuerten Lernen (*Hecht* et al., 1971) führen und sich in bestimmter Weise fixieren können, besonders bei starker und/oder häufiger Konfrontation mit derartigen Ereignissen, welche zu den emotionellen Reaktionen Anlaß geben. Wenn es ein unwillkürliches Einprägen gibt, muß es auch ein willkürliches Einprägen geben. Während das unwillkürliche Einprägen als Begleiterscheinung der Tätigkeit aufzufassen ist, wird das willkürliche Einprägen selbst zur Tätigkeit. *Rubinstein* (1973) weist darauf hin, „daß beim bewußten Einprägen und Lernen die rationale Organisation der ersten Aufnahme des Stoffes sehr wichtig ist."

Schließlich spielt auch ein Zeitgedächtnis keine untergeordnete Rolle. Es speichert und widerspiegelt das Zeiterleben bzw. die Zeitwahrnehmung.

Zur Untersuchung der individuellen Zeitrepräsentation, die auf eine rhythmische Tätigkeit des Organismus speziell des ZNS zurückgeführt werden muß (*Goody,* 1958; *Hecht* und *Seidel,* 1980), hat der bedingte Reflex auf Zeit *Pawlows* wesentliches dazu beigetragen. Erwähnenswert ist auch das „timing behaviour" (*Galambos* und *Morgan,* 1960; *Sidman,* 1954). *Ferster* und *Skinner* (1957) haben umfangreiche Experimente über die Perzeption der Zeit bei der Untersuchung motorischer Automatismen vorgelegt. In Experimenten von *Hecht* et al. (1972) wurde die Dynamik der Retention und Ekphoration des Zeitbegriffes an normalen und neurotischen Ratten untersucht. Hierbei zeigte sich eine Störung des Zeitgedächtnisses bei den Tieren mit einem pathologischen Status.

Die Störung der Zeitwahrnehmung und des Zeitgefühls spielt bei vielen psychiatrischen Erkrankten eine Rolle. Zum Beispiel können krankhafte Zeitraffungen und/oder -dehnungen bei der motorisch-depressiven Erkrankung festgestellt werden.

Es kann Inkoordinationen in jeder Form und Schärfe geben. In seiner Publikation bemerkte *Mock* (1969), daß die Sklerotiker „bedauernswerte Geschöpfe" als „zeiterloschene Menschen" sind. „In diesen Desorientierten erfassen wir die Zeit und das Zeitbewußtsein eines Menschen deutlich als Glied und Merkmal seiner Existenz. Das Zeitbewußtsein ist so wichtig wie das Blut. Erinnerungsinseln an frühere Tage verstärken bei diesen Menschen noch das Bild der Ruine".

Folglich muß auch in größerem Umfang als bisher in der Neurosengenese dem Zeitgedächtnis große Aufmerksamkeit geschenkt werden. Wenn es um Vergleiche zwischen experimenteller und klinischer Neurose geht und es gilt, hierbei das Gedächtnis zu untersuchen, ist es notwendig, noch einige Bemerkungen über Vergleiche des Gedächtnisses vom Menschen und von Tieren mit einem Neokortex zu äußern. Hierzu wird häufig die Behauptung aufgestellt, daß es in den grundlegenden biologischen Funktionen keine wesentlichen Unterschiede gibt.

Untersuchungen von *Kamin* (1957), *Kurz* und *Pearl* (1960) u. a. ergaben, daß die Gedächtnisfunktionen des Gehirns bei Mensch und Tier wesentlich gleich sind. Der Prozeß der Engrammretention hat, auf die Zeit bezogen, bei Tieren genau den gleichen exponentiellen Verlauf wie beim Menschen (*Ebbinghaus*, 1913). Sicherlich gibt es hierzu noch viele offene Fragen, vor allem was den Anteil der kognitiven Prozesse beim Menschen am Gedächtnisprozeß betrifft.

Dennoch wird es immer erforderlich sein, für das Verständnis der Grundgesetze des Lernens beim Menschen, auch elementare Lernprozesse bei Tieren zu untersuchen. *Klix* (1977) zufolge sind in solchen Experimenten die „Grundgesetze oft einfacher und klarer zu erkennen, und nachdem sie formuliert sind, läßt sich ihre Gültigkeit im Rahmen menschlicher Lernprozesse dann auch einfach und verständlich nachweisen."

8.7. Grundprinzipien der Lernvorgänge

Wie bereits erwähnt, sind Lernen und Gedächtnis zwei nicht voneinander zu trennende Prozesse. Wenn nachfolgend phänomenale Erscheinungen des Lernens beschrieben werden, so akzentuieren wir diesen Vorgang lediglich aus didaktischen Gründen. Bei der Behandlung dieses Problems werden wir uns auf die Lerndisposition und Lernmotivation einerseits und auf verschiedene phänomenale Formen (Typen) der Lernvorgänge andererseits konzentrieren.

8.7.1. Lerndisposition und Lernmotivation

Jedes Lernen kann durch bestimmte Stimulationen intensiviert werden. Hierbei spielen die Lerndispositionen und die Lernantriebe eine gewichtige Rolle. Auf diese Tatsache verwies bereits *Leonardo da Vinci*, als er schrieb: „So wie das Essen ohne Lust der Gesundheit schädlich wird, so verdirbt das Lernen ohne Wißbegier das Gedächtnis und behält nichts von dem, was es auffängt."

Jedes höher entwickelte Individuum verfügt bei seiner Geburt über die seiner Art eigenen Anlage für Lern- und Gedächtnisvorgänge. Die phylogenetische Lerndisposition bzw. die Lernfähigkeit ist für jede Art spezifisch und somit zwischen den einzelnen Spezies unterschiedlich.

Der Mensch ist von seiner Hirnstruktur auf eine adaptive Modifikabilität spezialisiert. Bei den Tieren besteht dagegen ein relativ fester Anteil an programmierten Strukturen für sensorische Informationsverarbeitung. Es darf dennoch nicht übersehen werden, daß nicht nur beim Menschen rezeptorische

Leistungen hoher Art angeboren sind, wie zum Beispiel die Mustererkennung, Raumorientierung und antriebsspezifische Verhaltenselemente, sondern daß auch die Tiere mit einem Großhirn, je nach stammesgeschichtlichem Entwicklungsstand, über eine Plastizität zentralnervöser Strukturen und arttypische Lerndispositionen verfügen. Stammesgeschichtliche Festprogrammierung, Lernprädisposition und individuelles Lernen ergänzen sich oft in erstaunlicher Weise" (*Sinz*, 1973). Hierbei wird die Lerndisposition als die Gesamtheit lernbefähigender strukturell-funktioneller Anlagen, die einer Spezies eigen sind, charakterisiert. Lernantriebe, die in die Lerndisposition mit einbegriffen sind, dienen höheren Lebewesen speziell dem Erwerb von Erfahrungen. Lernantriebe (Lernmotivationen) sind von *Klix* (1971, 1981) als Informationsbedürfnis und in ihrer besonderen Herausstellung für den Menschen als „Wissensdurst" bezeichnet worden. Mittels der Lernantriebe erfolgt eine Sensibilisierung des Nervensystems zum Zwecke eines intensiven Informationsgewinns und einer adaptiven Verarbeitung der Informationen. Somit sind Lernantriebe engstens mit der Flexibilität des Verhaltens verbunden. Das Gleiche gilt auch für das Gedächtnis, weil auch die Speicherung von Informationen durch bestimmte Erregungszustände intensiviert werden kann. Lernantriebe führen im Rahmen von Lerndispositionen zu Reiz-Reaktions (Verhaltens)-assoziationen und auf diese Weise zu verhaltensrelevanten Reizselektionen und spezifischem umweltbezogenem Verhalten.

„Die Lösung von der speziellen, nicht unmittelbaren, dem Informationsbedürfnis dienenden Triebspezifik ist eine Voraussetzung höherer kognitiver Leistungen und des verinnerlichten Spielens (Gedankenspiele) und interiorisierten Handelns (Denken), wie wir es typisch für den Menschen finden. Auch bei Tieren führen Neugier- und Orientierungsverhalten, Orientierungs-, Probier- und Spielverhalten über eine intensive Informationsaufnahme zu Entscheidungs-, Merkmals- und Verhaltensauswahl, die mit internen Gedächtnisdifferenzierungs- und Programmbildungsprozessen einhergehen." (*Sinz*, 1973)

Von *Butler* (1969) wurde beschrieben, daß Ratten und Rhesusaffen eine bestimmte Aufgabe erlernen, wenn sie durch die Befriedigung ihrer „Neugier" belohnt werden, d. h. sie benötigen keine andere Bekräftigung als die, daß sie kurzzeitig aus einem abgeschlossenen Käfig schnuppern bzw. schauen durften." *Pawlow* maß dem „Orientierungsreflex" bei der Ausbildung bedingter Reflexe große Bedeutung bei.

Bei Kindern sind Spiele wichtige Lernantriebe (Funktions-, Fiktions- und Konstruktionsspiele).

Zusammenfassend kann festgestellt werden, daß der Mensch und höher entwickelte Tiere (mit Großhirn) über eine beträchtliche Prädisposition zum Lernen infolge spezieller und arteigner Lernantriebe verfügen.

8.7.2. Orientierungsreaktion und Unbestimmtheit

Zu den Lernantrieben gehören Erkundungs- und Explorationsverhalten, Such- und Orientierungsreaktionen. Einen sehr wesentlichen Antrieb zum Lernen stellt die stark umweltbezogene Orientierungsreaktion dar. Sie entsteht, wenn das Lebewesen mit etwas Neuartigem, Ungewohntem, mit etwas Überraschendem oder mit Konflikten konfrontiert wird.

Eine Orientierungsreaktion hat stets das Ziel, eine unbestimmte Situation (die gleichzusetzen ist mit innerer Unsicherheit) zu beseitigen.

Das konnte von *Hecht* et al. (1972) in bedingt-reflektorischen Untersuchungen sehr deutlich gezeigt werden. Sie gingen davon aus, daß bei der Verabreichung von Reizmustern, bestehend aus bedingten und Differenzierungsreizen, das Versuchstier in einer derartigen Situation mit einer bestimmten Unsicherheit, einer Unbestimmtheit von zukünftig zu erkennenden Signalbedeutungen, gegenüberstehen. Diese Unsicherheit wird dadurch beseitigt, daß die Information, d. h. der bedingte Reflex oder der Differenzierungsreiz, verabfolgt wird. So wurden Versuchsserien getestet, bei denen im Muster insgesamt 20 Reize gegeben wurden. An aufeinanderfolgenden Tagen testeten diese Autoren Muster mit verschiedenen Mischungsverhältnissen von bedingten und Differenzierungsreizen, und zwar in der Weise, daß die Anzahl der positive Reaktionen (avoidane Reaktion) auslösenden Reize sukzessiv abnahm und die Anzahl der negative Reaktionen (Differenzierung) auslösenden Signale im gleichen Maße zunahm (2 : 18; 4 : 16; 6 : 14; 8 : 12; 10 : 10; 12 : 8; 14 : 6; 16 : 4; 18 : 2). Die ermittelten mittleren relativen Häufigkeiten für jeden einzelnen Versuch einer Versuchsgruppe ergaben eine V-förmige Kurve, die die niedrigste Erfolgsquote bei peritätischen Verhältnissen (10 : 10) von Differenzierungs- und bedingten Reaktionen aufwies. Hierbei zeigte sich eine maximale Reaktionsunsicherheit. Wächst, von diesem paritätischen Mischungsverhältnis ausgehend, in den einzelnen Mustern die Anzahl eines der beiden Reize, so ergibt sich ein linearer Anstieg zu höheren Erfolgsquoten, d. h. zu einer größeren Reaktionssicherheit. Die Autoren schlußfolgerten aus diesen Untersuchungen, daß die

Versuch	d(−) : c(+)	Reize 5. 10. 15. 20.
8.	2 : 18	+++++++−+++++−++++++
2.	4 : 16	++−+++−++++−+++−++++
4.	6 : 14	++−+−++++−+++++−−+−+
6.	8 : 12	+++−−++++−+−++−−+−+−
3.	10 : 10	+−+−+−+−+−+−+−+−+−+−
1.	12 : 8	−+−−+−−+−+−+−+−−+−+−
5.	14 : 6	−+−−−−+−−−+−−+−−+−+−
7.	16 : 4	−+−−−−−−+−−−−−−−−+−+
9.	18 : 2	−−−−−−−+−−−−−+−−−−−−

Versuch	d(−) : c(+)	5. 10. 15.
4.	2 : 14	++++−+++++++−+++
6.	4 : 12	++++−+++−+−++−++
1.	6 : 10	++−+−+−−+++−+−++
5.	8 : 8	++−+−+−−+−−++−+−
3.	10 : 6	++−−+−−+−−+−−+−−
2.	12 : 4	−−−+−−+−−+−+−−−−
7.	14 : 2	−−−−−+−−−+−−−−−−

Versuch	d(−) : c(+)	5. 10.
1.	2 : 10	++++++−++−++
2.	4 : 8	++−+−+++−+−+
3.	6 : 6	+−+−+−+−+−+−
4.	8 : 4	−−+−+−−+−−−+
5.	10 : 2	−−−−+−−−−−+−

Abb. 8/8. Zusammensetzung von Mustern mit verschiedenen Reizen und Reihenfolge ihrer Anwendung in drei Versuchsvarianten mit unterschiedlicher Gesamtreizzahl (20, 16 oder 12). d (−) — Differenzierungsreiz, c (+) — bedingter Reiz

Organisation der Analysesynthese-Funktion des ZNS nach dem Prinzip der Entropie abläuft. Pharmaka (z. B. Chlorpromazin) und experimentelle Neurose störten dieses Organisationsprinzip der zentral-nervalen Funktion nach dem Prinzip der Informationsentropie (*Hecht* et al., 1972).

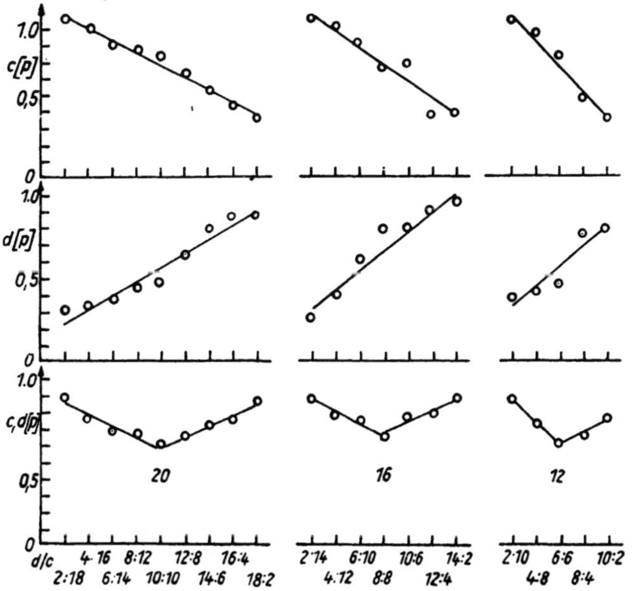

Abb. 8/9. Das Verhalten verschiedener bedingt-reflektorischer Größen (bedingter motorischer Abwehrreflex) in Abhängigkeit von Reizmustern mit unterschiedlichen Mischungsverhältnissen und unterschiedlichen Gesamtreizzahlen nach der Signalbedeutung der Reize und nach der Unbestimmtheit der Reizverhältnisse geordnet. Die Reizmusteränderung erfolgte täglich in zufälliger Reihenfolge. **c[p]** — Ereignishäufigkeit der bedingt-reflektorischen Reaktion; **d[p]** — Ereignishäufigkeit der Differenzierungshemmung; **c, d[p]** — kombinierte Ereignishäufung der bedingt-reflektorischen Reaktion und der Differenzierungshemmung (*Treptow* et al.)

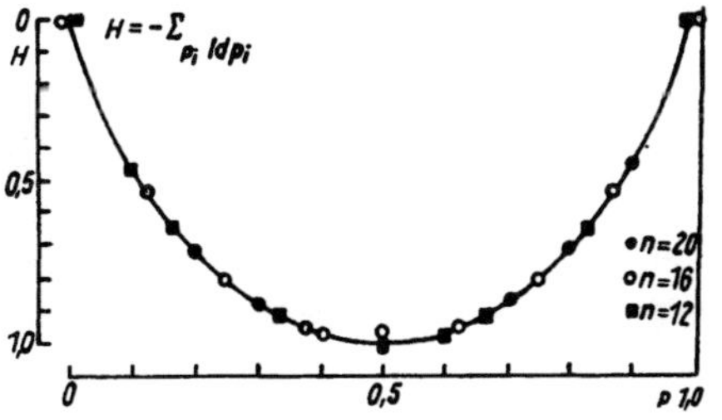

Abb. 8/10. Darstellung der normierten Entropiefunktion für einen zweidimensionalen Entscheidungsprozeß mit den eingetragenen Werten für Gesamtreizzahlen von 16, 16 und 20 (*Treptow* et al.)

Über analoge Untersuchungen ist auch von *Bykow* (1958) und *Sokolow* (1963) berichtet worden. Sie konnten ebenfalls zeigen, daß die Entscheidungsunsicherheit um so intensiver wird, je ähnlicher positiv oder negativ zu bewertende Situationen sind. Nicht selten werden bei derartigen schwierigen Entscheidungssituationen unmotivierte, nicht umweltbezogene Reaktionen ausgeführt, die in der Verhaltensforschung als Übersprungsreaktionen bezeichnet werden. Bei

Ratten, Katzen und Hunden sind es meistens Putz- und Kratzreaktionen, die mit der jeweiligen Situation überhaupt keinen Bezug haben. Beim Menschen beobachten wir derartige Reaktionen, wenn er vor schwierigen Alternativentscheidungen steht, zum Beispiel durch Kratzen am Kopf, Abnehmen der Kopfbedeckung, Anstecken einer Zigarette.

In derartigen Unbestimmtheitssituationen begünstigt die Orientierungsreaktion, als spezifisch reizbezogene Reaktion die Reaktionsunsicherheit des Individuums.

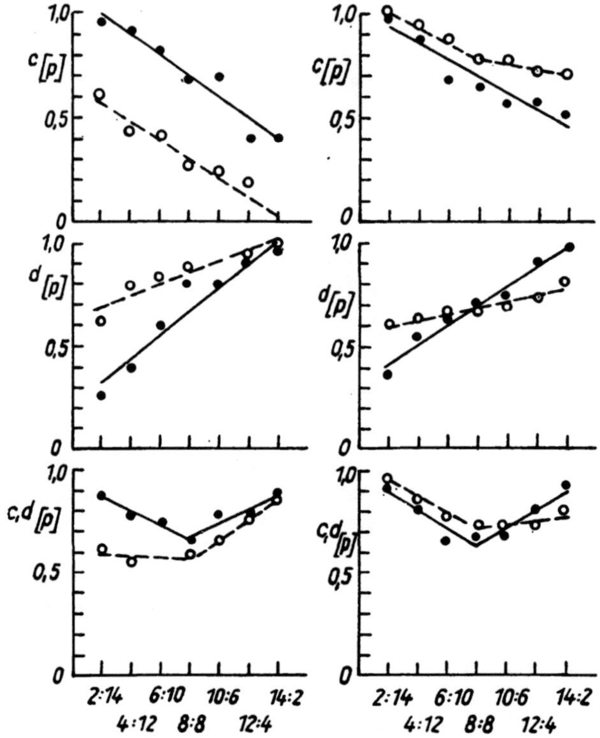

Abb. 8/11. Erfolgsquoten des bedingten Reflexes (oben), der Differenzierungshemmung (Mitte) sowie die Kombinationswerte beider Größen (unten) in Abhängigkeit von der Unbestimmtheit der Reizverhältnisse für Kontrollversuche (.------.), für 0,5 mg/kg Chlorpromazin (links, o--------) und für 10 mg/kg Koffein (rechts, o------o), Treptow et al.)

Klix (1971, 1981) vertritt die Auffassung, daß Orientierungsverhalten als „Anlaßmechanismus für intensive Lernprozesse" angesehen werden kann, welches auf Grund eines Lernantriebs und einer Verhaltensentscheidung zu kognitiven Informationen anregt und zur angepaßten Verhaltenseinstellung beiträgt.

8.8. Phänomenale Formen des Lernens

Durch zahlreiche Untersuchungen werden in der einschlägigen Literatur verschiedene Formen des Lernens beschrieben.

Dabei hat man eine Reihenfolge nach dem Grad der Kompliziertheit aufgestellt, „die sowohl phylogenetisch als auch ontogenetisch eine gewisse Entsprechung hat" (*Sinz*, 1973). Nachfolgend führen wir die in der Literatur gängigen Klassen von Lernvorgängen an:

– Gewöhnung oder Habituation,
– Prägungslernen,
– klassischer bedingter Reflex,
– instrumenteller bedingter Reflex,
– Lernen durch Nachahmung und Beobachtung,
– Lernen durch Einsicht (verbal-logisches Lernen).

Da einige dieser Formen des Lernens in Physiologie und Pathologie der höheren Nerventätigkeit bei den experimentellen und klinischen Neurosen eine Rolle spielen bzw. spielen können, möchten wir auf sie ausführlicher eingehen, wobei wir die biologischen Aspekte in den Mittelpunkt stellen. Wir beschränken uns hierbei auf Lernvorgänge, die im höher entwickelten Nervensystem ablaufen. Die phänomenale Vielfalt der Lernvorgänge soll nicht zu der abwegigen Auffassung führen, daß jedem einzelnen von ihnen unterschiedliche Mechanismen im Gehirn zugrunde liegen. Es ist mit aller Wahrscheinlichkeit anzunehmen, daß alle nachfolgend angeführten Formen der Lernvorgänge auf einen allgemeinen Mechanismus zurückzuführen sind, was insbesondere die interneuronale Codierung vermittelnden biochemischen Prozesse betrifft, die bereits besprochen wurden.

8.8.1. Gewöhnung oder Habituation

Als Gewöhnung oder Habituation wird eine kontinuierliche Verminderung einer neurophysiologisch oder verhaltensmäßig ausgeprägten Antwort als Folge wiederholter, sich für das Individuum als bedeutungslos erweisender Stimulation bezeichnet. Für eine Habituation ist es gleichgültig, ob es sich um phylogenetisch programmierte Reiz-Reaktionsverknüpfungen oder um erworbene zeitweilige Verbindungen handelt. Im letzten Falle zeigen sich große Ähnlichkeiten mit der Extinktion eines bedingten Reflexes.

Nach *Klix* (1971, 1981) vollzieht sich bei der Habituation eines Menschen eine Reduzierung der Bindungswahrscheinlichkeit von Reizwirkung und Reaktionsweise, wodurch die kognitive Gedächtnisstruktur verändert wird und eine Umbewertung der Situationsmerkmale erfolgt. Damit vollziehen sich Veränderungen im Gedächtnis. Das trifft in analoger Weise auch für die Tiere zu. Antriebs- und Motivationsintensität beeinflussen die Habituation. Je monotoner und biologisch unbedeutsamer ein Reiz ist, um so früher erfolgt bei wiederholter Anwendung die neurophysiologische Habituation. Bei Ratten erfolgt sie zum Beispiel auf Papierrascheln schneller als auf Alkoholgeruch.

Eine wesentliche Aufgabe der Habituation besteht darin, daß durch sie die Reiz-Reaktionsbeziehungen präzisiert werden. Das heißt, durch die Habituation ist das Individuum befähigt, Wesentliches vom Unwesentlichen zu unterscheiden.

Des weiteren kann die Habituation beim Umlernen eine bedeutende Rolle spielen; zum Beispiel das Abgewöhnen einer erlernten Reaktions- oder Verhaltensweise, wenn das die Adaption an neue Situationen erfordert. Umlernen zählt zu den Grundbedingungen der Adaption und dieses ist nur durch die Habituation möglich. Dieser Aspekt ist für die Psychotherapie von Bedeutung wenn es gilt, unerwünschte Reaktions- bzw. Verhaltensweisen zu beseitigen. Bei bestimmten Formen der Verhaltenstherapie findet dieses Prinzip bereits Anwendung.

8.8.2. Prägungslernen

In zunehmendem Maß wird bei Mensch und Tier nachgewiesen, daß während der postnatalen Ontogenese hochsensible Phasen bestehen, in denen eine einzige Begegnung mit einer spezifischen Reizsituation ein bestimmtes Verhalten erlernt wird. Eine Bekräftigung mittels eines unbedingten Reflexes ist überhaupt nicht notwendig. Diese Erscheinung wird Prägungslernen genannt. Es handelt sich hierbei offensichtlich um einen phylogenetisch prädeterminierten spezifischen neurophysiologischen Auslösemechanismus, der auf spezifische Merkmale äußerst empfindlich anspricht. Es wird angenommen, daß in bestimmten Entwicklungsphasen während der postnatalen Reife, auf der Grundlage weitgehend vorgebildeter Rohprogramme im sensomotorischen Bereich, erregungsabhängig bestimmte Umwelteinflüsse zur Ausprägung bestimmter Verhaltensweisen führen.

Das durch das Prägungslernen ausgelöste Verhalten kann dauerhaft bestehen und im Laufe des Lebens Verhaltensweisen und Verhaltensentscheidungen erheblich beeinflussen.

Derartige strukturell-funktionelle Mechanismen des Gehirns können in der einem Individuum gegebenen variablen Umwelt einen Anpassungsvorteil gegenüber phylogenetischer Programmierung bedeuten. Dies gilt vor allem für solche Situationen, in denen traumatisierende Einflüsse auf das Individuum in der sensiblen Entwicklungsphase auftreffen. Hierbei können Neurosen ausgelöst oder Prädispositionen für diese geschaffen werden (T. *Hecht* et al., 1977, 1981). *Dörner* (1976) konnte zum Beispiel zeigen, daß in „derartigen kritischen Entwicklungsphasen“ mittels Sexualhormonapplikation bei weiblichen Ratten lebenslang männliches Verhalten und bei männlichen Ratten weibliches Verhalten ausgelöst werden kann.

Die erste Beschreibung eines Prägungslernens erfolgte durch *Lorenz* (1935) an Stockenten. Man war zunächst geneigt, diese Form des Lernens nur niedrigeren Tieren zuzuschreiben. Zwischenzeitlich gab es zahlreiche Untersuchungen, die diese Form des Lernens bei Säugern einschließlich Primaten und auch beim Menschen nachgewiesen haben. Es soll hier nur auf die Untersuchungen von *Harlow* (1967) an Affenkindern und auf die Untersuchungen von *Spitz* (1967) an 91 Findelhauskindern sowie die von Geber an über 300 ostafrikanischen Babys aus Uganda aufmerksam gemacht werden.

Im Kapitel Evolutionsaspekte und experimentelle Neurose werden wir uns noch eingehend mit dieser Problematik befassen. Aber bereits im voraus kann eingeschätzt werden, daß das Prägungslernen, d. h. das Lernen in Abhängigkeit von Empfindlichkeitsphasen der Ontogenese für spezielle Umweltreize, manche bisher unklare Genese von Neurosen klären kann.

8.8.3. Der bedingte Reflex (Reaktion)

Die Erforschung des bedingten Reflexes geht auf Pawlow zurück. Gegenwärtig wird zwischen klassischem bedingten Reflex und instrumentellem bedingten Reflex unterschieden. Es gibt auch für den ersteren die Bezeichnung bedingte Reaktion, für den zweiten die der bedingten Aktion (*Sinz*, 1973).

In der Literatur findet man Hinweise, daß der klassische bedingte Reflex eine angeborene Reaktion benötigt, z. B. den unbedingten Nahrungsreflex, um ausgebildet zu werden. Beim instrumentellen bedingten Reflex dagegen muß die zweckentsprechende Verhaltensfolge erst gesucht und ausgebildet werden. Hierbei ist der Suchprozeß (z. B. das Finden eines Hebels oder einer Futterstelle) Instrument des Erkenntnisgewinns. Daraus resultiert die Bezeichnung instrumenteller bedingter Reflex (instrumentelle Konditionierung) oder auch operationale Konditionierung. Beide Formen des bedingten Reflexes haben einen Antriebsmechanismus (Bedürfnis, Motivation) zur Grundlage, der für die Bewertung und Bekräftigung von entscheidender Bedeutung ist. Da wir in den Grundmechanismen beider Formen des bedingten Reflexes, der zeitweiligen Verbindung weitgehende Übereinstimmung sehen, möchten wir beide Formen grundsätzlich unter den Begriff bedingter Reflex (Reaktion) abhandeln.

Der Pawlowsche Reflexbegriff

Wenn es um den bedingten Reflex geht, gibt es noch heute zahlreiche Mißverständnisse sowie gegenstandslose Kritiken und Diskussionen gegen diesen Reflexbegriff, weil sich die Kritiker nicht bewußt sind, daß es einen analytischen und einen *Pawlow*schen Reflexbegriff gibt, die sich voneinander völlig unterscheiden. In der analytisch betriebenen Physiologie, die vor allem in westlichen Schulen betrieben wird, geht man beim Reflexbegriff stets von einer unbedingten Reiz-Antwort-Beziehung aus und der Reflexbogen wird „als eine lineare beiderseits offene Kausalkette" interpretiert. Diese Betrachtungsweise ist einerseits auf die künstlichen experimentellen Bedingungen (Vivisektion, Narkose) und andererseits auf die ausgeprägte Anlehnung des Reflexbegriffes an das physikalische Vorbild (*Drischel*, 1952, 1968) zurückzuführen. Die Linearität des klassischen Reflexbogens, die sich auf eine reine Ursachen-Wirkungs-Kette bezieht, reicht aber nicht aus, die komplizierten Lebensvorgänge zu ergründen. „Der dialektische Materialismus lehrt uns, daß jede lineare Kausalkette Grenzfall bzw. Ausschnitt aus einer Wechselwirkungsbeziehung ist und nur unter diesem Aspekt vollständig verstanden werden kann. In den kybernetischen Sprachgebrauch übersetzt bedeutet das, ein derartiger Reflexbogen kann seine Funktion, nämlich das Überleben des betreffenden Organismus zu garantieren oder, was dasselbe ist, die physiologischen Parameter in Grenzen zu halten, die das Funktionieren des Organismus gewährleisten, nur erfüllen, wenn das Ergebnis zurückgemeldet wird, wenn also Rückkopplung besteht bzw. wenn diese spezielle physiologische Kausalkette Gestalt eines geschlossenen Regelkreises hat" (*Klaus*, 1961). Der *Pawlow*sche Reflexbegriff fußt auf dem von *Setschenow* (Reflexe des Gehirns) formulierten Reflexbegriff. *Pawlow* geht bei seiner Definition des Reflexbegriffes von der dialektischen Einsicht von

Organismus und Umwelt aus und betrachtet im Reflex das Grundprinzip der Wechselbeziehungen zwischen dem Organismus und seiner Umwelt. Das bringt seine Definition, wie nachfolgend gezeigt werden kann, deutlich zum Ausdruck: Der Reflex ist die gesetzmäßige Antwortreaktion des Gesamtorganismus auf eine Reizung seiner Extero- und Interorezeptoren, wobei diese Reaktion auf dem Weg über das Zentralnervensystem zustande kommt.

Während sich der analytische Reflexbegriff, wie bereits erwähnt, auf ganz einfache, nicht die Ganzheit berücksichtigende Reiz-Reaktionsbeziehung zurückgeführt wird, geht der *Pawlow*sche Reflexbegriff von der natürlichen Bedingung eines Organismus aus. Hier verlaufen die Prozesse viel komplizierter. Bereits eine einfache Reizung, ein Licht- oder Tonreiz, ist komplex. Er spricht mehrere Rezeptoren an und kann unter Umständen zu starken emotionellen motorischen und vegetativ-hormonellen Reaktionen führen. Somit läßt sich der *Pawlow*sche Reflexbegriff keineswegs als eine Summe von elementaren Reflexen erklären. Dieser ist vom Ansatz her bereits auf das kompliziertere Ganzheitsverhalten ausgerichtet, bei welchem über die Funktionen des ZNS, komplexe Umwelteinflüsse „reflektiert" werden. Der Physiologe, der sich mit bedingtreflektorischen Prozessen, d. h. mit der höheren Nerventätigkeit befaßt, ist bemüht, die „Formen der Wechselbeziehungen zwischen Organismus und Umwelt zu erfassen und in jedem einzelnen Falle auf Grund seiner Kenntnisse der Funktionsgesetze der Einzelorgane und Organsysteme, die Mechanismen, die am Zustandekommen dieser Gesamtreaktionen beteiligt sind" (*Pickenhain*, 1959) mit naturwissenschaftlichen Methoden zu analysieren. Hierbei werden, wie aus unzähligen Publikationen (z. B. J. wyssch. nervn. dejatln.) elektrophysiologische, biochemische, morphologische (einschließlich Mikrostrukturen) vegetative, hormonelle und Verhaltensvorgänge in diese Analyse einbezogen. Es ist daher unverständlich, wenn in einem 1979 erschienenen Buch „Physiologische Psychologie" (*Adler*, 1979) folgendes zum *Pawlow*schen Reflexbegriff zu lesen ist: „Wenn aber, wie z. T. in der *Pawlow*schen Reflexologie geschehen, eine Vielzahl von „unbedingten" und „Kettenreflexen" noch unter den Reflexbegriff fallen, wird dieser in seiner naturwissenschaftlichen Bedeutung zunehmend sinnleer. Unter diesem weiten Begriff wird dann nicht nur das koordinative Systemmoment mitgefaßt, sondern gleichzeitig geht die eindeutige Beziehung zu einem Reiz mehr und mehr verloren, und am Schluß werden selbst spontane komplexere Abläufe zu den Reflexen gezählt, nur um den Begriff „Reflex" zu retten. Dieser Weg wurde in der *Pawlow*schen Reflexphysiologie zum Schaden dieser Forschung und in jahrzehntelanger Gegnerschaft zur Elektrophysiologie und Verhaltensphysiologie eingeschlagen". M. *Adler* (1979) scheint es entgangen zu sein, daß *Gastaut* et al. bereits im Jahre 1957 im „Journ. wyssch. nerv. dejatln" eine Arbeit „Untersuchungen über elektroenzephalographische Äquivalente der zentralen Erregungs- und Hemmungsprozesse bei der Ausbildung des bedingten Reflexes", und zwar an Menschen, veröffentlicht haben. Dieser Arbeit sind zahlreiche weitere von anderen Autoren analogen Inhalts gefolgt. Es kann also überhaupt keine Rede von einer Gegnerschaft zwischen der *Pawlow*schen Physiologie und der Elektrophysiologie sein. *Pawlow* selbst hat natürlich noch keine elektrophysiologischen Unterzeichnungen des bedingten Reflexes vorgenommen. Denn erst kurz vor seinem Tode (1936) entdeckte *Berger* im Jahre 1932 das EEG.

Überhaupt scheint *Adler* (1979 sonderbare Vorstellungen von den *Pawlow*schen Hundeversuchen zu haben, sonst wäre seiner Feder nicht folgende absurde Bemerkung entglitten:
„Die Hunde *Pawlows*, im „Turm des Schweigens", waren gefesselt und in einer Weise eingeengt, die den deutschen Tierschutz auf den Plan rufen würde. Da jede Spontanität durch die Versuchsanordnung unmöglich gemacht wurde, fand man auch nur ein Re-agieren. Wenn ein derartiges Tier doch einmal „unaufgefordert" irgendwohin schaute, so mußte wenigstens ein „Neugier-Reflex" daraus werden".
Zur Verständigung sei dazu bemerkt, daß *Pawlow* ganz bewußt bei seinen Versuchen zunächst Umweltbedingungen geschaffen hat, die ihm gestatteten, elementare Grundprinzipien des bedingten Reflexes zu studieren. Viele seiner Schüler haben auf diesen gewonnenen Grunderkenntnissen aufgebaut und auch die Versuchsbedingungen geändert, z. B. hat *Kupalow* (1952) Untersuchungen der experimentellen Neurose bereits an frei beweglichen Tieren durchgeführt. In diesem Buch wird der Leser noch mit zahlreichen Ergebnissen solcher Methodiken bekannt gemacht.

Adler (1979) begeht aber auch einen Fehler, indem er die Physiologie *Pawlows* von den bedingten Reflexen mit der Reflexologie durcheinanderwirft. Dazu möchten wir einem kompetenten Vertreter der sowjetischen Psychologie, *Rubinstein* (1963) das Wort zu einer Stellungnahme übergeben: „Der Kampf gegen die Tendenzen der Bewußtseinspsychologie wurde jedoch von der Verhaltenspsychologie von mechanistischen Positionen ausgeführt. Besonders kraß waren diese bei *Bechterew*. In der sowjetischen Periode vertrat er nicht mehr die sogenannte „objektive Psychologie", die damals eine wichtige und positive Rolle spielte, sondern entwickelte die Reflexologie als neue selbständige Disziplin. Im Gegensatz zu *Pawlow*, der in seinen klassischen Forschungen über die bedingten Reflexe bewußt und folgerichtig im Rahmen der Physiologie blieb, unterschied *Bechterew* die Reflexologie als eine besondere Disziplin sowohl von Physiologie als auch von der Psychologie, die sogar dadurch ersetzt werden sollte".
In diesem Zusammenhang sei aber auch erwähnt, daß seitens der analytischen Physiologie behauptet wurde, die Erscheinung des bedingten Reflexes gehöre rechtmäßig nicht zur Physiologie, sondern zur Psychologie (*Pickenhain*, 1959). Gemäß der *Pawlow*schen Definition gehören die bedingten Reflexe und die psychischen Erscheinungen zum Reflexbegriff. Es ist auch nicht einzusehen, warum die Physiologie vor den Funktionen des Gehirns einschließlich der geistigen Vorgänge Halt machen soll, obgleich das gerade von Vertretern der analytischen Physiologie getan wird, so z. B. von *Schneider* (1971), der die folgende Meinung vertritt: „Eine Darstellung der Funktionen des Großhirns bereitet deshalb größte Schwierigkeiten, weil wir über seine interessanteste Fähigkeit ... nämlich die Transformation von Erregungen in Gefühle und Wahrnehmungen und von Handlungsentwürfen in Erregungen, nichts wissen und auch nichts wissen können." Unsere Denkmöglichkeiten sind offenbar so eingerichtet, daß das Leib-Seele-Problem sie übersteigt. *Griesinger* hat das plastisch so ausgedrückt: „Und wenn ein Engel vom Himmel herniederstiege und uns die Lösung brächte – wir würden ihn nicht verstehen". In ähnlicher Weise äußert

sich auch *Scheurle* (1977): „Es werden „Leib“ und „Seele“ also besonders an einer Stelle miteinander konfrontiert: Im Gehirn. Hier sollen, laut Theorie, geheimnisvolle und letztlich unerklärliche Transformationen und Umwandlungen der nervalen Erregung in bewußte „Empfindungen“ und „Vorstellungen“ vor sich gehen, von hier sollen andererseits aus Gedanken und Handlungsentwürfen wiederum „Erregungen“ und schließlich auf dem Weg über die motorischen Nerven willkürliche Bewegungen des Leibes entstehen. Letztlich provoziert diese Ansicht das Dilemma eines Übergangs von materiellen und raumzeitlichen Prozessen und Strukturen in „Bewußtsein“ und umgekehrt von „Seele“ oder „Bewußtsein“ in raumzeitliche Prozesse bzw. Materie“. Diese Beispiele zeigen also deutlich, daß sich der analytisch befassende und dualistisch denkende Physiologe Grenzen hinsichtlich seiner Erkenntnisprozesse setzt, indem sie die Einheit von Geist und Körper ignoriert. *Pawlow* und seine Schule haben sich mit dieser Problematik vom Standpunkt des dialektischen Materialismus auseinandergesetzt und sind zu der Auffassung der Einheit des physiologischen und psychischen gekommen.

Pawlow selbst nahm seinerzeit zu diesen Fragen wie folgt Stellung: „Als ich versuchte, sie (die psychische Speichelabsonderung) weiter zu analysieren, überzeugte ich mich bald, daß man sich auf einen psychologischen Standpunkt stellt, wenn man zu mutmaßen beginnt, was der Hund fühlt, denkt, usw. Dabei kommt nichts heraus. Damals habe ich erstmals beschlossen, diese psychischen Erscheinungen, diesen psychischen Speichel genauso objektiv zu behandeln, genauso nur als außenstehender Beobachter wie auch alles andere, was sonst in der Physiologie studiert wird.“ Er wurde von manchen auch damals nicht verstanden. 1912 erklärte der Neurophysiologe *Sherrington* (wie *Pawlow* Nobelpreisträger), z. B. bei einem Besuch *Pawlows* in England: „Ihre bedingten Reflexe werden in England keinen Erfolg haben, denn sie riechen nach Materialismus“.

Auf der Grundlage weiterer Erkenntnisse setzte sich *Pawlow* 1932 in der „Antwort eines Physiologen an die Psychologen“ erneut mit dieser Frage auseinander: „Ich bin fest davon überzeugt, daß jetzt das rein physiologische Verständnis für vieles, was früher als psychische Tätigkeit bezeichnet wurde, festen Boden bekommen hat, und bei der Analyse des Verhaltens eines höheren Tieres, einschließlich des Menschen ist es durchaus gerechtfertigt, sich in jeder Weise zu bemühen, die Erscheinungen rein physiologisch zu verstehen und zwar auf Grund der festgestellten physiologischen Prozesse. Aber es ist nur klar, daß viele Psychologen solche rein physiologischen Erklärungen des tierischen und menschlichen Verhaltens sozusagen eifersüchtig verhüten, indem sie sie ständig ignorieren und nicht versuchen, sie irgendwo objektiv anzuwenden.“

Unseres Erachtens nach schuf *Pawlow* mit seiner Theorie des bedingten Reflexes eine wesentliche Grundlage und richtungsweisende Methodologie für die sich gegenwärtig immer intensiver entwickelnde interdisziplinäre Psychophysiologie, die sich das Ziel gestellt hat, bestimmte Struktur-Funktionszusammenhänge und integrative Regulations- und Informationsverarbeitungsprozesse beim gesunden und kranken Menschen aufzuklären. Mit unserer diesbezüglichen Auffassung befinden wir uns mit *Rubinstein* (1963) in völliger Übereinstimmung, der folgenden Standpunkt vertritt: „In seinen klassischen Arbeiten, deren wichtigste in diese Periode gehören, entwickelte *Pawlow* die Physiologie des Großhirns und damit die Grundlage für die physiologische Analyse der psychischen Prozesse. Die Lehre von den bedingten Reflexen brachte eine erfolgreiche Methode für das objektive Studium der psychischen Erscheinungen hervor. Die Arbeiten *Pawlows* mit ihrem positiven physiologischen Inhalt und einer ebensolchen Methodik schufen exakte physiologische Voraussetzungen für eine wissenschaftliche, neurologisch begründete Psychologie".

Dort, wo die adäquaten Methoden Verwendung fanden, zeigt sich eine außerordentliche Wirksamkeit der *Pawlow*schen Reflexdefinition für die Erforschung psychophysiologischer Prozesse und bei der Erarbeitung neuer Theorien und Behandlungsmethoden in der Medizin. Erinnert sei in diesem Zusammenhang an die von *Eysenck* geschaffene Lerntheorie der Neurosen und die damit verbundene Verhaltenstherapie.

Nicht zuletzt sind die Erfolge der sowjetischen Psychologie und Psychiatrie zu nennen, die, wie *Rubinstein* (1963) es zeigte, auf der Theorie von *Pawlow* aufbaute. Um so unverständlicher sind die noch heute vertretenen Auffassungen wie die von *Adler*, M. *Schneider*, *Scheurle* u. a., die sich offensichtlich mit der 1912 von *Sherrington* gegenüber *Pawlow* geäußerten Meinung zum bedingten Reflex identifizieren. Anders ist die folgende Äußerung von *Adler* nicht aufzufassen: „Man muß deutlich sagen, daß das oftmals Groteske der *Pawlow*schen Methode darin liegt, aus derartiger Versuchsanordnung heraus Schlüsse auf die natürliche „höhere Nerventätigkeit" zu ziehen und daß in der weltanschaulichen Propagierung derartige mechanistische Konstruktionen auch noch als dialektisch verkauft werden.

Das zweite groteske Moment liegt in der verspäteten Entdeckung dieser Physiologie durch einige Psychologen, die diese Physiologie als Errungenschaft nicht etwa nur für gefesselte Hunde, sondern für den Menschen priesen; zu einer Zeit, als Verhaltens- und Elektrophysiologie bereits erheblich komplexere und bessere neurophysiologische Modelle über das Gehirn entwickelt hatten".

8.8.4. Erscheinungsformen des bedingten Reflexes und die Theorie von der höheren Nerventätigkeit

Der Reflexbogen der *Pawlow*schen Definition setzt sich aus drei Abschnitten zusammen: einem afferenten Teil, einem zentralen, dem Analysator (Schaltung und Schließung) und einem efferenten Teil. Von *Anochin* (1955) wurde noch ein vierter Teil, die reafferente Signalisation hinzugefügt. Diese Maßnahme ist häufig umstritten gewesen, weil die Auffassung vertreten wird, daß ständig afferente Impulse von den zahllosen Propriorezeptoren und Interorezeptoren in das ZNS gelangen. Während eines Verhaltensaktes können sich diese im Gesamtmuster der afferenten Impulse vermehren oder verringern. Wesentlich scheint uns aber die akzentuierte Einbeziehung des Regelkreisprinzips in die Betrachtungsweise des bedingten Reflexes zu sein.

Bei der Ausarbeitung des bedingten Reflexes ging *Pawlow* von der Tatsache aus, daß jede in die Mundhöhle eingeführte Nahrung Speichelfluß hervorruft. Das ist eine angeborene (unbedingte) Reaktion oder ein Reflex. Wenn nun einem Hund, der bei Futtergabe Speichelfluß äußert, wiederholt vor der Exposition des Futters ein akustischer oder optischer Reiz exponiert wurde, dann gelang es nach einiger Zeit, ausschließlich mit dem Ton oder dem Licht den Speichelfluß wie bei der unmittelbaren Nahrungsgabe zu provozieren. Diese Reaktion bezeichnete *Pawlow* als bedingten Reflex. Der Speichelfluß bei der Nahrungsgabe wurde als unbedingter Reflex bezeichnet. Bedingte Reize wurden die zunächst indifferenten, dann Signalbedeutung erlangenden Ton- oder Lichtreize oder andere genannt. Die Futtergabe war der unbedingte Reiz. Der Speichelfluß, in Mengeneinheiten über ein Röhrensystem gemessen, welches an einen nach außen verlegten Speicheldrüsenausführungsgang verbunden wurde, die unbedingte Reaktion. Der Hund steht dabei in einem Gestell. Beim instrumentellen bedingten Reflex sind die Tiere frei beweglich. In diesem Fall müssen sie z. B. einen Hebel betätigen, um an die Nahrung zu gelangen. Auch diese

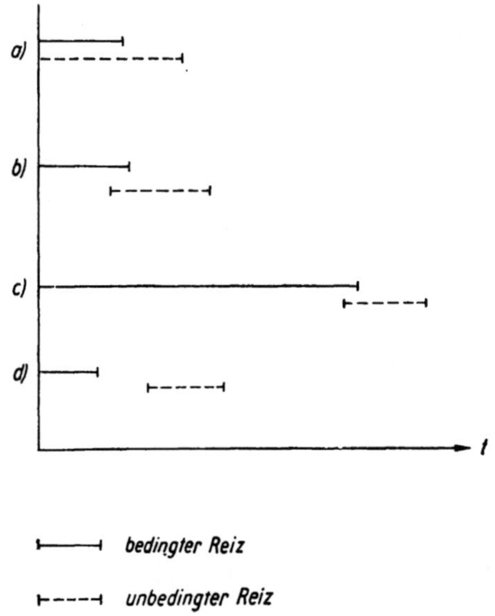

Abb. 8/12. Schematische Darstellung der zeitlichen Verhältnisse bei der Bildung eines klassischen bedingten Nahrungsreflexes.
a — zusammenfallender bedingter Reflex,
b — kurz abgerückter bedingter Reflex,
c — weit abgerückter (verspäteter) bedingter Reflex, d — bedingter Reflex auf Reizspuren

zunächst zu „erlernende Reaktion" wird dann mit einem akustischen, optischen oder anderen Reiz konditioniert. Bei diesen beschriebenen bedingten Reflexen handelt es sich um Nahrungsreflexe, die in den verschiedensten Varianten ausgebildet werden.

Es wurde aber auch mit Abwehrreflexen gearbeitet. Analog zum Nahrungsreflex wurde dem Hund Säure ins Maul gegeben, die ebenfalls zur Speichelabsonderung führte, damit die Säure durch Verdünnung unschädlich gemacht wird. Auch solche Reaktionen wurden mit Ton- oder Lichtreizen zu bedingten Reflexen ausgearbeitet. Mit Abwehrreaktionen lassen sich auch instrumentelle bedingte Reflexe ausarbeiten. Zum Beispiel muß das Tier, welches einen elektrischen Stromreiz auf die Pfoten appliziert bekommt, mittels eines Hebeldruckes den Strom abschalten. Wird nun ein bedingter Reiz gegeben, dann hat das Tier die Möglichkeit, sofort nach der Reizgabe diesen Hebel zu drücken, um somit die Stromgabe zu verhindern. Auch in dieser Hinsicht gibt es die verschiedensten methodischen Varianten.

Ein wesentlicher Faktor bei der Ausarbeitung bedingter Reflexe sind die zeitlichen Bezüge zwischen bedingtem und unbedingtem Reiz.

So werden „zusammenfallende" bedingte Reflexe ausgearbeitet, wenn bedingter und unbedingter Reiz gleichzeitig beginnen auf das Tier einzuwirken. Bei

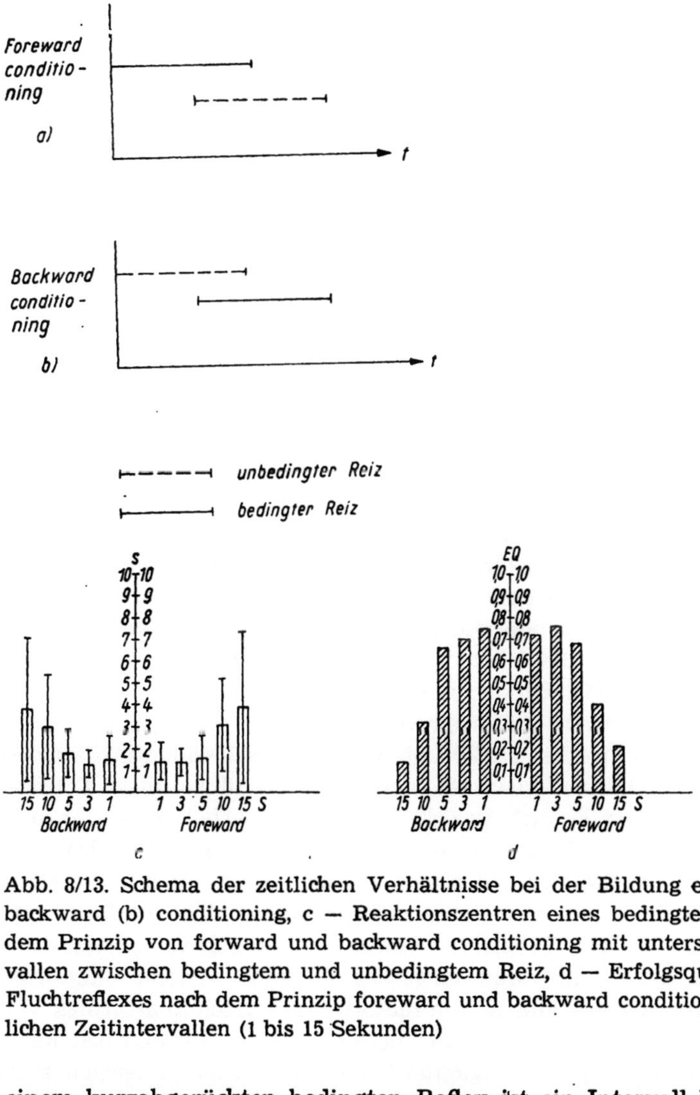

Abb. 8/13. Schema der zeitlichen Verhältnisse bei der Bildung eines forward (a) und backward (b) conditioning, c — Reaktionszentren eines bedingten Fluchtreflexes nach dem Prinzip von forward und backward conditioning mit unterschiedlichen Zeitintervallen zwischen bedingtem und unbedingtem Reiz, d — Erfolgsquoten eines bedingten Fluchtreflexes nach dem Prinzip foreward und backward conditioning mit unterschiedlichen Zeitintervallen (1 bis 15 Sekunden)

einem kurzabgerückten bedingten Reflex ist ein Intervall bis zu 30 Sekunden zwischen bedingtem und unbedingtem Reiz gegeben. Ein langabgerückter bedingter Reflex entsteht dann, wenn zwischen Beginn des bedingten Reizes und des unbedingten Reizes ein Intervall liegt, das größer ist als 30 Sekunden und bis zu 3 Minuten dauern kann. Es gibt außerdem noch den rückwärtigen bedingten Reflex (im englischen Sprachbereich als „backward conditioning" bezeichnet), bei dem zuerst der unbedingte und dann der bedingte Reiz appliziert wird, ebenfalls mit verschiedenen Zeitintervallen. Dieser zuletzt beschriebene bedingte Reiz läßt sich im Experiment schwerer ausarbeiten als das umgekehrte Prinzip (*Dostalek*, 1964), *Hecht* et al., 1961). Am günstigsten ist die Ausbildung von „backward conditioning" unter natürlichen Bedingungen möglich.

Der Mechanismus der Bildung des bedingten Reflexes wird auf die Schließung einer zeitweiligen Verbindung zurückgeführt. *Pawlow* nahm einen kortikalen Schließungsmechanismus an, wobei er die Hypothese der im gesamten Kortex verstreuten Analysatorenelemente aufstellte. Nach dem *Babkin*schen Schema (1912) kommt der bedingte Reflex durch Bahnungsvorgänge innerhalb der kortikalen Projektionsfelder des bedingten und des unbedingten Reflexes auf rein kortikaler Ebene zustande.

Unter Verwendung elektrophysiologischer Methoden kamen *Gastaut* et al. (1957) zu der Auffassung, daß die Zentralglieder der bedingten Reflexe in der Formatio reticularis des Mittelhirns und in den unspezifischen Thalamuskernen liegen. Allerdings zeigten Untersuchungsergebnisse von *Doty* et al. (1959) und anderen, daß die Ausarbeitung des bedingten Reflexes selbst nach ausgedehnten Zerstörungen dieser Hirnregionen möglich ist. Heute besteht die generelle Auffassung, daß sowohl kortikale als auch subkortikale Strukturen an der Schließung einer zeitweiligen Verbindung beteiligt sind. Als besondere Formen des bedingten Reflexes sind noch zu erwähnen:

— der bedingte Reflex auf Zeit.

Dieser entsteht, wenn Zeitintervalle als bedingte Reize verwendet werden. *Pawlow* (1953) führte die Möglichkeit zur Ausarbeitung des bedingten Reflexes auf Zeit auf die „zahlreichen Schwankungen der Umwelt und der Innenwelt des Organismus" zurück, „von denen sich jede in ganz bestimmten Zuständen der Nervenzellen der Großhirnrinde widerspiegelt." Wie die *Pawlow*schen Experimente es zeigten, waren die Versuchstiere in der Lage, sich zeitlich mit einer Genauigkeit bis zu einer Sekunde zu orientieren.

— der unauslöschbare schwer auslöschbare bedingte Reflex.

Von *Knoll* (1957) und *Hecht* et al. (1965) konnte der unauslöschbare Charakter motorisch bedingter Reflexe nachgewiesen werden. *Knoll* führte diese Erscheinungen auf einen „aktiven Fokus" zurück, der bei wiederholter Ausführung einer durch einen bedingten Reiz ausgelösten motorischen Reaktion im ZNS entstehen soll. *Hecht* sah die Ursache dieser Unauslöschbarkeit auf die ständige, sich bei der Ausführung von motorischen Reaktionen vollziehen Einströme reafferenter Impulse von den Propriorezeptoren auf spezifische kortiko-subkortikale Gehirnbezirke, die im Sinne einer Bekräftigung wirken. Offensichtlich beruhen viele automatisch ablaufende motorische Erscheinungsformen wie Gehen, Schwimmen, Radfahren usw. auf diesem Prinzip. Bekanntlich kann ein gesunder Mensch derartige „Fertigkeiten" niemals wieder verlernen, auch dann nicht, wenn er sie über Jahre nicht ausübte. Möglicherweise spielen hierbei das Prinzip der Dominante (*Uchtomski*, 1921) und auch Elemente des Prägungslernens eine Rolle.

Ein schwererlöschbarer motorischer Automatismus konnte von *Krjashew* (1955) auch im Zusammenhang mit experimentellen Neurosen beschrieben werden.

— bedingte Reflexe höherer Ordnung

Für die Bildung eines bedingten Reflexes wird das zeitliche Zusammenfallen eines früher indifferenten Agens mit der Wirkung eines unbedingten Agens von *Pawlow* gefordert. Nun ist es aber auch möglich, bedingt-bedingt-reflektorische Verbindungen herzustellen. Das ist möglich, wenn auf der Basis eines bedingten Reflexes und eines neuen indifferenten Reizes ein bedingter Reflex ausgebildet wird. In diesem Fall spricht man vom bedingten Reflex II. Ordnung. Fortgesetzt kann auch wieder auf der Basis des bedingten Reflexes II. Ordnung ein neuer bedingter Reflex entstehen, der bedingte Reflex III. Ordnung (*Hecht*, 1952). An Hunden (freibeweglich) konnten *Hecht* und *Treptow* (1960) auf diese

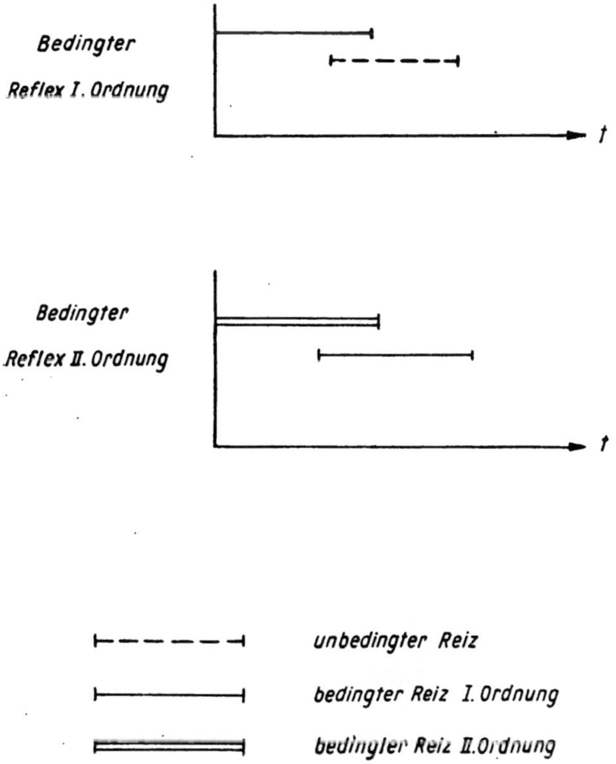

Abb. 8/14. Schema der zeitlichen Verhältnisse bei der Bildung eines bedingten Reflexes II. Ordnung

Weise bedingte Reflexe bis zur V. Ordnung ausarbeiten. Dem Lernen nach dem Mechanismus des bedingten Reflexes höherer Ordnung liegt, wie bei jedem biologischen und technisch simulierten Lernvorgang das Prinzip der bedingten Wahrscheinlichkeit zugrunde (*Uttley*, 1958). Es existiert eine Analogie zwischen den beiden substratverschiedenen Adaptationsvorgängen, wovon für den nichtbiologischen Bereich als Beispiele technischer Modelle die Schildkröte von *Walter* (1961) und die von *Zemanek* et al. (1959) entwickelte differenzierte Schildkröte zu nennen sind. Bisher wurde dem bedingten Reflex höherer Ordnung relativ wenig Bedeutung beigemessen.

8.8.5. Formen der Hemmung der höheren Nerventätigkeit

Neben Erregungsprozessen spielt als zweiter Nervengrundprozeß die Hemmung eine Rolle. Unter Hemmung bzw. Hemmungsprozeß verstand *Pawlow* alle jene Formen der Nerventätigkeit, bei denen auf bestimmte Funktionen eine abschwächende oder unterdrückende Wirkung ausgeübt wird. Diese Prozesse können im peripheren und Zentralnervensystem ablaufen. Im letzteren Fall wird von der zentralen Hemmung gesprochen. Die Hemmungsprozesse beschränken die Tätigkeit des Organismus, sichern die Erhaltung der Energie und präzisieren die Wechselbeziehungen des Organismus zur Umwelt (*Orbeli*, 1955). Ohne differenzierte Hemmungsmechanismen wären keine selektiven Wahrnehmungsprozesse und Gedächtnisleistungen, keine adaptiven Verhaltensweisen oder höhere kognitive Leistungen möglich.

Die Einteilung der Hemmungsarten nach *Pawlow* beziehen sich auf experimentell auslösbare Verhaltensäußerungen, denen komplexe zentrale Mechanismen zugrunde liegen. Die Grundformen der neuronalen Hemmung, die sogenannten post- und präsynaptischen Hemmungen, sind erst in den letzten Jahrzehnten beschrieben worden.

Pawlow unterschied unbedingte (angeborene) und bedingte (erworbene) Hemmungen.

Zu der unbedingten Hemmung wird die Interferenz- oder Konkurrenzhemmung und die Überlastungshemmung gezählt. Eine Interferenzhemmung entsteht immer dann, wenn ein ablenkender Stimulus, also ein konkurrierender Reiz, auf den augenblicklich ablaufenden Verhaltensprozeß (bedingter Reflex) störend wirkt und anstelle dessen eine andere Reaktion erfolgt, z. B. eine Orientierungsreaktion. Nicht nur exogene Reize können als Konkurrenzstimulus auftreten, sondern auch die von den Interorezeptoren einströmenden verstärkten Impulse, z. B. eine gefüllte Blase, Defäkationsdrang. Das Vorherrschen derartiger Erregungsherde, die alle anderen hemmen, bezeichnete *Uchtomski* als „Dominante". Sie ist ein Arbeitsprinzip des Zentralnervensystems. Dieses Prinzip der Dominante wurde 1904 von *Uchtomski* zufällig bei Vorlesungsdemonstrationen entdeckt. In dieser Vorlesung geschah folgendes: Während einer Reizung der motorischen Hirnrinde bei einem Hund traten anstelle der zu erwartenden Extremitätenbewegungen lediglich die Beschleunigung eines Defäkationsaktes auf, der sich bei dem Tier während der Vorlesung stark entwickelt hatte. Als er diesem Ereignis in der Folgezeit nachging konnte er feststellen, daß er mit jeder mechanischen Reizung des Mastdarmes mittels eines aufgeblasenen Gummiballs diese Erregungsdominante im Gehirn auslösen konnte. Der Begriff der Dominante und die zerebrale Erscheinungsform wird heute als Antrieb oder Antriebsmechanismus bezeichnet. Dieses Prinzip ist auch bei den im Kapitel 3 erwähnten Experimenten mit der Bekräftigung einer Nahrungsreaktion durch einen elektrischen Reiz auf die Haut eines Hundes (*Jerofejewa*, 1912) vorhanden. In diesem Zusammenhang sollen auch noch solche Untersuchungen erwähnt werden, bei denen die elektrische Stimulierung der Hirnrinde als indifferenter Reiz verwendet wurde. Die Bekräftigung dieses Reizes erfolgte bei dem gleichen Tier einmal durch einen nozizeptiven Reiz und ein anderes Mal durch Nahrung. Nach mehrmaligen Wiederholungen konnte mittels der Stimulierung der Hirnrinde situationsbezogen die Nahrungsreaktion ausgelöst werden. Darüber hinaus wurde noch festgestellt, daß der Antriebs- bzw. Motivationszustand maßgeblich dafür ist, ob die eine oder andere Reaktion bei Reizung der gleichen Hirngebiete auftritt. Als Synonyme für die Konkurrenz- oder Interferenzhemmung wurden von *Pawlow* die Begriffe „negative Induktion" oder „äußere Hemmung" verwendet.

Eine Überlastungshemmung tritt dann auf, wenn ein äußerer oder innerer Stimulus für das Individuum die „übermaximale" Reizschwelle erreicht. In diesem Fall folgt anstelle der zu erwartenden bedingten Reaktion eine Hemmung, die in Form von Schläfrigkeit, aber auch in Form anderer Reaktionen, z. B. als Übersprungsreaktion erscheinen kann. Bei Entscheidungskonflikten wird häufig eine Überlastungshemmung hervorgerufen. Nach *Pickenhain* (1959) verläuft die Überlastungshemmung nach dem Mechanismus der Konkurrenzhemmung.

Eine bedingte Hemmung bewirkt die Unterdrückung eines Verhaltens bzw. eines Umlernens. Hierbei gibt es auch wieder verschiedene Formen. Erlöschenshemmungen oder Extinktion liegt vor, wenn ein bedingter Reflex längere Zeit nicht bekräftigt wird und dann verlischt, d. h. der bedingte Reiz verliert seine Signalfunktion. Dieser Prozeß kann infolgedessen in eine Habituation übergeleitet werden. Es ist aber auch möglich, daß die Habituation wieder beseitigt wird, wenn der bedingte Reiz eine erneute Bekräftigung erfährt.

Das Erlöschen bedeutet keinesfalls eine Aufhebung der zeitweiligen Verbindung. So ist eine „spontane" Restabilisierung in Abhängigkeit von Situation und Motivation möglich. Die Extinktion kann wie die Habituation für psychotherapeutische Mechanismen von Bedeutung sein.

Daß unter Umständen bei bestimmten motorischen Reaktionen ein bedingter Reflex schwer- oder unauslöschbar ist, wurde bereits erwähnt.

Die Nachhemmung oder Mithemmung tritt auf, wenn ein einzelner Reiz eines gut ausgearbeiteten Stereotyps zur Extinktion gebracht wird und durch diesen zum Hemmer gewordenen Reiz nachfolgende Reaktionen auf bedingte Reize mit gehemmt werden. Dieser Prozeß ist mit dem Arbeitsprinzip der „Dominante" im Zusammenhang zu sehen. Hierbei wird aber auch zugleich die Komplexität der bedingten Reflexe deutlich, besonders dann, wenn bedingter Reflex und bedingte Hemmung in einem Muster bzw. Stereotyp wirksam werden. Gewöhnlich kann die Nachhemmung verhindert werden, wenn das Intervall zwischen der gehemmten Reaktion und dem im Muster nachfolgenden vergrößert wird.

Verspätungshemmung. Sie ist im Zusammenhang mit dem abgerückten unbedingten Reiz zu sehen. Wenn ein bedingter Reiz eine nachfolgende Bekräftigung ankündigt, dann reagiert das Tier erst unmittelbar vor der Bekräftigung. Die Hemmung bezieht sich auf die Phase zwischen der Gabe des bedingten Reizes und des abgerückten unbedingten Reizes. In diesem Zusammenhang spielt der Zeitfaktor (Mechanismus des bedingten Reflexes auf Zeit) eine Rolle.

Eine Differenzierungshemmung entwickelt sich dann, wenn von zwei einander ähnlichen Reizen (z. B. Ton 1 000 und 5 000 Hz) der eine eine Bekräftigung erfährt und der andere nicht. In der ersten Phase wird infolge einer Generalisierung auf beide Reize die gleiche Reaktion ausgeführt. Bei weiterer Wiederholung des Experiments wird der zweite, unbekräftigte zum Erlöschen gebracht, so daß das Tier nur auf den bekräftigten Reiz reagiert, der dann zum bedingten Reiz wird.

Eine bedingte Hemmung im engeren Sinne tritt dann auf, wenn ein indifferenter Reiz wiederholt mit einem bedingten Reiz kombiniert angewandt und diese Kombination keine Bekräftigung erfährt. In diesem Fall entwickelt sich der indifferente Reiz zum Hemmer und bringt die Wirkung des bedingten Reizes zum Erlöschen.

8.8.6. Der dynamische Stereotyp

In der Auseinandersetzung mit der Umwelt hat jedes Individuum Signale verschiedenster Qualität und Quantität sowie unterschiedlichen Bedeutungsinhaltes zu verarbeiten. Gewöhnlich erfolgt der Informationszufluß aus dem inneren Milieu und aus der Umwelt ungeordnet stochastisch und die relative Häufigkeit, mit der Reize innerhalb des kontinuierlichen Afferentationszuflusses zum ZNS gelangen, ist von vielen Zufällen abhängig. Höher organisierte Lebewesen werden aber nicht nur mit einem zufälligen Informationsfluß konfrontiert, sondern auch mit determinierten Reizmustern, deren Gesetzmäßigkeiten erkennbar sind. Wirken bestimmte Reize bzw. Reizserien wiederholt mit festen relativen Häufigkeiten auf einen Organismus ein, so spricht man von einem Reizstereotyp. Dieser spiegelt sich in seiner raumzeitlichen Anordnung in den dynamisch-stereotypen zentralnervalen Funktionsabläufen wider, und wird im Gehirn auf der Grundlage des funktionellen neuronalen Netzwerkes modelliert (*Rüdiger*, 1965). Das heißt, mittels eines äußeren Stereotyps wurde ein innerer Stereotyp geschaffen. Ein gut ausgearbeiteter innerer Stereotyp läuft sehr exakt und konstant nach dem Prinzip des äußeren Stereotyps ab. Werden in einem solchen Stereotyp bedeutsame Reize durch indifferente ersetzt, dann läuft der Stereotyp gewöhnlich in der gleichen Weise ab wie vorher, wenn die räumlich-zeitliche Anordnung weiter bestehen bleibt. Durch ein langes Training hat sich auf dem äußeren Stereotyp von Umwelteinwirkungen ein so starker und fester innerer Stereotyp ausgebildet, zu dessen Auslösung häufig sogar nur ein Startanstoß genügt. Interessant ist in diesem Zusammenhang ein Experiment von *Dolin* (zitiert nach *Iwanow-Smolenski*, 1952). Er injizierte bei Hunden etwa 50—60mal subkutan physiologische NaCl-Lösung und gab den Tieren anschließend Milch. Dann wurde plötzlich anstelle der physiologischen NaCl-Lösung Morphin injiziert und zwar in einer Dosis, die bei vorheriger Prüfung ausgeprägte toxische Wirkungen zeigte. In dem vorliegenden Falle reagierten aber die Tiere wie auf die Applikation physiologischer Kochsalzlösung. Hier war durch die in regelmäßigen Intervallen erfolgte NaCl-Lösungs-Injektion ein Stereotyp ausgearbeitet worden, der sogar die Morphinwirkung unterband. Wesentlich ist bei der Festigung eines Stereotyps die räumlich-zeitliche Anordnung. Schon die geringste Veränderung dieses Systems führt im Gegensatz zum Austausch einzelner Reize zu erheblichen Veränderungen der

Reaktionen und zu starken Emotionen. Die Funktion des höchsten Integrationsorgans, des Gehirns, ist als eine in Raum und Zeit geordnete Tätigkeit aufzufassen, wobei sich Veränderungen dieses Prinzips im Detail sofort auf andere Details auswirken können. Diese ganzheitliche Tätigkeit ist durch die wechselnden Umwelteinwirkungen determiniert und strebt unter dem Einfluß der relativen äußeren Stereotypie nach einem gleichfalls weitgehend stereotypen Ablauf der Körperfunktionen. Diese innere Stereotypie beschleunigt und präzisiert die differenzierten Antwortreaktionen und sorgt für eine Ökonomie" (*Pickenhain,* 1959). Die innere Stereotypie weist aber nur eine relative Konstanz aus. Innerhalb eines dynamischen Stereotyps ergibt sich eine erhebliche Einschränkung der absoluten Bedeutung der einzelnen bedingten Reize eines Systems (*Pawlow,* 1953; *Anochin,* 1967).

Anochin (1967) charakterisierte den dynamischen Stereotyp hinsichtlich seines Arbeitsalgorithmus als ein „konservatives" Gebilde, das, wenn es sich erst einmal gebildet hat, sogar dem konkreten Reizangebot entgegenwirken kann. Dem dynamischen Stereotyp stellte er dem Handlungsakzeptor als ein flexibles und plastisches Funktionsprinzip des ZNS gegenüber, welches die Fähigkeit der dynamischen „systemhaften Integration" für alle aus der aktuellen Afferenzsynthese und Reafferenz resultierenden Komponenten besitzt. Sicherlich sind beide Arbeitsalgorithmen für den Organismus notwendig, um die Adaptation zu gewähren. Über Wechselbeziehungen beider liegen bisher keine Untersuchungen vor.

Es gibt aber zahlreiche Hinweise, daß pathologische Stereotypen auch bei der Neurose im Sinne des Fehlverhaltens in Erscheinung treten. Bei der Adaptation an die sich ständig wechselnden Umweltbedingungen spielt die Umarbeitung von Stereotypen im Leben des Menschen eine sehr wichtige Rolle. Die Umarbeitung von Verhaltensstereotypen geht aber auch immer mit beträchtlichen Anstrengungen einher. Die dabei auftretenden funktionellen und emotionellen Veränderungen sind um so größer, je fester ein Stereotyp ausgearbeitet und je bedeutsamer er für das betreffende Individuum war und je stärker andererseits die auftretende Differenz zwischen innerem und äußerem Stereotyp ist (*Pickenhain,* 1959).

Das Beispiel des dynamischen Stereotyps, der sich als ein Prinzip mit gleicher zeitlicher Anordnung und wiederkehrender Aufeinanderfolge von Reaktionen, Handlungen und Tätigkeiten ausweist, hat gezeigt, daß ein Einzelreiz gewöhnlich innerhalb eines komplexen Verbandes wirksam wird und niemals über eine absolute Eigenwirkung verfügt. Somit bestimmt ein ganzes Ensemble von Ereignissen den Charakter einer Reaktion oder Verhaltensweise. Wie *Anochin* (1967) bei der Postulierung der Afferenzsynthese zeigte, sind bereits beim Einzelreiz zahlreiche Faktoren mit im Spiele, welche für eine bestimmte Reaktion ausschlaggebend sind. Er führte die verschiedensten Hintergrundstimuli sowie die Erregungsmotivation und das Gedächtnis des Organismus an. Wenn wir also von höherer Nerventätigkeit sprechen, dann sind die komplexen, dynamisch-stereotypen Funktionen des ZNS gemeint, welche die Wechselwirkung von Organismus und Umwelt regulieren. Der bedingte Reflex ist ein sehr wesentliches Element der höheren Nerventätigkeit, aber nicht das alleinige. Die bedingt-reflektorische Methode hat sich aber als ein wichtiges Verfahren zur

Untersuchung und Beurteilung der Funktionen höherer Abschnitte des ZNS bewährt.

Die höhere Nerventätigkeit ist aber noch komplexer, als daß sie nur auf den bedingten Reflex oder einen Stereotyp zurückzuführen wäre. So spielt das Prinzip der Einheit von Analyse und Synthese, das Prinzip der Kontinuität und der Diskontinuität eine wesentliche Rolle bei der Regulation höherer Hirnfunktionen in der Organismus-Umweltbeziehung.

So wird heute von manchen Autoren (u. a. *Hecht* et al., 1972) die höhere Nerventätigkeit als ein Widerspiegelungsmodell der Organismus-Beziehung aufgefaßt. Dabei wird davon ausgegangen, daß die Umwelt im Organismus in Form von Modellen widergespiegelt wird. Das ontogenetische Modell (inneres Modell, analog zum inneren Stereotyp), das für die unmittelbare Verhaltensweise des Organismus ausschlaggebend ist, bildet sich auf der Grundlage des von den Spezies erworbenen phylogenetischen Modells und der in der Auseinandersetzung mit den Umwelteinflüssen erworbenen Erfahrungen heraus. Umwelteinflüsse sowie zeitliche Koordinationen werden in Form individueller Erfahrungen in das ontogenetische Modell aufgenommen und durch Kopplung von Neuronennetzen im Gehirn materiell realisiert.

Die bedingt-reflektorischen Verbindungen im ontogenetischen Modell sind das dynamische Gegenstück zu Kopplungen von Umwelteinflüssen, (z. B. bedingte und unbedingte Reize). Der Mechanismus der zeitweiligen Verbindung führt zu einer für den gesamten Erkenntnisprozeß wesentlichen Hierarchie von Neuronenstrukturen, die den Übergang vom Konkreten zum Abstrakten gewährleisten. Auf diese Weise können afferente Reize über die erworbenen Bahnen sehr schnell höhere Strukturen erreichen, ohne daß eine komplizierte Durchmusterung vieler konkreter Faktoren erforderlich ist. Dies führt zur beschleunigten Erkennung und zur Verkürzung des Aufwandes bei der Verhaltensentscheidung.

Da nach dem Prinzip der Analyse und Synthese alle auf den Organismus auftreffenden Informationen sinnvoll und zweckmäßig bearbeitet werden, wozu Vergleiche und Entscheidungen erforderlich sind, kann sich folglich nicht jede beliebige Handlung auf den unmittelbaren Umwelteinfluß vollziehen. Die Verhaltensentscheidungen müssen vielmehr so erfolgen, daß im ontogenetischen Modell die Wirkungen verschiedener möglicher Handlungen durch Vorwärtsspiel ermittelt werden, um nach bestimmten Kriterien optimales Verhalten auszuwählen. Mittels Reafferenz wird die erzielte Reaktion gegenüber der Umwelt dem ZNS zurücksignalisiert und mit der Voraussage des Modells verglichen. Treten bei solchen Vergleichen zu oft große Diskrepanzen zwischen innerem und äußerem Umweltmodell auf, so erfolgen im ontogenetischen Modell strukturelle Änderungen (Gedächtnis), die das Ziel haben, künftig solche Unterschiede zu verringern. Umgekehrt führt eine häufige Übereinstimmung zwischen Wirklichkeit und Modellvorhersage zur weiteren Festigung vorhandener Strukturen analog dem Geschehen bei der Ausarbeitung eines bedingten Reflexes (*Hecht* et al., 1972).

8.8.7. Die Phasenzustände des Nervensystems

Beim Übergang vom Wach- zum Schlafzustand und umgekehrt treten häufig Verschiebungen in der Intensität der Reaktion infolge von Umweltreizen auf. Nach *Pawlow* liegen Phasenzustände vor, wenn das Stärkeverhältnis zwischen Reiz und Effekt gestört ist. Dabei unterschied er die nachfolgend angeführten Phasen:

- Ausgleichsphase. Sie liegt vor, wenn die Reaktionen auf schwachen und starken Reiz gleich sind.
- Paradoxe Phase. In diesem Fall reagiert das Tier auf schwache Reize stark und auf starke schwach.
- Eine ultraparadoxe Phase liegt vor, wenn ein bedingter Reiz mit einer Hemmreaktion und ein Hemmreiz mit einer bedingten Reaktion beantwortet wird.
- Die narkotische Phase ist vorhanden, wenn die Umweltreize sehr schwache Reaktionen bewirken.

Diese Phasen können sich in kurzen Zeiteinheiten abspielen. Beim Übergang vom Wach- zum Schlafzustand und umgekehrt, durchläuft ein Individuum diese Phasen häufig in Sekunden oder kürzer. Bei pathologischen Prozessen können sie über längere Zeit oder dauerhaft auftreten.

8.8.8. Lernen durch Nachahmung

Diese Lernform ist vor allem an soziale Beziehungen gebunden und spielt beim Menschen eine große Rolle. Sie besteht darin, daß ein Individuum die Reaktionen eines anderen nachahmt und somit ein bestimmtes Verhalten erlernt. *Schmidt-Kolmer* (1958) hat auf Grund ihrer Untersuchungen in Krippen und Kinderheimen eindringlich auf die große Bedeutung der zeitgerechten Entwicklung der Nachahmungsreaktion, die eng an die Orientierungs- und Belebungsreaktion gekoppelt ist, für die optimale Entwicklung der höheren Nerventätigkeit des Kindes verwiesen. Die Nachahmungsreaktionen treten relativ spät in der Ontogenese auf. Bei Kindern werden sie vom Beginn des 5—6 Lebensmonats an beobachtet. Bei der Beurteilung der Nachahmungsreaktion muß man davon ausgehen, daß sie einen allgemein biologischen Vorgang darstellt, der auch im Tierreich weite Verbreitung findet.

Krjashew (1955) konnte zeigen, daß Hunde einen bedingten Reflex schneller ausarbeiten, wenn sie vorher bei der Ausführung bedingter Reflexe anderer Hunde zugegen waren.

John (1967) konnte bei Katzen eine Verhaltensanpassung durch Beobachtungslernen nachweisen. Katzen, die sich außerhalb der Versuchskäfige befanden, durften zusehen, wie die arbeitenden Katzen durch Hebelbetätigung Futter erwarben. Als nun anschließend die Beobachterkatzen in die gleiche Versuchssituation gesetzt wurden, erlernten sie diese Futterbeschaffungsreaktion viel schneller, als Katzen, die vorher nicht beobachten durften.

Diese angeführten Beispiele vom Lernen durch Nachahmung bzw. durch Beobachtung könnten beliebig für alle höher entwickelten Spezies fortgesetzt werden.

Interessant ist ein Versuch von *Krjashew* (1955), der das Nachahmungslernen bei der Therapie einer experimentellen Neurose anwendete. Ein neurotischer Hund mit gestörter höherer Nerventätigkeit und heftigen vegetativen Reaktionen wurde zu einem anderen gestellt, der mit dem gleichen Reizstereotyp arbeitete wie der neurotische Hund. Nach mehreren Tagen des „Zusehens" normalisierten sich die vegetativen Störungen. Einige Tage später traten normale unbedingte Reaktionen und danach auch die bedingten Reaktionen auf. Somit war es möglich, durch Nachahmungslernen eine experimentelle Neurose therapeutisch anzugehen.

Für das Nachahmungslernen ist es wichtig, daß antriebsgelenkte Aktivitäten die Voraussetzung für das Erkennen von Zusammenhängen zwischen Verhalten und Situationsmerkmalen geben, um im Gedächtnis fixiert zu werden.

8.8.9. Gedächtnistypen

Die individuelle Anlage und die ontogenetische Auseinandersetzung mit der Umwelt im Leben eines Menschen führt auch zu Differenzen in der Entwicklung des Gedächtnisses. Es werden daher verschiedene Gedächtnistypen unterschieden. Dabei werden verschiedene Beurteilungsstandpunkte zu Grunde gelegt:
Einteilung nach Art und Weise des Einprägens:

Der bildhaft-anschauliche Gedächtnistyp
Diese Menschen prägen sich Gegensätze, Bilder, Diagramme, Zeichnungen, Farben usw. besser ein als sprachlichen Stoff. Das erste Signalsystem dominiert.
Der abstrakt-logische Gedächtnistyp
Diese Menschen prägen sich logische Zusammenhänge, Programme usw. gut ein. Hierbei dominiert das zweite Signalsystem.

Der mittlere Gedächtnistyp
Die Menschen können auf der Basis des ersten und zweiten Signalsystems, d. h., sowohl bildhaft-anschaulich als auch abstrakt-logisch, ihr Gedächtnis entwickeln.
Enteilung nach der bevorzugten Beanspruchung eines Analysators bei der Wahrnehmung:

Der optische Gedächtnistyp
Diese Menschen können am günstigsten mittels optischer Eindrücke das Einprägen vollziehen. Bei Malern ist dieser Gedächtnistyp stark entwickelt.

Der akustische Gedächtnistyp
Hierbei wird der akustische Analysator bevorzugt beim Einprägen benutzt. Bei Musikern ist dieser Gedächtnistyp nachzuweisen.

Der motorische Gedächtnistyp
Hier spielt die motorische Aktivität eine bevorzugte Rolle. Es gibt Menschen, die prägen sich am günstigsten etwas ein, wenn sie es niederschreiben, z. B. die Motorik der Hand in Anspruch nehmen (schreiben).

Der kombinierte Gedächtnistyp

Hier sind verschiedene Varianten möglich. Zum Beispiel
optisch-motorischer Gedächtnistyp
akustisch-motorischer Gedächtnistyp.

Wie alle Gruppierungen und Typisierungen haben auch die vorgelegten ihre Schwächen und Begrenzungen. Darauf soll hier weiter nicht eingegangen werden. Es ist auf jeden Fall anzunehmen, daß sich solche Typen auch im fehlangepaßten Lernen äußern. Das sollte bei der Beurteilung der Pathogenese der Neurosen und bei ihrer Diagnostik und Therapie mit beobachtet werden.

Bei Tieren gibt es auch Lern- und Gedächtnistypen, die jedoch mit denen des Menschen nicht in Übereinstimmung stehen.

8.9. Experimentelle Pathologie des Gedächtnisses

Die Rolle des Gedächtnisses bei der Herausbildung pathologischer bedingter Reflexe und im weiteren Sinne bei der Pathologie der höheren Nerventätigkeit ist bisher wenig untersucht worden. Und dabei gibt es immer mehr sowohl experimentelle als auch klinische Beobachtungen, welche die Notwendigkeit der Untersuchung der Rolle des Gedächtnisses für die Entstehung und den Verlauf pathologisch veränderter Reaktionen fordern.

Das Problem der Beteiligung des Gedächtnisses bei der Entstehung pathologisch bedingter Reflexe muß unter zwei Aspekten betrachtet werden: Der Störung des Gedächtnisses selbst (seiner eigentlichen Mechanismen oder der Mechanismen seiner Regelung) und der gedächtnismäßigen Fixierung von Störungen, die in anderen Funktionsmechanismen des Gehirns entstanden sind. Und obwohl es nicht immer gelingt, eine solche Beteiligung des Gedächtnisses bei der Entstehung und Fixierung pathologischer Veränderungen der bedingtreflektorischen Tätigkeit zu unterscheiden, scheint uns so eine Klassifizierung doch berechtigt zu sein, denn sie unterstützt zum Beispiel die Wahl einer optimalen Behandlungsstrategie. Zunächst werden pathologische Störungen der höheren Nerventätigkeit besprochen, die als gedächtnismäßige Fixierung von Störungen aufgefaßt werden können, die im Ablauf und der Regelung anderer an der Bildung eines bedingten Reflexes beteiligter Mechanismen auftreten. Diese Rolle des Gedächtnisses tritt anschaulich bei der Untersuchung der Informationsneurosen hervor.

Ohne hier den Entstehungsmechanismus der Informationsneurosen zu berühren (siehe das Kapitel „Experimentelle Informationsneurosen"), stellen wir fest, daß nach einer Reihe von Beobachtungen in allen Fällen einer Überlastung des Gehirns mit spezifischer Information bedingt-reflektorischen Charakters Störungen der analytischen und synthetischen Signalverbreitungsmechanismen und der Regelung des allgemeinen Funktionszustandes (Tonus) des Gehirns auftreten. Diese Störungen werden im Gedächtnis für einen langen Zeitraum fixiert. Wichtig ist, daß die Funktion des Langzeit- und Kurzzeitgedächtnisses dabei ohne irgendwelche Störungen abläuft. Darin sehen wir eine Bestätigung für die Berechtigung der von uns geäußerten Vermutung über die Rolle des Gedächtnisses beim Verlauf der experimentellen Neurose. Eine andere Bestätigung dieser Vermutung sehen wir in der Möglichkeit, den pathologischen bedingten Reflex durch Aktivierung von Mechanismen zu beseitigen, die individuell erworbene kortikale Spuren löschen.

Im Ergebnis der gleichzeitigen Reizung einer operativ (*Abuladze*, 1963) nach außen verlegten Zunge und einer Pfote (Elektrostimulation) bildet sich beim Hund eine zwanghafte Beugereaktion aus, die im Versuchsraum über Stunden

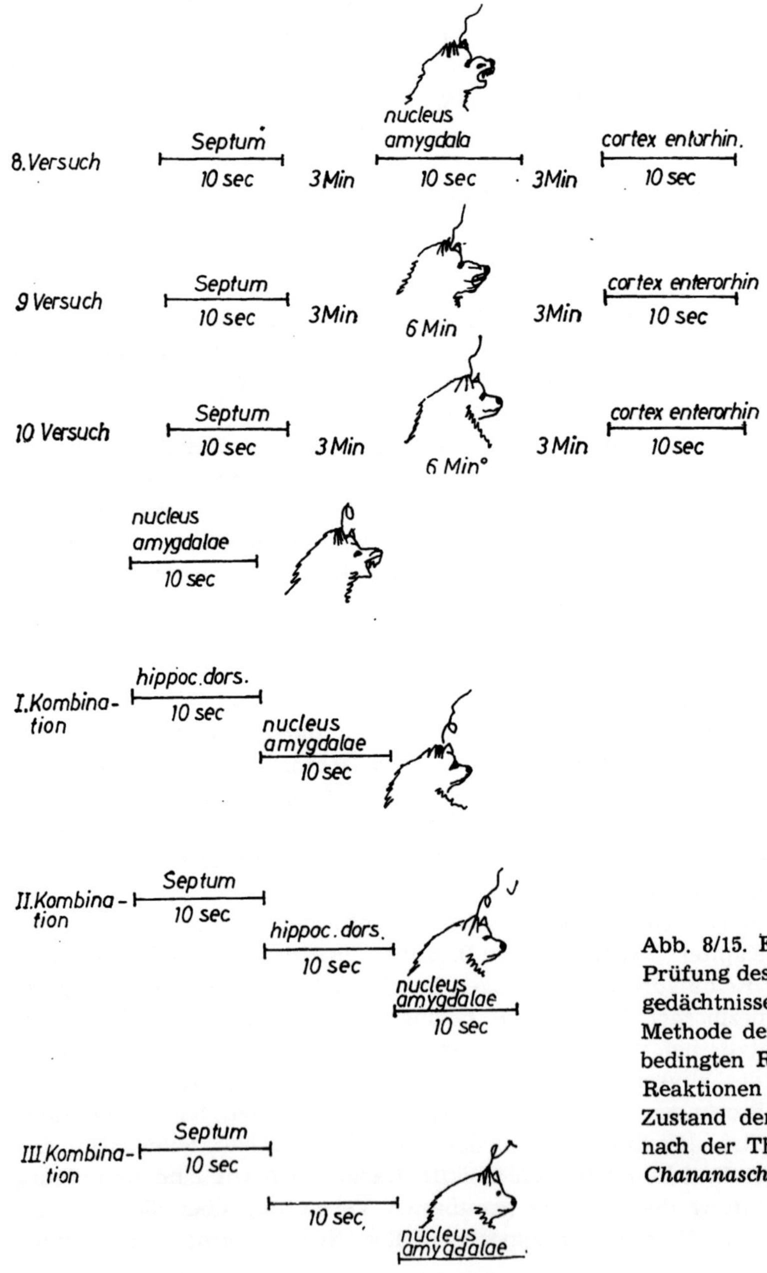

Abb. 8/15. Ergebnisse einer Prüfung des Kurzzeitgedächtnisses mit der Methode der zeitlich vom bedingten Reiz abgerückten Reaktionen in der Norm, im Zustand der Neurose und nach der Therapie (nach *Chananaschwili*)

Tiere	Maximum des Abrückens in Minuten bei Normtieren		Maximum des Abrückens in Minuten bei Neurosen		Maximum des Abrückens in Minuten nach Heilung der Neurose		Maximum des Abrückens ın Minute ohne Therapie	
	positive Reize	negative Reize	positive Signale	negative Signale	positive Signale	negative Signale	positive Signale	negative Signale
Nr. 2	4	1,5	0	0	4	1,5		
Nr. 4	5	2	0	0	5	2		
Nr. 6	2	0,5	0	0	2	0,5		
Nr. 7	1,5	0,5	0	0	1	0,10		
Nr. 8	1	0,5	0	0	0,60	0,15		
Nr. 9	5	2	0	0	5	2		
Nr. 3	3	1	0	0			0	0
Nr. 5	1,5	0,5	0	0			0	0

Abb. 8/16. Der Einfluß einer Hippocampusstimulation auf die Retention der bedingten Reaktion im kortikalen Neuron. Lokalisationsschemata der kortikalen und subkortikalen Elektroden: I — kortikale Makroelektroden für die Darbietung des bedingten Reizes, II — Eletroden zur Applikation des unbedingten Reizes, III — Mikroelektrode zur Impulsregistrierung, Hipp. — Elektrode zur Reizung des Hippocampus (Hippocampus dorsalis, Felder H_2, H_3) F. R. — Elektrode zur Reizung des rostralen Anteils der Formatio reticularis mesencephali (nach *Chananaschwili*)

nicht gelöscht wird und bedingt-reflektorisch durch beliebige Komponenten der Versuchssituation sogar außerhalb des Versuchsraumes ausgelöst werden kann. Diese Neurose wurde erstmalig von *Lapina* (1959) beschrieben. Wenn diese Reaktion erst einmal ausgebildet ist, tritt sie ohne Bekräftigung über viele Wochen und Monate in Erscheinung. Wenn man versucht, diese Befunde unter Berücksichtigung der neuen Erkenntnisse über die Rolle des Gedächtnisses bei der Herausbildung pathologischer Reaktionen zu deuten, dann kann man von einer pathologischen Entäußerung individuell gebildeter Erregungsspuren sprechen. Auf der Grundlage der theoretischen Vorstellungen über die Rolle der limbischen Hirnabschnitte für die Organisierung der Gedächtnisfunktionen (*Chananaschwili*, 1971) wurde der Versuch unternommen, diese Reaktion durch einen neuro-physiologischen Eingriff zu beseitigen. Diese Vorstellungen beruhen auf folgenden Beobachtungen: Es war festgestellt worden, daß der neuronal isolierte Kortex die Eigenschaft der Fixierung und Bewahrung individuell erworbener Erregungsspuren beibehält. Diese Erscheinung tritt im Ergebnis des zeitlichen Zusammenfalls paariger elektrischer Reize unterschiedlicher und identischer Gebiete des isolierten Kortex auf und läßt sich mit Hilfe der summarischen elekrischen Aktivität nachweisen. Weiter wurden in analogen Versuchen durch die extrazelluläre Registrierung neuronaler Aktivitäten Zellen entdeckt, welche die im Ergebnis der zeitlichen Kopplung ausgebildeten Erregungsspuren fixieren. Im isolierten Kortex bilden solche Neurone 20 bis 23 Prozent der auf direkte elektrische Reizung reagierenden Zellen. Folglich können Fixierung und Reproduktion individuell ausgebildeter Spuren durch kortikale Elemente unabhängig von subkortikalen Einflüssen bewerkstelligt werden (*Silakow*).

Durch simultane Registrierung von zwei und mehr in unterschiedlichen Gebieten des isolierten Kortex gelegenen Neuronen sowie durch morphologische Untersuchungen der Struktur des isolierten Kortex nach der *GOLGI*-Methode ist es gelungen, ein bestimmtes Mosaikbild der räumlichen Anordnung lernfähiger Elemente zu erhalten und die Schlußfolgerungen über die Existenz von transkortikalen Mikrosystemen lernfähiger Neurone mit einer charakteristischen Anordnung in den einzelnen Rindenschichten zu ziehen. So finden sich Neurone, die Erregungsspuren fixieren, um fünf bis acht Prozent mehr in den assoziativen Arealen als in den Projektionszonen (visuell, akustisch). In den assoziativen Rindenarealen liegen sie vorwiegend in der zweiten und vierten Schicht, im visuellen Projektionsgebiet in der zweiten und sechsten Schicht, im akustischen Kortex in der zweiten und dritten Schicht. Im weiteren wurde festgestellt, daß die beschriebenen Erscheinungen auch am intakten Kortex zu beobachten sind.

In der letzten Zeit hat *Doty* (1975) die Vermutung geäußert, daß zwei Arten von Gedächtnis existieren – ein „Ionengedächtnis" und ein „molekulares" Gedächtnis. Das erstere ist jeder beliebigen Form nervaler Aktivität eigen und besteht in einer Veränderung des Metabolismus und der Ionenbalance, die von einigen Millisekunden bis zu einigen Tagen dauern kann. Sie bedingen solche Erscheinungen wie Fazilitation, postsynaptische Potenzierung, Adaptation, verschiedene Nachwirkungen und das bildhafte Gedächtnis. Obwohl angenommen wird, daß das „Ionengedächtnis" allen Neuronen eigen ist, wird doch nicht ausgeschlossen, daß es in einigen Neuronen in stärkerem Maße vorkommt als in anderen. Dagegen ist das „molekulare" Gedächtnis nach dieser Hypothese wahrscheinlich spezialisierten Neuronen eigen. Es bedingt solche Erscheinungen wie das Prägungs- (Imprinting), das assoziative Lernen und die Organisierung sensorischer Systeme in Abhängigkeit vom afferenten Eingang. Aus den Darlegungen ist ersichtlich, daß die von *Doty* postulierte Existenz spezialisierter Gedächtnisneurone (hauptsächlich für das „molekulare" Gedächtnis) in vieler Hinsicht der von uns geäußerten Ansicht über die Mikrosysteme lernfähiger Neurone als ein bestimmtes Glied (Niveau) der Organisierung der Gedächtnisfunktion ähnlich ist. Da aber ein Teil der in unseren Untersuchungen festgestellten lernfähigen Neurone auch die Fähigkeit hatte, auf sensorische Reize zu reagieren, haben wir es vorgezogen, von ihrer überwiegenden Funktion der Spurenfixierung zu sprechen. Was nun die Beteiligung der von uns ermittelten lernfähigen Neurone am „Ionen"- oder „molekularen" Gedächtnis betrifft, so kann man davon ausgehen, daß ein Mikrosystem lernfähiger Neurone an der Organisierung solcher Spurenerscheinungen beteiligt ist, die nach *Doty* zum „molekularen" Gedächtnis zu rechnen wären.

Ein Mikrosystem lernfähiger Neurone des intakten Kortex steht unter dem regulierenden Einfluß des limbischen Systems, besonders des Hyppocampus und der Amygdala. Wenn das Lernen der Neurone des Neokortex bei Reizung bestimmter Bereiche des Hippocampus oder der Amygdala erfolgt, so verkürzt sich die Dauer der Speicherung einer erlernten Spur (*Silakow*, 1969).

Diese Beobachtungen führten uns zur Annahme einer möglichen Bedeutung der limbischen Hirnareale für die Ausbildung und Bewahrung von Spuren im Neokortex, die nicht nur für normale, sondern auch für pathologische Reaktionen die Grundlage bilden. Deshalb wurde der Einfluß von Hippocampusreizungen auf die oben beschriebene zwanghafte Beugereaktion der Pfote untersucht, die, wie erwähnt, Wochen und Monate andauern kann. Es wurde festgestellt, daß eine elektrische Hippocampusreizung von 30 Minuten Dauer zur Beseitigung dieser Reaktion führt. Das haben die Versuche von *Gawrilowa* (1960) ergeben.

Die auf der Grundlage dieser Beobachtungen aufgestellte Hypothese besteht in folgendem: Der Hippocampus ist aktiv an der Ausbildung einer pathologischen Reaktion durch Einwirkung auf die kortikalen Elemente (Mikrosysteme) beteiligt, die in Beziehung zur Gedächtnisfunktion stehen. Durch die elektrische Hyppocampusreizung wird ein Einfluß wirksam, der die Spurenbewahrung der pathologischen Verbindungen unterdrückt. Das findet seinen Ausdruck in der Unterdrückung oder Beseitigung des zwanghaften Beugens der Pfote.

Die Bedeutung des Gedächtnisses für die Ausbildung stabiler pathologischer Zustände beim Menschen wird von *Bechterewa* (1976) unterstrichen. So bemerkt sie unter Hinweis auf die Möglichkeit der Ausbildung von zwanghaften Zuständen wie Phobien bei Patienten nach Elektrostimulation einiger mesenzephaler Stammhirnpunkte, daß es dabei zu einem pathologischen Umbau des funktionellen Systems kommt, welches den Verhaltensakt realisiert, mit stabiler Fixierung der im System auftretenden Veränderungen im Langzeitgedächtnis nach dem Mechanismus der Prägung (Imprintings). Das Wesen des Imprintings wird mit der kurzfristigen Ausbildung einer besonders stabilen Matrix für das Langzeitgedächtnis erklärt. Dabei wird die Möglichkeit offen gelassen, daß der beschriebene Typ der Ausbildung von zwanghaften Zuständen eine der möglichen Varianten einer schnellen Entwicklung eines stabilen pathologischen Zustandes darstellt.

Unsere Auffassung zum Löschungsmechanismus pathologischer Spurenprozesse durch Aktivierung von Emotionen wird durch Untersuchungen an Affen bestätigt. Wie die Beobachtungen von *Dschalagonija* (1975) gezeigt haben, gelingt es, tiefgreifende, über viele Monate andauernde Störungen der bedingtreflektorischen Tätigkeit, die bei Affen durch Veränderung der gewohnten hierarchischen Herden- und Sexualbeziehungen auftreten, zu beseitigen, indem die normalen Herdenbeziehungen wieder hergestellt werden, z. B. durch Beigabe eines Weibchens zum Männchen, was bei letzterem eine stürmische positive Emotion auslöst. Bald nach dieser Maßnahme normalisierten sich bei den Affen zunächst die positiven bedingten Reflexe, danach auch die Differenzierungen, und die übrigen Erscheinungen der Neurose verschwanden. Hierbei ist wichtig zu berücksichtigen, daß dieser positive therapeutische Effekt durch andere auf die Normalisierung der Funktionen gerichtete Maßnahmen, wie z. B. durch längere Versuchspausen (sogenannte „Heilung durch Erholung") nicht erreicht werden konnte. Vielfältige Beobachtungen am Menschen weisen ebenfalls darauf hin, daß emotionale Erregung auf das Gedächtnis Einfluß hat. Es ist bekannt, daß dieser Einfluß das Gedächtnis nicht nur verbessern, sondern auch verschlechtern kann. Darüber hinaus wurden unlängst neue Beweise für eine unterschiedlich starke Beeinflussung des Kurzzeitgedächtnisses in Abhängigkeit von der emotionalen Erregung gewonnen. So wurde bei Bogenschützen das akustische Gedächtnis für zweiziffrige Zahlen unter Bedingungen eines ruhigen Trainings und in verschiedenen verantwortungsvollen Etappen olympischer Wettkämpfe getestet. Gewertet wurde die Merkleistung für die Zahlen und ihre Reihenfolge. Es wurde festgestellt, daß zu Beginn der verantwortungsvollen Wettkämpfe das Gedächtnis im Vergleich zu den ruhigen Trainingsbedingungen zunächst sinkt, dann aber mit Zunahme der emotionalen Spannung sich verbessert und erheblich die Normalwerte übersteigt. Nach Erreichen eines Maximalwertes sinkt es erneut, bleibt aber während der das Optimale übersteigenden emotionalen Belastung weiter übernormal (*Liwanow*, 1975).

Untersuchungen des Gedächtnisses bei Ratten, die 18 ½ Tage im Biosatelliten „Kosmos 1129“ unter den Bedingungen der Schwerelosigkeit lebten, zeigten, daß das Langzeitgedächtnis unter diesen Bedingungen erheblich gestört war und daß eine Normalisierung erst 10 Tage nach der Landung eintrat. Das Kurzzeitgedächtnis dagegen war nur unwesentlich beeinflußt worden (*Hecht* et al., 1980).

Betrachten wir die Formen pathologischer bedingt-reflektorischer Tätigkeit, denen Störungen der eigentlichen Gedächtnismechanismen zugrunde liegen. Diese Störungen waren ausgeprägt vorhanden bei Tieren, die unter bestimmten Bedingungen der Isolierung von ihren Artgenossen aufgewachsen sind. Sie treten bei der Untersuchung der Bedeutung dieser Beziehungen in Erscheinung, das heißt der gegenseitigen Beeinflussung von Individuen der gleichen Art für die Ausbildung einer normalen oder pathologischen bedingt-reflektorischen und unbedingt-reflektorischen Tätigkeit.

Bei unseren Untersuchungen wurden die Tiere in unterschiedlichen Bedingungen der Isolierung von ihren Artgenossen gehalten: Welpen wurden in völliger Isolierung, getrennt von ihrer Mutter, ihrem Vater oder von ihren Altersgenossen des einen oder anderen Geschlechts aufgezogen. Zum Zeitpunkt ihrer Geschlechtsreife wurden diese Tiere einer allseitigen Untersuchung unterworfen, das heißt untersucht wurden unbedingt-reflektorische Reaktionen (Nahrungs-, Geschlechts-, Abwehr- und Orientierungsreaktionen, die bedingt-reflektorische Tätigkeit sowie die Funktionen des Kurzzeit- und Langzeitgedächtnisses.

Die gewonnenen Ergebnisse erlauben einige Verallgemeinerungen. Die Wechselbeziehungen innerhalb der Art haben eine große Bedeutung für die normale Entwicklung der funktionellen Systeme. Einige Formen der Isolierung von den Artgenossen führen zur Ausbildung pathologischer Reaktionen. So wurden deutliche Störungen des Kurzzeit- und Langzeitgedächtnisses beobachtet. Hunde, die in frühen ontogenetischen Entwicklungsetappen von den erwachsenen Tieren isoliert worden waren, unterscheiden sich nach Untersuchungen mit verspäteten Reaktionen sehr stark in Bezug auf ihr Gedächtnis von Tieren, die unter Bedingungen natürlicher Wechselbeziehungen mit ihren Artgenossen aufgewachsen sind. Offensichtlich ist die Wechselwirkung zwischen den Individuen einer Art ein wichtiger Faktor für die normale Entwicklung der Gedächtnisfunktion. Man nimmt an, daß im Ergebnis dieser Wechselbeziehungen die zur Herausbildung der verschiedenen funktionellen Systeme und Funktionsmechanismen des Gehirns notwendige Information ins Nervensystem gelangt. Fällt diese Information weg, so wird die normale Entwicklung des Nervensystems behindert und es werden Bedingungen geschaffen, die, wie unsere Untersuchungen gezeigt haben, das Auftreten einer Neurose begünstigen. Unter diesen Bedingungen gewinnt aber die primäre Störung der Entwicklung und Formierung der eigentlichen Gedächtnismechanismen eine besondere Bedeutung. Alles hier Dargelegte bezieht sich nur auf die individuell erworbene Form des Gedächtnisses. Wie aber Untersuchungen zeigten, haben die Wechselbeziehungen innerhalb der Art auch Einfluß auf die normale Reifung des sogenannten angeborenen Gedächtnisses, was an solchen in ihrer Grundlage angeborenen Reaktionen wie dem Mutterreflex, Abwehr-, Aggressions- und Sexualreaktionen untersucht worden ist (*Antonow,* 1972; *Chananaschwili,* 1972; *Harlov,* 1961; *Beach,* 1968).

Wesentlich ist, daß die Isolierung von den Artgenossen nur in bestimmten ontogenetischen Entwicklungsetappen wesentlichen Einfluß auf die normale Entwicklung der Gedächtnisfunktion hat — bei Welpen höchstens bis zum Alter von sechs Monaten. Daraus ergibt sich die wichtige Aufgabe, innerhalb dieser ersten sechs Monate die Entwicklungsetappen des Nervensystems ausfindig zu machen, die besonders empfindlich für diese Isolierung sind und wo dieser Faktor eine wesentliche Bedeutung für die Entwicklung des Gedächtnisses hat. Die Kenntnis dieser Etappen eröffnet reale Möglichkeiten zur Einflußnahme auf die Gedächtnisfunktionen.

Die Schlußfolgerungen über die mögliche Beeinflussung des Gedächtnisses in frühen ontogenetischen Studien findet eine Bestätigung in den Untersuchungen von *Hecht* und *Dörner* (1978), die jungen Ratten innerhalb der ersten zwei Lebenswochen neuropsychotrope Präparate verabfolgten. Als die Tiere 5 Monate alt waren, wurde ihr Gedächtnis untersucht. Es stellte sich heraus, daß mit Pargylin und Reserpin behandelte Tiere eine Verschlechterung der Speicherung im Langzeitgedächtnis aufwiesen, während mit Pyridostigmin behandelte Tiere eine Verbesserung dieser Funktion zeigten.

Von *Hecht* et al. (1971) wurde ein Modell der neurotischen Hypertonie durch fehlgesteuertes Lernen erarbeitet, welches mit der Lerntheorie von *Eysenck* konform geht und zeigt, daß bei entsprechenden Umständen negativ-emotionelle Zustände und alle Begleiterscheinungen in das Gedächtnis engrammiert werden können.

Für diese Untersuchungen wurde eine „avoidance learning"-Methode für Ratten verwendet.

Während die Kontrollgruppe mit Stromstößen von 20—25 V eine Bekräftigung erhielten und bei ihnen das Intervall zwischen bedingtem Reiz (Ton 1000 Hz) und elektrischem Reiz fünf Sekunden betrug, wurden die lernbelasteten Tiere bereits eine Sekunde nach Beginn des bedingten Reizes mit starken elektrischen Reizen (30—50 V) bekräftigt. Außerdem lagen zwischen jeder Kombination bei den Kontrollen 3—5 Minuten, bei den lernbelasteten Tieren lediglich 1 Minute. Diese Prozedur wurde täglich (6x wöchentlich) über die Dauer von 6 Monaten wiederholt. Die belasteten Tiere zeigten bald erhebliche Störungen in der höheren Nerventätigkeit. Der systolische Blutdruck erhöhte sich auf ein Niveau zwischen 160 und 200 Torr. Auch der Blutzucker zeigte bald eine Hyperglykämie an. Die Kontrollen wiesen dagegen normale Werte aus. Nach 6 Monaten war eine stabile arterielle Hypertonie und Hyperglykämie vorhanden. Außerdem waren zahlreiche morphologische Veränderungen festzustellen, beispielsweise zeigte die Aorta eine herdförmige Intimaverdickung; die Nieren wiesen eine Hyperplasie der epitheloiden Zellen aus; der Elektrolythaushalt von Leber und Skelettmuskulatur verzeichnete einen Anstieg des intrazellulären Natriums und eine Verminderung des intrazellulären Natriums bei gleichzeitigem Anstieg der extrazellulären Natriumkonzentration; die Betazellen des insulären Pankreasanteils schließlich wiesen eine Degranulierung aus.

Diese Ergebnisse demonstrieren, daß der Lernprozeß durch aufgezwungene negativ-emotionelle Belastungen auch zu einer beständigen Fehladaption führen und bei längerer Einwirkungsdauer sogar morphologische Veränderungen bewirken kann.

An diesem Modell konnte bewiesen werden, daß ein fehlangepaßtes Lernen als ein pathologischer Prozeß fest ins Gedächtnis engrammiert wird. Dabei wird auf der Grundlage starker negativer Einströme ein komplexes Funktionsgeschehen einbezogen, d. h. neben den Veränderungen der zentralnervalen informationsverarbeitenden Funktionen ist die motorisch-viszerale Regulation gleichermaßen betroffen. Diesen Untersuchungen waren noch weitere interessante Tatsachen zu entnehmen.

Erstens konnte gezeigt werden, daß nicht nur der konkrete Lernprozeß pathologisch wirkte, sondern sogar schon seine Signalisation. Das heißt, es genügte, nachdem der pathologische Prozeß sich entwickelt hatte, die Tiere in die Situation zu bringen, in der das fehlangepaßte Lernen ausgebildet worden war, um den pathologischen Prozeß weiter zu manifestieren. Im Gegensatz zur Situationsneurose führte in diesem Fall die wiederholte belastende Situation zu einem generalisierten manifestierten Krankheitsbild. Zweitens zeigte sich, daß Pausen, die eingelegt wurden, nachdem der pathologische Prozeß sich entwickelt hatte, diesen Prozeß verstärkten und keinesfalls zur Erholung Anlaß gaben.

Es gibt auch andere Beobachtungen, die auf eine Veränderung der Gedächtnisfunktion bei der Neurose sowie in verschiedenen postneurotischen Etappen hinweisen. So haben wir in unseren Untersuchungen die Schwierigkeit der Ausarbeitung bedingter sekretorischer Reflexe bei Hunden bemerkt, die in einer anderen Versuchssituation neurotisiert worden waren, das heißt zum Beispiel bei Hunden im Zustand einer sogenannten Situationsneurose, was man mit einer Störung des normalen Langzeitgedächtnisses erklären kann. Der gleiche Mechanismus liegt offensichtlich auch folgenden Beobachtungen zugrunde: Es ist bekannt, daß lange und zahlreiche Pausen bei der Arbeit mit stabilen bedingten Reflexen bei Affen keine Auswirkung auf ihren Ablauf haben. Nach der Pause sind sie entweder sofort voll verfügbar oder aber sehr schnell nach einigen Anwendungen wiederhergestellt. Die gleichen Pausen bewirken bei Affen, die früher eine Neurose hatten, jetzt aber wieder geheilt sind, Störungen der bedingt-reflektorischen Tätigkeit, die nur nach langem Training überwunden werden können (*Dzalagonia*, 1975).

Offensichtlich kann sogar eine nach verschiedenen Parametern der höheren Nerventätigkeit ausgeheilte Neurose nicht spurlos vorbeigehen und Spätfolgen hinterlassen, von denen die abgeschwächte Fixierung von Spuren und die verschlechterte Abrufbarkeit individuell ausgebildeter Spurenreaktionen nur eine der Erscheinungen sind.

Unlängst hat *Suknidze* festgestellt, daß eine der wesentlichen Symptome der experimentellen Informationsneurose die Störung des bildhaften Kurzzeitgedächtnisses und des bedingt-reflektorischen Gedächtnisses ist. Diese Störungen weisen eine bestimmte Dynamik auf. So wurde als erstes das bildhafte Kurzzeitgedächtnis gestört, was seinen Ausdruck in (von Versuch zu Versuch) einer progredierten Verkürzung der maximal möglichen Verzögerung der motorischen Reaktion fand. In dem Maße, wie sich die Neurose vertiefte, wurde auch das Langzeitgedächtnis gestört. Die Tiere hörten auf, auf die bedingten Reize zu reagieren oder vollzogen falsche bedingt-reflektorische Reaktionen. Außer den Veränderungen der Gedächtnisfunktion traten bei den Tieren trophische Störungen und eine Reihe anderer Symptome auf, die ohne Zweifel auf Störungen der höheren Nerventätigkeit hinwiesen.

Somit gestatten die experimentellen Untersuchungen zwei Arten des Herangehens an die Analyse der Gedächtnisfunktion bei Neurosen als begründet anzusehen, und zwar unter dem Gesichtspunkt der gedächtnismäßigen Fixierung pathologischer Reaktionen und unter dem Gesichtspunkt einer Störung der Gedächtnisfunktion selbst, einer Pathologie des Gedächtnisses. Die Berücksichtigung dieser beiden Formen des Herangehens halten wir auch für wesentlich für die Auswahl geeigneter Behandlungsmethoden.

8.10. Hypoxiegestörte Proteinsynthese des Gedächtnisses – Ursache der Neurosen?

Unsere bisherigen Erkenntnisse über das Gedächtnis sowie über die experimentellen und klinischen Neurosen ließen uns eine noch zu überprüfende Arbeitshypothese ableiten, in welcher das fehlangepaßte Lernen als allgemein anerkannter Grundmechanismus der Neurosen auf partielle, zeitweilige und geringe Hypoxien infolge gestörter Mikrozirkulation im Gehirn zurückzuführen ist, die Störungen in der Proteinsynthese und somit im Prozeß der Informationscodierung im Gehirn verursacht, welche sich wiederum in fehlangepaßtem Lernen und somit Verhaltensstörungen äußern.

Einschränkungen von Lernen und Gedächtnis werden gewöhnlich durch Störungen im Gehirnstoffwechsel bzw. durch humoral ausgelöste vasomotorische Reaktionen ausgelöst, die eine hypoxische, hypophykolytische oder dysenzymatisch-toxische Hypoxydose der Ganglienzellen bewirken (*Gänshirt,* 1957). *Ganner* (1974) sprach in diesem Zusammenhang von „Ictus amnesticus“, bei welchem eine geringe Abnahme der zerebralen Zirkulation zur Drosselung des Funktionsstoffwechsels der Ganglienzellen unter das für normale Leistungen nötige Niveau führt. Die zunehmenden Bemühungen, Ganzheitsverhalten und molekularbiologische Prozesse in Beziehungen zu bringen, führten zu weiteren Erkenntnissen.

Beziehungen zwischen Gedächtnis und Entwicklungsstadien der experimentellen Neurose konnten *Poppei* et al. (1977), *Konitzer* et al. (1977), *Hecht* et al., (1980, 1982) durch parallele Untersuchungen von Gedächtnisleistungen und regionaler Proteinsynthese im Gehirn nachweisen. Sie untersuchten diese beiden Parameter an Ratten, die 1, 3 und 6 Wochen lang einem Hypokinesestreß unterlagen. Nach einer Woche Hypokinesestreß ist in den Hirnarealen Norcortex, Thalamus, Hypothalamus, Mesencephalon und Cerebellum die Proteinbildung stark erniedrigt, und zwar auf 25 % des Kontrollwertes. Zur gleichen Zeit erfolgte eine Einschränkung der Lernleistung um 40 %. In der 2.–3. Woche steigt die Proteinsynthese in diesen Hirnregionen um 300–400 %. Damit einhergehend tritt eine Verbesserung des Lernens um ca. 20 % gegenüber den Kontrollen auf. Dies entsprach einem optimalen Leistungsgefüge. In der 6. Woche der Entwicklung einer Neurose fallen Proteinsynthese und Lernleistung nun nicht mehr miteinander korrelierend wieder ab, wobei auch Werte erreicht werden, die unter denen der Kontrollen liegen. Diese Beziehungen zwischen Proteinsynthese in den verschiedenen Hirnarealen in Abhängigkeit von der Entwicklung der experimentellen Neurose zeigen eine auffallende Übereinstimmung von Gedächtnisleistungen und Proteinsynthese. Hierbei wurde die Desintegration der verschiedenen Funktionen in der 6. Woche der Neuroseentwicklung als ein prämorbides Stadium aufgefaßt (*Poppei*). Hier zeigen sich auch Parallelen zu der von *Wejn* et al. (1977) beschriebenen Desintegration von Hirnfunktionen bei der menschlichen Neurose. Wie *Konitzer* et al. (1977) außerdem zeigen konnten, ist eine, wenn auch nicht stark ausgeprägte Hypoxie des Gehirns in der ersten Woche der experimentellen Neurose nachzuweisen. *Airapetjanz* et al. (1980) legte Ergebnisse vor, nach denen in der Entwicklung einer experimentellen Neurose eine Hypoxie der Hirnzellen infolge Störung der Mikrozirkulation auftritt. Hierbei konnte eine Systonie der Kapillaren und Präkapillaren des Gehirns nachgewiesen werden. Es zeigten sich für die Hypoxie charakteristische Verzweigungen der Kapillaren und Präkapillaren sowie eine Vergrößerung der allgemeinen Oberfläche des Kapillarennetzes. Diese Befunde, die als eine Kompensationsreaktion auf einen O_2-Mangel des Gehirngewebes bei der Entwicklung einer experimentellen Neurose aufgefaßt werden, sind im Zusammenhang mit anderen funktionellen Störungen erhoben worden. *Artychina* et al. (1980), *Artychina* et al. (1980) und *Kolzowa* et al. (1980) konnten mittels elektronenmikroskopischer Methode hypoxische Erscheinungen im ultrastrukturellen Bereich von Neuronen verschiedener Hirngebiete nachweisen. Hierbei korrelierten Intensität der ultrastrukturellen Veränderungen und Intensität der funktionellen Störungen (Lernen, bedingt-reflektorische Tätigkeit, Blutdruck, Herzfrequenz u. a.)

Im anderen Zusammenhang konnte nachgewiesen werden (*Oehme* et al., 1980), daß derartige ultrastrukturelle Veränderungen durch einmalige Substanz-P-Applikation wieder reparabel gestaltet werden können. Die Substanz P und Lys-Eledoisin-Hexapeptid vermögen gestörte Lern- und Gedächtnisprozesse von experimentell neurotischen und spontan-hypertensiven Tieren zu normalisieren. Peptide, die auf Lern- und Gedächtnisprozesse Einfluß nehmen, wie z. B. das Lys-Vasopressin, sind in der Lage das durch Puromycin, Hirnhypoxie und Elektroschock blockierte Gedächtnis bzw. die gehemmte Proteinsynthese im Gehirn wieder zu beseitigen (*Flexner* et al., 1977; *Walter* et al., 1975; *Laude* et

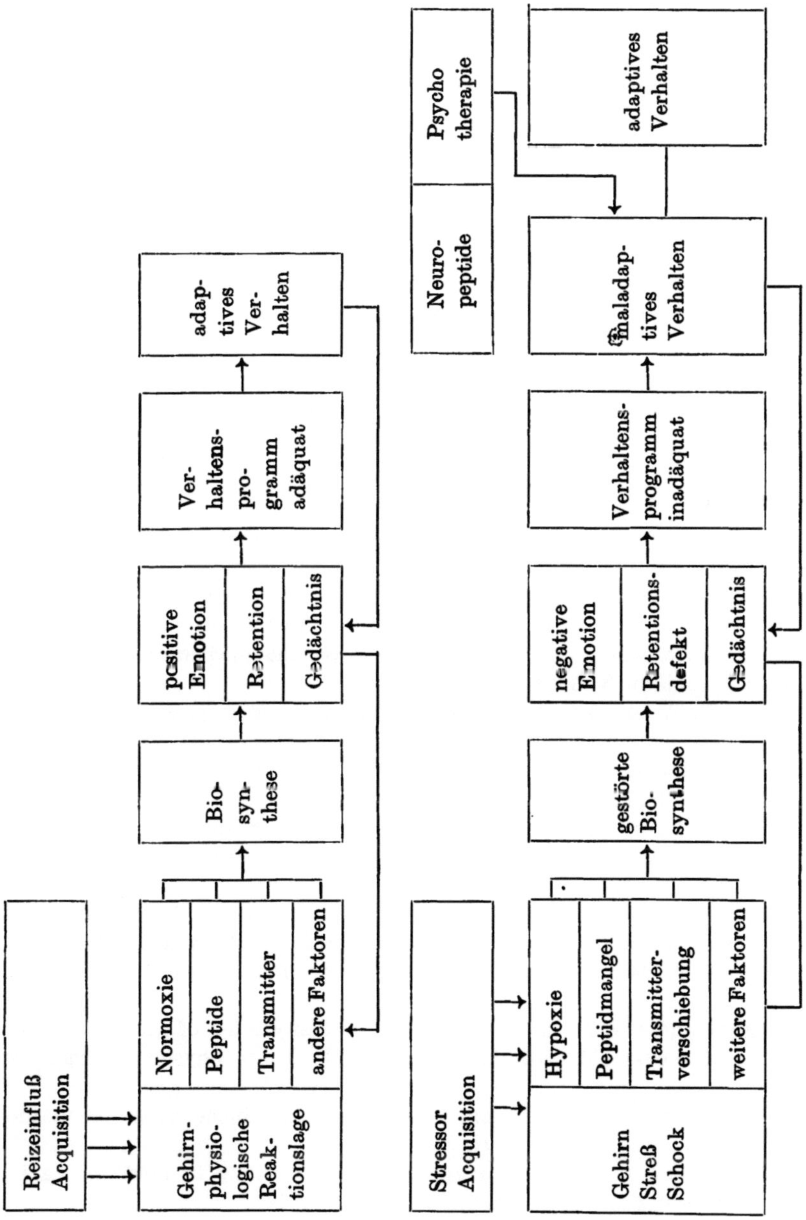

Abb. 8/17. Schematische Darstellung des möglichen Ablaufs molekularbiologischer Prozesse bei der Entwicklung einer Neurose Hypothese der hypoxiegestörten Proteinsynthese für fehlangepaßtes Lernen nach *Hecht* et al.)

al., 1972). Ausgehend von der bekannten Tatsache, daß die Informationsübertragung vom genetischen Code der DNS auf die Aminosäure der Eiweiße über Ribonukleinsäuren (RNS) erfolgt und daß hierbei nach einem bestimmten Arbeitsalgorithmus die Reihenfolge der Aminosäuren im Peptid bzw. der Eiweißmoleküle codiert wird (*Crick*, 1963), sind wir auf Grund der angeführten Ergebnisse der Auffassung, daß durch eine zeitweilig starke (z. B. Schock) oder permanent bzw. permanent intermittierend auftretende Hypoxie der Hirnzellen die Kodierung bzw. der Arbeitsalgorithmus der Informationsspeicherung in der Weise gestört wird, daß die Reihenfolge der Aminosäuren im Peptid bzw. der Eiweißmoleküle in „Unordnung" gerät. Infolgedessen kommt es zu einer Fehlcodierung im Gedächtnis, aus welcher ein inadaptives Verhaltensprogramm resultiert. Die Zufuhr regulativer Peptide, wie die Substanz P, die bei Neurotikern im Blutspiegel vermindert sein kann (*Wejn* et al., 1980) scheint mit ihrer katalysierenden Eigenschaft (*Wachtel* et al., 1980) das unorganisierte Programm im Gedächtnis reparieren bzw. neu organisieren zu können. Offensichtlich vermag dieses Umlernen die Psychotherapie (mittels sozialer Stimuli) in gleicher Weise, jedoch in einem längeren Zeitraum. Bei Bestätigung dieser Hypothese würden sich neue Aspekte der Neurosetherapie ergeben. Diese Ergebnisse lassen vermuten, daß das biologische Substrat der Wirkung der Psychotherapie in den Neuropeptiden zu suchen sein wird.

8. 11. Literatur

Abuladze, K. S.: Studium der reflektorischen Tätigkeit des Speichel- und Tränenflusses (russ.) Moskau 1963

Adler, M.: Physiologische Psychologie. Teil II, S. 33—34, Stuttgart 1979

Antonow, W. W., M. M. *Chananaschwili*: Die Bedeutung des frühen individuellen Experiments für die Entwicklung des Sexualverhaltens bei männlichen Hunden (russ.) Journ. wyssch nerv. dejatln. **23**, 1973, 68—74

Barnhart, S. S., and D. W. *Abbott*: Dissociation of learning and meprobamte. Psychol. Rept. **20** (1967) 520

Beach, F. A.: Coital behavior in dogs. III; Effect of early isolation on mating in males. „Behaviour" **30**, (1968) 218—238

Bechterewa, N. P.: Die Rolle des individuell erworbenen Gedächtnisses in den Mechanismen normaler und pathologischer Reaktionen (russ.) in: Mechanismen der Gedächtnismodulation. Leningrad 1976 7—13

Beritaschwili, I. S., A. N. *Bakuradse*, A. E. *Kac*: Untersuchung der Bildung des Gedächtnisses bei niederen Affen bei freier Haltung. Uspechi fiziol. nauk. **1** (1974) 3—28

Bienert, M., P. *Oehme*, E. *Morgenstern*: Endogens Peptide und Algesie. Pharmazie **34** (1979) 26—30

Bindra, D., K. *Nyman* and J. *Wise*: Barbiturate-induced dissociation of acquisition and extinction: Role of movement initiation processes. J. Comp. Physiol. Psychol. **60** (1965) 22

Bliss, D. K., M. *Sledjeski* and A. *Leiman*: State dependent choice behavior in the rhesus monkey. Neurophysiologica **9** (1971) 51

Bliss, D. K.: Alcohol steady state and drug-dissociated learning in goldfish. Paper presented at the Eastern. Psychol. Assoc. meeting Boston 1972

Bliss, D. K.: Dissociated learning and state-dependent Retention Induced by Pentobarbital in Rhesus Monkeys. J. Comp. Physiol. Psychology **84** (1972) 149

Bliss, D. K.: Dissociated learning and state dependent retention induced by pentobarbital in the rhesus Monkey. J. Comp. Physiol. Psychol. **84** (1973) 149

Bliss, D. K.: Theoretical explantantions of drug-dissociated behaviours. Federation Proc. **33** (1974) 1787

Blonski, P. P.: Abriß der wissenschaftlichen Psychologie. 1921. Zit. bei *Sintschenko,* P. I.: Probleme der Gedächtnispsychologie. In: Ergebnisse der sowjetischen Psychologie. Berlin 1967. 191–240

Browne, L., F. *Judge* and P. *Kasper-Pandi*: Pentobarbital-induced state-dependent learning of ohne-way avoidance in mice. Psychon. Sci. **18** (1970) 305

Brown, A., R. S. *Feldman* and J. W. *Moore*: Conditional discrimination learning based on chlordiazepoxide: Dissoziation or cue. J. Comp. Physiol. Psychol. **66** (1968) 211

Bueno, O. F. A. and E. A. *Carlini*: Dissociation of learning in marihuana tolerant rats. Psychopharmacologia **25** (1972) 49

Bures, J.: Zur Neurophysiologie des Gedächtnisses. In: *Rüdiger,* W. (Hrsg.): Probleme der Physiologie des Gehirns, Berlin 1965 131–151

Bustamante, J. A., A. *Jordan,* M. *Vila,* A. *Gonzales,* A. *Insua*: State dependend learning in Humans. Reprint. Institute of Neurophysiology and Psychology. Acad. of Sciences. Havanna, Cuba 1970, 1

Butler, Ch. R.: Is there a memory impairment in monkeys after inferior temporal lesions? Brain Research **13** (1969) 383–393

Bykow, V. D.: Die Orientierungsreaktion und die Orientierungs-Erkundungs Aktivität Moskau 1958 (russ.)

Chananaschwili, M. M.: Neuronale Isolierung in der Hirnrinde (russ.) Leningrad 1971

Chananaschwili, M. M.: Mechanismen der normalen und pathologischen bedingt-reflektorischen Tätigkeit (russ.). Leningrad 1972

Crick, F. H.: Über den genetischen Code. Angew. Chem. **75** (1963) 425

De Wied, D.: Influence of anterior pituitary on avoidance learning and escape behavior. Am. J. Physiol. **207** (1964) 255–259

De Wied, D., B. *Bohns*: Longterm and short term effect on retention of conditioned avoidance responses in rats by treatment respectivaly with long acting pitressin or a-MSH. Nature **212** (1966) 1484–1486

De Wied, D.: Long term effect of vasopressin on the maintenance of conditioned avoidance response in rats. Nature **232** (1971) 58–60

De Wied, D., H. H. *Greven,* S. *Lande,* A. *Witter*: Dissociation of the behavioral and endocrine effects of Lysins vasopressine by Tryptic digistion. Brit. J. Pharmacol **45** (1972) 118–122

De Wied, D.: Behavioral effects of intraventriculary administered vasopressin and vasopressin fragments. Life Sci. **19** (1976) 685–690

Deutsch, J. A., and S. K. *Roll*: Alcohol and asymmetrical state dendency a possible Explanation. Behavioral Biol. **8** (1973) 273

Dörner, G.: Hormones and Brain Differentation. Amsterdam/New York 1976

Dogterom, J., R. H. *Buijs*: Vasopressin and Oxytocin Levels in the rat brain during passive Avoidance Behavior. In: C. A. *Marsan* and W. Z. *Traczyk*: Neuropeptides and Neural Transmission. IBRO Monograph Series, Vol. 7, 1979, 307–314

Dostalek, C.: Rückläufige bedingte Verbindungen in ihrem Zusammenhang mit dem Wesen der höheren Nerventätigkeit. Berlin 1964

Doty, R. W., L. T. *Rutledge,* R. M. *Larsen*: Conditioned reflexes established to electrical stimulation of cat cerebral cortex. J. Neurophysiol. **19** (1956) 401–415

Doty, R. W.: Are there neurons specialized for memory? In: Mechanismen der Tätigkeit des Großhirns. Tbilissi 1975 p 51

Drischel, H.: Zur physiologischen Problematik vegetativer Regulationsprüfungen. Z. inn. Med. **7** (1952) 1060–1065

Drischel, H., N. *Tiedt*: Biokybernetik I. Leipzig 1968

Dschalogonija, S. L.: Über Mechanismen der Störung der höheren Nerventätigkeit unter den Bedingungen eines chronischen Konflikts während einer sozialen Streß-Situation (russ.). Thesen des 12. Allunionskongresses für höhere Nerventätigkeit. Leningrad 1975. Bd. 2, 41–42

Ebbinghaus, H.: Über das Gedächtnis, Leipzig 1913

von Euler, U. S., J. H. *Gaddum*: An unidentified depressor substance in certain tissue extracts. J. Physiol. (Lond.) **72** (1931) 74

Eysenck, H.-J., G. *Rachman*: Neurosen-Ursachen und Heilmethoden Berlin 1967

Ferrari, W. G. *Gessa*, L. *Vargiu*: Behavioral affects induced ba intracisternally injected ACTH and MSH. Ann. N.Y. Acad. Sci. **104** (1963) 330–343

Ferster, C. B., B. F. *Skinner*: Scheduks of reinforcement. Appleton. Century Crofts inc. New York 1957

Flexner, L. R., P. *Gambetti*, J. B. *Flexner* und R. B. *Roberts*: Studies an memory: Distribution of peptidyl-puromycin in subcellular fractions of mouse brain. Proc. Nat. Acad. Sci. **68** (1971) 26–28

Flexner, J. B., L. B. *Flexner*, P. L. *Hoffman*, R. *Walter*: Dose-Response Relationships in Attenuation of puromycin-induced Amnesia bei Neurohypophyseal Peptids. Brain Research **134** (1977) 139–144

Gänsehirt, H.: Die Sauerstoffversorgung des Gehirns und ihre Störung bei der liquordrucksteigerung und beim Hirnödem. Berlin, Göttingen, Heidelberg 1957

Galambos, R., C. T. *Morgan*: The neural basis of learning. In: *Field*, J., H. W. *Magoun*, V. E. *Hell* (Eds.) Handbook of Physiology. Section 1. Neurophysiology Bd. 3, S. 1471 bis 1500, Washington D. C. 1960

Ganner, H.: Ictus amnesticus. Ärztl. Prax. **26** (1974) 1872

Gastaut, H., R. *Naquet*, A. *Roger*, S. *Dongut*, H. *Regis*, F. *Morell*, A. *Jus*, C. *Jus*: Neurophysiologische Interpretation bedingter elektroenzephalographischer Reaktionen. Pawlow-Ztschr. f. höh. Nerventät. **7** (1957) 143–153

Klaus, G.: Kybernetik in philosophischer Sicht. Berlin 1961

Knoll, J.: Experimental studies on the higher nervous activity of animals. VI. Further studies on active reflexes. Acta physiol. **12** (1957) 65–92

Gawrilowa, L. N.: Über den Einfluß eines einseitigen latenten Erregungsherdes auf den Ablauf bedingter und unbedingter Nahrungsreflexe. (russ.) Journ. wyssch. nervn. dejatln. **10** (1960) 869–873 Pawlow-Ztschr. f. höhere Nerventätigkeit **10** (1960) 582 bis 586

Geber, M.: zitiert bei R. *Sinz*: Lernen und Gedächtnis, Berlin 1973, 115

Gecht, K., I. P. *Ljowschina*, P. *Oehme*, M. *Poppei*, M. G. *Airapetjanz*: Zur Wirkung von Substanz P bei der Ausarbeitung eines bedingten lokomotorischen Abwehrreflexes. Symp. Hirn und Verhalten (russ.) in: Rusinow, W. S. Hrsg. Integrationsmechanismen der Hirntätigkeit. Nauka, Moskau 1981, 185–192

Girden, E.: Cerebral Mechanisms in conditioning under Curare. Am. J. Psychol. **53** (1940) 397

Girden, E., and E. *Culler*: Conditioned responses in curarized striate muscle in dogs. J. Comp. Psychol. **23** (1937) 261

Goody, W.: Time and the nervous system. Lancet **7031** (1958) 1139–1144

Goddwin, D. W.: Alcoholic blackouts and state-dependent learning. Federation Proc. **33** (1974) 1833

Goodwin, D. W., B. *Powell,* D. *Bremer,* H. *Haine* and J. *Stern*: Alcohol and recall: State dependend effects in man. Science **163** (1969) 1358

Guillemin, R.: Physiologische und klinische Bedeutung hypothalamischer und extrahypothalamischer Hirnpeptide. Triangel **15** (1976) 1—8

Hakanson, R., S. *Bengmark,* E. *Brodin,* S. *Ingemansson,* L. *Larsson,* G. *Nilson,* F. *Sundler*: Substance P-like immunoreactivity in intestinal carcionoid tumors. In: *von Euler,* U. S., B. *Pernow* (Eds.): Substance P. Nobel Symposium **37** Raven Press. New York 1977, 55

Harlow, H. F., M. K. *Harlow*: Reifungsfaktoren im sozialen Verhalten. In: Psyche-Beiheft. Festschrift für R. A. *Spitz.* Stuttgart 1967

Spitz, R. A.: Vom Säugling zum Kleinkind. Stuttgart, 1967

Harlow, H. F.: The heterosexual affectional system in monkeys. Amer. psychol., 1962, v. 17, N 1, p. 1—9

Hecht, K., G. *Misgeld*: Zur Kenntnis der bedingten motorischen Nahrungsreaktionen I., II. und III. Ordnung bei Ratten (Ausbildung, Festigung, Wechselwirkung und Erlöschen) Acta biol. med. germ. **1**, (1958) 586—622

Hecht, K., E. *Grastyan*: EEG- und Verhaltensstudien des „backward conditioning" an Katzen. Acta physiol. hung. **20** (1961) 27—40

Hecht, K.: Die Bedeutung des zentralen motorischen Systems und des Aktivitätszustandes des ZNS beim „nichterlöschbaren" bedingten Fluchtreflex der Ratte. Acta biol. med. germ. **13** (1964) 40—54

Hecht, K., K. *Treptow*: Über die Ausarbeitung und Ablauf künstlicher und natürlicher bedingter lokomotorischer Nahrungsreaktionen höherer Ordnung .am freibeweglichen Hund in Abhängigkeit von der individuellen Reaktionslage des ZNS. Acta biol. med. germ. **5** (1960) 263—280

Hecht, K., K. *Treptow,* M. *Poppei,* T. *Hecht*: Ein Modell für die Entwicklung hyperton ausgelenkter Blutdruckdysregulationen durch fehlgesteuertes Lernen. Acta biol. med. germ. **27** (1971) 869—883

Hecht, K., K. *Treptow,* S. *Choinowski,* M. *Peschel*: Die raum-zeitliche Organisation der Reiz-Reaktions-Beziehungen bedingt-reflektorischer Prozesse. Jena 1972, S. 17 ff.

Hecht, K., K. *Treptow,* S. *Choinowski,* M. *Peschel*: Die raum-zeitliche Organisation der Reiz-Reaktions-Beziehungen bedingt-reflektorischer Prozesse. Abh. aus dem Gebiet der Hirnforsch. und Verhaltensphysiologie Bd. 5, VEB Gustav Fischer Verlag, Jena 1972, 21 ff.

Hecht, K., K. *Treptow,* S. *Choinowski,* M. *Peschel*: Die raum-zeitliche Organisation der Reiz-Reaktions-Beziehungen bedingt-reflektorischer Prozesse. Jena 1972, S. 94

Hecht, K., T. *Hecht,* M. *Poppei,* K. *Treptow,* S. *Choinowski* und St. *Nitschkoff*: Über eine biphasische Wirkung von Angiotensin II auf bedingt-reflektorische Reaktionsmuster von Albinoratten. Acta biol. med. germ. **34** (1975) 635—645

Hecht, K., T. *Hecht,* M. *Poppei,* K. *Treptow,* S. *Choinowski* und St. *Nitschkoff*: Die Rolle der Angiotensin-II-Wirkung in der Adaptation und Maladaptation zerebro-viszeraler Blutdruckregulationsvorgänge. In: R. *Baumann,* J. K. *Schchwazabaja* (Hrsg.): Symp. über Probleme der kardiovaskulären Regulation. Akad. Verl. Berlin 1975, 117—121

Hecht, K., T. *Hecht,* M. *Poppei,* K. *Treptow,* W. *Hartrodt* und S. *Choinowski*: Über die Wirkung von Angiotensin II auf bedingt-reflektorische Reaktionsmuster neurotischer Albinoratten. Acta biol. med. germ. **34** (1975) 1453—1464

Hecht, T., K. *Hecht,* V. *Moritz,* F. *Stahl,* H. *Woosmann,* W. *Dräger,* R. *Geppert*: Zur Bedeutung einer postnatalen Stressung für die emotionelle Reaktivität und die Pathogenese neurotischer Erscheinungen im adulten Alter. In: R. *Baumann,* K. *Hecht:* Streß, Neurose, Herz-Kreislauf. Berlin 1977, S. 237—244

Hecht, K., G. *Dörner*: Zur Möglichkeit einer Vorprogrammierung von Verhaltensweisen durch Veränderung des Neurotransmitter-Stoffwechsels in der frühpostnatalen Ontogenese von Albinoratten. Psychiatr. Neurol. Med. Psychol. **30** (1978) 385–396

Hecht, K., M. *Poppei*, T. *Hecht*, J. W. *Postnow*, V. *Moritz*, R. *Baumann*: Lern- und Gedächtnisprozesse während der postnatalen Ontogenese von Ratten mit spontaner Hypertonie. Acta biol. med. germ. **37** (1978) 1471–1478

Hecht, K., P. *Oehme*, M. *Poppei*, T. *Hecht*: Conditioned Reflex learning of normal juvenils and adults rats exposed to action of Substance P and of an SP-Analogue. Pharmazie **34** (1979) 417–421

Hecht, K., P. *Oehme*, M. *Poppei*: Action of Substance P on Neurotic hypertensive Rats. Pharmazie **34** (1979)

Hecht, K., P. *Oehme*, M. *Poppei*, T. *Hecht*: Conditioned Reflex learning of normal juvenile and adults rats expond to action of Substance P and of an SP-analogue. Pharmazie **34** (1979) 417–421

Hecht, K., P. *Oehme*, M. *Poppei*: Action of Substance P on Neurotic hypertensive Rats. Pharmazie **34** (1979) 653–657

Hecht, K., P. *Oehme*, I. P. *Ljowschina*, P. *Poppei*, E. *Wachtel*, M. G. *Airapetjanz*: Peptide als Lern- und gedächtnisaktive Substanzen. Wiss. Zeitschr. der Humboldt-Univ. Berlin, Heft 5–6 (1981)

Hecht, K., K. *Seidel*: Zum Biorhythmus in den Neurowissenschaften. In: J. *Schuh*, K. *Hecht*, J. *Romanow*: Chronobiologie und Chronomedizin Berlin 1981

Hecht, K., V. S. *Oganow*, V. Ja. *Klimowitzki*, T. *Schlegel*, M. *Poppei*, G. *Schlyk*, D. *Sass*, E. *Wachtel*: Ergebnisse des Biosputnikexperiments Kosmos 1129. Interdisziplinares Kolloquium der Humboldt-Univ. Berlin 1980

Hecht, K., P. *Oehme*, M. *Airapetjanz*: Neuropeptide in der Regulation. Z. ges. inn. Med. **35** (1980) 408–412

Hecht, K., P. *Oehme*, M. *Poppei*, I. P. *Ljowschina*, I. A. *Kolometseva*, M. G. *Airapetjanz*: Influence of Substance P analogue sleep deprivation. IBRO-Symp. Series Vol 7: Neuropeptides and Neural Transmission. (eds.: A. *Marsan*, W. Z. *Traczyk*) Raven Press. New York 1980

Hecht, K., P. *Oehme*, M. *Poppei*, T. *Hecht*, V. *Moritz*, H. *Hilse*: Effects of an Substance P-Analogue on Blood Pressure and Avoidance Learning of Rats with spontaneous Hypertension. Acta Phys. et pharmacol. Bulg. 6/3 (1980) 60–65

Hecht, K., I. P. *Ljowschina*, M. G. *Airapetjanz*, M. *Poppei*, P. *Oehme*: Der Einfluß von Substanz P auf avoidance learning. In: K. *Hecht*, M. *Poppei*, W. *Rüdiger* (Hrsg.): ZNS: Entwicklung, Störung, Lernen, Motivation. Dtsch. Verlag der Wiss. Berlin 1981 187–191

Hecht, K., M. *Airapetjanz*, M. *Chananaschwili*, P. *Oehme*, M. *Poppei*: Hypoxiegestörte Proteinsynthese im Gedächtnis des Gehirns — eine Ursache der Neurosen? In: J. *Neumann* (Hrsg.) Beiträge zur biologischen Psychiatrie. VEB G. Thieme, Leipzig 1982, 46–52

Hecht, T., K. *Hecht*: Development of arterial hypertension in rats under combined action of exogeneous stress and angiotensin II Act. nerv. sup. (Praha) 19 (1977) 312 –313

Hecht, T.: Ontogenetische Aspekte der Hypertoniepathogenese im Modellexperiment. Dissertation B. Berlin 1981

Hill, H. E., B. E. *Jones* and E. C. *Bett*: State-dependent control of discrimination of morphin and pentobarbital. Psychopharmacologia **22** (1971) 305

Hirschhorn, I. D., and J. C. *Winter*: Mescaline and Lysergic acid diethylamine (LSD) as discriminative stimuli. Psychopharmalogia **22** (1971) 64–71

Hökfelt, T., J. O. *Kellerth*, G. *Nileson*, B. *Pernow*: Experimental immunohistochemical studies of the localisation and distributation of Substanz P in cat primary sensory nerve endings. Brain Res. **100** (1975) 235

Hydin, H., E. *Egyhazi*: Changes in RNA content and base composition in cortical neurons of rats in a learning experiment involving transfer of handeness. Proc. nat. Acad. Sci. (Wash.) **52** (1964) 1030–1035

Hydin, H., P. W. *Lange*: Protein synthesis in the hippocampal pyramidal cells of rats during a behavioral test. Science **159** (1968) 1370–1373

Hydin, H., P. W. *Lange*: Synthesis of acid in nerve cells during establishment of new behavior. Acad. Press Inc. **8** (1967) 335–350

Hydin, H., W. P. *Lange*: Correlation of the S-100 brain Protein with behavior. In: Biochemistry of Brain and Behavior. (eds. R. E. *Bowmann,* S. P. *Datte*) S. 327–346. Plenum Press New York 1970

Hydin, H.: Neuronal plasticity, protein conformation and behavior. In: Memory and Transfer of Information (ed. H. P. *Zippel*). S. 511–520. Plenum Press. New York–London 1973

Iljuschenok, R. J.: Pharmakologie des Verhaltens und des Gedächtnisses. Nowosibirsk 1972 (russ.)

Janet, P. M. F.: The Major Symptom of Hysteria. New York 1907. Macmillan

John, E. R.: Mechanism of Memory. New York 1967

Kamin, L. J.: The retention of an incompletely learned avoidance response. J. com. Phystol. **50** (1957) 457–460

Katz, J. J., W. C. *Halstead*: Proteinorganisation and mental function. Comp. Psychol. Monogr. **20** (1950) 1–38

Klein, S. B.: Adrenal-pituitary influence in reactivation of avoidance learning memory in the rat after intermediate intervalls. Comp. Physiol. Psychol. **79** (1972) 341

Klix, F.: Information und Verhalten. Berlin 1971

Klix, F.: Über Struktur und Funktion des semantischen Gedächtnisses. In: *Hecht,* K., M. *Poppei,* W. *Rüdiger* (Hrsg.) ZNS: Entwicklung, Störung, Lernen. Berlin 1981, 219 –237

Kojan, A. B.: Fiziko-chimiceskoje osnovi uslovnereflektornoj dejatel'nesti. V knige: Fiziologija vyssej nervnej dejatel'nesti. Moskau **1**, 1970, 430–472

Konitzer, K., S. *Voigt,* M. *Poppei,* K. *Hecht*: Regionaler Stoffwechsel des Rattengehirns im Verlauf eines Hypokinesestresses. In: R. *Baumann,* K. *Hecht* (Hrsg.): Streß, Neurose, Herz-Kreislauf. VEB Dtsch. Verlag d. Wissenschaften, Berlin 1977, 185–193

Konorski, J.: Die integrative Tätigkeit des Gehirns. Moskau 1970

Konorski, J.: Integrative activity of the brain. An Interdiscuplinary Approach. University of Chicago press, Chicago and London, 1967

Krjashev, W. Ja.: Die höhere Nerventätigkeit der Tiere unter den Bedingungen der Nachahmung (russ.) Moskau 1955

Krjashew, W. Ja.: Experimentelle Neurosen auf dem Boden eines emotionellen Schicks (russ.) Journ. fiziol. SSSR **31** (1945) 236

Krejci, I., B. *Kupkowa,* E. *Kasafirek,* T. *Barth,* K. *Jost*: Efects of neurohypophyseal hormon analogs and fragments on learning and memory processes in behavioral Tests. In: A. *Marsan,* W. Z. *Traczyk* (eds.): Neuropeptides and neural Transmission. IBRO series, vol. 7. Raven Press. New York 1980, 301–306

Kruglikow, R. J.: Gesetzmäßigkeiten der Festigung zeitweiliger Verbindungen. In: Fiziolog. wyssch. nervn. dejatln. Moskau. **2** (1971) 34–59 (russ.)

Kupalow, P. S.: Über experimentelle Neurosen bei Tieren (russ.) Jour. wyssch. nerv. dejatln. **2** (1952) 457–473

Kurtz, K. H., J. *Pearl*: The effects of prior fear experiences on acquired-drive learning. J. Comp. Physiol. Psych. **53** (1960) 201–206

Landgraf, R., R. A. *Ermisch*, J. *Heß*: Indications for a Brain Liptake of Labelled vasopressin and Oxytocin and the Problem of the Blood-Brain Barrier. Endokrinilogie **73** (1979) 77–81

Landgraf R.: persönliche Mitteilung (an K. *Hecht*) 1979

Lapina, J. A.: Analiz vozniknovenija zastojnoj uslovno-dvigatel'noj reakcii sgibanija lapi u sobak. Jezegodnik IEM AMN SSSR, Leningrad, **5**. 1959, 22–28

Lashley, K. S.: The Effect of Strychnine and coffeine upon rat of learning. Psychobiology **1** (1917) 141

Laude, S., J. B. *Flexner*, L. B. *Flexner*: Effect of corticotropin and desglycinamide lysine vasopressin on supression of memory by puromycin. Proc. nat. Acad. Sci (Whas.) **69** (1972) 558–560

Leiman, A. L., D. K. *Bliss*, J. B. *Powers* and M. R. *Rosenzweig*: Electrical correlates of drug-dissociated learning. Federation Proc. **26** (1967) 263

Lembeck, F., G. *Zetler*: Substance P. Int. Encyclop. Pharmacol. ther. Section **72** (1971) 28–71

Lembeck, F.: Ist Substanz P ein Neurotransmitter? Dtsch. Med. Wschr. **103** (1978) 183 bis 185

Liwanow, M. N.: Räumliche Analyse der bioelektrischen Aktivität der Großhirnrinde. Journ. wyssch. nervn. dejatln. **12** (1962) 399–409

Lorenz, K.: Der Kumpan in der Umwelt des Vogels. J. Ornithol. **83** (1935) 137–213

Mathies, H., C. *Faehse* und W. *Lietz*: Effect of RNA-precursors on the maintenance of long term memory. Psychopharmacologia **20** (1971) 10–15

Mathies, H.: Biochemical regulation of Synaptic connectivity. In: Memory and Transfer of Information (ed. by *Zippel*. H. P.) Plenum Press New York–London 1973, 531 bis 547

Mathies, H.-J.: Zelluläre Grundlagen der Informationsspeicherung im ZNS. In: *Hecht*, K., M. *Poppei*, W. *Rüdiger* (Hrsg.) ZNS: Entwicklung, Störung, Lernen. Berlin 1981, 241–246

Mayse, J. F., and T. L. *de Vietti*: A comparison of state dependend learning induced by elektroconvulsive shock and Pentobarbital. Physiology and Behavior **7** (1971) 717

Mc Intyre, D. C., and H. *Reichert*: State dependend learning in rats induced by kindled convulsions. Physiol. Behavior **7** (1971) 15

Mc Lean, P. D.: Function of limbic and neocortical system of the brain and their relevant psycho-physiological aspects in medicine. Amer. J. Med. **25** (1958) 611–626

Oehme, P., K. *Hecht*, L. *Piesche*, H. *Hilse*, M. *Poppei*: Substance P as a Modulator of physiological and pathological processes. In: Neuropeptides and Neural Transmission (eds.: A. *Marsan*, W. Z. *Traczyk*). IBRO Symp. Series Vol. 7. Raven Press New York 1980 p 159–164

Oehme, P., H. *Hilse*, E. *Morgenstern*, E. *Göres*: Does Substance P produce analgesia or hyperalgesia? Science (New York) 208, 305–307 (1980)

Okamato, K.: Spontaneous hypertension in rats. In: International review of experimental pathology (ed. by *Richter* and *Epstein*) **7** (1969) 227–270

Oliverio, A.: Effects of scopolamine on evoicance conditioning of mice. Psychopharmacologia **12** (1968) 214

Orbeli, L. A.: Das Prblem der Hemmung. Sowjetwiss. Naturwiss. Beitr. 1956, 900–911

Otis, L. S.: Dissoziation and recovery of a response learned under the influence of delorpromazine or saline. Science **143** (1964) 1347

Otsuka, M., S. Konishi: Release of substance P-like immunoreactivity from isolated spinal cord of newborn rat. Nature (Lond.) **264** (1976) 83

Overton, D. A.: State-dependent learning produced by depressant and atropinelike drugs. Psychopharmacolog. **10** (1966) 6

Pawlow, I. P.: Sämtliche Werke Bd. 4, S. 33–35, Berlin 1953

Panleikoff, B.: Über die Bedeutung situativer Einflüsse bei der Auslösung endogener depressiver Phasen. Arch. f. Psychiatrie und Nervenkrankheiten **197** (1958) 669–685

Pearse, A. G. E.: Peptides in brain and intestine. Nature (Lond.) **262** (1976) 92

Pickenhain, L.: Grundriß der Physiologie der höheren Nerventätigkeit. Berlin 1959

Pohle, W., H. *Mathies*: The incorporation of ^{3}H-uridine-monophosphat into the brain during the training period. A microautoradiographic study. Brain Res. **29** (1971) 123 bis 127

Poppei, M., K. *Hecht*, V. *Moritz*, R. *Barnow*: Zentralnervale Informationsverarbeitung und Blutdruckverhalten im Verlauf eines Hypokinesestresses bei Ratten. In: R. *Baumann*, K. *Hecht* (Hrsg.): Streß, Neurose, Herz-Kreislauf. VEB Dtsch. Verlag d. Wissenschaften, Berlin 1977, 179–184

Poppei, M., K. *Hecht*: Stressorenwirkung und chronischer Streß in Abhängigkeit von Zuständen des Organismus und von Umweltkonstellationen. Wiss. Zeitschr. der Humboldt-Univ. Heft 5–6, 1981

Poppei, M., K. *Hecht*, I. P. *Ljowschina*, P. *Oehme*, J. *Illana*, M. G. *Airapetjanz*, V. *Moritz*: Zur prophylaktischen und therapeutischen Effekten von Substanz P (SP) und einem SP-Analogen an experimentellen Modellen der Neurose und der spontanen Hypertonie. In: K. *Hecht*, M. *Poppei*, W. *Rüdiger* (Hrsg.) ZNS: Entwicklung-Störung, Lernen, Motivation. VEB Dtsch. Verlag der Wiss. Berlin 1981, 191–196

Powell, D., S. E. *Leeman*, M. *Orsuka*: Identification of the motoneuron depolarizing peptide in bovine dorsal root as hypothalamic substance P. Brain Res. **73** (1974) 59

Rubinstein, S. L.: Grundlagen der allgemeinen Psychologie. Berlin 1962. a) S. 112, b) S. 378

Rüdiger, W.: Probleme der Physiologie des Gehirns, Berlin 1965

Sachs, E., M. *Weingarten*, N. W. *Klein* jr.: Effects of chlordiazepoxide on the acquisition of avoidance learning and its transfer to the normal state and other drug conditions. Psychopharmacologia (Berlin) **9** (1966) 17

Sandman, C. A., A. J. *Kastin*, A. V. *Schally*: Melanocytestimulating hormone and learned appetitive behavior. Experientia **25** (1969) 1001–1002

Sandman, C. A., A. J. *Kastin*, A. V. *Schally*: Behavioral inhibitation as modified by melanocyte-stimulating hormone (MSH) and lightdarf conditions. Physiol. Beh. **6** (1971) 45–48

Scheurle, H.-J.: Überwindung der Subjekt-Objekt-Spaltung in der Sinneslehre. Thieme Copythek Stuttgart 1977, 43–44

Schmidt-Kolmer, E.: Psychometrie bei Kindern von 0–3 Jahren und ihre Bedeutung für die Hygiene im Kindesalter. Berlin 1958

Schneider, M.: In *Rein-Schneider*: Die Physiologie des Menschen. Stuttgart 1971. 15. Aufl. S. 602

Schultz, W.: Die Entlastungssituation als Wetterwinkel für die Pathogenese und Manifestierung neurologischer und psychiatrischer Krankheiten. Nervenarzt **22** (1951) 140 bis 140

Schulz, H., G. L. *Kovacs*, G. *Telegdy*: Effect of physiological dose of vasopressin and oxytocin on avoidance and exploratory behaviour in rats. Acta Physiol. Acad. Sci. Hung. **45** (1974) 211–215

Schulz, H., G. L. *Kovacs*, G. *Telegdy*: Action of posterior Pituctary neuropeptides on the Nigrostriatal Dapaminergic system. IBRO-Symp. Neuropeptides and neural Transmission. Jablonna, June 2.–4. 1979. Abstracts p. 40

Schulz, H.: Neuropeptide – Substanzen der Zukunft? Medizin aktuell 6/2 (1980) 86–87

Schwarzberg, H.: The action of neuropeptides on self-stimulation behavior of the rat. IBRO-Symp. Neuropeptides and neural Transmission. Jablonna, June 2.–4. 1979

Siegel, R. K. and M. E. *Jarvik*: Evidence for state dependent learning with mescaline in a passive avoidance Task. Psychon. Sci. **25** (1971) 260

Silakow, V. L.: Decending Regulating Cortical Influences in the visual system. Journ. wyssch. nervn. dejatln. **19** (1969) 1044—1050

Sinz, R.: Neurobiologie und Gedächtnis. VEB Verl. Volk und Gesundh., Berlin 1979, 193—194

Sinz, R.: Lernen und Gedächtnis, Berlin 1973

Sokolov, E. N.: Perception and the conditioned Reflex. Oxford 1963 *Spear*, N. E., S. B. *Klein* and E. P. *Riley*: The Kamin effect as state-dependend learning. Memory-retrieval failure in the rat. J. Comp. Physiol. Psychol. **74** (1971) 416

Uchtomski, A. A.: Über den Zustand der Erregung in der Dominante. In: Neues in der Reflexologie und Physiologie des Nervensystems II. Leningrad—Moskau (1921) S. 3 bis 16. Deutsche Übers. Faltbeilage Dtsch. Ges. Wes. (1956) 241—264

Uttley, A. M.: Theory of learning based on conditional probabilities. In: Premier Congres International de Cybernétique. Namur 1956. Verlag Gauthier-Villars. Paris 1958. 277—285

Wejn, A. M., B. N. *Kameneckaja*: Das Gedächtnis des Menschen (russ.) Moskau 1973

Walter, W. G.: Das lebende Gehirn. Köln—Berlin 1961

Walter, R., P. L. *Hoffmann*, J. B. *Flexner*, L. B. *Flexner*: Neurohypophyseal hormones, analogs and fragments: Their effect on puromycin induced amnesia. Proc. Nat. Acad. USA **72** (1975) 4180—4184

Walter, R., P. L. *Hoffmann*: ADH and Related Peptides: Effect of Pre- or Posttraining Treatment on Puromycin Amnesia. Pharmacol. Biochem. and Behav. **8** (1978) 93—95

Wachten, E., P. *Oehme*, I. P. *Ojowschina*, M. *Poppei*, H. *Hecht*: Avoidance learning in noise- and immobilization stressed rats under the influence of Substance P. XXVIII. international Congress of physiological sciences. Budapest. 1980. Abstracts p. 777

van Wimersma Greidanus, Tj. B.: Neurophyseal Peptides and Avoicance Behavior: The Involvement of vasopressin and oxytocin in Memory Processes. IBRO-Symp. Neuropeptides and neural Transmission. Jablonna, June 2.—4. 1979. Abstracts p. 33—37

van Wimersma Greidanus, Tj. B., D. *de Wied*: Modulation of passive avoidance behavior of rats by intracerebroventricular administration of antivasopressin. Serum. Beh. Biol. **18** (1976) 325—333

Zemanek, H., H. *Kretz*, A.-J. *Angyan*: A modell for Neurophysiological Functions. In: Intern. Conf. on Inform. Proceedings Unesco Paris 1959

9. Zur Psychologie, Physiologie und Pathologie der Emotionen

(K. *Hecht*, M. M. *Chananaschwili*)

Die Emotion gehört zu den Hauptformen der Funktionsäußerung des Gehirns. Neben der Gedächtnisfunktion, der Funktion der Analyse und Synthese von Reizen usw. haben die Emotionen teil an der Organisation der normalen höheren Nerventätigkeit. Sie haben auch eine große Bedeutung bei der Entstehung und beim Verlauf verschiedener Formen pathologischer Störungen der höheren Nerventätigkeit.

Zu verschiedenen Zeiten wurden Vermutungen über die Natur und die biologische Bedeutung der Emotionen geäußert, wovon einige ihre Bedeutung bis heute erhalten haben und der weiteren Entwicklung des Problems dienlich sind. Dazu gehören in erster Linie die Vorstellungen über die Rolle der limbischen Strukturen für die Organisation und Regelung der Emotion (*Papez*, 1937), über die Rolle der Formatio reticularis für die Regelung der Emotion (die „Aktivierungstheorie" der Emotion; *Lindsley*, 1951) usw. Diese Vorstellungen übertragen aber allgemeine Fragen der Herkunft von Emotionen auf die Ebene der Analyse ihrer strukturellen Grundlagen. Durch ein breiteres biologisches Herangehen an dieses Problem zeichnet sich die Ansicht von *Anochin* (1968) aus, wonach der wesentliche Grundzug des emotionalen Zustandes sein integrativer Charakter in bezug auf andere Zustände und andere Reaktionen ist. Die Emotionen erfassen den ganzen Organismus; sie verleihen dem Zustand des Menschen einen bestimmten Typ von Gefühl. Nach *Anochin* können Emotionen dadurch, daß sie eine fast augenblickliche Integration (Zusammenfügen zu einem einheitlichen Ganzen) aller Funktionen des Organismus bewirken, für sich allein und zuallererst ein absolutes Signal einer nützlichen oder schädlichen Einwirkung auf den Organismus sein, oft sogar bevor die Lokalisation der Einwirkung und der konkrete Mechanismus der Antwortreaktion des Organismus bestimmt sind. Dank der Emotionen kann der Organismus oft mit einer außerordentlichen Schnelligkeit auf Umwelteinflüsse adäquat reagieren, indem sie gewissermaßen einen biologischen Indikator bilden, der anzeigt, ob die Einwirkung für ihn nützlich oder schädlich ist. Emotionen haben sich nach dieser Konzeption als Mechanismus fixiert, der die Lebensprozesse in ihren optimalen Grenzen hält und einer Zerstörung, d. h. einem Mangel oder Überfluß irgendwelcher Faktoren, vorbeugt. Es gilt als allgemein anerkannt, daß zwei Erscheinungen der Emotion ihre Spezifität bestimmen: Der charakteristische äußere Ausdruck der Reaktion (somato-vegetativer Komplex) und das sie begleitende subjektive Empfinden. Eine solche Definition des Inhaltes der

Emotion, der durch objektive und subjektive Kriterien seiner Beurteilung beim Menschen exakt ermittelt werden kann, wird immer häufiger auch in bezug auf die Tiere angewandt. Heutzutage werden verschiedenartige Äußerungen emotional gefärbter Reaktionen bei Tieren durch Termini bezeichnet, welche subjektive Zustände des Menschen ausdrücken. Es wird als selbstverständlich angesehen, daß die Ähnlichkeit der äußeren Erscheinungen bei Tier und Mensch (als Antwort auf entsprechende Signale) ein ausreichendes Argument für die Schlußfolgerung von der Gemeinsamkeit ihrer subjektiven (inneren) Zustände (Wut, Angst usw.) ist. Eine solche Tendenz bei der Erforschung der Emotionen darf aber nicht zu einem unerwünschten Abweichen vom Prinzip einer streng objektiven Untersuchung der psychischen Erscheinungen beim Tier führen. Man kann die Forscher verstehen, die die Fülle der vorhandenen methodischen Möglichkeiten auf die Erforschung dieses subjektiv erlebten „Zustandes" richten, auf die Suche von spezifischen Veränderungen zur Objektivierung solcher „Zustände" in den zerebralen Erscheinungen, z. B. im EEG. Trotzdem sind zum gegenwärtigen Zeitpunkt alle Vorstellungen über den „inneren Zustand" des Gehirns von Tieren während emotional gefärbter Reaktionen in erheblichem Maße antropomorph. Diese Bemerkung darf nicht als eine negative Äußerung zur Aufgabe aufgefaßt werden, neurophysiologische Korrelate der zentralnervösen Abweichungen zu finden, die bei „spezifischen" äußeren Erscheinungen emotionaler Reaktionen auftreten und in Analogie zur menschlichen subjektiven Bewertung als „Gefühl" bezeichnet werden. Umgekehrt muß diese Aufgabe besonders intensiv in Angriff genommen werden. Dafür gibt es wichtige Begründungen. So ist es völlig klar, daß der Apparat der äußeren emotionellen Erscheinungen eine andere strukturelle Grundlage hat als der Apparat zur Erzeugung der „inneren" Zustände des Gehirns, die mit den äußeren Reaktionen einhergehen. Zum Beispiel tritt die „Wutreaktion" bei Hunden sogar nach Zerstörung des gesamten Vorderhirns und nach Abtrennung des Hypothalamus auf. Sie ist aber nicht auf die Beseitigung der Gefahr gerichtet und geht nicht mit entsprechenden Gefühlen einher (*Beritaschwili*, 1968). Wie bekannt, hat *Pawlow* nicht das Vorhandensein eines subjektiven Zustandes bei Tieren verneint. Er hat nur die Unvollkommenheit unserer Möglichkeiten zur objektiven Untersuchung dieses subjektiven Zustandes unterstrichen. Er schrieb: „Und tatsächlich, wenn die objektive Erforschung eines höheren Tieres, z. B. eines Hundes, einen solchen Stand erreicht hat, und das wird natürlich geschehen, daß ein Physiologe unter allen Verhaltensbedingungen dieses Tier über eine absolut genaue Voraussicht verfügt, was bleibt dann noch übrig für die selbständige unabhängige Existenz seines subjektiven Wesens, welches es natürlich auch hat, aber eben seins wie wir unseres haben". In voller Übereinstimmung damit hat auch *Kupalow* (1963) einen subjektiven Zustand der Tiere nicht in Abrede gestellt und bemerkt, daß bei der Ausbildung eines bedingten Reflexes eine neue nervöse Integration, ein neuer ganzheitlicher Nervenprozeß entsteht, der auch als inneres Erleben widergespiegelt wird. Nach *Kupalow* wird auf einem bestimmten phylogenetischen und ontogenetischen Entwicklungsstand die allgemeine Eigenschaft der Reizbarkeit des tierischen Nervengewebes durch die Eigenschaft der Erlebnisfähigkeit ergänzt. Das ist „ein riesiger Sprung, ein hervorragendes Ereignis" im Laufe der Evolution des Lebens. Es entsteht das, was wir als das Subjektive und im umfassenderen Sinne als das Psychische bezeichnen. *Kupalow* unterstreicht, wenn er über die Natur des Subjektiven, des Erlebten spricht, daß nicht die physiologische Struktur des Erregungs- und Hemmungsprozesses erlebt wird, sondern die Widerspiegelung der Einwirkungen, durch welche dieser nervöse Prozeß ausgelöst wird. Weiter ist an dieser Konzeption wichtig, daß eine psychische Erscheinung als nervöser Prozeß und nicht als sein Erzeugnis oder seine Begleiterscheinung angesehen wird.

Nach *Waldman* (1972) muß man drei Systeme der strukturellen Organisation der Emotion unterscheiden: das Substrat des „emotionalen Erlebens"; Strukturen zur „Expression" der Emotion und das „Anlassersystem" der emotionalen Reaktionen. Dabei läßt sich die Frage des „Substrats der Emotionen" bei Tieren bisher mit Sicherheit nur im Hinblick auf die Topographie der integrativen Zentren für die Expression der Emotion entscheiden. Im Ganzen hat das emotionale Verhalten aber eine fragmentarische Organisation. Diese Hypothese stützt sich auf Anwendungsergebnisse von psychotropen Präparaten, die auf die einzelnen Erscheinungen der emotionalen Verhaltensreaktionen in unterschiedlicher Richtung Auswirkungen hatten, die einen erleichterten und die anderen hemmten. Eine fragmentarische Theorie über die Organisation emotionalen Verhaltens entwickelt auch *Delgado* (1963, 1970).

Ungeachtet dessen muß berücksichtigt werden, daß beim intakten Tier und beim gesunden Menschen die „innere" und die „äußere" Komponente der emotionalen Reaktion bei der Realisierung des adaptiven Verhaltens funktionell eng miteinander verknüpft sind. Das bedeutet, daß das Herangehen an die Analyse der Regelungsmechanismen für die einzelnen Komponenten der Emotion trotzdem „monistisch" sein muß. Das läßt sich leicht mit folgendem Beispiel für die Regelung der einzelnen emotionalen Komponenten des Menschen begründen, wo sie in einem bestimmten Sinne antagonistisch und trotzdem wechselseitig bedingt auftreten: In der zivilisierten Gesellschaft ist die Erziehung des Menschen von früher Kindheit an darauf gerichtet, die somatisch-vegetativen Komponenten einiger (wenn nicht vieler) Erscheinungen emotionaler Reaktionen zu unterdrücken. Es gibt Veranlassung zu behaupten, daß auch die subjektiv erlebte Komponente der Emotion erziehbar ist. Auf jeden Fall ist es ganz offensichtlich, daß auch sie sich in der Ontogenese verändert, eine bestimmte Entwicklungsdynamik durchmacht und zum Beispiel mit dem Alter immer schwächer wird. Wenn man das berücksichtigt, ist es richtiger, nicht vom Fehlen der somatisch-vegetativen Komponente der Emotion beim Menschen zu sprechen, sondern von ihrer Unterdrückung, genauer gesagt vom Grad ihrer Unterdrückung, was für einige Menschen eine Nervenanspannung bedeutet und bestimmte Schwierigkeiten macht. Das ist noch ein weiteres Argument zugunsten der „monistischen" Betrachtungsweise der Beziehungen zwischen „subjektiver" und „äußerer" Komponente der Emotionen. Im Grunde genommen ist jedes Fehlen der äußeren Erscheinungen einer Emotion nicht Ausdruck des Fehlens einer nervösen Reaktion, sondern im Gegenteil Ausdruck einer starken Nervenanspannung zur Unterdrückung der somatisch-vegetativen Komponente der Emotion. Diese Unterdrückungsreaktion kann den subjektiven (erlebten) Zustand aussparen, ja sie kann sogar mit ihm in Konflikt geraten, und zur Ursache der Entstehung einer Neurose werden.

9.1. Was sind Emotionen?

Eine Analyse des Begriffs der Emotion macht deutlich, daß die verschiedenen Fachdisziplinen ihn unterschiedlich gebrauchen und innerhalb der einzelnen Fachdisziplinen sowohl die Begriffsbestimmung als auch die Emotion als psychophysischer Prozeß unterschiedlich und sogar divergierend beurteilt werden. So gebrauchen einige Autoren die Begriffe „Emotion“ und „Gefühl“ als Synonyme (*Hecht*, 1972; *Krutetzki*, 1979). Andererseits wird vor allem in der sowjetischen Psychologie von niedrigen biologischen Emotionen und höheren sozialen Gefühlen gesprochen, d. h. daß das Gefühl als höchstes Produkt der Entwicklung der Emotionen des Menschen angesehen wird (*Leontjew*, 1978). Entsprechend diesem Autor sollte als Emotion nur die konkrete, besonders klar zutage tretende Verlaufsform des Erlebens bezeichnet werden. *Sinz* (1978) sieht in der Emotion das objektivierbare Korrelat der subjektiven Kategorie „Gefühl“.

Nachteilig wirkte sich auf den Fortschritt in der Erforschung der Emotionen die Vielzahl unterschiedlichster Begriffe und Bezeichnungen aus, die zur Beschreibung von emotionalen Zuständen vor allem bei psychologischen Untersuchungen geschaffen und verwendet wurden. Dadurch lassen sich die Forschungsergebnisse unterschiedlicher Fachdisziplinen nur mit Vorbehalten vergleichen und ihre Nachprüfbarkeit bzw. Reproduzierbarkeit wird äußerst schwierig. So fordert die Betrachtung der Emotion als einen einheitlichen psychophysischen Prozeß eine Klärung dieser Probleme und eine ständige Auseinandersetzung mit der Auffassung des Dualismus von Psychischem und Physischem. Die Frage des Dualismus ist ein grundlegendes weltanschauliches Problem. Sie war lange Zeit ein wesentliches Hindernis für die Entwicklung der Neurowissenschaften insgesamt. Daraus folgend wurde auch die Entwicklung der Emotionskonzeptionen vom Dualismus und der dabei vorgenommenen Trennung von Körper und Geist geprägt.

In anglo-amerikanischem Schrifttum des Zeitraumes 1949—1963 werden als wesentliche Momente der Emotionen starke Gefühle oder Affekte bzw. geistige Erregungszustände genannt, die durch bestimmte physikalische Veränderungen der Umwelt oder Äußerungen des Organismus begleitet werden. Dazu werden die Änderung der Herzfrequenz, vasomotorische Reaktionen, Atemaktivitätsänderungen und Änderungen des Muskeltonus angeführt, die mehr oder weniger erkennbar sind. Vereinzelt klingt schon das Gerichtetsein der Emotion auf ein definiertes Objekt und der Zusammenhang zwischen Emotion und instinktiven Bedürfnissen an. In einem französischen Wörterbuch wird die Emotion als neuroendokrine Reaktion angesehen, die durch eine plötzliche Änderung des affektiven Gleichgewichts ausgelöst wird.

In der psychologischen Literatur dagegen wird besonders Wert auf die subjektive Seite dieses Prozesses gelegt. *Cohen* (1974) schließt in den Begriff der Emotion den der „Störung“ ein (bezogen auf eine Gemeinschaft oder ein Individuum). Die Emotion gebe immer eine Nichtanpassung des Individuums mit emotionalen Mitteln wider; sie zerbricht für einen Moment den Schutz des Subjekts, das große Anstrengungen vollbringen muß, um sein psychisches, affektives als auch physiologisches Gleichgewicht wiederzufinden. *Krutetzki*

(1979) sieht in den Emotionen psychische Zustände, in denen die Beziehung des Menschen zu anderen Menschen, zu sich selbst und zu seiner Umwelt zum Ausdruck kommt. Als Quelle der Emotionen wird die objektive Realität betrachtet. Nach *Klaus* (1974) ist die Emotion als die durch die Persönlichkeitsstruktur gegebene ganzheitliche subjektive Reaktionsweise des Individuums auf den Inhalt seines Erlebens (seiner Wahrnehmungen, Vorstellungen, Denkinhalte usw.) aufzufassen. Die emotionalen Prozesse sind neben kognitiven und motivationalen Prozessen ein besonderer Aspekt des Erlebens und Verhaltens bzw. der Informationsverarbeitung, der besonders die Dynamik des Erreichens oder Nichterreichens von Zielen, d. h. die Befriedigung oder Nichtbefriedigung von Bedürfnissen, Ansprüchen usw., betrifft. Der gleiche Autor betrachtet die Emotion im philosophischen Sinne als diejenige Komponente des Widerspiegelungsprozesses, die nicht auf Begriffe, Aussagen und Schlüssen, sondern auf Sinnesempfindungen beruht.

Auch *Darwin* äußerte sich zu der Erscheinung der Emotion. In seiner biologischen Theorie führt er die Entstehung von Emotionen auf die organische Stimulierung von Instinkten zurück. Aus der Sicht der Verhaltensbiologie spricht *Tembrock* (1977, 1978) von einer Zustandsform, die durch äußere und/oder innere Ereignisse (oder auch durch Gedächtnisinhalte) hervorgerufen wird. Sie ist gekennzeichnet durch eine geringe Verhaltensorganisation, eine verminderte Reizselektivität und einen hohen Anteil vegetativer Vorgänge. Besonders innere Ungleichgewichte im Zustandsgefüge, aber auch äußere Ungleichgewichte (zwischen Reiz und Verhalten) sollen emotionale Zustände bewirken. Für ihn dienen die Emotionen letztendlich der Homöostase. *Rüdiger* (1974) spricht von einer Gemütsbewegung, für deren Zustandekommen im Sinne der Physiologie bestimmte Hirngebiete, insbesondere die mit der Großhirnrinde in Wechselwirkung stehenden Gebiete des Zwischenhirns und des sogenannten Riechhirns verantwortlich sind. Der Autor verweist auf den engen Zusammenhang zwischen Emotion und Motivation hin. *Hodge* (1935) meint, daß die Emotionen entstehen bei Unvermögen oder Zweifel an der Realisierung einer adäquaten Antwort auf eine geschaffene Umweltsituation. *Iwanow* (1979) führt die Ansicht einiger Physiologen an, daß die Emotion die erste unbewußte Bewertung eines Moments ist, die uns zu einer Handlung drängt, noch bevor der Verstand alle Informationen für eine Analyse besitzt. Mit dem Hinweis auf das Unbewußte im Emotionsgeschehen deutet er die Rolle der subkortikalen Bereiche an. Die Veränderung neurochemischer Prozesse des Gehirns, Verlagerungen und Störungen im Austausch der Katecholamine, des Serotonins und anderer Metobolite des Gehirns gehen nach *Waldman* (1972) ebenfalls einher mit Veränderungen des emotionalen Zustandes.

Pawlow führte als Ursache der Entstehung von Emotionen Prozesse der Einstellung, der Unterhaltung des dynamischen Stereotyps und dessen Störungen an. Nach *Beritow* (1961) gehen die emotionalen Reaktionen organisch in den Verhaltensakt bei Tieren ein und in bestimmter Weise fördern sie die zielgerichtete Anpassung gegenüber den Bedingungen der Umwelt. Für *Simonow* (1975) ist die Emotion die Widerspiegelung der Stärke der Bedürfnisse und die Wahrscheinlichkeit ihrer Befriedigung im gegebenen Moment durch das Gehirn.

Eine umfassendere Definition gibt *Leontjew* (1978) für die emotionalen Prozesse an. Sie sind seiner Auffassung nach subjektive Reaktionen des Menschen und des Tieres auf das Einwirken innerer und äußerer Reizungen, die sich in der Art eines Vergnügens oder Unbehagens, Freude, Angst usw. äußern. Da sie praktisch jede beliebige Äußerung der Lebenstätigkeit des Organismus begleitet, widerspiegeln die Emotionen in Form unmittelbaren Erlebens die Bedeutsamkeit einer Erscheinung oder einer Situation und dienen als einer der Hauptmechanismen der inneren Regulation der psychischen Tätigkeit und des Verhaltens, die auf die Befriedigung aktueller Bedürfnisse oder Motivationen gerichtet sind.

Aus den angeführten Definitionen, Meinungen und Ansichten lassen sich gewisse Schwerpunkte bzw. Probleme erkennen. Da wäre z. B. die Frage nach dem Zusammenhang von informationsverarbeitenden, d. h. kognitiven, Prozessen und den Emotionen, nach ihrer Rolle im Verhalten, nach der Beziehung biologischer und sozialer Vorgänge zu den Emotionen, nach dem Zusammenhang von Bedürfnissen, Motivationen und Emotionen, nach der Widerspiegelungsfunktion der Emotionen, nach dem neurophysiologischen Substrat dieser Erscheinungen. Darauf werden wir im Verlaufe dieser Arbeit noch genauer eingehen.

Was bezeichnen wir nun eigentlich als Emotion oder Gefühle? Solche Begriffe wie „Ekel“, „Kummer“, „Freude“, „Wut“, „Erstaunen“, „Begeisterung“, „Entsetzen“, „Angst“, „Qual“, „Erregung“, „Eifersucht“, „Lust“, „Mitleid“, „Unlust“ u. a. werden im täglichen Sprachgebrauch häufig für die Beschreibung von Subjekten, Objekten und Situationen benutzt. In ihrer Vielzahl lassen sie sich in zwei große Gruppen einteilen, in negative und positive Emotionen. Dabei sind wir bestrebt alles das zu fördern und aufrechtzuerhalten, was uns positive Emotionen (Freude, Lust u. a.) erleben läßt und alles zu meiden bzw. zu verringern, was Ursache für negative Emotionen (Angst, Wut u.a) ist. Die Eifersucht z. B. kann man nun nicht einer dieser polaren Gruppen zuordnen. Sie stellt eine Mischemotion oder besser eine komplexe Emotion dar. Sie entsteht aus den Gefühlen der Liebe zu einem Menschen, aus der Angst ihn zu verlieren und aus der Wut gegenüber dem störenden Subjekt oder Objekt. Solche komplexe Emotionen sind aber nicht als einfache Summe der einzelnen Bestandteile aufzufassen. Im allgemeinen wird von bestimmten Grundemotionen gesprochen. *Simonow* (1975) versteht darunter die Angst, die Wut und die Freude. *Manuila* et al. (1971) zählen die Freude, die Angst, die Traurigkeit und den Zorn dazu.

Eine andere Möglichkeit der Einteilung ist die nach der Intensität der Emotionen in intentionale Gefühle, Stimmungen und Affekte. Ebenso ist eine inhaltliche Ordnung möglich in Primärgefühle, Vitalgefühle, Gefühle des Selbstkonzepts und auf die Umwelt bezogene Gefühle (*Klaus*, 1979). Nach *Petrowski* (1976) könnte man die komplexen Emotionen in folgende Gruppen einteilen: praktische Gefühle, moralische Gefühle, ästhetische Gefühle und intellektuelle Gefühle.

Der emotionale Prozeß soll nach *Kappes* (1978) zwei Seiten aufweisen. Einmal eine sogenannte „passive“ Seite, die des subjektiv emotionalen Erlebens und zum anderen eine sogenannte „aktive“ Seite, die der emotionalen vegetativ-motorischen Äußerungen. Es sind zwei Seiten eines einheitlichen Prozesses, bei dem entsprechend der gegebenen Situation die eine oder die andere überwiegen kann. *Kappes* (1978) unterscheidet 3 Grundkomponenten des emotionalen Prozesses:

1. Modifizierung der Energiemenge, über die der Organismus zu einem bestimmten Zeitpunkt disponieren kann, bezeichnet als emotionale Erregung
2. Ausprägung von Tendenzen, den Kontakt aufrechtzuerhalten bzw. zu verstärken oder den Kontakt abzubrechen oder zu vermindern, bezeichnet als Emotion mit positiven oder negativen Vorzeichen
3. Organisation spezifischer Reaktionsformen entsprechend den Reizfaktoren, bezeichnet als unterschiedlicher Inhalt emotionaler Prozesse (unterschiedliche emotionale Modalitäten)

Nach *Kappes* sind diese 3 Grundkomponenten die Kennzeichen eines Regelungsaktes.

9.2. Hypothesen und Theorien der Emotionen

9.2.1. Physiologisch orientierte Konzeptionen

Die folgenden Ausführungen zu einigen physiologisch orientierten Theorien lassen in ihrer Entwicklung erkennen, daß eigentlich jede neue Konzeption auch ein neues physiologisches Substrat als Zentrum oder Quelle emotionaler Zustände anführte. Vor allem in den letzten 10–15 Jahren setzten sich in Folge des enormen Erkenntniszuwachses in den Neurowissenschaften immer komplexere Betrachtungsweisen durch. Als Vertreter seien *Pribram* (1967) und *Simonow* (1975) genannt, die in der kognitiven Komponente eine wesentliche Ursache bzw. einen integrierten Bestandteil emotionaler Erscheinungen erkannten. Wir sprechen hier von physiologisch orientierten Theorien und wollen damit darauf hinweisen, daß es immer eine wechselseitige Beeinflussung physiologischer und psychologischer Auffassungen gab und heutige Forschungen gerade die Betrachtung der Emotion als psychophysiologische Einheit erfordern.

James und *Lange* waren die Begründer und Verfechter der sogenannten „peripheren" Theorie der Emotionen. In ihrem Kern enthält diese Theorie die radikale Verlegung des biologischen Substrates der Emotionen in die Körperperipherie. Spezifische Muster körperlicher Veränderungen rufen bestimmte emotionale Erlebnisse hervor, d. h. das Primäre der emotionalen Reaktion sind somatische Prozesse (Muskeltonus, Gefäßmuskulatur, viszerale Funktionen), die als Reize wirken. Diese werden in nervöse Erregung umgewandelt. Die zentrale Verarbeitung dieser Erregung drückt sich als Gefühl aus. Am Beispiel erläutert bedeutet das, daß wir nicht weinen, weil wir traurig sind, sondern wir sind traurig, weil wir weinen oder wir zittern nicht, weil wir Angst haben, sondern wir haben Angst, weil wir zittern. *James* beschreibt diese Vorgänge selbst so: „Ein Gegenstand fällt auf ein Sinnesorgan und wird vom entsprechenden kortikalen Zentrum perzipiert. Schnell wie ein Blitz eilt der Reflex (die Reflexe) durch die dafür vorgesehenen Kanäle, verändert den Zustand der Muskulatur, Haut und des Viszerums. Und diese Veränderungen, die wie das Originalobjekt perzipiert werden in den ebenso spezifischen Kortexanteilen, verbinden sich mit ihm im Bewußtsein und wandeln es vom einfachen Objektwahrnehmen in ein emotional gefühltes Objekt um ... Meine These ... besagt, daß die körperlichen Veränderungen direkt dem Perzipieren des erregenden Faktors folgen, und daß unser Fühlen der gleichen Veränderungen, sobald sie auftreten, die Emotion ist". *Lange* sah vor allem die vasomotorischen Veränderungen als primäre somatische Prozesse an. Das Verdienst von *James* und *Lange* bestand darin, daß sie die Emotion in ihrem wesentlichen Zusammenhang mit physiologischen Prozessen erkannten und damit einen entscheidenden Impuls für die Erforschung der physiologischen Vorgänge psychischer Erscheinungen gaben.

Wenger (1948) erweiterte diese Theorie indem er behauptet, daß emotionales Verhalten der Veränderung der Aktivität des autonomen Nervensystems entspricht. Diese Aktivitätsveränderungen werden zentral wahrgenommen und in Form muskulärer Reaktionen und verbaler Äußerungen faßbar.

Cannon (1927) ging einen wichtigen Schritt weiter. Er verlegt in seiner „Thalamus"-Theorie den Entstehungsort der Emotionen in das Zentralnervensystem. *Cannon* kam zu dieser Schlußfolgerung aus der kritischen Analyse der *James-Lange*-Theorie und durch eigene Forschungsergebnisse. Folgende Einwände machte er gegen die „periphere" Theorie geltend: Für diese Theorie war das Bestehen afferenter und efferenter Verbindungen zwischen ZNS und Viszerum eine Grundbedingung des Entstehens von Emotionen. *Cannon* bewies dagegen, daß die Durchtrennung dieser Verbindungen die emotionalen Zustände nicht beeinflussen muß und daß andererseits Emotionen auch ohne diese Verbindungen hervorgerufen werden können. Zweitens erkannte er, daß ein und dieselben Veränderungen viszeraler Organe bei unterschiedlichen emotionalen und nichtemotionalen Zuständen vorkommen, weil das sympathische Nervensystem vorherrschend in allen unerwarteten Situationen ist. Drittens führte er die relative Unempfindlichkeit der Rezeptoren innerer Organe an. Weiterhin wies er darauf hin, daß die Geschwindigkeit der Änderung des emotionalen Zustandes bedeutend höher ist als die der Änderung des Zustandes des Viszerums. Letztendlich betonte er, daß durch künstliche Reizung viszerale Veränderungen hervorgerufen werden können, die typisch für starke Emotionen sind, aber letztere nicht entstehen brauchen. *Cannon* postulierte im Zwischenhirnbereich dynamische „affektive" Schemata oder emotionale Verhaltensmuster, die im Normalzustand durch kortikale Hemmung unterdrückt sind. Dem Thalamus kommt dabei die Rolle des Ursprungsortes dieser neuralen Erregungsmuster emotionalen Erlebens zu. Die Thalamuserregungen geben den afferenten Erregungen eine emotionale Färbung. Nach *Cannon* sieht der physiologische Vorgang so aus: ein Reiz ruft in einem Rezeptor eine Erregung hervor; diese wird weitergeleitet zum Subkortex (als Schaltstation aller sensorischen afferenten Impulse) und schließlich zur Hirnrinde. Mit der Erregung der Hirnrinde kommt es zum Wegfall der kortikalen Hemmung des Thalamus und dessen dynamische Erregungsmuster werden freigesetzt. Die Folgen sind einmal periphere Ausdruckserscheinungen und andererseits, durch die Zurückleitung der Auslösungssignale zum Kortex, die Emotionen. Dadurch wird deutlich gemacht, daß das emotionale Geschehen aus zwei Komponenten besteht, dem emotionalen Erleben und dem emotionalen Verhalten. Die Emotion wird als Teil eines Balance-Systems betrachtet und hat dementsprechend ihre Funktion bei der Aufrechterhaltung der Homöostase des Organismus. *Cannon* betonte die motivatorisch-organisierende Eigenart emotionaler Vorgänge. Durch die Emotion werden im Organismus für den Notfall große Mengen an Energie bereitgestellt, was den Anschein eines Zusammenbruchs des Verhaltens hat. Er kennzeichnete mit Untersuchungen über den Chemismus des Blutes unter emotionalen Zuständen und den Veränderungen viszeraler Funktionen die bedeutende Rolle der Emotionen im Anpassungsverhalten. Dominant bei der Energiebereitstellung ist das sympathoadrenerge System. *Cannon* prägte den Begriff des „Bioenergismus emotionaler Reaktionen" und meint dazu, daß die Antwort des Nervensystems auf ein Objekt oder eine Situation, die eine Emotion hervorrufen, wahrscheinlich eine viel größere Anzahl von Neuronen im ZNS in Erregung bringt als das selbst bei maximaler Willensanstrengung der Fall ist.

Ein anderes neuronales Korrelat der Emotion schlug *Papez* (1937) vor mit seiner Theorie der kortiko-subkortikalen Kreisbildungen. Die Ursachen für kortikale emotionale Prozesse sah er im Hippocampus gelegen. Die nervöse Erregung bleibt längere Zeit in diesen kreisbildenden Substraten erhalten (sogenannter *Papez*-Kreis (Abb. 1). Mit dem Hinweis auf die Bedeutung archi- und palliokortikaler Bereiche für das Emotionsgeschehen zerfiel auch die Vorstellung von dem genetisch einheitlichen Gebilde der Großhirnrinde. Der Gyrus cinguli wird als rezeptives Feld des emotionalen Erlebnisses betrachtet. Hier erfolgt die emotionale Färbung eines psychischen Zustandes. *McLean* (1949) fol-

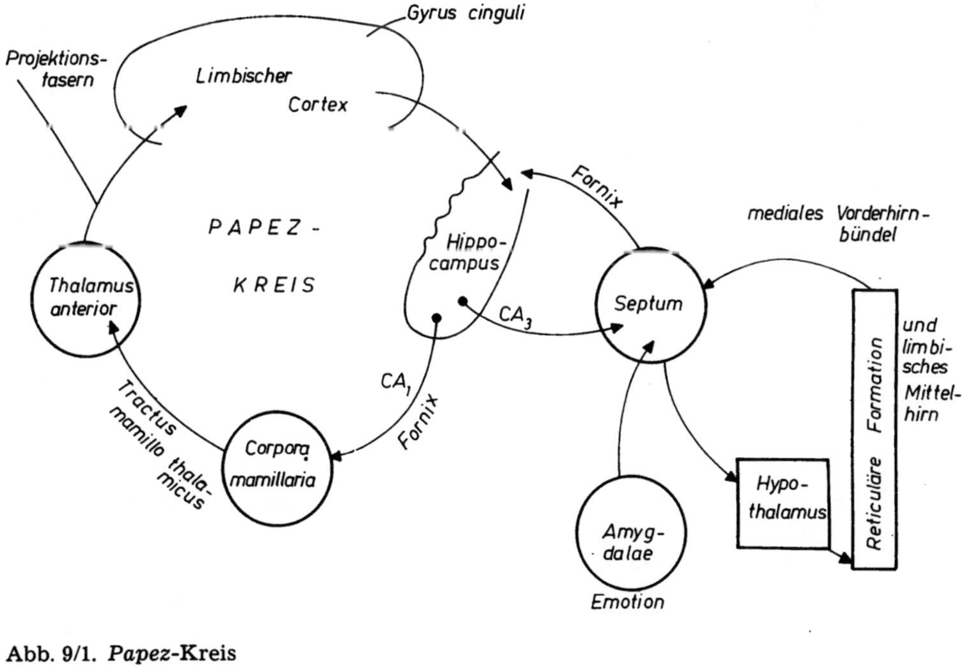

Abb. 9/1. *Papez*-Kreis

gerte auf Grund der Bedeutung des Hippocampus für die Gedächtnisbildung, daß die Emotionen in enger Verbindung mit Gedächtnisleistungen auftreten.

Anochin (1949) ging in seiner „biologischen" Theorie von der Erklärung der Emotionen im Rahmen des funktionellen Systems aus. Nach *Anochin* kommt es zur Entstehung von Emotionen in Folge Übereinstimmung bzw. Nichtübereinstimmung des gespeicherten Handlungszieles (Handlungsakzeptor) mit den realen Handlungsergebnissen. Aus seiner Einteilung des Verhaltens in 2 Stadien, die Bedürfnisausbildung und die Bedürfnisbefriedigung, schlußfolgert er, daß die Emotionen zwecks schneller Befriedigung von Bedürfnissen auftreten. Übereinstimmung zwischen Handlungsakzeptor und realem Handlungsergebnis lösen als Ausdruck der Befriedigung des vorherrschenden Bedürfnisses eine positive Emotion aus. Negative Emotionen entstehen bei Nichtübereinstimmung sowie durch Störung des Gleichgewichts des inneren Milieus. Bei Nichtübereinstimmung können aber auch positive Emotionen entstehen in dem Falle des Fehlens einer Reafferentation, die eine biologisch negative Wirkung signalisiert. Auch vor Handlungsbeginn, durch die Wahrscheinlichkeitseinschätzung der Erreichung eines Zieles mittels früherer Erfahrungen, können Emotionen hervorgerufen werden. Der Autor charakterisierte die Emotionen als inneres Pendel des Verhaltens. Sie erlauben dem Organismus eine augenblickliche Lösung der Hauptaufgabe vor der detaillierten Analyse der Situation. Nach *Anochin* gebührt der Bewegungskomponente die führende Rolle im Prozeß der Verwirklichung einer emotionalen Reaktion. Mit seiner Theorie verwies er auf die funktionelle Organisation, auf den Systemcharakter der emotionalen Erscheinungen. Er ging damit ab von der Vorstellung streng lokalisierter Emotionszentren.

Auch *Arnold* (1950/1960) betrachtet die Emotion als ein Funktionsgebilde. Das Gefühl wird als eine mehr oder minder sekundäre, auf höherrangige kognitiv-sprachliche Prozesse hinauslaufende psychische Verarbeitungsform von Anpassungssituationen verstanden. Auf kortikalem Niveau wird ein Vergleich zwischen „Erwartetem" und „Vorhandenem" vollzogen. Nach Meinung des Autors sieht der physiologische Vorgang so aus: die durch einen Reiz ausgelöste Erregung gelangt über den Subkortex zur Hirnrinde. Hier erfolgt eine emotionale Bewertung der einlaufenden Signale. Die Hirnrinde beeinflußt nun wieder den Subkortex, in dessen Folge die peripheren Erscheinungen auftreten. Die viszeralen Veränderungen wirken wieder als Reiz, der erneut zum Kortex geleitet wird, womit eine Beeinflussung der emotionalen Bewertung erfolgt. Eine besondere Bedeutung kommt den subkortikalen Gebilden zu. Sie werden von der Rinde regulatorisch beeinflußt und leiten die Informationen der peripheren Enthemmungsreflexe zur Hirnrinde. Der Thalamus spielt dabei die Rolle einer motorischen Relaisstation für hypothalamische Effekte und einer sensorischen Relaisstation für kortikale Effekte.

Von einer ganz anderen Grundlage geht *Lindsley* (1951) in seiner „Aktivationstheorie" aus. Für ihn sind emotionale Veränderungen nicht auf spezifische „Gefühlszentren" zurückzuführen, sondern sind Ausdruck von Aktivierungsveränderungen des kortikalen Erregungszustandes. Als Hirnsubstrat dieser psychophysischen Aktivierungsdimension sieht er die Formatio reticularis an (funktionell als ARAS bezeichnet). Das limbische System ist dazu die funktionale Fortsetzung dieses unspezifischen Aktivierungssystems. Er betont die pauschale Aktivierungswirkung der Formatio reticularis, nimmt aber auch eine spezifische Aktivierung an durch die Anerkennung von Untersystemen in ihr, die erregungsmäßig akzentuiert werden bzw. durch Interaktion mit kortikalen Zentren beeinflußt wird. Viszerale und somatische Einflüsse entfalten ihre Wirkung von der Formatio reticularis aus über unspezifische Thalamuskerne zum Neokortex. Sie dient damit der Einstellung der allgemeinen Bewußtseinslage sowie zur Lenkung der Aufmerksamkeit. Lindsley postulierte das EEG als meßtechnischen Zugang, der das psychophysische Aktivitätsniveau widerspiegelt. Die Gefühle der Spannung und der Angst rufen im EEG z. B. eine Art von Bilder hervor, die typisch sind für die reticuläre Aktivität: die Unterdrückung des alpha-Rhythmus und eine Verstärkung der desynchronisierten Aktivität. So lautet die Schlußfolgerung, daß die reizkonstellativ oder auf anderem Wege umschriebenen Emotionen sich aktivierungsmäßig nur im generellen Aktivierungsniveau unterscheiden. Damit lassen sich Gefühle nicht zwingend aktivierungsmäßig gegen nichtemotionales Verhalten abgrenzen, intentionale Unterschiede stellen sich immer als Niveauabstufungen des allgemeinen Aktivitätsniveaus heraus. *Plutchik* (1965) ist in dieser Frage gleicher Meinung wie *Lindsley* und macht den Zusammenhang in einem Modell deutlich.

Pribram (1967) wendet informationstheoretische Gesichtspunkte zur Erklärung des Entstehens von Emotionen an. Nach diesen Vorstellungen bedeutet hirnelektrische Erregung ein Ausdruck der Ungewißheit (der Organismus steht vor einer unbekannten Situation), was die Desorganisation zerebraler Prozesse zur Folge hat. Durch die Desorganisation werden die neuronalen Elemente voneinander unabhängig (funktionell) und fungieren damit als getrennte Informationsprozeßkanäle. Das ist gleichbedeutend mit einer verschärften Trennung und mit erhöhter Unsicherheit. Das Stirnhirn kontrolliert über kontikofugale Bahnen die Interferenz in den Input-Kanälen. Frontale Erregung verbessert die Kanalredundanz, womit die Möglichkeit der Interferenz sukzessiver Reize geringer wird. Als Beispiel führte der Autor folgende experimentelle Ergebnisse an: Bei Applikation von Doppelblitzen und Doppelgeräuschen beobachtete er eine Depression der Amplitude der zweiten Paarreaktion. Er schloß darauf auf eine längere Erholungszeit dieser Fasern, was eine längere Prozeßzeit für ein Signal im Kanal zur Folge hat. Verlängerte Erholungszeit bedeutet zugleich, daß weniger Fasern für entsprechende Prozesse verfügbar sind, was zu einer Reduktion der Redundanz führt, d. h. zu einer Reduktion der Faserzahl, die die gleiche Information trägt. Als Resultat kommt es zu einer größeren Trennschärfe und damit zu erhöhter Unsicherheit, deren Folge emotionale Erscheinungen sind. *Pribram* betrachtet Motivation und Emotion als zentrale Verarbeitungsaspekte, die eine Beziehung zwischen Wahrnehmung und Handeln ausdrücken und die eng mit Informations- und Kontrollprozessen verbunden sind.

Eine der neuesten Vorstellungen über die Psychophysiologie der Emotionen entwickelte *Simonow* (1975). Seine Definition versteht die Emotion als Widerspiegelung der Stärke eines Bedürfnisses und der Wahrscheinlichkeit seiner Befriedigung im gegebenen Moment durch das Gehirn. Damit besteht für

Simonow zwischen Emotion und Information ein wesentlicher Zusammenhang. Die Aktivierung des Apparates der Emotionen rechnet der Autor zur Kategorie der inneren Mechanismen eines lebenden Systems. Die Eckpunkte dieser Theorie sind die pragmatische Unbestimmtheit und die Bedürfnisse. Dieser Zusammenhang wird in einer Formel folgendermaßen ausgedrückt:

$$E = -Bx(I_n - I_s)$$

wobei diese lineare Abhängigkeit einen Sonderfall darstellt. E ist das Ausmaß der emotionalen Erregung, B die Stärke eines Bedürfnisses, I_n kennzeichnet die zur Bewältigung einer Verhaltenssituation notwendigen Informationen und I_s die vorhandenen Informationen. *Simonow* betont, daß noch eine Vielzahl anderer, darunter heute noch unbekannter Faktoren eine Rolle spielen. Aus der Formel ist ersichtlich, daß das Informationsdefizit oder der Zuwachs das Vorzeichen der Emotion bestimmen. Für positive Emotionen (E größer 0) ist I_s größer I_n, d. h. die Emotion ist positiv, wenn die neu einfallende Information die vorher gegebene Prognose über die Wahrscheinlichkeit, das Bedürfnis zu befriedigen, übertrifft. Damit weist *Simonow* darauf hin, daß für das Vorzeichen jeder emotionalen Bewertung der vorherige Zustand als Grundlage der Einschätzung dient. Das wird z. B. deutlich bei Temperaturreizungen im Grenzbereich von neutral und angenehm bzw. unangenehm empfundenen Temperaturen.

Die Formel läßt sich beliebig umstellen, wodurch die verschiedendsten Beziehungen zwischen den Komponenten deutlich werden. So kann ein Anwachsen der Emotion ein Bedürfnis verstärken, ein Anwachsen des Informationsdefizits das Bedürfnis abschwächen. Ein emotionell erregtes Subjekt neigt dazu, das Informationsdefizit zu übertreiben. Eine Verstärkung des Bedürfnisses kann nun wiederum zu einer Vernachlässigung des Defizits führen und ungeachtet der Ungewißheit zur Handlung veranlassen. Bedürfnisse entstehen aus einem Mangel, sowohl den biologischen als auch den sozialen Bereich betreffend. Die vital-biologischen Bedürfnisse machten in der gesellschaftlich-historischen Entwicklung einen Prozeß der Humanisation durch, dessen Ergebnisse die Aufschiebbarkeit der Befriedigung dieser Bedürfnisse, ihre gesellschaftlich-kulturelle Überformung und ihre willentliche Beherrschung sind. Das weist deutlich auf die im wesentlichen soziale Bedingtheit der Emotionen hin.

Simonow mißt den negativen und positiven Emotionen unterschiedliche Bedeutung im Anpassungsverhalten bei. Zudem gibt es sowieso ein Übergewicht negativer Emotionen im Anpassungsverhalten. Negative Emotionen führen dazu, daß ihre Ursachen auf ein Minimum reduziert werden, was bis zum Nullwert, zur Homöostase möglich und dadurch begrenzt ist (*Young*, 1961). Gleichzeitig führen sie auch zu einer schnellen Bedürfnisbefriedigung und veranlassen das Subjekt zum Sammeln von Informationen zur Verringerung des Informationsdefizits.

Nach *Simonow* besitzen die positiven Emotionen eine besondere Rolle im Anpassungsverhalten. Die Lebewesen sind bestrebt, positive emotionale Zustände aufrechtzuerhalten oder zu maximieren. Für die Maximierung gibt es theoretisch keinen Grenzwert. Da mit einem befriedigten Bedürfnis auch der positive emotionale Zustand verschwindet, ist das Subjekt bestrebt, sich solche Bedürfnisse zu schaffen, aufrechtzuerhalten oder zu erneuern. Eine andere Möglichkeit zur Erlangung positiver Emotionen ist die Suche nach der Ungewißheit, nach Informationsmangel. Zusammenfassend schreibt *Simonow,* daß negative Emotionen zur Erhaltung dessen dienen, was durch die Evolution oder die individuelle Entwicklung als nützlich angenommen wurde. Positive Emotionen revolutionieren das Verhalten. Sie spielen eine wichtige Rolle in der Organisation des Erkundungsverhaltens, des Erkenntnisprozesses gegenüber der Umwelt. Aus dem gesagten ergibt sich, daß die Erlangung positiver Emotionen selbst zum Bedürfnis wird. Dadurch können Prozesse, die sich mit der Erlangung positiver Emotionen verbinden, zu einem selbständigen Bedürfnis transformiert werden. Das hat in der Hinsicht praktische Bedeutung, daß mit der Zunahme des Anteils schöpferischer Tätigkeit im Arbeitsprozeß (die schöpferische Tätigkeit als eine wesentliche Quelle positiver Emotionen), die Arbeit zu einem Lebensbedürfnis entwickelt wird. Das bedeutet einen wichtigen Schritt zur Formung von Persönlichkeiten, die kennzeichnend sind für höhere Reifestufen der gesellschaftlichen Entwicklung.

Simonow weist letztlich auf den Zusammenhang zwischen schöpferischer Hirnaktivität und nervalem Apparat der Emotionen hin. Er prägte den Begriff der „psychischen Mutagenese". Der Autor ging von der Existenz zweier Typen der Formierung zeitweiliger Assoziationen im Gehirn aus. Im ersten Fall werden real existierende Verbindungen zwischen Ereignissen direkt im Gehirn widergespiegelt. Im zweiten Fall werden in Folge der Mechanismen der „psychischen Mutagenese" schon Assoziationen zwischen den neuralen Spuren der beiden Ereignisse hergestellt, bevor sich die Zweckmäßigkeit solcher Verbindungen objektiv bestätigt hat. Der Vergleich mit der Wirklichkeit erfolgt erst sekundär. Andeutungen, Analogien und Assoziationen subjektiven Charakters spielen wahrscheinlich die Rolle der psychischen Mutagene. Als Äußerung der Vorgänge der „psychischen Mutagenese" betrachtet der Autor die Traumbilder. Die psychische Mutagenese wirkt auch im Wachzustand, wird aber vom rationalen Denken und einlaufenden Informationen gehemmt. Im Schlafzustand werden die hemmenden Prozesse schwächer. Emotionen sind hier speziell mit Signalen und Assoziationen verknüpft, deren reale Bedeutung nur angenommen wird und die wenig wahrscheinlich sind. Damit gewährleisten die Emotionen auch wenig wahrscheinliche Kombinationen. Im Schlaf wird dann alles nur „vermischt", die Emotionen nehmen chaotischen Charakter an. *Iwanow* (1979) spricht davon, daß während des Schlafes im Gehirn „emotionale Stürme" toben. Dabei enthalten die Traumbilder hauptsächlich Material, das für das Subjekt wichtige Probleme berührt, die aber im Wachzustand nicht adäquat berücksichtigt werden konnten. Die Anwendung der dialektisch-materialistischen Theorie der Widerspiegelung hat sich als sehr fruchtbar erwiesen für die Erforschung psychophysischer Erscheinungen. Die Ergebnisse der Forschungen auf dieser Grundlage geben den Neurowissenschaften weitere Impulse.

9.2.2. Psychologisch orientierte Konzeptionen

Die psychologischen Erklärungen der Entstehung und der Erscheinungen der Emotionen sind von großer Vielfalt gekennzeichnet. Hier reicht u. a. das Spektrum von behaivoristischen, biologistischen bis zu sozialpsychologischen Betrachtungsweisen.

Wundt (1910) betrachtete das Gefühl als ein selbständiges psychologisches Element, das durch bestimmte Dimensionen charakterisiert ist. Der Autor brachte dies in seiner dreidimensionalen Gefühlstheorie mit den polaren Paaren Lust-Unlust, Spannung-Entspannung und Erregung-Ruhe zum Ausdruck. Er vertrat auch die Ansicht, daß Schwankungen des Gefühlstonus einhergehen mit Schwankungen der somatischen Vorgänge.

Guthrie (1976) war ein Vertreter der Homöostasekonzeption in dem Sinne, daß er die psychischen Begleiterscheinungen, die bei der Störung und Wiederherstellung der Homöostase auftreten, als Emotionen bezeichnet.

Tolman (1930) verstand die Emotion als untrennbaren Bestandteil von Trieben und Motiven. Er schrieb den Emotionen die Kraft von immanenten oder unmittelbaren Verhaltensursachen zu; sie stellten für ihn einen besonderen Impulstyp dar. Die emotionale Gestimmtheit ist angenehm, wenn der Organismus Beruhigung antizipiert und sich darauf vorbereitet sie zu erlangen. Die emotionale Gestimmtheit ist unangenehm, wenn der Organismus physiologisch und psychologisch Störung antizipiert und sich darauf vorbereitet, Mittel und Wege zu finden, sie zu vermeiden.

Für *Murray* (1963) ist die Emotion ein Konstrukt, daß einen Erregungszustand im Gehirn bezeichnet, der subjektiv und/oder objektiv erfahren wird. Emotionen sind mit Tendenzen zum Handeln verbunden.

Nach Auffassung von Vertretern der Phänomenologie führt die Beeinflussung der Organisation eines Feldes zur Emition. Emotion ist der Zustand der Spannung, Erwartung und Vorbereitung darauf, so zu handeln, daß die Organisation des Feldes erhalten bleibt. Das geschieht einmal durch Vermeidung von Bedrohungen der Organisation und zum anderen durch Stärkung und Steigerung der Organisation. Die motivationale und emotionale Färbung eines Erlebnisses entscheidet, was wahrgenommen wird, was gelernt wird und was eine Reaktion hervorruft.

Janet (1928) sieht in der Emotion einen „Führungsverlust" in dem Sinne, daß sie eine chaotische Freisetzung von Energie darstellt, die eine Situation mobilisiert hat, daß Automatismen und Verstand ohnmächtig gewesen sind.

Hebb (1946) entwickelte die „Zentraltheorie" als eine konflikttheoretische Vorstellung. Er bezieht sich auf neurale hypothetische Prozesse und verwendet Begriffe wie „Zellverband" und „Phasensequenz". Die Emotion der Unlust hat eine äußerst desorganisierende Wirkung, da sie kortikale Strukturen stört und Phasensequenzen in Gang setzt, die sich mit Phasensequenzen, die als Teil einer stattfindenden Aktivität bereits aktiviert sind, nicht vereinbaren lassen. Es kommt zur Blockierung der Aktivität, was ihrerseits eine Blockierung der Unlusthandlung zur Folge hat, bis eine Phasensequenz stark genug wird, um die Dominanz zu erlangen. Entweder es kommt zum Vermeidungsverhalten und damit zur Unlust oder die ursprüngliche Handlung wird fortgesetzt und die Unlust unterdrückt. Extrem ungewohnte Reize führen zu perzeptiven und intellektuellen Prozessen, die mit bereits gespeicherten Erregungs- und Handlungsmustern unvereinbar sind. Die Emotion wird damit als ein Mittel aufgefaßt ein „zerebrales Gleichgewicht" wiederherzustellen.

Ähnliche Vorstellungen äußerte *Darrow* (1935). Für ihn sind Emotionen Ausdruck eines dynamischen intrakortikalen Konflikts, der eine funktionelle Desintegration kortikaler und subkortikaler Funktionen darstellt, bei dem sich die grobschlächtigen, diffusen Reaktionsmuster des Subkortex der oktroyierten kortikalen Hemmungssteuerung entledigen. Die kortikalen und subkortikalen Reaktionstendenzen kommen zum Konflikt, dessen Ausdruck eine Emotion ist. Dieser Konflikt wird nur durch solche Reize ausgelöst, die im besonderen Verhältnis zu kortikalen präformierten Mustern der individuellen Selbstbewahrung in physischer, sozialer, ökonomischer und intellektueller Hinsicht stehen. In *Duffys* „Aktivierungskonzeption" wird eine allgemeine organismische Energie definiert, die die Reaktionsbereitschaft des Organismus unterhält. Unterschiedlichste physiologische Reaktionen wie Hautwiderstandsänderung, Muskeltonus, Puls- und Atemfrequenz u. a. variieren relativ konstant mit dem Grad von „arousal", „excitation", „reactivity" und „tension" des Gesamtorganismus. „Excitation" wird dabei psychisch als neutral angesehen, als bloße Erregungsgröße, die dadurch Richtungsbezüge erhält, indem sie in steuernde, regulative Systeme einfunktioniert wird. Der Autor stellt damit den Zusammenhang zwischen Energetisierung und Regulation heraus. „Excitation" ist ein gesamtorganismisches Geschehen der Energiefreisetzung, die verschieden lokalisiert ist und deshalb auch verschieden meßtechnisch greifbar. Sowohl rezeptorische als auch motorische Prozesse werden davon beeinflußt. Der Autor projiziert auf die rezeptorische Seite die Funktion einer Diskriminationsgröße, die aussagt, daß der Organismus die Fähigkeit zur Unterscheidung der Erregung in „bedeutsam" oder „unbedeutsam" besitzt. *Woodwoth* (1940) vertrat das Disrutionsschema emotionaler Vorgänge. Entsprechend der Auffassung des Autors entstehen emotionale Vorgänge in Folge einer Störung des normalen Ganges der psychischen Anpassung. Im Anpassungsverhalten herrscht in dem Maße Emotion vor, in dem ein Individuum daran scheitert, eine Anpassungssituation zu durchschauen und mit adäquaten Mitteln zu begegnen. *Murphy* (1947) bezeichnete „Störung" als Wesensmerkmal emotionaler Vorgänge. *Schaffer* et al. (1940) sehen die Emotion als eine desorganisierte Antwort an, die ein Individuum hindert, eine effektive Regulation durchzuführen. *Young* (1943) engte das Disruptionsschema auf einen Teilbezirk innerhalb eines affektiven Prozesses ein. Demnach stellen Emotionen einen Sonderfall in der Funktion affektiver Prozesse dar, indem es zu einer akuten, intensiven Unterbrechung der Zielausrichtung des Verhaltens kommt, die sich als Störung im Erleben, im Verhalten und in physiologischen Prozessen widerspiegelt. *Fraiser* (1963) betont auch, daß die Emotion einen disruptiven, desorganisierenden Effekt auf das Anpassungsverhalten hat. Sie habe als obersten Zweck ein Sinken des Leistungsniveaus sowie eine Reihe somatischer Veränderungen hervorzurufen, die das vegetative Leben und die Lebensbeziehungen stören.

Das Konfliktschema emotionaler Vorgänge führte *Dewey* (1935) ein. Für ihn drücke die Emotion die Spannung, den Widerstreit zwischen konservativer Tendenz (instinktiv u./o./ zu bloßer Aktivitätsformel verknappter Gewohnheit) und prospektiver Tendenz intellektueller Reizaufbereitung. Sie entsteht damit als Resultat in Konflikt geratener finaler Verhaltenstendenzen. *Bull* (1968) sieht die Ursache des Zustandekommens der funktionalen Einheit „Emotion" in einem Konflikt psychischer Tendenzen. Dabei ist der Normalfall durch zielorientiertes, intelligentes und hochorganisiertes Verhalten charakterisiert. Gerät dieses in Konflikt mit primitiven Verhaltenstendenzen, wird die Zielorientierung blockiert. Diese Blockade wird als Emotion erlebt.

Howard (1928) unterscheidet zwischen einem primären und einem sekundären Prozeß im Anpassungsverhalten. Der primäre Prozeß stellt die instinktive, präformierte Reaktion auf eine Reizsituation dar, während der sekundäre Prozeß ein bewußter, flexibler Vorgang ist, der die Führung im Anpassungsverhalten übernimmt, sobald der primäre Prozeß mit einer unlösbaren Umweltsituation konfrontiert wird. Durch die Interaktion der beiden Prozesse können Unregelmäßigkeiten im üblichen Anpassungsverhalten gelöst werden. Reicht aber der sekundäre Prozeß nicht aus, so entstehen Emotionen als Zeichen der Dekompensation des Verhaltens.

Als Vertreter der Amplifikationsauffassung emotionaler Vorgänge gelten *Mc Dougall* (1923) und *Zimbardo* (1966). Demnach haben die emotionalen Vorgänge eine stützende Funktion bei der Aktivität von Instinkten. Sie haben die Aufgabe, die Aktionsbereitschaft, die auf Umstände gerichtet ist, zu verstärken, in dem die ihnen innewohnende Erregung (Energie) in die instinktive Energie eingespeist wird. Die Emotionen geben als Signal den Ablauf der Instinkte im Erleben kund. Für *Lavastine* (1931) erlangen emotionale Vorgänge nur psychische Realität durch ihr Teilhaben an Antriebstendenzen. Damit sind sie Derivate dieser Antriebstendenzen. Auch *Grossert* (1931) betrachtet die Emotionen als funktionale Beihilfe bei der adäquaten Realisierung von Instinkten. Sie sind diesen locker assoziiert und verfügen über eigene funktionale Energien und Qualitäten. Die Emotionen lagern sich psychischen Strebungen an und erheben damit diese Strebungen ins Erleben. Nur dadurch haben sie Einfluß auf die Zielaktivität des Verhaltens.

Nach *Tomkin* (1962) haben die Emotionen die Funktion einer primären Verhaltensregulative. Dabei bilden Trieb und Emotion als die beiden motivierenden Größen ein artikuliertes Verhältnis mit festem Rangunterschied. Darin stellt die Emotion das primär motivierende System dar, auf Grund seines funktional höheren Freiheitsgrades, seiner Offenheit, seiner psychischen Variabilität. Der Trieb wird dagegen als ein geschlossenes psychisches System betrachtet, das durch spezifische somatische Prozesse fixiert ist und auf Ort und Zeit eingeengt bleibt. Der Autor führt als wesentliche Funktion der Emotion die Verstärkung des Triebes an. Ebenso sind aber auch Modifikationen und Reduktion eines Triebes durch Emotionen möglich. *Collier* (1966) ist der Auffassung, daß die Triebe und Instinkte als genetische Absonderung einer motivatorischen Basis emotionaler Vorgänge erscheinen.

Nach *Mc Clellan* et al. stellen emotionale Vorgänge die Funktionsingredienz von Motiven dar. Für die Autoren sind die Emotionen notwendige Bausteine von Motivationssystemen, sie sind an wesentlicher Stelle in der Funktionskette eines Motivs angesiedelt. Im Verhalten soll ihnen eine regulative und organisierende Funktion zufallen. Die Autoren sind mit *Tomkin* darin einig, daß den emotionalen Vorgängen das Primat für das Zustandekommen motivierten Verhaltens zukommt. Positive emotionale Zustände führen zur Annäherung des Organismus an die Reizquelle, d. h. in der Tendenz zur Steigerung eines aufkommenden oder währenden Reizes. Negative emotionale Zustände verursachen eine Meinungsreaktion, was funktionell eine Reizreduktion bedeutet.

Heckhausen (1963) meint, daß das Verhalten auf einem Erwartungshintergrund verläuft. In Folge der Erwartungsemotion durch den Vergleich von Ist- und Soll-Lage gerät die Ist-Lage in Bewegung in Richtung der Soll-Lage. Der Autor betont, daß das Erleben dieser Erwartungsemotion das eigentlich motivierende Agens im engeren Sinne darstellt. Größere Diskrepanzen zwischen Ist- und Soll-Lage rufen negative Emotionen und kleinere Diskrepanzen positive Emotionen hervor.

Nach *de Rivera* (1962) ist die Emotion Ausdruck eines Zielentscheidungsprozesses. Wahrnehmung und Emotion sind in einem dritten Prozeß verankert, dem der Entscheidung. Die psychische Aktivität erscheint als Folge von Entscheidungsprozessen. Es werden 3 Entscheidungsetappen innerhalb einer Verhaltensaktivität unterschieden:

1. die Wahrnehmungsentscheidung,
2. die Zielentscheidung,
3. die Aktionsentscheidung.

Die Entscheidungsetappe der Zielprogrammierung, die den Organismus physiologisch auf viszeraler und motorischer Ebene engagiert, im Verhalten wie im Erleben, identifiziert er als Emotion. Die konkrete Emotion ergibt sich aus einer relativ eng begrenzten Anzahl organismisch möglicher Zielentscheidungen, die in der Struktur vorhandener physikalischer, physiologischer und verhaltensmäßiger Umgangsformen eines Individuums in einer Situation präformiert sind. Die erste Entscheidung wird über Anziehung-Abstoßung zwischen Individuum und Objekt gefällt (Attraktions-Repulsion), die zweite über aktive oder passive Bewegung gegenüber dem Objekt. Die erste Entscheidung ist organismisch universell und darauf gerichtet, die zum Überleben von Individuum und Art erforderlichen Zielprogramme in einer Anpassungssituation rasch und sicher bereitzustellen. Folgeentscheidungen werden ermöglicht auf Grund zunehmender funktioneller Kapazität und gewinnen eine wachsende Freizügigkeit gegenüber der Anpassungssituation. Diese, aus aufeinanderfolgenden Folgeentscheidungen bestehende Differenzierung einer Zielentscheidung ist nach *de Rivera* der emotional-konstitutive Prozeß. Die Vielzahl konkret erlebnis-, verhaltensmäßig wie möglicherweise physiologisch sortierbarer Emotionen resultiert aus einer Sequenz sich fortlaufend komplizierender und funktionell anspruchsvoller werdender Entscheidungen.

Rubinstein (1962), ein bedeutender Vertreter der sowjetischen Psychologie, betonte als einer der ersten, daß die Anerkennung der Einheitlichkeit des psychophysischen Prozesses die einzige fruchtbare Grundlage für die Erforschung psychischer Erscheinungen und der Erscheinungen der höheren Nerventätigkeit des Menschen ist. Das Gefühl des Menschen ist seine Beziehung, seine Stellungnahmen zur Welt, zu dem, was er erfühlt und tut, in Form des unmittelbaren Erlebens. Die Emotionen bringen den Zustand des Subjekts und seine Einstellung zum Objekt zum Ausdruck. Der Autor betrachtet die Emotionen als Äußerung von Bedürfnissen, als konkrete psychische Form ihrer Existenz. Emotionen formen sich im Verlaufe der menschlichen, auf die Befriedigung seiner Bedürfnisse gerichteten Tätigkeit. In den historischen Formen des gesellschaftlichen Seins des Menschen und nicht nur in seinen individuellen physiologischen Mechanismen sind entsprechend der Auffassung des Autors vor allem die materiellen Grundlagen der menschlichen Gefühle und Emotionen zu suchen. Die Emotionen stellen eine Einheit des Emotionalen und Intellektuellen dar, so wie der Erkenntnisprozeß in der Regel eine Einheit des Intellektuellen und Emotionalen bildet. Bewußtwerden eines Gefühls bedeutet immer, es mit dem Gegenstand oder der Person zu verknüpfen, die es hervorgerufen hat und auf die es gerichtet ist. Starke emotionale Erregung hemmt die intellektuellen Prozesse. Das Schlußglied der komplizierten Wechselbeziehungen zwischen der emotionalen und der intellektuellen Sphäre des Menschen bildet der kognitive Aspekt der höheren Emotionen.

9.2.3. Der Lust-Unlust-Aspekt

Schon *Wundt* (1911) betrachtete das Lust-Unlust-Verhältnis als eine Dimension emotionaler Vorgänge. Lust-Unlust gehen in unterschiedlich starker Ausprägung in die verschiedenen Gefühle ein, meint *Kappes* (1978). Sie sind nicht selbst als Gefühle, sondern lediglich als ein unterschiedlich ausgeprägter Aspekt von Gefühlen zu verstehen. *Iwanow* (1979) rechnet Lust und Unlust zu den groben Emotionen. Nach *Young* (1963) stellen die Lust-Unlust-Qualitäten die ersten Regulatoren des Verhaltens dar, weil sie, die primären „hedonischen“ Erfahrungen, als primitive Einschätzung der Situation hinsichtlich ihres biologischen Nutzens oder Schadens dienen. Lust-Unlust-Momente als primäre Affekterfahrung erhalten den Charakter einer „Keimform“ emotionaler Vorgänge. Nach *Wolf* (1976) erhält die Emotion durch die Lust-Unlust-Komponente Triebcharakter. Das gesamte Verhalten von Mensch und Tier (außer Reflexe und Automatismen) ist darauf gerichtet, über den „Umweg“ der Bedürfnisbefriedigung zum Lustgewinn oder zur Unlustvermeidung zu kommen. Er sieht im Lusterleben eine „Prämie“ für biologisch zweckmäßiges Verhalten und im Unlusterleben eine „Strafe“ für falsches Verhalten bzw. für die Mißlichkeit einer Situation. Damit stellt die Lust-Unlust-Wertung eine Garantie für biologisch zweckmäßiges Verhalten dar. Die Zuordnung von Lust- und Unlusterleben (und damit von Emotion und Motivation) zu bestimmten inneren und äußeren Situationen ist erblich fixiert.

Die Veränderung der Lust-Unlust-Qualität hat einen veränderten Prozeß der Bedeutungsstiftung bzw. der Neuorientierung zur Folge (*Kappes*, 1978). Die Lust-Unlust-Affekte als subjektiven Ausdruck komplexer Emotionen zu betrachten, ist die Meinung von *Sinz* (1978). Er weist darauf hin, daß die Zonen der limbischen Teilsysteme für Lust und Unlust zum Teil in engster Nachbarschaft liegen. Damit sind sie laut *Sinz* entsprechend dem homöostatischen Prinzip Glieder desselben Regelkreises. *Wolf* (1976) sieht erhöhte Gedächtnisleistungen in Verbindung mit lust- oder unlustbetonten Affekten bzw. mit der Wahrscheinlichkeit eines Lustempfindens oder der Vermeidung eines Unlustempfindens. Für *Petrowski* (1976) hängt von Lust und Unlust, die sich in den emotionalen Zentren repräsentieren, das Erlöschen bedingter Reflexe, ihre Hemmung und damit die gesamte selektive Tätigkeit des Gehirns ab.

9.3. Das Verhältnis von Motivation und Emotion

Der Zusammenhang von Motivation und Emotion als zwei wesentliche Bestandteile des Verhaltensaktes ist auch heute noch ein viel diskutiertes Problem. Motivation stellt einen Begriff dar, mit dem die Begründung oder Verursachung, die Aktivierung und die Zielausrichtung eines Verhaltens erklärt wird. Nach *Sinz* integriert der zentralnervöse Mechanismus der Motivation unbedingte und erfahrungsabhängige Signale mit dem Antriebssystem und führt auf Grund von Prädiktionen über Verhaltenskonsequenzen an einem internen Modell der Umwelt zu zielbezogenem motorischen, autonomen und kognitiven Verhalten. Der gleiche Autor weist darauf hin, daß eine Emotion Konation (Antrieb), Motivation und Kognition voraussetzt.

Leeper (1962) betrachtet die Emotion als einen selbständigen Motivationstyp, eine von den anderen Motivationen weitgehend unabhängige Motivationsart, wobei zwischen Motivation und Emotion kontinuierliche Übergänge bestehen. Er prägte den Begriff der emotionalen Motive und stellte ihre komplexe neuronale Bedingtheit heraus. Emotionale und nichtemotionale Motive differieren auf einer Dimension physiologischer Fixiertheit. Nichtemotionale Motive stellen das Extrem der Verankerung in lokalisierbaren, relativ primitiven physischen Rezeptorprozessen, hormonellen Lagen u. a. dar, emotionale Motive weisen gleitende Übergänge zum Extrem komplexer zentraler physiologischer Prozesse auf. Gefühlszustände sind nach *Watson* (1926) und *Tolman* Begleiterscheinungen von Motivationszuständen, wobei Emotion und Motivation eine unzertrennliche Einheit bilden. Auf der Grundlage seiner Beobachtungen kam *Lissak* (1969) zu der Schlußfolgerung, daß die Wandlung des emotionalen Zustandes, die bei Tieren durch die Stimulation limbischer Strukturen hervorgerufen wird, entweder den Verlauf der natürlich motivierten Reaktion ändert oder einen neuen Charakter des Verhaltens hervorruft. Der emotionale Zustand des Tieres ist durch den Komplex der Motivationen ihres biologischen Charakters bedingt.

Es gibt auch Ansichten, daß Emotionen vorwiegend durch äußere und Motivation durch innere Stimulation entstehen, daß motiviertes Verhalten organisierten Charakter hat und das emotionale Verhalten nichtorganisierten Charakter. Emotion ist ein Zustand, der in einer psychologisch relevanten Situation entsteht, während die Motivation bedingt ist durch endogene Verhältnisse.

Rüdiger (1978) meint, daß Emotionen in den Grundmotivationen als subjektive Seite der höheren Nerventätigkeit in Form von Hunger, Durst, sexueller Erregung, Angst oder Wut zum Ausdruck kommen. Auch eine Reihe anderer Autoren schließen Hunger und Durst in die Kategorie der Emotionen ein.

Andererseits werden sie von vielen Autoren zu den typischen Motivationen gezählt. Einfache primäre Motivationen (Hunger, Durst, sexuelle Erregung) entstehen auf der Grundlage angeborener Mechanismen unter dem Einfluß hauptsächlich innerer Reizungen, die den Organismus zwingen, zielgerichtete Handlungen zu vollbringen. Nach vielen Vorstellungen entstehen auch die Emotionen auf der Basis der Bedürfnisse und haben dadurch motivierenden Gehalt.

Schingarow (1971) wies auf die motivierenden Eigenschaften der Emotionen und Gefühle hin, in dem er betont, daß sie als menschliche Bedürfnisse eine wichtige Rolle in der Verhaltensmotivierung und -regulierung spielen.

Bindra (1969) entwickelte ein Konzept über das Verhältnis des neurophysiologischen Inhalts von Emotion und Motivation. Er meint darin, daß die Unterscheidung von Emotion und Motivation hinfällig sei, wobei er für beide eine grundlegende Dimension des Organisationsgrades des Verhaltens veranschlagt. In beiden Fällen erscheinen als weckende Motive innere und äußere Stimuli. Es entsteht ein einheitlicher funktionaler Zustand, den er „central motive state" nennt. Darin sind der Begriff der Emotion (emotional state) und der der Motivation (motivational state) eingeschlossen. Dieser „central motive state" ist notwendig für ein adäquates Verhalten. Dieser Zustand beeinflußt die Effektivität der sensorischen Zuflüsse und die somatischen und vegetativen Effektoren, durch die die Wahrscheinlichkeit der Adäquatheit der Antwortreaktion steigt. Solche Versuche der Verallgemeinerung der Emotion und Motivation in einem einheitlichen physiologischen Zustand liegen darin begründet, weil die neuronalen Substrate, die für die Regulation von Emotion und Motivation herangezogen werden, ähnlich sind (wenn nicht identisch).

Nach *Simonow* (1975) stellen die Emotionen und Motivationen relativ selbständige Hirnmechanismen dar, die eigene, besondere Rollen in der Organisation des Anpassungsverhaltens inne haben. So kann sich eine Motivation auch ohne Emotion vollziehen. Beispielsweise kann ein Angriffsverhalten eines Raübtieres ohne emotionale Erregung einhergehen. *Mathies* (1967) ist auch der Ansicht, daß ein Bedürfnis jeden motivierten Verhaltensakt bedingt, unabhängig davon, ob der Apparat der Emotionen dabei hinzugezogen wird. Jedes Verhalten kann oder kann nicht einhergehen mit emotionalen Zuständen. Das steht im Widerspruch zu der Auffassung von *Bindra* wie auch Ergebnisse der Psychopharmakologie zeigen. Meprobamat ruft sowohl bei Menschen als auch bei Affen einen Tranquilizer-Effekt hervor. Aggressive Affen wurden zahm, äußerten keine Feindseligkeiten. Bei ihnen blieb aber der gute Appetit und eine völlige Reaktivität auf die Umwelt erhalten (*Handley* et al., 1956). Die emotionelle Erregung, die begünstigt wird durch eine starke Hungermotivation, wird ohne Störung des Nahrungsverhaltens unterdrückt. So lassen sich mit Hilfe neurochemischer Substanzen der emotionale und motivationale Zustand dissoziieren und ihre relative Selbständigkeit und Unabhängigkeit zeigen. Nach *Böcher* (1976) stellt sich der Zusammenhang zwischen Emotion und Motivation folgendermaßen dar: Wenn die Verschiedenheit der Perzeptionen in starkem Maße das handlungsmäßige Repertoire des Organismus übersteigt, entsteht eine Motivation, d. h. ein Versuch, dieses Repertoire zu erweitern. Schlägt der Versuch fehl, fehlt die Verstärkung bzw. erfolgt eine Frustration oder eine Unterbrechung. Es entsteht eine Emotion, wenn die Wahrscheinlichkeit einer aktivierungsmäßigen Verstärkung gering ist, auf der Grundlage des Wissens um die Verfügbarkeit adäquater Bewältigungsreaktionen.

Abschließend soll festgestellt werden, daß adäquates Verhalten in realen Umweltsituationen nur durch ständige enge Wechselwirkungen beider Anpassungsmechanismen zu realisieren ist.

Zusammenfassend läßt sich sagen: Die Emotion des Menschen ist eine komplexe psychophysische Erscheinung der Individuum-Umwelt-Beziehung, die durch die subjektive Widerspiegelung der objektiven Realität durch das Gehirn entsteht und eine biologische und psychosoziale Komponente enthält. Die Emotion ist eine in der Evolution entstandene Reaktionsweise auf innere und äußere Reize, die in enger Wechselwirkung zu den Motivationen und Bedürfnissen innerhalb des Verhaltensaktes steht. Sie unterteilt sich in emotionales Erleben und emotionale Reaktion in Form von motorischen, viszeralen und humoralen Prozessen. Dabei haben negative und positive Emotionen eine wesentlich unterschiedliche Bedeutung in der Verhaltensorganisation des Individuums.

Die Emotion ist ein bedeutender Bestandteil der Persönlichkeitsstruktur. Sie formt sich vor allem durch die Tätigkeit des Menschen und seiner sozialen Beziehungen unter den gegebenen gesellschaftlichen Verhältnissen und ist damit der Erziehung zugänglich (*Melcher* und *Melcher,* 1980).

9.4. Psychologische Aspekte der Emotion des Menschen

Im Gegensatz zur Tierwelt ist der Mensch als ein denkendes und fühlendes Wesen aufzufassen, das durch die Fähigkeit des Denkens und die Qualität der Denkprozesse in der Lage ist, seine Umwelt zu erfassen, subjektiv zu empfinden und dadurch zu beeinflussen und aktiv zu verändern.

Es sind also Emotionen und Denkprozesse im Menschen so eng miteinander verbunden, stellen solch eine untrennbare Einheit dar, daß sie als Gesamtheit alle wesentlichen Verhaltensweisen des Menschen bestimmen.

Rubinstein (1962) formuliert das wie folgt: „Der Mensch als Subjekt der praktischen und theoretischen Tätigkeit, das die Welt erkennt und verändert, ist weder ein leidenschaftsloser Betrachter der Vorgänge in seiner Umwelt, noch ein bloßer Automat, der bestimmte Handlungen nach Art einer gut funktionierenden Maschine ausführt. Indem er handelt, bringt er nicht nur bestimmte Veränderungen in der Natur, in der gegenständlichen Welt hervor, sondern wirkt auch auf andere Menschen ein und erfährt selbst Einwirkungen von diesen und von seinen eigenen Handlungen und Taten, die seine Wechselbeziehungen mit der Umgebung verändern.

Er erlebt das, was mit ihm vorgeht und von ihm vollzogen wird; er nimmt in bestimmter Weise Stellung zu dem, was ihn umgibt. Das Gefühl des Menschen ist seine Beziehung, seine Stellungnahme zur Welt, zu dem, was er erfährt und tut, in Form des unmittelbaren Erlebens."

Nach der Auffassung des gleichen Autors lassen sich folgende Merkmale dieser Gefühle oder Emotionen feststellen und charakterisieren:

– Im Unterschied zu den Wahrnehmungen, welche den Inhalt eines Objektes widerspiegeln, bringen die Emotionen den Zustand des Subjektes und seine Einstellung zum Objekt zum Ausdruck.
– Emotionen sind durch eine bestimmte Polarität gekennzeichnet, d. h., sie haben einen positiven oder negativen Charakter, z. B. Lust-Unlust, Freude-Schmerz, Fröhlichkeit-Trauer, Wut-Angst usw.

Beide Pole liegen nicht notwendigerweise auseinander, sondern sind in komplizierten Gefühlen widersprüchlich kombiniert, z. B. Liebe und Haß als Komponente der Eifersucht.

Die wesentlichen Qualitäten der affektiv-emotionalen Sphäre, die den positiven und negativen Pol der Emotionen charakterisieren, sind das Angenehme und das Unangenehme. Daneben kommen in den emotionalen Zuständen auch die Gegensätze von Spannung und Lösung, von Exzitation und Relaxation zum Ausdruck. Das Vorhandensein von Spannung und Erregung oder der ihnen entgegengesetzten Zustände, bringt in die Emotionen eine wesentliche Differenzierung. Neben der erregten Freude (Entzücken, Jubel) gibt es eine stille Freude (leidenschaftliche Hoffnung und zitternde Erwartung). Ebenso gibt es gespannten Schmerz, erfüllt von Unrast, erregtem Schmerz, der der Verzweiflung nah ist und stillen Schmerz, als Melancholie, in der Entspannung und Beruhigung empfunden werden.

Die Emotionen des Menschen stellen eine Einheit des Emotionalen und des Intellektuellen dar, sowie auch beide Komponenten maßgeblich am Erkenntnisprozeß beteiligt sind.

Bei der Bestimmung des Wesens und der Funktion der Emotionen muß zunächst davon ausgegangen werden, daß auf der einen Seite in den emotionalen Prozessen ein Wechselverhältnis besteht zwischen dem Verlauf der Ereignisse, die sich entsprechend den Bedürfnissen des Individuums oder ihnen zuwider vollziehen und die dem Verlauf seiner Tätigkeit entsprechen, die auf die Befriedigung dieser Bedürfnisse gerichtet ist. Zum anderen besteht ein Zusammenhang zum Ablauf der inneren Lebensprozesse, von denen die Existenz des Organismus insgesamt abhängt.

Das Ergebnis dieser Wechselbeziehung ist, daß das Individuum für die entsprechende Handlung oder Gegenhandlung „gestimmt wird".

Die emotionalen Prozesse gewinnen positiven oder negativen Charakter, je nachdem, ob die Handlung, die das Individuum ausführt und die Einwirkung, der es unterliegt, in positiver oder negativer Beziehung zu seinen Bedürfnissen, Interessen und Einstellungen steht. Die Wechselbeziehung zwischen Emotionen und Bedürfnissen kann sich auf zweierlei Weise äußern, nämlich entsprechend dem Doppelcharakter des Bedürfnisses selbst, das vom Individuum als sein Bedarf an etwas ihm gegenüberstehendem erfahren wird und das gleichzeitig auch seine Abhängigkeit **von etwas** und sein Streben **nach etwas** kennzeichnet. Die Befriedigung oder Nichtbefriedigung eines Bedürfnisses, das sich nicht in Form eines Gefühls äußert, sondern beispielsweise in der elementaren Form organischer Empfindungen erfahren wird, kann den emotionalen Zustand von Befriedigtsein oder Unbefriedigtsein, von Freude oder Trauer und dergleichen hervorrufen. Andererseits kann das Bedürfnis als aktive Tendenz und auch als Gefühl empfunden werden, so daß auch das Gefühl als Äußerung des Bedürfnisses in Erscheinung tritt. Die Emotion, die als Äußerung eines Bedürfnisses, als konkrete psychische Form seiner Existenz auftritt, drückt die aktive Seite des Bedürfnisses aus.

Entsprechend diesem Doppelcharakter der Emotionen, welcher die im Bedürfnis aktiv-passive Beziehung des Menschen zur Welt widerspiegelt, erweist sich die Funktion der Emotionen auch in der Tätigkeit des Menschen als zweiseitig. Die Emotionen formen sich im Verlauf der menschlichen, auf die Befriedigung seiner Bedürfnisse gerichteten Tätigkeit. Indem sie also in der Tätigkeit des Menschen entstehen, sind sie oder sind die in Gestalt von Emotionen erlebten Bedürfnisse zugleich Anreiz zur Tätigkeit.

Die Beziehung zwischen Emotionen und Bedürfnissen ist jedoch bei weitem nicht so eindeutig. Schon beim Tier, das nur organische Bedürfnisse kennt, kann dieselbe Erscheinung wegen der Vielfalt der organischen Bedürfnisse unterschiedliche und sogar widersprüchliche-positive oder negative Bedeutung gewinnen:
Indem ein Tier sein Bedürfnis befriedigt, kann das andere Schaden erleiden. Darum kann ein und derselbe Ablauf der Lebenstätigkeit sowohl positive wie auch negative emotionale Reaktionen hervorrufen. Die Bedürfnisse des Menschen lassen sich nicht auf einige rein organische Bedürfnisse reduzieren.

Es entsteht bei ihm eine ganze Hierarchie von Bedürfnissen, Interessen und Einstellungen. Wegen ihrer Vielfalt kann ein und dieselbe Handlung oder Erscheinung in ihrer Beziehung zu verschiedenen Bedürfnissen verschiedene oder sogar widerspruchsvolle emotionale Bedeutung erlangen. Ein und dasselbe Ereignis kann mit gegensätzlichen emotionellen Vorzeichen versehen sein. So kommt es oft zur Spaltung der menschlichen Gefühle, zu ihrer Ambivalenz. Als Beispiel für ambivalente emotionale Reaktionen kann das häufige Auftreten von Liebe und Haß in der Eifersuchtsproblematik gelten. Solche in erheblichem Ausmaß auftretende Ambivalenz führt zur Zwiespaltigkeit im gesamten psychischen Leben und zur Entschlußlosigkeit (bei Neurosen, Psychopathien, Schizophrenie). Daraus läßt sich auch zuweilen der Wandel in der emotionalen Sphäre erklären. Durch eine Veränderung in der Gerichtetheit der Persönlichkeit schlägt ein Gefühl, das durch eine bestimmte Erscheinung hervorgerufen wird, plötzlich in sein Gegenteil um.

Die Gefühle des Menschen hängen ab von den Beziehungen zwischen den Handlungen, zu denen das Individuum veranlaßt wird und von seinen Bedürfnissen. Sie spiegeln so die Struktur seiner Persönlichkeit wider und offenbaren ihre Richtungen und ihre Einstellungen.

9.5. Phylogenetisch-historische Aspekte der Emotion

Im Bereich des tierischen Lebens, auf dessen Stufe das Individuum nur als Organismus auftritt, beruhen die emotionalen Reaktionen vorwiegend auf den organischen Bedürfnissen und den instinktiven Formen der Lebenstätigkeit. Hier bestimmt der Ablauf der für die Existenz des tierischen Organismus wesentliche Formen der Lebenstätigkeit, die auf Selbsterhaltung, Ernährung und Arterhaltung ausgerichtet sind, seine emotionalen Reaktionen. Im Bereich der historischen Existenzformen beim Menschen sind, wenn das Individuum bereits als Persönlichkeit und nicht nur als Organismus auftritt, die emotionalen Prozesse nicht mehr nur durch organische Bedürfnisse bedingt, sondern auch durch geistige, durch die Tendenzen und Einstellungen der Persönlichkeit und die vielfältigen Formen der Tätigkeit, die sich in der historischen Entwicklung herausbilden. Die objektiven Beziehungen, in die der Mensch bei der Befriedigung seiner Bedürfnisse eintritt, erzeugen seine vielfältigen und vielgestaltigen Gefühle.

Die sich im Prozeß der Arbeitstätigkeit entwickelnden Formen der Zusammenarbeit bringen zahlreiche soziale Gefühle hervor. Selbst was die Familiengefühle anbetrifft, so erzeugen trotz der organischen Grundlagen des sexuellen Gefühls durchaus nicht ein für allemal gegebene Gefühle die verschiedenen Formen des Familienlebens, sondern die in der gesellschaftlichen Entwicklung wechselnden Formen der Familie bringen wechselnde und sich entwickelnde Familiengefühle hervor. Die menschlichen Gefühle drücken in Form des Erlebens die realen Wechselbeziehungen des Menschen als eines gesellschaftlichen Wesens mit der Welt, vor allem mit anderen Menschen, aus. In diesen Formen des gesellschaftlichen Seins des Menschen, und nicht nur in seinen individuellen physiologischen Mechanismen sind vor allem die materiellen Grundlagen der menschlichen Gefühle und Emotionen zu suchen, ebenso wie man die materiellen Grundlagen der Emotionen bei den Tieren in den Grundformen ihrer biologischen Existenz und nicht nur in den individuellen physiologischen Mechanismen sehen muß.

Da die Emotionen auf den über das Bewußtsein hinausgehenden, besonders lebenswichtigen Wechselbeziehungen des Individuums mit der Umgebung beruhen, darf die Theorie und die Klassifikation der Emotionen nicht von den Feinheiten der phänomenologischen Analyse des emotionellen Erlebens oder des physiologischen Studiums der Mechanismen des emotionellen Prozesses ausgehen. Sie muß vielmehr mit jenen realen Wechselbeziehungen beginnen, die den Emotionen zugrunde liegen.

Da bei den Tieren die emotionellen Reaktionen mit den wesentlichen Seiten und Äußerungen ihrer Lebenstätigkeit, mit den für den tierischen Organismus wichtigsten biologischen Akten — Ernährung, Vermehrung — und mit dem Existenzkampf verbunden sind, ist die von *Darwin* aufgestellte biologische Theorie der Emotionen, die diese auf die organische Stimulierung der Instinkte zurückführte, in bezug auf die Tiere im Grunde richtig.

Die biologische Theorie der Emotionen wird erst dann falsch, wenn sie von den Tieren auf den Menschen übertragen wird. Durch die veränderten Existenzformen des Menschen verändert sich auch die Grundlage seiner Emotionen. Die biologische Theorie aber bringt die Emotionen in engsten Zusammenhang mit den Instinkten. Entwicklungsgeschichtlich gesehen waren die Emotionen ursprünglich zweifellos mit den Instinkten verbunden. Diese Verbindung bleibt erhalten, aber es ist falsch, die Gefühle des Menschen ausschließlich mit Instinktreaktionen und primitiven Trieben in Zusammenhang zu bringen. Die emotionale Sphäre hat einen langen Entwicklungsweg, und zwar von den primitiven, sinnlichen, affektiven Reaktionen beim Tier bis zu den höheren

Gefühlen des Menschen; die Gefühle des historischen Menschen. Beim Menschen sind die Emotionen mit den Grundformen der gesellschaftlich-historischen Existenz, d. h. mit seiner Lebensweise und mit den Grundrichtungen seiner Tätigkeit verbunden. Die Entstehung der gesellschaftlichen Formen der Zusammenarbeit und der Beziehungen von Mensch zu Mensch erzeugt auch eine ganz neue Welt spezifisch menschlicher Gefühle zum Einzelmenschen und den Menschen überhaupt, deren reale Grundlage in der Zusammenarbeit und den daraus resultierenden gemeinsamen Interessen besteht. So entstehen die humanistischen Gefühle, die Gefühle der Solidarität, der Sympathie, die Liebe zum Menschen usw. So entsteht auch mit dem Aufkommen gesellschaftlicher Gegensätze als realer materieller Faktoren menschliche Entrüstung, Empörung, Feindschaft und Haß. Ursprünglich bestimmen die realen Beziehungen, in denen sich der Mensch befindet, seine Gefühle und erst dann bedingen seine Gefühle die Beziehungen zu anderen Menschen. Durch die Beziehungen zu anderen formen sich beim Menschen auch die spezifisch menschlichen Gefühle zu sich selbst als einem menschlichen Wesen, als Persönlichkeit. Es bilden sich Persönlichkeitsgefühle als gesellschaftliche Gefühle heraus.

„Nicht das Auftreten von Persönlichkeitsgefühlen schafft die Persönlichkeit und die für den Menschen spezifische Beziehung sowohl zur Umwelt wie zu sich selbst, sondern das Werden der Persönlichkeit in der gesellschaftlichen Praxis und der historischen Entwicklung als Subjekt der Praxis und als konkreter Träger der gesellschaftlichen Beziehungen erzeugt die Persönlichkeitsgefühle.“ (*Rubinstein*, 1962).

Die Arbeit als Grundlage der menschlichen Existenz wird zur wesentlichsten Quelle der menschlichen Gefühle. Die wichtigsten menschlichen Emotionen, die im Leben dominieren und wesentlich in dem allgemeinen emotionalen Zustand, in der Stimmung des Menschen zum Ausdruck kommen, hängen in der Regel mit seiner Arbeitstätigkeit, mit ihrem Erfolg oder Mißerfolg zusammen.

Die verschiedenen Richtungen der gesellschaftlichen Arbeitstätigkeit entwickeln naturgemäß auch verschiedene Richtungen und Seiten der Emotionalität. Die Entwicklung der gesellschaftlichen, zwischenmenschlichen Beziehungen erzeugt moralische Gefühle.

Die objektiven Verpflichtungen den Mitmenschen gegenüber, die Pflichten gegen sich selbst werden, formen die moralischen Gefühle des Menschen.

Das Vorhandensein solcher Gefühle setzt die ganze Welt der menschlichen Beziehungen voraus, die weit über die vegetativen Reaktionen des Menschen hinausgehen. Die Gefühle des Menschen sind durch die realen gesellschaftlichen Beziehungen bedingt, in die der Mensch einbezogen ist, sowie durch die Sitten und Gewohnheiten des jeweiligen gesellschaftlichen Milieus und seiner Ideologie.

Mit Ablösung der theoretischen Tätigkeit durch die praktische entstehen die intellektuellen Gefühle, die Wißbegierde, Wahrheitsliebe, Kausalitätsbedürfnis. Mit der Entwicklung der bildenden Künste, der Musik, der Dichtkunst bilden sich die ästhetischen Gefühle.

„Nicht nur die gewöhnlichen fünf Sinne, sondern auch die sogenannten geistigen Gefühle (Willen, Liebe etc.), mit einem Wort, das menschliche Gefühl, der Menschlichkeit der Sinnesorgane, entstehen nur Dank dem Sein ihres

Gegenstandes, Dank der vermenschlichten Natur." (K. *Marx*) Die höheren menschlichen Gefühle sind durch intellektuelle, ideelle, ethische und ästhetische Motive bestimmte Prozesse. In ihnen sind die primitivsten Formen der Empfindungsfähigkeit enthalten, die mit den organischen Grundfunktionen zusammenhängen. Die Gefühle werden deshalb nicht eindeutig durch die einzelnen vegetativen Reaktionen des Organismus bestimmt und sind nicht bloß die Summe der von ihnen ausgehenden organischen Empfindungen.

Die Gefühle des Menschen sind der prägnanteste Ausdruck der „Mensch gewordenen Natur". Damit hängt der erregende Reiz zusammen, der von jedem echten Gefühl ausgeht.

Im Verlauf der Ereignisse, die beim Menschen bestimmte Emotionen hervorrufen, ist er immer gleichzeitig in gewissem Maße nicht nur ein passives und leidendes, sondern auch ein aktives, tätiges Wesen.

So ruft alles, was mit dem Menschen vorgeht, eine gewisse Aktivität – eine äußere oder innere – bei ihm hervor oder bezieht sie mit ein.

Andererseits enthält der Verlauf der eigentlichen Tätigkeit des Menschen notwendigerweise auch ein gewisses Maß von Passivität und äußerer Bedingtheit, so daß das Ergebnis der Handlungen, die der Mensch ausführt, nicht nur durch seine Veranlassung und Absicht, sondern auch durch die objektiven Umstände bedingt ist.

So ist in den Handlungen des Menschen sowohl die Tätigkeit und Aktivität wie Erleiden und Passivität vorhanden. Beide Formen stellen in dieser Gegensätzlichkeit eine dialektische Einheit dar und durchdringen sich gegenseitig (Kampf und Einheit der Gegensätze).

Dementsprechend sind sie uns auch in der emotionellen Sphäre gegeben, die in sich sowohl die Aktivität einer bestimmten emotionellen Einstellung zu den Vorgängen enthält, wie die Passivität eines Zustandes, den der Mensch erlebt, wenn er verschiedenen Einwirkungen unterliegt.

9.6. Emotionen und Tätigkeit

Da jeder Vorgang eine bestimmte Beziehung zum Menschen hat und eine bestimmte Einstellung bei ihm hervorruft, kann er in ihm verschiedene Emotionen hervorrufen. Deshalb ist der aktive Zusammenhang zwischen den Emotionen des Menschen und seiner eigentlichen Tätigkeit besonders eng. Die Emotion entsteht notwendigerweise aus der positiven oder negativen Beziehung der Resultate des Handels zu dem Bedürfnis, das sein Motiv, seine ursprüngliche Veranlassung war.

Die Emotionen bedingen nicht nur die Tätigkeit, sondern werden auch durch sie selbst bedingt. Der Charakter der Emotionen, ihre wesentlichen Eigenschaften und die Struktur der emotionalen Prozesse hängen von ihr ab.

Das objektive Resultat der menschlichen Handlungen hängt nicht nur von den Anregungen (die den Ausgangspunkt darstellen), sondern auch von den objektiven Bedingungen ab, unter denen sie vollzogen werden.

Beim Menschen liegen zahlreiche, mitunter ganz verschiedene Bedürfnisse vor, von denen bald das eine, bald das andere dominierend wird. Deshalb kann das Resultat des Handelns dem in der gegebenen Situation und im gegebenen Moment aktuellsten Bedürfnis der Persönlichkeit entweder entsprechen oder nicht entsprechen.

Je nach dem erzeugt der Verlauf der eigentlichen Tätigkeit beim Subjekt eine negative oder positive Emotion, ein Gefühl der Lust oder Unlust. Das Erscheinen einer dieser beiden polaren Qualitäten jedes emotionalen Prozesses hängt somit ab von der während der Tätigkeit entstehenden und sich verändernden Beziehung zwischen dem Handlungsverlauf und ihren ursprünglichen Anregungen.

Da aber der Mensch als bewußtes Wesen zu seinen Bedürfnissen in Beziehung steht und sich auf Grund seiner Gerichtetheit bestimmte Aufgaben stellt, kann man auch sagen, daß die positive oder negative Qualität der Emotion durch die Korrelation zwischen Ziel und Ergebnis der Handlung bestimmt ist. Je nach den Beziehungen, die sich im Verlaufe der Tätigkeit gebildet haben, werden auch die anderen Eigenschaften der emotionalen Prozesse bestimmt. Im Verlauf der Tätigkeit gibt es meist kritische Punkte, in denen sich das für das Objekt günstige oder ungünstige Resultat, der Erfolg oder Mißerfolg, seine Tätigkeit entscheidet. Der Mensch sieht als bewußtes Wesen mehr oder weniger adäquat das Näherkommen dieser kritischen Punkte voraus. Bei der Annäherung an solche (reale oder eingebildete) kritischen Punkte wächst – im positiven oder negativen – Gefühl des Menschen die Spannung, die die Steigerung der objektiven Spannung widerspiegelt. Wenn ein kritischer Punkt vorübergegangen ist, tritt in dem – wiederum positiven oder negativen – Gefühl des Menschen eine Entspannung ein. Je mehr der Handlungsverlauf und die durch ihn hervorgerufenen Ereignisse gegensätzlichen Charakter, Konfliktcharakter annehmen, desto stärker wird der emotionale Zustand des Objektes erregt. Ein Effekt wie ein gleichzeitiger Konflikt können auch einen Kontrast, einen scharfen Übergang von einem positiven, besonders gespannten emotionalen Zustand zum negativen zur Folge haben und umgekehrt; sie rufen einen erregten emotionalen Zustand hervor. Je harmonischer und konfliktloser ein Prozeß verläuft, um so ruhiger ist das Gefühl, um so weniger Schärfen und Erregungen finden sich darin.

Lust, Unlust, Spannung und Entspannung, Erregung und Beruhigung sind nicht so sehr grundlegende Emotionen, aus denen sich die übrigen gleichsam zusammensetzen lassen, sondern nur die allgemeinsten Qualitäten, die die vielgestaltigen Emotionen des Menschen charakterisieren. Die Emotionen werden vor allem durch den Übergang von der biologischen Lebenstätigkeit und dem Funktionieren der Organe zur gesellschaftlichen Arbeitstätigkeit, die auf ein bestimmtes Ergebnis gerichtet ist, wesentlich umgebildet. Mit der Entwicklung der Tätigkeit zur Arbeit entwickeln sich beim Menschen die für ihn besonders charakteristischen Emotionen des Handelns, die sich prinzipiell von denen des Funktionierens unterscheiden. Dabei bezieht sich das Gefühl einmal vorwiegend auf das Resultat der Tätigkeit und zum anderen auf ihren Verlauf. Allein auch dann, wenn das Gefühl in erster Linie mit dem Resultat der Tätigkeit verbunden ist, wird dieser Erfolg emotional nur erlebt, wenn die Emotionen als unsere Leistungen in bezug auf die Tätigkeit, die zu ihnen führte, bewußt werden. Wenn die betreffende Leistung bereits gefestigt und zu einem Dauerzustand, zu einem neu erreichten Niveau geworden ist, daß keine Anspannung und Arbeit, keinen Kampf für seine Beibehaltung mehr erfordert, stumpft das Gefühl der Befriedigung verhältnismäßig schnell ab.

Das Gefühl des erreichten Erfolgs oder Triumphs klingt verhältnismäßig schnell ab, und das Streben nach neuen Leistungen, um die man kämpfen und die man erarbeiten muß, wird jedesmal aufs neue entfacht.

Der Genuß, den uns der Arbeitsprozeß selbst schenkt, ist im Grunde ein Lustgefühl, das durch die Überwindung von Schwierigkeiten hervorgerufen wird, das heißt, durch die Erzielung gewisser, besonderer Resultate, durch die Annäherung an das Ergebnis, an das Endziel der Tätigkeit oder durch das Fortschreiten in Richtung auf dieses hin. Ihrem Wesen nach können sowohl positive als auch negative Emotionen durch den Gesamtverlauf der Handlung und durch ihr Ergebnis bedingt sein. Die Emotionen beeinflussen ihrerseits den Verlauf der Tätigkeit. Als Äußerung der Bedürfnisse der Persönlichkeit treten sie als innerer Antrieb zur Tätigkeit auf. Diese inneren Antriebe, die in Gefühlen zum Ausdruck kommen, sind durch die realen Beziehungen des Individuums zu seiner Umwelt bedingt. Um die Bedeutung der Emotionen für die Tätigkeit genauer zu bestimmen, muß man die Emotionen und Gefühle von Emotionalität und Affektivität unterscheiden. Keine einzige wirkliche Emotion kann auf eine isoliert genommene „reine", d. h. abstrakte Emotionalität oder Affektivität reduziert werden. In jeder realen Emotion sind in der Regel Affektives und Intellektuelles, Erleben und Erkennen vereinigt, ebenso wie die Emotion in gewissem Maße die „volitiven" Momente des Triebes und des Strebens einschließt, da ja in ihr gewissermaßen der ganze Mensch zum Ausdruck kommt. In dieser konkreten Ganzheit dienen die Emotionen als Antriebe und Motive der Tätigkeit.

Die emotionalen Prozesse können die Wirksamkeit einer Tätigkeit sowohl erhöhen als auch desorganisieren. Zuweilen hängt das von der Intensität des Prozesses ab. Der positive Effekt, den ein emotionaler Prozeß bei einer gewissen optimalen Intensität ausübt, kann in sein Gegenteil umschlagen und bei außerordentlicher Verstärkung der emotionalen Erregung einen negativen, desorganisierenden Effekt ergeben. Zuweilen ist einer dieser beiden gegensätzlichen Effekte direkt durch den anderen bedingt. Eine Emotion, die die Aktivität in einer Richtung erhöht, stört oder desorganisiert sie gerade dadurch in der anderen. Das sich jäh steigernde Gefühl des Zorns, das geeignet ist, die Kräfte des Menschen für den Kampf mit dem Feind zu mobilisieren und so eine günstige Wirkung ausübt, kann gleichzeitig die intellektuelle Tätigkeit desorganisieren, die auf die Lösung theoretischer Aufgaben gerichtet ist. Das bedeutet nicht, daß der dynamische Effekt jeder Emotion immer spezifisch ist oder immer ein entgegengesetztes Vorzeichen für die verschiedenen Tätigkeitsarten aufweist. Manchmal kann der emotionale Prozeß einen generalisierenden dynamischen Effekt ergeben, der sich von dem Herd aus, an dem er entstanden ist, auf alle Äußerungen der Persönlichkeit ausdehnt. Eine starke Emotion kann durch einen „Schock" die Tätigkeit des Menschen desorganisieren und ihn für einige Zeit in einen kraftlosen und niedergeschlagenen Zustand versetzen, daß er überhaupt nichts mehr tun kann, was eine besondere Spannung und Konzentration erfordert. Ebenso kann zuweilen ein starkes Gefühl, das den Menschen erfaßt, alle seine Kräfte mobilisieren und ihn zu Leistungen befähigen, zu denen er sich ohne dieses Gefühl nie aufgeschwungen hätte. Die Freude, die durch ein für die Persönlichkeit bedeutsames Erleben hervorgerufen wird, kann einen Strom von Kräften erzeugen, so daß jede beliebige Arbeit mit Schwung und Leichtigkeit getan werden kann. Die realen Wechselbeziehungen sind außerordentlich vielgestaltig und gegensätzlich. Die durchweg auftretende Gegensätzlichkeit des — bald positiven, „adaptierenden“ und stimulierenden, bald negativen, desorganisierenden — dynamischen Effektes der Emotionen hängt insbesondere mit der Vielfältigkeit der Emotionen und dem stereotypen Charakter des peripheren physiologischen Mechanismus der Emotionen zusammen (*Rubinstein,* 1962).

9.7. Affekte

Jedes Gefühl (Emotion) widerspiegelt den objektiven Zustand des Individuums, welches in bestimmten Wechselbeziehungen zur Umwelt steht. Je nach den jeweiligen Beziehungen des Individuums zur Umwelt und des individuellen Zustandes können sich Emotionen in qualitativ und quantitativ unterschiedlicher Weise äußern. Zum Beispiel in Form von Leidenschaft, Stimmung oder Affekten. Die Affekte spielen eine Rolle im Zusammenhang mit den Neurosen. Unter Affekt verstehen wir einen ungestüm und stürmisch verlaufenden emotionellen Prozeß mit explosivem Charakter. Eine solche Affektentladung vermag Handlungen auszulösen, die nicht der Willenskontrolle unterliegen. Affekte äußern sich gewöhnlich mit einer Desorganisation der Tätigkeit. Der affektive Zustand hat seine Ursache in der Einschränkung bzw. Hemmung des Bewußtseins. Diese Zustände, besonders bei starker Ausgeprägtheit der Spannung und Explosivkraft der Emotionen, gehen mit besonders starken innerorganischen Veränderungen einher. Affektive Reaktionen sind größtenteils durch Konflikte ausgelöst. In dem Umfang, wie ein Konflikt in die intellektuelle Sphäre des Menschen überführt wird, ist sein pathogener Einfluß abzuschwächen und infolgedessen kann der Affekt beherrscht werden. *Rubinstein* (1962) ist der Auffassung, daß eine Konflikt- bzw. eine Spannungssituation, in der sich ein Affekt herausbildet, gleichzeitig das Kriterium darstellt, das den Affekt überwindet.

„Wenn man oft sagt, daß der Mensch im Zustand des Affekts den Kopf verliert, und darum unverantwortliche Taten begeht, so ist in gewissem Sinne auch das Umgekehrte richtig: Der Mensch verliert darum den Kopf, weil er, der Macht des Affekts hingegeben, eine unverantwortliche Handlung begeht. Er denkt nicht an die Folgen seines Tuns und ist nur auf das konzentriert, was ihn zu dieser Handlung treibt. Gerade dieses angespannte, geistesabwesende Handeln ohne Bedenken der Folgen, aber mit heftiger von uns Besitz ergreifender und uns hinreißender Gefühlswallung betäubt uns völlig und macht uns trunken. Völlig affektiv ist ein emotioneller Ausbruch nur dann, wenn er eine Handlung auslöst. Darum darf man die Forderung nicht so stellen: überwindet — gleichgültig wie — den Affekt, der bereits über euch Macht gewonnen hat, und ihr werdet keine unverantwortliche affektive Tat als äußeren Ausdruck des innerlich bereits vollkommen ausgeformten Affekts begehen; sondern eher so: Laßt den entstehenden Affekt nicht in die Sphäre des Handelns einbrechen und ihr werdet ihn überwinden und dem in euch entstehenden emotionellen Zustand seinen affektiven Charakter nehmen. Das Gefühl äußert sich nicht nur in der Handlung, es formt sich auch in ihr aus, es entwickelt sich und verwandelt sich im Handeln" (*Rubinstein,* 1962, S. 613)

9.8. Das zentralnervöse Substrat der Emotionen

Die Impulse, die die ersten Emotionskonzeptionen von *James, Lange* und *Cannon* der Erforschung dieser Erscheinung gaben, wirkten sich vor allem auf das experimentelle Gebiet aus. So wurden in der Folgezeit eine Vielzahl von Versuchen zur Charakterisierung von Hirnstrukturen durchgeführt, die einen enormen Erkenntniszuwachs brachten (z. B. die Autostimulationsversuche von *Olds*). Aus der großen Menge von Ergebnissen möchten wir in diesem Abschnitt einige anführen.

Ein wesentlicher Schritt vorwärts wurde gemacht, als man von der Suche nach Emotionszentren überging zur Anerkennung des Systemcharakters der emotionalen Erscheinungen. *Hecht* et al. (1976) betonen, daß emotionale Verhaltensweisen nicht absolut an anatomische Strukturen gebunden sind, sondern durch zeitlich-räumliche Organisationsprozesse bestimmter Hirnstrukturen zu einem Glied in einem funktionellen Bezugssystem werden. Auch *von Holst* äußert sich in diesem Sinne. Die funktionellen Resultate von Reiz- und Ausschaltungsversuchen dürfen nicht darüber hinwegtäuschen, meint der Autor, daß alle hypothetischen Antriebsstrukturen und Regulationen in das komplex vermaschte limbische Regulations- und Koordinationssystem der emotionalen Verhaltensorganisation integriert sind. Aus diesem Grund handelt es sich nicht um „Zentren" im Sinne einer Lokalisation, sondern um dynamische Funktionsstrukturen.

Eine weitere wichtige Erkenntnis war die über die zahlreichen Wechselwirkungen kortikaler und subkortikaler Bereiche. Über diese Verbindungen realisieren sich die biologischen und sozialen Komponenten psychischer Erscheinungen. Dabei wird im allgemeinen von einem hemmenden Einfluß kortikaler Elemente auf subkortikale Strukturen gesprochen. Damit werden die sozialen Komponenten, die vor allem mit der Tätigkeit des Neokortex verbunden sind, zum bestimmenden Faktor in der Organisation des emotionalen Verhaltens des Menschen. Besonders reiche Verbindungen bestehen z. B. zwischen Stirnhirnbereich und Hypothalamus. *Anochin* (1968) betrachtet diese Wege als mögliches Substrat „hemmender" und „korrigierender" Einflüsse der Rinde auf subkortikale Bereiche. Diese regulatorischen Einflüsse der Großhirnrinde auf subkortikale Systeme gewinnen besonders große Bedeutung in der höheren Nerventätigkeit des Menschen. Die bedingt-reflektorisch individuell erworbene emotionale Erfahrung formt sich unter dem Einfluß der gesellschaftlichen Umwelt, ihrer ideologischen und moralisch-ethischen Kriterien. Andererseits wies schon *Pawlow* darauf hin, daß der Hauptimpuls für die Tätigkeit der Rinde vom Subkortex ausgeht. So verliert die Rinde die Hauptquelle ihrer Kraft, wenn man Emotionen unmöglich macht. Subkortikale Einflüsse bestimmen in bedeutendem Maße jenen Hintergrund, jenes Niveau der Erregbarkeit der Großhirnrinde, auf welchem sich absondern und realisieren die bedingt-reflektorischen Verbindungen. Damit schafft die Erregung des Subkortex bei Emotionen die Bedingung für den schnellen und dauerhaften Schluß bedingt-reflektorischer Verbindungen. Nach *Petrowski* (1976) beruhen Gefühlserlebnisse des Menschen immer auf der gleichzeitigen Tätigkeit der Hirnrinde und subkortikaler Zentren.

Eine besondere Bedeutung in der Regulation der Emotionen kommt der Stirn- und Schläfenlappenregion der Hirnrinde zu. Bei Schädigung dieser Bereiche verschwinden die Emotionen des höheren Typs (die mit zielgerichteter Tätigkeit, sozialen Beziehungen und Kreativität verbunden sind) und Stereotype werden wieder dominant. In diesem Gebiet wird die kognitiv-differenzierende Komponente des emotionalen Geschehens realisiert und damit eine enge Verbindung zwischen Gefühlsreaktion und Wahrnehmung aufgezeigt. Weiterhin hat die Temporalregion Beziehungen zum oralen Verhalten und zum Erinnerungsphänomen (Vertrautheitstönung). In der Frontalregion des Neocortex werden die wahrgenommenen Ereignisse zeitlich und räumlich organisiert und ihre differenzierte Bedeutung erfaßt. Nach *Simonow* (1975) hat die Frontalregion eine unmittelbare Beziehung zur Einschätzung der Wahrscheinlichkeitscharakteristik der Umwelt. Der Autor unterscheidet 2 kortikale Systeme bei der Organisation des zielgerichteten Verhaltens: Ein hinteres System, repräsentiert durch die Scheitel-, Schläfen- und Hinterhauptregion, das die Formierung des Aktionsprogrammes durch die Gegenüberstellung aktueller Afferenzen mit früheren Ereignissen verwirklicht und ein vorderes, präfrontales System, das der Kontrolle der Übereinstimmung dieses Programmes mit dem realen Handlungsablauf dient, d. h. eine besondere Funktion bei der Feststellung des Informationsdefizits hat. *Sinz* (1978) bezeichnet den präfrontalen Kortex auch als neokortikalen Teil des limbischen Systems.

Eine wesentliche Rolle in der Genese der Emotionen kommt den entwicklungsgeschichtlich alten Teilen des Gehirns zu. Nach *Sinz* (1978) haben Paläo-, Juxta- und Mesocortex das Primat bei der Konstitution motivationalen und emotionalen Verhaltens inne. Die emotionale Empfindung wird erzeugt durch die Tätigkeit des Rhinencephalon. Er integriert alle emotionalen Reaktionen und wird durch periphere Impulse über den Hirnstamm als auch durch Impulse aus dem Neocortex aktiviert. Zwischen den Analysatoren des Neocortex und den emotionalen Zentren des Paläocortex existieren angeborene Verbindungen. Im Ergebnis des Zusammenwirkens zwischen den wahrnehmenden Elementen des Neocortex und Paläocortex stellen sich solche Verbindungen her wie sie zwischen den wahrnehmenden Elementen des Neocortex bestehen. Hunde oder Kaninchen, denen sowohl der Neocortex als auch der Paläocortex entfernt wurde, sind nicht fähig, vollwertige emotionale Reaktionen auszuführen. Auf jede beliebige äußere Reizung antworten solche Tiere mit ein und derselben Reaktion: mit „Wut“. Die Reaktion erklärt sich daher, daß entsprechende somatovegetative Zentren im Hypothalamus sich im Zustand einer permanent erhöhten Erregung in Folge der Ausschaltung der tonisch-hemmenden Komponente der Großhirnrinde, besonders des Paläocortex, befinden. Tiere ohne Neocortex, aber mit Paläocortex, äußern die Reaktionen des Hungers, der Sättigung, der Angst und Wut usw. in vollem Umfang. Offensichtlich können die primitiven emotionalen Reaktionen mit ihrem subjektiven Inhalt auch ohne Teilnahme des Neocortex ablaufen.

Nach *Pribram* (1954) umfaßt das Rhinencephalon als funktionelle Einheit das limbische System. Zu diesem System werden heute im allgemeinen Hippocampus, Nucleus amygdale, Cyrus cinguli, Cyrus dendatus, Cyrus parahippocampalis, Area septalis, Incluseum griseum, Nucleus anteriores thalami und die Corpora mamillaria gerechnet. Dieses limbische System garantiert eine enge räumliche Beziehung und auch funktionelle Beziehung zwischen vegetativen

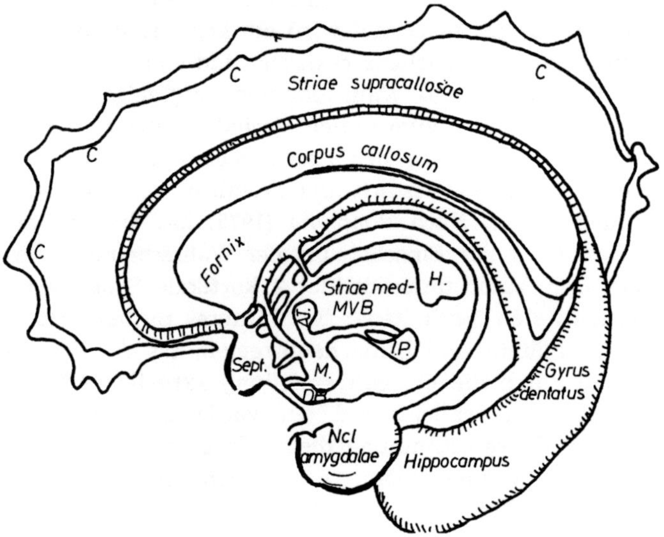

Abb. 9/2. Limbisches System (nach *Lullus/Trincker*). D.B. — Diagonalband, Nucl.

und emotionalen Regionen und zum humoralen System. Es stellt das Hauptzentrum der intrazentralen Kommunikation dar, das aus mehreren parallelen Verstärkerschaltkreisen besteht, die den Hirnstamm konzentrisch umgreifen und die Verbindung zwischen den subkortikalen Zentren herstellen. Es gilt als Integrationsystem cortikaler, diencephaler, mesencephaler und medullärer Hirnstrukturen. Es faßt alle erforderlichen Antriebe und Afferenzen für eine emotionale Bewertung cortikal verarbeiteter Informationen zusammen, die sich als „Affekt" subjektiv repräsentieren. In der Evolution des Gehirns wurden spontan-aktive Antriebsstrukturen im limbischen System fest verdrahtet, die spezifische Appetenzen auslösen. *Leontjew* (1978) sieht die limbischen Strukturen in Wechselwirkung mit der Formatio reticularis als zentralnervöses Substrat der Emotion an. Auch *Labourit* (1975) bringt die affektiven Verhaltensweisen in Zusammenhang mit dem limbischen System und dem Frontalhirn. Nach *Sinz* (1978) ist anzunehmen, daß dieselben Verstärkerstrukturen (des limbischen Systems) bei einem dem Antriebszustand entsprechenden Handlungsvollzug (Essen, Explorieren) aktiviert werden und ihrerseits die Antriebsstrukturen hemmen, noch bevor eine ausgleichende Rückmeldung (Hem-

Tabelle 9/1. Das limbische System des Menschen

Graubezirke	Leitungsverbindungen
GROSSHIRNRINDE:	
Palaeocortex:	Verbindungen zwischen Area entorninalis und
Hippocampus	Nucleus amygdalae, A. e. und Hippocampus
Area entorninalis	Hippocampus-Fornix
Incluseum griseum	Stria longitudinales
Mesocortex:	
Gyrus cinguli	Thalamus-Cingulum G. c. – Hippocampus
Juxtallocortex:	
Orbito-temparo-insulare Cortex-Region	Thalamus – Cortex – Thalamus
SUBKORTIKALE ENDHIRNANTEILE	
Nucleus amygdalae	Stria terminalis: Mandelkern – Area sept. – Hypothalamus Diagonalband (Broca): Mandelkern – Area septalis
Area septalis, Area praeoptica	Area sept. – Area praeopt. – Hypoth. (– Thelamus)
ZWISCHENHIRN	
Hypothalamus	Verdrale Mandelkernstrahlung (*Kungler*, Gloor)
Neurohypophyse	: Mandelkern – Hypothalamus Fornix: Hippocampus – Hypothalamus – Hypophyse (Hypothalamus – Symphaticus und Parasymphathicus System)
(Septum, Area praecoptica Bettkern) Nucleus habenulae (Epiphyse)	Stria medullaris: Bettkern-Habenula Epiphyse
Corpus mamillare	Fornix: Hippocampus – C. m. Tractus mamillo-thalamicus (*Vicq d'Azyr*)
Nucleus anterior thalami	Radiato thalamo-cingularis: Thalamus Mesocortex – Hippocampus
Intralaminare Thalamuskerne	*Papez*-Schaltkreis: Hippocampus – (Fornix) – Corpus mamillare – (Tr. m. -th.) – Nucleus anterior thalami – Gyrus cinguli – Hippocampus
Thalamus (dorso-mediane Kerne)	Thalamo-neocoericaler Stabkranz: Thalamus – Neocortex-Thalamus

Tabelle 9/1. (Fortsetzung)

Graubezirke	Leitungsverbindungen
MITTELHIRN:	
Nucleus interpeduncularis *Gudden-Bechterew-Kerne*	Tractus mamillo-tegmentalis: Corpus mamillare — Mittelhirnhaube — Nucleus interpeduneularis Pedunculus mamillaris: Limbisches Mittelhirn — Corpus mamillare
Substantia grisea centralis	Limbisches Mittelhirn — Corpus mamillare
Formatio reticularis mesencephali (Medulla oblongata:) (Formatio reticularis medullae oblongatae)	Limbisches Mittelhirn — Mediales Vorderhirnbündel *Meynert*sches Bündel: Habenula — F. r. mesencephali, Mediales Vorderhirnbündel: F. r. mes. encephali — Nucleus amygdalae — Area septalis (-Fornix — Hippocamp.), (Form. ret. — Nucleus amygdalae — Area sept.) — Stria medullaris — *Meynert*sches Bündel — Form ret., (F. r. — Nucleus amygdalae) — Fr. r. — Substantia grisea centralis (F. r. — Nucleus amygdalae) — Orbito — temporo — insularer Cortex

mung) über die veränderte Regelgröße erfolgt. Mit dieser Verstärkeraktivierung geht eine — subjektiv — als Lust empfundene, emotionale Zustandsänderung einher, die in dem Maße abklingt, wie die gleichzeitige Antriebshemmung auch zur Einstellung der bekräftigenden Handlung führt. Die Reizung vieler Teile des limbischen Systems führt zu genereller Kortexaktivierung („limbisches Aktivierungssystem"). Es besteht dabei eine besonders enge Verbindung zum Frontalhirn über das mediale Vorderhirnbündel und über den Nucleus

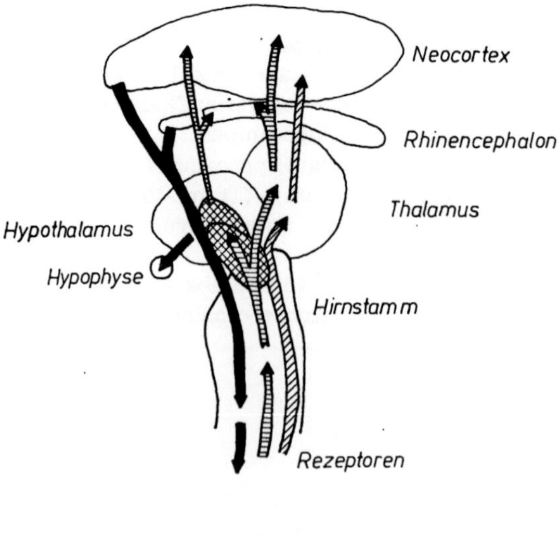

Abb. 9/3. Zentralnervale Mechanismen emotionalen Verhaltens (nach *Zanchetti*). Periphere Rezeptoren (////); spezifische Sinnesreize (▤). Die schwarzen Pfeile stellen die efferenten Bahnen dar, die über den Thalamus, mesencephale Strukturen und die Formatio reticularis bei der Äußerung emotionalen Verhaltens wirksam sind.

Tabelle 9/2. Katecholaminkonzentrationen in verschiedenen Hirnabschnitten der Ratte (Lokalisationen)

(1) Dopamin	a) in nigro-neostriatalen Neuronen (d. h. in den Basalganglien) b) in meso-limbischen Neuronen (d. h. im Nds. accunliens im Sehhügel im zerebralen Cortex) c) in tubero-infundibulären Neuronen (d. h. im Hypothalamus in der äußeren Schicht der medialen)
(2) Noradrenalin	a) Medulla oblongata (absteigendes Septum) b) zerebraler Cortex c) Hippocampus d) Hypothalamus e) Pons
(3) Serotonin:	a) mediale Eminenz b) Area präeoptica c) Nc. hypothalamicus post. d) Nc. arcuatus e) Nc. raphe des Mittelhirns

mediodorsalis des Thalamus. Zusätzlich existiert noch eine Vielzahl frontolimbischer Verbindungen in Form direkter und indirekter Bahnen (z. B. frontoamygdaläre Aktivierungs- und Hemmungsbahnen).

Eine besondere Rolle innerhalb des limbischen Systems nimmt der Hyppocampus ein. Er stellt ein spezielles Bindeglied zwischen dem präfrontalen Cortex und nervalen Apparat der Emotionen dar und übt modellierenden Einfluß auf Emotionszentren im Mandelkernkomplex und Hypothalamus aus. Der Hippocampus gehört zum System von Strukturen, welche die Wahrscheinlichkeit bevorstehender Ereignisse, den Grad der Unbestimmtheit einer Umweltsituation einschätzen (*Simonow*, 1975). Er wird von diesem Autor auch als „zentraler Detektor der pragmatischen Unbestimmtheit" bezeichnet. Des weiteren ist er von entscheidender Bedeutung für die Gedächtnis- und Lernfunktion.

Ein anderer wesentlicher Bestandteil des limbischen Systems ist der Nucleus amygdale. Er ist beteiligt an der Lenkung der Aufmerksamkeit, der Konsolidierung der Assoziation zwischen neutralen Reizen und Ereignissen, die für den Organismus nützlich oder schädlich sind (Verstärkerfunktion), an der aktiven Unterdrückung motivierter Annäherungstendenzen und der Vermittlung von Informationen über die Eingeweidefunktionen. In dem limbischen Motivationssystem, das den hypothalamischen Antriebssystemen hierarchisch überlagert ist, hat der Mandelkernkomplex mit seinen 12 Kernen die führende Rolle inne. In ihm sind zahlreiche Kontrollmechnismen mit Beziehungen zu unterschiedlichen Verhaltensformen lokalisiert (*Sinz*, 1978). Wegen der polyvalenten Funktion des Mandelkernkomplexes im Rahmen der Antriebs- und Motivationsregulation von Nahrungsaufnahme, Sexual-, Angriffs-, Abwehr- und Explorationsverhalten wird dem Nucleus amygdalae die Rolle eines kognitiven Motivationssystems (enge Beziehung des Mandelkerns zum Frontalhirn) zugesprochen. Das Amygdale, das sich über die Striae terminales auf den medianen Hypothalamus projiziert, ist fähig, in Beantwortung geeigneter Reize den medianen Hypothalamus zu hemmen und folglich die mesencephalen Mechanismen von Flucht- oder Kampfverhalten freizusetzen (*Gray,* 1971). Der dorsomediane Teil des Amygdale besitzt analoge und überlagerte Funktionen zu jenen des lateralen Hypothalamus, so daß seine Zerstörung zu Aphagie, Adipsie, zum Abzehren, Apathie und Gleichgültigkeit und selbst zur Verweigerung führt. Die Tiere sind vollständig gleichgültig gegenüber äußeren Reizen. Dies entspricht den Folgen wie bei Läsion des lateralen Hypothalamus. Umgekehrt stellte der Autor fest, daß der laterale Teil der Amygdale analoge Funktionen zu jenen des ventralen Hypothalamus hat, was die Nahrungsfunktion betrifft.

Das Befriedigungssystem von *Olds* (1954) wendet sich vor allem an das mediane Vorderhirnbündel, das Septum und den lateralen Hypothalamus. Im System der Verhaltenshemmung werden Hippocampus, das mediane Septum und der Nucleus caudatus sowie der orbito-frotale Cortex in Gang gesetzt. Beide Systeme wenden sich an das Septum ohne sich dort zu überlagern. Es werden zwei unterschiedliche Teile im septo-hippocampolen Projektionssystem sichtbar. Ein Teil, das dorso-mediane Septum, projiziert auf den dorsalen Hippocampus, während der ventro-mediane Teil auf den ventralen Hippocampus projiziert. Beide beeinflussen die Theta-Aktivität des Hippocampus. Die Rolle des Septums in der Verhaltenshemmung verwirklicht sich in einer Unterbrechung des Theta-Rhythmus. Das System der septo-hippocampalen Hemmung vermehrt die tonische Hemmung des medianen Hypothalamus auf der gemeinsamen Endstrecke, die das Flucht- oder Kampfverhalten erlaubt. So hängt die Inbetriebnahme dieser beiden Verhaltensweisen, wie folgt von einem entsprechenden Umweltzusammenhang, von einem Gleichgewicht der gegensätzlichen Wirkung von Amygdale und Septum auf den medianen Hypothalamus ab. *Heath* (1960) registrierte bei Reizung des Septums sexuelle Reaktionen. Nach *Hecht* et al. (1976) ist der septale Funktionskreis auch in der Regulation aggressiver emotionaler Mechanismen wirksam.

Der Hypothalamus als Teil des Diencephalon stellt die Schaltstelle psychosomatischer Kommunikationen dar, d. h. er ist das Bindeglied zwischen zentralnervösen Prozessen und viszeralen Funktionen. In ihm sind zentrale Antriebsstrukturen lokalisiert, die im Zusammenhang mit den biologischen Bedürfniszentren stehen. Im Thalamus und Hypothalamus wird die „operative Zentrale" des limbischen Systems gesehen. Bei dauernder Reizung hypothalamischer Emotionszentren verlöschen die emotionalen Reaktionen nicht, weil sie mit elementaren Bedürfnissen verbunden sind. Nach *Iwanow* (1979) entstehen im Hypothalamus die groben Emotionen Schmerz, Wut, Angst, Unlust-Lust, während nach *Labourit* (1975) die sexuellen Verhaltensweisen auf das Konsumtionsverhalten durch den Hypothalamus gesteuert werden. Die paläokortikalen emotionalen Formationen zeigen in einem hypothalamischen Zentrum tonisch-bahnenden Einfluß und in einem anderen tonisch-hemmenden Einfluß. Infolge der Aktivierung der entsprechenden Zentren im Hypothalamus verändert sich die Blutzirkulation im Gehirn und in anderen Organen, werden verschiedene aktive Stoffe aus Drüsen innerer Sekretion und aus jenen des Nervensystems abgegeben. Diese hat zur Folge eine Erhöhung der allgemeinen Erregung im ZNS und insbesondere in den Bewegungskernen des Subcortex. Dadurch entsteht eine grundlegende Bedingung für die Verwirklichung des Nahrungsverhaltens. Die zielgerichtete Nahrungssuche ist mit der Aktivität der ventro-medianen Hypothalamuskerne verbunden. Für die Realisierung der emotionalen Reaktionen hat besonders das sympathische Nervensystem wesentliche Bedeutung (*Cannon*, 1927). Die Zentren befinden sich mit sympathischer Dominanz im kaudalen Bereich und mit parasympathischer Dominanz im rostralen Bereich. Nach *Böcher* (1976) ist der rostrale Anteil auch beteiligt am Zustandekommen depressiver und schuldhafter Gemütszustände. Komplizierte und hochintegrierte seelische Vorgänge werden dabei von relativ lokalisierten Hirnstrukturen dieses Bereichs in Gang gesetzt. Weiterhin spielen hypothalamische Strukturen eine besondere Rolle bei der Konditionierung durch die Kopplung eines Reizes an eine Gefühlsreaktion. Der laterale Hypothalamus ist am Annäherungsverhalten und der mediale Hypothalamus am Flucht- und Kampfverhalten beteiligt. Mit dem Flucht- und Kampfverhalten wird von *Hunsperger* (1962) das periventrikuläre System in Verbindung gebracht. Das Aggressionsverhalten, das durch den ventromedianen, zentralen und hinteren Hypothalamus realisiert wird, steht unter hemmendem Einfluß des Nucleus caudatus, des Septums und des Hyppocampus.

Als entscheidende Antriebsstruktur für die Tätigkeit des ZNS ist die Formatio reticularis allgemein anerkannt. So meint *Simonow* (1962) über die Formatio reticularis, daß gerade dieses Gebilde im höchsten Maße fähig ist, die Generalisation dieses oder jenes Teilbedürfnisses zu realisieren. Die Formatio reticularis zeigt breite Verbindungen in unterschiedliche Bereiche des ZNS bis hin zur Großhirnrinde und den Rezeptorapparaten (Sinnesorgane). Als Derivat der Viszeralen Platte des Medullarrohres ist sie eng verbunden mit der Tätigkeit der inneren Organe, in erster Linie mit der Atmung und dem Blutkreislauf. Sie verfügt über eine hohe Empfindlichkeit gegenüber Adrenalin und adrenolytischen Stoffen, was einmal mehr auf ihre organische Verbindung zum sympathischen Nervensystem hinweist. Die Teilnahme der Formatio reticularis an der Entstehung und Verwirklichung emotionaler Reaktionen dürfte heutzutage als erwiesen gelten. *Hecht* et al. (1976) sprechen von „Feed-back"-Systemen zwischen Cortex und Formatio reticularis. Dabei haben die reticulo-cortikalen Bahnen stimulierenden und die cortiko-reticulären Bahnen hemmenden Charakter.

Routtenberg (1968) bestimmt in diesem Zusammenhang 2 Aktivierungssysteme der höheren Hirnabschnitte. Einmal die Formatio reticularis, die an Energetisierungsmechanismen und Mechanismen des negativen Antriebs beteiligt ist und andererseits das limbische System, das mit den Mechanismen des positiven Antriebs und der Belohnung gekoppelt ist. Nach *Rüdiger* (1978) soll das emotionale Empfinden gegenüber der einfachen Wahrnehmung eines sensorischen Reizes im wesentlichen an zusätzliche „thalamische" Prozesse gebunden sein, als die spezifische Komponente. Die Formatio reticularis, funktionell ARAS bezeichnet, soll dafür vor allem die unspezifische Erregung gewährleisten. Der gleiche Autor führt auch 3 Abschnitte des ZNS an, die an der Emotionskonstitution beteiligt sind.

– Gebiete bzw. Nervenzellverbände, die für die Aufnahme von Informationen, ihrer Analyse und Synthese verantwortlich sind,
– Gebiete, die bei Auftreten eines emotionalen Zustandes ein entsprechendes „Efferenzintegral" aufbauen,
– Intrazerebrale Systeme, die die konkrete Situation „beurteilen" und die anderen Zentren modulierend beeinflussen (limbische Gebiete auf der afferenten und das motorisch-extrapyramidale und pyramidale System auf der efferenten Seite).

Betrachten wir das limbische System in seiner Gesamtheit, so ist es nicht nur als emotionsrelevante Struktur zu charakterisieren, sondern als ein System der intrazentralen Kommunikation des Gehirns. Mehrere parallel geschaltete limbische Funktionskreise umziehen konzentrisch den Hirnstamm und bilden auf diese Weise zahlreiche, meistens doppelläufige Verbindungen zwischen den subvertikalen Hirnarealen. Diese Art von Verstärkerschaltkreisen für zentralnervale Erregungsprozesse haben für das menschliche Verhalten, in dem die Emotionen eine wesentliche Rolle spielen, eine große Bedeutung. Hier werden Informationen aus der Umwelt der Afferenzsynthese und der Speicherung zugeführt. Aber auch die große Zahl von reafferenten Impulsen aus dem vegetativendokrinen System laufen in den limbischen Schaltkreisen zusammen. Die Verstärkung von spezifischen limbischen Erregungsmustern veranlaßt zu neurophysiologischen Prozessen, welche das Korrelat der Emotionen und Motivationen darstellen. In diesen Hirngebieten werden auch Voraussetzungen für Verhaltensprogramme geschaffen, vor allem in der Weise, daß durch eine selektive Verstärkerfunktion eine Filterung der Informationen vor ihrer Speicherung erfolgt. Somit hat das limbische System entscheidende Bedeutung bei der Kurzzeitspeicherung von Informationen sowie bei der Überführung von Informationen aus den Kurzzeitspeichern in das Langzeit-Gedächtnis. Diese funktionelle Gemeinsamkeit für emotionelle und Gedächtnisfunktionen im limbischen System hat natürlich Abhängigkeiten beider Prozesse voneinander zur Folge. Die Intensität emotioneller Erregung hat Einfluß auf die Einprägungen ins Gedächtnis. Hieraus läßt sich auch der Einfluß der Motivation auf den Lernerfolg ableiten. Infolgedessen kommt diesen Gehirngebieten eine große Bedeutung in der Neurosepathogenese zu. Das soll an folgenden Modelluntersuchungen von *Ljowschina* et al. (1977) gezeigt werden.

Nach der *Baumann*schen Hypothese (1968) von der Valenz der zerebro-viszeralen Regulationskreise für die streßinduzierte arterielle Hypertonie spielen auch die emotionsrelevanten Hirnstrukturen, insbesondere das limbische System, eine wichtige Rolle, dem die Funktion als „Mediator zwischen den Homöostase-bezogenen vegetativ-endokrinen Systemen und den umweltbezogenen Funktionssystemen des ZNS" zugesprochen wird.

So geht aus den Arbeiten von H. *Baumann* et al. (1973) hervor, daß Dissoziationen in der bioelektrischen Aktivität der Hippocampusregion für die Entwicklung einer neurotischen hypertonen Blutdruckdysregulation von Bedeu-

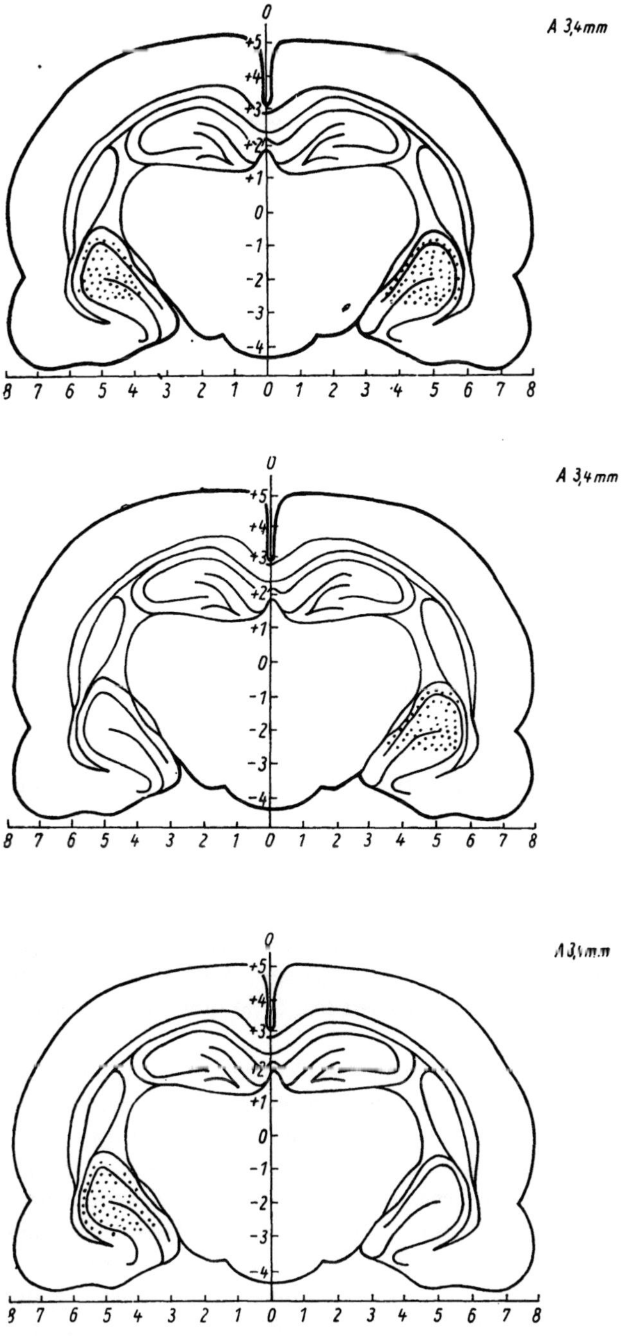

Abb. 9/4. Schematische Darstellung des lädierten hippocampalen Bereichs, unilateral rechts, unilateral links, bilateral

tung sind. Elektrische Reizungen im limbischen System, insbesondere in Hippocampusstrukturen, führen nach *Wedjajew* (1974) zu ausgeprägten hyperreaktiven Veränderungen in den verschiedensten viszeralen Funktionen. Die Relevanz des Hippocampus für die Festigung bedingt-reflektorischer Lern- und

Gedächtnisprozesse wurde vielfach nachgewiesen (*Gambarjan*, 1972; *Karmos*, 1962; *Penfield*, 1958). Klinischen Befunden zufolge soll das limbische System bei der Kurzzeitspeicherung und ganz besonders für die Übertragung von Informationen aus den Kurzzeitspeichern in die mittel- und langfristigen Informationsspeicher (Langzeitgedächtnis) eine Schlüsselfunktion einnehmen.

Die den Strukturen des limbischen Systems zugeschriebene Bedeutung für die emotionsrelevanten viszeralen Funktionen und für die Förderung von Lern- und Gedächtnisvorgängen waren für *Ljowschina* et al. (1977) unter dem Aspekt zur Klärung der Pathogenese der experimentellen Neurose beizutragen, Anlaß zu prüfen, wie sich die Ausschaltung umschriebener Gebiete des limbischen Systems auf die Entwicklung der durch Belastung des Lernens (1972) auszulösende hypertone Blutdruckdysregulation auswirkt.

Entgegen des üblichen Vorgehens in Ausschaltungsexperimenten, bei denen versucht wird, bestimmte Regionen in toto zu exstirpieren, beschränkten sich diese Autoren zwecks besserer Definition der ausgeschalteten Funktionen auf eng umschriebene Bezirke des Hippocampus. Es handelt sich dabei um die gleichen Bezirke, in denen H. *Baumann* et al. (1973) bei der Entwicklung einer streßinduzierten hypertonen Blutdruckdysregulation Dissoziationen in der bioelektrischen Aktivität nachgewiesen haben.

In Untersuchungen mit derartigen Läsionen in Hyppocampusarealen (uni- und bilateral) von chronisch gestreßten Tieren (Lernbelastung) wurden von *Ljowschina* et al. 1977) folgende interessante Ergebnisse erzielt:

Allgemeines Verhalten: Die bilateral hippocampal lädierten Tiere zeigten im Vivarium und unter Versuchsbedingungen ein Verhalten mit Merkmalen dominierender Hemmungsprozesse, somnolenzartigen Erscheinungen und verminderte motorische Aktivität.

Die Läsion im linken Hippocampus führte zu einem ähnlichen Verhalten wie die bilateral lädierten Tiere. Es war jedoch nicht so stark ausgeprägt und von keinen somnolenzartigen Erscheinungen begleitet.

Die im rechten Hippocampus lädierten Tiere befanden sich in einem ausgeprägten Erregungszustand, sie waren teilweise aggressiv. Außerdem verzeichneten sie gegenüber den anderen beiden Gruppen (ca. 5 %) eine hohe Motitalitätsrate post operationem (ca. 50 %).

Zentralnervale Informationsverarbeitung: Die Lernkurven der hippocampal lädierten Tiere sind ebenfalls durch unterschiedliche Verläufe gekennzeichnet. Die bilateral und unilateral links lädierten Tiere weisen eine geringe Lernfähigkeit aus. Das wird in den niedrigen Erfolgsquoten der bedingten Reaktionen sichtbar. Die Ausschaltung von Arealen des rechten Hippocampus führt zunächst zu einer Verzögerung des Lernens. Danach zeigen diese Tiere aber höhere Erfolgsquoten als jene nur der Lernbelastung ausgesetzten Tiere.

Eine nach Beendigung der Lernbelastung vorgenommene Untersuchung der höheren Nerventätigkeit ergab folgendes Bild (Abb. 9/5): Die Erfolgsquoten der bedingten Reaktionen sind bei den links und bilateral lädierten Tieren stark herabgesetzt, während die Ausschaltung von Gebieten des rechten Hippocampus nur zu einer geringen Verminderung führt. Ein nahezu umgekehrtes Bild ergibt sich bei der Differenzierung. Während die im rechten Hippocampus lädierten Tiere kaum zu differenzieren vermögen — wie es aus der niedrigen

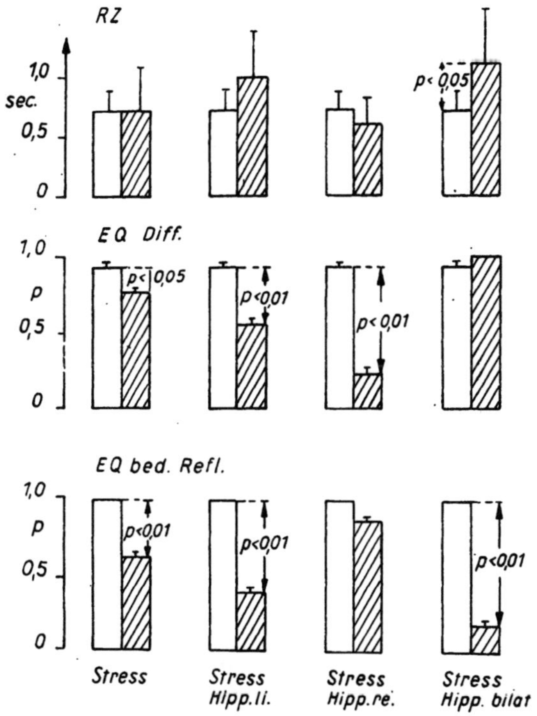

Abb. 9/5. Reaktionszeiten (RZ), Quote der Differenzierung und des bedingten Reflexes von Ratten unter chronischem Streß mit uni- und bilateraler Läsion hippocampaler Strukturen, weiße Säulen – Kontrollen

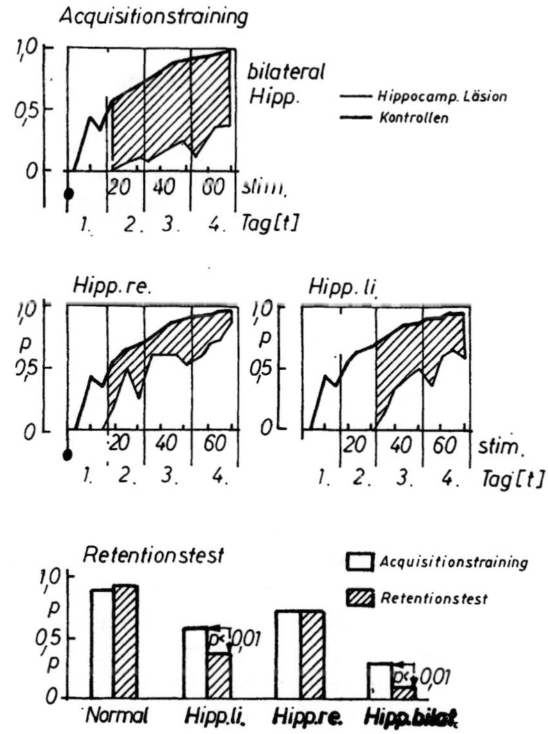

Abb. 9/6. Lernkurven und Ergebnisse eines Retentionstests von Ratten unter normalen Lebensbedingungen mit uni- und bilateraler Läsion hippocampaler Strukturen, weiße Säulen – Kontrollen

Erfolgsquote der Differenzierung hervorgeht – weisen die bilateral und unilateral links lädierten höhere Erfolgsquoten der Differenzierung aus, die jedoch nicht die Höhe der nur mit Lernbelastung behandelten Tiere und der Kontrollen erreichen.

Die cerebralen Reaktionszeiten sind bei den bilateral und den unilateral links lädierten Tieren erhöht. Die Ausschaltung von Arealen des rechten Hippocampus sind gegenüber der Norm unverändert. Der Korrelationskoeffizient von zentralnervaler und motorischer Reaktionszeit als Kennzeichen des Kopplungsgrades der an der zeitweiligen Verbindung beteiligten Komponenten ist ebenfalls bei der bilateralen und linken Hippocampus-Läsion stärker herabgesetzt als bei der im rechten.

Eine orientierende Überprüfung mit einer anderen Versuchsserie ergab, daß die bi- und unilaterale Hippocampus-Läsion auf das normale Lernen annähernd den gleichen Einfluß nahm, wie auf das belastete Lernen (Abb. 9/6).

Blutdruck

An hirnintakten Tieren werden bei einem mittleren Ausgangsniveau von 120 Torr während der Initialphase mittlere Werte von 127 ± 10,9 Torr gemessen, die in der dysregulatorischen Phase auf 136 ± 9,6 Torr und in der Nachkontrollzeit auf 140 ± 11,2 Torr ansteigen.

Die Läsion im rechten Hippocampus hatte in der unmittelbaren postoperativen Phase (I) Normwerte (120 ± 6,5 Torr) zur Folge. In der Initialphase vollzieht sich ein geringer Anstieg auf 125 ± 10,9 Torr. Danach werden in der dysregulatorischen Phase 141 ± 11,6 Torr und in der Nachkontrolle 152 ± 10,8 Torr gemessen. Die links im Hippocampus lädierten Tiere sind in der unmittelbaren postoperativen Phase bereits durch eine hypertone Tendenz ausgewiesen (125 ± 10,1 Torr). In der dysregulatorischen Phase steigt der systolische Blutdruck auf 139 ± 13,7 Torr und in der Nachkontrollperiode auf 146 ± 9,7 Torr an. Die bilateralen lädierten Tiere reagieren auf den chronischen emotionellen Streß mit unveränderten Blutdruckwerten. Eine Prüfung des Nüchternblutzuckers und der Gewichte der Nebennieren dieser lernbelasteten, bilateral hippocampektionierten Tiere bewegten sich gleichfalls im Normbereich, während diese Parameter bei hippocampusintakten Tieren unter der Lernbelastung signifikant erhöht sind.

Auffallend sind die hohen Blutdruckwerte in der Nachkontrollperiode. Damit zeigt sich wiederum das von *Hecht* et al. früher beschriebene Phänomen, daß der abrupte Wegfall der Lernbelastung nach mehrwöchiger Einwirkung über 1–2 Wochen einen Anstieg des Blutdruckes zur Folge hat, der Werte aufweist, die höher liegen als unter den direktem Streßeinfluß. Dieses „regulatorische Ruhephänomen“ wurde als Sprungantwort des Systems auf den Entzug der chronischen Belastung gedeutet. Es handelt sich dabei offensichtlich um eine Adaptationsschwierigkeit des belasteten Organismus an plötzlich eintretende Ruhesituationen. Unter diesem Aspekt wäre den im rechten Hippocampus lädierten und gestreßten Tieren die größten Adaptationsschwierigkeiten zuzuschreiben, da sich in dieser Gruppe ein mittlerer Anstieg um 11 Torr äußerte. Diese Vermutung würde auch durch die hohe postoperative Mortalitätsrate bei dieser Tiergruppe unterstützt werden. Die links hippocampal lädierten und

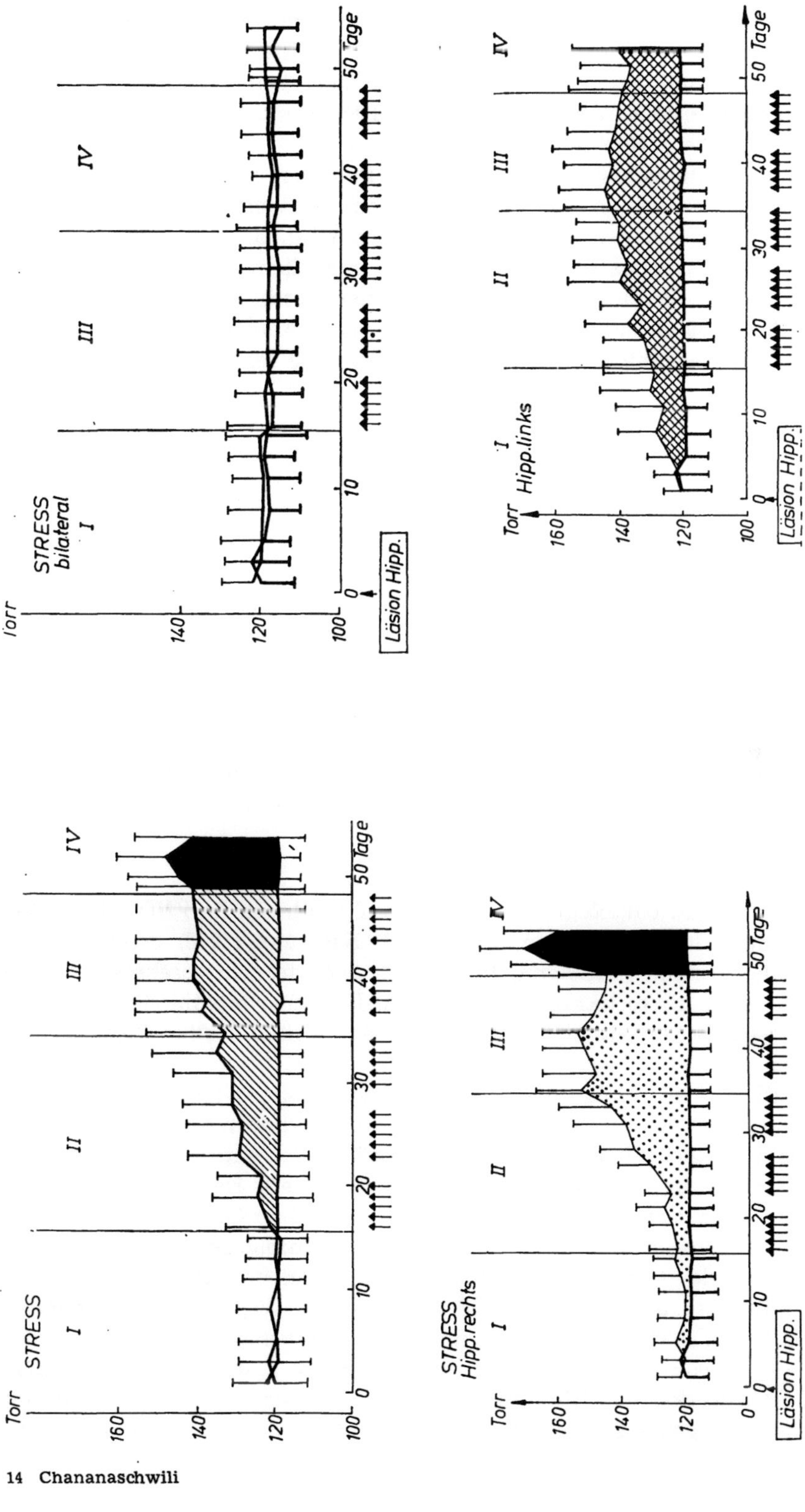

Abb. 9/7. a–d — Systolische Blutdruckwerte von Ratten unter chronischem Streß und uni- und bilateraler Läsion hippocampaler Strukturen im Vergleich zu den Kontrollen (weiße Säulen) und in verschiedenen Entwicklungsphasen der chronischen Verlaufsform des Streß gestreßten Tiere sind in dieser Phase durch einen mittleren Blutdruckanstieg um 7 Torr und die nur gestreßten Tiere um 4 Torr gekennzeichnet. Bei der bilateralen Ausschaltung des Hippocampus können keine Veränderungen in der Nachkontrollperiode festgestellt werden. Dem Blutdruck analoge Befunde zeigten sich auch beim Nüchternblutzucker.

Innerhalb des limbischen Systems, dem die Funktion als „Mediator zwischen den Homöostase-bezogenen vegetativ-endokrinen Systemen und den umweltbezogenen Funktionen des ZNS" zugeschrieben wird, hat diesen Ergebnissen zufolge der Hippocampus einen hervorragenden Stellenwert für die Entwicklung einer Reihe Emotions-streß-induzierter neurotischer Prozesse. Die Ausschaltung dieser Strukturen bewirkt offensichtlich in Abhängigkeit der Läsionsvarianten (bilateral, unilateral rechts oder links) eine fehladaptative Afferenz-

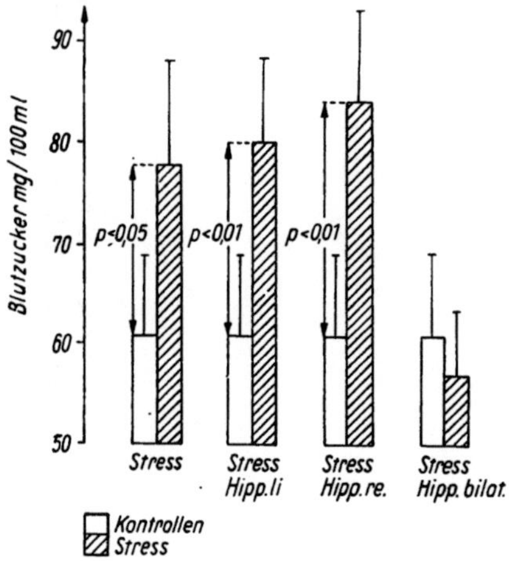

Abb.Abb. 9/8. Blutzuckerwerte von Ratten unter chronischem Streß mit uni- und bilateraler Läsion hippocampaler Strukturen im Vergleich zu Kontrollen (weiße Säulen)

verarbeitung, die zu pathologischen Funktionsalgorithmen im ZNS führen und Störungen des Gleichgewichts in den von R. *Baumann* (1968) beschriebenen, für die Maladaptation (*Baumann,* 1973; 1974) bedeutsamen zerebro-viszeralen Regelkreise, dem neokortikal-limbisch-hypothalamisch-sympathischen und den neokortikal-limbisch-hypothalamisch-hypophysär kortiko-kortiko-suprarenalen, verursachen.

Offensichtlich wird infolge des bilateralen Ausschaltens dieser hippocampalen Strukturen die Reafferenz von emotionellen Reaktionen zur Formatio reticularis als Hauptkoordinationszentrum der afferenten extero-proprio-viszerozeptiven Systeme und somit zum Neocortex verhindert. Das somnolente Verhalten der Tiere sowie ihre stark herabgesetzte Lernfähigkeit könnte für blockierte reticulo-cortikale Funktionen sprechen. Infolgedessen können auch die Strukturen des Gehirns in ihrer Aktivität eingeschränkt werden, die die afferenten Impulse auf nervalem und hormonellem Wege zu den viszeralen Effektoren leiten, so daß weder das sympathische Nervensystem noch der hypophysäre-suprarenale Apparat aktiviert werden. Es ist deshalb auch nicht möglich, daß Blutdruck- und Blutzuckerregulationen trotz intensiver permanent einwirkender exogener Stressoren mit der üblichen, durch adrenergische Stimuli bewirkten Hyperreaktivität reagieren und sich die normalen Werte dieser Funktionsgrößen bei unseren Versuchstieren erklären ließen.

Zu ähnlichen Ergebnissen kamen auch *Bouille* und *Bayle* (1974) sowie *Kim* und *Kim* (1961), die unter Streßeinfluß bei Hippocampusläsion bzw. -stimulation einen hemmenden Einfluß auf Hypophysenadrenokortikale Mechanismen beobachten konnten. *Grastyan* et al. (1966) messen dem Hippocampus Bedeutung in der Regulation und in der Kontrolle der hypothalamischen Motivationsprozesse bei.

Während bilaterale Läsionen umschriebener Gebiete des Hippocampus die Irradation der Streßinduktion in zerebro-viszerale Regulationskreise verhindern, führen die unilateralen Ausschaltungen dieser Bezirke zu qualitativ verschiedenen zentralnervalen Regulationsverschiebungen (linke Ausschaltung Dominieren der Hemmungsprozesse, rechte Läsion Überwiegen der Erregungsprozesse), die aber in jedem Fall die streßinduzierte Hypertonie verstärken. Möglicherweise ist diese Reaktion auf die Verschiebung des emotionellen Gleichgewichts infolge einer Störung der zentralnervalen Hemmungs-Erregungsrelation zurückzuführen. Ob sich hinter diesen Erscheinungen eine hippocampale asymmetrische Funktionsverteilung verbirgt, müßte noch geklärt werden. In diesem Zusammenhang sei auf eine Arbeit von *Penfield* und *Milner* verwiesen (1958), die an 80 Patienten eine unilaterale partielle Temporallappenektomie, einschließlich des hippocampalen Cyrus zwecks Behandlung einer Temporallappenepilepsie vornahmen und keinen generellen Gedächtnisverlust nachweisen konnten. Lediglich bei zwei Patienten, bei denen die linke Hemisphäre extirpiert wurde, trat ein totaler Verlust des Kurzzeitgedächtnisses auf.

In unseren Untersuchungen zeigte sich, daß die bilaterale Läsion des Hippocampus sehr starke und die unilateral linke Ausschaltung starke Einschränkung der Lern- und Gedächtnisprozesse nach sich zieht, während die Exstirpation im rechten Hippocampusareal in geringem Maße einschränkend wirkt.

Da neurochemische Systeme biogener Amine des Mittelhirns und des Hypothalamus an der Formierung streßinduzierter viszeraler Funktionen beteiligt sind (*Anochina*, 1974), wäre es auch denkbar, daß infolge der Hippocampusläsion Fermentsysteme, welche im besonderen an der Synthese und am Zerfall von Katecholaminen teilnehmen, eine differenzierte Aktivierung oder Hemmung erfahren und somit die informationsverarbeitenden Prozesse des Zentralnervensystems sowie die emotionalen und viszeralen Funktionen regulatorisch zu beeinflussen vermag.

Aus diesen Ergebnissen kann abgeleitet werden, daß den Hippocampusstrukturen für die Formierung des Streß-Syndroms und pathogenetischer Mechanismen der neurotischen Störungen eine nicht unbedeutende Rolle zugeschrieben werden muß. Hierbei dürfte das Zusammenwirken von Emotionen und Lernmechanismen, im Sinne eines fehlgesteuerten Lernens auf jeden Fall mit im Spiele sein.

9.9. Neurosekretion in emotionsrelevaten Strukturen (limbisches System)

Emotionen und Streß können als gemeinsame Erscheinungsformen betrachtet werden, wenn wir dem emotionellen Streß, der auch in der Neurosepathogenese eine Rolle spielt, meinen. Die von *Anochin* (1968) und anderen sowjetischen Forschern integrierte Konzeption der Emotionen von *Cannon* und der Konzeption des Stresses von *Selye* (1975) stellt den emotionellen Streß in den Mittelpunkt.

Mittelpunkt des gesamten emotionellen Streßgeschehens ist unbestritten der von neurohumoralen Prozessen gesteuerte Energie-Stoffwechsel.

Durch Informationen ausgelöste Emotionen versetzen den Organismus in einen Zustand der Bereitschaft und der Mobilisierung von Energie mit überschießendem Charakter, um in der gegebenen Situation die entsprechende Adaptation zu gewährleisten. Dieser Prozeß soll bei negativ-emotionellen Reaktionen in gleicher Weise bestehen, wie beim Dominieren bestimmter positiver Emotionen (*Levi*, 1972). Für einen Organismus scheint es aber bedeutungsvoll zu sein, daß ein adäquater Wechsel von Energiebereitstellung und Energieverbrauch einerseits und Energieproduktion andererseits, d. h. ein adäquater Wechsel von ergotroper und trophotroper bzw. adrenergsympathischer-cholinergparasympathischer Regulation, besteht. Eine Unterbrechung dieses Zyklus führt zu emotionellen Dauerspannungen. Wir möchten deshalb zwischen physiologischem (Eustreß) und pathogen wirkendem Streß (Distreß) unterscheiden. Während bei Eustreß der adäquate Wechsel von ergotropen und trophotropen Zuständen des Organismus vorliegt, besteht bei Distreß ein permanentes Vorherrschen des adrenergen Systems, wodurch es in Abhängigkeit von der Zeit zu Dysregulation im Energiestoffwechsel kommt. In diesem Fall ist die Subjekt-Umweltbeziehung gestört. Mit zunehmender Veränderung des Energie-Stoffwechsels kommt es auch in zunehmendem Maße zu Störungen der zentralnervalen Informationsverarbeitung und infolgedessen wiederum zu Dissoziationen im inneren Milieu.

Unter chronischem Streßeinfluß spielen sich erhebliche Veränderungen im Zentralnervensystem ab.

Palkowitz et al. (1975) fanden in hypothalamischen Nuclei bei Ratten nach Streßeinwirkung eine Abnahme der Noradrenalin- und Dopaminkonzentration, sowie eine Zunahme der Tyrosinhydroxylase-Aktivität, besonders im Nucleus arcuatas. *Bliss* et al. (1975) konnten im Rattengehirn nach Streßeinfluß erhöhte Stoffwechselraten von Noradrenalin, Dopamin und Serotonin feststellen. Möglicherweise werden diese Reaktionen über cAMP vermittelt, denn *Delapaz* et al. (1975) sahen bei gestreßten Ratten einen erhöhten cAMP-Spiegel im Septum und geringe Anstiege im Hippoçampus und Hirnstamm.

Foot-shok-Streß führt nach *Brown* et al. (1974) zur verstärkten Bildung von Dopa im Gehirn. Gleichzeitige Wirkung von Schock und Hypoxie bewirkt die Hemmung der 5-Hydroxytryptophan-Bildung und trotzdem eine Steigerung der Dopa-Bildung.

Über Hypothalamus und limbisches System, also den emotionsrelevanten

Arealen, kommt es unter chronischem Streßeinfluß zur Störung der funktionellen Stabilität der Formatio reticularis; „ein wachsender pathologischer Erregungsherd der Formatio reticularis durchbricht offenbar“ unter chronischem Streßeinfluß bei der Entwicklung einer pathologischen Entgleisung im Organismus die adaptive bremsende kortikale Stabilisierungsfunktion der Erregungslage und führt zu generalisierten funktionellen Veränderungen über die gesamte Neuraxis“ (*Baumann*, 1973). Hierbei werden koordiniert zwei Funktionskreise eingeschaltet: Während der eine von den zentralnervalen funktionellen Strukturen das sympathische Nervensystem stimuliert, bewirkt der andere den Anstoß der hypophysären-kortikosuprarenalen Aktivität.

Beim emotionellen Streß soll der ACTH-Ausschüttung eine hypothalamisch stimulierte Übererregung des Systems Sympathikus-Nebennierenmark-Adrenalin vorausgehen. Das Adrenalin soll daraufhin nach dem Reafferenzprinzip auf den Hypothalamus zurückwirken, der die Hypophyse zur ACTH-Ausschüttung veranlaßt. Infolgedessen erfolgt eine Stimulierung der Steroidbildung in den Nebennieren und ein erhöhter Gehalt an Plasmakortikosteroid. *Selye* (1975) kennzeichnet die erhöhte Glukokortikoidproduktion als ein charakteristisches Zeichen der Alarmreaktion. Die Elektrostimulation in verschiedenen Hypothalamuskernen im Tierexperiment führt zu einer Erweiterung der Muskelgefäße, zur Steigerung der Herzfrequenz, zum Anstieg des Blutdruckes und des Schlagvolumens und damit zur Erhöhung des Herzminutenvolumens. Des weiteren wird eine Senkung der Haut- und Intestinumdurchblutung bewirkt. (*Schaefer* et al., 1971). Die infolge der Hypothalamusreizung erzielten Veränderungen im vegetativen System werden als „defence-reaction“ oder endogener Streß bezeichnet.

Die natürliche Stimulation peripherer Funktionssysteme des Organismus erfolgt durch Neurosekretion hypothalamischer Strukturen. Hierbei werden „releasing factors“ freigesetzt, die über das Blut oder die Lymphe zum Hypophysenvorderlappen gelangen und diesen zur Freisetzung bestimmter regulierender Hormone veranlassen.

In den letzten Jahren sind die releasing factors auch noch unter einem anderen Gesichtspunkt in den Mittelpunkt des Interesses der Forschung und Praxis gerückt. Sie konnten nämlich als Peptide mit hoher Wirksamkeit und verschiedenen Wirkeigenschaften charakterisiert werden. Infolgedessen wurden sie gemeinsam mit anderen in den Komplex der hirn- und verhaltensaktiven Peptide eingereiht. So wurde der Thyreotropin-Releasing-Faktor (TRF)H, auch als Thyreotropin-Releasing-Hormon (TRH) bezeichnet, als ein Tripeptid aufgeklärt, welches folgende Struktur aufweist:

$$\text{p Glu} - \text{His} - \text{Pro} - NH_2$$

Mittels des TRH steuert der Hypothalamus die Freisetzung des TSH.

Beim Menschen und beim Schaf ist TRH auch in der Lage, Prolaktin freizusetzen, während bei der Ratte nach TRH-Gaben bei normaler TSH-Freisetzung das Prolaktin nicht ansteigt. Prolaktin wirkt, neben der Ausbildung von Milchdrüsen und Milchsekretion in Schwangerschaft und Wochenbett, bei exogener Zufuhr auch auf den Wasser- und Elektrolythaushalt sowie auf die Ovulation bei der Frau und Spermienreifung beim Manne (*Sandow*, 1979).

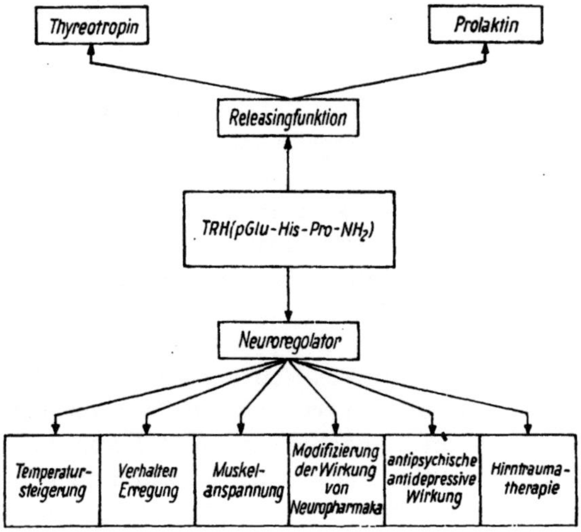

Abb. 9/9. Schematische Darstellung der Doppelfunktion von TRH als Releasinghormon und Neuroregulator

Neben der Releasingfunktion sind auch Wirkeigenschaften des TRH bekannt geworden, die ansonsten Neuropeptide besitzen, die Eigenschaften eines Transmitters mit Regulator- und Modulatorfunktion. TRH konnte in verschiedenen Arealen des ZNS nachgewiesen werden, z. B. in der Hirnrinde, im Kleinhirn und in den Vorderhornzellen des Rückenmarkes. Die Verabreichung von hohen Dosen von TRH an Ratten und Mäuse führt zu charakteristischen Erregungen, wobei Körpertemperatur und Muskeltonus gesteigert sind. Des weiteren soll TRH den sedativen und narkotischen Effekt zahlreicher Pharmaka aufheben (*Kruse*, 1975). Außerdem wurde gefunden, daß TRH im Corpus striatum von Ratten nach Vorbehandlung mit Chlorpromazin die extrapyramidalen Nebenauswirkungen dieses Neuroleptikums abschwächt (*Kruse*, 1975). Hieraus ergeben sich durch die Kombination von TRH und Neuroleptika eine Verbesserung der Therapiemöglichkeiten bei Schizophrenen und anderen Psychosen. In diesem Zusammenhang wird auf die stimmungsaufhellende Wirkung von TRH verwiesen und für die Behandlung von Depressionen empfohlen (Tekeda chemic. Ind., 1976). Bei parenteraler Applikation soll TRH Bewußtseinsstörungen, die durch organische Hirnschäden entstanden sind, beseitigen (Farbwerke Höchst, 1974).

Neben dem TRH wirken eine Reihe anderer Hypothalamushormone über eine Sekretionsänderung der Hypophyse auf verschiedene Funktionen des Organismus. Hierzu gehören:

Stimulierende Hormone

- Der Releasing-Faktor des luteinisierenden Hormons (LRF), der auch als Gonadotropin-Releasing-Hormon bezeichnet wird und follikelstimulierende Funktionen ausübt.
- Das Somatropin-Releasing-Hormon (GH-RH) mit wachstums- und stoffwechselstimulierenden Eigenschaften.
- Das Kortikotropin-Releasing-Hormon (CRF) mit Wirkung auf die Nebennierenrinde.
- Das bereits erwähnte Prolaktin-Releasing-Hormon (PRH) mit Einfluß auf Brust- und Keimdrüsen sowie

– das Melanotropin-Releasing-Hormon (MRH) als Stimulator des Pigmentstoffwechsels.

Inhibitorische Hormone

– Das Prolaktin-(Release-)Hormon (PIF) mit Einfluß auf Keim- und Brustdrüsen.
– Das Melanotropin-(Release-) Inhibiting-Hormon (MIF) mit hemmender Wirkung auf den Pigmentstoffwechsel.
– Das Somatostatin, als Somatotropin-(Release-) Inhibiting-Hormon, das Stoffwechsel und Wachstum hemmt.

Sämtliche Releasinghormone des Hypothalamus sind ihrer chemischen Struktur nach Peptide. Wie das TRH werden sie durch Rezeptoren der Hypophysenzellen gebunden. Der Überschuß an freigesetzten Hypothalamushormonen wird durch Peptidasen in der peripheren Zirkulation (vorwiegend Leber und Niere) abgebaut. Die Ausscheidung soll z. T. in Peptidfragmenten erfolgen, zum anderen sollen sie als Aminosäuren dem Stoffwechsel wieder zugeführt werden (*Sandow/König*, 1978). Es wird angenommen, daß neben den unspezifischen Peptidasen in Leber und Niere spezifische Enzymsysteme in Hypothalamus und Hypophyse den aktuellen Funktionszustand regulieren.

Gewöhnlich wird der Hypothalamus als neuroendokrines Funktionssystem in den Mittelpunkt von Betrachtungsweisen gestellt. Dabei wird häufig außer Acht gelassen, daß der Hypothalamus eines der wichtigsten Glieder in der Kette des limbischen Systems ist und den limbischen Funktionskreis schließt, indem er Mesenzephalon und Strukturen des Proenzephalons zu einer funktionellen Einheit verbindet (*Krachun*, 1970). Als wesentliche Teile des limbischen Systems sind Hippocampus, Cyrus cinguli, Nucleus amygdalae sowie Hypothalamus einschließlich Neurohypophyse zu nennen. Zum limbischen System gelangen Informationen aus der Umwelt, dem Gedächtnisspeicher und dem vegetativ-endokrinen System und können nach Filterung einer Erregungsverstärkung zugeführt werden. Eine derartige Verstärkung spezifischer Erregungsmuster des limbischen Systems hat neurophysiologische Prozesse zur Folge, die als Emotionen bezeichnet werden und an denen stets auch vegetativendokrine Funktionen beteiligt sind.

Teile des limbischen Systems, z. B. Nucleus amygdalae, Hippocampus und Cyrus cinguli haben direkte Beziehungen zum hypothalamo-hypophysären System. Dem Nucleus amygdalae werden Beziehungen zur Hypophyse, insbesondere bei adrenergischen Prozessen (Streß) zugesprochen. Eine elektrische Stimulierung des basolateralen Teils des Nucleus amygdalae aktiviert diesen Prozeß, eine gleichartige Reizung von Hippocampusarealen hemmt ihn dagegen.

Unter Immobilisationsstreß verzögern Läsionen im Nucleus amygdalae den Anstieg des Kortisons im Blut (*Smythes*, 1970). Streßapplikationen an Tieren mit bilateralen Hippokampusläsionen zeigen keine Veränderungen der vegetativen Funktionen (*Hecht* et al., 1978), dagegen aber einen Anstieg des Ruhewertes des Kortisons.

Es besteht die Auffassung (*Smythes*, 1970), daß der Nucleus amygdalae die Aufgabe hat, eine rasche Aktivierung des hypothalamo-hypophysären Systems auszulösen, die eng mit einem tonushemmenden Einfluß des Hippokampus auf die ACTH-Ausscheidung verbunden ist (Abb. 9/10).

Der Peptidcharakter der Releasinghormone läßt darauf schließen, daß diese

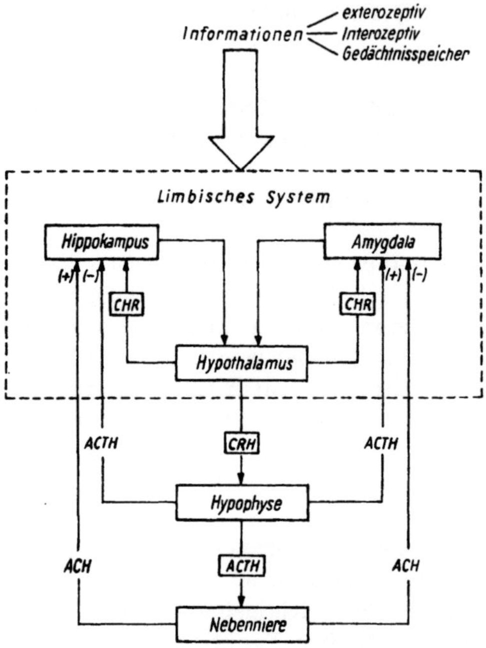

Abb. 9/10. Limbisches System und endokrine Regulation unter Streß (modifiziert nach *Smythes*). CRH — Corticotropin-Releasing-Hormon, ACTH — Adrenocorticotropes Hormon, ACH — Adrenocorticales Hormon

oder deren Analoge ähnliche Doppelfunktionen ausüben können wie das TRH. Darüber hinaus wurden aus dem Hirngewebe weitere Peptide nachgewiesen, die als Neurotransmitter oder Neuromodulatoren wirken. Hierzu gehören die Enkephaline und Endorphine (*Gainer*, 1977; *Guillemin*, 1976). Diese als endogene Morphine zusammengefaßten Peptide verschiedener Kettenlänge finden sich wie markiertes Morphin an körpereigenen Opiaterezeptoren. Sie haben auch wie Morphin analgetische Wirkungen.

Auch Testsequenzen stoffwechselaktiver Hormone haben neuromodulatorische Wirkungen, wobei diese nicht nur an die Stoffwechselwirkung gekoppelt sind. Modulatorische Funktionen zeigte auch Substanz P, ein Hirnpeptid (*Hecht* et al., 1979, *Hecht* et al., 1979), *Ljowschina* et al., 1981, *Oehme* et al., 1979). *De Wied* beschrieb, daß ACTH-Sequenzen die Konsoliderung von Gedächtnisspuren bei „avoidance learning" in unspezifischer Weise bahnen oder hemmen können. Gleiche Wirkungen werden auch vom Oxytocin- und Vasopressinmetaboliten erzielt.

9.10. Neuro-Endokrine Regulationen und Emotionen

Gerade auf dem Gebiet der Erforschung der Hirnpeptide sind bedeutende Fortschritte in der letzten Zeit erreicht worden. Von der Wirkweise als auch von der chemischen Natur unterscheidet man die Neurohormone und die Neurotransmitter.

Die Neurotransmitter sind ihrer chemischen Zusammensetzung nach biogene Amine. Diese biogenen Amine (z. B. Noradrenalin, Serotonin, Dopamin) im

Hirnstamm sind biologische Überträgerstoffe für autonome, affektiv-emotionale und extrapyramidal-motorische Funktionen und somit zusammen mit den Neurohormonen für alle Verhaltensweisen unserer Instinkt- und Triebsphäre verantwortlich. Die Bedeutung der Transmitter wird beispielsweise ersichtlich aus den Symptomen der *Parkinson*-Krankheit, die durch ein teilweises Fehlen der Neurotransmitter verursacht wird. Pathologisch-anatomisch findet man ursächlich eine Degeneration der Ganglienzellpopulationen, insbesondere der Substantia nigra und des Pallidums.

Tabelle 9/3. Serotonin-, Nor-Adrenalin- und Dopaminkonzentration beim Menschen

	Serotonin	Nor-Adrenalin	Dopamin
Striatum	0,33	0,10	3,5
Pallidum	0,23	0,02	0,10
Thalamus	0,26	0,05	0,01
Hypothalamus	0,29	1,33	0,02
Subst. nigra	0,55	0,04	0,46
Boden des IV. Ventrikels	0,60	0,35	0,60

Sekundär kommt es dann zur Verringerung des Dopamingehaltes in den betroffenen Arealen. Es treten nicht nur Rigor- Tremor und Akinesie als Symptome extrapyramidaler Störungen auf, sondern auch passagere vegetative bzw. affektive Krisen wie z. B. Speichelfluß, Seborrhoe, Schweißausbrüche, flush-Symptomatik, Obstipation, Schlaf- und Freßphasen, depressive Verstimmungen wie auch Störphasen in der sozialen Anpassung prägen dieses Krankheitsbild und geben auch Hinweise auf die Art der Störungen im emotionalen Bereich.

Die biogenen Amine haben als synaptischer Überträgerstoff unterschiedliche Auswirkungen; sie können erregend, aber auch hemmend wirken, d. h. ein EPSP (exzitatorisches postsynaptisches Potential) als auch ein IPSP (inhibitorisches postsynaptisches Potential) erzeugen. Entscheidend für die Informationsweiterleitung ist hier die Summe der EPSP bzw. IPSP — so ist die Feinabstimmung vieler Prozesse als auch die Vielfältigkeit der Reaktionsmöglichkeiten begründet.

Sehr hoch ist beispielsweise im septo-hippocampalen Gebiet und der Regio entorhinalis der Serotoningehalt. Serotonin hat, wie experimentell erwiesen ist, Wirkungen auf das emotionell-motivationale Verhalten der Tiere (*Gasanow*, 1977).

Unter dem Einfluß des in den Hippocampus von Katzen injizierten Serotonins zogen sich die Tiere meist zurück, schlossen die Augen und wurden bradycard. Vom Neokortex und Hippocampus ließ sich dabei eine hochamplitude synchronisierte EEG-Aktivität ableiten. Gedeutet wurde dies als positive Emotion. Es entstand der Eindruck, daß Serotonin die emotionelle Angstreaktion hemmt.

Nitsche (1976) stellte Untersuchungen an über die anxiolytische Wirkung von Oxypertin auf Ratten im Angsttest sowie ihre neurochemischen Korrelate im Hypothalamus und Striatum. Man stellte dabei fest, daß Oxypertin eine anxiolytische Wirkung hat. Dieser anxiolytischen Wirkung geht eine signifikante Verminderung der Serotonin-Konzentration im Hypothalamus um etwa 20 % parallel und eine Verminderung der Noradrenalin-Konzentration um etwa 12 % voraus. Der verminderte Gehalt an Serotonin und Noradrenalin kann als Ausdruck eines gesteigerten Umsatzes dieser Substanzen im Hypothalamus gedeutet werden. Die Bedeutung dieser Ergebnisse ist bislang nicht eindeutig geklärt.

Wichtig zu erwähnen ist noch, daß Serotonin auch eine Funktion im Bereich des Nahrungsverhaltens hat, da es hier als Transmitter fungiert.

Tabelle 9/4. Wirkungsweise und Angriffsort der verschiedenen Transmitter (*Trincker 1974*)

Transmittersubstanz	Angriffsort
Acetylcholin	Thalamus, Erregung von Neuronen
	Hippocampus, supraoptische und paraventrikuläre
	Kerne des Hypothalamus, Corpora mamillaria
Histamin	Hypothalamus
Nor-Adrenalin und	Hemmung von Hippocampusneuronen
Adrenalin	Hemmung von hypothalamischen Neuronen
Dopamin	Hemmung von Hippocampusneuronen
	Hemmung von hypothalamischen Neuronen
	Hemmung von Neuronen im limbischen System
Serotonin	Hemmung im Septum und Supraoptischen
	Hypothalamus
	Hemmung im limbischen System
L-Glutaminsäure	Erregung innerhalb des limbischen Systems
	(Hippocampus, Mandelkern und Septum)
	Erregung im Thalamus
-Aminobuttersäure	Hemmung im Hippocampus
	Hypothalamus
	Thalamus

An einer weiteren Erkrankung aus dem psychiatrischen Bereich, der endogenen Depression, wollen wir den großen Einfluß der Neurotransmitter auf die Psyche deutlich machen: Die endogene Depression beruht auf einer Stoffwechselstörung im Hirn, wobei der Norepinephrinspiegel unter seinem Normwert abfällt. Die Folge ist ein depressiv verstimmter, antriebsgeminderter, von Selbstvorwürfen und Suizidgedanken gequälter Mensch, für den das Leben jeden Sinn verloren hat. Wir sind auf diese Erkrankung etwas näher eingegangen, da die gleichen Auswirkungen bei Versuchen an Ratten beobachtet werden konnten.

Die Ratten wurden ständig Elektroschocks unter Nahrungsaufnahme ausgesetzt, ohne darauf eine „physische Antwort" geben zu können (z. B. Flucht).

Es wurde auch herausgefunden, daß eine Verminderung des biogenen Amins Norepinephrin, d. h. eine Verminderung seiner Wirkaktivität an den Synapsen als auch eine Senkung des Spiegels im Gehirn die Folge dieser Versuche war. Auffällig war die Kopplung von psychischer Depression und dem Auftreten von körperlichen Schäden wie Magenleiden und Appetitlosigkeit. Gleichzeitig konnte aber gezeigt werden, daß die Möglichkeit, dem Streß eine körperliche Antwort entgegenzusetzen, von einem Ansteigen des Norepinephrin-Spiegels begleitet war.

Diese Art der Depression tritt normalerweise immer bei irgendwelchen Frustrationen auf und ist von vorübergehender Natur. Wenn dieser Mechanismus aber durch biochemische Fehlleistungen oder eine weitere hoffnungslose Situation und Immobilisationsstreß (eine häufige Form des Stresses in der modernen Gesellschaft) intensiviert wird, so mündet dies unter Umständen in eine tiefe, anhaltende Depression mit einer ständigen Reduzierung des Epinephrin-Spiegels und allen seinen Folgen für Physis und Psyche.

Es wird aber angenommen, daß eine fortgesetzte Serie von Streß-Erlebnissen die Kapazität der Norepinephrinsynthese zu steigern vermag und der Abfall nach einem Streß-Erlebnis nicht so stark ist wie bei einmaliger, plötzlicher Streß-Wirkung. Das käme einer Konditionierung gegenüber Streß gleich. Hiermit wird deutlich, daß Streß nichts grundsätzlich Negatives an sich hat. Eine wohldosierte Streßeinwirkung (Eustreß) hat auf den Organismus einen Trainingseffekt und hilft ihm, eine Vielzahl von Leistungen mit geringem Energieaufwand und damit geringem Verschleiß zu erbringen.

9.11. Emotionen im Tierexperiment

In Anwendung auf das Tierreich ist die „erlebte" Komponente der Emotionen der Untersuchung zugänglich (wenn man natürlich nicht den einzig richtigen Weg in bezug auf die Tiere, den Weg der objektiven Untersuchung, verläßt), und zwar mit Hilfe der Elektroenzephalographie oder mit Hilfe des Nachweises der Besonderheiten bei der Widerspiegelung des „inneren" emotionalen Zustandes über die vegetativen und Verhaltensreaktionen. Wir gehen hier davon aus, daß eine beliebige motivationelle Reaktion mit einem bestimmten emotionellen Erregungsniveau einhergeht (dem Aktivierungsniveau der emotionellen Mechanismen). In Abhängigkeit vom Grad (der Stärke) der motivationellen Bedeutung des Reizes (eines bedingten oder unbedingten) kann die emotionale Erregung eine mehr oder weniger ausgeprägte Manifestierung finden und, was das Wichtigste ist, sich bei einer beliebigen spezifischen Reaktion äußern. In diesem Sinne tritt die emotionale Erregung, wenn man sie im Verhältnis zur gerade ablaufenden Tätigkeit betrachtet, als unspezifische Reaktion in Erscheinung, als Basisreaktion, die wir als sehr wesentliche Komponente für die Regelung des allgemeinen Funktionszustandes des Gehirns ansehen. Gehen wir auf diese Frage etwas näher ein.

Wie bereits erwähnt, bildet sich ein bestimmtes emotionelles Erregungsniveau mit diesem oder jenem Vorzeichen bei einer beliebigen motivationellen Reaktion, obwohl bei weitem nicht immer die emotionelle Färbung ihren eigenen (spezifischen) äußeren, leicht erkennbaren Ausdruck findet, wie die Veränderung des Pupillendurchmessers, das Zähnefletschen usw. Gleichzeitig beeinflußt das emotionale Erregungsniveau den Ablauf der verschiedenartigsten, auf der afferenten und efferenten Seite spezialisierten Verhaltensakte auch beim Fehlen äußerer Erscheinungen einer emotionalen Reaktion. Es gibt Veranlassung, ihren Einfluß auf die spezifischen Reaktionen in den Besonderheiten letzterer zu suchen. Eine Reihe von Beobachtungen der letzten Jahre führten uns zu der Schlußfolgerung, daß sich die Komponente der emotionalen Erregung, die beim Menschen subjektiv erlebt wird und bei weitem nicht immer eine sofortige deutliche äußere Erscheinung findet, im allgemeinen Funktionszustand des Gehirns widerspiegelt. Da es auf der Grundlage der komplexen Befunde gelingt, das Niveau des allgemeinen Funktionszustandes des Gehirns beim Tier zu beschreiben, wird die Vermutung geäußert, daß es zweckmäßig ist, Niveau und Vorzeichen der „inneren" Komponente der Emotion des Tieres auf der Grundlage des allgemeinen Funktionszustandes des Gehirns zu identifizieren (*Chananaschwili,* 1972).

Die Änderung des allgemeinen Funktionszustandes des Gehirns von Tieren geht mit vegetativen und elektroenzephalographischen Veränderungen einher (*Meschtscherjakow,* 1965) und beim Menschen auch mit entsprechendem subjektiven Erleben (*Bundzen,* 1973), was gewöhnlich als Ausdruck der emotionalen Spannung angesehen wird.

Beim Studium der Besonderheiten der Herausbildung eines Stereotyps bedingter Reflexe, seine Umwandlung und Zerstörung hat *Pawlow* eine Analogie zwischen den Erscheinungen der höheren Nerventätigkeit während der Veränderung des Stereotyps und dem emotionellen Zustand bemerkt. Im Grunde genommen wurde bei diesen Beobachtungen eine der Ursachen für das Auftreten von Emotionen entdeckt: Die Nichtübereinstimmung von erwarteter und tatsächlicher Einwirkung auf den Organismus. Diese Beobachtungen erfuhren eine weitere Entwicklung und Verallgemeinerung in den Untersuchungen von *Simonow* (1975), welcher die Informationstheorie der Emotionen formuliert hat, deren Hauptleitsätze in folgendem bestehen: Die Emotionen sind ein spezieller Apparat des Gehirns, der die Größe eines Bedürfnisses und die Wahrscheinlichkeit seiner Befriedigung zum gegenwärtigen Zeitpunkt widerspiegelt. Dabei wird der Grad der emotionalen Spannung quantitativ von der Stärke des Bedürfnisses und der Differenz zwischen der zur Befriedigung des Bedürfnisses prognostisch erforderlichen und der dem Subjekt verfügbaren Informationen bestimmt. Bei einem Defizit an pragmatischer Information tritt eine negative Emotion auf, die vom Subjekt aktiv auf ein Minimum reduziert wird. Übersteigt die vorhandene Information die nach der Prognose erforderliche, so kommt es zu einer positiven Emotion, die auf ein Maximum verstärkt wird. Somit ist also nach dieser Konzeption die Nichtübereinstimmung zwischen angenommener Prognose und realem Reiz die Ursache für die Entstehung einer Emotion. Besondere Bedeutung wird dabei der Informiertheit des Subjektes über die Wahrscheinlichkeit des Erreichens des Zieles beigemessen. Wie der Autor bemerkt, ist die Einführung des Wahrscheinlichkeitsparameters für das Erreichen des Ziels, wodurch positive Abweichungen möglich werden, der Punkt in seiner Konzeption, aus welchem sich ergibt, daß Emotionen bei zwei extremen Zuständen am geringsten ausgeprägt sind: Bei völliger Unkenntnis (minimale Prognose) und bei umfassendem Wissen (bei völliger pragmatischer Informiertheit des Subjekts). In biologischer Hinsicht wird eine solche Genese der Emotion als kompensatorische Reaktion des Gehirns angesehen.

Nach einer der am weitesten verbreiteten Klassifikationen werden die Emotionen des Menschen in positive und negative eingeteilt. *Olds* und *Miller* (1954), die die Erscheinung der Autoregulation entdeckt haben, konnten mit ihren Untersuchungen zeigen, daß diese Klassifikation objektiv auch auf alle höheren Tiere anwendbar ist, die über zwei Bekräftigungsmechanismen verfügen — über emotional negative und emotional positive.

Für die Entstehung und Entwicklung experimenteller Neurosen spielt die negative emotionale Spannung eine besondere Rolle. Nach unseren Beobachtungen muß man bei der Entwicklung der negativen emotionalen Spannung zwei Stadien unterscheiden — ein biologisch positives und ein biologisch negatives. Das biologisch positive Stadium der negativen emotionalen Spannung gewährleistet die Mobilisierung aller Möglichkeiten des Organismus für ein optimales Reagieren auf die pathogene Einwirkung. Aber eine sehr lange andauernde und sehr starke negative emotionale Spannung bekommt langsam pathogene Eigenschaften. Das ist nach einem Ausdruck von *Anochin* (1975) das tragische Finale des Übergangs von einer normalen Emotion zu einer fixierten, pathologischen Emotion. Und eben in diesem Entwicklungsstadium hören negative Emotionen auf, eine biologisch positive Rolle zu spielen, führen zur Störung der regulatorischen und autoregulatorischen Hirnmechanismen und begünstigen die Herausbildung pathologischen Verhaltens und einzelner pathologischer Reaktionen.

Betrachten wir einige Vorstellungen über den Mechanismus der Herausbildung des pathogenen Systems negativer Emotionen. Nach *Lang* (1950) begünstigt ein langes Zurückhalten der Entäußerung negativer Emotionen (das „Nichtabreagieren" einer Emotion) ihre Tonisierung und ihren Übergang in einen „stabilen" Zustand. Es wird angenommen, daß unter Bedingungen der Hemmung somatischer Entäußerungen der Emotion der Kanal zur Erregung der viszeralen Komponenten der Emotion offen bleibt, d. h., daß bei der allgemeinen emotionalen Entladung die einen peripheren Wege willkürlich versperrt und die anderen offen gelassen werden. Im Ergebnis einer solchen Umverteilung der allgemeinen emotionalen Erregung wird den vegetativen Organen, wie Herz, Darm, endokrines System, entschieden mehr Erregung zugeführt als gewöhnlich. Gerade eine solche Situation verursacht eine übermäßige Erregung im Subkortex, die, begünstigt durch die intensive Reafferenz aus den inneren Organen (*Anochin,* 1968), in eine „stationäre Erregung" übergeht. Die so entstandene stationäre Erregung geht leicht unter dem Einfluß der verschiedenartigsten Erregungen aus einem unterschwelligen in einen überschwelligen Bereich über; sie wird gewissermaßen durch die Erregungen bekräftigt. Deshalb erlischt der emotionale Zustand praktisch nicht, sondern er äußert sich dauernd. Zu einem wichtigen bekräftigenden Faktor dieser langandauernden Erregung des pathodynamischen Systems werden die hormonellen und chemischen Blutveränderungen. Somit bildet sich ein sich selbst bekräftigendes pathologisches System, das die Funktion auch anderer mit ihm verbundener funktioneller Systeme desorganisiert.

Ein anderer Mechanismus, der die Stabilität des pathologischen Systems der negativen Emotion bestimmt, beruht auf der Eigenschaft pathologischer Nervenprozesse, leicht zeitweilige Verbindungen mit den Umgebungsreizen zu bilden. Diese Verbindungen sind stabil und schwer zu löschen. Sie werden nicht nur mit Hilfe unmittelbar vorhandener Reize gebildet, sondern auch über allgemeine und lokale funktionelle Hirnveränderungen, die nach dem Mechanismus verkürzter bedingter Spurenreflexe auftreten. Wenn sie sich mit dem Herd der emotionellen Erregung verbunden haben, schalten sie sich ihrerseits in die pathodynamische Struktur nach dem Mechanismus des verkürzten bedingten Reflexes ein.

Auf der Grundlage der *Pawlow*schen Auffassung von der „Grenze der Arbeitsfähigkeit" der Nervenzellen wird die Meinung geäußert, daß emotionelle Affekte außerordentlich günstige Bedingungen schaffen, um Nervenzellen in den Grenzbereich ihrer Leistungsfähigkeit zu bringen, denn emotionelle Zustände erfassen und mobilisieren den gesamten Organismus und wirken auf die Nervenzellen als außerordentlich starker Tätigkeitsantrieb. Der entscheidende Faktor für die Überschreitung der Grenze der Arbeitsfähigkeit ist nach der Meinung von *Anochin* (1968) ein langandauernder negativ gefärbter emotionaler Zustand. Er nannte vier Hauptfaktoren, die für den Übergang von Emotionen in einen andauernden stabilen Zustand eine obligatorische Bedingung darstellen: 1. das Überschreiten der Grenze der Arbeitsfähigkeit; 2. die Ausbreitung der dominanten Erregung; 3. ein kräftiger Anstieg tonisierender Hormone im Blut, was die übererregten Nervenelemente zusätzlich aufpeitscht, 4. die Bildung erweiterter Signalverbindungen des pathologischen Herdes mit der Situation und weiteren Umweltfaktoren auf der subkortikalen Ebene. Die erhöhte Prägungsfähigkeit des Gedächtnisses im emotionellen Zustand kann fördernd auf die Entwicklung der pathologischen Prozesse wirken.

9.12. Literatur

Anochin, P. K.: Der Reflex und das funktionelle System als Faktoren der physiologischen Integration. Fiziol. Z. SSSR **35** (1949) 491–503

Anochin, P. K.: Das funktionelle System als Grundlage der physiologischen Architektur des Verhaltensaktes. Abh. Aus dem Gebiet der Hirnforschung und Verhaltensphysiologie, Bd. 1 S. 56 ff., Jena 1967

Anochin, P. K.: Biologie und Neurophysiologie des bedingten Reflexes. Medicina. Moskau 1968 (russ.)

Anochin, P. K.: Grundriß des physiologischen funktionellen System. Moskau 1975 (russ.)

Anochin, P. K.: Beiträge zur allgemeinen Theorie des funktionellen Systems. Abh. aus dem Gebiete der Hirnforschung und Verhaltensphysiologie. Bd. 8. VEB G. Fischer Verlag, Jena 1978

Anochina, I. P.: Neurochemische Charakteristik spezifischer pathologischer Syndrome, welche unter Streßbedingungen entstehen. Thesen der Vorträge der wissenschaftlichen Tagung der Abteilung Medico-biologische Wissenschaften der AW d. UdSSR „Emotioneller Streß und seine Rolle in der Herz-Kreislaufpathologie", Moskau 1974, S. 16–18 (russ.)

Anochina, I. P.: Einige neurochemische Mechanismen normaler und pathologischer Reaktionen auf emotionellen Streß. Symp. Emotionen u. viszerale Funktionen. Baku 1974. Sammelband (russ.) 50–51

Arnold, M. B.: An excitory theory of Emotion. The Second Internat. Symp. on feeling and emotions. New York 1950

Arnold, M. B.: Emotion an personality. Vol. 2. Neurological and physiologial aspects. New York 1960

Autorenkollektiv: Lenins philosophisches Erbe und Ergebnisse der sowjetischen Psychologie. VEB Dt. Verlag d. Wissenschaften Berlin 1974

Baumann, H., K. *Hecht*: Quantitative evoked-potential-Analysen zur neurophysiologischen Charakterisierung von Fehllernprozessen in der experimentell-arteriellen Hypertonie-Pathogenese. Acta biol. med. germ. **30** (1973) 675–696

Baumann, H., G. *Martin,* T. G. *Urmantschewa,* G. *Degen,* F. *Wolter,* Ch. *Gurk,* W. A. *Chasabowa,* I. *Hinays,* J. *Läuter*: Neurophysiologische Mechanismen der arteriellen Hypertonie unter chronisch-experimentellem Emotionalstreß. Acta biol. med. germ. **35**, 889–913 (1976)

Baumann, R.: Kohlehydrat- und Fettstoffwechselstörungen in den Frühstadien der essentiellen Hypertonie als pathogenetische Risikofaktoren der Arteriosklerose. Z. ges. inn. Med. **28** (1973) 191

Baumann, R.: Theoretische und klinische Aspekte der zerebro-viszeralen Regulationskrankheit arterielle essentielle Hypertonie. Dtsch. Gesundh. Wesen **29** (1974) 673 u. 721

Baumann, R.: Streß-Sensibilität und Adaptation. Ber. ges. Inn. Med. **8** (1974 13–30 u. 191–201

Baumann, R., Ch. *Graff:* Die Vergesellschaftung des Frühstadiums der essentiellen Hypertonie mit latenten und asymptomatischen diabetischen Kohlehydratstoffwechseldefekten. Dtsch. Gesundh. Wesen **23** (1968) 1585 (Heft 34) u. 1638 (Heft 35)

Baumann, R., W. *Schnabel,* H. *Ziprian*: Klinisch-experimentelle Untersuchungen der Wirkung eines definierten emotionellen Stresses bei der arteriellen Hypertonie Jugendlicher. In: *Baumann,* R., K. *Hecht* (Hrsg.): Streß, Neurosen, Herzkreislauf. S. 43–52, Berlin 1977

Bechterewa, N. P.: Physiologie und Pathophysiologie der tiefen Hirnstrukturen des Menschen. Verlag V. u. W. Berlin 1969, 163–178

Beritaschwili, I. S.: Das Gedächtnis der Wirbeltiere. Seine Charakteristik und Entstehung. Tbilissi 1968 (russ.)

Boritow, I. S.: Nervöse Mechanismen des Verhaltens höherer Wirbeltiere. Tbilissi, 1961

Bindra, D.: Organization in emotional and motivated behavior. Canad. J. Psychol. **9** (1955) 161–167

Bliss, T. V. P., T. *Lömo*: Plasticity in a monosynaptic cortical pathway. J. Physiol. **207** (1970) 61

Böcher, W.: Zur physiologischen Psychologie menschlicher Gefühle. Psychol. Beitr. 18 (1976) **2**, 143–173

Bottenberg, E. H.: Emotionspsychologie. W. Goldmann-Verlag, München 1972

Bouille, C., J. D. *Bayle*: Effects of limbic stimulations or lesions on basal and stress induced hypothalamic-pituitary-adrenocortical activity in the pigeon. Neuroendokrinology **13** (1973/74) 246–277

Brown, K. M., B. R. *Snider,* A. *Caresson*: J. Neural Transmission **35** (1974) 293–305

Bull, J.: Failure of apparently rewarding electrical brain stimulation to serve as a reinforcer for T-maze barning. Psychol. Rev. **18** (1968) 81–88

Bundilowa, J. A.: Philosophische Probleme in der sowjetischen Psychologie. VEB Dt. Verlag d. Wissenschaften Berlin 1975

Bundzen, P. V.: Grundlegende Aspekte der psychophysiologischen Forschung in der Antarktis. Antarktika (Moskau) **11** (1973) 201–210

Cannon, W. B.: The James-Lange theory of emotion. A critical examination and an alternative theory. Am. J. Psychol. **39** (1927) 106—124

Cannon, W. B.: Neural Organisation of emotional expression. In: C. *Mirchison* (ed) Feeling and Emotions. Worcester 1928

Cannon, W. B.: Bodily changes in pain, hunger fear and rage. New York 1929

Cannon, W. B.: Again the James-Lange and the thalamic theares of emotion. Psych. Rev. **38**. 1931

Chananaschwili, M. M.: Mechanismen der normalen und pathologischen bedingt-reflektorischen Tätigkeit. Leningrad 1972

Claus, G. (Hrsg.): Wörterbuch der Psychologie. VEB Bibliografisches Institut Leipzig 1978

Cohen, J.: Dictionnaire de la vie effective et sexuelle. Castermann 1974

Collier, R. M.: The role of affect in behavior: A holistic-organismic approach. J. Indiv. Psychol. **22** (1966) 3—32

Darrow, C. W.: Psychological and psychophysiological significance of the electro-encephalogram. Psychol. Rev. **54** (1947) 157—168

Darwin, Ch.: Der Ausdruck der Gemütsbewegungen bei Menschen und Tieren. Halle 1896

Delgado, J. M. R.: Effect of brain stimulation on taskfree situation. EEG, clin. Neurophysiol. Supl. 24, 1963

Delgado, J. M. R., W. W. *Roberta,* N. E. *Miller*: Learning motivated by electrical stimulation of the brain. Amer. J. Physiol. **179** (1954) 587—593

Delepaz, R. L., S. R. *Dockmann,* B. I. *Großer*:
Brain Research **85** (1975) 171—175

Dewey, J.: The theory of emotion. II. The significance of emotions. Psychol. Rev. **2** (1895) 13—32

De Wied, D.: Peptides and Behaviour. In *Zippel,* H. P. S. (Hrsg.): Memory and transfer of information. 373. New York—London 1973

Eisel, U.: Die Einheit von Emotionalem und Rationalem im schöpferischen Prozeß. Phil. Diss. Berlin 1976

Endröczi, E. K., H. *Lissak*: Effect of hypothalamic and brain stem structure stimulation on pituitary-adrenocortical function. Acta Physiol. Acad. Sci Hung. **24** (1963) 67—77

Farbwerke Höchst, Aktiengesellschaft. Offenlegungsschrift 2410821 beim Deutschen Patentamt der BRD 1974

Freeman, B. H., A. C. C. *Mannig*: Mediation of Glucagon in the response of the domistic foul to stress. Comp. Biochem. & Physiol., London **53** (1976) 169—171

Fraiser, P.: Les émotions. In: *Fraiser,* P., J. *Piaget* (Hrsg.): Traite de psychologie experimentale. Vol. **5**, Paris 1963

Gambarjan, L. S., I. N. *Koval,* A. A. *Garibian,* J. S. *Sarkisian*: Conditioned Motor Reflexes in Cats with demage to the Hippocampus. Exp. Brain Res. **15** (1972) 15—28

Gainer, H. (Hrsg.): Peptides in neurobiology, S. 464. Plenum Press, New York 1977

Gasanow, H., E. *Melikow:* Das serotoninerge System des dorsalen Hippocampus bei emotionalen Reaktionen der Katze. In: R. *Baumann,* K. *Hecht* (Hrsg.) Streß, Neurose, Herzkreislauf. Berlin 1977, 93—97

Gerich, Je., M. *Lorenzi,* S. *Hanc,* G. *Gustafson,* R. *Gullimin,* P. *Forsham:* Metabolism, London **24** (1975) 175

Goldstein, M. L.: Physiological theorys of emotion. Psychol. Bull. Vol. **69** (1968) 23—40

Grastyan, E., G. *Karmos,* L. *Vereczkey,* L. *Kellinyi*: The hippocampal electrical correlats of the homeostatic regulation of motivation. Electroenceph. clin. Neurophysiol. **21** (1966) 34—53

Gray, J. A.: Medial septal lesions hippocampal theta rhythm and the control of wivrissal movement in the freely moving rat. EEG. clin. Neurophysiol. **30** (1971) 189 —197

Grossert, F.: Gefühl und Strebung. Arch. ges. Psychol. **79** (1931) 385—452

Guillemin, R.: Physiologische und klinische Bedeutung hypothalamischer und extrahypothalamischer Hirnpeptide. Triangle, Basel **15** (1976) 1—8

Guillemin, R.: The expanding significance of hypothalamic peptides, or, is endocrinology a branch of neuroendocrinology? Recent Progr. Horm. Res. **33** (1976) 1—20

Guthrie, R. D.: Body Hot Spots: The Anatomy of Human social organ and Behavior. Princeton New Jersey 1976

Guttmann, G.: Einführung in die Neuropsychologie. Verlag Hans Huber Bern, Stuttgart, Wien 1973, 176—182

Handley, C. A., J. H. *Moyer*: Changes in sodium and water excretion produced by vasoactive and by ganglionic and adrenergic blocking agents. Amer. J. Physiol. **178** (1954) 309

Haeth, R. G., W. A. *Mickle*: Evaluation of seven years experience with depth electrodes studies in human patients. In: *Ramey,* E. R., D. S. *O'Doherty* (Eds.): Electrical Studies of the unanesthetizid Brain. New York 1960 p. 214—242

Heath, R. G: Electrical self-stimulation of the brain in man. Amer. J. Psychiatry **120** (1963) 571—577

Hebb, D. O.: On the nature of fear. Psychiol Rev. **53** (1946) 259—276

Hecht, K.: Der Mensch neben Dir, Urania-Verlag Leipzig, Jena, Berlin 1972. 155—185

Hecht, K.: Emotion und Persönlichkeitsentwicklung. Urania 6/1977 53, 24

Hecht, K., I. P. *Ljowschina,* M. *Poppei,* T. *Hecht*: Asymmetric Function of the Hippocampus in learning of Normal and Neurotic Rats. In: H. *Matthies,* M. *Krug,* N. *Popow* (Eds.) Biological Aspects of learning, Memory Funktion and Ontogenetic of the CNS. Berlin 1979, 243—248

Hecht, K., H. *van Nguyen,* T. *Hecht,* V. *Moritz,* H. *Moosmann*: Beziehungen zwischen Hippocampusfunktion und belastetem Lernen in ihrer Auswirkung auf zerebroviszerale Regulationsprozesse. Acta biol. med. germ **35** (1976) 34—45

Hecht, K., H. *van Nguyen,* V. *Moritz,* T. *Hecht*: Zur Bedeutung der Streßintensität für die emotionale und viszerale Reaktivität, insbesondere für die Blutdruckregulation. Acta biol. med. germ. **35** (1976) 23—33

Hecht, K., H. *van Nguyen,* A. A. *Garibyan,* T. *Hecht,* K. *Treptow*: The role of the Hippocampus and nucleus candatus structures in the formation of pathogenetic emotional states of exitation. In: *Lissak,* H., Neural and Neurohimaral organization of motivated Behaviour. Budapest 1978, 191—203

Hecht, K., P. *Oehme,* I. A. *Kolemetseva,* I. P. *Ljowschina,* M. *Poppei,* M. G. *Airapetjanz*: Effect of substance P analogue on chronic Deprivation of sleep of Wistar rats under stress. In: *Marsan,* C. A., W. *Traczyk* (Hrsg.) Neuropeptides and neural Transmission. IBRO monograph series. Raven Press, New York 1979

Hecht, K., P. *Oehme,* M. *Poppei,* T. *Hecht*: Conditioned Reflexes learning of normal juvenils and adults rats exposed to action of substance P and of an SP analogue. Pharmazie, Berlin **34** (1979) 417—421

Hecht, K., P. *Oehme,* M. *Poppei*: Action of Substance P on neurotic hypertensive rats. Pharmazie, Berlin **34**/10 (1979) 653—657

Hecht, K., M. *Poppei,* T. *Hecht,* H. *Baumann,* K. *Treptow,* V. *Moritz,* S. *Choinowski,* M. *Michailow,* T. *Schlegel*: A Modell designed to study the role of stressing en vironmental Factors in the pathogenesid and primary prevention of experimental neurotically induced Hypertension. Proceeding of the satelite Symposium „Emotion and visceral functions" Baku 1974, Abstracts 18—23

Hecht, K., M. *Poppei*, T. *Hecht*, K. *Treptow*, C. *Choinowski*, V. *Moritz*: Die Bedeutung des Lernvorgangs für die Dynamik adaptiver-maladaptiver Prozesse in der zerebroviszeralen Blutdruckdysregulation. In: R. *Baumann*, J. K. *Schchwazabaja*: Symposium über Probleme der kardio-vaskulären Regulation. Abh. d. AW d. DDR Berlin 1975, 143—153

Hecht, K., K. *Treptow*, M. *Poppei*, T. *Hecht*: Ein Modell für die Entwicklung hyperton ausgelenkter Blutdruckdysregulationen durch fehlgesteuertes Lernen. Acta biol. med. germ **27** (1972) 869—883

Hecht, K., K. *Treptow*, S. *Choinowski*, M. *Peschel*: Die raumzeitliche Organisation der Reiz-Reaktions-Beziehungen bedingt-reflektorischer Prozesse. Abhandlungen aus dem Gebiet der Hirnforschung und Verhaltensphysiologie Bd. 5, Jena 1972

Heckhausen, H.: Eine Rahmentheorie zur Motivation in 10 Thesen. Z. angew. Psychol. **10** (1963) 604—626

Hess, W. R.: Psychologie in biologischer Sicht. Thieme Verlag Stuttgart 1962

Hess, W. R.: Das Zwischenhirn. Syndrome, Lokalisationen, Funktionen. Basel 1949

Hodge, F.: The Emotions in a new role. Psychol. Rev. **42** (1935) 555—565

Howard, D. T. A.: A Suctional theory of emotion. In: M. L. *Reymert* (Hrsg.) Feelings and emotions. The Wittenberg Symposium. Worcester, Mass. (1928) 140—149

Huar, U.: Politik und Gefühl. Forum **15**, (1979) 7

Hunsperger, R. W.: Neurophysiologische Mechanismen des Abwehr/Angriff und Fluchtverhaltens. Akad. med. Wiss. **18** (1962) 216—222

Hygge, S.: Emotional and electrodermal reactions to the suffering of Another — Vicarious instigation and vicarious classical conditionning. Diss. Phil. Uppsala 1976

Isaacson, L. R.: The limbic system. New York—London 1974

Iwanow, S. M.: Der Abdruck dès Siegelringes. Verlag MIR Moskau 1979. 30—35, 41—42, 60

James, W.: Psychologie. Leipzig 1900

James, W.: Psychologie. Leipzig 1909, 376

Janet, P.: De l'angoisse a l extase (Etudes sur les croyances et les sentiments) Paris 1928

Jones, H. W., N. L. *Hoerr*, A. *Osol* (Hrsg.): Blakistons New Gould medical dictionary. McGraw-Hill Book Company, Inc. New York, Toronto, London 1949

Kappes, K.: Gefühle aus Ausdrucksformen der gesellschaftlichen Vermittlung und Determination des Subjekts. Diss. Phil. Bremen 1978

Karmos, G., E. *Grastyan*: Influence of hippocampal lesions on simple and delayed conditional reflexes. Acta physiol. Acad. Sci hung. **21** (1962) 215—224

Kim, C., C. W. *Kim*: Effect of partial hippocampal resection on Stress-mechanism in rats. Am. J. Physiol. **201** (1961) 337—340

Klaus, G., M. *Buhr*: Philosophisches Wörterbuch. Bd. 1 VEB Bibliografisches Institut Leipzig 1974

Krachun, G. P.: Elektrophysiologische Analyse der intrazentralen morpho-funktionellen Beziehungen des Hypothalamus mit Strukturen des Lobus priformes an Ratten (russ.) J. wyssch. nervn. dejatl. im. Pawlowa **20**, (1970) 130—138

Kruse, H.: Thyreotropin releasing hormone: intertraction with chlorpromazine in mice, rats and rabbits. J. Pharmacol. **6** (1975) 249—268

Krutezki, W. A.: Psychologie. Verlag V. u. W., Berlin 1979, 177—178

Kupalow, P. S.: Studium der Reflexe und der reflektorischen Tätigkeit und die Perspektive ihrer Entwicklung. In: Philosophische Fragen der Physiologie der höheren Nerventätigkeit und Psychologie. Moskau 1963, 106—155

Laborit, M.: Bases biologiques et neurophysiologiques de compartement. Anales medico-psychologique Vol. **1** (5) (1975) 573—603

Lange, G. F.: Hypertoniekrankheit, Leningrad 1950

Larousse medical illustre. Libraire Larousse Paris 1952

Leeper, R.: Some needed development in the motivational theory of emotions. In: D. *Levine* (Hrsg.): Nebraska Symposium on motivation. Lincoln 1965

Leontjew, A. N.: Emocija. Große sowjetische Enzyklopädie. Moskau 1978, 169

Levi, L.: Stress and Distress in Response to Psychocial stimuli. Acta Medica Scandinavica. Suppl. 528, 1972

Levi, L.: Emotions – Their Parameter and Measurement. Raven Press. New York 1975

Lindahl, M. B.: Emotion and cognition in vicarious instigation research. Scandin. J. of Psychol. 18, 2 (1977) 85–92

Lindemann, M.: Das limbische System und seine Beziehungen zu Emotionen und vegetativen Funktionen. Abhn. aus dem Gebiete der Hirnforschung und Verhaltensphysiologie. Bd. 6. 171–189

Lindsley, D. B.: Emotion. In: S. S. *Stevens* (Eds). Handbook of Experimental Psychology. New York (1951) 473

Ljowschina, I. P., K. *Hecht,* J. A. *Kolemetseva,* P. *Oehme,* T. *Schlegel,* M. *Poppei,* G. *Airapetjanu,* E. *Wachtel*: Modularfunktion von Substanz P bei Desynchronose, In: *Schuh,* J., K. *Hecht,* J. *Romanow* (Hrsg.), Chronobiologie und Chronomedizin. Akademie-Verlag, Berlin 1981

Ljowschina, I., K. *Hecht, Nguyen van Hai,* W. *Draeger*: Zur Bedeutung einer einseitigen und zweiseitigen Hippocaumpus-Läsion für die Entwicklung einer streßinduzierten neurotischen arteriellen Hypertonie. In: R. *Baumann,* K. *Hecht* (Hrsg.): Streß, Neurose, Herzkreislauf. Berlin 1977, 98–103

Lorenz, K.: Über tierisches und menschliches Verhalten, München 1965

Lorenz, K.: On aggression. New York 1967

Lullies, H., D. *Trincker*: Taschenbuch der Physiologie. Bd. III/2 VEB G. Fischer Verlag, Jena 1977, 826–834, 841–842

Manuila, A. u. L., M. *Nicole,* H. *Lambert*: Dictionaires francais de medicine et de biologie. Bd. 2 Mason & Cie, Paris 1971

Marx, K., F. *Engels*: Werke Bd. III, 627

Mathies, B. C.: Motivation and emotion in learning. Amer. J. Physiol. Med. 46 (1967) 468–479

McDougall, W.: An introduction to social psychology. Boston 1923

McLean, P. D.: Psychosomatic disease and the visceral brain: Recent developments Bearing on the Papez theory of emotion. Psychosom. Medicine 11 (1949) 338–353

McNalty, Sir A. S.: The british medical dictionary. The Caxton publishing company limited London 1963

Melcher, K., I. *Melcher*: Theorien und Hypothesen der Emotionen. Diplomarbeit Humboldt-Univers. Berlin 1980

Meschtscherjakow, V. A.: Regulation des allgemeinen funktionellen Zustandes der Großhirnrinde bei Läsion der unspezifischen Struktur. J. wyssch. nervn. dejatl. 19 (1969) 534–535

Mechedowa, A. J., K. *Hecht,* K. *Treptow,* T. *Hecht*: Zur Rolle der Unbestimmtheit im bedingt-reflektorischen Lernverhalten für ausgewählte Herz-Kreislauffunktionen. Acta biol. med. germ. 35 (1976) 867–879

Michailow, M. L., K. *Hecht,* A. *Minenko,* M. *Poppei,* R. *Baumann*: Gaschromatographische Analyse der unveresterten und Triglyzerid-Fettsäuren im Plasma der Albinoratten mit neurotisch induzierter hypertoner Blutdruckdysregulation. Acta biol. et med. germ. Berlin 32, (1974) 205–210

Moritz, V., R. *Baumann,* K. *Hecht,* M. *Poppei,* K. *Treptow*: Relationen zwischen neurotisch-induzierter Blutdruckdysregulation und Granulagehalt der Pankreas-B. Zellen bei der Albinoratte. Acta biol. et med. germ., Berlin 30, (1973) 231–240

Müller, W., K. H. *Rother*: Rezension zu Emotionen und Gefühle als Form der Widerspiegelung der Wirklichkeit, von: *Schingarow,* G. C. Dt. Z. für Phil. **22** (1974) H. 9, 1163–1167

Murray, E. J.: Paper read at A. P. A. Conv. St. Louis. Quoted by Costello C. G. 1963, 234

Neel, A. F.: Handbuch der psychologischen Theorien. München 1974

Nitzsche, F., R. *Hassler,* J. S. *Kim,* J. J. *Bak*: Über die anxiolytische Wirkung von kleinen kumultativen Dosen von Oxypertin auf Ratten im Angsttest und ihre möglichen neurochemischen Korrelate im Hypothalamus und Striatium. Nervenarzt **4** (1976) 40–45

Oehme, P., K. *Hecht,* L. *Piesche,* E. *Morgenstern,* H. *Hilse,* M. *Poppei*: Substance P as a modulator of physiological and pathological Processes, In: *Marsan,* C. A., W. *Traczyck* (Hrsg.) Neuropeptides and neural Transmission. IBRO monograph serie. Vol. 7 Raven Press, New York 1980, 73–84

Oehme, O., H. *Hilse,* E. *Morgenstern,* E. *Göres*: Does Substance P produce analgesin or hyperalgesia? Science 208, 305–307 (1980)

Oehme, P., M. *Bienert,* K. *Hecht,* J. *Bergmann*: Substanz P. Beiträge zur Wirkstoffforschung. Heft 12 AdW Berlin 1981

Olds, J.: Drives and Reinforcements: Behavioral Studies of Hypothalamic-Functions. New York 1977

Olds, J., P. *Miller*: Positive Reinforcement produced by electrical stimulation of the septal area and other regions of the rat brain. J. Comp. Physiol. Psychol. **47** (1954) 419–427

Palkowitz, M., R. M. *Kabayasni,* J. S. *Kizer,* D. M. *Jacobowitz,* I. J. *Kopni*: Neuroendokrinologie (Basel) **18** (1975) 144–153

Papez, J. W.: A proposed mechanism of emotion. Arch. Neurol. Psychiatr. **38** (1937) 725 bis 743

Penfield, W., T. *Rasmussen*: The cerebral cortex of man. New York 1950

Penfield, W., B. *Milner*: Memory Dericit Produced by Bilateral Lesions in the Hippocampal zons. A. M. A. Arch. Neurol. Psychiat. **79** (1958) 475–497

Penfield, W., L. *Roberts*: Speech and brain mechanism. Princeton 1959

Petrowski, A. W.: Allgemeine Psychologie. Verlag V. u. W. Berlin 1976, 165–186

Pigareva, M. L.: Elaboration of conditioned alimentary reflexes having different provallities of reinforement in rats with hippocampal lesions. Acta Neurol. Exp. **34** (1974) 423–433

Plutchik, R.: Psychophysiology of individual differences with special reference to emotions. Ann. New York Acad. Sci. **134** (1966) 776–781

Porot, A.: Manuel alphabetique de psychiatris clinique et therapeutique. Presses universitaires de France, Paris 1969

Primbram, K. H.: The new neurology an the biology of emotion: a structural approach. Amer. Psychologist **22** (1967) 830–838

Primbram, K. H., J. F. *Fulton*: An experimental critique of the effects of anterior cingulate ablations in monkeys. Brain **77** (1954) 34–44

De Rivera J. H.: A decision theory of the emotion. Diss. Stanford U. 1962. Diss. Abstr. **23** (1962) 296–297

Routtenberg, A.: The two-arousal hypothesis: Reticular formation and limbic system. Psychol. Rev. **75** (1968) 51–80

Rubinstein, S. L.: Grundlagen der allgemeinen Psychologie. VEB Verlag V. u. W. Berlin 1977, 17–37, 574–627

Rubinstein, S. L.: Grundlagen der allgemeinen Psychologie. Berlin 1962, 571

Rubinstein, S. L.: Grundlagen der allgemeinen Psychologie. VEB Dt. Verlag d. Wissenschaften Berlin 1979, 70–78

Rubinstein, S. L.: Sein und Bewußtsein. Akademie-Verlag Berlin 1972, 200—206

Rüdiger, W.: Lehrbuch der Physiologie. Bd. II VEB Verlag V. u. G. Berlin 1978, 761 bis 767

Rüdiger, W.: Emotion in Wörterbuch der Medizin Hrsg. H. *Schaldach*. Verlag V. u. G. Berlin 1974, 207

Sackheim, H. A., R. C. *Gyr*: Lateral asymmetry in intensity of emotional exoression. Neuropsychologia Vol. **16** (4), 473—483

Sandow, J.: Hormone des Hypothalamus — eine neue Gruppe von Peptidhormonen. Medizin in unserer Zeit: 3/**1**, (1979) 1—14

Sandow, J., W. *König*: Chemistry of the hypothalamic hormones. In: *Jeffcoate*, S., M. *Hutchinson* (Hrsg.). The endocrine hypothalamus. 149—211. Academie Press, London 1978

Schorochowa, E. W.: Methodologische und theoretische Probleme der Psychologie. VEB Dt. Verlag d. Wissenschaften Berlin 1975

Schaefer, H., H. *Hanemann*: Zwei Modelle sozialer Einwirkungen auf den Menschen (Sozialphysiologie) In: Handbuch der Sozialmedizin (Hrsg. *Blohmke*, M., C. V. *Ferber*, K. P. *Kisker*, H. *Schaefer*) Stuttgart 1971

Schafer, R., G. *Murphy*: The role of automatism in visual figure-ground relationsship **32** (1943) 335—343

Schildkraut J. J.: Neuropharmakology of the affective disorders. Ann. rev. Pharmacol. **13** (1973) 427—545

Simonow, P. W.: Die Methode von K. C. Stanislawski und die Physiologie der Emotionen (russ.) Akad. nauk. SSSR Moskau 1962, 22—34

Simonow, P. W.: Widerspiegelungstheorie und Psychophysiologie der Emotionen. VEB Verlag V. u. G. Berlin 1975

Sinz, R.: Gehirn und Gedächtnis. VEB Verlag V. u. G. Berlin 1978 69—71, 78—98, 163, 165

Smythes, J. R.: Brain Mechanism and Behaviour. 2. Aufl. S. 13—42. Blackwell Scientific Publ., Oxford/Edinburgh 1970

Stedmans medical dictionary. The Wilkins & Williams Company Baltimore 1961

Sudakow, K. V.: Emotional Stress and its Manifestation in Dynamic of Electroencephalographical and somatovegetative Reactions. Proceeding Symposium. Emotions and visceral functions. Daki (1974) 40—53

Sudakow, V. K.: Emotionelle Anspannung und ihre Rolle in der Genese der arteriellen Hypertonie. Septembersitzung des wissenschaftlichen Rates des Setschenow-Institutes für Physiologie Moskau 1973 (deutsche Übersetzung als Arbeitsmaterial im ZIIIKR d. AdW d. DDR)

Taber, C. W.: Faber's cyclopedic medical dictionary. F. A. Davis Company Philadelphia 1958

Takeda chemical Industries Ltd. Osaka (Japan) Offenlegungsschrift 26119976 beim Deutschen Patentamt der BRD 1976

Tembrock, G.: Grundriß der Verhaltenswissenschaften. VEB G. Fischer Verlag Jena 1973, 164

Tembrock, G.: Grundlagen des Tierverhaltens. Akademie-Verlag Berlin 1977, 74—79

Tembrock, G.: Wörterbuch der Biologie — Verhaltensbiologie VEB G. Fischer Verlag Jena 1978, 66, 135

Tolman, E. C., H. C. *Honzik*: Introduction and removal of reward and maze performance in rats. Univers. Calif. Publ. Psychol. **4** (1930) 257—267

Tomkin, S. S.: Affect, imagery conciousness. Vol. 1. The positive affects. New York 1962

Trincker, D.: Taschenbuch der Physiologie. Bd. III. Jena 1974, 155—156

Waldman, A. W.: Experimentelle Neurophysiologie der Emotionen (russ.) Leningrad 1972

Watson, J. B.: Psychische Erziehung im frühen Kindesalter, Leipzig 1930

Wedjajew, F. P.: Das limbische System emotioneller Streß und endokrin-vegetative Erscheinungsformen. Thesen der Vorträge auf der wiss. Konf. der Abt. Mediko biol. Wissenschaften der Akademie d. Wissenschaften „Emotioneller Streß und seine Rolle in der Herz-Kreislaufpathologie", Moskau 1974, 24—26

Wejn, A. M.: Über die Neurologie der unspezifischen Hirnsysteme. G. Thieme Verlag, Leipzig 1978, 25—32

Wenger, M. A.: Studies of autonomic belance in Army Air Forces personal. Comp. Psychol. Mon. **19** (1948) 1—111

Wenger, M. A., J. R. *Averill*, D. D. *Smith*: Autonomic activity during sexual arousal. Psychophysiology **4** (1968) 468—478

Wolf, G.: in Neurobiologie. Akademie-Verlag, Berlin 1976, 157—163

Wundt, W.: Grundzüge der physiologischen Psychologie, Leipzig 1910

Young, P. Th.: Motivation and emotion. A survey of the determinants of human and animal activity. New York—London 1961

Zimbardo, Ph. G.: The cognitive control of motivation. Trans. N. Y. Acad. Sci **28** (1966) 902—922

10. Zum gegenwärtigen Stand der Streßforschung

(K: *Hecht*, M. *Poppei*)

Streß ist ein häufig verwendeter Begriff, der über die medizinisch-wissenschaftliche Sphäre hinaus mit unterschiedlichen, oft divergierenden Vorstellungen und Auffassungen gebraucht wird (*Hellhuber*, 1973; *Levi*, 1974, 1976; *Mensen* 1974, *Strasser*, 1974; *Meier* und *Müller*, 1975; *Toblach*, 1975, *Sudakow* 1975; *Hyden*, 1976; *Hippius*, 1976; *Hoffmann* et al., 1977; *Hecht* und *Poppei*, 1977; *Wendland* und *Freundt*, 1979, *Poppei*, 1980; *Poppei* und *Hecht* 1980; *Henry* und *Stephens*, 1977).

Der Begriff „Streß" findet in den verschiedensten Wissenschaftsdisziplinen außerhalb der Medizin Anwendung und ist als Bezeichnung für eine biopsychologische Erscheinungsform in der Individuum-Umweltbeziehung bei breiten Kreisen der Bevölkerung publik. Die widersprüchliche Anwendung des Begriffes „Streß" führte in der medizinisch-biologisch-psychologischen Forschung und Praxis zu Mißdeutungen, Mißverständnissen, Fehlinterpretationen, die auch den Laien bzw. Patienten, meistens mit negativer Akzentuierung, nicht vorenthalten bleiben. Eine von *Hecht* anläßlich einer Vorlesung in zwei Großbetrieben der DDR durchgeführte Umfrage, an der sich jeweils ca. 100 Mitarbeiter (Angestellte, Ingenieure und Meister) beteiligten, ergab, daß von diesem Personenkreis Streß ausschließlich als etwas Negatives, Gesundheitsschädigendes, dem man nicht entrinnen oder ausweichen kann, aufgefaßt wird. Derartige mit fatalistischen Akzenten behafteten Auffassungen nehmen ideologischen Charakter an und können zu Fehleinstellungen in der Lebensweise führen. Die pathogenen Auswirkungen von Streß erhalten auch in der medizinischen Fachliteratur große Beachtung. Inzwischen gibt es vor allem aus Kreisen der Streßforscher ernste Warnungen vor einer Überschätzung der pathogenen Wirkung von Streß. Beispielgebend möchten wir eine Auffassung von *Levi* (1974) widergeben, der formulierte: „Daß wir auf schwere psychische Belastungen mit nervösen Beschwerden reagieren, braucht nicht zu bedeuten, daß wir an einer Neurose leiden. Dies zu behaupten — was viele Menschen tun — gleicht etwa der Vorstellung, man müsse an einem Herzfehler leiden, weil man nach einem Lauf Herzklopfen bekommt".

Es ist heute nicht zu übersehen, daß auch in Fachkreisen der Begriff „Streß" nicht exakt angewendet wird. Die Verwirrung ist daher groß, so daß sogar gelegentlich von einer Konzeptionslosigkeit in der Streßforschung gesprochen wird. Kein geringerer als der Entdecker des Stresses, *Hans Selye*, gab Anlaß zu solchen Auffassungen, als er die heutige Situation wie folgt einschätzte: „Nun versteht unter dem Wort „Streß“ genauso wie unter „Erfolg“, „Mißerfolg“ oder „Glück“ jeder etwas anderes. Das erschwert seine Erklärung sehr, obwohl sich dieses Wort bei uns eingebürgert hat. Ist Streß nur ein Synonym für Disstreß? Ist es gleichbedeutend mit Anstrengung, Ermüdung, Schmerz, Angst, der Notwendigkeit, sich zu konzentrieren, ist es Demütigung durch Zurechtweisung, der Blutverlust oder gar der unerwartete große Erfolg? Die Antwort lautet: ja und nein. Gerade das macht es so schwierig, Streß zu definieren“ (*Selye*, 1977).

Dieses Zitat von *Selye* charakterisiert eine gegenwärtig verbreitet vorkommende Situation in bezug auf den Streß. Dieser unsichere Standpunkt von *Selye* und anderen vermag zunächst verwunderlich erscheinen, denn *Selye* (1953, 1955, 1956) hat ursprünglich für einfache biologische Prozesse relativ klar umrissen definiert, was er unter Streß versteht und was heute ein großer Teil der Fachleute auch noch darunter versteht: Eine Körperfunktion, die eine unspezifische Adaptationsreaktion auf erhöhte Anforderungen an einen Organismus darstellt und die unter ganz bestimmten Umständen pathologisch entgleisen kann.

10.1. Streßkonzept von Selye

Basierend auf einem früher in der Medizin verwendeten Begriff des „einfachen Krankseins“ kam bekanntlich *Selye* (1953, 1956, 1957) zu der Auffassung, daß sich jede Form von Schädigung eines Organismus aus einem spezifischen pathogenomischen und einem unspezifischen Anteil zusammensetzt. Bei seinen unter diesem Aspekt durchgeführten Untersuchungen stellte er fest, daß eine unspezifische Reaktion unabhängig von der Art der Schädigung auftritt und den ganzen Organismus beeinflußt. Er bezeichnete diese Erscheinung als „Allgemeines Anpassungssyndrom“ (AAS), im Englischen als „General Adaptation Syndrom (GAS) verbreitet. Das AAS hat nach *Selye* folgenden phasischen Verlauf:

1. Stadium: Alarmreaktion: sie ist ein Syndrom, das durch vielerlei schädliche Ursachen hervorgerufen wird und das zu einer Mobilisierung der Abwehrkräfte des Körpers führt.

2. Stadium: Stadium des Widerstandes oder der Resistenz: *Selye* beschrieb, daß kein Organismus über längere Zeit in Alarmbereitschaft gehalten werden kann. Bei fortgesetzter Einwirkung einer Schädigung, die imstande ist, die Alarmreaktion auszulösen, muß sich der Organismus an das Agens gewöhnen. Die Reaktionen im 2. Stadium des AAS sind oft gegenteilig von denen des 1. Stadiums. In diesem Zusammenhang möchten wir eine von *Pawlow* auf der Konferenz der Militärärztlichen Akademie 1885 in St. Petersburg getroffene Feststellung erwähnen, die zum Ausdruck bringt, daß „die außergewöhnlichen Stimuli, die sich in Form der krankheitserregenden Ursachen melden, gleichzeitig auch Reize für die Schutzmechanismen des Organismus sind, die den Kampf mit den entsprechenden pathologischen Erregern aufnehmen“. Diese Vorstellung kann man nach *Pawlow* auf alle pathologischen Prozesse verallgemeinern, und auch dem Adapationsmechanismus des Organismus liegen solche Vorgänge zugrunde. Wir sehen in der von *Pawlow* beschriebenen Erscheinung und diesen ersten beiden von *Selye* beschriebenen Stadien des AAS gewisse Ähnlichkeiten. *Selye* nahm auf das *Pawlow*sche Postulat jedoch keinen Bezug.

Er beschrieb aber ähnliche Erscheinungen, die er unter den Begriffen „syntoxische und katatoxische Reaktionen" zu erklären versuchte. Dabei ging *Selye* (1977) von der Vorstellung aus, daß die Homöostase in erster Linie von diesen zwei Reaktionsformen aufrechterhalten wird. Chemische Boten und Nervenreize sollen Prozesse des Organismus so regulieren, daß er Stressoren zu widerstehen vermag. Die synthoxischen Reaktionen sollen hierbei ausgleichend auf die Regulationen des Organismus wirken und eine Art Symbiose zwischen den

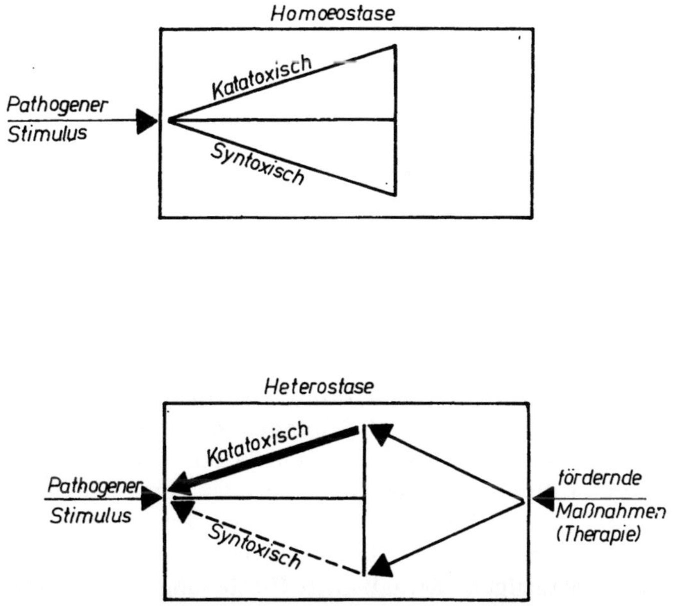

Abb. 10/1. Schematische Darstellung der Homöostase und Heterostase am Beispiel der Beziehungen zwischen katatoxischer und syntoxischer Reaktion

verschiedenen Wirkstoffen gewährleisten. Die katatoxischen Reaktionen dagegen stimulieren die Erzeugung von zersetzenden Enzymen, die aggressiv gegenüber toxischen Stoffen werden und deren Abbau bewirken bzw. beschleunigen. Diese beiden Reaktionsformen sind nach *Selye* die Grundlagen für Abwehrregler. Er nennt in diesem Zusammenhang den homöostatischen und den heterostatischen Abwehrmechanismus. Die wesentlichen Unterschiede zwischen Homöostase und Heterostase bestehen nach *Selye* darin, daß im ersten Fall ein normaler Gleichstand durch körpereigene Funktionen aufrechterhalten wird, während im anderen Fall der Widerstandsregler auf eine höhere Abwehrkapazität nachgestellt wird, indem der Organismus von äußeren Stimuli eine Unterstützung erhält. Durch derartige Stimuli, die chemischer (pharmakologischer), physikalischer oder biologischer Natur sein können, wird der Organismus zur Erhöhung des Abwehrwiderstandes veranlaßt bzw. „erzogen" (*Selye*, 1977).

3. Stadium: Stadium der Erschöpfung: Bei der weiter andauernden Einwirkung schädigender Agenzien geht die im 2. Stadium erworbene Anpassung verloren. Die Symptomatologie dieses Stadiums ist in vieler Hinsicht der anfänglichen Alarmreaktion ähnlich. Die Anpassungs- und Abwehrenergien sind in diesem Stadium erschöpft, und es können pathologische Zustände bzw. Prozesse auftreten. Sind jedoch entsprechende Erholungsmöglichkeiten gegeben, dann sind die mit der Erschöpfung einher gehenden Erscheinungen reversibel.

Selye (1957), der mehrmals seine Begriffsbestimmung des Stresses korrigierte, kam schließlich zu folgender Beschreibung: „Streß ist der Zustand, der sich als ein spezifisches Syndrom kundtut, das aus allen unspezifisch hervorgerufenen Veränderungen innerhalb eines biologischen Systems besteht". Zur unspezifischen Reaktion gibt *Selye* folgende Erklärung: „Die unspezifische Forderung, daß etwas zu geschehen hat, ist im ureigensten Sinne Streß" *(Selye,* 1974). Hierbei können die unspezifischen Stressorwirkungen gegebenenfalls von den spezifischen Wirkungen qualitativ verschiedener Reize modifiziert oder verdeckt werden.

Neben dem allgemeinen Anpassungssyndrom (AAS) beschrieb *Selye* (1957) auch das lokale Anpassungssyndrom (LAS), welches nach den gleichen Stadien wie das AAS ablaufen soll, sich jedoch nur auf eine eng umschriebene Körperregion beschränkt. Die hormonellen Prozesse als Grundlage des AAS sind von *Selye* (1953, 1956 a, 1956 b, 1960, 1970, 1974, 1975) und vielen anderen hinreichend untersucht worden. Hierbei gibt es für einzelne Spezies sogar Kenntnisse über exakte Zeitabläufe des Eintrittes der Hormonwirkung. Bei der Ratte soll unmittelbar nach Stressoreneinwirkung ein Anstieg von Adrenalin und Noradrenalin nachzuweisen sein; 10 Sekunden später ist auch die ACTH-Konzentration im Blut erhöht. Glukokortikoide lassen sich erst nach 50 bis 60 Minuten vermehrt im Blut nachweisen. Bezüglich der Phasen des AAS wird folgender allgemeingültiger Standpunkt vertreten: Die nerval stimulierte Adrenalinausschüttung unmittelbar nach der Stressorenwirkung entspricht der Alarmreaktion und dient der sofortigen energetischen Umstellung des Organismus auf die Anforderungen der Umwelt. Die ACTH-Produktion und der Anstieg der Glukokortikoide, die bei länger anhaltendem Stressoreneinfluß wirksam werden, hat gemeinsam mit der Nebennierenhyperplasie die Aufgabe, eine Adaptation des Organismus an den gesteigerten Stoffwechsel zu gewährleisten. Diese Prozesse geben die Grundlage für die zweite Phase des AAS, der Phase des Widerstandes (Resistenz). Gelangt nun durch weiteren Stressoreneinfluß die Hyperplasie der Nebenniere an die Grenzen ihrer Stoffwechselleistung, so tritt eine Erschöpfung mit Involution und Insuffizienz der Nebenniere auf, womit das Stadium der Erschöpfung erreicht wird.

Kritisch ist hierzu zu bemerken, daß eine exakte Zeitangabe für die drei Phasen bisher nicht gegeben wurde und daß keine klare Abgrenzung für akuten und chronischen Streß erfolgt. Daraus resultieren viele Mißverständnisse, weil der akute Streß nur in den seltensten Fällen direkten Bezug zur Ätiopathogenese von Krankheiten hat. Die Basis dafür kann unter Umständen die chronische Verlaufsform des Streß bieten. *Selye* hat also in zahlreichen Experimenten in einem engbegrenzten Bereich des hormonellen Systems anhand der AAS nachgewiesen, daß Streß in erster Linie eine Adaptationsreaktion des

Organismus auf veränderte Umweltbedingungen bzw. auf schädigende Stimuli aus der Umwelt darstellt, die nur dann pathologische Formen annehmen kann, wenn eine Erschöpfung mit Involution und Insuffizienz der Nebennieren sowie anderer Systeme wie z. B. des Immunsystems (*Miller*, 1974) auftritt. Im letzteren Fall kann durch Streß infolge Veränderung der Immunitätslage des Organismus die Resistenz gegenüber Infektionen herabgesetzt werden (*Miller*, 1974).

Intensität und Dauer des Stressoreneinflusses sowie Zustand des Organismus sind für das Auftreten des Erschöpfungsstadiums verantwortlich (*Selye*, 1977). Dieses kann bei akutem und chronischem Streß auftreten.

Für diese bewußt ausführlicher in Erinnerung gebrachten biologischen Vorgänge im Hormonsystem ist die Streßkonzeption von *Selye* durchaus relevant und auch heute noch gültig, besonders beim akuten Streß. Hätte sich das Streßkonzept in dieser Form weiterhin auf diesen engen Bereich der Organismus-Umwelt-Regulation beschränkt, wäre *Selye* wohl kaum genötigt gewesen, in dem oben erwähnten Zitat seine Unsicherheit über das Streßkonzept zum Ausdruck zu bringen.

10.2. Kritik an der Selyeschen Streßkonzeption

Natürlich gaben die Untersuchungen *Selyes* und seine Interpretationen Anlaß zu vielen Kritiken. Die antwortbezogene Definition des Stresses sowie der Begriff „Allgemeines Adaptationssyndrom“ wurden Ansatzpunkt heftiger Diskussionen und Kritiken. Es wurde darauf verwiesen, daß bereits andere Forscher vor *Selye* Reaktionssyndrome beschrieben, die dem AAS ähneln, wie die Reiztheorie von *Reilly*, die Theorie der vegetativen Umschaltung *Hoffs*, die Emotionstheorie *Cannons*, das erwähnte Adaptationspostulat *Pawlows*. *Selye* erwiderte auf solche Kritiken, daß es ihm vorbehalten war, alle Einzelheiten, die vor ihm auch andere beschrieben haben, in einer grundlegenden Theorie zusammenzufassen (*Selye*, 1956).

Als die wichtigsten Mängel der Streßdefinition von *Selye* können zusammengefaßt folgende genannt werden (*Englert*, 1973; *Poppei* und *Hecht*, 1980):

1. Sie ist ungenau in der Beschreibung der Beziehung zwischen Stressor und Streßreaktion.
2. Die Postulierung, daß Streß stets mit dem Auftreten aller Symptome des AAS verbunden ist, hat sich als Kriterium nicht generell bewährt.
3. Es wird nicht eindeutig zum Ausdruck gebracht, ob Streß eine physiologische oder pathologische Reaktion darstellt.
4. Es wird weitgehend offen gelassen, ob die Streßreaktion einen akuten reversiblen oder einen chronischen reversiblen bzw. irreversiblen Verlauf nehmen kann.
5. Als ein entscheidender Mangel am Streßkonzept von *Selye* wird die unzureichende Berücksichtigung von psychischen Prozessen als Streß und die von sozialen Faktoren als Stressoren angeführt.

Gerade die Übernahme des Begriffes „Streß“ für Erscheinungen, die als psychische Beanspruchung zu charakterisieren sind, führte zu großen Unklarheiten. Damit erhielt das Wort einen Bedeutungswandel, der aber gewöhnlich nicht konsequent anerkannt bzw. beachtet wird. Somit erfolgt nicht selten eine Gleichsetzung der von *Selye* engumschriebenen biologischen Reaktion mit psychosozialen Prozessen und komplexen Verhaltensweisen. Damit begibt man sich aber auf den Weg des Biologismus.

Somit können die heute bestehenden Unklarheiten nicht allein *Selye* angelastet werden, sondern allen denen, die den Begriff kritiklos, unexakt und verallgemeinernd anwenden oder in seiner Bedeutung erweitern. Schon allein die Tatsache, daß Streß außerhalb der Medizin in verschiedenen anderen Wissenschaftsbereichen als Begriff für die verschiedensten Prozesse Verwendung findet, muß zu Unklarheiten führen.

10.3. Historische Aspekte des Streßbegriffes

Es erhebt sich überhaupt die Frage, ob die Verwendung des Begriffes Streß für die von *Selye* beschriebene Erscheinung der unspezifischen Adaptationsreaktion auf erhöhte Anforderungen sinnvoll war. Betrachten wir unter diesem Aspekt die historische Entstehung und Entwicklung des Streßbegriffes sowie die Anwendung dieses Begriffes in anderen Wissenschaftsgebieten. Das Wort „Streß" ist schon lange vor unserem gegenwärtigen Jahrhundert bekannt, um menschliches Erleben und Verhalten zu beschreiben. Der Begriff „Streß soll dem Lateinischen (pressus — Druck) entstammen und wurde als Synonym für die Wehe der Gebärenden, für Bedrängnis und Not angewandt.

Nach *Selye* (1957) soll der Begriff „Streß" über das Altfranzösische und Mittelhochenglische als „Distreß" in den allgemeinen englischen Sprachgebrauch übernommen worden sein. Distreß galt als etwas Unangenehmes. Im Laufe der Zeit ging durch nachlässige Aussprache und die damit verbundene Wortreduzierung im englischen Sprachgebrauch die erste Silbe verloren, so daß infolgedessen das Wort Streß eigentlich Distreß zum Ausdruck bringt.

Seit Beginn unseres Jahrhunderts versucht man, mit Hilfe des Wortes Streß Erklärungen für das Auftreten von Krankheiten als Teil der Antwort des Menschen auf seine soziale Umwelt zu finden (*Hinkle*, 1973).

Erstmals von *Selye* als „terminus technicus" in der Medizin gebraucht, fand dieses Wort zur Bezeichnung, vor allem der psychischen Belastung, Eingang in die deutsche Umgangssprache. Somit ist das Wort „Streß" im deutschen Schrifttum größtenteils mit etwas Negativem verbunden, das der Gesundheit Schaden antun kann.. Neben der Medizin ist der Begriff „Streß" auch in anderen Wissenschaften gebräuchlich.

In der **Sprachwissenschaft** umschreibt Streß die jeweiligen Varianten der Silbenbetonung, der beim Versbau eine wichtige Bedeutung zukommt.

Die **Musikwissenschaft** verwendet den Begriff Streß zur Kennzeichnung von Gesetzmäßigkeiten innerhalb bestimmter Tonleitern. Verbunden mit den Adjektiven „strong" und „light" charakterisiert Streß Haupt- und Nebenton.

Die **Meteorologie** bezeichnet mit „Streß" die Heftigkeit eines Wetters.

In der **Technik**, zum Beispiel beim Metall- und Brückenbau, wird mit „Streß" die durch eine Belastung entstehende Materialspannung beschrieben. Auch die

Kraft, die in einem bestimmten Material eine bestimmte Änderung hervorruft, wird „Streß" genannt.

Die **Elektronik** bringt mit „Streß" die Kraft von elektrischen Widerständen zum Ausdruck.

Neuerdings wird der Begriff „Streß" auch in der Botanik und in der Landwirtschaft angewendet, wenn äußere Einflüsse verschiedenster Art den Wuchs von Pflanzen hemmen bzw. das Pflanzenwachstum schädigen (*Ross*, 1981; *Unger* et al., 1981; *Göring*, 1981).

10.4. Streß und Organismus — Umweltbezug

Die Vieldeutigkeit des Begriffes „Streß" wird noch dadurch unterstützt, daß einige Autoren Streß als Umwelteinfluß, andere als Körperreaktion sehen. Das geht aus folgender Übersicht eindeutig hervor:

Autor	Umwelt	Organismus
Selye, 1955, 1956, 1974, 1976	Anforderung Stressor	Streß
Levi, 1967, 1974, 1976	psychonervale Stimuli	Streß
Strasser et al., 1974	Streß	Strain
Rohnert et al., 1972	Belastung	Beanspruchung
Unger, 1981	Streß	Beeinflussung von Pflanzen
Sudakow, 1975	emotioneller Streß	emotionelle Spannung
Poppei, 1980	Stressor	Streß
UNESCO-Umweltkonferenz, 1972	Streß	pathologische Reaktion

Aus dieser Aufstellung wird außer dem unterschiedlichen Gebrauch des Begriffes „Streß" auch ersichtlich, daß zum Beispiel *Strasser* den Streß als belastende Arbeitssituation und als Wirkung dieser Belastung die Bezeichnung „Streß" gewählt hat.

Ebenfalls unter arbeitsmedizinischem Aspekt wurden im deutschen Sprachgebrauch die Begriffspaare „Belastung und Beanspruchung" eingeführt (*Rohnert* und *Laurig*, 1972), wobei als Belastung die Summe aller auf das Individuum einwirkender Arbeitsparameter angesehen wird und als Beanspruchung die Summe aller durch individuelle Eigenschaften bedingte Auswirkungen derselben im Organismus. Für die deutsche Sprache wären diese beiden Begriffe adäquater und klarer als das Begriffspaar Stressor-Streß.

Wir sind der Auffassung, daß das Streßgeschehen eine Organismus-Umwelt-Wechselbeziehung verkörpert (*Poppei*, 1980; *Hecht* und *Poppei*, 1977) und möchten in Anlehnung an *Selye* für den belastenden Umwelteinfluß die Bezeichnung „Stressor" (Synonym: Belastung, Anforderung) und für die Organismusreaktion den Begriff „Streß" (Synonym, Beanspruchung) verwenden.

Auch von zahlreichen anderen Autoren wurde Streß als eine Erscheinung der

Organismus-Umweltbeziehung aufgefaßt. So verstand *Mitscherlich* (1953/1954) unter „Streß" nicht nur den auf das Individuum real von außen einwirkenden Belastungsdruck, sondern dessen gesamte Auseinandersetzung mit der Umwelt. Nach klinischen Beobachtungen konstatierte *Baumann* (1974 a, b), daß für die Realisierung der Streßreaktion des Menschen dessen gesamte Persönlichkeitsstruktur, die individuellen Schwankungen seines Stimmungsgefüges, erlernte

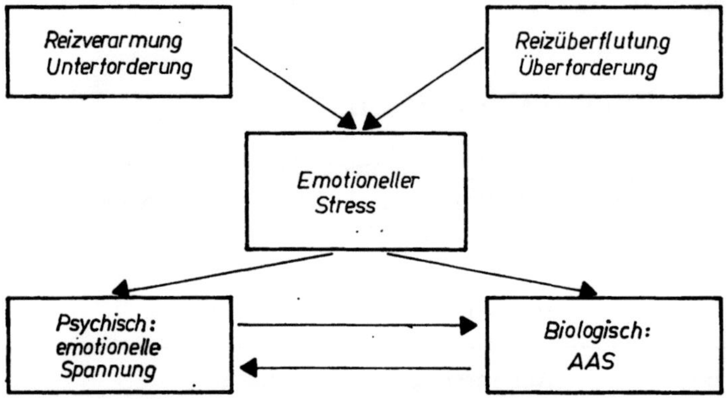

Abb. 10/2. Schema zur Auslösung des emotionellen Streß' durch reizverminderte und reizüberflutete Umwelt

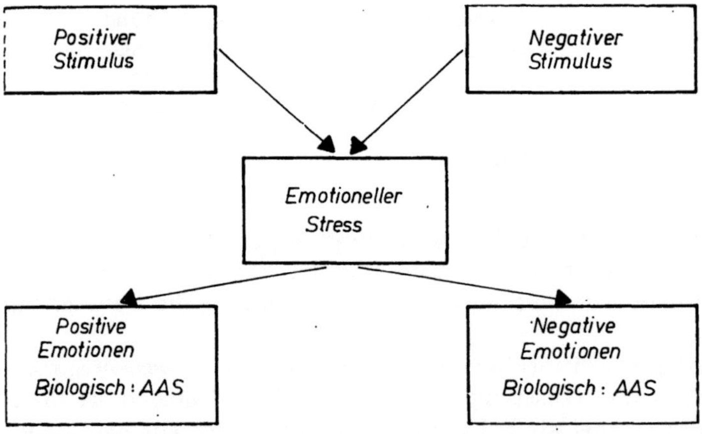

Abb. 10/3. Schema zur Auslösung von Streß durch positive und negative Stimuli

Fehlverhaltensmuster, seine Belastbarkeit und die aktuelle Reaktionslage seines Zentralnervensystems im Komplex verantwortlich seien. Nach *Levi* (1974) ist Streß „eine gemeinsame Reaktionsform des Organismus auf alle Anreize, die versuchen, das dynamische Gleichgewicht von psychischen, biologischen und physiologischen Reaktionsabläufen zu stören. Dieses Gleichgewicht ist sowohl durch Über- als auch durch Unterforderung, durch ein Übermaß als auch durch einen Mangel an Reizeinflüssen störbar. Des weiteren vertritt *Levi* (1976) die Anschauung, daß unter „Streß" nicht nur etwas unumgänglich Negatives, Unangenehmes zu verstehen sei, sondern daß er auch etwas durchaus Positives für den Menschen darstellen kann. Auch *Selye* (1970, 1974) verweist auf die Rolle der Organismus-Umweltbeziehung im Streßgeschehen. Er vertrat die Auffassung, daß qualitativ verschiedene Agenzien von gleichartiger Toxizität nicht unbedingt in allen Menschen genau das gleiche Symptom verursachen. Er führte auch aus, daß Stressoren gleicher Art und Stärke bei verschiedenen Menschen unterschiedliche Schäden hervorrufen können. Diese Tatsachen beruhen auf den konditionierenden Faktoren, welche die eine oder andere Stressorwirkung selektiv verstärken oder mildern können (*Selye,* 1974, 1970; *Hecht* et al., 1976; *Poppei,* 1980). Die konditionierenden Einflüsse können sowohl aus der Umwelt als

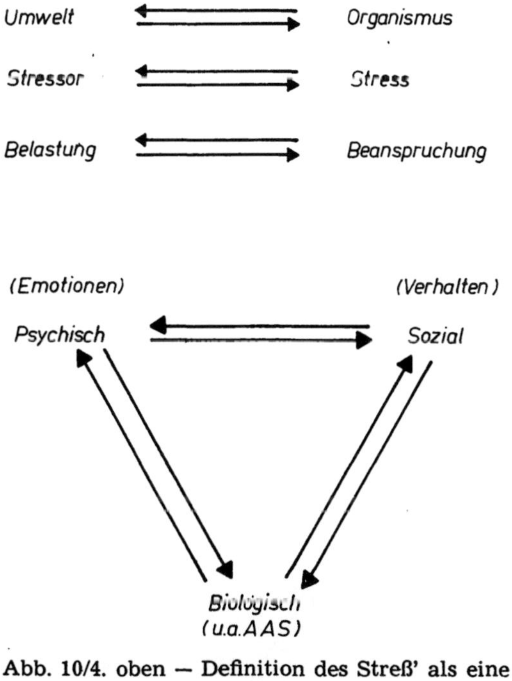

Abb. 10/4. oben — Definition des Streß' als eine Organismus-Umwelt-Beziehung, unten — Komponenten des Streß' beim Menschen

auch aus dem inneren Milieu des Organismus stammen (*Poppei,* 1980; *Hecht* und *Poppei,* 1977). Hierbei spielen die Reizkonstellationen, die Dispositionen im Organismus, das Alter und Geschlecht und andere Faktoren eine wichtige Rolle (*Hecht* et al., 1971, 1973, 1974, 1975; *Poppei* und *Hecht,* 1971; *Poppei* et al., 1971; *Treptow* et al., 1974).

Eine derartige komplexe Organismus-Umweltbeziehung verbietet es an sich, einen Umweltreiz bezüglich seiner gesundheitsschädigenden Wirkung allgemeingültig, zum Beispiel in physikalischen Größen, ausdrücken zu wollen. Die bekannte Klassifizierung des Lärms, die ausschließlich den Umweltfaktor umfaßt, und das innere Milieu unberücksichtigt läßt, ist zwar physikalisch exakt, psychobiologisch dagegen unkorrekt.

In diesem Zusammenhang sind auch Untersuchungen von *Siedeck* (1955) von

Interesse. Er zeigte, daß von der Wechselbeziehung Sympathikus-Parasympathikus die Streßreaktion beeinflußt werden kann und spricht von einem vegetativen Dreitakt unter Stressoreneinfluß, der zeitlich nacheinander abläuft. Seiner Meinung nach wird die Vorphase des Stresses vom Vagus beherrscht, der

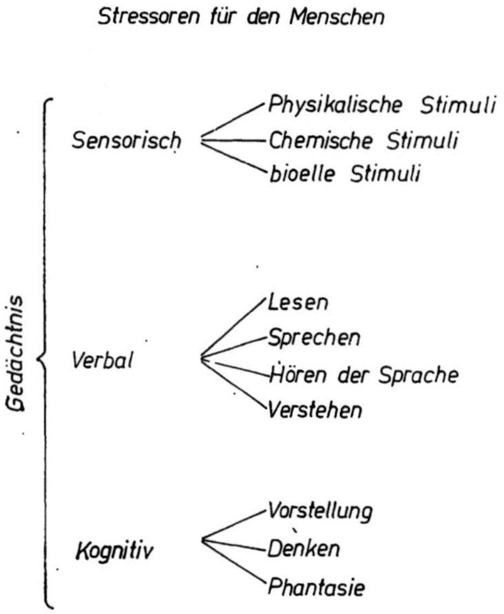

Abb. 10/5. Stressoren, die beim Menschen wirksam werden können

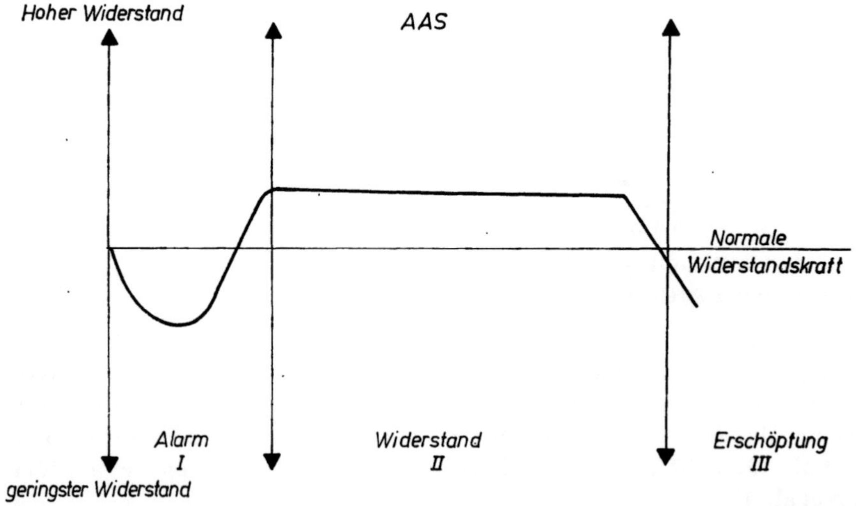

Abb. 10/6. Schema des Dreiphasenverlaufs des Streß' nach *Selye* (Allgemeines Adaptations-Syndrom/AAS)

Kreislauf- und Stoffwechselvorgänge zunächst in eine kurze Abwehrsituation (Ruhe vor dem Sturm) versetzt. Das drückt sich im Abfall der vitalen Funktionen aus. Die Alarmphase, als Hauptphase des Streßgeschehens, geht mit einem steilen Anstieg der Aktivität der Sympathikusfunktion einher, d. h., es treten gesteigerte Kreislauf- und Stoffwechselfunktionen auf. Danach folgt eine Erholungsphase. Sie geht einher mit dem Abklingen der Erregung der Sympathikusfunktion. Durch Einfluß des Parasympathikums kommt es zur Ruhestellung und zum Übergang in die Ausgangslage. Dieser Dreitakt des Vegetativums unter Stressoreneinfluß garantiert nach *Siedeck* eine ökonomische

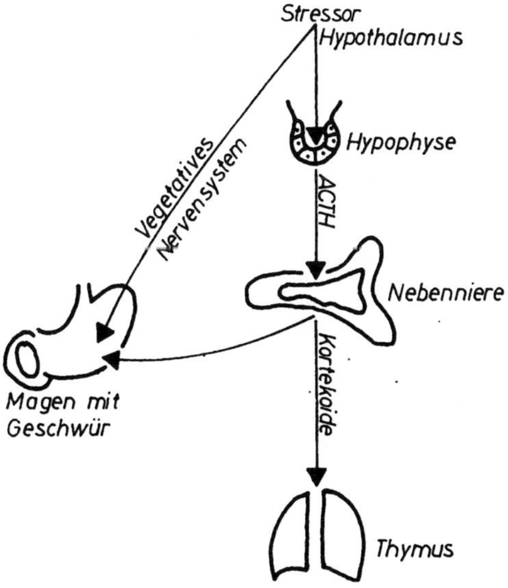

Abb. 10/7. Vereinfachte Darstellung der am Streß unter bestimmten Umständen beteiligten Organsysteme

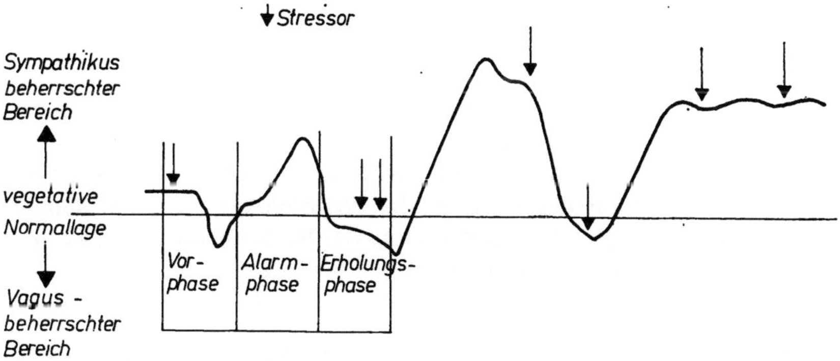

Abb. 10/8. Der vegetative Dreitakt des Streß' nach *Siedek*: Bei gehäuftem und verstärktem Stressoreneinfluß kann die Erholungsphase aufgeschoben werden

Arbeitsweise des Organismus und bewerkstelligt auf diese Weise die Adaptation. Dieser Vorgang kann pathologisch entgleisen, wenn es bei verstärkten und gehäuften Reizen zur Aufhebung der Erholungsphase kommt. Im Zusammenhang mit diesen Untersuchungen wurde noch deutlich, daß bei Sympathikotoniker und Vagotonikern der vegetative Dreitakt unter Stressoreneinfluß mit beträchtlichen Unterschieden verläuft (*Vester*, 1976). Beim Sympathikotoniker fehlt in diesem vegetativen Dreitakt die parasympathische Vorphase und die Erholungsphase verringert sich. Sie wird bei häufigeren Streßreizungen sehr

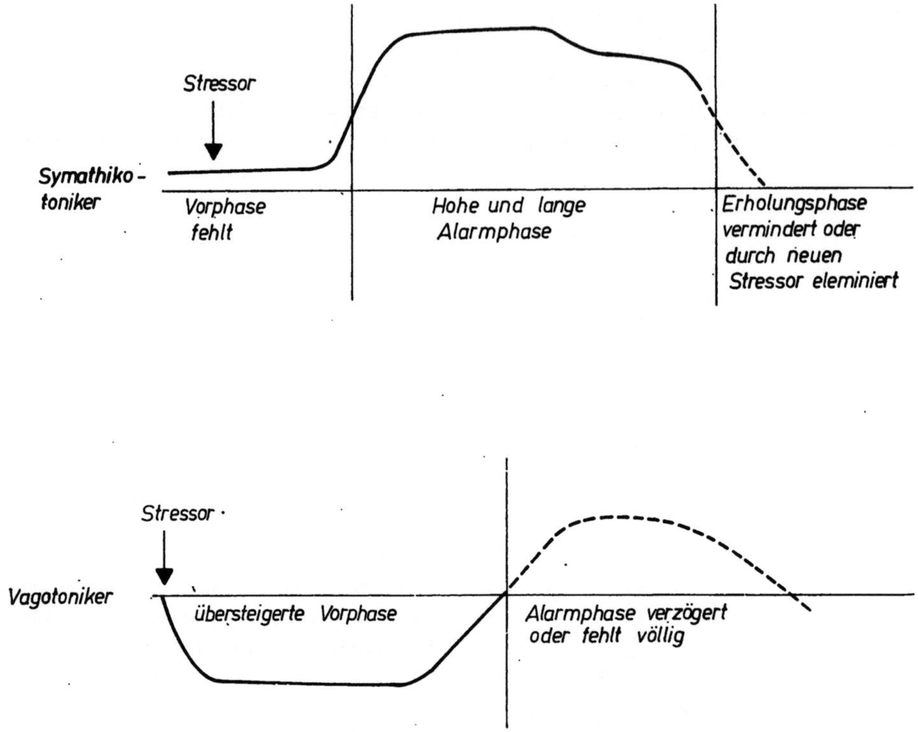

Abb. 10/9. Veränderung des vegetativen Dreitaktes des Streß in Abhängigkeit von den extremen vegetativen Reaktionslagen (Sympathikotonus und Vagotonus)

schnell eliminiert. Der Vagotoniker dagegen hat unter Streß eine übersteigerte Vorphase. Die Alarmphase nach *Siedeck* (1955) tritt verspätet auf oder fehlt völlig. Daraus läßt sich erklären, daß bei Stressoreneinfluß, insbesondere bei der chronischen Verlaufsform des Stresses der Vagotoniker hypofunktionelle, der Sympathikotoniker dagegen hyperfunktionale Veränderungen zeigt. Die Tabelle 10/1 demonstriert dies für Extremfälle (*Vester* 1976).

Tabelle 10/1. Auswirkungen der chronischen Verlaufsform des Stresses auf die Pathogenese

Beim Sympathikotoniker	Beim Vagotoniker
Denkblockaden	Schwindelgefühl
Aggression	Depression
verringerte Immunabwehr	verringerte Immunabwehr
Herzinfarktgefahr	Bronchialasthma
Bluthochdruck	niedriger Blutdruck
Hyperglykämie	Hypoglykämie
Schäden der Nebenniere	Magengeschwüre/Darmleiden
Nierenschäden, temporäre Impotenz	Blasenerkrankungen

Die bisher vorliegenden Kenntnisse über die Organismus-Umwelt-Wechselbeziehungen im Streßgeschehen zeigen, daß nicht nur Umwelteinflüsse (Stressoren) für eine adaptive oder pathologisch entgleiste Streßreaktion verantwortlich sind, sondern daß auch das innere Milieu einen bestimmenden Faktor darstellt. Diesem Faktor müßte in der zukünftigen Streßforschung größere Aufmerksamkeit geschenkt werden, weil dadurch nicht nur theoretisch mehr Klarheit geschaffen werden könnte, sondern weil davon auch prophylaktische Maßnahmen abgeleitet werden könnten.

10.5. Anpassung — Fehlanpassung bei Streß

Wie bereits erwähnt, wurde am *Selye*schen Streßkonzept die allgemeine Gültigkeit des Allgemeinen Adaptationssyndrom (AAS) in Frage gestellt. Der Begriff „AAS" wird sowohl für das Alarmstadium als auch für die Erschöpfung benutzt, obgleich es am zutreffendsten für das Stadium des Widerstandes, der Resistenz wäre. Nach *Baumann* (1974) kann aber auch dieses Stadium durch pathologische Konstellationen verschiedener Organsysteme gekennzeichnet sein, d. h., bevor das Stadium der Erschöpfung eintritt.

Die *Selye*sche Trias unter dem Oberbegriff „AAS" ohne klare Abgrenzung von Adaptation und Fehladaptation hat viele Verwirrungen mit sich gebracht. Das gleiche gilt auch für den Begriff „Adapationskrankheit". Es scheint daher erst einmal erforderlich zu sein, zum Begriff „Adaptation" Stellung zu nehmen. Als einer der ersten Physiologen war es *Pawlow* (1885), der das Phänomen Adaptation des Organismus beschrieben hat.

Unter „Adaptation" wird (*Hecht*, 1975) die Fähigkeit des Organismus verstanden, als ein offenes kybernetisches System seine Stabilität und Existenz gegenüber akuten und chronischen Veränderungen/Reizeinflüssen seiner natürlichen und sozialen Umwelt durch Regulationsmechanismen zu bewahren. Sie laufen in den verschiedenen Funktionsebenen des Organismus (Zelle, Organe, Organsysteme, Gesamtorganismus) ab und umfassen metabolische, epigenetische und genetische Prozesse. Sie sind untereinander durch die Hierarchie der Regulationsebenen abgrenzbar, gleichzeitig aber durch engste Wechselbeziehungen gekennzeichnet. Die Adaptation ist am ehesten als Form der Beanspruchungsregulation zu bezeichnen und dient der Leistungsangleichung (*Guski* et al., 1977). Die selbstregulatorische Anpassung gilt als Prinzip des Organismus, das in besonderem Maße bei Störungen wirksam wird. Dabei ist durch vielfältige Reaktionsmöglichkeiten realisierbare Anpassungsfähigkeit als grundsätzlich begrenzt zu betrachten, wobei die Grenzbereiche individuell sehr variabel sind und außerdem in einem bestimmten Maße durch Training erweitert werden können. Maladaptation ist nach *Baumann* (1974, 1975) nicht zweckdienliche Hyper- bzw. Hyporeaktion auf Streß, auf reale oder scheinbare Bedrohung, die in keinem Verhältnis zum Anlaß steht. Sie ist von den adaptiven Bestrebungen des Organismus streng zu trennen, unphysiologisch hinsichtlich ihrer Quantität, Qualität und Zeitdauer und zeigt pathologische Effizienz, die zur Krankheit führen kann.

Die Adaptation des Menschen ist als ein Produkt der Evolution zu betrachten. Die phylogenetisch-historische Entwicklung des Menschen vollzog sich in einer ständigen Auseinandersetzung mit der Umwelt, in der alle neuen Akte, die für ihn von lebenswichtiger Bedeutung waren, seine biologisch-gesellschaftlich-sozialen Wesensmerkmale prägten. Die zunehmende Beherrschung seiner Umwelt durch bewußt gesteuertes, adaptives Verhalten, der dadurch erreichte Unabhängigkeitsgrad von Elementen der Natur, die bewußte Gestaltung der vielseitigen Kommunikationsbeziehungen innerhalb der Gesellschaft, sowie die bewußte Einflußnahme auf die Arbeits- und Lebensbedingungen, die aus einer sich spiralenförmig immer höher entwickelnden Bedürfnisbefriedigung resultiert, schufen immer wieder veränderte Umweltbedingungen, an die sich der Mensch stets neu anpassen mußte. „Wie der Mensch alles Eßbare essen lernte, so lernte er auch in jedem Klima leben ... Und der Übergang aus dem gleichmäßig heißen Klima der Urheimat in kältere Gegenden, wo das Jahr sich in Winter und Sommer teilte, schuf neue Bedürfnisse: Wohnung und Kleidung zum Schutz gegen Kälte und Nässe, neue Arbeitsgebiete und damit neue Betätigungen, die den Menschen immer weiter vom Tier entfernten" (*Engels*, 1850).

Die Anpassung eines Menschen stellt eine Form der Belastungs- Beanspruchungsregulation dar, die alle psychobiologischen Prozesse von der molekularbiologischen bis zur Ganzheitsregulationsebene in sich einschließen kann. Die Anpassungsfähigkeit, die unter veränderten Umweltbedingungen und bei Leistungsanforderungen für jedes Individuum unbedingt erforderlich ist, wird daher über die Regulationsfähigkeit eines Organismus, wie bereits erwähnt, in der Evolution herausgebildet. Die Einheit von Anpassungs- und Regulationsfähigkeit hat gesundes Leben überhaupt erst ermöglicht. Die Adaptationsgüte wird nach dem Grad der Aufrechterhaltung eines dynamischen, optimal stabilisierenden Gleichgewichtes des Individuums mit seiner Umwelt bestimmt. Sie wird gewährleistet durch die relative Stabilität der Homöostase des inneren Milieus des Organismus, als einem selbstregulierenden System, gegenüber den ständig wechselnden Umwelteinflüssen (*Hecht*, 1977; *Baumann*, 1974). Gesundheit und Adaptation sind eng miteinander verbunden (siehe Kapitel 6.)

Krankheit und Gesundheit sind nicht zwei streng voneinander abgrenzbare Zustände. Der Übergang von Gesundheit zur Krankheit vollzieht sich daher nicht abrupt, sondern über die prämorbide Phase (Vorfeld der Krankheit) und über das Frühstadium. In den Phasen zwischen Gesundheit und Krankheit stehen sich mit wechselndem, unterschiedlichem Gewicht, in der Art einer Pendelwirkung, sanogenetische und pathogenetische Prozesse gegenüber. Erhalten die sanogenetischen (die Gesundheit entwickelnden) Prozesse das Übergewicht, dann wird die Adaptationsgüte erhöht. Dominieren pathogene (die Krankheit entwickelnde) Prozesse, dann vermindert sich die Adaptationsgüte, und es entsteht eine Maladaptation (Zustand der Nichtanpassung), also eine Krankheit, die reversibel bzw. irreversibel sein kann (*Hecht*, 1977; *Hecht* und *Poppei*, 1977).

Die Wechselbeziehungen zwischen Sanogenese und Pathogenese können durch die verschiedensten Umwelteinflüsse, Tages- und Jahreszeiten, genetische Disposition, psychische und physische Kondition, Lebenserfahrungen und Erlebnisse sowie Motivation, Alter und Geschlecht, beeinflußt werden. Daraus werden die Mannigfaltigkeit und Kompliziertheit des Problems der Anpassung eines Menschen an veränderte Umweltbedingungen ersichtlich. Das soll auch noch an folgenden Beispielen verdeutlicht werden:

Von der Akademie der medizinischen Wissenschaften der UdSSR wurden bei der Besiedlung von Gebieten nördlich des Polarkreises drei Anpassungsphasen eruiert (*Kaznatscheew* und *Schorin*, 1981).

Die erste Periode der Restabilisation dauerte von 6 Monaten bis zu 3 Jahren. In dieser Zeit sind die verschiedenen physiologischen und biochemischen Funktionen der dort angesiedelten Bewohner Veränderungen unterlegen. Es handelt sich hierbei um eine kritische Phase. Deshalb müssen 70 % der neuangesiedelten Bevölkerung in den Gebieten nördlich des Polarkreises in diesen 3 Jahren wieder ausgesiedelt werden.

Danach folgt die Periode der relativen Stabilisierung.

Mittels einer Neueinstellung der Homöostase wird unter den gegebenen ökologischen Bedingungen die optimale Lebenstätigkeit gewährleistet. Diese Periode dauert 10 bis 15 Jahre.

In der dritten Periode beendet eine bestimmte Kategorie von Menschen erfolgreich die Adaptation. Für einen anderen Teil zeigen sich, wie in der ersten Periode, Destabilisationsmerkmale.

Diese Untersuchungen zeigen, daß sich die Adaptation an extrem veränderte Umweltbedingungen über ein Vierteljahrhundert erstrecken kann. Ein Teil der Bevölkerung vermag sich in dieser Zeit überhaupt nicht anzupassen.

In einer kürzeren Zeit, aber gleichfalls in verschiedenen Phasen, verläuft auch die Anpassung an eine Sauerstoffmangelsituation, wie sie im Hochgebirge (1 500 bis 2 500 m) auftritt (*Eckers*, 1976; *Auer*, 1976).

Bereits am ersten Höhentag beginnen heftige Reaktionen, die mit Streß gleichzusetzen sind. Es liegt eine Labilität des Regulationssystems vor. Erhöhte Infektionsgefahr ist gegeben. Nichtgesunde Personen müssen in dieser Phase das Hochgebirge verlassen.

In der darauffolgenden Woche zeigen ursprünglich gesunde Personen Entzündungen verschiedener Organsysteme, besonders, wenn diese latent vorlagen. Danach tritt eine Phase der Ruhe, gefolgt von einer Phase der erneuten Labilität der Regulation, ähnlich wie in der ersten Phase, auf. Ungefähr in der 4. Woche des Höhenaufenthaltes stellt sich die Normalisierung aller Funktionen ein. Die Anpassung hat sich vollzogen. Dieser etwa 4 Wochen dauernde Adaptationsvorgang ist mit dem Stadium der Resistenz (Widerstand) von *Selye* vergleichbar. Die in der zweiten Woche der Höhenadaptation auftretenden Entzündungen stellen pathologische Prozesse dar, wie sie auch von *Baumann* (1974) in anderem Zusammenhang beschrieben wurden und womit die Ausschließlichkeit einer Adaptation während der zweiten Phase des AAS in Frage gestellt wird. Vielmehr wird aus dem beschriebenen Prozeß der Höhenadaptation die Dynamik der Wechselbeziehung zwischen Gesundheit und Krankheit, zwischen Adaptation und Maladaptation deutlich.

Die angeführten Beispiele zeigen:

1. daß die Adaptation oftmals mit großen Anstrengungen verbunden ist und einer hohen Widerstandskraft der biologischen Funktionen bedarf,
2. daß sie verschiedene Phasen durchläuft,
3. daß sie von der Stabilität der Regulation des Organismus abhängt und

4. daß sie zeitweilig sogar pathologische Konstellationen verschiedener Organsysteme oder des gesamten Organismus aufweisen kann.

Tierexperimentelle Untersuchungen zur Adaptation des wachsenden Organismus brachten *Arschawskij* (1976) zu der Anschauung, daß man zwei Formen der Streßeinwirkung zu unterscheiden habe und daß auch das AAS bei beiden Streßformen nicht gleichbedeutend ist. Seiner Meinung nach erfolgt die Adaptation des Organismus auf solche Reize, „welche Anspannung und notwendige energetische Verluste mit sich bringen". Diese Streßreize bezeichnet er unter dem Aspekt, daß Energieverlust auch immer Energiebeschaffung nach sich zieht, die dem Organismus spiralförmig auf ein höheres Niveau seiner Arbeitskapazität führen, als physiologisch. Formen von Streßreizen dagegen, deren Intensität die Grenzen der adaptiven Möglichkeiten eines Organismus überschreiten, ordnet er als pathologisch ein.

Selye (1970, 1974, 1975) präzisierte in späteren Arbeiten sein ursprüngliches Streßkonzept und interpretierte die möglichen, unterschiedlichen Folgen von Stressoren als „Eustreß" und „Distreß", wobei er letzterem eine pathologische Bedeutung für den Organismus beimaß.

Eine scharfe Grenze zwischen Eustreß als physiologischem, adaptivem Streß und Distreß, welcher sich in pathologischen Erscheinungsformen verschiedener Quantität ausdrücken kann, ist genauso wenig zu ziehen, wie wir dies gegenwärtig bei der Beziehung Gesundheit – Krankheit bzw. Adaptation – Maladaptation vermögen. Wir möchten in Anlehnung an das von *Hecht* (1977) sowie *Hecht* und *Poppei* (1977) vorgelegte Konzept der Gesundheits-Krankheitsbeziehung den Standpunkt vertreten, daß „Eustreß" die sanogenetischen Prozesse fördernd beeinflußt, während „Distreß" die pathogenetischen Prozesse stimuliert. Im ersten Fall ist die Zielfunktion Adaptation, Gesundheit, im zweiten Falle Maladaptation, Krankheit. Zwischen diesen beiden Polen befinden sich verschiedene Zwischenstufen, die, wie an Beispielen gezeigt werden konnte, einer außerordentlichen Dynamik unterliegen.

Unter diesem Aspekt ist Streß (Eustreß) in erster Linie eine physiologische Funktion, die der Organismus unbedingt zur Adaptation an veränderte Umweltverhältnisse benötigt, weil durch ihn die entsprechende Energiebereitstellung gewährleistet wird. Tritt infolge länger dauernder Streßreaktionen ein Energiedefizit ein, kann es zu Störungen im bioenergetischen System kommen, und somit zu Distreß (*Hecht* und *Poppei,* 1977). Eine kritische Bemerkung wäre noch zur Stressoren-Streßbeziehung erforderlich. Es ist keinesfalls so, daß eine unbedingte Abhängigkeit, d. h. eine lineare Kausalkette, besteht. Vielmehr handelt es sich hierbei um ein kompliziertes Rückkopplungsprinzip, in welches neben dem Triggerreiz die gegebene allgemeine Reizkonstellation, die individuelle Reaktionslage und die bisherigen Erfahrungen des Individuums mit seiner Umwelt (Gedächtnis) eingehen (*Anochin,* 1967).

Bezüglich der Stressorenwirkung sind aber auch folgende mögliche Funktionen von Reizen zu berücksichtigen:

1. Initiatorwirkung eines Reizes. Hierbei wird durch die extero- bzw. interorezeptive Einwirkung ein Prozeß ausgelöst, der unter Umständen später unabhängig von der Reizwirkung weiterlaufen kann (Anlasserprinzip wie beim Kraftfahrzeug).

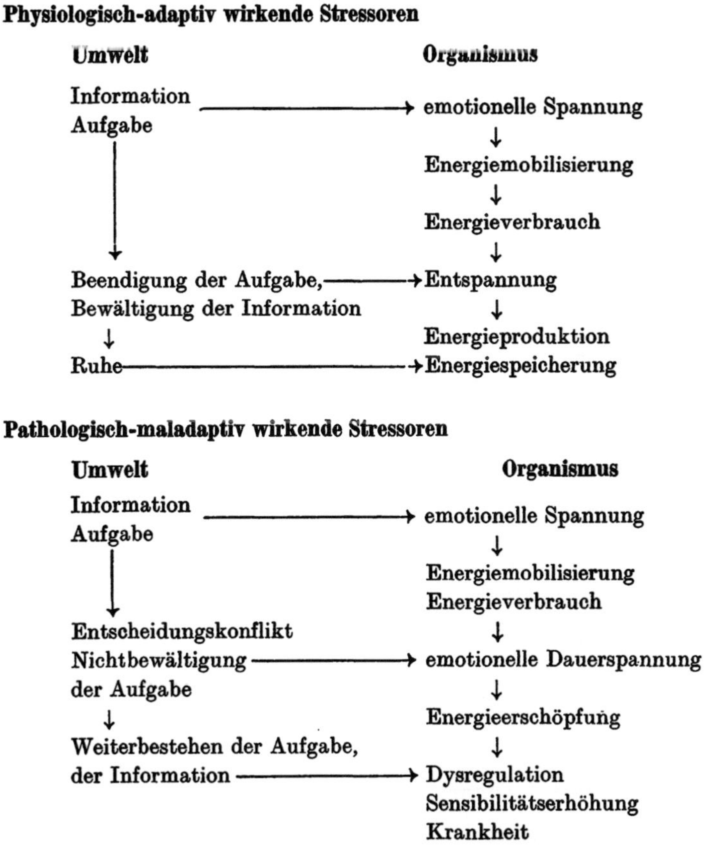

Abb. 10/10. Schematische Darstellung psychophysiologischer Prozesse bei Eustreß und Distreß

2. Katalysatorwirkung. In diesem Fall wird durch die Reizeinwirkung ein bestehender Prozeß in seiner Entwicklung beschleunigt.
3. Indikatorwirkung: Unter diesen Bedingungen veranlaßt der äußere Reiz die Anzeige des in der Entwicklung befindlichen Prozesses des Organismus. Belastungstests zum Aufdecken prämorbider und früher Krankheitsstadien beruhen auf dieser Reizfunktion.

Schließlich gestatten wir uns noch einige Bemerkungen zum akuten und chronischen Streß. Wenn von „Streß“ die Rede ist, wird gewöhnlich auf die akute reversible Form Bezug genommen. Für die Beurteilung pathogener Prozesse ist aber die chronische Verlaufsform von großer Bedeutung. *Janis* (1958) unterschied daher im Hinblick auf die Neurosenpathogenese in akute und chronische Verlaufsformen, die er wie folgt abstufte:

1. Akutes Auftreten von Streß bei psychisch Gesunden.
2. Sensibilisierungsphänomene bei überschießender Reaktion.
3. Abstumpfungsphänomene bei unterwertiger Reaktion.
4. Chronische Verlaufsform des Stresses.

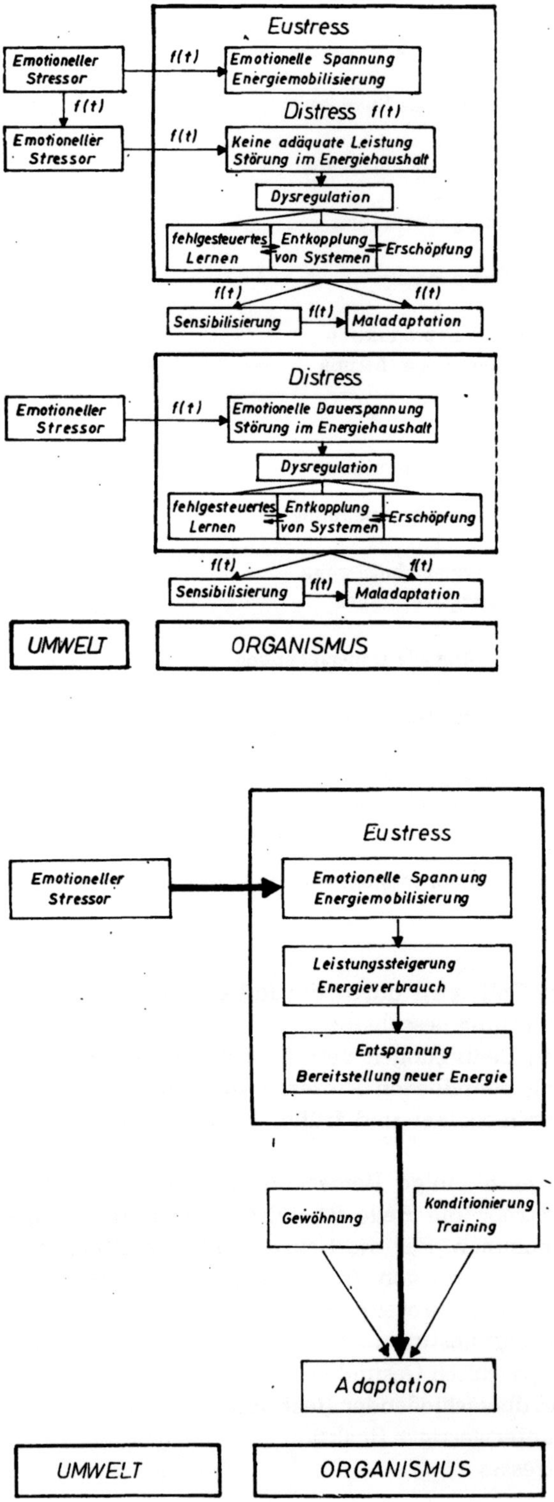

Abb. 10/11. Schematische Darstellung adaptiver (unten) und maladaptiver (oben) Prozesse bei Stressoreneinfluß

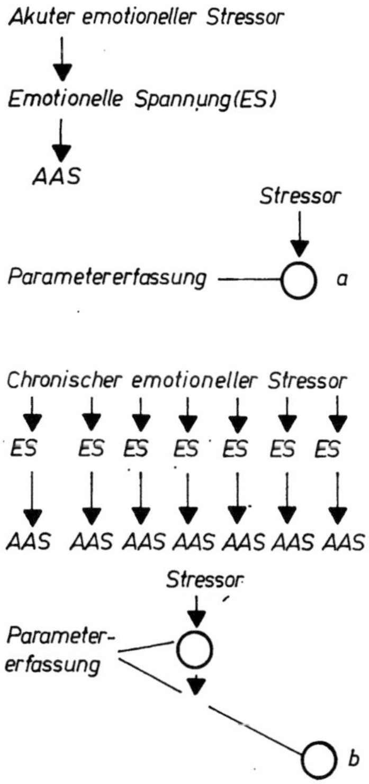

Abb. 10/12. Schematische Darstellung von akutem und chronischem Streß und Möglichkeiten der Parametererfassung, a — während der Stressorenwirkung, b — Kontrolle des Schadens durch Stressoreneinwirkung

Umfassende tierexperimentelle Untersuchungen zur chronischen Verlaufsform des Stresses von *Poppei* (1980) führten zur Festlegung von drei Phasen im Verlauf des chronischen Stresses:

1. Phase — Phase der Inhibition

In der ersten Woche des Stressoreneinflusses, in der die Lernleistung eingeschränkt ist und eine Erregungssteigerung im Orientierungs- und Schlafverhalten sowie ein Anstieg des Adrenalins im peripheren Blut sichtbar wird, ist die Proteinsynthese im Gehirn gehemmt. Das verminderte zerebrale Blutvolumen und die funktionelle Hyphoxie des Hirngewebes bei gleichzeitigem Anstieg des Glukosekonsums läßt die Schlußfolgerung zu, daß die Abzweigung der Glukose zur Proteinsynthese zugunsten der energieerzeugenden Umsetzung eingeschränkt ist.

Der Zusammenhang zwischen Proteinsynthese im Gehirn und der Lernleistung, der aus der Literatur bekannt ist (*Hyden* und *Lange*, 1970), ist auch in diesen Untersuchungen nachzuweisen.

In den kortikalen Synaptosomen, die durch ihre besondere Bedeutung für die Informationsverarbeitung und Neurotransmission für die Analyse streßinduzierter Störungen besonders geeignet erscheinen, zeigt sich eine starke Hemmung des energieliefernden Metabolismus. Die Synthese aller Einzelbefunde nach einwöchigem Stressoreinfluß spricht dafür, daß im Organismus eine Schutzinhibition gegenüber den stressenden Umweltfaktoren vorliegt.

2. Phase – Phase der Mobilisierung von adaptiven Prozessen

Nach 3wöchiger Belastung entsprechen die Parameter der bedingt reflektorischen Lernleistung einem optimalen Leistungsgefüge in auffallender Übereinstimmung mit der stark erhöhten Proteinsynthese, einem vermehrten zerebralen Blutvolumen und einer gesteigerten Stoffwechselrate des Hirngewebes. In den isolierten Synaptosomen beginnen sich die metabolischen Parameter zu normalisieren. Auch in den Verhaltenstests wird die Tendenz zum Ausgleich zwischen Erregungs- und Hemmungsfunktion deutlich. Das adrenergische und cholinergische System sind stimuliert, wobei es zu einem Übergewicht des ersteren kommt. Die starke Erhöhung des Adrenalins (*Huep*, 1973) im peripheren Blut konnte durch eine vermehrte Überwindung der Bluthirnschranke zu einer Erhöhung des Adrenalins im Gehirn führen und auf diesem Wege die Stimulierung der Stoffwechselprozesse anregen und den Erregungszustand aufrechterhalten, der sich auch in der Verschiebung von Schlafstadien zeigt.

3. Phase – prämorbide Phase

Länger andauernde Stressorenbelastung – die Parameter wurden nach 6- bzw. 17wöchiger Belastungsdauer getestet – versetzen den Organismus in einen prämorbiden Zustand.

Trotz noch gering erhöhter Stoffwechselprozesse im Gehirn und annähernder Normalisierung der Synaptosomenaktivität ist die bedingt reflektorische Lernleistung erheblich eingeschränkt. Der negativ emotionelle Spannungszustand, der durch den Hypokineseeinfluß entsteht, kann nicht mehr durch den Stoffwechsel des Gehirns wie im zweiten Stadium abgefangen werden. Die Balance zwischen Energiemobilisierung/Energieverbrauch und erneuter Energieproduktion/Energiespeicherung ist gestört. Es kommt zur Energieerschöpfung, die mit Dysregulationen auf den verschiedenen Ebenen einhergeht.

Das prämorbide Stadium ist ausgewiesen durch hypertone Blutdruck- und Blutzuckerauslenkungen mit Veränderungen des insulären Anteils des Pankreas, Auflösung des korrelativen Verhaltens der Katecholamine, defekter Schlaf, der seiner hauptsächlichen Wiederherstellungs- und Schutzfunktion nicht mehr im vollen Umfange gerecht werden kann, die Auflösung rhythmischer Verläufe im Minutenbereich und nicht zuletzt durch den relativen Körpergewichtsverlust.

Größtenteils wird in der Literatur nicht zwischen der akuten und chronischen Verlaufsform des Stresses unterschieden, was gleichfalls zu Verwirrungen führen kann. Eine einmalig ausgelöste, kurzdauernde Streßreaktion hat gewöhnlich nichts mit der Pathogenese einer Krankheit zu tun, wenn vordem der Organismus gesund war. Die chronische Verlaufsform des Stresses dagegen kann pathologisch entgleisen, wenn eine entsprechende Disposition vorliegt.

Die Darlegungen über die Beziehungen zwischen Streß und Adaptation verweisen auf eine dialektische Einheit beider Erscheinungen, wobei Streß in unterschiedlicher Qualität und Quantität Grundlage der Adaptation als auch der Maladaptation sein kann. Es erweist sich als notwendig, bei Streß nicht von den Einzelfunktionen auszugehen, sondern die Beziehungen zwischen den Funktionssystemen in ihrer Dynamik unter dem Stressoreneinfluß (*Poppei*, 1980) zu sehen.

Wir halten auch den verschiedentlich unterbreiteten Vorschlag, den Begriff „Streß“ als Adaptationsunterbrechung zu ersetzen, für nicht sinnvoll, weil unter evolutionärem Aspekt der Streß eng mit der Adaptation verbunden ist.

10.6. Emotioneller Streß

Eine weitere Kritik am Konzept von *Selye* richtete sich gegen die Vernachlässigung zentralnervaler Prozesse. Es wurde dazu die Auffassung vertreten, daß durch *Selye* zwar die Bedeutung des Nebennieren-Hypophysensystems im Streßgeschehen richtig beschrieben worden sei, in seinem Konzept jedoch weder dem Neocortex noch dem limbischen System, noch der Formatio reticularis des Hirnstammes die Rolle zugewiesen worden sei, die diesen Strukturen für die Realisierung sowohl adaptiver als auch maladaptiver Reaktionen zukommt (*Baumann,* 1974; *Reznikow,* 1977).

Es liegen inzwischen zahlreiche Ergebnisse vor, die diese Lücke zu schließen beginnen. So durch Kenntnisse über die Beziehungen zwischen limbischem System und der Neurosesekretion. Der Hypothalamus wird als eines der wichtigsten Glieder des limbischen Systems betrachtet, weil er Mesenzephalon und Strukturen des Proenzephalons zu einer funktionellen Einheit verbindet. Im Streßgeschehen sollen sich hier folgende Prozesse abspielen: Zum limbischen System gelangen Informationen aus der Umwelt, aus dem Gedächtnisspeicher und dem vegetativ-endokrinen System und können nach Filterung einer Erregungsverstärkung zugeführt werden. Eine derartige Verstärkung spezifischer Erregungsmuster des limbischen Systems hat neurophysiologische Prozesse zur Folge, die als Emotionen bezeichnet werden und an denen stets auch vegetativ-endokrine Funktionen beteiligt sind.

Teile des limbischen Systems, z. B. Nucleus amygdalae, Hippocampus und Gyrus cinguli haben direkte Beziehungen zum hypothalamo-hypophysären System. Dem Nucleus amygdalae werden Beziehungen zur Hypophyse, insbesondere bei adrenergischen Prozessen (Streß) zugesprochen. Eine elektrische Stimulierung des basolateralen Teils des Nucleus amygdalae aktiviert diesen Prozeß, eine gleichartige Reizung von Hippocampusarealen hemmt ihn dagegen (*Hecht* et al., 1980).

Unter Hypokinese verzögern Läsionen im Nucleus amydalae den Anstieg des Kortisons im Blut (*Smythes* 1970). Streßapplikationen an Tieren mit bilateralen Hippocampusläsionen zeigen keine Veränderungen in vegetativen Funktionen (*Hecht* et al., 1978), dagegen aber einen Anstieg des Ruhewertes des Kortisons (*Smythes,* 1970). Es besteht die Auffassung, daß der Nucleus amygdalae die Aufgabe hat, eine rasche Aktivierung des hypothalamo-hypophysären Systems auszulösen, die eng mit einem tonushemmenden Einfluß des Hippocampus auf die ACTH-Ausscheidung verbunden ist (*Knigge,* 1961). Für die Entwicklung der arteriellen Hypertonie unter Stressoreneinfluß sollen nach *Baumann* (1968) zwei cerebro-viszerale Funktionskreise, der neocortikal-limbisch-hypothalamisch-sympathische und der neocortikal-limbisch-hypothalamisch-hypophysär-cortiko-suprareale Regulationskreis mit unterschiedlicher Relevanz und unter möglicher Beteiligung genetischer Dispositionen die wesentliche strukturelle Matrix für die pathogenetischen Mechanismen bilden. Ausgehend von derartigen Erkenntnissen über neurophysiologische Prozesse im Streßgeschehen, wurde im letzten Jahrzehnt, vor allem von sowjetischen Neurophysiologen (*Sudakow*, 1975, 1977; *Gasanow*, 1974; *Chananaschwili* 1978; *Wejn* 1978) eine Integration der Streßkonzeption und des Emotionskonzeptes von *Cannon* vorgenommen. Hierbei wurde auch das Ziel verfolgt, ein Modell für den „psychischen Streß" des Menschen zu finden. Zunächst sollen einige Bemerkungen zum Emotionskonzept von *Cannon* dargelegt werden.

Ende der 20er Jahre veröffentlichte *Cannon* (1927, 1929) eine Reihe von Arbeiten über die physiologischen Mechanismen der Emotionen. Er beschrieb die vielfältigen Veränderungen viszeraler Funktionen unter emotionellen Zuständen und verwies auf die positive Bedeutung der Emotionen, die den Organismus in einen Zustand der Bereitschaft zu einem außerordentlichen Energieaufwand versetzen. „Jede emotionell bedingte viszerale Veränderung bedeutet ein Aufhören der Tätigkeit der Verdauungsorgane; die Blutzufuhr vom Magen zu den Organen, die unmittelbar an der Muskeltätigkeit teilhaben, setzt ein, die Stärke der Herzkontraktion nimmt zu, die Atmung wird tiefer, die Bronchien erweitern sich, die Arbeitsfähigkeit der ermüdeten Muskeln wird rasch wiederhergestellt, der Blutzucker mobilisiert. Alle diese Veränderungen dienen unmittelbar dazu, den Organismus an den intensiven Energieaufwand anzupassen, der bei Furcht, Wut oder Schmerz erforderlich ist (*Cannon*, 1927). Mit dieser Beschreibung der emotionellen Reaktionen wies *Cannon* nach, daß die Emotionen von einer gesteigerten sympathischen Entladung begleitet werden, die die Adaptation gewährleistet, und daß den Emotionen im System des zielgerichteten Verhaltens eine bedeutende Rolle zukommt.

Emotionen gehören zu den Hauptformen der Funktionsäußerung des Gehirns — gemeinsam mit dem Denken und Gedächtnis bilden sie die Grundlage des Verhaltens.

Nach *Klaus* (1974) ist die Emotion als die durch die Persönlichkeitsstruktur gegebene ganzheitliche subjektive Reaktionsweise des Individuums auf den Inhalt seines Erlebens (Vorstellung, Wahnehmung, Denkinhalten) aufzufassen. Die emotionellen Prozesse sind ein besonderer Aspekt des Erlebens und Verhaltens bzw. Informationsverarbeitung, der besonders die Dynamik von Erreichen und Nichterreichen von Zielen, die Befriedigung oder Nichtbefriedigung von Bedürfnissen, Ansprüchen usw. betrifft. Somit werden die Emotionen zu einem wichtigen Indikator für ein Individuum im Anpassungsprozeß, weil damit die Nützlichkeit oder Schädlichkeit einer Einwirkung aus der Umwelt angezeigt wird. Hierbei sollen vor allem die Beziehungen zwischen Denken und Emotionen (Gefühle) von Bedeutung sein, worauf *Rubinstein* (1962) wie folgt verwies: „Das Gefühl kann das Denken zuweilen beeinflussen und zu Spekulationen Anlaß geben. Wenn aber das Emotionale als Einheit von Intellektuellem und Affektivem der Kontrolle des Intellekts unterworfen wird, so verleiht die Beteiligung des Gefühls dem Denken eine größere Spannung, Leidenschaft und Schärfe. Das Denken, welches durch das Gefühl intensiviert wird, dringt tiefer in seinen Gegenstand ein, als das „objektive", gleichmütige, indifferente Denken es vermag.

Psychologisch gesehen sind Emotionen subjektive Reaktionsweisen des Menschen, welche die Spezifik der Wechselverhältnisse von Objekt und Subjekt widerspiegeln. Entsprechend dem gesellschaftlichen Wesen des Menschen, dessen wichtigste soziale Beziehung sich in der Arbeit erfüllt, werden Emotionen durch kommunikative und kooperative Wechselbeziehungen hervorgerufen (*Hecht,* 1977). Physiologisch stellen Emotionen ein spezielles funktionelles System des Zentralnervensystems dar, welches die Anforderungsgröße des Organismus und den Wahrscheinlichkeitsgrad der Erfüllung dieser Forderung im gegebenen Augenblick zum Ausdruck bringen (*Hecht,* 1978). Es wird daher von einer psychosozialen und einer biologischen Komponente der Emotionen gesprochen, die beim Menschen in ihrer Einheit zu sehen sind.

Die Emotionen sind eng verknüpft mit den viszeralen Prozessen. Die Kenntnis des Charakters dieser Verbindungen ist unerläßlich um der Pathogenese der „streßbedingten Regulationskrankheiten" auf die Spur zu kommen, um eine kausale Therapie zu erreichen. Viszerale Funktionen vor allem Herzkreislauffunktionen wie Blutdruck und Herzfrequenz werden immer stärker verwendet, um die „Meßbarkeit" der Emotionen zu erreichen. Interessant sind in diesem Zusammenhang Untersuchungen von *Simonow* (1972) an sowjetischen Kosmonauten. Als Kriterium für das emotionelle Erregungsniveau untersuchte er die Pulsfrequenz in der Vorstartsituation. Bei Kosmonauten, die erstmalig und allein den Flug in den Kosmos antraten, stieg die Pulsfrequenz um 80 % von der Norm. Bei Mannschaftsflügen dagegen lag der Pulsfrequenzzuwachs bei 30 %. Kosmonauten mit Raumflugerfahrungen hatten dagegen kaum einen Anstieg der Pulsfrequenz zu verzeichnen. Somit lassen sich bestimmte emotionelle Anspannungen, wie Unbestimmtheitserwartung, soziale Beziehungen und Erfahrung in der Pulsfrequenz erkennen. Natürlich wird es nicht möglich sein, aus solchen Funktionen Schlüsse auf detaillierte emotionelle Vorgänge zu ziehen.

Die psychobiologischen Reaktionen in bezug auf pathologische Prozesse müssen zum besseren Verständnis unter evolutionärem Aspekt gesehen werden. Der Inhalt der Emotionen des Menschen änderte sich im Verlauf der phylogenetisch-historischen Entwicklung ständig. Im Gegensatz dazu sind aber die organischen viszeralen Funktionen im wesentlichen die gleichen geblieben. Sie hörten infolgedessen auf, „für die neuen Bedingungen spezifisch zu sein, wurden für die verschiedenen Emotionen stereotyp und verloren ihren Anpassungscharakter" (*Rubinstein,* 1962).

Zum Beispiel mit Verwundungen einhergehende emotionelle Erlebnisse wie Angst, können eine Verkürzung der Blutgerinnungszeit bedingen, und ein Verbluten verhindern. Dieser früher für bestimmte Situationen schützende Mechanismus kann bei ähnlichen Situationen ohne Verwundung bedrohliche Bedingungen auslösen, die in der Herzinfarktgenese eine Rolle spielen können.

Im Zusammenhang mit der Anwendung des Begriffes „Emotionen" im Tierexperiment (Modell für emotionellen Streß), gab es Auseinandersetzungen (*Chananaschwili* 1978). Unsere Auffassung dazu ist folgende:
In dem Fall, wenn lediglich viszerale Funktionen, die mit der Dynamik der Hemmungserregungszustände des Gehirns korrelieren, beschrieben werden, ist unter modelltheoretischem Aspekt nichts dagegen einzuwenden, auch bei den Tieren von Emotionen zu sprechen. Dabei handelt es sich aber nicht um subjektive Erscheinungen. Verschiedentlich wurden aber derartige Reaktionen der Tiere mit Termini bezeichnet, welche subjektive Zustände des Menschen aus-

drücken. In diesen Fällen wird es als selbstverständlich angesehen, daß die Ähnlichkeit der äußeren Erscheinungen bei Tier und Mensch ein ausreichendes Argument ist für die Schlußfolgerungen von der Gemeinsamkeit ihrer subjektiven (inneren) Zustände (Wut, Angst usw.). Dabei wird nicht beachtet, daß die Natur des Subjektiven, des Erlebten, nicht das physiologische Substrat in Form von Hemmungs- und Erregungsprozessen ist, sondern die Widerspiegelung der Einwirkungen, durch welche dieser nervöse Prozeß ausgelöst wird. *Kupalow* (1963) vertritt die Auffassung, daß auf einem bestimmten phylogenetischen und ontogenetischen Entwicklungsstand die allgemeine Eigenschaft der Reizbarkeit des tierischen Nervengewebes durch die Eigenschaft der Erlebnisfähigkeit ergänzt wird. Das ist ein hervorragendes Ereignis in der Evolution des Lebens, in welchem das Subjektive, das Psychische entstand (siehe Kapitel 9.).

Der Grundgedanke *Cannons* vom Bioenergismus emotioneller Reaktionen hat seine Weiterentwicklung in der gegenwärtigen Streßforschung gefunden, vor allem in der Streßforschung der UdSSR (*Sudakow*, 1975, 1977; *Arschavskij*, 1976).

Das Maß der emotionellen Reaktivität, im Sinne einer Beanspruchung des Organismus, dient der Beurteilung von extero- und interorezeptiven Stimulationen im Sinne eine Belastung. Das Adjektiv „emotionell" soll hierbei die Einheitlichkeit von psychophysiologischer Reaktivität ausdrücken, die im Sinne von *Cannon* als bioenergetische Erscheinung betrachtet wird. Sie hat das Ziel, eine erhöhte Bereitschaft des Organismus bei Leistungsanforderungen, Belastungen, Gefahr, Informationsüberfluß, Informationsdefizit, Konflikten, Desynchronisation zwischen Umwelt- und Organismusrhythmen zu bewirken. Sind diese Belastungen beendet, dann wird von dem ergotropen auf das trophotrope System umgeschaltet. Derartige Umschaltungen gehen gewöhnlich mit einem vorübergehenden kompensatorischen hyporeaktiven Zustand einher. Am gesunden Individuum wechseln gewöhnlich Phasen der Anspannung und der Entspannung, d. h. ergotrope und trophotrope Phase in einer bestimmten Zeiteinheit. Sie gewährleisten somit die Wechselbeziehung zwischen Organismus und Umwelt.

Anochin (1967) formulierte die „goldene Regel der Norm", nach der im Organismus der Schutzmechanismus stets stärker ist als die maximale Abweichung von der Norm, so daß auch dann die Wiederherstellung des Gleichgewichtes erfolgt, wenn die Adaptationskapazität eines Organismus bis zur Grenze belastet wird. Die pathogenen Mechanismen setzen erst ein, wenn das Gleichgewicht nicht wiederhergestellt wird, wenn Dysregulationen in Teilsystemen oder zwischen Teilsystemen des Organismus entstehen. Je nach Tendenz des gestörten Gleichgewichtes zwischen ergotropen und trophotropen Reaktionen können hyperreaktive bzw. hyporeaktive Reaktionen dominieren. Dabei ist zeitlich gesehen, auch ein zyklischer Verlauf des pathologischen Prozesses mit dem Dominieren der einen oder anderen Komponente möglich.

Der emotionelle Streß kommt durch unspezifische Veränderungen der anpassenden Zielgerichtetheit des Verhaltens und vegetativer Regulation zum Ausdruck und besteht in der Unmöglichkeit, die aktuell dominierende Motivation zu befriedigen. Er signalisiert das Erfordernis zur Adaptation. Arbeiten von *Anochin* (1967), *Sudakow* (1975) u. a. zeigen, daß sich die chronische Verlaufsform des emotionellen Stresses als pathogener Faktor unter permanenten, negativ emotionellen Spannungszuständen, welche zu Störungen der Regulation zentralnervaler und vegetativ-endokriner Regulation und somit zu Störungen im Bioenergismus führen, entwickeln kann.

Emotioneller Streß kann sowohl durch Überforderungen als auch durch Unterforderungen (z. B. bei der sensorischen Deprivation während kosmischer Flüge (*Leonow* und *Lebedew*, 1977) ausgelöst werden.

Wejn spricht im Zusammenhang mit chronisch emotionellem Streß von einem psycho-vegetativen Syndrom, welches selbst häufig noch keine Krankheit, sondern potentielle Krankheit ist, auf deren Grundlage sich verschiedene pathologische Zustände entwickeln können.

Jumatow und *Skozeljas* (1979) halten negative Emotionen für ein Zeichen von Konfliktsituationen, in welchen es dem Organismus nicht möglich ist, seine wesentlichen biologischen und sozialen Bedürfnisse zu befriedigen. Solche Situationen können nach *Chananaschwili* (1978) dann eintreten, wenn bei hohem Motivationsniveau unter Zeitdruck ein Überangebot an Informationen verarbeitet werden muß. Korrelationen zwischen Elektroenzephalogramm und emotionellem Streß wurden von *Mamedow* (1979) nachgewiesen.

Simonow (19) hat aufbauend auf den Arbeiten *Cannons* die Bedeutung der Information für die Entstehung positiver und negativer Emotionen in seiner Informationstheorie der Emotionen wie folgt zusammengefaßt:
Der Grad der emotionellen Anspannung (E) hängt quantitativ von der Kraft der Anforderung ((P) = Bedürfnis) und vom Unterschied zwischen der Information, die prognostisch für die Befriedigung der Forderung notwendig ist (I_n) sowie von der Information, welche im Subjekt bereits existiert bzw. von diesem empfangen wurde I_s), ab. Während das Defizit an pragmatischer Information ($I_n < I_0$) zum Auftreten negativer Emotionen führt, die vom Subjekt aktiv minimiert werden, aktiviert ein Übergewicht an enthaltender Information über die früher vorhandenen Prognosen ($I_s < I_n$) die zentralnervalen Funktionen in Richtung positive Emotionen.

Als Informationen bezeichnet *Simonow* die Summe von Nachrichten, Gewohnheiten, Fertigkeiten, welche zur Bereicherung eines Zieles notwendig sind.

Damit verweist *Simonow* auf die Bedeutung der Beziehung zwischen Gedächtnis und emotionellem Streß, welcher bisher wenig Aufmerksamkeit geschenkt wurde.

Das Nervensystem mit seinen Gedächtniseigenschaften ist das Spiegelbild der Vergangenheit des Organismus, und dieses ist für seine zukünftige Entwicklung bedeutsam. Der Funktionszustand des Nervensystems und die gespeicherten Gedächtnisinhalte bestimmen den Wirkungsgrad und die -richtung von Umwelteinflüssen. Der bekannte Emotionsforscher *McLean* (1958) hob die Bedeutung der Emotionen für das Gedächtnis hervor. Er weist darauf hin, daß Emotionen neben der unbestrittenen positiven Relevanz in bestimmten Situationen das Gedächtnis belasten können, einerseits dadurch, daß Informationen gespeichert werden, obwohl das nicht in der Absicht des Individuums liegt, und andererseits dadurch, daß überstarke Emotionen eine richtige Handlungsweise verhindern können.

Da dem emotionellen Streß die negativen Emotionen zugrunde liegen, sind enge Beziehungen zwischen ihm und dem Gedächtnis zu erwarten, wie dies im Tierexperiment gezeigt werden konnte (*Hecht* et al., 1974). Hierbei spielen nicht nur Stressoren eine Rolle, die im adulten Alter auf ein Individuum einwirken, sondern auch solche, die in der postnatalen Ontogenese Einfluß auf Organismusprozesse nehmen und infolge entsprechender niedriger Reizschwelle und hoher Empfindlichkeit zur Gedächtnisbildung Prägungen stimulieren, die oft für das Individuum, für das ganze Leben und für die Gesundheits- Krankheitsbeziehung bestimmend sind (*Hecht* und *Poppei*, 1977).

Wir sind der Auffassung, daß der Begriff „emotioneller Streß", basierend auf der Integration der Konzeptionen von *Selye* und *Cannon*, das Wesen der Organismus-Umwelt-Beziehung und der Belastungsbeanspruchungsbedingungen real widerspiegelt, denn es werden sowohl die psychosozialen und psychobiologischen Prozesse als auch die gesamten bioenergetischen Funktionen der verschiedensten Regulationselemente erfaßt.

10.7. Psychische und soziale Aspekte des Stresses

Wie bereits erwähnt, wurde als ein entscheidender Mangel an der Streßkonzeption von *Selye* die unzureichende Berücksichtigung von psychischen Prozessen als Streß und von sozialen Faktoren als Stressoren angeführt.

Die Einbeziehung psychischer und sozialer Aspekte in den Streßbegriff erwies sich jedoch als nicht unproblematisch. An nachfolgend angeführten Versuchen einer Streßdefinition unter Einbeziehung des psychischen und sozialen Faktors soll dies gezeigt werden. So wurde folgende Definition gegeben: „Psychischer Streß liegt vor, wenn eine Situation auf ein Individuum bedrohlich wirkt und zu dem Symptomenkomplex des AAS führt" (*Englert*, 1973).

Interessante Untersuchungen von *Levi* (1974, 1976) erhoben Zweifel an einer solchen Begriffsbestimmung. Er untersuchte die Adrenalin- und Noradrenalinausschüttung von weiblichen Versuchspersonen, denen er an vier aufeinanderfolgenden Abenden Filme unterschiedlichen Inhalts vorführte. Am ersten Abend sahen die Probanden einen Film mit schönen Landschaften Schwedens. Adrenalin- und Noradrenalinausschüttung zeigten einen geringen Abfall. Psychisch wurde Gelassenheit bzw. Interessiertheit festgestellt. Am zweiten Abend wurde den Versuchspersonen ein aufregender, aggressionserweckender Film, „Path of Glory", gezeigt. Während dieses Filmes stiegen die Katecholamine stark an. Am dritten Abend erlebten die eVrsuchspersonen einen Lustspielfilm: „Charlys Tante" mit Heinz Rühmann. Auch während dieses Filmes war ein starker Anstieg der Adrenalin- und Noradrenalinausschüttung festzustellen. Das gleiche Ergebnis wurde auch bei der Vorführung eines Gruselfilms „Die Maske des Satans", erzielt. Zusammenfassend ergeben diese Untersuchungen folgendes Bild: (s. S. 257).

Diese Untersuchungen lassen zwei Merkmale erkennen:

1. Streß tritt nicht nur unter bedrohlichen Situationen (Angst, Aggressivität) auf, sondern auch unter sehr positiven Bedingungen für den Menschen, wie Freude.
2. Das biologische Verhaltensmuster war bei den letztgenannten drei Filmen

Film	Psychische Reaktion	Biologische Reaktion	Psychobiologische Bedeutung
Landschaftsfilm	Gelassenheit, Interessiertheit	kein Streß	indifferent
Gruselfilm	Angst	Streß	negativ
Lustspielfilm	Freude, Heiterkeit, Ausgelassenheit	Streß	positiv
Kriegsfilm	Aggressivität	Streß	negativ

stereotyp; die psychischen Reaktionsmuster äußerten sich dagegen mit unterschiedlicher Erlebnisfähigkeit. Zwischen psychischen und biologischen Reaktionsmustern sind demnach mannigfaltige Beziehungen im Spiel, die es gilt aufzuklären, die aber stets unter dem Aspekt der relativen Trägheit des Biologischen und der Plastizität des Psychischen gesehen werden müssen, so daß unter Umständen auch bereits unter normalen Bedingungen scheinbar divergierende Reaktionen auftreten können.

Im Zusammenhang mit diesen Untersuchungen erhebt sich aber die Frage, ob es wirklich nur Kausalbeziehungen zwischen dem Stimulus Film und den psychobiologischen Verhaltensmustern waren, die zum Streß veranlaßten, oder ob hierbei auch das Vorstellungsvermögen und die Denkprozesse mit im Spiele waren. Dies zu klären ist sehr kompliziert, weil Lebenserfahrungen und Lernprozesse das subjektive Belastungsraster beeinflussen. Daß sich geistige Vorstellung von Muskelbewegungen im EMG bei völliger Ruhe des Muskelorgans zeigen (*Carpentier*effekt) (*Hacker*, 1973), ist bekannt. Die Beeinflussung vegetativ-endokriner Funktionen durch Hypnose ist ebenfalls häufig beschrieben worden. Ein „ideeller Stressor" (Denk- und Vorstellungsprozeß) liegt daher durchaus im Bereich des Möglichen. In diesem Zusammenhang ist auch noch die subjektive Einschätzung von Lebensfunktionen zu nennen, *Wolf* (1963) und *Lazarus* (1957) wiesen nach, daß nicht die reale Situation streßauslösend wirkt, sondern nur die subjektive Einschätzung des betroffenen Individuums. Eine reale, lebensbedrohliche, aber vom Individuum als solche nicht erkannte oder eingeschätzte Situation braucht keine Streßreaktion auszulösen. Andererseits kann eine objektiv ungefährliche Situation, die vom Individuum subjektiv als Gefahr eingeschätzt wird, zu heftigen Streßreaktionen führen.

Die subjektive Einstellung des Menschen zu Personen, Gegenständen, Erscheinungen usw. stellt einen Faktor dar, der, wie alle psychologischen Prozesse, sehr schwer in das ausschließlich biologisch fundierte Konzept von *Selye* einzuordnen ist.

Fußend auf der *Selye*schen Konzeption wird noch häufig biologisches Geschehen kritiklos in den Bereich der psychischen oder der sozialen Sphäre übertragen. Darin sehen wir eine Ursache der vielen bestehenden Unklarheiten zum Streßproblem und auch in der Tatsache, daß bei der Beurteilung des Stresses eindeutig definierte dialektische Bezugspaare wie Organismus-Umwelt, Körper-Geist, Biologisches-Gesellschaftliches, Physiologisches-Psychologisches, einerseits nicht exakt genug auseinandergehalten, andererseits aber auch nicht genügend in ihren Wechselbeziehungen berücksichtigt werden.

Um Abgrenzungen von biologischen, psychischen und sozialen Verhaltensmustern vorzunehmen, unterschied *McGrath* (1967) drei Bereiche der Streßreaktion:

- der physiologische oder biologische Bereich, der sich in den unterschiedlichsten Funktionen und Regulationsebenen manifestiert,
- der psychische Bereich, zu welchem Erkenntnis-, emotionale und motivatorische Funktionen gerechnet werden.
- der soziale Verhaltensbereich, welcher die aktive Auseinandersetzung des Menschen mit seiner Umwelt, einschließlich der zwischenmenschlichen Beziehungen umfaßt.

Eine derartige Einteilung ist nur aus didaktischen Gründen gerechtfertigt und auch nur dann, wenn dabei die dialektischen Einheiten biologisch-psychologisch und Mensch-Umwelt anerkannt werden. Um dieser Forderung gerecht zu werden, werden in zunehmendem Maß Belastungstests im Rahmen psychophysiologischer Untersuchungen verwendet. Hierbei werden Veränderungen im sympathiko-adrenalen System zugrunde gelegt und solche Parameter wie Herzfrequenz, Blutdruck, Mobilisation von Fettsäuren und Triglyzeriden, Blutzucker, Plasmakortikoide, Adrenalin, Noradrenalin u. a. bestimmt. Die Belastung erfolgt auf verschiedene Weise, zum Beispiel durch Anwendung des Wiener Determinationsgerätes (*Müller*, 1980) oder mittels Rechentests. Dieser besteht in der Multiplikation von zwei- oder dreistelligen Zahlen sowie Addition oder Subtraktion einer zwei- oder dreistelligen Zahl zu oder von dem erhaltenen Produkt. Diese Aufgaben müssen unter Zeitdruck gelöst werden. Ein derartiger Rechentest, der sich über den Zeitraum von 30 Minuten erstreckt, verursacht einen Streß, der in Abhängigkeit vom Zustand der Versuchspersonen (Gesunde oder Patienten) nicht selten nachhaltige Reaktionen hinterläßt (*Richter- Heinrich* et al., 1971; *Hecht* et al., 1973). Diese Laboratoriumsbedingungen gewährleisten experimentelle Standardsituationen und die Reproduzierbarkeit der Untersuchung. Sie stellen aber nur künstliche Bedingungen, nicht das reale Leben des Menschen dar. Deshalb sind solche Situationen, wie sie *Levi* (siehe oben) und *Nitschkoff* (1971) verwendet haben, adäquater. Letzterer untersuchte den Einfluß von drei verschiedenen Fernsehgenres auf den Blutdruck von Gesunden und Hypertonikern. Er wählte Reportagen, Sportprogramme und Kriminalstücke. Besonders bei den „Krimis“ zeigten sich hohe Anstiege des Blutdruckes. Bei einem Teil der Patienten war der durch das Fernsehprogramm erhöhte Blutdruck noch 10 bis 15 Stunden danach zu beobachten. Es kann eingeschätzt werden, daß psychophysiologische Untersuchungsprogramme einen Fortschritt in der Streßforschung darstellen. Es kann konstatiert werden, daß die bisherigen Untersuchungen nur einen bescheidenen Anfang darstellen. Viele Faktoren, vor allem die Beziehung zwischen objektiven und subjektiven Erscheinungsformen des Lebens, müssen noch stärker herausgestellt werden, wenn weitere Fortschritte erzielt werden sollen.

Wie bereits erwähnt, ist es möglich, durch subjektive Einstellungen Stressoreneinflüsse real oder unreal einzuschätzen. Aus dieser Erkenntnis resultieren die in der Psychologie verbreiteten Streßbewältigungsprogramme (*Schönpflug*, 1979; *Hacker*, 1976; *Mayring* und *Haußer*, 1980). Unter aktiver Streßbewältigung ist das einsichtige Handeln bei der Lösung von Problemen zu verstehen.

Das allein kann aber nicht in allen Fällen den permanenten Stressoreneinfluß beseitigen, weil objektive Faktoren mit stressendem Charakter unter bestimmten Umständen nicht zu bewältigen sind wie zum Beispiel die Existenzangst in den kapitalistischen Ländern. Deshalb spielt die Angst in der Neuroseforschung in den USA eine vordergründige Rolle als ätiopathogenetischer Faktor.

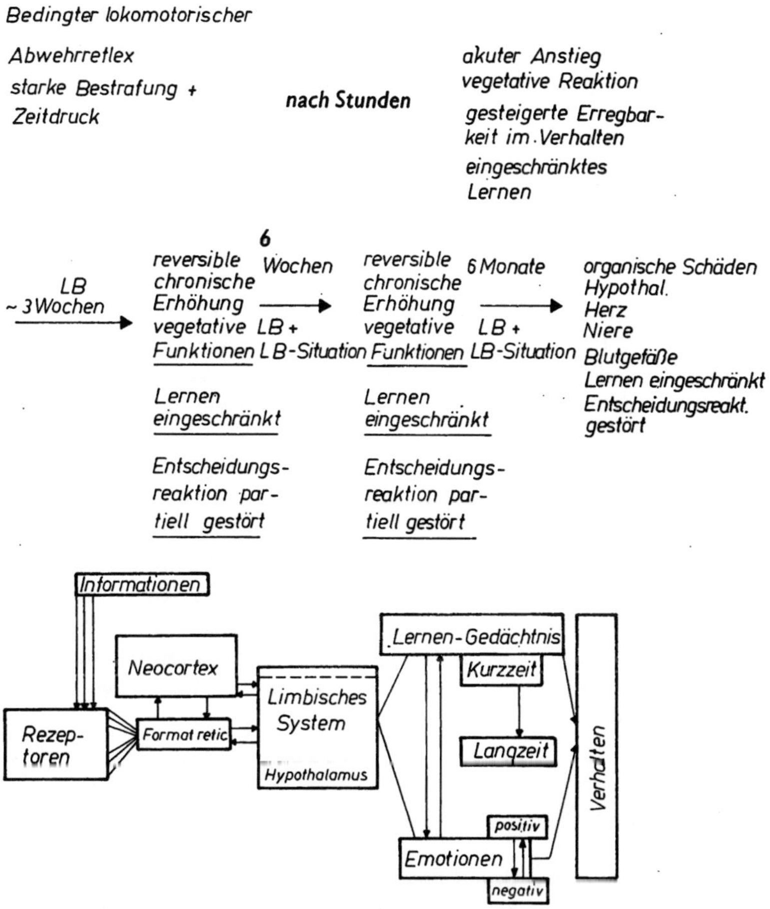

Abb. 10/13. Modell der Lernbelastung; a – Folgen der Regulation des Organismus für Stunden, 3 Wochen, 6 Wochen und 6 Monate nach Beginn der kontinuierlich einwirkenden Lernbelastung (LB) oder der Situation (LB-Situation), in welcher die Lernbelastung erfolgte, b – schematischer Ablauf der Lernbelastung

Für das Entstehen und Bestehen von Streßzuständen führt *Schönpflug* (1979) folgende Situationen an:
- Unterlassung von Bewältigungsversuchen,
- Ineffizienz von Bewältigungsversuchen,
- Schaffung neuer Probleme beim Versuch, ein Ausgangsproblem zu lösen.

Wie der 22. Internationale Kongreß für Psychologie 1980 in Leipzig zeigte, beschäftigten sich derzeitig zahlreiche Gruppen mit Programmen der Streßbewältigung. Hierbei sind Bemühungen im Gange, objektive Kriterien für die Beurteilung der zu bewältigenden Situationen, sowie der erfolgreichen Bewältigung zu suchen. Der Einsatz von psycho-biologischen Untersuchungsmethoden könnte hier einen Fortschritt erzielen.

Ob es aber mit derartigen Programmen möglich sein wird, den emotionellen Streß der arbeitslosen Lehrer in der BRD zu bewältigen, wie das mit dem Forschungsprojekt „Kognitive Kontrolle in Krisensituationen: Arbeitslosigkeit bei Lehrern“ von *Ulich* et al. (1980) versucht wird, ist sicherlich fraglich. Arbeitslosigkeit scheint ein außerordentlich starker gesundheitsschädigender Streß zu sein. Eine Untersuchung von *Lechene, Robin* und *Vincent* (persönliche Mitteilung an *Hecht*) in einem Unternehmen der Region Saint-Etienne (Frankreich) im Jahre 1964 ergab, daß der Verlust des Arbeitsplatzes die Gesundheit sehr rasch und für lange Zeit schädigen kann. Von 78 % der Betroffenen nach Massenentlassungen, die sich zuvor als gesund bezeichneten, litten 1 Woche nach Verlust des Arbeitsplatzes 89 % unter Schlafstörungen, 36 % unter Angstgefühlen, 43,3 % unter Kopfschmerzen und 78 % an Appetitlosigkeit. Eine erneute Untersuchung dieser Gruppe im Jahre 1972 zeigte bei 18,7 % nervöse Störungen, bei 25,3 % Depressionen, bei 31,3 % Herz-Kreislaufkrankheiten und bei 20, 4% Verdauungsstörungen. Eine Reihe von Untersuchten litt an zwei und mehr derartiger Symptome. Diese Untersuchung macht deutlich, daß die einzige Möglichkeit der Streßbewältigung der Arbeitslosen die grundsätzliche Veränderung der kapitalistischen Gesellschaftsordnung ist.

Im ganzen gesehen, ist das Streßproblem, wenn wir darunter den emotionellen Streß, die psychische Beanspruchung des Menschen verstehen, die durch zahlreiche soziale und andere Faktoren hervorgerufen werden, im Bereich der Psychologie noch ein ungeklärtes Problem. Seine Lösung wird nur durch interdisziplinäre Kooperationen, vor allem in Gemeinschaft mit der Neurophysiologie, Neurochemie, Neuropharmakologie und anderen Disziplinen der Neurowissenschaften möglich sein.

10.8. Streß und Krankheit

Zahlreiche Krankheiten, darunter die Neurosen, Herz-Kreislauferkrankungen, Gastritis, Ulcus ventriculi, Störungen der endokrinen Sekretion, werden auf die psychische Beanspruchung, d. h. auf den emotionellen Streß zurückgeführt. Statistiken weisen aus, daß die Krankheiten, an denen der emotionelle Streß beteiligt ist, sehr häufig vorkommen sollen.

Untersuchungen der WHO haben ergeben, daß in den Industriestaaten 10 % der Bevölkerung neurotisch erkrankt sind und 10 bis 15 % der Bevölkerung an der essentiellen Hypertonie leiden, einer Erkrankung, bei der Störungen der informationsverarbeitenden Prozesse des Zentralnervensystems vordergründig beteiligt sind.

Besonders stark prägen sich psychische Fehlleistungen in Schlafstörungen aus, die in den letzten Jahren zu erheblichen Beeinträchtigungen der Gesundheit führten. *Wein* und *Rotenberger* (1973) stellten bei 50 bis 60 % der werktätigen Bevölkerung des Moskauer Stadtteils Poltawa Schlafstörungen fest.

Eine Studie von *Faulhaber* (1975) in Berlin-Pankow ergab bei 17,5 % der Bevölkerung von 25 bis 59 Jahren und 6 % der Jugendlichen von 15 bis 25 Jahren erhöhte Blutdruckwerte. Die Beurteilung der pathogenen Wirkung von emotionellem Streß läßt sich am Menschen nur schwer nachweisen. In vielen Fällen handelt es sich um Vermutungen und Einschätzungen von Anamnesen bzw. akuten Belastungseinflüssen. Letztere werden gelegentlich unzulässig und spekulativ mit der chronischen Verlaufsform und somit mit pathogenen Vorgängen in Zusammenhang gebracht. Erscheinungen der Urbanisierung und der wissen-

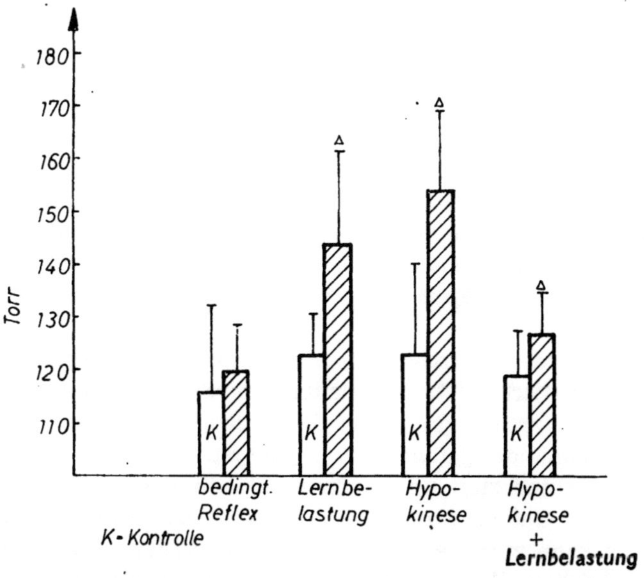

Abb. 10/14. Blutdruckwerte von Ratten nach 6 Wochen Stressoreneinwirkung bei Einzel- und kombinierter Exposition. Die kombinierte Exposition von Lernbelastung und Hypokinese hat einen geringeren Effekt als der Einfluß der Einzelstressoren

schaftlich-technischen Revolution werden, zum Teil auch berechtigt, als Stressoren charakterisiert. Die Auffassungen zu der Beziehung Streß und Krankheit sind daher noch sehr widerspruchsvoll.

Wenn wir die vorliegenden Statistiken in Betracht ziehen, so müssen wir feststellen, daß es zwar einen relativ hohen Anteil gibt, bei denen der Streß eine ursächliche Rolle spielen kann. Die überwiegende Mehrheit der Menschen wird jedoch nicht von den sogenannten „Streßkrankheiten" befallen, obgleich sie den Belastungen in gleichem Maße ausgesetzt sind.

Im Folgenden möchten wir einige Auffassungen und Stellungnahmen zu den Beziehungen Streß-Gesundheitsstörung-Krankheit wiedergeben. In allen diesen Fällen wird der emotionelle bzw. psychonervale Streß zugrunde gelegt.

Lechner und *Hebenstreit* (1975) kommen zu der Auffassung, daß es klinisch als erwiesen gilt, daß neben den physischen Überlastungen auch solche psychischer Natur die Bedeutung von Stressoren zukommt. Sie meinen, daß ein psychischer Stressor eine „affektiv-vegetative Symptomatologie" und ein „physischer Stressor eine affektiv gefärbte psychische Symptomatologie auslösen kann.

Sie bringen das gesamte Streßproblem mit emotionellen Reaktionen und Gedächtnisfunktionen in Beziehung und verweisen auf mögliche pathogene Mechanismen, bei denen beide Prozesse eine Rolle spielen. Als ein offenes Problem sehen diese Autoren die Frage der Abgrenzung eines Stressors gegenüber einem normalen Umweltreiz. Sie meinen, daß der Unterschied kein qualitativer, sondern nur ein quantitativer ist, wobei der Belastbarkeit der funktionskompetenten Organisationskreise – und hier vor allem das limbische System mit seinen kortikalen und vegetativen Wechselbeziehungen – entscheidende Bedeutung zukommt".

Hirschmann (1975) vertritt den Standpunkt, daß die vom Menschen geschaffene hochtechnisierte Umwelt die Gesundheit gefährdet, weil die menschliche genetische Prägung einstmals unter völlig anderen Lebensbedingungen erfolgte. Seiner Meinung nach hat das „Alarmsystem Streß", welches in der Evolution geschaffen wurde, um das Individuum auf den Kampf oder die Flucht vorzubereiten, nur dann einen Sinn, wenn es eine motorische Aktivität stimuliert. Aber ungeachtet dessen benötigt der Mensch ein bestimmtes Maß an Streß, da das Fehlen von Streß sich ebenso pathogen auswirken kann, wie ein Übermaß an Reizüberflutung.

Als eine ärztliche Aufgabe fordert *Hirschmann*, „den gesunden Menschen in seinem Wirkungsfeld den genetischen Gegebenheiten des Streßmechanismus anzupassen, bei Kranken aber durch Regulierung der Lebensweise und durch Medikamente die Arbeitsökonomie des gefährdeten Organsystems herzustellen".

Hirschmann sieht in dem verhinderten Abbau der streßbedingten mobilisierten Energiereserve die größte Gefahr für die Gesundheit. Der ursprünglich adaptive Streßmechanismus kann zum Feind des Menschen werden, wenn die Mobilisierung von Energiereserven als Vorbereitung zu einer motorischen Leistung nicht genutzt wird, weil der Organismus untätig ist bzw. bleiben muß. Infolgedessen kann es zu einer Fehlanpassung kommen, die eine psycho-hormonelle Dysregulation hervorruft.

Als Folge nicht abgebauter Energien einer Streßreaktion sieht *Hirschmann* in Übereinstimmung mit anderen Autoren: „Arteriosklerose, bei entsprechender Disposition Magengeschwüre, verminderte Immunabwehr und Stoffwechselstörungen".

Als Ursachen derartiger Erscheinungen kommen seiner Auffassung nach sozial-psychologisch bedingte gesundheitliche Streßsituationen, wie unbewältigte Konflikte, Frustrationen, nicht realisierte Wunschvorstellungen, Überschätzungen der eigenen Leistungsfähigkeit, verfehlte Lebensplanung in Betracht.

Neben den hormonell-vegetativen Erscheinungen infolge chronischen Stresses können auch Störungen der Motorik im Vordergrund stehen. So Koordinationsstörungen, pathologische Reflexe, Spastik, Parästhesien, Tremor, Rigor, Akinese u. a.

Hirschmann sieht die Ursachen dieser Erscheinungen in einem gestörten Dopamin-Adrenalin-Noradrenalin-Verhältnis und vertritt die Auffassung, daß infolge einer Adrenalinüberschwemmung des Organismus während des Stresses das durch Substitution mit L-Dopa hergestellte Gleichgewicht der biogenen

Amine gestört ist. Es kommt infolge vermehrter Adrenalinausschüttung zu vermehrtem Abbau von Dopamin.

Kugler (1975) lenkt die Aufmerksamkeit auf die Beziehungen zwischen Streß und Gedächtnis. Er ist der Auffassung, daß Streßsituationen die Speicherung von Informationen im Gedächtnis stören. Diese beruhen seiner Meinung nach auf allgemeinen Stoffwechselstörungen und Störungen der zerebralen Zirkulation, bisweilen aber auch auf streßbedingten Störungen des circadianen Rhyth-

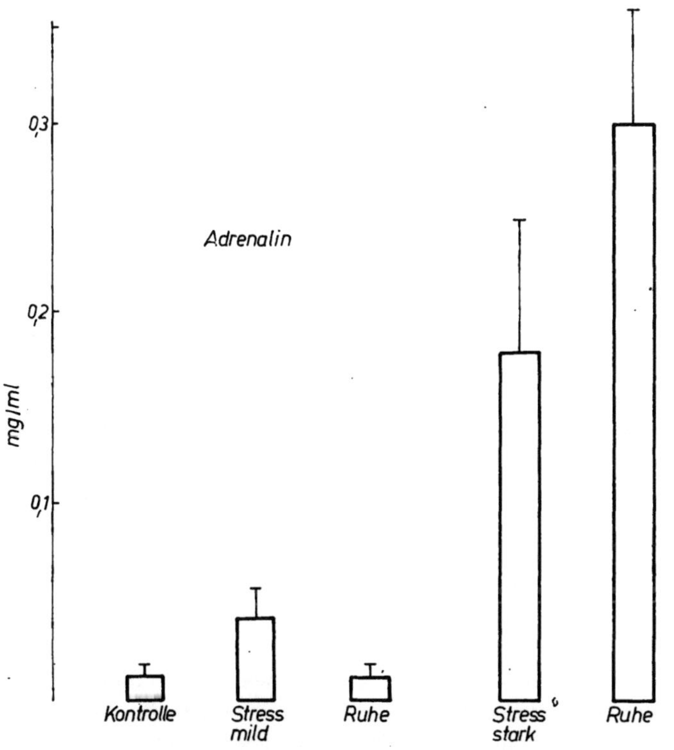

Abb. 10/15. Adrenalinspiegel im Blut von Ratten nach zwei Wochen mildem bzw. starkem Streß (Lernbelastung) und anschließend plötzlich einsetzender Ruhe. Nach starkem chronischem Streß wird durch die Ruhe eine noch stärkere Streßreaktion verursacht (Urlaubseffekt)

mus mit Verringerung der Vigilanz während des Tages. *Gänsehirt* (1975) sieht Beziehungen zwischen Streß und Schlaf. Er vertritt den Standpunkt, daß psychischer und sozialer Streß den Schlaf um so früher und um so stärker stören, je unlustbetonter die Streßmotivation und je instabiler die individuelle Ausgangslage ist. Körperlicher Streß fördert dagegen den Schlaf, wenn er die Leistungsgrenzen nicht überschreitet. Schlafstörender psychosozialer Streß sollte daher durch ausgleichende körperliche Aktivitäten kompensiert werden.

Auf die Beziehungen zwischen Streß und psychischen Störungen geht *Langen* (1975) ein. Er fordert, daß zwischen Streß (psychischen Belastungen) und psychosomatischen Funktionsstörungen bzw. neurotischen Entwicklungen differenziert werden muß. Bei dem Stilwandel der Depression im Laufe der letzten Jahre sieht *Walcher* (1975) die Ursache dieser Metamorphose in den Streßfaktoren. Er führt an, daß nach Untersuchungen der WHO etwa 100 Millionen der Menschen (3 bis 4 % der Weltbevölkerung) von depressiven Störungen betroffen sind. Diese sollen mit dem Überangebot an pathogenen Afferenzen zusammenhängen, weil infolgedessen die Modulationsfähigkeit der für „die Adaptation an die jeweiligen Umweltbedingungen verantwortlichen zentralen vegetativen Zentren der Formatio reticularis" verloren geht und Zustände ständiger Instabilität und Irritabilität hervorruft. Diese führen zur Störung der Ballance der Transmittersubstanzen und somit zu veränderten Erregungszuständen in den verschiedenen emotionsrelevanten Hirnarealen. *Walcher* (1975) vertritt in diesem Zusammenhang die Auffassung, daß die anhaltenden Streßbelastungen die „zunehmende Chronizität und Rezidivneigung affektiv-vegetativer Krankheitserscheinungen" fördert, wenn erst einmal die Adaptationsfähigkeit gestört ist.

In der Beziehung Streß und Psychose sieht *Geyer* (1975) zwei pathogenetische Aspekte. In dem einen Fall sieht er ein inneres Störfeld, welches durch die intrapsychischen autochtonen Vorgänge (Wahn, Angst) bedingt ist. Andererseits verweist er auf exogene Streßfaktoren, die sich beim Psychotiker sichtbar machen können.

Venzlaff (1975) lenkt mit Nachdruck die Aufmerksamkeit auf die Beziehung Streß-Wirbelsäule. Sie kann seiner Auffassung nach „ein wichtiges Projektionsfeld für emotionelle Störungen, innere Konflikte und psychoreaktive Adaptationsvorgänge" sein.

Diese kurze Übersicht zeigt, daß es viele Beziehungen zwischen Gesundheits- und Krankheitsgeschehen und dem Streß gibt.

Die vielen Einzelbefunde und vielseitigen Auffassungen, vor allem das Fehlen von Langzeituntersuchungen, läßt doch noch viele Erscheinungen und Mechanismen im Dunkel. Um hier Fortschritte erzielen zu können, muß die Forderung nach adäquaten Tiermodellen mit Nachdruck gestellt werden. Dabei geht es nicht um die Beschreibung von kurzzeitigem Streß, sondern um die chronische Verlaufsform, die Einblicke in pathogenetische Prozesse geben kann.

10.9. Konzeption eines tierexperimentellen Modells für die Verlaufsform des chronischen emotionellen Stresses

Im Rahmen der theoretischen Erörterung des Streßproblems haben wir den unbedingt zu beachtenden Unterschied zwischen akutem Streß und der Verlaufsform des chronischen Stresses herausgestellt und die Bedeutung des letzteren für die Pathogenese von Neurosen und psychosomatischen Erkrankungen hervorgehoben. Die vielen noch offenen Fragen zur Verlaufsform des chronischen Stresses veranlaßte uns zur Erarbeitung eines komplexen tierexperimentellen Modells zum Studium von Gesetzmäßigkeiten der Verlaufsform des chronischen emotionellen Stresses an Parametern des ZNS und der vegetativ-humoralen Regulation (*Hecht* und *Poppei,* 1977; *Poppei* und *Hecht,* 1980).

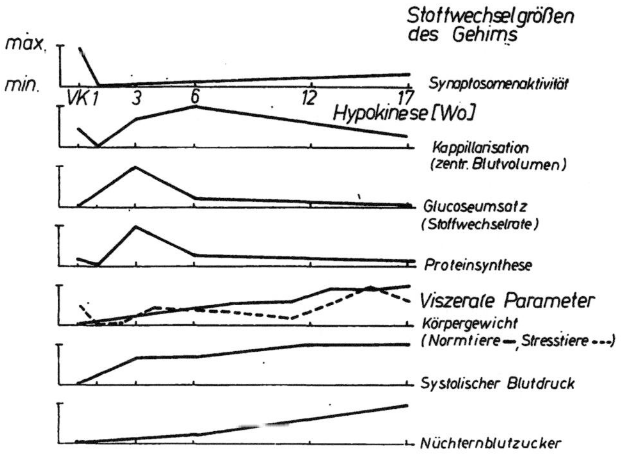

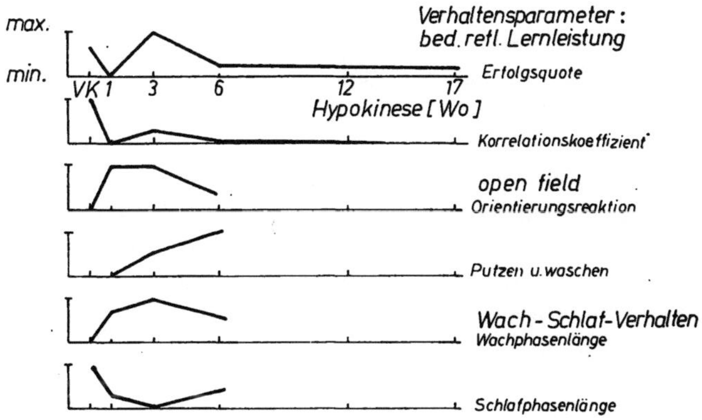

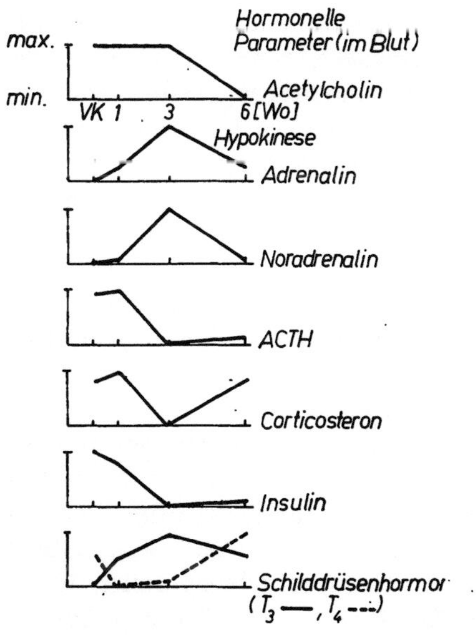

Abb. 10/16. Phasen der chronischen Verlaufsform des Stresses (Hypokinese) über die Zeitdauer bis zu 17 Wochen. oben — Stoffwechselgrößen des Gehirns, Mitte — Verhaltensparameter, unten — Hormone (nach *Poppei*, *Poppei* et al. und *Konnitzer* et al. zusammengestellt)

Das Modell setzte sich aus verschiedenen, eng miteinander verbundenen Elementen zusammen:

1. Chronische Stressoreneinwirkung verschiedener Qualität, Quantität, Einwirkungsdauer (1 bis 30 Wochen) und Musterzusammensetzung (Kombination mehrerer Stressoren).
2. Schaffung von definierbaren Zuständen des inneren Milieus.
3. Erfassung verschiedener Parameter im Verlauf und am Ende der bis zu mehreren Monaten andauernden Einflüsse. Folgende Parametergruppen wurden in Betracht gezogen: ZNS, hormonelles System, Stoffwechsel, Hämodynamik, Biorhythmus, Struktur verschiedener Organe.
4. Erprobung prophylaktischer und therapeutischer Maßnahmen am Modell.
5. Modelltheorie und mathematische Analyse.
6. Überführung der Ergebnisse in die Nutzung (Überprüfung der tierexperimentellen Ergebnisse in psychophysiologischen Untersuchungen).

Als Versuchstier diente die Wistarratte.

Es erhebt sich die Frage, ob es überhaupt möglich ist, so komplizierte Prozesse des Menschen wie den emotionellen „Streß und Neurosen am Tier“ zu untersuchen. Zu dieser Frage möchten wir wie folgt Stellung nehmen:

Bei der tierexperimentellen Modellierung psychonervaler Prozesse und ihrer Störungen sowie bei der Verallgemeinerung der diesbezüglichen Ergebnisse und Erkenntnisse muß ganz besonders berücksichtigt werden, daß die Lebensvorgänge beim Tier ausschließlich biologischen Gesetzmäßigkeiten folgen, wozu u. a. die Steuerung lediglich über das erste Signalsystem des ZNS gehört.

Beim Menschen haben wir dessen einheitlichen biologischen und gesellschaftlichen Charakter zu beachten und damit eine gegenüber dem Tier neuartige Qualität der Reaktionsweisen infolge des integrierten Zusammenwirkens des ersten und zweiten Signalsystems des ZNS, wobei letzteres dominiert, und zwar unter Berücksichtigung der verschiedenen Organisationsebenen und -stufen der nervalen Funktionen. Diese Aspekte können im Tiermodell nicht berücksichtigt werden. Dennoch hat es sich bei der Aufklärung komplizierter Grundmechanismen normaler und gestörter nervaler Prozesse bewährt, wenn dialektisch-materialistisch begründete Hypothesen- und Modellmethoden angewandt wurden. Ein herausragendes Beispiel bilden die Arbeiten *Pawlows* und seiner Schule über die höhere Nerventätigkeit und experimentelle Neurose. Ähnliches gilt auch für die Aufklärung von biologischen Grundmechanismen des Gedächtnisses und der Emotionen. Gerade aber am Beispiel bestimmter, nur beim Menschen auftretender Erkrankungen, wie etwa der Neurosen oder Psychosen, läßt sich unschwer erkennen, daß ein Tiermodell nur im Rahmen einer wissenschaftlich begründeten Gesamtkonzeption, an der zutreffenden Stelle der Hypothesenüberprüfung eingebaut, wirklich zur Aufklärung ätiologischer und pathogenetischer Mechanismen des Krankheitsgeschehens beitragen kann.

In bestimmter Hinsicht ist das Tiermodell jedoch unersetzbar. Wenn auch zum Beispiel der Wahn eines Schizophrenen in seinen Inhalten nur bei Betrachtung der sozialen und psychischen Situation des Kranken richtig eingeordnet werden kann, sind die biopathologischen Vorgänge im Bereich der nervalen Abläufe, etwa der synaptischen Transmission, die einem schizophrenen Wahn letztlich zugrunde liegen können, nur unter Einbeziehung des Tierexperiments aufzuklären. Dabei kann es nicht schlechthin um ein Tierexperiment gehen, sondern um ein Modell des betreffenden Krankheitsgeschehens unter Einbeziehung von Hypothesen- und modelltheoretischen Gesetzmäßigkeiten (*Hecht*, 1977) (Siehe Kapitel 7.).

Die Verwendung von Modellen im Prozeß der Hypothesenbildung besteht im Suchen, Erkennen und Ausnutzen von Analogien. In der Wissenschaft wird als Modell ein Objekt bezeichnet, welches auf der Grundlage einer Struktur-, Funktions- oder Verhaltensanalogie zu einem entsprechenden Original von einem Subjekt eingesetzt und genutzt wird, um eine bestimmte Aufgabe lösen zu können, deren Durchführung mittels direkter Operation am Original zunächst oder überhaupt nicht möglich bzw. unter gegebenen Bedingungen zu aufwendig ist. Somit ist das Modell eine Abbildung komplizierterer und komplexer Strukturen und Funktionen eines Gegenstandsbereichs auf einfachere und übersichtlichere Strukturen und Funktionen des gleichen oder eines anderen Gegenstandsbereichs.

Ein Modell kann je nach Aufgabe verschiedene Funktionen ausüben. Im Rahmen der gezielten medizinischen Grundlagenforschung bzw. der experimentellen Medizin nimmt das Modell zur Erkenntnisgewinnung die zentrale Stellung ein. Hiermit sollen neue Erkenntnisse gewonnen werden, aus denen durch Analogieschluß hypothetisch entsprechende Eigenschaften, Mechanismen und Gesetzmäßigkeiten abgeleitet werden können.

Allen Modellen zur Erkenntnisgewinnung (im folgenden immer als Modell bezeichnet) ist gemeinsam, daß sie nicht willkürlich vom Subjekt hervorgebracht werden können, sondern eigenen inneren Gesetzmäßigkeiten unterliegen, die objektiver Gegenstand der Analyse im Modellexperiment durch das Subjekt sind. Eine wesentliche Seite für die Erarbeitung einer Modellkonzeption ist die Frage nach dem Inhalt der Analogie zum Original. Diesbezüglich können Struktur-, Funktions- und Verhaltensmodelle unterschieden werden. Bei dem Aufbau eines Modells sind folgende Forderungen zu erfüllen: Jedes Modell muß sich vom Original in jenen Merkmalen qualitativ unterscheiden, die eine direkte Bearbeitung des Originals durch das Subjekt nicht möglich machen. Es muß deshalb in Abhängigkeit von der wissenschaftlichen Aufgabe einfach, leicht beschreibbar, praktisch, unbegrenzt variierbar oder idealisierbar sein. Zugleich muß das Modell in jenen Eigenschaften dem Original möglichst ähnlich sein, die speziell Gegenstand seiner Nutzung durch das Subjekt sind und dem Zweck der Modellierung entsprechen. Beide Forderungen stehen zueinander mehr oder weniger in Widerspruch, so daß bei dem Modellaufbau ein Optimierungsproblem entsteht, d. h. es müssen beim Modellaufbau Wege gefunden werden, die beiden Forderungen optimal gerecht werden, so daß störende Widersprüche weitestgehend ausgeschlossen sind. Dieser Gesichtspunkt muß bei jedem Modellaufbau berücksichtigt werden.

Der Modellaufbau ist bei Modellen für die Erkenntnisgewinnung kein einfacher einmaliger Akt, sondern ein mehr oder weniger komplizierter Wechselwirkungsprozeß zwischen dem das Modell aufbauenden Menschen (Subjekt) sowie dem Original und dem Modell.

Ein Modell wird immer durch seine Beziehungen zu dem „wovon“ es Modell ist und „wofür“ es Modell ist, bestimmt. Zu jedem Modell muß es daher stets ein Original und ein Subjekt geben. Deshalb muß z. B. bei der Aufklärung pathogenetischer Mechanismen von Krankheiten ein komplexes Modell aufgebaut werden. Diesen Weg beschritten wir mit dem oben dargestellten Modell.

Hierbei zeigten sich nach mehrwöchiger Stressoreneinwirkung Charakteristika der chronischen Verlaufsform des Stresses, d. h. zeitweilige oder beständige Veränderungen der untersuchten Parameter, die nicht mit dem unmittelbaren Einfluß der Stressoren im Zusammenhang standen, sondern Ergebnis deren ständiger Einwirkung waren. Es waren Veränderungen, die als pathologisch zu bezeichnen sind und die bei mehrmonatiger Einwirkung von Stressoren auch strukturelle Verbindungen zur Folge hatten. Diese pathologischen Erscheinungen traten aber nicht in allen Fällen auf, es entwickelten sich Adaptationsmechanismen.

Inwieweit der Verlust des Anpassungscharakters zeitweilig oder permanent eintritt, hängt von vielen Faktoren ab, von denen wir nachfolgend einige anführen möchten:

1. Existenz einer bestimmten ererbten Veranlagung, die für Erkrankungen wie Hypertonie, Diabetes mellitus, nachgewiesen wurde.
2. Rolle der frühen Ontogenese, der postnatalen Perioden, Bedingungen für das Reifen cerebraler funktioneller Systeme.
3. Spezielle Organanamnese, Schädigung durch Infektionen, Traumen usw. als prädestinierende Faktoren für eine selektive Reaktivität auf emotionellen Streß.
4. Verbindung zum funktionellen Ausgangszustand der Systeme (aktiver oder entspannter Zustand), Einfluß biorhythmischer Schwankungen.
5. Konstitutionelle Besonderheiten der Reaktivität des vegetativen Nervensystems.

Somit ist der Streß nicht a priori ein pathogenetischer Faktor, sondern nur dann, wenn bedingte Voraussetzungen gegeben sind. Ansonsten entwickeln sich Adaptationsmechanismen.

10.10. Schlußbemerkungen

Bei einer Gesamtbetrachtung des Streßproblems, vor allem wenn ein klares Bekenntnis zur Form des emotionellen Stresses vorliegt, kann festgestellt werden, daß der Streß ein wichtiges gesundheitspolitisches Problem darstellt.
Bezüglich der nihilistischen Einstellung *Selyes* und anderer zur Streßkonzeption ist zu sagen, daß man diese Auffassung nicht teilen kann. Vielmehr ist es erforderlich:

1. Klarheiten über die Begriffsbildung des Stresses zu schaffen.
2. Philosophische und methodologische Aspekte auf der Grundlage dialektischen Materialismus in die Streßkonzeption einzubeziehen.
3. Tiermodelle zu schaffen, die dem menschlichen Krankheitsbild adäquat sind.
4. In stärkerem Maß beim Menschen psychophysiologische Methoden einzuführen, die die reale Situation berücksichtigen.

5. Methoden und Maßnahmen zur Prophylaxe gegen schädigende Streßeinflüsse zu entwickeln, die die gesellschaftlichen Verhältnisse berücksichtigen.
6. Der Aufklärung von Beziehungen zwischen Streß und Adaptationsmechanismen größere Aufmerksamkeit zu schenken.

10. 11. *Literatur*

Anochin, P. K.: Das funktionelle System als Grundlage der physiologischen Architektur des Verhaltensaktes. Abh. aus dem Gebiete der Hirnforschung und Verhaltensphysiologie. Bd. 1. Jena: Fischer 1967

Arschawskij, I. A.: Mechanismy i osobennosti fiziologičeskogo i patologičeskogo stressa v rasličnye vozrastnye periody. In: Aktual'nye problemy stressa. Kišinev: Štinica 1976. S. 75–21

Auer, F.: Streß dich gesund. Kompaktwiss. München: Heyner 1976

Baumann, R.: Theoretische und klinische Aspekte der zerebro-viszeralen Regulationskrankheit arterielle essentielle Hypertonie. Dt. Gesundh.-Wesen, Berlin **29** (1974) S. 673–676 und S. 721–733

Baumann, R.: Streß-Sensibilität und Adaptation. Ber. ges. Inn. Med., Berlin **9** (1974) S. 15–30

Baumann, R.; Ch. *Graff*: Die Vergesellschaftung des Frühstadiums der essentiellen Hypertonie mit latenten und asymptomatischen diabetischen Kohlenhydrat-Stoffwechsel-Defekten. 1. Teil. Dt. Gesund.-Wesen, Berlin **23** (1968) S. 1585–1993. 2. Teil. Dt. Gesundh.-Wesen, Berlin **23** (1968) S. 1633–1638

Cannon, W. B.: The James-Lange theory of emotion. A critical examination and an alternativ theory. Amer. J. Psychol., Austin **39** (1927) S. 106–124

Cannon, W. B.: Bodily changes in pain, hunger, fear and rage. New York: Appleton 1929

Carpenter, W. B.: Zitiert bei W. *Hacker*: Allgemeine Arbeits- und Ingenieurpsychologie. Berlin: Dt. Verl. d. Wiss. 1973. S. 340

Chananaschwili, M. M.: Informacionnye nevrosy. Leningrad: Medicina 1978

Engels, F.: Anteil der Arbeit an der Menschwerdung des Affen. Berlin: Dietz 1950. S. 13

Englert, E.: Die Entwicklung des Streßbegriffes. 1973. Würzburg: Julius-Maximilian-Universität, Med. Fak., Diss. A

Faulhaber, H.-D.: Hypertonie. Medizin aktuell, Berlin **8** (1975) S. 352–355

Gasanow, G. G.: Emocii i visceralnye funkcii. Baku: Elm 1974

Gänsehirt, H.: Streß und Schlaf. In: H. *Lechner,* O. *Scrinzi* (Hrsg.): Streß und Nervensystem. 9. Veldener Symposium 1974. München-Gräfelfing: Werkverl. 1975. S. 24–28

Geyer, H.: Streß und Psychologie. In: H. *Lechner,* O. *Scrinzi* (Hrsg.): Streß und Nervensystem. 9. Veldener Symposium 1974. München-Gräfelfing: Werkverl. 1975. S. 43–45

Göring, H.: Reaktionen der Pflanzen auf extreme physikalische und chemische Umweltbedingungen. III. Arbeitstagung Umweltbiophysik: Umwelt – Streß, Templin, 25. bis 29. 3. 1981

Guski, H., R. *Löther,* K. *Wenzelides:* Leben, Gesundheit, Krankheit, Tod. In: Allgemeine Pathologie. Hrsg.: A. *Hecht,* K. *Lunzenauer,* E. *Schubert.* Berlin: Verl. Volk u. Gesundheit 1977. S. 38–42

Hacker, W. (Hrsg.): Psychische Regulation von Arbeitstätigkeit. Berlin: Dt. Verl. d. Wiss. 1976

Hecht, A., K. *Lunzenauer,* E. *Schubert*: Allgemeine Pathologie. 2. Aufl. Berlin: Verl. Volk u. Gesundheit 1977

Hecht, A.: Zur Prävention der ischämischen Herzerkrankungen unter dem Aspekt der inneren Krankheitsbedingungen. Vortrag auf der Problemberatung des Forschungsverbandes Herz-Kreislauferkrankungen. Berlin, 21. 2. 1975

Hecht, K.: Emotionen und Persönlichkeitsentwicklung. Urania, Berlin **53** (1977) S. 26 bis 29

Hecht, K.: Methodologische, insbesondere modell-theoretische Aspekte bei der Gewinnung von Grundlagenerkenntnissen zur Sanogenese sowie zur Pathogenese der Neurosen und emotionsstreßinduzierten zerebro-viszeralen Regulationsstörungen. In: R. *Baumann*, K. *Hecht* (Hrsg.): Streß, Neurose, Herz-Kreislauf. Berlin: Dt. Verl. d. Wiss. 1977. S. 17

Hecht, K.: Streß — Ursachen und Wirkung. Deine Gesundheit, Berlin **7** (1979) S. 199 bis 200

Hecht, K., M. *Poppei*: Zur Rolle des Umweltfaktors in der dialektischen Gesundheits-Krankheitsbeziehung. Arbeitsmaterial des Forschungsverbandes Herz-Kreislaufkrankheiten. Berlin 1977. Als Arbeitsmaterial des Forschungsverbandes Herz-Kreislaufkrankheiten gedruckt

Hecht, K., R. *Baumann*, St. *Nitschkoff* u. a.: Der Einfluß von Streßfaktoren auf zerebroviszerale Regulationsmechanismen als pathogenetische Konstellation bei der Entstehung der arteriellen Hypertonie. Erg. exp. Med., Berlin **21** (1976) S. 109—146

Hecht, K., H. *van Nguyen*, A. A. *Garibyan* u. a.: The role of the hippocampus and nucleus candatus structures in the formation of pathogenetic emotional states of excitation. In: K. *Lissak*: Neural and neurohumoral organization of motivated behaviour. Budapest: Akad. K. 1978. S. 191—203

Hecht, K., P. *Oehme*, M. *Airapetjanz*: Neuropeptide in der Regulation. Z. ges. inn. Med., Leipzig **35** (1980) S. 407—413

Hecht, K., M. *Poppei*, M. *Peschel* u. a.: Optimierungsaspekte in der zerebro-viszeralen Blutdruckregulation unter chronischem Einfluß kombinierter Stressoren. Acta biol. et med. germ., Berlin **31** (1973) S. 813—825

Hecht, K., M. *Poppei*, T. *Hecht* u. a.: A modell designed to study the role of stressing enviromental factors in the pathogenesis and primary of experimental neurotically induced hypertension. Proceesings of the Satellite Symposium „Emotions and visceral functions" Baku: Elm 1974. S. 18—23

Hecht, K., M. *Poppei*, K. *Treptow* u. a.: Die Bedeutung des Lernvorganges für die Dynamik adaptiver-maladaptiver Prozesse in der zerebro-viszeralen Blutdruckregulation. Berlin: Dt. Akad. Wiss. 1975. S. 143—153

Hecht, K., K. *Treptow*, M. *Poppei* u. a.: Ein Modell für die Entwicklung hyperton ausgelenkter Blutdruckdysregulationen durch fehlgesteuertes Lernen. Acta biol. et med. germ., Berlin **27** (1971) S. 869—883

Hecht, K., K. *Treptow*, S. *Choinowski* u. a.: Interindividuelle Kommunikationsbeziehungen und motorisches Training in ihrer Bedeutung für Lern- und Gedächtnisleistungen von Albinoratten. Acta biol. et med. germ., Berlin **32** (1974) S. 35—42

Hellhuber, M. J.: Herz, Streß und ärztliche Behandlungspolitik. Ther. Gegenwart, Berlin **112** (1973) S. 1727—1737

Henry, J. P., P. M. *Stephens*: Stress, health and social environmental. A socialbiologic approach to medicine. Berlin, Springer Verl. 1977

Hinkle, L. E.: The concept of „Stress" in the biological and social sciences. Medicine science and Men **1** (1973) S. 31—48

Hippius, H.: Streß aus der Sicht der Psychiatrie. Therapiewoche, Karlsruhe **26** (1976) S. 49—50

Hirschmann, J.: Vegetativum. In: H. *Lechner*, O. *Scrinzi* (Hrsg.): Streß und Nervensystem. 9. Veldener Symposium 1974. München—Gräfelfing, Werkverl. 1975. S. 20—24

Hoffmann, A., W. *Kuss*, B. *Wieczorek*: Streß aus psychologischer, physiologischer und sozialer Sicht. 1977. Berlin, Humboldt-Univ., Med. Fak., Diss. A

Hyden, H., P. W. *Lange*: Brain cell protein synthesis specifically related to learning. Proc. Nat. Acad. Sci., Washington **65** (1970) S. 898—904

Hyden, S.: Streß und Infarkt. Therapiewoche, Karlsruhe **26** (1976) S. 472—481

Janis, I.: Psychological stress. In: Handbuch der Neurosenlehre. Bd. IV. New York: J. Wiley and sons 1958. S. 422 ff.

Jumatov, E. A., Ju. G. *Skoceljas*: Sravnitel'ny analis ustojčivosti funkcii serdečnososudistoj sistemy u krys raznych linij pri immobilizacii. Žurn. vysš. nerv. dejat., Moskva **29** (1979) S. 345—351

Kaznatscheew, V. P., Ju. P. *Schorin*: Langfristige (vitale) Rhythmen bei der Adaptation an extreme Bedingungen. In: J. *Schuh*, K. *Hecht* und J. A. *Romanov*: Chronobiologie und Chronomedizin. Berlin: Akad.-Verl. 1981

Klaus, G., M. *Buhr*: Philosophisches Wörterbuch. Bd. 1. Leipzig: Bibliographisches Institut 1974. S. 309

Knigge, K. M.: Proc. soc. exper. biol. and med. New York **108** (1961) 18. Zit. bei P. *Glees* und M. *Hasan*: Grundlagen des zentralen vegetativen Nervensystems. In: A. *Sturm* und W. *Birkemayer* (Hrsg.): Klinische Pathologie des vegetativen Nervensystems. Bd. 1. Jena: Verl. Fischer. S. 143—197

Kupalov, P. S.: Učenie o reflekse i reflektornyj dejatel'nosti i perspektive ego razvitija. In: Filosofskie voprosy fiziologii vyšej nervnoj dejatel'nosti i psichologii. Moskva: Medicina 1963. S. 106—155

Kugler, J.: Streß und Merkfähigkeit. In: H. *Lechner*, O. *Scrinzi* (Hrsg.): Streß und Nervensystem. 9. Veldener Symposium 1974. München-Gräfelfing: Werkverl. 1974. S. 32—35

Langen, D.: Streß und seelische Störung. In: H. *Lechner*, O. *Scrinzi* (Hrsg.): Streß und Nervensystem. 9. Veldener Symposium 1974. München-Gräfelfing-Werkverl. 1975. S. 36—40

Lazarus, R. S., R. W. *Baker*, D. M. *Broverman* u. a.: Personality and psychological stress. J. Personality **25** (1957) S. 559—577

Lechner, H., G. *Hebenstreit*: Die Stressoren und ihr mutmaßlicher Wirkungsmechanismus. In: H. *Lechner*, O. *Scrinzi* (Hrsg.): Streß und Nervensystem. 9. Veldener Symposium 1974. Werkverl. München Gräfelfing 1975. S. 0 12

Leonow, A. A., V. I. *Lebedew*: Der Mensch im Weltall. Leipzig—Jena—Berlin: Urania-Verl. 1969

Leonow, A. A., V. I. *Lebedew*: Psychologische Probleme des interplanetaren Fluges. Wissenschaft und Fortschritt, Berlin **27** (1977) S. 222—227

Levi, L.: Emotional stress. Basel—New York: Karger Verl. 1967. S. 103

Levi, L.: Was ist und bedeutet Streß? Ztschr. für Praxis, Klinik, Arbeitshygiene, Begutachtung, Rehabilitation **9** (1974) S. 210—211

Levi, L.: Streß, Nebenniere und Schilddrüse. In: *v. Eiff* (Hrsg.): Seelische und körperliche Störungen durch Streß. Stuttgart: Fischer Verl. 1976. S. 47—64

Mamedow, A. M.: Korreljacionnye pokazateli EEG golovnogo mozga pri emocional'nom stresse. Baku: Elm 1979

Mayring, P., K. *Haußer*: Prozeßmodell der Streßverarbeitung und Streßbewältigung. 22. Internationaler Kongreß für Psychologie. Leipzig **1980** (Manuskript)

McGrath, J.: Social and psychological factors in stress. In: Appley and Trumbull. New York 1967. S. 20

McLean, P. D.: Contrasting functions of limbic and neocortical system of the brain and their relevance to psycho-physiological aspects of medicine. Amer. J. Med., New York **25** (1958) S. 611—626

Meier, H.-P., R. *Müller*: Tablettenkonsum als Reaktion auf Lärm. Medicine sociale et preventive **20** (1975) S. 57–63

Mensen, H.: Sind wir dem Streß gewachsen: Umschau, Frankfurt (M) **74** (1974) S. 628

Miller, N. E.: Effects of learning and enzyme induction on emotional stress and visceral functions. Proceeding of the satellite Symposium „Emotions and visceral functions". Baku: Elm 1974. S. 36–38

Mitscherlich, A.: Psyche **7** (1953/54) S. 563. Zit. bei E. *Englert*: Die Entwicklung des Streßbegriffes. 1973. S. 17. Würzburg: Julius-Maximilians-Univ., Med. Fak., Diss. A

Müller, R.: Die Einbeziehung standardisierter psycho-physiologischer Belastungen in die Dynamik von Herz-Kreislauf-Regulationsstörungen. Diss. B Berlin: AfÄF d. DDR 1980

Nitschkoff, St.: Über die Wirkung des Fernsehens auf den arteriellen Blutdruck. Dt. Gesundh.-Wesen, Berlin **26** (1971) S. 146–150

Pavlov, I. P.: Zit. bei *Zukov-Verešnikow,* I. M.: Idei I. P. Pavlova o pričinach boleznej i eksperimental'noj terapii kak osnova mikrobiologii i immunologii. Žurn. vysš. nervn. dejat., Moskva **21** (1952) S. 10–19

Poppei, M.: Chronischer Streß in Abhängigkeit von Zuständen des Organismus und von Umweltkonstellationen (Tierexperimentelle Studien), 1980. Diss. B Berlin: Humboldt-Univ., Biowiss. Fak.

Poppei, M., K. *Hecht*: Der Einfluß einer wiederholten Bewegungseinschränkung der lokomotorischen Reaktion auf den systolischen Blutdruck von Albinoratten. Acta biol. et med. germ., Berlin **27** (1971) S. 297–306

Poppei, M., K. *Hecht,* S. *Choinowski* u. a.: Geschlechtsspezifische Unterschiede bei der Entstehung und Entwicklung verschiedener experimenteller neurotischer Hypertonieformen. Acta biol. et med. germ., Berlin **27** (1971) S. 885–897

Poppei, M., K. *Hecht*: Stressorenwirkung und chronischer Streß in Abhängigkeit vom Zustand des Organismus und von der Umweltkonstellation. Wiss. Z. Humboldt-Univ. Berlin, Math.-nat.-wiss. R. **19** (1980) S. 667–680

Reznikow, A. G.: Stress i obščij adaptačionnyj sindrom. In: Patologičeskaja Fiziologija. Hrsg.: N. N. *Zaiko.* Kiev: Višča škola 1977. S. 540–542

Richter-Heinrich, E., W. *Gödicke,* Ch. *Graff* u. a.: Zerebro-viszerale Dysregulation als Ausdruck gestörter Organismus-Umweltbeziehungen. In: K. *Hecht* (Hrsg.): Zentralnervale Regulationsdynamik im Adaptationsprozeß der Organismus-Umwelt-Beziehung. Berlin 1971. S. 57–70

Rohnert, W., W. *Laurig*: Zusammenhang zwischen Belastungs- und Beanspruchungsparametern bei Fluglotsen in der Flugverkehrskontrolle. Arb.-Med., Soz.-Med., Arb.-Hyg., Stuttgart **7** (1972) S. 252–257

Ross, J.: Bodenwassergehalt als ein Streßfaktor der Transpiration und der Photosynthese von Pflanzen. III. Arbeitstagung Umweltbiophysik: Umwelt — Streß. Templin 25.–29. 3. 1981

Rubinstein, S. L.: Grundlagen der allgemeinen Psychologie. Berlin: Verl. Volk u. Wissen 1962. S. 591

Schönpflug, W.: Regulation und Fehlregulation im Verhalten. I. Verhaltensstruktur, Effizienz und Belastung — Theoretische Grundlagen eines Untersuchungsprogramms. Psychologische Beiträge, Meisenheim (BRD) **21** (1979) S. 174–202

Selye, H.: Einführung in die Lehre vom Adaptationssyndrom. Stuttgart: Thieme-Verl. 1953

Selye, H.: Endocrine reaction during stress. Curr. Res. Anaesth. Analg., Cleveland **35** (1956) S. 182–193

Selye, H.: The stress of the life. New York: McGraw-Hill 1956

Selye, H.: Elektrolyte, Streß und Herznekrose. Stuttgart: Schwabe Verl. 1960

Selye, H.: The evolution of the stress concept. Stress and cardiovascular disease. Amer. J. Cardiol., New York **26** (1970) S. 289

Selye, H.: Streß — Bewältigung und Lebensgewinn. München–Zürich: Piper u. Co. Verl. 1974. S. 59

Selye, H.: Implication of stress concept. J. Med. **75** (1975) S. 3139–3145

Selye, H.: Streß. Lebensregeln vom Entdecker des Streß-Syndrom. Hamburg: Rowohlt 1977

Siedeck, H.: Über das zeitliche Verhalten der phasenförmigen Reizbeantwortung nach Pyrogeninjektion. Acta neurovegetat., Wien **11** (1955) S. 94

Simonow, P. V.: Widerspiegelungstheorie und Psychophysiologie der Emotionen. Berlin: 1975. S. 46–99

Simonow, P. V.: Psichofiziologičeskij stress kosmičeskogo poleta. In: Osnovy kosmičeskoj biologii i mediciny. Moskva: Nauka 1975. S. 153–172

Smythes, J. R.: Brain mechanism and behaviour. Oxford–Edinburgh: Blackwell Scientific Publ. 1970. S. 13–42

Strasser, H.: Technisch-physiologische Aspekte der Beziehung Streß–Strain. Eine modelltheoretische Betrachtung. Arb.-Med., Soz.-Med., Arb.-Hyg., Stuttgart **10** (1974) S. 212–217

Sudakow, K. V.: Emočional'nyj stress kak glavnyj faktor v patogenese arterial'noj gipertonii. Patol. Fiziol. i eksper. Ter., Moskva **1** (1975) S. 3–12

Sudakow, V. K.: Emotioneller Streß als Hauptfaktor der Formierung experimenteller Neurosen. In: R. *Baumann,* K. *Hecht* (Hrsg.): Streß, Neurose, Herz-Kreislauf. Berlin: Dt. Verl. d. Wiss. 1977. S. 74–79

Tobiasch, V.: Die Sache mit dem Streß. Med. Monatsschr., Stuttgart **29** (1975) S. 292 bis 295

Treptow, K., K. *Hecht,* M. *Poppei*: Der Einfluß einer Zeitgedächtnisprüfung und der Immobilisationsbelastung auf den systolischen Blutdruck von Albinoratten. Dt. Gesundh.-Wesen, Berlin **25** (1970) S. 1530

Ulich, D., K. *Haußer,* P. *Mayring* u. a.: Kognitive Kontrolle in Krisensituationen: Arbeitslosigkeit bei Lehrern. Forschungsfortsetzungsantrag, Arbeitsbericht und Interviewleitfaden. München 1980. Arbeitsmaterialien

UNESCO-Material der Stockholmer Umwelt-Konferenz Gruppe G: Gesundheit und Sozialwesen 1972. S. 16. Punkt 97 und 98

Unger, K., St. *Claus,* R. *Schachschneider*: Experimentelle und theoretische Grundlagen zur Modellierung der Reaktionsnorm von Idiotypen (Weizen) und deren Bedeutung für die Prüfung von Streßreaktionen. III. Arbeitstagung Umweltbiophysik: Umwelt — Streß. Templin 25.–29. 3. 1981

Venzlaff, W.: Streß und Wirbelsäule. In: H. *Lechner,* O. *Scrinzi* (Hrsg.): Streß und Nervensystem. München 1975. S. 41–43

Vester, F.: Phänomen Streß. Stuttgart 1976. dva Öffentliche Wissenschaft. Dt. Verlagsgesellschaft Stuttgart

Walcher, W.: Streß und Depression. In: H. *Lechner,* O. *Scrinzi* (Hrsg.): Streß und Nervensystem. München 1975. S. 41–43

Wejn, A., W. *Rotenberger*: Pathogenetische Schlafstörungen. Ideen des exakten Wissens, Stuttgart (1973) 12, S. 755–763

Wejn, A. M.: Über die Neurologie der unspezifischen Hirnsysteme. Leipzig: Thieme-Verl. 1978

Wendland, S., E. *Freund*: Kritische Analyse zur Verwendung des Streßbegriffes in der Medizin. 1979. Bereich Medizin, Humboldt-Universität Berlin. Diplomarbeit

Wolf, S.: A formulation of psychosomatic mechanism. Proc. third World Congress of Psychiatrie. Montreal, Univ. Toronto Press 1963

11. Informationsneurosen

(M. M. *Chananaschwili*)

11.1. Der Begriff der Informationsneurose

Eine der wesentlichen Aufgaben der folgenden Aufsätze besteht darin, die Begründung für die Abgrenzung einer besonderen Form der Pathologie der höheren Nerventätigkeit darzustellen, die durch folgende Bedingungen entsteht:

a) langandauernde Hirntätigkeit bei ungünstiger Kombination von drei Faktoren:
   1. Notwendigkeit der Verarbeitung und Aneignung einer großen Informationsmenge (bis hin zur Entscheidungsfindung),
   2. dauerndes Zeitdefizit während dieser Hirntätigkeit und
   3. ein hohes Motivationsniveau, was die zu verarbeitende Information besonders bedeutsam werden läßt;

b) langdauernder Mangel an bedeutungsvoller Information.

Die pathologischen Störungen der höheren Nerventätigkeit, die unter den genannten Bedingungen auftreten, wurden zusammenfassend als Informationspathologie bezeichnet. In Abhängigkeit von der Symptomatik und den beteiligten Mechanismen wird sie weiter unterteilt in Informationsneurosen und Informationspsychosen.

Als Information bezeichnen wir in jedem Fall Angaben über Erscheinungen, die entweder verbal oder durch andere Signalreize kodiert sind.

Der Vergleich unserer Untersuchungsbefunde mit den Angaben der Literatur zeigt, daß die Konzeption von den Informationsneurosen erstmals die Frage nach dem Zusammenhang von analytisch-synthetischer Hirnfunktion und der Regelung der Motivation bei Berücksichtigung des zur Bewältigung der Aufgabe verfügbaren Testfaktors aufwirft, obwohl die Entstehung von Neurosen bei Überbeanspruchung dieser Funktion bereits früher wiederholt festgestellt worden ist. Es besteht ein bestimmter gesetzmäßiger Zusammenhang dieser Erscheinungen, der sowohl für die Entstehung von Neurosen als auch für ihre Prophylaxe eine wichtige Rolle spielt. Das macht natürlich auch das Suchen nach einer optimalen Kombination der Triade neurotisierender Faktoren durch ihre künstliche, experimentelle Veränderung sinnvoll. Die Tatsache, daß man durch Variierung der quantitativen und qualitativen Eigenschaften der einzelnen Parameter eine Neurose nicht nur auslösen, sondern auch verhindern kann, gestattet die Schlußfolgerung, daß der Experimentator über die Möglichkeit verfügt, die Erscheinung als Ganzes zu steuern. Daraus läßt sich bereits mit größerer Berechtigung ableiten, daß die Erscheinung gesetzmäßigen Charakter hat und die Abgrenzung der experimentellen Informationsneurose beim Tier als Form der Pathologie der höheren Nerventätigkeit hinreichend begründet ist.

Betrachten wir die Frage nach der Zweckmäßigkeit und Berechtigung des Begriffes der Informationsneurose beim Menschen. Häufig werden der Definition der Neurose unterschiedliche Prinzipien zugrundegelegt, die z. B. entweder nur auf ätiologischen, pathogenetischen oder klinischen Gesichtspunkten der Erkrankung basieren. Auf der anderen Seite existieren aber unterschiedliche Meinungen über die Entstehung einer Neurose, sogar wenn sie von einem der oben erwähnten Faktoren ausgehen. Viele sowjetische Neurologen sehen als das entscheidende Kriterium für die Definition einer Neurose ihren psychogenen Ursprung an. Auch wir teilen diesen Standpunkt. In vielen Ländern findet aber in erster Linie das klinische Bild der Krankheit (manchmal ihre Entstehungsprinzipien) Berücksichtigung, und gerade diese werden dann zur Grundlage für Definition und Klassifikation der Neurosen genommen. Diese Meinung vertrat auch *Bykow* (1954), der davon ausging, daß jede Krankheit, unabhängig von ihrer Ursache, zunächst mit einer Neurose beginnt. Unter Neurose wird dabei eine beliebige funktionelle Störung der höheren Nerventätigkeit, unabhängig von ihrer Ursache, verstanden. Weiter betrachtet eine Reihe von Klinikern psychogene Neurosen als eine spezielle Form von Neurosen, in einer Reihe mit z. B. endogenen, traumatischen usw. Neurosen. So weist *Sojadosch* (1971) darauf hin, daß sogar die Autoren, die Neurosen zu den psychogenen Erkrankungen rechnen, gleichzeitig die Möglichkeit offenlassen, daß sie durch erschöpfende Noxen, wie chronischer Schlafmangel oder physische Überbelastung, verursacht werden. Die letzte Revision des Internationalen Krankheits- und Todesursachenverzeichnisses faßt Neurasthenie als Folge einer Infektion und nicht eines psychischen Traumas auf. Obwohl nach unserer Auffassung eine Neurose bei Infektionen richtiger als Folge einer Asthenisierung des Nervensystems aufgefaßt und deshalb als sekundäre Neurose bezeichnet werden sollte, kann man die in dieser Hinsicht vorhandenen Vorstellungen nicht ignorieren.

Auf jeden Fall ist bereits jetzt offensichtlich, daß einige psychogene Faktoren für die Entstehung einer Neurose große Bedeutung gewinnen. Zu ihnen rechnen wir in erster Linie die ungünstige Kombination von anzueignendem Informationsumfang, den für diese Hirntätigkeit verfügbaren Zeitfaktor und die hohe motivationelle Relevanz des Verhaltens. Neurosen, die unter diesen Bedingungen entstehen, wurden als Informationsneurosen bezeichnet. Sie können unter dem klinischen Bild einer beliebigen Neuroseform der bisherigen Einteilungen auftreten. In dieser Hinsicht kann die „Informationsneurose" nicht als eine besondere klinische Form der Neurose aufgefaßt werden. Darüber hinaus kann die erwähnte Triade auch eine Psychose auslösen.

Das Wesen der Fragestellung besteht jetzt also nicht darin, die Begründung für ein neues Krankheitsbild zu liefern, sondern darin, unter den Neurotisierungsursachen diejenigen zu definieren, die in der Gegenwart für den Organismus am gefährlichsten sind und die Krankheit am häufigsten auslösen. Gerade deswegen halten wir es beim heutigen Entwicklungsstand des Problems für sinnvoll, die Informationsneurose als einen Spezialfall der Informationspathologie der höheren Nerventätigkeit zu betrachten. Durch die Konkretisierung der Bedingungen, die zum gegenwärtigen Zeitpunkt am meisten pathogen sind, wollen wir einen Beitrag zur breiten Anerkennung der Vorstellung von der psychogenen Auslösung von Neurosen leisten.

Außer den von uns herausgestellten drei Hauptbedingungen für die Entstehung von Informationsneurosen (man könnte sie als primäre Neurotisierungsfaktoren bezeichnen) haben wesentlichen Einfluß auf die Entwicklung der Krankheit auch solche Faktoren wie die individuellen Besonderheiten der höheren Nerventätigkeit, genetische Disposition, Asthenisierung des Organismus und andere Erkrankungen. Alle diese Faktoren kann man aber als sekundär zusammenfassen und sie somit von den primären Bedingungen für die Entstehung von Informationsneurosen unterscheiden.

Die primären Faktoren für die Verursachung einer Informationsneurose sind also für alle Individuen von Bedeutung, unabhängig von ihren individuellen Besonderheiten und unabhängig von der Herkunft dieser individuellen Besonderheiten, d. h. ob sie angeboren oder während des Lebens erworben worden sind. Von den sekundären Faktoren hängen dagegen das Tempo der Neuroseentstehung, der Charakter ihres Verlaufs usw. sowie die unterschiedliche individuelle Resistenz des Nervensystems gegenüber der Neurose bei zunehmender Informationsbelastung ab. Wenn wir diese Faktoren als sekundär bezeichnen, so ist damit keineswegs gemeint, daß sie sekundär im Hinblick auf ihre Bedeutung sind, ja ihre Bedeutung kann bei einzelnen Individuen oder Persönlichkeiten sogar entscheidend sein. So treten Informationsneurosen bei asthenisierten Menschen, bei Menschen mit schwachem Nervensystem, bei solchen, die sich unter Bedingungen teilweiser Deprivation usw. befinden, bei Belastungen der analytisch-synthetischen Hirnfunktion auf, die für normale Individuen des starken Nerventyps ohne Schaden vertragen werden.

Die Einteilung der Entstehungsursachen von Informationsneurosen in primäre und sekundäre erleichtert die Ermittlung des pathogenetischen Hauptfaktors und damit des Hauptgliedes prophylaktischer und therapeutischer Maßnahmen.

Wegen des vorgeschlagenen Namens für die diskutierte Neuroseform bedarf es einer Erläuterung, denn er spiegelt die Bedeutung nur eines der drei Hauptfaktoren der Neurotisierung wider. Mit dem gleichen Recht könnte man diese Neurose als „Motivationsneurose" oder „Zeitneurose" bezeichnen. Besser wäre es, einen Terminus zu finden, der die Bedeutung aller drei Faktoren vereint. Bis jetzt ist es uns nicht gelungen, einen solchen Terminus zu finden. Wir sind aber der Meinung, daß das Wesen der Frage nicht darin liegt. In der vergangenen Entwicklungsetappe des Problems schien das Wesentliche darin zu bestehen zu begründen, daß es eine Form der Pathologie der höheren Nerventätigkeit gibt, die durch eine ungünstige Kombination der erwähnten drei Faktoren zustandekommt und experimentelle Modelle dieser Neurose für die Untersuchung von Fragen zu schaffen, die am Menschen nicht untersucht werden können. Und außerdem war es wichtig, Möglichkeiten zur Manipulierung der Krankheit zu finden, da Gewißheit über das gewonnene Verständnis einer Erscheinung nur dann vorliegt, wenn man sie gezielt verändern kann.

Sowohl Untersuchungen an Tieren als auch Beobachtungen an Patienten gestatten es, zwei Formen der Informationsneurose zu unterscheiden, die sich durch verschiedene Entstehungsbedingungen aufzeichnen: In einem Fall ist bei außerordentlich großer Bedeutung der Information ihre kurzzeitige Wirkung entscheidend; im anderen Fall ist bei mäßig bedeutsamen Signalen ein chronisches Zeitdefizit wesentlich für die Neurotisierung.

Es gibt Grund anzunehmen, daß diese beiden psychogenen Neuroseformen sich im Hinblick auf ihre Entwicklungsmechanismen unterscheiden. Es sei nur darauf hingewiesen, daß die negative emotionale Reaktion beim psychischen Trauma sofort sehr stark ausgeprägt ist und in vieler Hinsicht die Ausbildung der pathologischen Veränderungen, d. h. ihre Symptomatik bestimmt, während bei langdauernder Einwirkung neurotisierender Faktoren, welche die Entstehung einer Informationsneurose bedingen, die negative Emotion schrittweise aufkommt. Das Gehirn hat deshalb für die Vermeidung einer neurotischen Entwicklung große Möglichkeiten zur Nutzung von Kompensationsmechanismen.

Nach klinischen Beobachtungen zeichnet sich die „Schockneurose" durch eine Reihe von Besonderheiten ihrer Symptomatik aus (*Sojadosch*, 1971). Weiter ist charakteristisch, daß der Befall des Herz-Kreislaufsystems bei akuter und chronischer Neurotisierung unterschiedlich ist. So geht nach klinischen Beobachtungen dem Herzinfarkt in 27 % der Fälle eine akute nervliche oder psychische Spannung voraus, in 43 % eine übermäßige berufliche Überlastung, die mit nervlicher Spannung einhergeht (*Tschasow*, 1975).

Vielfältige Beobachtungen weisen darauf hin, daß eine starke und langdauernde Abschirmung von wichtigen Informationen das Auftreten von Neurosen beim Menschen begünstigt oder verursacht. Das war auch der Grund für die Untersuchung der Gesetzmäßigkeiten des Ablaufs der höheren Nerventätigkeit bei Informationsdefizit mit Hilfe von experimentellen Modellen, die den menschlichen Bedingungen bei Informationsdefizit nahe kommen oder ihnen adäquat sind. Diese Modelle beruhen auf der Ausarbeitung von bedingten Nahrungs- und Abwehrreflexen, wobei die Bekräftigung der Signale durch den bedingten Reiz nur mit einer eingeschränkten Wahrscheinlichkeit erfolgt. Das behindert die Ausbildung einer optimalen (adaptiven) Verhaltensstrategie und führt zu hoher emotionaler Spannung. Außerdem wurde durch Modellierung eingeschränkter Wechselbeziehungen zwischen den Individuen im Tierversuch gezeigt, daß eine Neurose durch unzureichenden interindividuellen Informationsaustausch entstehen kann, insbesondere, wenn diese Einschränkung in der frühen Ontogenese erfolgt.

Da die Hauptbedingungen für die Entstehung von Neurosen bei der Deprivation nicht nur im Mangel an spezifischer Information bestehen, sondern auch deren Wichtigkeit und die Dauer der Einwirkung dieser Bedingungen von Bedeutung sind, ist es zweckmäßig, auch diese Störungen der höheren Nerventätigkeit als Informationsneurose zu bezeichnen. Eine Reihe von Beobachtungen weist darauf hin, daß ein langandauernder Mangel an wesentlicher Information beim Menschen erhebliche Veränderungen im Ablauf psychischer Funktionen und sogar Neurosen verursacht.

Obwohl die Unterscheidung der Informationsneurose als Form der Pathologie der höheren Nerventätigkeit auf dem ätiologischen Prinzip beruht und zum gegenwärtigen Zeitpunkt noch keine ausreichende Begründung dafür besteht, sie auch als eigene klinische Form zu betrachten, soll doch hervorgehoben werden, daß eine Reihe von Beobachtungen zu der Annahme berechtigt, daß sich dies in Zukunft ändert. So sind verschiedene Untersucher der Meinung, daß im Laufe der letzten Jahrzehnte Veränderungen des klinischen Bildes der Neurosen mit deutlicher Tendenz der Zunahme vegetativ-viszeraler Störungen zu beobachten sind (*Bustamante*, 1977).

Weiterhin stellen *Karwasarkij* und *Tupizyn* (1972) auf der Grundlage einer Analyse von 2 000 Krankengeschichten fest, daß bei 39,5 % der Patienten mit verschiedenen Neuroseformen vorwiegend psychogen ausgelöste somatische Störungen zu beobachten waren, davon 16,7 % Herz-Kreislaufstörungen, 8,3 % Magen-Darm-Störungen, 6,2 % sexuelle Störungen, 3 % respiratorische Störungen und 5,3 % sonstige Störungen. In Übereinstimmung damit hat nach *Tschasow* (1975) in der Ätiologie der Herz-Kreislauf-Erkrankungen der Anteil der psychisch-nervalen Faktoren stark zugenommen. Die beobachteten Veränderungen im klinischen Bild der erwähnten Erkrankungen werden mit der Lebensart des modernen Menschen in Zusammenhang gebracht. Besondere Bedeutung wird dabei solchen Faktoren zugeschrieben wie hohes und gespanntes Lebenstempo, Veränderung der sozialen Beziehungen, die weiter zunehmende Verstädterung usw.

11.2. Informationsneurosen beim Menschen

Die Beobachtungen der Kliniker, Pädagogen, Soziologen und Sozialhygieniker zeugen davon, daß häufig bei Menschen, die über lange Zeit übermäßiger Informationsbelastung ausgesetzt sind, verschiedenartige Abweichungen von der normalen Hirntätigkeit oder der normalen Funktion anderer Organsysteme auftreten, die als Hinweise dienen für „Schwierigkeiten beim Ablauf der höheren Nerventätigkeit“, „neurotische Zustände“ oder „Neurose“.

Die Analyse dieser Beobachtungen zeugt davon, daß die Forscher seit langen ihre Aufmerksamkeit auf Faktoren gelenkt haben, die unter bestimmten Umständen eine ungünstige Wirkung auf die Hirnfunktion ausüben. Ihre Kombination führt nach unserer Vorstellung zur Informationsneurose.

Es wurde festgestellt, daß bei Operatoren die Anfangsreaktion auf anwachsende Informationsbelastung im Verlust von angebotener Information besteht. Wenn die anflutende Information zu umfangreich wird und dieser Zustand über lange Zeit andauert, kommt es zum Zusammenbruch, so daß die Arbeitsbedingungen verändert werden müssen (*Lomow*, 1966; *Popow*, 1971). Psychophysiologische Untersuchungen von Dispatchern in modernen Wärmekraftwerken haben gezeigt, daß die Arbeitsbedingungen von Dispatchern der Kraftwerksblöcke und von Kraftwerks- und Abteilungsschichtleitern erhebliche emotionale Belastungen auslösen. Bei ihnen kommt es frühzeitig zu einer Einschränkung der Adaptationsbreite verschiedener Organsysteme des Organismus. Pathologische Veränderungen im Bereich der Nervenfunktionen sowie im Bereich des Herz-Kreislauf- und des Verdauungssystems sind häufig zu beobachten.

Nach Angaben von *Kikolow* (1977) klagen Regisseure und Regieassistenten des Fernsehens, Dispatcher der Eisenbahn und der zivilen Flughäfen und Ingenieure verschiedener Industriebereiche im Ergebnis langjähriger Arbeit über häufige negative Emotionen, emotionale Unausgeglichenheit, schlechten Schlaf, gesteigerte Nervosität, Appetitmangel, Herzschmerzen, Verdauungsstörungen usw. Diese verschiedenen Äußerungen der Neurose wachsen sich nicht selten zu einem Symptomenkomplex aus, der es dann gestattet, die Diagnose „Neurose" zu stellen. Der Autor hat errechnet, daß die von ihm untersuchten Personen pro Schicht im Durchschnitt 2500 Informationen aufzunehmen und Übergänge von einer Tätigkeit zu einer anderen zu vollziehen haben. Er stellt für die von ihm untersuchten Berufsgruppen folgende Bedingungen als pathogen heraus: Die Notwendigkeit, auf einen großen Informationsfluß zu reagieren; häufige verantwortungsvolle Entscheidungen; schnelle Umschaltung der Aufmerksamkeit von einem Gegenstand auf einen anderen; Zeitdefizit; überhöhtes Verantwortungsgefühl für getroffene Entscheidungen.

Somit begünstigen nach Beobachtungen aus unterschiedlichen Lebensbereichen folgende Faktoren das Auftreten von nervlicher Spannung, neurotischen Zuständen und sogar von Neurosen: Die gleichzeitige Verrichtung mehrerer Operationen; die Notwendigkeit schneller Erteilung von Anweisungen an unterstelltes Personal; die Aufnahme eines ununterbrochenen Flusses verschiedenartiger und umfangreicher Informationen; akutes Zeitdefizit für die Verarbeitung dieser Informationen und für die Erteilung verantwortungsvoller Anweisungen; überhöhtes Verantwortungsgefühl für getroffene Entscheidungen; die Notwendigkeit ständiger intensiver und angespannter intellektueller Tätigkeit; das Auftreten von Fehlern, technischen Störungen und Konfliktsituationen, die zu emotionaler Spannung führen.

Nach unserer Meinung lassen sich alle diese konkreten oder speziellen Neurotisierungsbedingungen den drei Faktorengruppen zuordnen, die die Grundlage für die Herausbildung der Informationsneurose bilden. So stellt die Notwendigkeit des gleichzeitigen Vollzuges mehrerer Operationen („schnelle Erteilung von Anweisungen an Unterstellte", „die Aufnahme eines ununterbrochenen Flusses verschiedenartiger Information") den von uns bezeichneten Prozeß der Verarbeitung und Aneignung von Information einschließlich des Prozesses der Entscheidungsfindung dar. Seine Realisierung wird durch solche Mechanismen der Hirntätigkeit gewährleistet wie die analytisch-synthetische Tätigkeit, die Mechanismen der Regelung von Gedächtnis und Emotionen, die Apparate des Aktionsakzeptors und der Entscheidungsfindung usw.

Der Hinweis vieler Autoren auf den „Mangel" an Zeit für die Verarbeitung und Aneignung der Information entspricht in vollem Umfang unserer Auffassung vom Zeitdefizit als einem der drei Hauptfaktoren für die Entstehung der Informationsneurose, allerdings mit der Einschränkung, daß nach unseren Beobachtungen nicht das „akute" Defizit, sondern gerade das chronische, langandauernde Zeitdefizit eine pathogene Rolle spielt.

Unsere Auffassung vom hohen Motivationsniveau als dem dritten Hauptfaktor, der bei der Entstehung von Informationsneurosen teilhat, umfaßt solche konkreten Erscheinungen des subjektiv erlebten Faktors Motivation wie „überhöhtes Verantwortungsgefühl für getroffene Entscheidungen", „Verantwortungsgefühl für an Unterstellte erteilte Anweisungen" usw.

Was solche Neurotisierungsbedingungen wie häufige technische Störungen im Arbeitsablauf betrifft, so stellen sie vom Standpunkt des Umfanges des Informationsflusses eine erhebliche Zunahme dar, da sie ein Störfaktor der oft stereotypen Arbeitstätigkeit sind, d. h. ein Faktor der Zunahme der zufälligen Komponente des Systems. Eine Randomisierung der Situation steigert aber erheblich die Belastung des Gehirns (*Menizkij*, 1974).

Wenn wir die Bedeutung der Triade von Faktoren im Hinblick auf die pathogene Bedeutung ihrer ungünstigen Kombination unterstreichen, so ignorieren wir keineswegs die Bedeutung der individuellen Erfahrung und Kenntnisse des Menschen, der konstitutionellen Besonderheiten der Persönlichkeit und einer Reihe anderer Faktoren, die wir im Rahmen unserer Vorstellungen von der Informationsneurose als sekundäre (aber keineswegs zweitrangig!) bezeichnet haben. Trotzdem müssen wir von der entscheidenden Bedeutung der Faktoren erster Ordnung ausgehen (bei sonst gleichen Bedingungen). Zum Beweis beziehen wir uns auf folgende Beobachtungen: Es wurde festgestellt, daß es keine Korrelation zwischen der Qualifikation von Dispatchern, eine Reihe Berufe des Energiewesens und der Häufigkeit von ihnen zugelassener Fehler gibt. 90 % der Personen, die Havarien verursacht haben, waren im Hinblick auf ihre Kenntnisse über Technologie und betriebliche Nutzung der Ausrüstung als „sehr gut" und „gut" beurteilt worden (*Gurewitsch, Matwen*, 1966). Andererseits, und das bestätigt nur das bisher Gesagte, ließ sich eine direkte Korrelation zwischen dem Grad der Zuverlässigkeit der Arbeit von Dispatchern eines Wärmekraftwerkes und dem Entwicklungsniveau ihrer psychophysiologischen Parameter, in erster Linie der Funktionen des Gedächtnisses, der Aufmerksamkeit und der Verarbeitung visueller Information feststellen. Diese Korrelation gab die Möglichkeit, auf der Grundlage vorangegangener psychophysiologischer Untersuchungen mit einer Wahrscheinlichkeit bis zu 50% die professionelle Zuverlässigkeit von Angehörigen der genannten Berufsgruppen vorauszusagen (*Nawanatikjan* et al., 1974).

Bei unseren Beobachtungen fiel auch auf, daß in den Fällen, wo die Möglichkeiten zu Veränderungen des Zeitfaktors nicht eingeschränkt waren, der Mensch selbst parallel zum Kompliziertheitsgrad der analytisch-synthetischen Tätigkeit (nach Überschreiten eines bestimmten Grenzwertes) das Intervall zwischen den Signalen vergrößert, was ein fehlerfreies Arbeiten ermöglicht. Wenn aber der Zeitfaktor streng reglementiert wird und die Informationsbelastung unter diesen Bedingungen steigt, stellen sich Fehler auch bei der Bewältigung einfacherer Aufgaben ein. Außerdem führt lange andauernde Arbeit unter Bedingungen, welche die Selbstregulierung des Zeitfaktors ausschließen, subjektiv zu unangenehmen Empfindungen, zu Herz- und Atembeschleunigung und zu einer Reihe anderer Funktionsveränderungen, die von einer negativen emotionellen Spannung zeugen. Praktisch ist wichtig, daß die beschriebene Form der Selbstregulation bei verschiedenen Tieren und beim Menschen bei verschiedenen Kompliziertheitsgraden der analytisch-synthetischen Tätigkeit auftreten. Außerdem sind die Breite dieser Selbstregulation und der Schwellenwert für das Auftreten emotioneller Spannung ebenfalls individuell unterschiedlich.

Sehr bildhaft ist der Einfluß der Zeitdefizits auf den emotionalen Zustand des Menschen von *Soluchin* in seiner lyrischen Reportage „Das Urteil" beschrieben worden: „Wenn sie innerhalb einer Zeiteinheit fünf Dinge zu erledigen haben, sie aber spüren, daß sie nur drei schaffen, fangen sie unwillkürlich an, nervös zu werden. Im Organismus entsteht unwillkürlich eine Spannung. Ein 15-minütiger Schlaf erfrischt hervorragend einen ausgeglichenen Menschen, sogar wenn er sehr müde ist. Versuchen sie aber mal für 15 Minuten einzuschlafen, wenn sie wissen, daß sie überall zu spät kommen und es nicht schaffen, das Notwendige zu erledigen. Sie werden 15 Minuten unbeweglich liegen und scheinbar ruhen. Es wird Ihnen aber heiß sein. Sie fangen sogar an zu schwitzen, als ob Sie schon im Laufschritt Ihre Angelegenheiten erledigen würden. Zeitnot untergräbt die Gesundheit des Menschen, sogar wenn sie nur kurzfristig ist. Wenn sie über Jahre andauert, ist sie destruktiv und tödlich".

In den letzten Jahren wurde eine Reihe von Untersuchungen über den Einfluß der Unterrichtsbelastungen und des Tagesablaufs von Schülern auf ihren Gesundheitszustand durchgeführt, darunter auch auf den Ablauf einiger psychischer Funktionen. In einer speziellen Untersuchung wurde der Einfluß der neuen Lehrprogramme in den drei unteren und den folgenden Klassen einer Moskauer Schule auf einige physiologische Funktionen geprüft. Berücksichtigt wurde dabei die Dynamik der Leistungsfähigkeit, der Ermüdbarkeit und des Gesundheitszustandes. Außerdem wurden Untersuchungsergebnisse über den Tagesablauf und über die Morbidität an verschiedenen Schulen Moskaus und anderer Städte herangezogen.

Das neue System der Anfangsausbildung sieht nicht nur die Bewältigung des Programms der Anfangsausbildung in 3 Jahren vor, sondern auch eine Veränderung des Programms selbst. Die Autoren stellen fest, daß dadurch das Tempo der Durchnahme des Lehrmaterials zunimmt und der Umfang an Information, der einem Schüler pro Unterrichtsstunde, Unterrichtstag und pro Woche angeboten wird, stark zugenommen hat.

Im Zusammenhang mit diesen Befunden sind die Hinweise einiger Autoren über die Nichteinhaltung der hygienischen Normen und der Schlafdauer bei Schülern aller Altersstufen von besonderem Interesse. So reicht z. B. die Schlafdauer bei 95 % der Schüler erster Klassen nicht aus; 75 % von ihnen fehlt eine Stunde, 20 % mehr als eine Stunde Schlaf. In der 10. Klasse ist die Schlafdauer bei 67 % der Schüler unzureichend usw. Allerdings führen die Autoren diesen Schlafmangel nicht unmittelbar auf die neuen gestiegenen Lehranforderungen zurück, sondern auf den Lebensstil in den Familien, auf die ungleichmäßige Verteilung von geistiger und körperlicher Arbeit usw. Sie bemerken aber zu Recht, daß unabhängig von ihrer Ursache, diese Nichteinhaltung des erforderlichen Regimes die Leistungsfähigkeit einschränkt und häufig zur Ursache für die Entstehung von Neurosen bei Schülern der Unter- und Mittelstufe wird.

Somit geben die durchgeführten Untersuchungen einen Hinweis dafür, daß die realen Lebensbedingungen der Schulkinder den individuellen Besonderheiten ihres Nervensystems nicht entsprechen. Im Komplex mit den Belastungen der höheren Hirnfunktionen, die heutzutage durch die erweiterten Lehrprogramme gestellt werden, die hohen Fernsehzeiten, das Erlernen zusätzlicher Fremdsprachen und anderer Fertigkeiten, können diese Lebensbedingungen pathogen werden, obwohl die neuen Lehrprogramme bei günstigen äußeren Bedingungen kein Risiko für die Gesundheit der Schüler darstellen. Diese

Schlußfolgerung steht in Übereinstimmung mit einer Reihe anderer Beobachtungen.

Somit haben die Wissenschaftler und Ärzte zu verschiedenen Zeiten auf eine Vielzahl spezieller und konkreter Bedingungen aufmerksam gemacht, die sich aber alle in die Triade einordnen lassen, welche die Informationsneurose auslöst. Wie bereits hervorgehoben wurde, bestätigen diese Beobachtungen die von uns entwickelte Vorstellung über die entscheidende Bedeutung dieser Faktoren, genauer gesagt über den Charakter oder die Besonderheiten ihres Zusammenwirkens sowohl für die Entstehung der Neurose als auch für ihre Prophylaxe und Behandlung.

Betrachten wir charakteristische klinische Fälle, die nach den Entstehungsbedingungen der Erkrankung der Informationsneurose zuzuordnen sind. Diese Beobachtungen (über 100 Fälle) haben wir teils bei der Durchsicht von Krankengeschichten gefunden, teils sind es eigene Untersuchungsergebnisse einer Reihe von therapeutischen Einrichtungen aus Tbilisi.

Patient M., 30jährig, Ingenieur, klagt über erhöhte Reizbarkeit, Unbeherrschtheit, das Gefühl dauernder Unruhe, Konzentrationsschwäche, schlechten Schlaf, Kopfschmerzen, Herzjagen. In der letzten Zeit kamen starkes Nachlassen des Leistungsvermögens und schnelle Ermüdbarkeit hinzu. Nach dem Sommerurlaub, der in einem Erholungsheim verbracht worden war, verbesserte sich der Zustand erheblich, einen Monat danach traten die Symptome aber erneut auf und nahmen schnell zu.

Der Patient bringt den Beginn der Erkrankung in Zusammenhang mit sehr angestrengter Arbeit. Die ersten Krankheitssymptome (erhöhte Reizbarkeit, Schlafstörungen, Kopfschmerzen) traten 6 Monate nach Übergang in eine höhere Planstelle mit administrativ-organisatorischen Aufgaben auf. Die neuen dienstlichen Pflichten erfüllte er sehr verantwortungsbewußt, arbeitete viel; konnte nicht alle Aufgaben während der Arbeitszeit bewältigen, was ihn sehr beunruhigte. Aus familiären Gründen konnte er oft seine Arbeitszeit nicht bis zur Erledigung aller Aufgaben ausdehnen. Deshalb versuchte er, während der Arbeitszeit fertig zu werden. Es trat das Gefühl mangelnder Befriedigung auf.

Die Untersuchung der Arbeitsbedingungen des Patienten ergab, daß die neue Planstelle mit Verpflichtungen einherging, die eine erhebliche Qualifizierung notwendig machten; das täglich zu verarbeitende, zu berücksichtigende und abrufbereit zu haltende Informationsvolumen war bedeutend angestiegen. Besonders empfindlich reagierte er auf unerwartete Information, auf häufige nicht geplante Sitzungen.

Er erinnert sich an seine frühere Tätigkeit mit Genugtuung. Er hält sie für nicht weniger verantwortungsvoll, bemerkt aber, daß er sich seine Arbeit selbst einteilen und die Arbeitsetappen nach eigenem Plan selbst vorherbestimmen konnte.

Die Behandlung erfolgte unter der Diagnose Neurasthenie.

Das eingehende Studium aller Befunde ließ keinen Zweifel daran, daß der Patient für die neue Arbeitsaufgabe, die mit hoher psychischer Spannung einherging, nicht genügend vorbereitet war. Mit der Übernahme der neuen Funktion geriet er in Bedingungen, die sein Nervensystem dem ungünstigen Einfluß von drei Faktoren aussetzten: einem hohen Informationsangebot, das zur Entscheidungsfindung aufgenommen und verarbeitet werden mußte; einem hohen Zeitdefizit und einer sehr verantwortungsbewußten Einstellung zu seinen Pflichten. Eine Belastungsdauer von 6 Monaten war ausreichend für das Auftreten der ersten Krankheitssymptome.

Somit gehört die Erkrankung nach ihrem klinischen Erscheinungsbild zu der Neuroseform, die am ehesten einer Neurasthenie entspricht, der Ätiologie nach gehört sie aber zur Informationsneurose.

Patientin V., 32jährig, Telephonistin. Bis zum 28. Lebensjahr arbeitete sie in der kommunalen Wohnungsverwaltung, wurde danach Telephonistin und ist jetzt vier Jahre im Beruf tätig.

Sie klagt über Verminderung der Aufmerksamkeit, schnelle Ermüdbarkeit, häufiges Herzjagen, erhebliche Verschlechterung des Befindens, Apathie, häufiges Wasserlassen, häufige Verdauungsstörungen, Abmagerung. Der Entschluß, einen Arzt zu konsultieren, wurde gefaßt, als dauernde Schmerzen im Herzbereich dazukamen.

Die ersten Krankheitssymptome wurden ein Jahr nach Aufnahme der Tätigkeit als Telephonistin bemerkt; sie nahmen aber nicht zu, so daß die Patientin sich an sie gewöhnte. Nach einem weiteren Jahr bekam sie einen neuen Vorgesetzten, der eine erhebliche Verbesserung der Qualität der Arbeit forderte. Während sie früher nicht immer auf Anforderungen reagierte oder dies nur mit Verzögerung tat, wurde ihre Arbeit jetzt streng überwacht und Prämien in Abhängigkeit von der Qualität der Arbeit gezahlt. Sie mußte in einem neuen Rhythmus arbeiten, dessen Tempo erheblich über dem früheren lag. Bereits 3 Monate nach diesen Veränderungen bemerkte sie erneut Herzjagen, Zerstreutheit und gesteigerte Ermüdbarkeit. Gegen Arbeitsende überkam sie ein Gefühl der Apathie. Der Schlaf war nicht genügend erholsam. Diese Symptome nahmen zu. Eine einwöchige Erholung und noch mehr ein zweiwöchiger Erholungsurlaub am Schwarzen Meer verbesserten den Zustand der Patientin. Danach hat aber ihre Arbeitsfähigkeit wieder stark abgenommen, die Schmerzen im Herzbereich nahmen zu, es traten häufigere Verdauungsstörungen in Form von Dyspepsien auf; sie begann abzumagern und stark zu schwitzen.
Eine allseitige Untersuchung führt zur Diagnose Neurasthenie.

Unserer Meinung nach entspricht die Ätiologie dieser Erkrankung voll und ganz der Informationspathologie der höheren Nerventätigkeit, und zwar der Informationsneurose. An diesem Fall ist folgendes interessant: Bevor der neue Vorgesetzte kam, regelte die Patientin ihr Arbeitstempo selbst: Sie schnitt einen Teil der zu verarbeitenden Information ab, indem sie eigenmächtig auf Anrufe nicht reagierte. Mangel an Verantwortungsgefühl und das Fehlen materieller Einbußen gestatteten es ihr, sich ein Arbeitsregime zu wählen, das ihrem Nervensystem adäquat war. Aber nach Erhöhung der Anforderungen und nach dem Wirksamwerden der materiellen Interessiertheit für die Beschleunigung des Arbeitstempos wurde die Belastung für das Nervensystem zu groß. Die Kombination von aufzunehmendem und zu verarbeitendem Informationsumfang, dafür verfügbarer Zeit und Motivationsniveau wurde ungünstig, pathogen. Und auch in diesem Fall handelt es sich dem klinischen Bild nach um die neurasthenische Form der Neurose, der Ätiologie nach aber um eine Informationsneurose. Wir führen noch einen charakteristischen Fall an.

Patient K., 23jährig, Werksmechaniker, mittlere technische Bildung. Klagt über gesteigerte Reizbarkeit, schlechten Schlaf und Schwitzen. Obwohl ihn diese Krankheitssymptome bei der Arbeit gestört haben, besonders beim Sport, traf er die endgültige Entscheidung, um ärztliche Hilfe nachzusuchen, erst, nachdem er einen herdförmigen Haarausfall auf dem Kopf bemerkt hatte. Eine infektiöse Ursache könnte ausgeschlossen werden.

Der Patient hat nach seiner Arbeit begeistert Sport getrieben. Gleich nach Feierabend eilte er zum Training; war bemüht, nicht zu spät zu kommen. Darüber hinaus arbeitete er oft mit erhöhtem Tempo, um mehr Zeit für den Sport zu haben. Die Arbeit empfand er nicht als kompliziert, bemerkt aber, daß die ersten Krankheitssymptome gerade zu dem Zeitpunkt auftraten, als er begann, schneller zu arbeiten, um seinen Plan in kürzerer Zeit zu erfüllen. Seine Einstellung zur Arbeit war verantwortungsbewußt; er war an ihr auch materiell interessiert. Subjektiv empfand er eine andauernde Unruhe, die er mit Zeitmangel erklärte, mit der Unmöglichkeit, sein Bedürfnis nach sportlicher Betätigung immer befriedigen zu können.

Die Diagnose lautete: Neurasthenie mit Dysfunktion der Trophik des Kopfhaars.

Somit überzeugt eine Analyse der Krankheitsursachen in den von uns angeführten Fällen davon, daß die Patienten in allen angeführten Fällen über einen längeren Zeitraum vor der Erkrankung unter Bedingungen gearbeitet haben, die für ihr Nervensystem ungünstig waren. Diese Bedingungen bestanden in der Notwendigkeit der Verarbeitung eines großen Informationsflusses bei dauerndem Zeitdefizit, und bei hoher Motivation, die in den angeführten Fällen entweder prestigebedingt oder materiell angeregt war. In Übereinstimmung mit der von uns vorgeschlagenen Klassifikation wird so eine Neurose als Informationsneurose bezeichnet.

11.3. Experimentelle Informationsneurosen bei Tieren

Wie bereits erwähnt, hängt die Lösung praktisch wichtiger Fragen in vieler Hinsicht vom Entwicklungsniveau der Theorie ab. Ein theoretischer Vorlauf, der nur durch die Bearbeitung von wissenschaftlichen Grundproblemen möglich ist, ist eine der Bedingungen für die Lösung angewandter und darum für die Gesellschaft am meisten spürbarer Probleme eines beliebigen Wissenschaftszweiges. Wenn wir an die Medizin denken, so waren und bleiben Tierexperimente ein wichtiger Hebel zur Entwicklung der Theorie. Deshalb bestand natürlich einer der Hauptwege unseres Suchens in der Schaffung von experimentellen Modellen unter Berücksichtigung der Faktoren, die unter den heutigen Existenzbedingungen des Menschen die wesentlichsten pathogenen Einflüsse auf sein Gehirn ausüben, sowie in der Modellierung (wiederum an Tieren) der Veränderungen im Organismus, die dabei auftreten.

Der erste Weg ist wichtig zur Ermittlung der für den Organismus optimalen Bedingungen für seine Wechselbeziehungen mit der Umwelt. Der zweite ist notwendig für die Untersuchung des Entstehungsmechanismus der Krankheit, für die Erarbeitung von Methoden zur Erhöhung der Widerstandsfähigkeit gegenüber neuen Umweltbedingungen, für die Ausarbeitung von Prophylaxe und Therapie.

Im Folgenden besprechen wir einige Methoden der Provokation experimenteller Informationsneurosen (*Chananaschwili,* 1977, 1978, 1978).

Bei Hunden wurden mit der Methode der situativen lokomotorischen bedingten Nahrungsreflexe (*Kupalow,* 1952) unabhängig voneinander, d. h. zu verschiedenen Zeitpunkten drei Systeme bedingter Reflexe ausgearbeitet. Zu diesem Zweck wurden die Hauptreize an drei Fütterungsvorrichtungen bekräftigt, die sich auf Podesten befanden, welche im Laboratorium an verschiedenen Orten fixiert waren. Im Zentrum des Labors befand sich eine Unterlage, auf der sich die Tiere in Ausgangsposition vor jeder neuen Reizgabe plazieren mußten. Die Größen der verabfolgten akustischen Signale wurden einander angeglichen und betrugen 70 dB. In einem Versuch wurden ca. 8–10 Reize verabfolgt. Jede

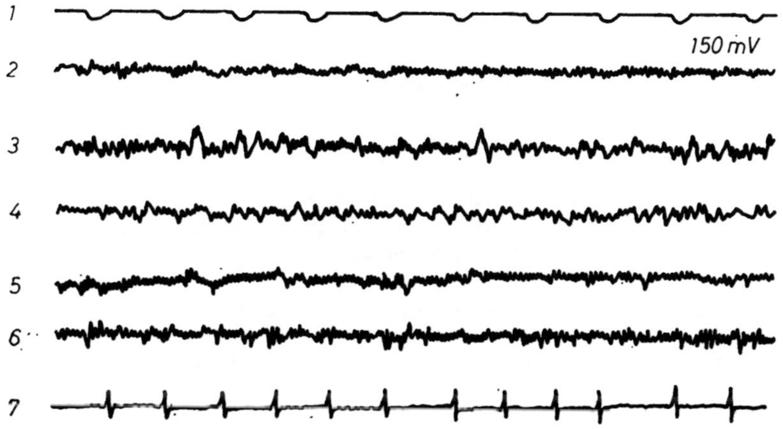

Abb. 11/1. EEG und Pulsfrequenz des Hundes Nr. 1 vor der Herausbildung der pathologischen Bewegungsreaktion (Hyperkinese). 1 — Zeitmarkierung in s, 2 — vorderer Anteil des Gyrus cinguli, 3 — Nucleus dorsomedialis thalami, 4 — Hippocampus dorsalis, 5 — anteriolateraler Anteil des Hypothalamus, 6 — motorischer Cortex

Futterration bestand aus 10 g Fleisch und 15 g Fleisch-Zwiebelbackpulver, das mit Wasser im Verhältnis 1 : 1 vermischt war. Die Zeit der isolierten Wirkung der bedingten Reize betrug 3–5 Sekunden, die Intervalle zwischen den Reizen lagen zwischen 30 und 60 Sekunden.

Bei allen Tieren wurde folgendes Verhalten ausgearbeitet: bei Einlaß in das Labor begaben sie sich zunächst zur Fütterungsvorrichtung 1, dann zur zweiten und danach zur dritten. In jeder der Futterschalen fanden sie das Erstfutter. Dann liefen die Tiere auf die Teppichunterlage im Zentrum des Labors, wo sie sich bis zur Verabreichung aller weiteren bedingten Reize plazierten. Bei der Vergabe eines positiven Reizes liefen die Tiere zum entsprechenden Fütterungspodest, sprangen auf dieses und erhielten dort die festgelegte Nahrungsration. Danach kehrten sie auf die Teppichunterlage zurück. Auf Verabfolgung eines Hemmungsreizes durften die Tiere diese Unterlage nicht verlassen.

Die Ausarbeitung solcher Verhaltensreaktionen erfolgte allmählich. Zunächst wurde der lokomotorische Nahrungsreflex nur für die Fütterungsvorrichtung Nr. 1 erarbeitet (1. Versuchsserie) und zwar auf Licht und Klingel als positive Signale sowie auf ein Metronom mit 120 Schlägen/min als Hemmungssignal. Nach der Festigung dieser bedingt-reflektorischen Reaktion wurde ein zweiter

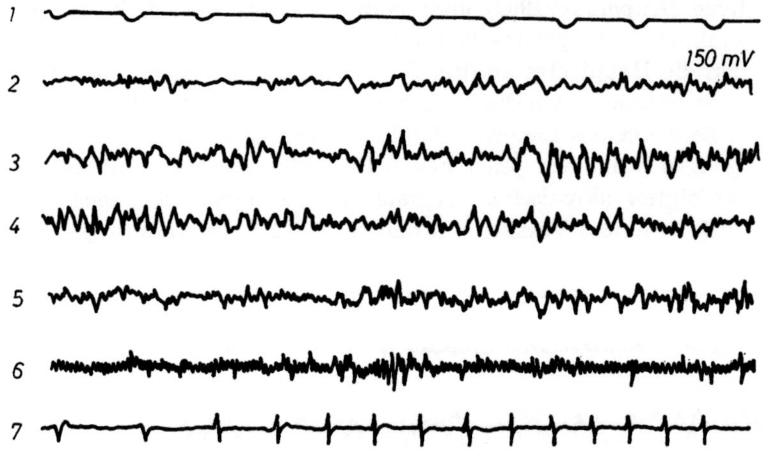

Abb. 11/2. EEG und Pulsfrequenz beim Hund Nr. 1 im Anfangsstadium der Herausbildung der pathologischen Zwangshyperkinese unter Bedingungen des chronischen Informationsdefizits (Zeichenerklärung wie Abbildung 11/1)

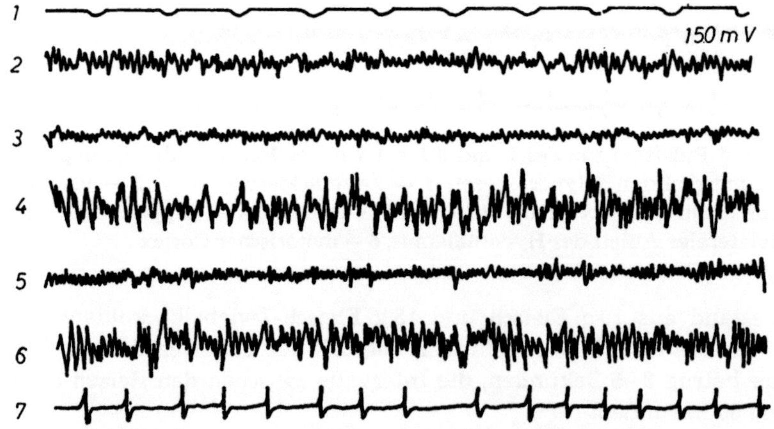

Abb. 11/3. EEG und Pulsfrequenz beim Hund Nr. 1 nach der Manifestation der pathologischen motorischen Zwangsreaktion (Hyperkinese) unter Bedingungen des chronischen Informationsdefizits. Es werden die Steigerung der Amplitude des hippocampalen Theta-Rhythmus, die Erhöhung des Anteils der Beta-Aktivität im motorischen Kortex sowie die Beschleunigung der Pulsfrequenz um 20–25% deutlich

Reflex auf einen Ton von 600 Hz für das Fütterungspodest Nr. 2 (2. Versuchsserie) ausgearbeitet. Während dieser Zeit wurde keines der für die 1. Fütterungsvorrichtung geltenden bedingten Signale verabfolgt und es wurde auf dem Podest Nr. 1 auch nicht gefüttert. In der 2. Versuchsserie wurde als Differenzierungsreiz ebenfalls ein Metronomsignal eingeführt. Nach der Festigung des bedingten Reflexes auf Tonreiz wurden in jeden Versuch Reize eingeführt, die vorher für die beiden verschiedenen Fütterungsvorrichtungen gefestigt worden waren (3. Versuchsserie), d. h. die beiden Systeme von bedingten Reflexen wurden zu einem vereinigt. Nach einiger Zeit begann dann eine weitere, die 4. Versuchsserie. Dabei wurde die Fütterung auf den Vorrichtungen Nr. 1 u. Nr. 2 und auch die dieselbe signalisierenden Signale weggelassen. Nach der Festigung des bedingten Reflexes auf ein glucksendes Geräusch als positives

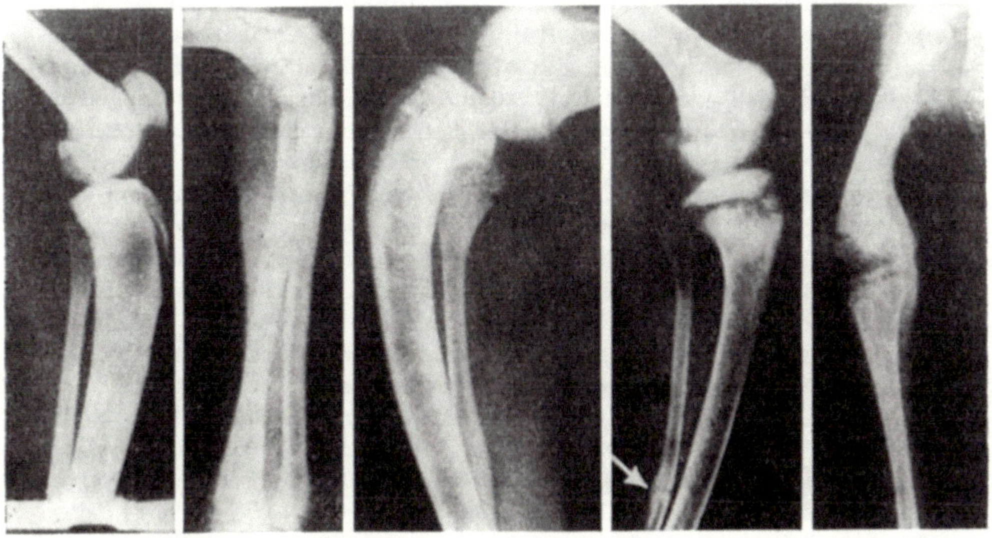

a b c d e

Abb. 11/4. Röntgenbild des rechten Kniegelenkes sowie des oberen Abschnittes eines Affen in der Norm (a) und im neurotischen Zustand (b—e), der durch chronische Störung des zirkadianen Rhythmus hervorgerufen wurde

Signal für die Nahrungsvergabe auf dem Fütterungspodest Nr. 3 (der Differenzierungsreiz erfolgte ebenfalls durch ein Metronom), wurden das 2. u. das 3. System der bedingten Reflexe zu einem zusammengefügt (5. Versuchsserie) und es wurden nur die bedingten Reize für die Fütterungsvorrichtungen Nr. 2 u. Nr. 3 verabreicht. Nachdem diese Systemvereinigung vollzogen war, wurden dann in der 6. Versuchsserie alle drei Systeme lokomotorischer bedingter Nahrungsreflexe zu einem zusammengefügt und alle Reize für die drei vorhandenen Fütterungsvorrichtungen appliziert.

Es ist wichtig festzustellen, daß unabhängig von der Kompliziertheit der Aufgabe die Zeit für jedes Experiment in allen Versuchsserien immer konstant blieb. Das Verhalten der Tiere in den Intervallen zwischen den bedingten Signalen, die Pose auf der Teppichunterlage, intersignales Aufsuchen der Fütterungsvorrichtungen und andere Bewegungsreaktionen (Laufen zur Tür, Wasseraufnahme usw.), verschiedene vegetative Reaktionen wie Miktion, Defäkation sowie Charakter und Frequenz der Atmung wurden genauestens beobachtet.

Es konnte festgestellt werden, daß bei allen Hunden in den ersten beiden Versuchsserien die bedingten Reflexe verhältnismäßig rasch auszuarbeiten waren. In den Intervallen zwischen den Reizen befanden sich die Tiere gewöhnlich auf der Unterlage in einer Pose der Orientierung auf die Fütterungsvorrichtung, von der sie im gegebenen Versuch zu Fressen bekamen. Nur selten tranken die Tiere während der Versuche Wasser.

In der 3. Versuchsserie konnten beide Systeme bedingter Reflexe gefestigt werden, so daß die Tiere die Fütterungsvorrichtungen Nr. 1 und Nr. 2 entsprechend der jeweiligen Signale aufsuchten. Die Synthese zweier Systeme situativer bedingter Reflexe vollzog sich bei den verschiedenen Tieren mit unterschiedlicher Schnelligkeit und war von kurzen, unerheblichen Störungen des jeweils vorher ausgearbeiteten bedingten Reflexes in Form von Latenzzeitverlängerungen, Verlängerungen der Zeit für die Ausführung der motorischen Reaktion sowie in Form einer falschen Wahl der Futtervorrichtung und einer Enthemmung der Differenzierung, begleitet. Die Tiere nahmen außerdem auf dem Teppich die unterschiedlichsten (nicht mehr die früher beständigen) Posen ein, einige tranken häufiger zwischen den Signalen Wasser, die Miktionsreaktionen häuften sich während eines Versuches usw. Die Mehrzahl dieser Reaktionen verschwand im Verlauf der Festigung des neuen bedingten Reflexes, so daß sich das Verhalten der Tiere wieder normalisierte.

Es konnte geklärt werden, daß ein Resultat der Wechselbeziehung zweier Systeme von bedingten Reflexen in deren Folge sich beide zu einem vereinen, es zur Formierung neuer integrativ funktioneller Organisationen von Nervenprozessen kommt.

Die Ausarbeitung des Reflexes auf das glucksende Geräusch (6. Versuchsserie) war ebenfalls für keines der Tiere schwierig, obwohl sie mit unterschiedlicher Schnelligkeit bei den verschiedenen Tieren vor sich ging (etwa von der 2—26 Bekräftigung trat der bedingte Reflex auf und die Festigung erfolgte zwischen der 4. und 35. Bekräftigung).

In der 5. und 6. Versuchsserie, in welcher allmählich alle drei früher ausgearbeiteten bedingten Reflexe zu einem System zusammengefügt wurden, traten bei den Tieren deutlich ausgeprägte Veränderungen der höheren Nerventätigkeit auf. Die früher eingeschliffenen und gefestigten bedingten Reaktionen wurden instabil, es wuchs die Anzahl der intersignalen Visiten der Futterpodeste, die Anzahl der Läufe zur Labortür und es kam zu Nahrungsverweigerung sowie zu Veränderungen in den zu beobachtenden vegetativen Parametern der Miktion und der Atmung. Bei einigen Tieren traten zwanghafte Tickbewegungen in den Extremitäten auf. Auch die emotionelle Färbung der verschiedenen Reaktionen veränderte sich: einige Tiere begannen während der Versuche zu knurren, zu winseln, zu bellen oder zu jaulen. Diese Verhaltensweisen wurden im Verlaufe der Zeit ausgeprägter und traten nicht nur während der Versuche, sondern auch außerhalb auf, wenn die Tiere auch nur in den Laboratoriumsvorraum geführt wurden oder wenn sich der Experimentator näherte.

Unterschiedlich lange Erholungspausen von 7 Tagen bis zu 3—4 Monaten und länger führten nicht zur Normalisierung der höheren Nerventätigkeit, was vom chronischen, tiefgreifenden Charakter der Störungen zeugt. Die Erprobung der bedingt-reflektorischen Tätigkeit in einem anderen Raum und mit einer anderen Methode (der sekretorischen Nahrungsmethode) zeigte, daß die Störungen der höheren Nerventätigkeit auch unter neuen Bedingungen auftraten und daß sie generalisierten Charakter trugen.

Es ist also festzustellen, daß das Tier zuverlässig reagiert, wenn ein System eines bedingten Reflexes einzeln ausgearbeitet und an unterschiedlichen Tagen erprobt wird. Werden jedoch drei komplizierte bedingt-reflektorische Systeme in kurzer Zeit zusammen untersucht (im gegebenen Falle im Verlaufe von 10 Minuten), so sind die Tiere in der Lage, diese drei bedingten Reflexe in ein einheitliches System zu integrieren, aber ein solcher Prozeß der Integration einer Vielzahl bedingter Reize ist eine äußerst schwierige Aufgabe und kann zur Neurose führen. Das heißt also, daß der Zeitfaktor im Entstehungsmechanismus der Informationsneurose eine bedeutende Rolle spielt. Wir unterstreichen die Bedeutung des Zeitfaktors im Prozeß der Analyse und Integration schwieriger Signalsysteme, da gut bekannt ist, daß das Gehirn von Tieren bei anderen Zeitparametern sehr wohl in der Lage ist, eine weitaus größere Anzahl als nur drei Systeme bedingter Reflexe zu integrieren. In diesem Falle kommt es ebenfalls zur Integrierung der Signalsysteme, aber bei Einwirkungen, die im Verlauf von 24 Stunden vorgegeben werden. Eine solche Integration bei ausreichender Zeit wird durch keinerlei neurotische Symptome begleitet (*Murawjowa*, 1976).

Die Entstehung einer Neurose wurde auch im Verlaufe der Integration einseitiger bedingter Reflexe beobachtet, d. h. solcher Reflexe, die auf der Basis der Reizung symmetrischer Punkte der Zungenoberfläche nach der Methode von *Abuladse* (1953) erarbeitet wurden. Diese Methode ist in ihrem Grundgehalt darauf zurückzuführen, daß wenn man ein System bedingter Signale mit der Reizung eines Anteiles der linken Zungenoberfläche bekräftigt, der entsprechende Antworteffekt von der linken Ohrspeicheldrüse eintritt. Wird ein anderes Signalsystem mit Reizung eines rechten Zungenanteiles bekräftigt, so tritt eine rechtsseitige Sekretion aus der Parotis ein. Zunächst wurden die Gesetzmäßigkeiten der Bildung der linken und rechtsseitigen Systeme bedingter Reflexe verschiedenen Schweregrades im Stereotyp und auf der Basis der Zufälligkeit der Bekräftigungen untersucht. Die nächste Aufgabe bestand in der Beobachtung der Besonderheiten der Synthese, der Integration „verschiedenseitiger“ bedingt-reflektorischer Systeme. Dabei zeigte sich, daß der Prozeß der Vereinigung zweier Systeme, von denen eines in stereotypen Verfahren, das andere auf der Grundlage der Zufälligkeit der Bekräftigungen ausgebildet worden waren, für das Tier eine schwierige Aufgabe darstellt, wenn beide Systeme innerhalb kurzer Zeit (30 min) geprüft werden. Ein solcher Syntheseversuch wird von allen Zeichen der emotionellen Anspannung der Tiere begleitet und endet mit einer Neurose, welche jedoch verhindert wird, wenn beide Reflexsysteme mit einem Intervall von 24 Stunden getestet werden (*Chananaschwili*, 1978 a, 1978 b).

In allen soeben beschriebenen Experimenten wurden bedingte Reflexe genutzt und die Störungen in der höheren Nerventätigkeit, die bei der Neurotisierung der Tiere auftraten, betrafen alle die Mechanismen, die die Ausbildung und den Verlauf der bedingt-reflektorischen Tätigkeit bestimmen. Wie die Untersuchungen jedoch zeigten, kann eine Informationsneurose auch infolge einer Überforderung von Mechanismen entstehen, die den Verlauf von verzögerten Reaktionen bestimmen, die zur Untersuchung des Kurzzeitgedächtnisses angewendet werden. Hierbei ist besonders die Form des Kurzzeitgedächtnisses von Interesse, die dem Verhalten zugrundeliegt, welches von *Beritaschwili* (1968) als „bildhaft" bezeichnet wurde.

Die diesbezüglichen Experimente bestanden darin, daß zunächst bei den Hunden ein bedingter lokomotorischer Nahrungsreflex für drei Fütterungsvorrichtungen auf drei unterschiedliche Tonsignale ausgebildet wurde. Die weiteren Untersuchungen wurden nach der Methode der verzögerten Reaktion ausgeführt. Hierfür wurde eines der drei Tonsignale für die Dauer von 5 Sekunden eingeschaltet, wonach mit unterschiedlich langen Pausen die Tür eines Käfigs geöffnet wurde, in welchem sich das Versuchstier befand. Dieser Käfig diente faktisch als Startplatz vor jeder auszuführenden Reaktion. Die Öffnung der Käfigtür mit unterschiedlichem Zeitintervall nach der Beendigung des Tonreizes und die Visite der richtigen, dem entsprechenden Signal zugehörenden Fütterungsvorrichtung durch das Tier gaben Aufschluß darüber, wie lange die Spur des Signals im Gedächtnis behalten wurden. Es konnte also der Bereich der Spurenbewährung im Gedächtnis festgestellt werden, d. h. der Zeitpunkt, nach welchem das Tier nicht mehr zur richtigen Futtervorrichtung lief oder die Fütterungspodeste überhaupt nicht aufsuchte. Diese Zeit schwankte bei den Tieren zwischen 2 und 3 Minuten; aber nur unter der Bedingung, daß das in der Reihenfolge nächste Signal nicht sofort nach Rückkehr des Tieres in den Käfig verabfolgt wurde, sondern mindestens 10 Sekunden bis einige Minuten später, d. h. also, wenn das Zeitintervall zwischen den Tonreizen eine bestimmte kritische Zeit nicht unterschritt. Wenn dieser Zeitbereich verkürzt wurde, so begannen fehlerhafte Reaktionen aufzutreten. In solchen Fällen, in denen ein

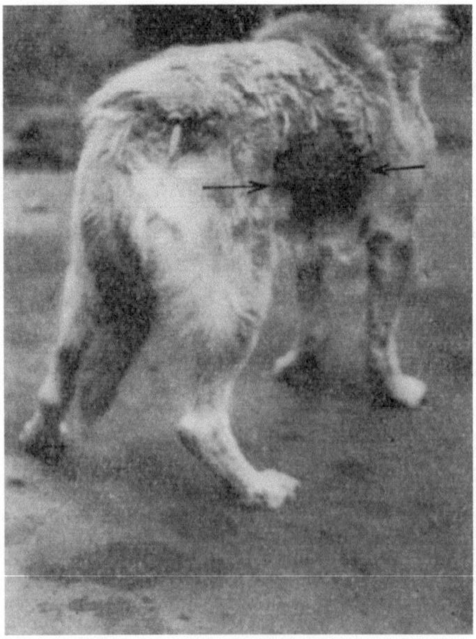

Abb. 11/5. Darstellung der Haltung eines Hundes im Zustand der Neurose. Die rechte Körperseite (Pfeil) zeigt umschriebene Zonen von Haarausfall, bedingt durch Störungen der Hauttrophik

Signal sofort nach Rückkehr des Tieres in den Käfig appliziert wurde, traten bei der Anwendung der Verzögerungsreaktionen allmählich Abweichungen von der normalen bedingt-reflektorischen Tätigkeit auf (die Tiere kehrten später als gewöhnlich zum Käfig zurück, sie kratzten sich häufiger, sie zeigten eine Dyspnoe, tranken oft Wasser und auch Miktions- und Defäkationsreaktionen waren häufiger als in der Norm zu beobachten). Bei Fortsetzung der Experimente unter den gleichen Bedingungen, d. h. bei „Zeitdefizit" begannen die Störungen deutlich pathologischen Charakter zu tragen und waren nicht nur durch ausgeprägte Veränderungen des Verhaltens charakterisiert. Häufig kam es zum Erliegen der gesamten erlernten Reaktionen und auch zur Ausbildung pathologischer motorischer Reaktionen sowie zu trophischen Störungen mit Haarausfall und einer Reihe anderer Symptome. Folglich rief auch in dieser Art Experimente, in welcher die Lösung einer Aufgabe unter Bedingungen erheblichen Zeitdefizites erfolgen mußte, pathologische Verhaltensreaktionen hervor, welche

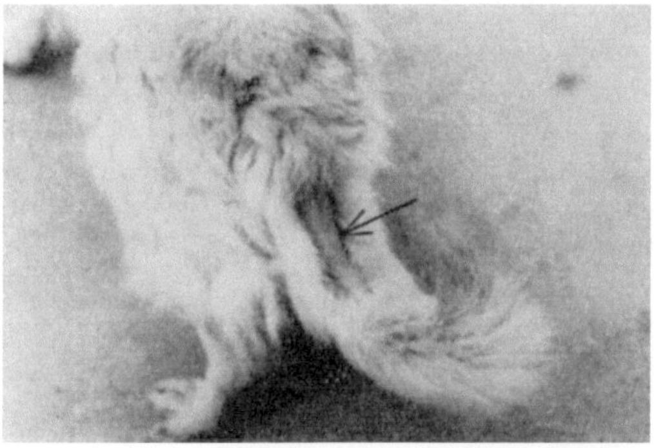

Abb. 11/6. Darstellung eines Hundes mit chronischer Informationsneurose. Das Tier zeigt am Schwanz (Pfeil) umschriebene Haarausfallzonen durch Störung der Hauttrophik

entsprechend unserer Interpretation der Gruppe der Informationsneurosen zugerechnet werden können. Diese neurotischen Störungen zeigten ebenfalls permanenten Charakter. Ohne medikamentöse Behandlung waren sie nicht zu heilen.

In allen oben beschriebenen Methoden der Neurotisierung wurden Signalreize verwendet, die keine „übermaximale" Stärke besaßen. Zudem war der semantische Inhalt der dargebotenen Informationen nicht kompliziert, was damit bewiesen werden kann, daß die Tiere die Signale mit Leichtigkeit richtig verarbeiteten und adäquate Handlungen ausführten. Voraussetzung hierfür war allerdings, daß die Hirntätigkeit in einem Zeitbereich ablaufen konnte, der eine kritische Grenze nicht unterschritt. Außerdem, und darüber werden wir noch eingehend sprechen, hängt die Geschwindigkeit der Neurotisierung vom Motivationsniveau ab, in unseren Versuchen von der Ausprägung des Hungergefühls. Es stellt sich sogar heraus, daß einer Neurotisierung vorgebeugt bzw. die Latenz ihrer Entwicklung verlängert werden kann, wenn man das Hungerniveau der Tiere entsprechend regulierte.

Obwohl Neurosen, welche durch ungünstige Kombination des Informationsumfanges mit Zeitdefizit und hohem Motivationsniveau entstehen ihre Bezeichnung vom ersten Glied dieser Triade erhielten, sollte immer berücksichtigt werden, daß ihre Genese in jedem Fall mit der Einwirkung aller drei Faktoren verbunden ist – diese Form der Pathologie muß unter dem Terminus „Informationsneurose“ verstanden werden. Aus dem Gesagten leitet sich ebenso ab, daß der Begriff „Informationsneurose“ sich in der Klassifizierung der Störungen der höheren Nerventätigkeit nach ätiologischen Merkmalen begründet.

Trotz der Festlegung dreier Hauptfaktoren für die Entstehung der Informationsneurose (sie können als primäre Auslösungsfaktoren angesehen werden),

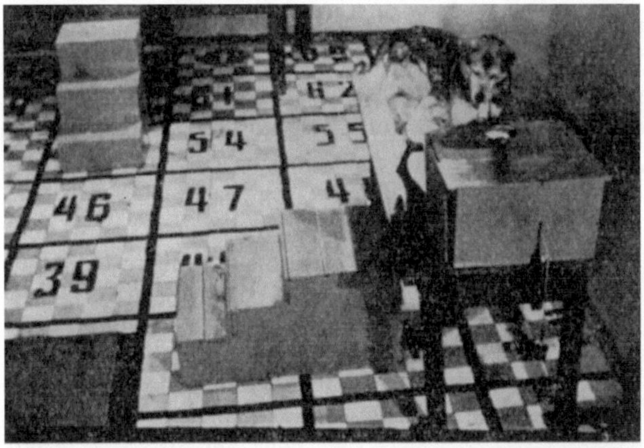

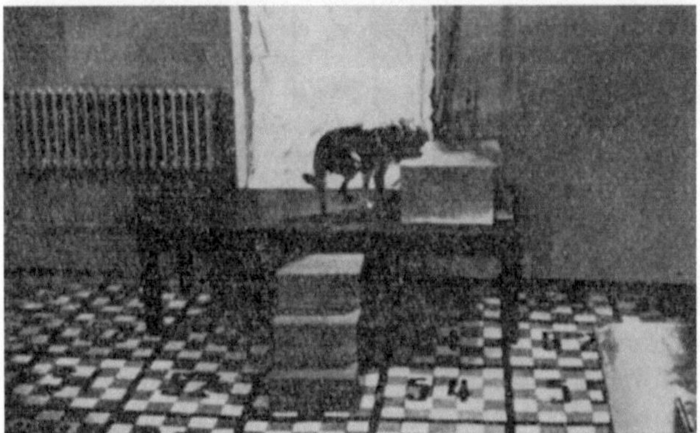

Abb. 11/7. Die Abbildungen a und b zeigen eine Hyperkinese der rechten Hinterpfote des Tieres, die unabhängig von der Lokalisation des Hundes im Raum erhalten bleibt

sind auch andere, wie z. B. individuelle Besonderheiten der höheren Nerventätigkeit, genetische Faktoren, Einflüsse, die anderweitig die Hirntätigkeit und die Funktionen des Organismus asthenisieren, für die Entstehung der Informationsneurosen von Bedeutung. So konnte z. B. festgestellt werden, daß sie sehr leicht bei Tieren mit einem allgemein niedrigen funktionellen Tonus des Gehirnes entstehen. Jedoch ist es nützlich, all diese Faktoren zu den sekundären zu zählen und sie damit von den primären zu trennen.

Indem wir von einer ungünstigen Kombination zwischen drei, die Informationsneurosen auslösenden Hauptfaktoren sprechen, stellen wir auch die Möglichkeit einer optimalen Kombination zwischen ihnen in Rechnung, wenn beispielsweise der Informationsumfang, die für die Verarbeitung der Information zur Verfügung stehende Zeit und das motivationelle Erregungsniveau in einem Verhältnis zueinander stehen, das einem normalen Verlauf der höheren Nerventätigkeit maximal entspricht. Es ist natürlich, daß das Wissen über diese Beziehungen einer gezielten Neuroseprophylaxe außerordentlich entgegenkommt und insgesamt der Optimierung der höheren Nerventätigkeit dienen kann.

Die Beobachtungen zeigten, daß das Gehirn in erster Linie selbst das Niveau seiner Tätigkeit unter Bedingungen der steigenden Zuwachsrate an Informationen regelt. So konnte festgestellt werden, daß das Tier mit zunehmendem Schweregrad der analytisch-synthetischen Tätigkeit die für den Ablauf des Experimentes notwendige Zeit selbst reguliert, wenn diese nicht vom Experimentator künstlich begrenzt wird. Dies äußert sich darin, daß mit steigendem Schwierigkeitsniveau der durch das Tier zu erfüllenden Aufgabe es von der entsprechenden Fütterungsvorrichtung aus immer langsamer auf den Startplatz (Läuferunterlage) zurückkehrt und damit die Zeit zwischen den zu verabfolgenden Signalen selbst verlängert. Damit wählt es eine Zeitmarkierung, die sich für die Lösung der jeweiligen Aufgabe als günstig erweist (M. M. *Chananaschwili*, L. G. *Tschchubianischwili*, W. A. *Meschtscherjakow*, 1976). Zweifellos spiegelt ein solches Verhalten die selbstregulierende Tätigkeit des Gehirnes wider. Die Verarbeitung einer entsprechend hohen Informationsmenge wird hier durch die Wahl einer länger als künstlich vorgesehenen Zeit für die Ausführung einer erforderlichen Reaktion durch das Tier selbst gewährleistet und damit auch gleichzeitig eine pathologische Störung der höheren Nerventätigkeit verhindert.

Im beschriebenen Fall reagiert das Tier adäquat auf alle verabreichten Signalreize und erhält so auch im Verlaufe des Experimentes alle vorgesehenen Nahrungsportionen. Wird der Zeitparameter vom Experimentator so festgelegt, daß das Tier die Intersignalzeitabschnitte nicht durch langsamere Rückkehr auf seinen Startplatz verlängern kann (d. h. jedes folgende Signal wird unabhängig von der Lokalisation des Versuchstieres im Raum verabfolgt), so kann eine weitere Form der Selbstregulierung der Hirntätigkeit beobachtet werden, indem das Tier nämlich nunmehr nicht mehr auf alle, sondern nur noch auf eine bestimmte Anzahl von bedingten Reizen reagiert und so den Teil von Reaktionen, den es nicht mehr „verkraften“ kann, unterbindet, obwohl damit die Gesamtmenge der Nahrung, die es während des Versuches zu sich nehmen kann, geringer wird. Das Gehirn verringert also den Belastungsgrad seiner analytisch-synthetischen Tätigkeit durch eine solche Verhaltensregulierung des Organismus ebenfalls und verhindert damit pathologische Störungen seiner Tätigkeit. Es kann angenommen werden, daß diese Art der Selbstregulierung durch eine Verringerung des motivationellen Erregungsniveaus ausgeführt wird, wofür eine Reihe von Untersuchungen mit der Autostimulationsmethode spricht.

Diese Methode (*Chananaschwili; Petrow*, 1974) bestand darin, daß der Fußboden des Labors mit Quadraten (75 $\times$ 75 cm) aus verzinktem Eisenblech bedeckt wurde, die als Empfänger für hochfrequente Schwingungen dienten. Die

Schwingungsübertragung erfolgt mittels des freigelegten Endes eines Drahtes, welcher am Halsband des Versuchshundes befestigt war und von einem Generator die hochfrequenten Impulse übertrug. Parallel dazu wurde ein System der Stimulation verschiedener (vor allem limbischer) Hirnregionen bei den Tieren erarbeitet. Die Stimulierung bestimmter Regionen wurde dabei fest den verschieden numerierten Zinkblechtafeln auf dem Boden des Labors zugeordnet. Diese Methode gestattete es dem Tier, durch freie Bewegung im Raum verschiedene seiner Hirnstrukturen selbst zu reizen und diese Autostimulation durch das Hinüberwechseln von einem Bodenfeld auf ein anderes bzw. durch Meidung anderer auch selbst zu regulieren. Das Verhältnis der Tiere zur Wirkung der Autostimulation konnte durch Registrierung der Zeitdauer, in der sie sich auf einem Bodenfeld aufhielten, gemessen werden.

Das beschriebene biotechnische System, welches der Selbstregulierung des Verhaltens dient, wurde auch für die Untersuchung der Mechanismen der Informationsneurosen eingesetzt. Dabei wurden die Neurosen im gleichen Laboratorium hervorgerufen, in welchem auch die Möglichkeit für die Autostimulationsmethode bestand. Das Wesen dieses experimentellen Ansatzes bestand in folgender Überlegung: wenn die Annahme über die Bedeutung des motivationellen Erregungsniveaus im Entstehungsmechanismus der Informationsneurosen richtig ist, so müßte im gegebenen biotechnischen System das Tier zur Autostimulation solcher Hirnregionen greifen, deren Erregung eine Neuroseentwicklung auf Grund der Regulierung des Motivationsniveaus verhindert.

Da die Elektroden in Hirnstrukturen implantiert waren, welche Beziehung zur Motivationsregulierung aufwiesen und in solchen, bei denen sich das nicht nachweisen ließ, konnten Resultate erwartet werden, die Aufschluß über die Rechtmäßigkeit unserer Vermutungen geben würden.

Die Experimente zeigten, daß bei wachsender Informationsbelastung und zunehmendem Zeitdefizit das Tier nur bestimmte Hirnstrukturen selbst stimuliert und sich am längsten auf solchen Bodenquadraten aufhält, die eine Stimulierung des lateralen Hypothalamus hervorrufen. Das heißt also, mit wachsendem Schwierigkeitsgrad der Aufgabe, deren Lösung eine zunehmende Anspannung der synthetisch-analytischen Hirntätigkeit erfordert, wird der Hypothalamus stimuliert, der eine beständige Beziehung zur Motivationsregulierung besitzt. Unter diesen Bedingungen, das wiesen die vegetativen und die Verhaltensparameter deutlich aus, wird die Latenz des Auftretens einer Informationsneurose verlängert.

In den beschriebenen Versuchen bildete sich gleichzeitig eine wesentliche Feststellung heraus, die zur Frage der Prinzipien der strukturellen Organisation der Motivationsfunktion des Gehirnes in enger Beziehung steht. Fast gesetzmäßig beobachten wir, daß die Tiere, nachdem sie durch Verweilen auf den verschiedenen Fußbodenfeldern die Stimulationseffekte der unterschiedlichen Hirnstrukturen, also auch die Wirkung der Reizung des Hypothalamus, an sich erprobt hatten, sie sich nicht sofort auf das Bodenquadrat begaben, welches der Hypothalamusstimulierung zugeordnet war. So entstand der Eindruck, daß die Reizung von Hypothalamusstrukturen für die Motivationsregulierung nur dann von Bedeutung ist, wenn sie in die Stimulierung eines bestimmten Systems von Strukturen eingebettet ist; aber zu dieser Frage weden wir noch am Ende der

Monographie in den allgemeinen Schlußfolgerungen Stellung nehmen. Die Versuchsresultate gestatteten nun weiterhin dem Problem der Schaffung optimaler Beziehungen in der Triade von Faktoren, die primär eine Informationsneurose auszulösen vermögen, durch künstliche Regulierung ihrer Parameter über den Experimentator nachzugehen. In unserer Versuchsanlage wurde ja der Umfang der analytisch-synthetischen Hirntätigkeit nicht nur durch die Menge an Informationen, d. h. die Anzahl von Signalreizen in einem Versuch, bestimmt, sondern auch durch die Besonderheiten der räumlichen Lokalisation der Reizquellen im Raum, denn alle befanden sich an der gleichen Stelle des Labors. In anderen Untersuchungen konnte gezeigt werden, daß eine Synthese mehrerer bedingt-reflektorischer Systeme bei der Mehrzahl der Versuchstiere durchaus keine Neurose hervorruft, wenn die Reizquellen im Raum unterschiedlich, beispielsweise neben den verschiedenen Futterpodesten lokalisiert sind. Das heißt also, die Differenzierung zwischen Reizen unterschiedlicher Bedeutung aus einer einzigen Quelle steigert den Anforderungsgrad an die Analyse- und Synthesetätigkeit des Gehirns und erschwert bei der Forderung, mehr Reflexsysteme zu einem zu verbinden, die Erfüllung der Aufgabenstellung. Bei zusätzlichem Zeitdefizit und hohem Motivationsniveau führt sie zur Überforderung der höheren Nerventätigkeit und kann neurotisierend wirken. Es wird also deutlich, daß nicht nur ganz konkrete Bedingungen für die Neurotisierung eines Individuums bestehen, sondern auch solche, die einer Neuroseentstehung entgegenwirken.

Die Gegenüberstellung der dargelegten Resultate mit Fakten der einschlägigen Literatur zeigt, daß, obwohl häufig Fälle der Neuroseentwicklung infolge Überlastung der analytisch-synthetischen Hirntätigkeit gesehen wurden, die Konzeption von der Informationsneurose erstmals die Frage nach den Wechselbeziehungen dieser Hirnfunktionen zur Funktion der Motivationsregulation unter Berücksichtigung des Zeitfaktors stellt. Offensichtlich läßt sich doch eine feste Gesetzmäßigkeit in diesen Beziehungen nachweisen, die sowohl für die Entstehung der Neurose als auch für deren Prophylaxe bedeutsam ist.

Bis jetzt sprachen wir von Informationsneurosen, die durch ungünstige Kombination der Faktorentriade — Informationsmenge, Zeitfaktor, Motivationsniveau — entsteht. Es gibt aber auch ebenso viele Voraussetzungen für die Annahme, daß der langdauernde Aufenthalt von Tieren unter Bedingungen der Unbestimmtheit der Auswahl wichtiger adaptiver Reaktionen, d. h. in der Situation des Defizites ganz spezifischer Informationen, ebenfalls Neurosen entstehen können. Als spezifische Informationen bezeichnen wir solche, die für das Tier von hoher Signalbedeutung sind. Eine Neurose auf der Basis allgemeiner sensorischer Deprivation ist also den Informationsneurosen nicht zuzuordnen. An dieser Stelle bringen wir einige Beispiele der Neuroseentwicklung durch Defizit an spezifischen Informationen, die für Formierung adaptiver Reaktionen von großer Wichtigkeit sind.

Bei Hunden wurden nach der lokomotorischen Nahrungsmethode zwei Systeme bedingter Reflexe ausgebildet. Dafür wurde den Tieren zunächst beigebracht, eine Ausgangsposition auf zwei speziellen Bodenunterlagen einzunehmen, die in einem Abstand von 3 m zueinander lokalisiert waren. Dann erfolgte die Ausarbeitung der bedingten Reflexe auf Tonreiz, wobei, wenn der Hund auf der Unterlage Nr. 1 stand, die positive Bekräftigung im Stereotyp jedes zweite

Mal nach der Tonsignalapplikation erfolgte. Stand das Tier auf der Unterlage Nr. 2, so erfolgte die positive Bekräftigung auch in 50% der Fälle, aber in zufälliger Ordnung (nach der Tabelle der zufälligen Zahlen). In dieser Situation nahmen die Tiere zunächst entweder am häufigsten auf der Unterlage Nr. 2 oder aber auf beiden zu gleichen Anteilen spontan Aufstellung. Mit wachsender Anzahl der Bekräftigungen nach dem Zufälligkeitsprinzip kam es jedoch zu deutlichen emotionellen Spannungszuständen, die durch Knurren, Winseln, Jaulen, gehäufte Miktionen, Dyspnoe usw. charakterisiert waren. Dabei wechselte die Mehrzahl der Versuchstiere ihren Ausgangsplatz durch Bevorzugung der Unterlage Nr. 1, bei deren Aufsuchen die Bekräftigungen in regelmäßigem Stereotyp jedes zweite Mal erfolgten. Gleichzeitig mit dieser Maßnahme der Tiere nahm deren emotionelles Spannungsniveau ab und der weitere Ablauf der bedingt-reflektorischen Tätigkeit führte nicht zur Neurose.

Eine zweite Gruppe von Hunden behielt die Gewohnheit bei, weiter die Unterlage Nr. 2 aufzusuchen, der ein zufälliges Bekräftigungsschema zugeordnet worden war. Bei ihnen traten nach geraumer Zeit alle Symptome einer Neurose auf. Daraus ist zu schlußfolgern, daß ganz offensichtlich das stereotype Bekräftigungsprogramm für das ZNS eine leichter zu bewältigende Aufgabe ist, als ein auf Zufälligkeit des Ereigniseintrittes begründetes System.

Im Übergehen der Tiere vom System mit zufälliger zu einem System mit regelmäßiger Bekräftigung wird ebenfalls die selbstregulierende Rolle der Tätigkeit des Gehirns deutlich, welches zur Gewährleistung normaler Funktionsabläufe ein Verhaltensoptimum in jeder sich zufällig ergebenden Umweltsituation auswählt. Dies ließ sich in unseren Untersuchungen bei der Mehrzahl der Tiere, aber nicht bei allen nachweisen. Bei wenigen Tieren, die bei der einmal erlernten Verhaltensweise die Unterlage Nr. 2 und damit das zufällige Bekräftigungsprogramm der bedingten Reize zu bevorzugen geblieben waren, entwickelte sich, wie bereits erwähnt, eine Neurose, deren Ursache durch eine Überlastung der Funktionen erklärt werden kann, durch die die Beurteilung der Informationsbedeutung der Umwelt für den Organismus erfolgt.

Ein anderer Fall von Informationsneurose wurde bei langem Verbleiben von Tieren in einer Unbestimmtheitssituation während der Ausarbeitung eines durch nozizeptive Hautreizung hervorgerufenen bedingten Abwehrreflexes beobachtet. Die elektrischen Schmerzreize wurden hierbei unabhängig von der Lage einer Extremität im Raum (Flexion, Extension) appliziert, d. h. das Tier konnte die Strategie seines Verhaltens, welches der Schmerzeinwirkung hätte entgegenwirken können, nicht vorbestimmen. Unter diesen Bedingungen kam es nach mehreren Experimenten zu einer permanenten pathologischen Flexion der gereizten Extremität, welche wochenlang im Labor und auch außerhalb desselben vorhanden war, so daß sich die betreffenden Tiere überhaupt nur noch auf drei Extremitäten fortbewegen konnten.

An diesen Beispielen verdient der Umstand Aufmerksamkeit, daß eben diese Tiere nicht die erforderliche Information zur Formierung einer wichtigen Anpassungsreaktion an die gegebene Umwelt erhielten — im ersten darüber, ob eine Nahrungsbekräftigung erfolgt oder nicht und im zweiten Exempel, ob und wann eine Abwehrreaktion zu formieren ist. Das heißt, die Neurosen traten bei einem hohen Motivationsniveau auf und das ist offensichtlich die zweite wichtige Bedingung, die für die Entwicklung der Pathologie der höheren Nerventätigkeit hier eine Rolle spielte.

Mangel oder gänzliches Fehlen von spezifischen Informationen, die dem ZNS durch die Kommunikationsbeziehungen innerhalb der Spezies zugehen und die sich in der Ontogenese bereits entwickeln, ergeben ebenfalls potentielle oder reale Möglichkeiten für die Entstehung von Neurosen bzw. für die unnormale Entwicklung einer Reihe von Funktionen. Spezielle Untersuchungen zur Rolle der kommunikativen Wechselbeziehungen zwischen Tieren einer Art, d. h. zur Rolle der gegenseitigen Beeinflussung der Tiere untereinander in bezug auf die Entwicklung einer normalen oder auch einer pathologischen unbedingt- und bedingt-reflektorischen Tätigkeit zeigten, daß die Intra-Artbeziehungen bei der normalen Formierung funktioneller Systeme eine große Rolle spielen, ja, daß

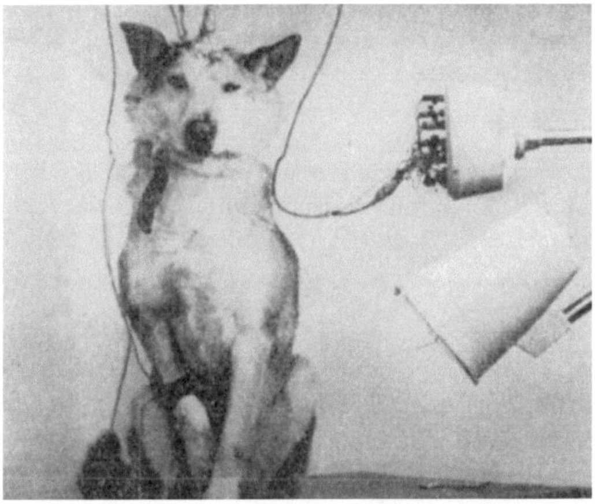

Abb. 11/8. Darstellung des Hundes Nr. 1 nach der Manifestation einer beständigen Hyperkinesie der rechten Vorderpfote nach chronischem Defizit an Information

einige Arten von sozialer Isolierung zu pathologischen Reaktionen führen. So wurden deutliche Störungen einiger Komponenten des Geschlechtsverhaltens bei Hunden beobachtet, die ohne Geschwister aufgewachsen waren. Solche Tiere waren, sogar wenn sie lange genug mit dem Muttertier zusammengelebt hatten, nicht in der Lage, einige Bewegungselemente des Geschlechtsaktes vollkommen auszuführen. Das heißt also, daß sogar die normale Entwicklung von ihrer Natur nach angeborenen Verhaltensformen bestimmte Einflüsse aus der Umwelt in frühen Etappen der Ontogenese erfordert und diese Einflüsse spezifischer Natur möglicherweise im Prozeß der komplizierten Spielreaktionen wirksam werden.

Bei Tieren, die in Isolation von ihren Artgenossen aufgewachsen waren, wurden auch ausgeprägte Abweichungen vom normalen Ablauf der bedingt-reflektorischen Tätigkeit registriert (*Burakowa*, 1974). So kam es bei geschlechtsreifen Hunden, die wohl mit Geschwistern, nicht aber mit dem Muttertier großgezogen worden waren, sogar schon bei Synthese einfachster bedingt-reflektorischer Systeme zur Neurose. Auch konnten derartige Tiere überhaupt nicht für systematische bedingt-reflektorische Untersuchungen genutzt werden, da bereits die regelmäßige Aufgabenstellung sich für ihr Nervensystem offenbar als übermaximale Belastung auswirkte. So ist bei Tieren auch die verzögerte Reaktion stark gestört, wenn sie in frühen Etappen ihrer Ontogenese von Geschwistern getrennt waren: die Spuren von Signalen bleiben in ihrem Kurzzeitgedächtnis weitaus für eine geringere Zeit erhalten als bei normal erzogenen Tieren und sie gehen unter dem Einfluß der verschiedensten Umwelteinflüsse außerordentlich leicht völlig verloren.

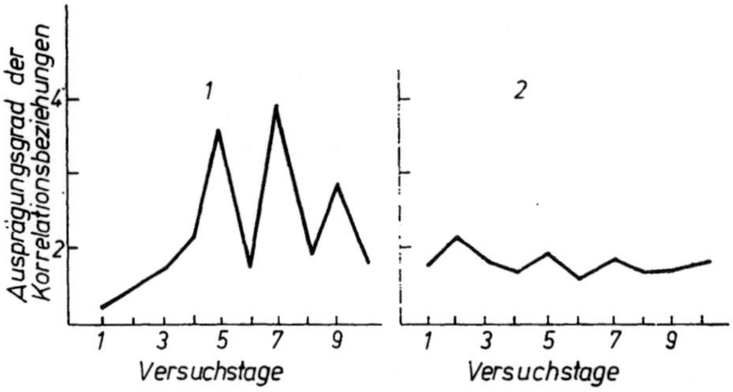

Abb. 11/9. Dynamik der Ausprägung korrelativer Beziehungen der Hirnstrukturen (Gyrus cinguli, Hypothalamus, Hippocampus, Thalamus dorsomedialis Neocortex) im Entstehungsprozeß der pathologischen motorischen Reaktion (1) und nach ihrer Manifestierung

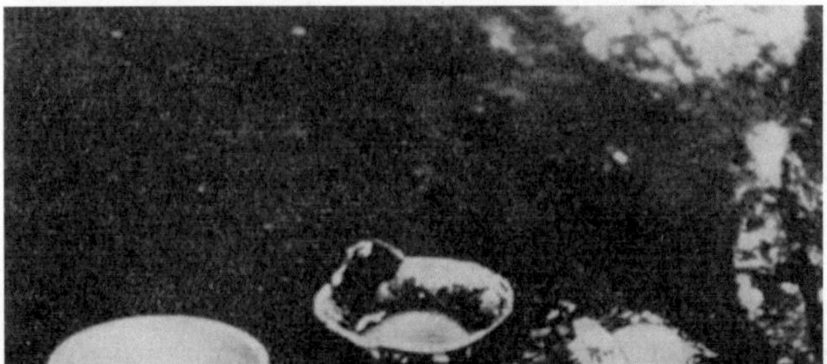

Abb. 11/10. Von neurotischen Hunden im Zustand emotionaler aggressiver Erregung zerbissene Futterschüsseln im Vergleich zu einem einwandfreien Gefäß (links)

Die Wechselbeziehungen innerhalb einer Spezies sind also ein wichtiger Faktor für die normale Entwicklung der höheren Nerventätigkeit. Offenbar wird auf dem Wege über diese kommunikativen Beziehungen ein ausreichender Strom an Informationen zum ZNS gewährleistet, der zur Formierung der verschiedenen funktionellen Systeme sowie für den normalen Ablauf ihrer Funktionsmechanismen unbedingt erforderlich ist. Das Fehlen dieses Informationsstromes bzw. die Einschränkung desselben, scheinen Faktoren zu sein, die einer Neuroseentwicklung Vorschub leisten. Hierbei handelt es sich ebenfalls um eine Informationsneurose.

Es wurde weiterhin festgestellt, daß eine unerwartete Isolierung von Artgenossen, sogar eine Teilisolation auch für erwachsene Tiere pathologische Auswirkungen haben kann. Dies konnte sehr demonstrativ an Affen beobachtet

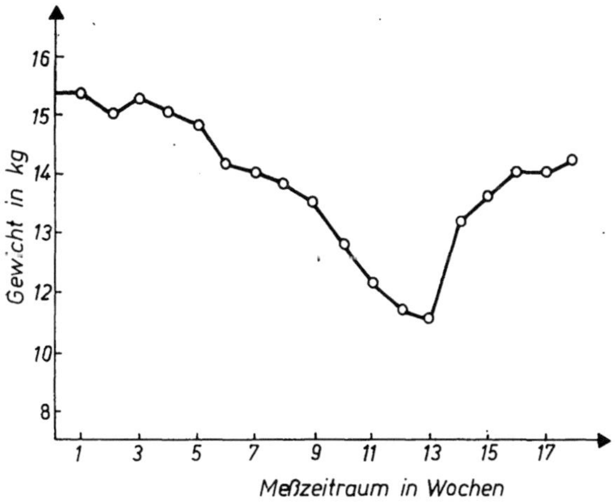

Abb. 11/11. Dynamik der Körpergewichtskurve eines Hundes nach der Neurotisierung und nach mit der 13. Woche beginnender Pharmakotherapie der Neurose. Es wird, beginnend mit der 2. bis 3. Woche nach Neurotisierung ein Gewichtsverlust deutlich, der zwischen der 9. und der 13. Woche am ausgeprägtesten ist. Die Pharmakotherapie zeigt einen raschen Wiederanstieg des Körpergewichts fast bis in den Normalbereich

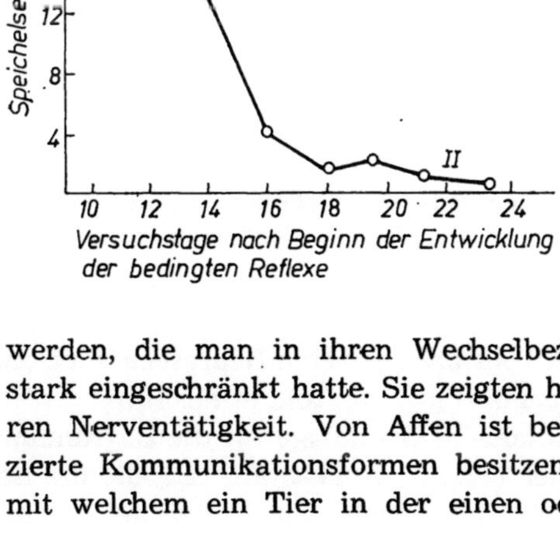

Abb. 11/12. Verlaufskurven eines bedingten Speichelreflexes der linken (I) und der rechten (II) Glandula parotis auf Tonreizung

werden, die man in ihren Wechselbeziehungen zu den übrigen Artgenossen stark eingeschränkt hatte. Sie zeigten häufig pathologische Störungen der höheren Nerventätigkeit. Von Affen ist bekannt, daß sie außerordentlich komplizierte Kommunikationsformen besitzen und daß die Anzahl der Artgenossen, mit welchem ein Tier in der einen oder anderen Weise Beziehungen aufzunehmen vermag, in die Hunderte geht (*Dembowski*, 1963). Die soziale Isolierung kann bei diesen Tieren, die in einem ausgeprägten, streng hierarchischen System der Wechselbeziehungen leben, entweder zum direkt neuroti-

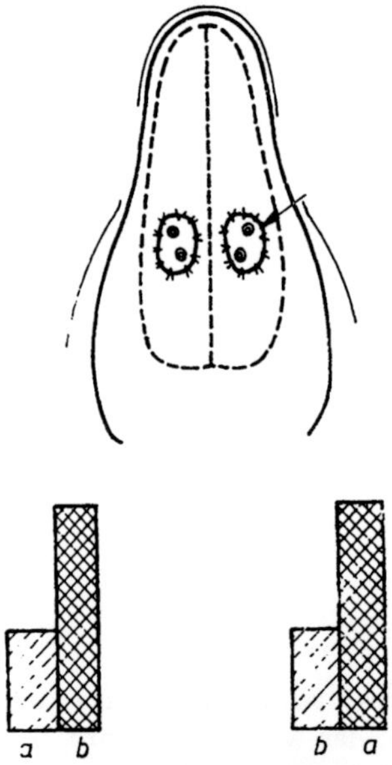

Abb. 11/13. Schematische Darstellung des Unterkiefers eines Hundes mit Markierung der Lokalisation (Pfeil) fixierter und nach außen geführter Zungenanteile (Methode nach *Abuladse*, 1953). Die Säulen weisen den mengenmäßigen Sekretionsunterschied aus der Glandula parotis der gereizten Zungenseite (a) sowie der gegenüberliegenden Seite (b) aus

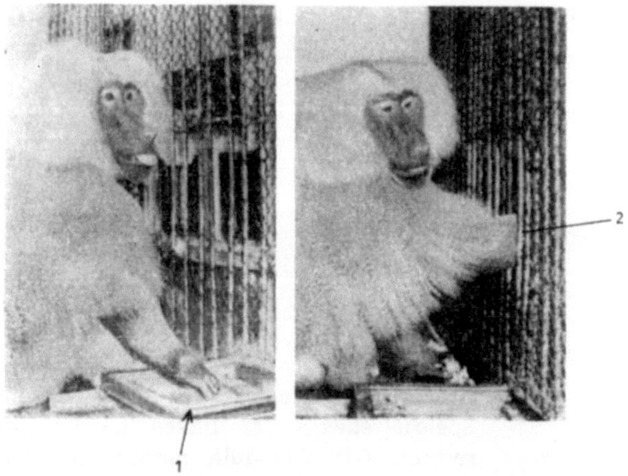

Abb. 11/14. Untersuchung eines instrumentellen bedingten Reflexes an Affen mit dem Hebelsystem (1), welches das Tier auf den bedingten Reiz hin bedienen muß, um Zugang zur Futterstelle (2) zu bekommen

sierenden Faktor werden oder zu einem Umstand, der eine Neuroseentwicklung durch andere Einflüsse zusätzlich sehr begünstigt (*Lagutina* et al., 1970).

Alles bisher Dargelegte ist die experimentelle Grundlage für die Begründung verschiedener Formen der Pathologie der höheren Nerventätigkeit, die die Bezeichnung „Informationsneurosen" erhielt. Diese stellen ein Modell der Störungen der höheren Nerventätigkeit des Menschen dar, welche bei ihm in analogen Situationen auftreten können.

Zum Mechanismus der Informationsneurosen kann soviel gesagt werden, daß weder die äußeren Erscheinungsformen der höheren Nerventätigkeit noch eine Vielzahl von neurophysiologischen Beobachtungen Rückschlüsse auf die Spezifität der Mechanismen dieser Gruppe von Neurosen zuläßt. Allerdings können Aussagen über gewisse Besonderheiten der Pathogenese der konkreten Modelle der Informationsneurosen, die bereits weiter oben dargelegt wurden, sehr wohl getroffen werden. Es ist offensichtlich, daß Veränderungen im Nervensystem bei solchen Neurosen integrierenden Charakter haben und durch eine ganze Reihe von Störungen der Eigenschaften der Hemmungs- und Erregungsprozesse hervorgerufen werden. Die Charakterisierung dieser Prozesse

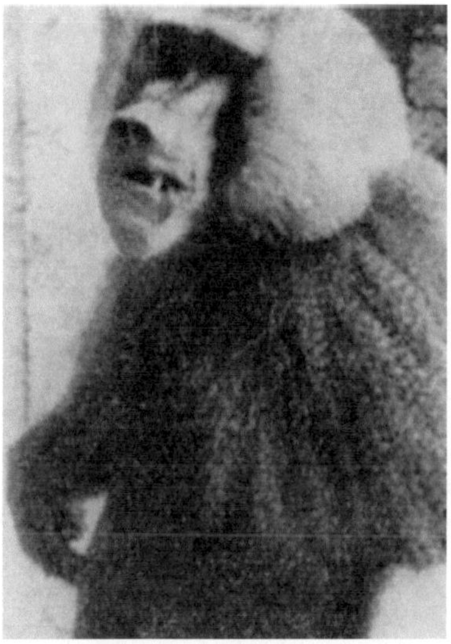

Abb. 11/15. Rechtsseitige Hemiparese bei einem durch chronische Konfliktsituationen in der Herde (*Dschalagonija*, 1980) neurotisierten Affen mit einer gleichzeitig auf dieser Grundlage entstandenen arteriellen Hypertonie (160/110 mm Hg)

gestattet es, im Rahmen der klassischen Interpretation durch *Pawlow* die Schlußfolgerung zu ziehen, daß es sich bei diesen Störungen um die Überbelastung der Stärke sowie der Beweglichkeit von Hemmung und Erregung handelt. Hierbei tritt die Überlastung der Beweglichkeit offensichtlich als Resultat häufiger Zusammenstöße positiver und negativer bedingter Reflexe oder ausschließlich positiver Reflexe in kurzer Zeitdauer öfters in Erscheinung. Diese Schlußfolgerung wirkt sich auch auf die Wahl bestimmter Pharmaka für die Therapie von Informationsneurosen aus.

Es ist weiterhin möglich, daß ein Zeitdefizit die Bedingungen schafft, unter welchen hochbedeutende Informationen nicht verarbeitet (analysiert) werden können und dies wiederum führt zur permanenten Aktivierung unspezifischer Prozesse der Hirntätigkeit, z. B. zur Generalisierung von Orientierungsreaktionen (*Chananaschwili*, 1972). Die Rolle der Verstärkung der Orientierungsreaktion in der Pathogenese der Neurose wurde von *Menitzkij* (1958) unterstrichen, der eine Erklärung der Störungen der höheren Nerventätigkeit bei der Neurose auf der Grundlage der Informationstheorie vorschlug. Bei der Untersuchung der

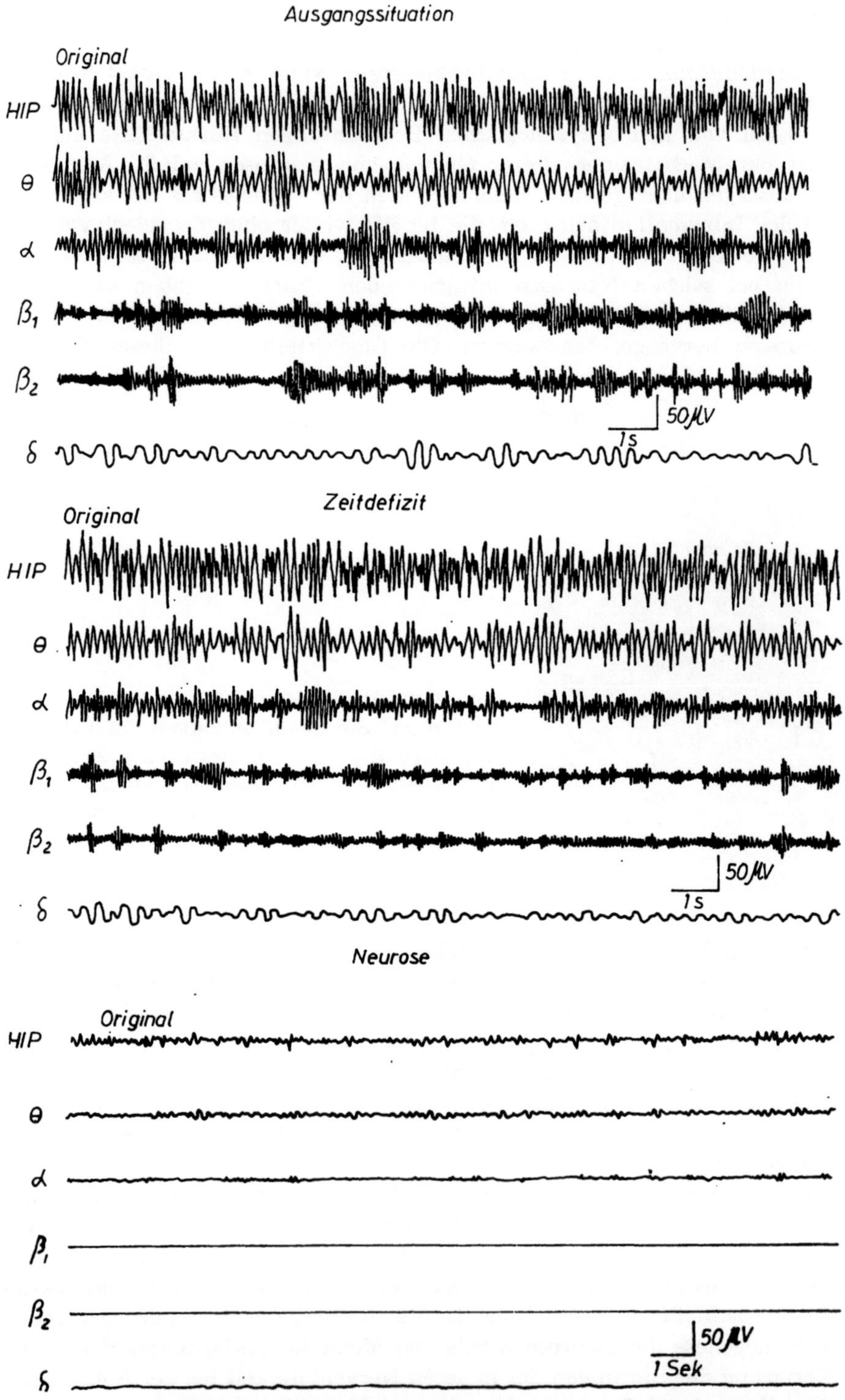

Abb. 11/16. Telemetrische EEG-Registrierung aus dem dorsalen Hippocampus der Katze vor der Prüfung des Kurzzeitgedächtnisses (A), unter Bedingungen des Zeitdefizits (B) und bei Neurose (C). Jeweils die 1. Zeile ist die originale hippocampale Ableitung, alle übrigen Kanäle zeigen Resultate der Frequenzanalyse höheren Nerventätigkeit richtete der Autor seine Aufmerksamkeit darauf, daß mit zunehmender, in einem Reiz enthaltener Informationsmenge die Zeit der Verspätungen der notwendigen Antwortreaktionen immer größer wird. Es stellt sich eine Grenzgeschwindigkeit der Perzeption unter Informationsverarbeitung ein, deren Überschreitung zum Anstieg der Fehlerquote führt. Unter dem Aspekt, daß die Informationsmenge (statistische Kompliziertheit) eines Reizes und die Geschwindigkeit für seine Wahrnehmung (Informatonsmenge/Stimulus/s) die wesentlichsten Charakteristika eines Reizes sind und daß jeder neue Reiz eine starke Orientierungsreaktion hervorruft, die mit abnehmendem Neuheitsgrad der Information langsam erlischt, wird folgende Erklärung für die Störungen der höheren Nerventätigkeit bei feinsten Differenzierungsaufgaben vorgeschlagen: die feine Differenzierung sowie die gleichzeitige Darbietung eines positiven und eines Differenzierungsreizes, die bei großem Informationsangebot charakteristisch sind, für das Tier als schwierige Aufgabe anzusehen. Sie rufen beständig Orientierungsreaktionen hervor, was letztendlich zum Scheitern der höheren Nerventätigkeit führt.

Eine weitere Erklärung, welche den Mechanismus der Informationsneurosen betrifft, ist in der Vorstellung von einer Überbeanspruchung der synthetisie-

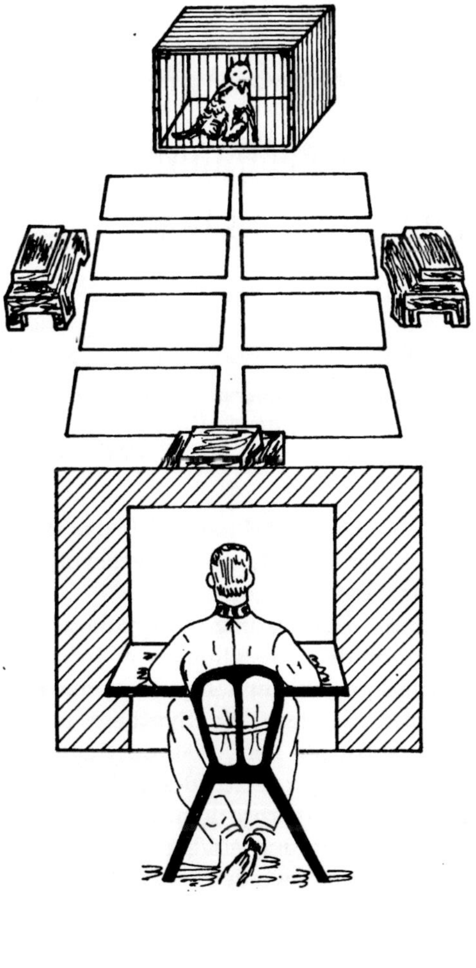

Abb. 11/17. Schema der experimentellen Situation zur Prüfung des Kurzzeitgedächtnisses mit der Methode der vom bedingten Reiz „abgerückten" Konditionierungsreaktion renden Prozesse der Hirntätigkeit begründet. Bei der Durchsicht der Untersuchungen von *Jakowljewa* (1951), in denen die Methode der situativen bedingten Reflexe angewendet wurde, bemerkte *Kupalow* (1952), daß die Störungen der höheren Nerventätigkeit bei der Ausarbeitung dieser Reflexe mit den Schwierigkeiten der Verbindung und Vereinigung aller einwirkenden Reize zu einem ganzen System zusammenhängen können. Weiterhin existieren Zusammenhänge mit der Schwierigkeit der Schaffung einer Verbindung zwischen den Reizen sowie den verschiedenen Orten, an denen das Futter vorgefunden wird, wie auch mit der Koordinierung mit der für die Nahrungserlangung notwendigen lokomotorischen Reaktionen. „Diese gesamte, komplizierte Nerventätig-

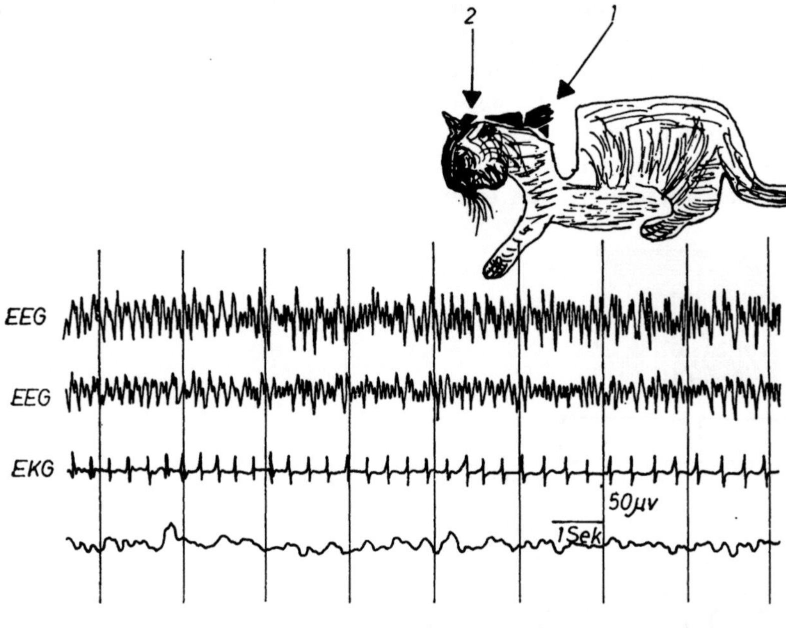

Abb. 11/18. Telemetrische Registrierung des Elektroenzephalogramms (Kanäle 1 und 2), des Elektrokardiogramms (Kanal 3) sowie des Pneumogramms (Kanal 4) bei einer frei beweglichen Katze. 1 — telemetrischer Sender (Gewicht 125 g), 2 — Verstärker

keit erfordert die Verausgabung von Energie. Ohne Zweifel haben wir das Recht von der „nervalen" Energie zu sprechen, von der Energie der Nervensynthese, da sie speziell für die komplizierte nervale Synthese verbraucht wird.

Es gibt allen Grund zu der Annahme, daß die Überlastung der synthetischen Tätigkeit des Gehirns als ein möglicher Faktor der Entstehung von Informationsneurosen anzusehen ist. In unseren Experimenten mußten ja nicht nur einzelne bedingte Prozesse synthetisiert werden, sondern die Synthese mußte innerhalb eines bestimmten Zeitabschnittes vollzogen sein, was durchaus auf dem Wege der Überbeanspruchung von Integrationsprozessen des Gehirnes zur Neurose führen konnte. Die Mechanismen dieser Neurose können aber auch unter dem Blickwinkel der langanhaltenden Aktivierung einiger funktioneller Systeme, ihrer permanenten Kontroversion gesehen werden, was *Schumilina*

(1949) bei Beobachtungen von Neurosen an Hunden durch Zusammenstoß zweier Reflexe, die mit unterschiedlicher Lokalisation der Bekräftigung erarbeitet wurden, hervorhob.

Außerdem ist es erforderlich, bei der Klärung der Mechanismen der Informationsneurosen den Faktor der Entschlußfassung des Tieres unter verschiedenen Wahrscheinlichkeitsgraden des Eintrittes von Ereignissen (der Verabfolgung eines Signales und seiner Bekräftigung) zu berücksichtigen. Nach der Konzeption von *Anochin* (1968, 1975) können die in diesen Situationen auftretenden Störungen der höheren Nerventätigkeit ein Grund permanenter emo-

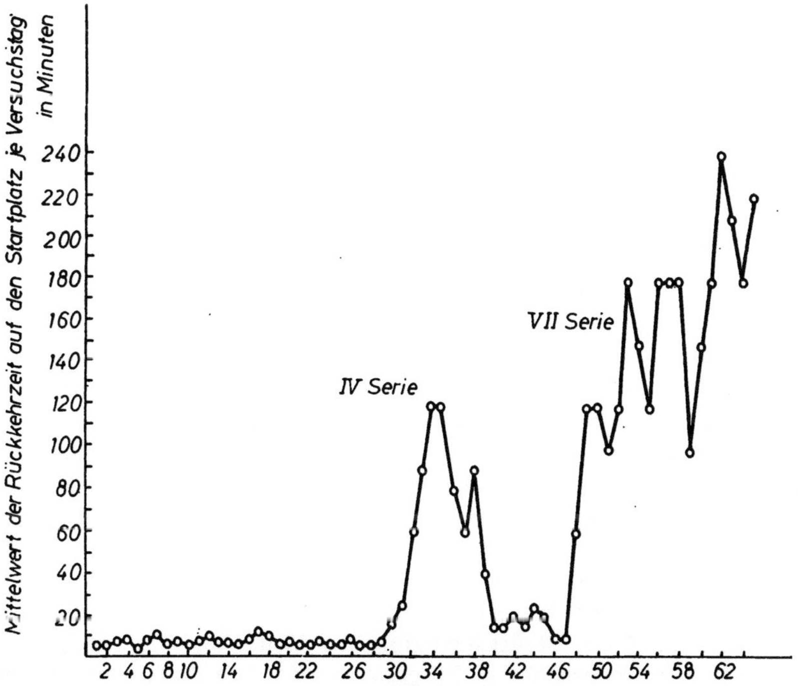

Abb. 11/19. Verhältnis zwischen Rückkehrhäufigkeit (Mittelwert für jeweils einen Versuchstag in Sekunden) und dem Grad der Belastung des Kurzzeitgedächtnisses

tioneller Spannungszustände und der Entkopplung der Tätigkeit anderer untergeordneter Systeme sein. Folglich wäre es vorstellbar, daß der erste Anlasser für die Entwicklung pathologischer Zustände in allen von uns beschriebenen Fällen der Informationsneurosen durch Störungen im Apparat der Entschlußfassung gegeben ist.

Im Kapitel 9. sind die Rolle der Emotionen für die Entwicklung pathologischer Zustände der höheren Nerventätigkeit näher besprochen worden, weshalb wir hier nur die Aspekte beleuchten wollen, die von seiten der Emotionen für die Genese der Informationsneurosen eine Rolle spielen. Aus den beschriebenen Modellen dieser Neurosen wird deutlich, daß sogar bei Anwendung einiger stereotyp organisierter Systeme bedingter Reflexe Veränderungen der

Wahrscheinlichkeit von Situationen eine Rolle spielen. Die Unbestimmtheit wird unter diesen Bedingungen mit der Anzahl neuer bedingter Reize erhöht, z. B. beim Übergang zur Vereinigung dreier bedingt-reflektorischer Systeme nach der Synthese von zweien, was bekanntlich mit einem Anstieg des emotionellen Spannungsniveaus verbunden ist. Noch höher ist dieses Niveau bei Anwendung von Systemen bedingter Reflexe, die nach dem Unbestimmtheitsprinzip formiert werden. Gerade bei solchen Tieren, welche Aufgaben der Integrierung von Systemen mit einem hohen Grad der Unbestimmtheit lösen mußten, entwickelten sich die Störungen der höheren Nerventätigkeit am ehesten; sie waren ausgeprägter und länger anhaltend als bei anderen (*Hecht* und *Peschel,* 1964; *Hecht* und *Poppei,* 1977; *Mechedowa* und *Hecht,* 1977; *Kolzowa* et al., 1980). Es muß jedoch unterstrichen werden, daß in ihren Anfangsetappen die emotionelle Spannung eine biologisch positive Rolle spielen kann, die der Aktivierung von Reserven und von Kompensationsmechanismen des Gehirns dient. Nur bei langanhaltenden emotionellen Spannungszuständen negativen Charakters stellen diese einen wesentlichen, die Neuroseentwicklung begünstigenden Faktor dar. Diese Vorstellungen sind für die Erarbeitung einer Taktik für die Entwicklung prophylaktischer und therapeutischer Maßnahmen, die auf die Bedeutung der zwei Phasen der emotionellen Anspannung abgestimmt sein müssen, von Wichtigkeit. Soweit zu einigen Vorstellungen über die möglichen Entstehungsmechanismen der Informationsneurosen, vor allem der von uns beschriebenen Modelle.

Die experimentellen Informationsneurosen betrachten wir als Modelle verschiedener Abweichungen von der normalen höheren Nerventätigkeit des Menschen; als Modelle, die den emotionellen Merkmalen nach, der menschlichen Pathologie sehr nahe kommen. Eines der dringendsten Probleme der heutigen Nervenheilkunde entstand ja mit den durchaus neuen Bedingungen, unter denen die Hirntätigkeit des Menschen jetzt ablaufen muß, haben doch die Erfolge von Wissenschaft und Technik innerhalb eines entwicklungsgeschichtlich außerordentlich kurzen Zeitraumes zur Ansammlung einer ungeheuren Menge an Informationen geführt, deren Berücksichtigung zur Grundlage des Erfolges in fast allen Gebieten der menschlichen Tätigkeit wurde. Das Auftreten von so wichtigen Arten der Nachrichtenübermittlung, wie Radio, Fernsehen usw., bestimmt in unserer Zeit nicht nur die Tätigkeit, sondern auch die Formen der Erholung und Entspannung des Menschen. Das Gehirn wird nun vor die Forderung der Aufnahme, der Verarbeitung und der Einprägung neuester Informationen in Maßstäben gestellt, die, unter dem Aspekt der jahrtausendelangen Entwicklung der Menschheitsgeschichte, als außerordentlich ungewöhnlich angesehen werden müssen. Eine solche Forderung entstand also in einer verhältnismäßig kurzen Zeit, ohne daß es für die Hirntätigkeit Möglichkeiten der Vorbereitung auf die ungewöhnliche Einwirkung gegeben hätte. Das Tempo des gesamten Lebensablaufes hat sich zu stark beschleunigt, um eine solche Vorbereitung zu gewährleisten.

Wie reagiert nun das Gehirn auf die übermäßige Steigerung der eintreffenden Informationen und wie paßt es sich den neuen Bedingungen, unter denen es seine Funktionen ausführen muß, an? Diese Frage zählt heute zu den aktuellsten und ist außerdem von hoher Praxisrelevanz, da die Anzahl der Erkrankungen des Menschen an Störungen im Bereich der höheren Nerventätigkeit zunehmen, die zweifellos auf die neuen Funktionsbedingungen des Gehirnes zurückzuführen sind. Wir meinen die Neurosen, die beim Menschen in der Sphäre seiner täglichen Arbeit entstehen, die aber verbunden sind mit der Notwendigkeit der Aufnahme eines bedeutenden Umfanges an Informationen und mit der Entschlußfassung für die Ausführung entsprechender Reaktionen innerhalb kürzester Zeit. Es gibt ebenso Hinweise dafür, daß der langdauernde Aufenthalt des Menschen unter diesen Bedingungen bedeutende emotionelle Spannungszustände hervorruft, die sich in Veränderungen der Funktionen des Herz-Kreislauf-Systems u. a. m. widerspiegeln. So ist nach *Tschasow* (1975) in 27 % der Myokardfälle eine ausgeprägte psychische oder nervale Überbelastung vorausgegangen und in 43 % der Fälle eine berufliche Belastung, die von nervalen Spannungszuständen begleitet war.

Da die Steigerungsrate der dem Gehirn zugehenden Informationen und die Notwendigkeit, dieselben zu verarbeiten, nicht vorübergehende Erscheinungen sind, sondern eine beständige Komponente der Wirklichkeit darstellen, kann von der ökologischen Bedeutung dieser Faktoren im direkten Sinne gesprochen werden. Folglich gehören die Suche nach neuen Wegen der Optimierung der Hirntätigkeit unter Bedingungen der wachsenden Informationsbelastung und des chronischen Zeitmangels und die Untersuchung von Methoden der Heilung der Pathologie der höheren Nerventätigkeit zu den dringlichsten Aufgaben der gegenwärtigen Entwicklungsetappe der Neurologie.

Einige Fragen, die in Beziehung zu diesen Aufgaben stehen, können im Tierexperiment unter Ausnutzung der in diesem Kapitel dargelegten Vorstellungen über die verschiedenen Modelle von Störungen der höheren Nerventätigkeit, die dem Begriff der experimentellen Informationsneurosen entsprechen, gelöst werden.

Zusätzlich treten aber immer häufiger Bedingungen auf, unter denen der Mensch in ein Defizit an für ihn spezifischen Informationen gerät, so z. B. bei langdauerndem Aufenthalt einer kleinen Menschengruppe in der Arktis, Antarktis, im Kosmos oder auf geologischen Expeditionen, wo der Mensch sich in bedeutendem Maße als isoliert von der Gesellschaft, von der Familie erweist und der Afferentationsstrom von verschiedenen, unter gewöhnlichen Bedingungen hochrelevanten spezifischen Informationen eingeschränkt ist. Eine Reihe von Beobachtungen verweist darauf, daß eine plötzliche, langanhaltende Begrenzung der für das Individuum gewohnten hochbedeutsamen Information zu einem Faktor werden kann, der eine Neuroseentwicklung beim Menschen begünstigt.

Bundzen stellt 1973 fest, daß die extremen Bedingungen des antarktischen Kontinents durch einen Komplex spezifischer sozialer und klimatischer Faktoren, insbesondere durch lange relative Isolierung von Kollektiven in einem Gebiet unter rauhen klimatischen Bedingungen, bestimmt wird. Und obwohl dies noch nicht bedeutet, daß in der Antarktis die Häufigkeit an Erkrankungen des Nervensystems besonders ausgeprägt ist, müssen das Auftreten von schwankender Stimmung, von psychischen Sensationen und Störungen des Schlaf-Wach-Rhythmus als genügend typisch für Mitarbeiter von Antarktisexpeditionen angesehen werden.

Nach den Angaben des gleichen Autors treten Störungen des nerval-psychischen Status bei Mitarbeitern von Mikrokollektiven in der Antarktis zu verschiedenen Jahreszeiten unterschiedlich stark in Erscheinung. Es ist dabei ein periodischer Ablauf zu beobachten, welcher sich aus dem ersten Abschnitt, den ersten 2—3 Monaten des Aufenthaltes auf den Versuchsstationen des hohen Nordens, in den Abschnitt des Winters und der Polarnacht sowie in den Frühjahrsabschnitt, in welchem die Vorbereitungen für die Heimreise getroffen werden, zusammensetzt. In der ersten Zeit spielen psychologische Belastungen im Zusammenhang mit den heftigen Veränderungen der Lebensumstände die Hauptrolle. Im weiten Zeitabschnitt wirken am stärksten klimatische Faktoren (Störungen des Lichtregimes durch die Polarnacht, die Rauheit des Klimas u. a. m.) auf die Psyche ein. Das ist die komplizierteste Periode der Anpassung. In der Frühjahrs-Sommer-Periode sind die klimatischen Bedingungen angenehmer, aber gerade jetzt spielen die für ein Mikrokollektiv gesetzmäßigen sozialen Faktoren wie: langzeitige soziale Isolierung, die soziale Eintönigkeit der Umgebung, der Mangel an allgemeiner und spezifischer, im einzelnen auch an wissenschaftlicher Information für Wissenschaftler, eine ausschlaggebende Rolle. Es ist interessant festzustellen, daß die Gruppe von Faktoren auf Vertreter zweier Typen der höheren Nerventätigkeit durchaus unterschiedlich wirkt und zwar auf den künstlerischen und auf den rationellen Typ. In dieser Zeit (Frühjahr—Sommer) steigt die Häufigkeit an neurotischen Erkrankungen bei den Mitarbeitern unter Auftreten solcher Verhaltensreaktionen an, die für introvertierte Menschen, d. h. die für den rationellen Typ charakteristisch sind. Es sind dies eine gesteigerte Reizbarkeit, Erregbarkeit, ein Anstieg der Neigung zur Selbstanalyse, zur emotionellen Verflachung. Bei Personen des extrovertierten, d. h. des künstlerischen Typs, kommt es zur Überbewertung seiner persönlichen Eigenschaften, sie kämpfen um die informale Führungsstellung in einer Gruppe und sind häufig beteiligt an der Entstehung anderer Konfliktsituationen. Mit anderen Worten ist der Faktor der Isolierung des Mikrokollektivs in der Antarktis von ausschlaggebender Bedeutung, was durch die Eintönigkeit der Umwelt und den Informationsmangel verursacht wird. Introvertierte Menschen, die über ein relativ hohes Niveau an Unabhängigkeit von der äußeren Umwelt verfügen, überstehen informatorische und sensorische Deprivationen besser als die Extrovertierten (*Bundzen,* 1973).

Gehen wir nun zur Frage der gebräuchlichen Termini über, besonders zum Terminus „Information". Heute ist es allgemein gültig, in jeder beliebigen Information einen semantischen (inhaltlichen, gedanklichen), einen pragmatischen (Bedeutung der Information) sowie den quantitativen Anteil zu sehen. Da in all unseren Untersuchungen die bedingten Signale unmittelbar die Möglichkeit der Befriedigung irgendeines Verhaltensmotives signalisieren, besitzen sie für ein Versuchstier vor allem pragmatische Bedeutung. Es muß folglich angenommen werden, daß der Begriff „Information" in unseren Untersuchungen, in bezug auf die bedingten Signale, insbesondere die pragmatische Charakteristik der letzteren widerspiegeln. Da die Versuche gewöhnlich an hungrigen Tieren unternommen werden, was das spezifische Gewicht des pragmatischen Gehaltes der Information bedeutend erhöht, so ist der letztere von großer Bedeutung. Es muß dazu bemerkt werden, daß eine Reihe von Untersuchern ebenfalls den pragmatischen Gehalt der Information meint, wenn sie diesen Terminus auf die Reize anwenden, die dem ZNS zugehen. – So versteht *Simonow* (1975) unter „Information" Reize mit unklarem pragmatischem Gehalt, was in den einfachsten Fällen seiner Meinung nach in die Frage mündet, ob der neue Reiz nützlich oder bedeutungslos für den Organismus ist oder ob er eine potentielle Gefahr in sich birgt.

In unseren Materialien gibt es genügend Voraussetzungen, auch die semantische Seite einer Information von bedingten Reizen, die ebenfalls auf das Gehirn wirkt und dessen Tätigkeit aktiviert, zu berücksichtigen. Mehr noch, in einer Reihe von Fällen kann der semantische Gehalt von Informationen unabhängig vom pragmatischen hervortreten. Dies ist am deutlichsten durch das Auftreten automatisierter bedingter Reaktionen sogar bei sehr satten Tieren gegeben, wenn sie auf jedes bedingte Signal den richtigen Futterständer aufsuchen, ohne die dort dargebotene Nahrung aufzunehmen. Unter diesen Bedingungen reagiert das Tier adäquat auch auf Differenzierungsreize, was zweifellos darauf hinweist, daß das Tier den semantischen Gehalt des Signals erkannt hat. Dies wird natürlich durch die analytische Tätigkeit des Gehirns unter Bedingungen einer maximal niedrigen pragmatischen Bedeutung der dargebotenen Reize realisiert, wenn man dies von der Seite des Niveaus der Nahrungsmotivation des Tieres aus betrachtet.

Wir möchten hier gleichfalls beim Begriff „Bedeutung" verweilen. Unserer Meinung nach ist die Bestimmung des Bedeutsamkeitsmaßes eines Signals durch die Veränderung der Wahrscheinlichkeit der Erreichung eines Zieles mit Hilfe der erhaltenen Nachricht durchaus legitim (*Chananaschwili,* 1960). Mit anderen Worten, in bezug auf unsere Untersuchungen kann man annehmen, daß das Maß der Bedeutsamkeit eines bedingten Reizes unmittelbar durch das Motivationsniveau bestimmt wird. In diesem Sinne äußert sich auch *Simonow* (1975), indem er bemerkt, daß die Bedeutung eine Funktion des Bedürfnisses ist, erhalten doch Ereignisse der äußeren Umwelt für das Tier dank ihrer Bedürfnisse wesentliche pragmatische – biologische und soziale – Bedeutung.

Wir möchten an dieser Stelle gleichfalls erwähnen, daß, wenn wir von Verarbeitung und Interiorisierung von Informationen sprechen, wir im Grunde genommen den Lernprozeß, so wie er in seinem Sinn wissenschaftlich geprägt wurde, meinen und uns dabei des Terminus „Information" bedienen.

Was die quantitative Seite der Information betrifft, genauer gesagt die Menge an Information, so ist bekannt, daß gerade mit ihr die statistische Informationstheorie eng verbunden ist, die von *Shenon* entwickelt wurde und die einen gewissen Abstand von der semantischen und der pragmatischen Seite der Information fordert, d. h. Abstand von den Anteilen der Information, die ihren inhaltlichen Teil betreffen. Deshalb wird der Terminus „Information" auch von uns nicht im Sinne der statistischen Informationstheorie genutzt.

Wie bereits erwähnt, ist eine der Bedingungen für die Entstehung einer Informationsneurose an das Motivationsniveau der Erregung gebunden. In der Wissenschaft von der höheren Nerventätigkeit ist der Begriff der Motivation (des Bedürfnisses) identisch mit unserer Vorstellung über die kompliziertesten bedingten Reflexe und wird von uns folgender Hinsicht verwendet. Wie unsere Untersuchungen zeigten (*Chananaschwili,* 1972), widerspiegeln die sogenannten komplizierten bedingten (Geschlechtsreflexe, Nahrungsreflexe usw.) Reflexe bei erwachsenen Tieren nicht nur die angeborene Hirntätigkeit, sondern auch die sich individuell entwickelt habende, da in der Ontogenese doch eine enge Verquickung der individuellen mit den erworbenen Komponenten vor sich geht. So ist also die Motivation des Tieres immer eine Integration der angeborenen und der erworbenen Hirntätigkeit.

Sprechen wir zum Schluß etwas ausführlicher vom dritten, die experimentelle Informationsneurose auslösenden Faktor, vom Zeitdefizit. Unter diesem verstehen wir den Zeitabschnitt, innerhalb welchem das Tier eine Aufgabe zur Befriedigung seiner Bedürfnisse lösen muß, d. h. innerhalb welchem es etwas erlernen muß (nämlich die Signalanalyse durchzuführen, etwas zu behalten, Fakten zusammenzustellen und letztendlich einen Entschluß zu fassen und richtig zu reagieren). Zusammen mit anderen Faktoren ist dieser Zeitabschnitt von entscheidender Bedeutung für die Entstehung einer Neurose. Reguliert man ihn aber und wählt optimale Bedingungen zwischen ihm und anderen Faktoren aus, kann eine Neuroseentwicklung verhindert werden.

Betrachten wir nun einige Ergebnisse zur Pharmakotherapie der Informationsneurosen.

In Versuchen von *Seliwanowa* (1975) an Hunden wurde der Einfluß von Pharmaka auf die Informationsneurosen untersucht, welche die Cholino- und Adrenorezeptoren des Gehirnes blockieren oder erregen. Dabei konnte festgestellt werden, daß eine Blockierung der Cholinorezeptoren beispielsweise durch Amysil, die höhere Nerventätigkeit von Tieren im Zustande der Neurose verschlechtert, während Cholinrezeptorstimulierung (0,01 mg/kg KG Arnim) und Erregung von Adrenorezeptoren (3 mg/kg KG Pirroxan) eine Reihe von Merkmalen der höheren Nerventätigkeit normalisiert, wobei es jedoch zur gesteigerten Erregbarkeit höherer motorischer Zentren kommt (Anwachsen der Anzahl der lokomotorischen Intersignalreaktionen). Diese Untersuchungen bestätigen die Schlußfolgerungen darüber, daß die Neurose eine Störung mehrerer Hirnsysteme, einschließlich solcher mit unterschiedlicher chemischer Empfindlichkeit, ist. Deshalb können bei Anwendung von Psychopharmaka mit engem Spektrum der chemischen Aktivität häufig nur einige Neurosesymptome beseitigt werden. Ihre vollständige Heilung erfordert also die Anwendung bestimmter Kombinationen von Pharmaka mit differenziertem Wirkungsspektrum.

Nach der Meinung von *Anochin* spielt der Zustand der noradrenergischen neurodynamischen Systeme des Gehirns, besonders der Zustand ihrer kompensatorischen Möglichkeiten für die Anpassung des Menschen an Streß, welcher auch zur Ausbildung von Informationsneurosen führen kann, eine entscheidende Rolle. So wurde bei gesunden Versuchspersonen ein Streßzustand im Resultat einer außerordentlich komplizierten Operatortätigkeit innerhalb von $2^1/_2$ Stunden auf der Basis intensiver Licht- und Lärmstörungen beobachtet. Als Maßstab für den Zustand der höheren Nerventätigkeit diente die Fehlerquote bei der Ausführung der Aufgaben. Es wurden der Gehalt an Adrenalin, Noradrenalin und Dopamin im Urin vor und nach dem Versuch untersucht und der arterielle Blutdruck gemessen. Von den Neuropsychopharmaka wurden zur Therapie Phenamin (0,01 g), Seduxen (0,01 g), Phenibut (0,5 g), Phepiron (0,5 g) verwendet und ebenso einige Kombinationen. Im Resultat des beschriebenen psychischen

Streß stieg der Katecholaminspiegel insgesamt an; aber im einzelnen schwankte ihr Zuwachs von geringen bis zu bedeutenden Ausmaßen (bis 281 %). Dabei konnte festgestellt werden, daß der Operator umso weniger Fehler macht, je mehr er Noradrenalin ausscheidet. Diese Gesetzmäßigkeit blieb auch bei Anwendung der genannten Psychopharmaka erhalten, wenn sie die Absonderung von Noradrenalin förderten, d. h. unter ihrer Wirkung verbesserte sich die höhere Nerventätigkeit. Die besten Resultate wurden jedoch durch Kombination von Phenamin mit Seduxen sowie von Phenamin mit Phepiron erzielt. Diese Untersuchungen weisen auf die Möglichkeiten der pharmakologischen Regulierung von Neuromediatorsystemen mit dem Ziel einer gezielten Prophylaxe von Informationsneurosen unter Streßbedingungen hin.

Wie bereits erwähnt, können die Informationsneurosen im Prozeß der Wechselbeziehungen einseitiger komplizierter bedingter Reflexe entstehen. Die dabei auftretende Asymmetrie zwischen den beiden Hemisphären ist ein bei der Neurose auftretendes Frühsymptom. Deshalb wurde die Untersuchung der Möglichkeiten der pharmakologischen Regulierung des Prozesses der Wechselbeziehungen einseitiger bedingter Reflexe forciert. Dabei wurde eine Reihe von Pharmaka bei der Ausarbeitung sogenannter einseitiger sekretorischer bedingter Reflexe in der Norm und in der Pathologie getestet. In den Untersuchungen von *Fomitschewa* (1976) wurden die Pharmaka subcutan 20—30 Minuten vor Versuchsbeginn in Dosen verabreicht, die einen Einfluß auf die bedingten Reflexe ausübten und keine wesentliche Steigerung der unbedingt-reflektorischen Speichelsrekretion hervorriefen, wie das M-Cholinolytikum Amysil (0,025 bis 0,05 mg/kg), das M-N-Cholinolytikum Aprophin (0,5—1 mg/kg), das N-Cholinolytikum β-Ethyldifazil (1,0—5 mg/kg). Die Versuche mit den Testsubstanzen wurden mit einem Intervall von 7—10 Tagen durchgeführt. Bis zur Applikation der Mittel betrug die Zeit der Spurenerregung vom einseitig organisierten bedingten Reflex bis zum Übergang der Prüfung symmetrisch angewendeter Reize bei 40—60 Minuten. Dies kam in der zweiseitigen bedingten Sekretion in Antwort auf die Verabreichung eines einseitig festgelegten Signals zum Ausdruck. Unter der Wirkung vom Amysil verkürzte sich die Zeit der Spurenerregung und der Anteil der irradiierten Sekretion entsprach den Ausgangsgrößen von 12—16 Min. anstelle von 40 in der Norm. Durch Einfluß von β-Ethyldifazil und Aprophen verlängerte sich die Zeit der Spur nicht oder verlängerte sich geringfügig. Die Rate an irradiierender Sekretion blieb auf hohem Niveau im Verlaufe des gesamten Versuchstages. Eine adäquate einseitige Reaktion wurde lediglich bei Anwendung von Amizil nach 2—3maliger symmetrischer Reizung beobachtet, jedoch unter β-Ethyldifazil und Aprophen blieb die Sekretion im Verlaufe des gesamten Tages, an welchem die Untersuchung durchgeführt wurde, zweiseitig.

Daraus folgt, daß Cholinoblocker, die auf die verschiedensten Cholinorezeptoren des Gehirns einwirken, nicht in gleicher Weise die Länge von Spurenreaktionen beeinflussen. M-Cholinolytika (Amysil) verringern die Zeit der Erhaltung von Erregungsspuren im Gedächtnis und Stoffe, die auf N-Cholinorezeptoren wirken (β-Ethyldifazil) sowie M-N-Cholinolytika (Aprophen) verlängern diesen Zeitabschnitt, was auch mit der Literatur übereinstimmt. Die Autorin nimmt an, daß die Zeitdauer von Erregungsspuren bei der Wechselbeziehung zwischen den Hemisphären durch die Intensität der interhemisphaeriellen Irradiationserregung reguliert wird. Bei Verabreichung von M-Cholinolytika wird diese abgeschwächt, die Erregungsspur wird damit schneller verwischt und es kommt zur Ausbildung einer einseitigen Reaktion. Bei Verabreichung von N- sowie M-N-Cholinolytika wird die interhemisphaerielle Irradiationserregung verstärkt und die Spurenerregung bleibt hierdurch lange erhalten, was das Entstehen einer adäquaten einseitigen Reaktion erheblich erschwert.

Kolossowa (1976) untersuchte mit der gleichen Methode einseitiger bedingter Reflexe den Einfluß von Koffein und Eserin auf die Wechselbeziehungen zwischen den Hemisphären. Es zeigte sich, daß am Tage der Verabreichung von 5–10 mg/kg Koffein und 0,005 mg/kg Eserin sich die Stärke der unbedingten Reaktion auf der Seite des stimulierten Zungenabschnittes (Basalseite) sowie auf der gegenüberliegenden (Irradiationsseite) nicht ändert oder insgesamt nur um 5–10 % wächst. In großen Dosen steigt die Stärke der unbedingt-reflektorischen Sekretion (Koffein – 20 mg/kg; Eserin 0,02 mg/kg) um 15 %. Die bedingte Sekretionsrate auf der Stimulationsseite stieg um 30–40%. Alle Hunde zeigten bedingte Speichelsekretion der gegenüberliegenden Seite, deren Stärke im Vergleich zur Basalseite etwa nur 20–25 % betrug. Unabhängig von einer geringen Enthemmung der Differenzierungsreaktionen wurden richtige Reaktionen auf positive und Hemmungsreize der beiden Seiten beobachtet. Bei Anwendung eines einseitigen rhythmischen Systems traten die richtigen Schwankungen des Sekretionsniveaus, die der Signalbedeutung der Reize entsprachen, links und rechts auf. Bei Applikation eines Systems, welches nach einem Programm der Unbestimmtheit organisiert war, wurde von beiden Seiten eine gleichmäßige Speichelsekretion beobachtet. Dieser bilaterale sekretorische Effekt wurde nur am Tage der Verabreichung des Pharmakons registriert, während in den folgenden Tagen wiederum deutlich die einseitige Sekretion auftrat. Der Autor schlußfolgert daraus, daß die Steigerung des Erregungsniveaus des Gehirns durch Applikation stimulierender Mittel die Entwicklung der interhemisphäriellen Wechselbeziehungen fördert und damit die Bedingungen für das Auftreten eines bilateral organisierten nervalen Prozeßsystems schafft. Einseitige Systeme von Reflexen zeigen sich äußerlich nur ypsilateral und ein symmetrisch formierter Wechsel von Zuständen gesteigerter oder verringerter Erregbarkeit wird auf sehr verringertem funktionellem Niveau realisiert, da die Verabfolgung hoher Dosen stimulierender Substanzen nur eine Steigerung der bedingten Reflexe um 20–25% im Verhältnis zu derselben Reaktion auf der Basalseite zur Folge hat. Dieses Erregbarkeitsniveau genügt aber, um einem erleichternden Effekt bei der folgenden Formierung unityp organisierter symmetrischer Reflexsysteme zur Wirkung zu verhelfen.

Geht man nun davon aus, daß die sogenannten einseitigen bedingten Reflexe – ihre Dynamik und ihre Ausgeprägtheit – den Zustand der Nervenprozesse in symmetrischen Hirnstrukturen widerspiegeln (*Abuladse* 1953; 1971), die Störungen interhemisphärieller Wechselbeziehungen jedoch in einer Reihe von Fällen zum Anlasser der Entwicklung von Neurosen werden können (*Chananaschwili* et al., 1971), so gestatten die oben beschriebenen Resultate der pharmakologischen Steuerung der Wechselbeziehungen zwischen den Hemisphären doch weitere Möglichkeiten der Prophylaxe und Therapie von Neurosen ins Auge zu fassen.

11.4. Die Konzeption von der individuellen Resistenz des Nervensystems gegenüber Informationsüberlastung und gegenüber der Informationsneurose

Wie die Untersuchungen gezeigt haben, kommt es praktisch bei jedem Tier unter den Bedingungen einer neurotisierenden Informationsbelastung zu pathologischen Veränderungen der höheren Nerventätigkeit; allerdings sind die Latenzzeiten und die verschiedenen Erscheinungen der kompensatorischen Hirntätigkeit bis zum Auftreten der Neurose unterschiedlich. Und auch beim Menschen können, wenn er den erwähnten Bedingungen lange ausgesetzt ist (im Zusammenhang mit den Besonderheiten seines Berufs), Abweichungen vom normalen Verhalten, negative emotionale Spannung und eine Reihe anderer Symptome auftreten, die als Hinweis auf Schwierigkeiten beim Ablauf der höheren Hirnfunktionen bis hin zum Auftreten von Neurosen dienen. Auch diese Veränderungen treten mit einer bestimmten Latenz auf, in deren Verlauf sich das Gehirn an die Informationsbelastung anpaßt, und zwar in erster Linie mit Hilfe von Antoregulationsmechanismen. Erst bei einem bestimmten Grenzwert der Einwirkung der pathogenen Faktoren sind die antoregulatorischen Mechanismen nicht mehr in der Lage, die Homöostase zu gewährleisten, und dann entsteht die Neurose.

Somit verfügt das Gehirn (die höhere Nerventätigkeit) über eine bestimmte Resistenz gegenüber der Informationsüberlastung. Erreicht wird das durch die Aktivierung von Antoregulationsmechanismen. Die Untersuchungen überzeugen aber davon, 1. daß diese Resistenz eine bestimmte Grenze hat; 2. daß sowohl Tiere als auch Menschen individuelle Unterschiede der Resistenz des Nervensystems gegenüber den pathogenen Wirkungen der Informationsüberlastung aufweisen und 3. daß man bei jedem Tier und bei jedem Menschen diesen individuellen Grenzwert der Resistenz gegenüber den pathogenen Einflüssen der Faktoren, die eine Informationsneurose auslösen, bestimmen kann. Die Kenntnis dieser individuellen Grenzwerte halten wir für außerordentlich wichtig für die Festlegung optimaler Ausbildungs- und Arbeitsbedingungen sowie für die Festlegung individueller prophylaktischer Maßnahmen gegen die Informationspathologie.

Als konzeptionelle Grundlage für die Erarbeitung von Methoden zur Bestimmung von Grenzwerten der individuellen Resistenz des Nervensystems gegen die Überlastung mit Informationen dient die Vorstellung von den Faktoren, welche eine Informationsneurose auslösen. Wie bereits mehrfach betont, handelt es sich dabei um Faktoren erster und zweiter Ordnung. Die Faktoren zweiter Ordnung beeinflussen ebenfalls den Grenzwert der Belastbarkeit des Nervensystems mit Informationen. Sie sind aber für den speziellen Fall charakteristisch und nicht typisch. So treten zum Beispiel bei sonst gleichen Bedingungen Neurosen leichter auf bei Individuen mit schwachen Nervenprozessen, bei gestörten, bei starkem Überwiegen eines der beiden Signalsysteme und beim Überwiegen der subcortikalen über die kortikalen Einflüsse.

Auf der Grundlage der dargelegten Vorstellung können Grenzwerte der Resistenz des Nervensystems für Informationsüberlastung gefunden und die optimalen Bedingungen für die Tätigkeit des Nervensystems bei zunehmender Informationsbelastung unter Berücksichtigung der verschiedenen Berufe ermittelt werden. Die Bestimmung der Resistenz des Nervensystems für Informationsbelastung und die Ermittlung von Wegen zu ihrer Erhöhung hat nicht nur unter dem Aspekt der Informationsneurosen Bedeutung. Damit werden gleichzeitig Aufgaben der Ergonomie berührt, welche die wissenschaftlichen Grundlagen für die Verbesserung der psychophysiologischen Anforderungen beim Arbeitsprozeß, für die Erhöhung der Effektivität und Zuverlässigkeit durch Berücksichtigung der optimalen Anpassungsbreite des Menschen an die Produktionsmittel, Geräte und verschiedenen Konstruktionen, die in den Arbeitsprozeß einbezogen sind, liefert. Das Problem der Resistenz des Nervensystems für die wachsende Informationsbelastung berührt ebenfalls die Pädagogik, die Optimierung der Ausbildung in den verschiedenen Lebensperioden.

Wir halten es für angebracht, einige Methoden zur Bestimmung der Resistenz des Nervensystems für zunehmende Informationsbelastung anzuführen, die auf der Grundlage der hier entwickelten Konzeption ausgearbeitet worden sind.

Methodik zur Bestimmung der individuellen Resistenz des ZNS für zunehmende visuelle Informationsbelastung (*Mescherjakow* et al., 1976). Das biotechnische System, das nach dem Mensch-Maschine-Prinzip arbeitet, besteht aus einem technischen Teil, der einen kleinen Rechner einschließt, und dem mit diesem zusammenwirkenden Menschen, dessen Funktion in diesem System der Operatorentätigkeit entspricht.

Der technische Teil besteht aus einem Bildschirm mit Zifferanzeige, einem Steuerblock für die Zifferanzeige, einen Verzögerungsteil, einem Block zur Bestimmung der Genauigkeit des abgelesenen Zahlenwertes und einem Gedächtnis. Als Testsignal dienen dargebotene Zahlen, die vom Probanden entsprechend einer Instruktion in begrenzter Zeit weiterverarbeitet werden müssen. Nach Ablauf der vorgegebenen Zeit werden die Zahlen gelöscht. Die zu verarbeitenden visuellen Signale werden mit einem Intervall von 6—7 s dargeboten.

Der Proband setzt sich an das Steuerpult und hat mit Hilfe von Knöpfen eine Zahl zu wählen, die auf dem Bildschirm erscheint. Ihre Darbietungsdauer hängt davon ab, ob die Antwort richtig oder falsch ist. Zu diesem Zweck vergleicht der Kontrollblock die dargebotene Zahl mit der gewählten. Fallen sie zusammen, also bei richtiger Lösung der Aufgabe, wird die Darbietungszeit der folgenden Zahl verkürzt (gewöhnlich um 5—10 ms); fallen sie nicht zusammen, wird die Darbietungszeit der folgenden Zahl um die gleiche Zeit verlängert.

Fehler und Darbietungszeit, bei dem er auftrat, werden im Gedächtnis gespeichert. Nach Ermittlung der minimalen Darbietungszeit, bei der regelmäßig richtig entschieden wurde (nennen wir sie optimale Zeit), wird die Untersuchung beendet. Die Maschine liefert folgende Angaben: Dynamik der Fehler, maximale, minimale und optimale Darbietungszeit, die maximale (augenblickliche) und die optimale Durchlaßkapazität des Menschen in bit pro s.

Während der gesamten Untersuchungsdauer werden registriert: Die Frequenz von Herzschlag und Atmung, hautgalvanische Reaktion sowie EEG mit occipitalem, temporalem und frontalem Elektrodensitz. Alle Befunde werden mit parameterfreien statistischen Verfahren geprüft. Zum Sichtbarmachen von evozierten Potentialen im EEG wird die Methode der kohärenten Kumulation benutzt.

Die Interessiertheit des Probanden kann variiert werden durch die Zusicherung einer zusätzlichen Bezahlung für richtige Lösungen oder durch prestigebildende Faktoren usw., weswegen das Untersuchungsergebnis auch vom Motivationsniveau abhängig ist. Somit waren alle drei wesentlichen Parameter für die Beurteilung der Resistenz des Nervensystems gegen zunehmende Informationsbelastung wirksam: Das aufzunehmende und zu verarbeitende Informationsvolumen, das mit Hilfe der getroffenen Entscheidungen bewertet wird, die für die Lösung der Aufgaben verfügbare Zeit und das Motivationsniveau.

Die Methodik gestattet das Auffinden der optimalen Durchlaßkapazität des visuellen Analysators eines Operators für Informationen, die Bestimmung der Grenzwerte des Nervensystems des Probanden für die Verarbeitung von visueller Information und die Erfassung der Besonderheiten der emotionellen Reaktion aufzunehmende Informationsbelastung. Die Berücksichtigung des letzten Faktors, und zwar der zunehmenden emotionalen Spannung (beurteilt mit Hilfe der vegetativen und der EEG-Parameter), ermöglichte, das Auftreten der Belastungsgrenze vorherzusagen. Bei einigen Probanden kam es allerdings sehr schnell zu Erscheinungen der emotionalen Spannung, was zu unangenehmen Empfindungen und zur Ablehnung des Versuchs wegen der damit verbundenen Schwierigkeiten führte.

Methodik zur Bestimmung der individuellen Resistenz des ZNS für zunehmende akustische Informationsbelastung (*Chananaschwili* und *Wolkowa,* 1971). Untersucht wird die Fähigkeit zu räumlicher Unterscheidung von akustischen Signalen bei abnehmendem Intervall zwischen den einzelnen Darbietungen. Da die Aufgabe in der Unterscheidung von Schallquellen unterschiedlicher räumlicher Anordnung besteht, berührt die Informationsbelastung auch die Funktion der räumlichen Analyse. Dazu wird der Proband in einen Sessel gesetzt. Vor ihm werden 8 Lautsprecher angebracht. Der Abstand von der Glatella bis zur Mitte des Drahtes, an dem die Lautsprecher befestigt sind, beträgt 100 cm. Über die in gleichen Abständen vom Drahtmittelpunkt angeordneten Lautsprechern werden akustische Signale angeboten (ein Ton von 600 Hz). Der Proband hat zu bestimmen, ob das Signal von links oder von rechts kommt und muß entsprechend einen Knopf an der linken oder rechten Armlehne drücken.

Gleichzeitig werden Herz- und Atemfrequenz sowie die hautgalvanische Reaktion und das EEG registriert. Der Versuchsleiter befindet sich außerhalb des Raumes und regelt das Intervall zwischen den Signalen. Auf diese Weise bestimmt er durch zunehmendes Zeitdefizit die optimalen zeitlichen Parameter für die räumliche Unterscheidung der Signale, die Latenz der motorischen Reaktion, die vegetativen und EEG-Veränderungen.

Es konnten bei der Lösung der Aufgaben individuelle Unterschiede festgestellt werden sowie eine Abhängigkeit der Leistung vom Motivationsniveau. Letzteres wurde durch materielle Stimulierung oder durch prestigebeeinflussende Faktoren variiert.

Wir wollen nur ein Beispiel für die praktische Bedeutung solcher Untersuchungen anführen: Es konnte gezeigt werden, daß Probanden mit Sprachneurosen unter den beschriebenen Bedingungen die Aufgaben zwei- bis dreimal schlechter lösen als Vergleichspersonen. Das Ergebnis ist interessant insofern, als die Methodik die Sprachfunktion nicht belastet. Folglich wurden solche Besonderheiten der Patienten erfaßt, welche bei der Berufslenkung und Auswahl persönlich nicht berücksichtigt werden. Die hier angeführten Beispiele zeigen, daß die Berücksichtigung von Faktoren, welche bei ihrer ungünstigen Kombination zur Informationsneurose führen können, sowohl für die Schaffung optimaler Arbeitsbedingungen als auch für die Ermittlung der Belastungsgrenze des Nervensystems bei zunehmender Informationsbelastung notwendig ist. Diese Erkenntnisse können für eine richtige (adäquate) Berufslenkung und für Eignungsuntersuchungen genutzt werden.

11. 5. Literatur

Abuladse, K. S.: Studium der reflektorischen Tätigkeit des Speichel- und Tränenflusses. (russ.) Moskau 1953

Abuladse, K. S.: Latenz der Reizung. (russ.) Leningrad (1971) 1—120

Anochin, P. K.: Biologie und Neurophysiologie des bedingten Reflexes. (russ.) Moskau 1968

Anochin, P. K.: Grundriß der Physiologie des funktionellen Systems. (russ.) Moskau 1975

Beritaschwili, I. S.: Gedächtnis der Wirbeltiere, seine Charakteristika und Herkunft. Tbilissi 1968

Bundzen, P. W.: Grundlegende Aspekte der psychophysiologischen Forschung in der Antarktis. (russ.) Antarktika. Moskau II (1973) 201—210

Burakowa, N. S.:
J. Wyssch. nerv. degalln. **24** (1974) 947—951

Bustamante, J.: Concepto de Neurosis — Bd. del Centro para et Estudio de las Neur. 1977 N. 1 5—11

Bykow, K. M.: Die Großhirnrinde und die inneren Organe. (russ.) Leningrad 1954

Chananaschwili, M. M., T. E. *Kolossowa,* W.A. *Meschtscherjakow:* Gesetzmäßige Wechselbeziehungen symmetrischer Strukturen des Großhirns bei normaler und pathologischer bedingt-reflektorischer Tätigkeit. J. wyssch. nerv. degatln. **21** (1971/ 1140—1146)

Chananaschwili, M. M., W. D. *Wolkowa*: Experimentelle Neurose beim Hund als Resultat der Integration einiger bedingter Reflexe. J. wyssch. nerv. dejatln. **21** (1971) 1140—1146

Chananaschwili, M. M.: Mechanismen der normalen und pathologischen bedingt-reflektorischen Tätigkeit (russ.) Leningrad 1972

Chananaschwili, M. M., E. S. *Petrow*:
J. wyssch. nerv. dejaln. **24** (1974) 876—878

Chananaschwili, M.: Experimentelle Informationsneurosen In R. *Baumann,* K. *Hecht*: Streß, Neurose, Herzkreislauf. Berlin 1977. 25—27

Chananaschwili, M. M.: Experimentelle Pathologie der höheren Nerventätigkeit. (russ.) Moskau. 1978. 120—148

Chananaschwili, M. M.: Informationsneurosen. (russ.) Leningrad 1978

Dembowski, Ja.: Psychologie der Affen. (russ.) Moskau (1963)

Fomitschewa, E. E.:
J. wyssch. nerv. dejatln. **26** (1976)

Gurewitsch, K. M., W. F. *Matwen*: Fragen der Berufstauglichkeit des operativen Personals im Energiesystem (russ.) Moskau 1966. 103–112

Hecht, K., M. *Peschel*: Über die Rolle der Unbestimmtheit des Reizverhältnisses eines Stereotyps bei der Analyse und Synthese im ZNS. Acta biol. med. germ. **13** (1964) 734–744

Hecht, K., M. *Poppei*: Zur Rolle des Umweltfaktors in der dialektischen Gesundheits-Krankheitsbeziehung eines Organismus. Arbeitsmaterial des FV. HKE Berlin 1977. 22–33

Jakowljewa, W. W.: Experimentelle Neurose am freibeweglichen Hund. J. wyssch. nerv. dejatln. **1** (1951) 840–858

Karwasarkij, B. D., Ju. Ja. *Tupizyn*: Internationale Nomenklatur der Neurosen und Vorschläge zu ihrer dringenden Überprüfung. In: Neurosen und Grenzzustände Leningrad 1972 3–6. (russ.)

Kikolov, A.: Informationsbedingte nervliche Überforderungen und Neurosen beim Menschen mit einer emotionell angespannten geistigen Tätigkeit. In: R. *Baumann*, K. *Hecht* (Hrsg.): Streß, Neurose, Herz-Kreislauf. Berlin 1977. 66–71

Kolzowa, A., M. *Alexandrowskaja*, G. *Rehberg*: Morphologische und funktionelle Veränderungen in der Mikrostruktur des Gehirns bei experimenteller Neurose als Folge einer kreislaufbedingten Hypoxie. Berichte der Humboldt-Universität: Experimentelle Neurose. 3/80 (1980) 35–42

Kupalow, P. S.: Über experimentelle Neurosen bei Tieren. Pawlow-Ztsch. f. höh. Nerventät. **2** (1952) 607–628

Lagutina, N. I., L. N. *Norkina*, A. F. *Sisojewa*: Experimentelle Neurosen bei niedrigen Affen. (russ.) In: Probleme der Physiologie und Pathologie der höheren Nerventätigkeit. Leningrad 1970. 94–109

Lomow, B. F.: Mensch und Technik (russ.) Moskau 1966

Mechedowa, A., K. *Hecht*: Die Bedeutung der Unbestimmtheit im Lernprozeß für die emotionelle Erregung und experimentelle Neurose. In: R. *Baumann*, K. *Hecht* (Hrsg.): Streß, Neurose, Herzkreislauf Berlin 1977, 86–93

Menitzkij, D. N.: Information und Probleme der höheren Nerventätigkeit (russ.) Leningrad 1974

Meschtscherjakow, W. A., M. M. *Chananaschwili*, I. A. *Kazanowskaja*: In: Verarbeitung von Informationen im visuellen System. Leningrad 1976, 25–28

Murawjewa, N. P.: Störung der höheren Nerventätigkeit bei plötzlicher Verminderung der unbedingten Bekräftigung. Pawlow-Ztschr. f. höh. Nerventät. **3** (1953) 406–416

Nawanatikjan, A. O., W. A. *Buzynob*, Ju. L. *Maibikow*: Über physiologische Kriterien der Berufstauglichkeit von Operatoren (russ.) J. wyssch. nerv. dejall. **24** (1974) 1130 bis 1135

Popow, G.: Ingenieurpsychologie in der Nachrichtentechnik (russ.) Moskau 1971

Seliwanowa, A. T., S. N. *Golikowa*: Cholinergische Mechanismen der höheren Nerventätigkeit. Leningrad 1975

Sojadosch, A. M.: Neurosen und ihre Behandlung (russ.)
1971

Tschasow, E. I.: Emotionaler Streß und Herzkreislauferkrankungen (russ.) Vestnik A.M.N. SSSR **8** (1975) 3–8

12. Individuelle und typologische Besonderheiten

(K. *Hecht*, M. M. *Chananaschwili*)

12.1. Prinzipien der Typeneinteilung

Wie bereits an anderer Stelle erwähnt, werden unter Neurosen „erlebnisbedingte Störungen der Person-Umweltbeziehungen mit psychischer und/oder körperlicher Symptomatik von Krankheitswert“ verstanden (*Höck* und *König*, 1979). Damit wird zum Ausdruck gebracht, daß sowohl die Umweltfaktoren als auch individuelle Merkmale eines Menschen in der Pathogenese der Neurosen

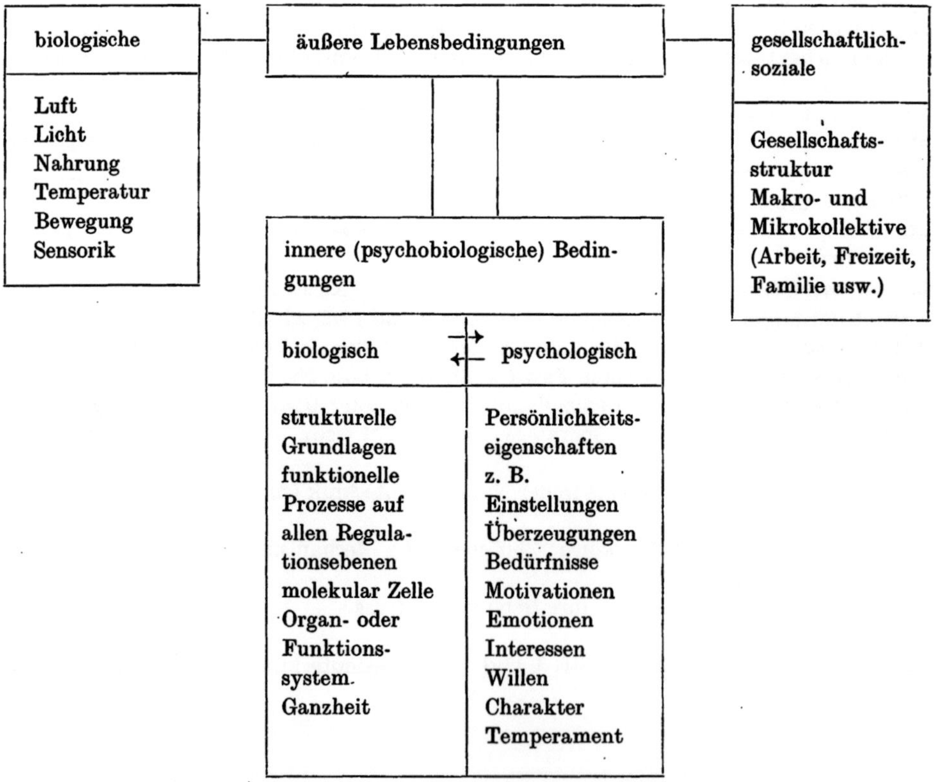

Abb. 12/1. Faktoren der Mensch-Umwelt-Beziehungen (nach *Hecht*)

bedeutsam sind, wobei natürlich stets die dialektische Einheit des Individuum-Umweltsystems im Auge zu behalten ist.

Für den Menschen sieht *Kohler* (1971) in Einheit, einen psychischen und somatischen Aspekt der Systembeziehungen, die mit den äußeren Bedingungen, einschließlich der gesellschaftlichen Lebensbedingungen eine dynamische Verbindung eingehen. (Abb. 12/1) Dementsprechend ist nach *Höck* und *König* (1979) entscheidend, für die Neurosenpathogenese, wie „die Konstellation zwischen äußeren, die Persönlichkeit belastenden Ereignissen (Art, Stärke, Dauer), der individuellen somatisch-psychischen Disposition (Persönlichkeitsstruktur, Konstitution) und dem biographischen Zeitabschnitt, in dem die äußeren Bedingungen auf die inneren treffen (aktuelle und chronische Konfliktsituationen)".

Folglich spielen die inneren Bedingungen und somit die individuellen oder typologischen Besonderheiten eine wesentliche Rolle in der Pathogenese von Neurosen, eine Tatsache, auf die *Pawlow* (1932) bereits in den Anfängen seiner Studien zur experimentellen Neurose verwies.

Er unterteilte bekanntlich die Typen nach den dominierenden Eigenschaften (Stärke, Gleichgewicht, Beweglichkeit) der Nervengrundprozesse Hemmung und Erregung und kam auf Grund dessen zu einer Viertypenklassifizierung, die eine Anlehnung an die 4 *Galen*schen Temperamente darstellten (Abb. 12/2):

1. Der schwache Typ entspricht nach *Pawlow* dem Melancholiker,
2. der starke unausgeglichene dem Choleriker,
3. der starke, ausgeglichene, wenig bewegliche dem Phlegmatiker und
4. der starke ausgeglichene bewegliche dem Sanguiniker.

Diese im naturwissenschaftlichen Experiment gefundene Klassifizierung der Typen der höheren Nerventätigkeiten hat auch heute an Aktualität nichts eingebüßt, genauso wie die Befunde, die er an neurotischen Tieren erhoben hat, denen zufolge unausgeglichene Typen eine größere Sensibilität aufweisen als der starke ausgeglichene, wenig bewegliche und der starke ausgeglichene bewegliche Typ (*Pawlow*, 1932).

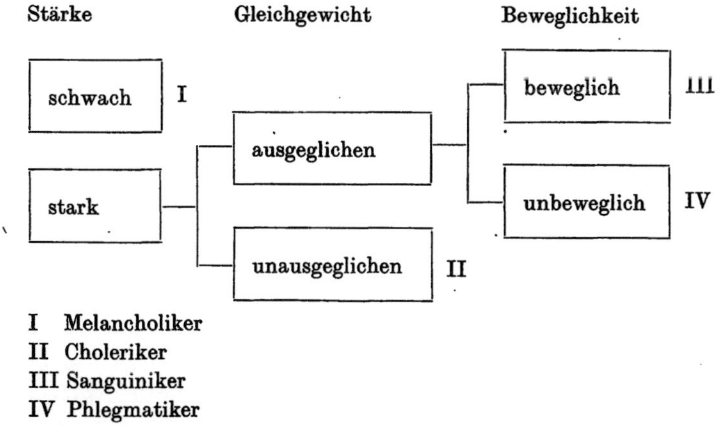

Abb. 12/2. Typeneinteilung nach dominierenden Eigenschaften der Nervengrundprozesse (nach *Pawlow*)

Die wohl bekannteste und auf geistige Krankheiten Bezug nehmende Klassifizierung ist die Konstitutionstypologie nach *Kretschmer* (Abb. 12/3).

Bereits 1903 hat *Wundt*, ebenfalls in Anlehnung an das System von *Galen*, dessen überzeugter Verfechter er war, ein Zwei-Achsensystem mit einer Achse der Reaktionen langsam-schnell und einer anderen Achse stark-schwach aufgestellt.

Körperbau	pyknisch	leptosom	athletisch
	zierlich-kurze Extremitäten, gut ernährt, tonnenförmiger Rumpf, kurzer Hals, breites Gesicht	dünne Extremitäten, schmale Schultern, Winkelprofil, Pelzmützenhaar	grob, lange Extremitäten, hohes Mittelgesicht, derbes Kinn
Temperament	zyklothym	schizothym	viskös
Psychomotorik	flüssig natürlich reizadäquat	eckig steif reizadäquat	schwerfällig
Soziale Einstellung	extravertiert realistisch gesellig guter Kontakt	introvertiert idealistisch distanziert schlechter Kontakt	
Gefühlsskala	heiter — traurig	überempfindlich, kalt	explosiv, phlegmatisch
Neigung zu Geisteskrankheiten	manisch — depressiv	Schizophrenie	Epilepsie

Abb. 12/3. Konstitutionstypologie nach *Kretschmer*

Wundt (1903) gab zu seiner Zeit zu den Einteilungen in Temperamente folgende interessante Einschätzung: „Die uralte Unterscheidung der vier Temperamente ... ist aus einer feinen Beobachtung der individuellen Verschiedenheiten des Menschen entsprungen ... Auch die Vierteilung der Temperamente läßt sich noch rechtfertigen, weil wir in dem individuellen Verhalten der Affekte und Begehrungen zweierlei Gegensätze unterscheiden können: einen ersten, der sich auf die Stärke und einen zweiten, der sich auf die Schnelligkeit des Wechsels der Gemütsbewegungen bezieht. Zu starken Affekten neigt der Choleriker und Melancholiker, zu schwachen der Sanguiniker und Phlegmatiker. Zu raschem Wechsel sind der Sanguiniker und Choleriker, zu langsamen der Melancholiker und der Phlegmatiker disponiert ... Bekanntlich geben sich die starken Temperamente mit Vorliebe der Unluststimmungen hin, während die schwachen als eine glücklichere Begabung für die Genüsse des Lebens gelten ... Die beiden raschen Temperamente geben sich ferner mit Vorliebe den Eindrükken der Gegenwart hin; denn ihre schnelle Beweglichkeit macht sie bestimmbar durch jede neue Vorstellung. Demgegenüber sind die beiden langsamen Temperamente mehr auf die Zukunft gerichtet. Nicht abgezogen durch jeden zufälligen Reiz, nehmen sie sich Zeit, den eigenen Gedanken nachzugehen".

Im Gegensatz zu *Pawlows* Typeneinteilung nach den Eigenschaften der Nervengrundprozesse wird in diesem Fall von *Wundt* die Stärke auf Affekte bezogen und ist daher umgekehrt proportional zu der Stärke der Nervengrundprozesse zu sehen.

Eysenck (1967) bezog sich ebenfalls auf ein zweidimensionelles System und zwar auf eine Kombination quantitativer Variationen entlang der beiden Kontinua „Introversion – Extroversion" und „stabil – instabil". (Abb. 12/4)

Nach *Eysenck* ist der typisch Extrovertierte sozial aufgeschlossen; er liebt Geselligkeit, hat viel Freunde und hat das Bedürfnis, sich anderen Menschen mitteilen zu müssen. Er liebt es, sich mit Aufregungen und Risiken zu konfrontieren und aus dem Augenblick heraus zu handeln. Der Extrovertierte liebt Spaß, ist schlagfertig und bevorzugt Abwechslung. Optimismus, Betriebsamkeit, Unduldsamkeit und Neigung zur Aggression sind weitere Eigenschaften. Seine Gefühle hat er nicht streng unter der Kontrolle.

Ein typisch Introvertierter ist ruhig, zurückhaltend, „zugeknöpft" und übt, außer zu intimen Freunden, Distanz zu allen Menschen. Er neigt zur Selbstbeobachtung, plant genau voraus, ist sehr vorsichtig und mißtraut der augenblicklichen Situation. Aufregungen vermeidet er vornehmlich, neigt zu einer ordentlichen Lebensführung und begegnet den Problemen des Alltags mit angemessenem Ernst. Der Introvertierte hat seine Gefühle unter der Kontrolle, ist daher nicht aggressiv und ungeduldig. Weitere Eigenschaften sind Zuverlässigkeit und Neigung zum Pessimismus. Die zweite Dimension in diesem Schema bezieht sich auf die Labilität und Stabilität der emotionellen Reaktivität. An dem einen Pol, der Labilität, konzentrieren sich Menschen, deren Emotionen labil, stark und leicht zu aktivieren sind. Diese Menschen sind leicht verstimmbar, empfindlich, ängstlich, unruhig. Im Extremfall liegt Neurotizismus vor

Am entgegengesetzten Pol handelt es sich um Menschen, die über eine stabile emotionelle Reaktionslage verfügen. Sie sind weniger leicht emotionell ansprechbar und sind ruhig, ausgeglichen, sorglos, zuverlässig.

Es ist wohl unnötig zu betonen, daß es die reinen Formen der hier beschriebenen Typen nur selten gibt und daß, wie auch bei allen anderen Typeneinteilungen, das Prinzip des fließenden Überganges anerkannt werden muß.

Die Einteilung wurde auf der Basis einer Faktorenanalyse, also statistisch, vorgenommen. Benutzt wurden als Grundlage des Verhaltens die Skalen des MPI.

Auf Grund weiterer Untersuchungen konnte *Eysenck* feststellen, daß dysthymische Neurotiker („Neurosen erster Art") zum größten Teil im Neurotischen Quadranten liegen. Hier hat der Faktor Inversion und Neurotizismus hohe Werte. Psychopathen, Rechtsverletzer („Neurosen zweiter Art"), weisen hohe Werte in Extroversion und Neurotizismus auf. Zwischen diesen beiden Neurosearten lassen sich die Hysteriker einordnen. Die Extroversions-Introversionswerte lassen sich nur wenig von den Normalen differenzieren. *Eysenck* zeigte auch noch die Möglichkeit auf, die die introvertierten Persönlichkeitsschwierigkeiten von den extrovertierten Betragensschwierigkeiten bei Kindern trennt. (Abb. 12/5). Demnach sind introvertierte Kinder sehr empfindlich, verträumt, depressiv, verschlossen, selbstunsicher und nervös. Extrovertierte Kinder sollen sich gern balgen, ungehorsam, destruktiv, tyrannisch, grausam und egozentrisch sein. Bezugnehmend auf *Pawlow* sah *Eysenck* die Auslösung von kortikalen Erregungsprozessen bevorzugt bei Introvertierten, kortikalen Hemmungsprozessen dagegen bevorzugt bei extrovertierten Personen. *Eysenck* vermutet, daß bei jenen Menschen hohe Grade der Extroversion gefunden werden, bei denen Hemmungsprozesse schnell, stark und andauernd ablaufen, die Erregungspro-

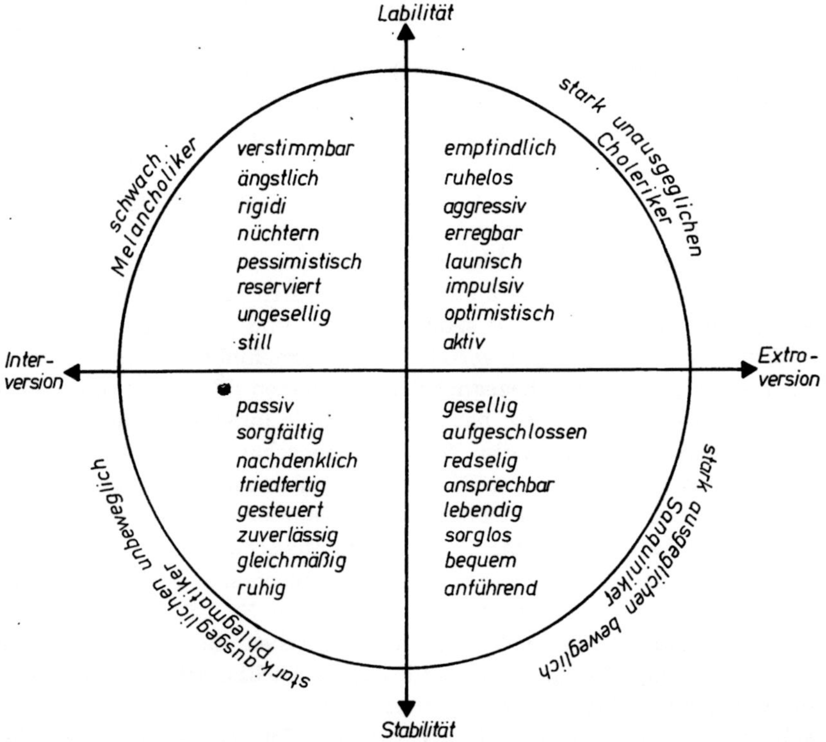

Abb. 12/4. Vergleichende Darstellung verschiedener Typeneinteilungen (nach *Galen, Pawlow, Eysenck*)

zesse verlaufen bei diesen Personen langsam, schwach und unbeständig. Das Umgekehrte gilt für die Intraversion. Hier verlaufen Erregungsprozesse schnell, stark und andauernd ab; dagegen die Hemmungsprozesse langsam, schwach und unbeständig.

Beim Vergleich der angeführten verschiedenen Typeneinteilungen zeigen sich im Wesentlichen recht gute Übereinstimmungen (Abb. 12/4), obgleich die Betrachtungen unter verschiedenen Aspekten erfolgten. *Eysenck* befaßte sich im Zusammenhang mit der Typeneinteilung mit der Frage der Trennung von genotypischen und phänotypischen Prozessen, die seiner Meinung nach auch von der Persönlichkeitstheorie ernst zu nehmen ist. Er bezieht sich in diesem Fall auf den bekannten sowjetischen Psychologen *Teplow* (1957), der folgendes formulierte: „Es kann als erwiesen gelten, daß die typischen Verhaltensweisen der Tiere keine unmittelbaren Indizien der typologischen Eigenschaften ihres Nervensystems sind. Ihre typologischen Eigenschaften selbst können nur durch besondere experimentelle Methoden genau erforscht werden. Noch weniger unmittelbar zeigen sich die typologischen Eigenschaften des menschlichen Nervensystems im Verhalten, im Charakter oder in den Persönlichkeitszügen. Der Einfluß der Erziehung auf die Heranbildung von Persönlichkeitszügen ist beim Menschen sehr groß und es gibt zwischen ihm und dem Tier bei der Ausbildung von Verhaltensweisen einen qualitativen Unterschied“. Dieser qualitative Unterschied ist unbedingt zu beachten, besonders bei der Analyse geno- und phänotypischer Erscheinungen individueller Eigenschaften.“ Das Tierexperiment bietet aber günstige Möglichkeiten auf der Grundlage biologischer Prozesse, diese Erscheinungen besser zu studieren.

12.2. Genotyp und Phänotyp der Pawlowschen Typen; Geschichte, Kritik und Trends

Nachfolgend soll eine kritische Beurteilung des Problemstandes sowie eine Einschätzung der Entwicklungsperspektiven, welche das Typenproblem *Pawlows* betreffen, erfolgen. Da die klassischen Untersuchungen durch *Pawlow* an Hunden durchgeführt wurden, beziehen sich unsere Ausführungen in erster Linie auf das Versuchstier Hund.

Zunächst möchten wir zur Begriffsbestimmung einige Ausführungen machen, da dieser Fachterminus in der Literatur in synonymer Weise häufig durch die Termini „Phänotyp“, „Charakter“, „Anlage“, „Typ“ ersetzt wird. Bekanntlich verstand *Pawlow* unter dem „Typ“ die angeborenen Eigenschaften des Nervensystems. Er schrieb dazu: „So stellt der Typ eine angeborene, konstitutionelle Form der Nerventätigkeit des Tieres, den Genotyp dar. Da aber das Tier vom Tage seiner Geburt an den verschiedensten Einflüssen aus der ihn umgebenden Umwelt unterworfen ist, auf die es unbedingt mit bestimmten Handlungen antworten muß, die sich letztendlich für das gesamte übrige Leben festigen, ist im Endeffekt die jedem Individuum ganz speziell eigene Nerventätigkeit eine Verbindung aus einigen typeigenen Wesenszügen und Veränderungen, die durch die äußere Umwelt bedingt sind, sie ist Phänotyp und Charakter. Unter dem Typ der höheren Nerventätigkeit verstand *Pawlow* (1951) also letztendlich angeborene Eigenschaften. *Pawlow* bezeichnete die endgültige Verbindung als Phänotyp oder als Charakter und oft auch als anlagebedingte Eigenschaften des zentralen Nervensystems. Er bestimmte jedoch den Typ nicht nach den Veränderungen, die im Verlaufe der individuellen Entwicklung eintreten und auch nicht nach der „Verbindung“ dieser Veränderungen mit den angeborenen Eigenschaften. Er bestimmte ihn nur nach den angeborenen, konstitutionellen Merkmalen, als deren Widerspiegelung er die Kraft, die Ausgeglichenheit und die Beweglichkeit der Nervengrundprozesse ansah.

Unter Berücksichtigung dieser klassischen Meinung schlagen wir folgende

Terminologie vor: Unter dem Begriff „Typ“ sollten im *Pawlow*schen Sinne die angeborenen Eigenschaften der höheren Nerventätigkeit verstanden werden. Alles, was im Resultat der individuellen Erfahrungen entsteht, muß als individuell erworbene Eigenschaft der höheren Nerventätigkeit aufgefaßt werden. Die Verbindung zwischen diesen beiden Erscheinungen des Nervensystems schlagen wir vor als individuelle Eigenschaften der höheren Nerventätigkeit, als Charakter derselben, zu bezeichnen (*Chananaschwili*, 1972).

Der Charakter ist nach *Kupalow* (1964) das, was durch Erziehung bestimmt wird, d. h. durch die individuellen Erfahrungen. Bei der Definierung der Eigenschaften der Nervenprozesse haben wir es jedoch niemals nur mit angeborenen Eigenschaften zu tun, die man faktisch in reiner Form nicht isolieren und untersuchen kann. Ist es also unter diesem Aspekt dann noch gerechtfertigt, Gemeinsamkeiten und Unterschiede zwischen den Tieren anhand der angeborenen Eigenschaften der höheren Nerventätigkeit nur unter dem Gesichtswinkel dessen zu suchen, daß sie den Typ der höheren Nerventätigkeit widerspiegeln? Von unserem Standpunkt aus ist es für die Typenbestimmung richtiger, davon auszugehen, daß die höhere Nerventätigkeit adulter, normal aufgewachsener Tiere, d. h. die individuellen Besonderheiten ihrer höheren Nerventätigkeit immer eine untrennbare Verbindung zwischen angeborenen und individuell erworbenen Eigenschaften sind und es ist ebenso wichtig Klassifizierungskriterien der Verbindung zu finden und nicht nur solche für ihre Komponenten. Es kann sogar notwendig sein in diesem Sinne die *Pawlow*schen Klassifizierungsprinzipien nach den Eigenschaften der Nervengrundprozesse zu verlassen. Dies ist jedoch schon eine weitere Frage, die nur nach der Beantwortung der ersten zu behandeln ist (unter dieser ersten Frage sind die Streitigkeiten um die Gültigkeit einer Klassifizierung nach den Eigenschaften der Nervengrundprozesse gemeint), welche bereits in der Literatur zur Debatte stand. Es wird aus diesen Ausführungen deutlich, daß die Frage darüber, was man unter dem „Typ der höheren Nerventätigkeit“ zu verstehen habe, durchaus nicht nur gleiche Meinung hervorruft und noch der weiteren Bearbeitung bedarf.

Gehen wir nun zu den Beurteilungskriterien des Typs, wie sie von *Pawlow* vorgeschlagen wurden, über. Bekanntlich berücksichtigen sie die Stärke der Erregungs- und Hemmungsprozesse sowie ihre Ausgeglichenheit und Beweglichkeit. Wie entsprechende Untersuchungen zeigten, ist die Eigenschaft der Ausgeglichenheit nicht nur der Kraft, sondern auch der Beweglichkeit eigen. Dies gab Veranlassung dazu, die Stärke der Nervenprozesse als pimäre Grundeigenschaft der Erregungsprozesse und der Hemmung anzusehen, die Ausgeglichenheit jedoch als ihr sekundäres Charaktermerkmal, als Resultat der Kombination zwischen der Stärke der Hemmungs- und Erregungsprozesse einerseits und ihrer Beweglichkeit andererseits. Ausgehend von diesen Merkmalseigenschaften der Nervenprozesse wurden zunächst ein großer und dann auch ein kleiner Standard zur Typenbestimmung der höheren Nerventätigkeit erarbeitet. Ohne in die Einzelheiten der Methoden zu gehen, muß aber erwähnt werden, daß die Analyse einer Vielzahl von Untersuchungen von *Krasuskij* (1959) ergab, daß bereits mit zwei verschiedenen Methoden erzielte Ergebnisse einander nicht entsprechen. Der Autor schlug daher selbst Kriterien vor, welche die Ermittlung von 4 Varianten des Typs der höheren Nerventätigkeit nach der Stärke der

Nervengrundprozesse, von 3 Varianten nach der Ausgeglichenheit und von 10 Varianten nach dem Grad der Beweglichkeit dieser Prozesse, insgesamt also von 120 Variationen (4 × 3 × 10) theoretisch möglicher Varianten nach Eigenschaftskombinationen mit ausreichend deutlicher Charakterisierung vorsahen.

Unter Berücksichtigung dieser Ergebnisse kam *Krasuskij* (1959) zu der Schlußfolgerung, daß es recht sinnlos sei, von der Existenz der vier Typen der höheren Nerventätigkeit auszugehen, welche seinerzeit von *Pawlow* vorgeschlagen worden waren und die mit den *Hippokrates*schen klassischen Temperamenten der Menschen (Choleriker, Sanguiniker, Phlegmatiker, Melancholiker) korrelierten. Einen solchen Standpunkt teilte auch *Teplow* (1957), der die Meinung vertrat, daß ohne resolute Ablehnung der These von den vier Typen ein weiterer Fortschritt bei den Untersuchungen der neurophysiologischen Grundlagen der Parameter und Mechanismen der psychophysiologischen Individualität nicht erzielt werden kann. Grundlage für solche notwendigen Untersuchungen darf nicht das Bestreben sein, die Versuchspersonen in vier typologische Gruppen zu teilen, sondern die detaillierte und allseitige Untersuchung primärer, basaler Charakteristiken der in Zukunft möglichen typologischen Klassifikation der Grundeigenschaften des Nervensystems.

Die Schwierigkeiten sind aber durch die Berücksichtigung möglicher Typenvariationen bei weitem nicht beendet. Es ist doch Tatsache, daß die wesentlichsten Schlußfolgerungen zur Klassifizierung von Typen in Versuchen mit der Nahrungsmethode erzielt wurden. Außerdem gibt es Beobachtungen, die darauf hinweisen, daß die Resultate, die mit anderen Methoden erzielt wurden, z. B. mit der Abwehrmethode, nicht immer mit der durch die Nahrungsmethode erzielte Typenbestimmung korrellieren. Es ergibt sich also die Notwendigkeit bei der Beurteilung typologischer Besonderheiten auch die Methoden zu berücksichtigen, mit welchen die Determinierungsparameter gewonnen werden, was bereits vorrangig auf die Unterschiede in den Eigenschaften der Nervenprozesse je nach dem getesteten funktionellen Systemen hinweist. Diese Frage gilt es detaillierter zu besprechen.

In der Regel begründen sich die gegenwärtig zur Bestimmung der Eigenschaften des Nervensystems geübten Methoden auf der Beurteilung des Reaktionsablaufes, der mit bestimmten biologischen Funktionen verbunden ist, der vegetativen, der motorischen, der sensorischen. Und auch hier wiederum treten bestimmte Schwierigkeiten zutage, da wir es bei der Nutzung der klassischen Methode mit der Prüfung des funktionellen Nahrungssystems und mit den Eigenschaften der kortikalen Vertretung desselben zu tun haben, welche, wie aus einer Vielzahl von Untersuchungen gut bekannt ist, sich streng von den Merkmalen anderer Systeme, die beispielsweise die motorische Aktivität ermöglichen, unterscheiden. Deshalb kommt man auch bei der Bestimmung typologischer Besonderheiten eines Tieres mit der bedingt-reflektorischen Nahrungsmethode zu anderen Ergebnissen, als sie beispielsweise durch Methoden erzielt werden, denen die Prüfung der motorischen Aktivität zugrunde liegt. Solche Unterschiede finden sich besonders bei der Analyse der Eigenschaften der Beweglichkeit der Nervengrundprozesse (*Chananaschwili* 1972).

Murawjova (1976) fand bei der Untersuchung der bedingt-reflektorischen Tätigkeit von Hunden mit der klassischen sekretorischen Methode einen eigenständigen Typ der höheren Nerventätigkeit, der durch die Stärke beider Nervengrundprozesse charakterisiert ist sowie durch eine größere Trägheit der Hemmungsprozesse als der zentral-nervösen Erregung. Unter Berücksichtigung dessen sowie einschlägiger Literaturhinweise wird deshalb folgende Klassifizierung des starken Typs vorgenommen:

1. starker, ausgeglichener, beweglicher und träger Typ,
2. starker, hinsichtlich der Stärke der Nervengrundprozesse nicht ausgeglichener, beweglicher und träger Typ und
3. starker, hinsichtlich der Beweglichkeit der Nervengrundprozesse nicht ausgeglichener Typ, mit großer Trägheit der Hemmung.

Die Autorin läßt auch einen Typ des Nervensystems mit größerer Trägheit der Erregungsprozesse gegenüber den Hemmungsprozessen zu. Es wird auch das Vorhandensein von Tieren des starken Typs nachgewiesen, die aber bezüglich der Beweglichkeit ihrer Nervengrundprozesse, inklusive der Variante mit starker Trägheit der Hemmung, unausgeglichen sind. Es wurden weiterhin Besonderheiten der Irradiation und Konzentration der Erregung und Hemmung im Hautanalysator von Hunden verschiedener Typen der höheren Nerventätigkeit festgestellt. So konzentrieren sich bei Hunden des starken, ausgeglichenen beweglichen Typs beide Prozesse rasch; bei Tieren des starken, ausgeglichenen, trägen Typs tritt die Konzentration von Hemmung und Erregung langsam ein. Hunde des starken, trägen, unausgeglichenen Typs und solche der starken Variante des schwachen Typs des Nervensystems zeigen Unterschiede hinsichtlich der Konzentration und Irradiation der Hemmungs- und der Erregungsprozesse. Bei Hunden des schwachen Typs wird insgesamt eine größere Trägheit des Hemmungsprozesses gegenüber dem Erregungsprozeß gesehen (*Kolossowa*, 1959).

Die Untersuchungen zeigen auch, daß das Auftreten individueller Besonderheiten der höheren Nerventätigkeit sowohl in der Norm, als auch in der Pathologie bei denVertretern aller auf verschiedenem phylogenetischen Entwicklungsniveau stehenden Wirbeltiere nachweisbar ist. Sie treten im Verlaufe der Ausarbeitung einfachster bedingter Reflexe in Erscheinung, sind jedoch bei Prüfung der komplizierten analytiko-synthetischen Tätigkeit besonders augenfällig (*Woronin*, 1965).

Troschichin und Mitarbeiter (1971) untersuchten einige Fragen der Entstehung individueller Besonderheiten des Nervensystems in der Ontogenese und stellten dabei altersbedingte Perioden fest, die für die Formierung typologischer Besonderheiten des Nervensystems, ihre Stabilisierung und die nachfolgende Schwächung derselben im hohen Lebensalter verantwortlich sind. So konnte eine Periode der intensivsten bedingt-reflektorischen „Ausrüstung" der Tiere mit phenotypischen Verhaltensreaktionen, insbesondere mit passiven Abwehrreaktionen, beobachtet werden, welche unter bestimmten Umständen in einer streng umrissenen Altersperiode auftreten und sich bei Mensch und Tier für alle übrigen Lebensabschnitte festigen können. Die Experimente zeigen, daß je komplizierter das funktionelle System eines Testtieres konstruiert ist, anhand dessen die Grundeigenschaften der Nervenprozesse beurteilt werden, es um so deutlicher die Grundzüge des Typs des Nervensystems widerspiegelt. Je jünger der Organismus hingegen ist, desto weniger deutlich sind typologische Besonderheiten gegeneinander abzugrenzen. Eine der wichtigsten Seiten der Ontogenese des Typs der höheren Nerventätigkeit ist nach Meinung der Autoren die Entwicklung der Sensibilitätsschwellen des Nervensystems und der Erregbarkeit des Großhirns. Der zweite wichtige Faktor ist die Entstehung der Wechselbeziehungen zwischen den sympathischen und parasympathischen Anteilen des vegetativen Nervensystems. Bereits nach den Unterschieden in den Empfindlichkeitsschwellen des ZNS kann man Menschen und Tiere in drei deutlich voneinander zu unterscheidende Typen des Nervensystems einteilen, nämlich in den Typ mit niedriger Empfindlichkeitsschwelle, in den mit hoher Reaktivität sympathischer Anteile des vegetativen Nervensystems und in den sogenannten Zwischentyp mit labiler Empfindlichkeitsschwelle und gemischter Reaktivität sympathischer und parasympathischer Anteile des vegetativen Nervensystems.

Unter Berücksichtigung aller vegetativer, somatischer und elektrophysiologischer Parameter kam *Chananaschwili* (1972) zu der Schlußfolgerung über die Notwendigkeit der Anwendung eines unikalen Kriteriums für die Charakterisierung des Niveaus, auf welchem zum gegebenen Zeitpunkt die höhere Nerventätigkeit abläuft. Dieses Kriterium bezeichnete er als „Niveau des allgemeinen, zentralnervösen Funktionszustandes".

Die Untersuchung der Eigenschaften der Nervengrundprozesse am Beispiel eines beliebigen bedingten Reflexes deckt dessen allgemeine Grundlage auf, während allein die Prüfung verschiedener funktioneller Systeme seine zusätzlichen Wesenszüge zu charakterisieren vermag, welche sich mit synthetischen Verhaltensakten vereinigen. Nach Meinung des Autors sind die Unterschiede der Eigenschaften im Verlaufe von Nervenprozessen in verschiedenen bedingtreflektorischen Systemen durch die individuell unterschiedliche Entwicklung und den Trainingsgrad derselben bedingt.

Desweiteren besteht die Auffassung, daß man, außer den drei von *Pawlow* geprägten Eigenschaften des Nervensystems (Stärke, Beweglichkeit, Ausgeglichenheit) noch die Labilität und die Dynamik unterscheiden sollte. Es wird vorgeschlagen, die Stärke, Beweglichkeit und die Dynamik der Nervenprozesse als grundlegende primäre Eigenschaften anzusehen und jeden dieser Parameter für die Hemmung und den Erregungsprozeß zu bestimmen, (d. h. insgesamt 8 Varianten für die primären Eigenschaften). Die Ausgeglichenheit der Nervengrundprozesse wird als sekundäres Merkmal aufgefaßt und so müssen neben den grundlegenden primären noch 4 weitere Eigenschaftsvariationen der Nervenprozesse berücksichtigt werden. Zusätzlich ist noch ein die Eigenschaften des Nervensystems charakterisierendes Merkmal zulässig, die Konzentrierung.

Es wird festgestellt, daß die Grundeigenschaften des Nervensystems beim Menschen durchaus unterschiedlich sein können, da mit verschiedenen Untersuchungsmethoden auch verschiedene Analysatoren angesprochen werden, z. B. der optische, der akustische oder der Hautanalysator. Eine solche Verknüpfung der Grundeigenschaften mit den sensorischen Systemen wurde als Erscheinung der „Partialität" bezeichnet, welche beim Menschen durch die hohe Spezialisierung der Hirnstrukturen bedingt sein soll.

Vor den Psychologen stand nun die Frage, solche Eigenschaften des Nervensystems aufzudecken, welche die allgemeinen Erscheinungsformen der individuellen typologischen Besonderheiten widerspiegeln. Dies war um so notwendiger, da, obwohl in einer Reihe von Untersuchungen eine Korrelation zwischen den Grundeigenschaften der Nervenprozesse und den Handlungsresultaten der Probanden, z. B. bei Operatoren in Havariesituationen (*Gurewitsch*, 1965) gefunden wurde, signifikante Zusammenhänge zwischen den Charakteristika der Grundeigenschaften und psychologischen Besonderheiten allgemeine Persönkeit herausbilden. Sie ist gleichzeitig auch mit vielen Aspekten der Pathologie der höheren Nerventätigkeit, z. B. mit dem Problem der Prophylaxe experimenteller Neurosen verbunden.

Von besonderem Interesse ist weiterhin die Frage nach der Rolle der Umwelt, in welcher sich die individuellen Besonderheiten der höheren Nerventätigkeit, z. B. mit dem Problem der Prophylaxe experimenteller Neurosen verbinden.

Bereits *Pawlow* stellte die Frage nach der Möglichkeit der „Umänderung des Types in gewissen möglichen Grenzen und *Kupalow* (1964) schrieb in diesem Zusammenhang: „Es ist notwendig festzustellen, daß sogar unter Berücksichtigung von Ausnahmen der allgemein gültigen Regel über den Verbesserungsgrad des schwachen Typs, *Pawlow* lediglich nur von der Verbesserung einiger Merkmale desselben spricht, nicht aber von tiefgreifenden Veränderungen, die einen Umbau des Typs seiner gesamten Natur nach ausmachen würden".

Welche Veränderungen einzelner Charakterzüge eines Typs sind nun aber überhaupt möglich?

Im Laboratorium von *Pawlow* konnte gezeigt werden, daß eine schwache Hemmung bei einem Tier vom schwachen Typ durch ein systematisches Training verstärkt werden kann. Erhält danach jedoch das Tier eine kompliziertere Aufgabe, so kommt es zu Störungen, die dem ungehemmten Typ eigen sind. In diesem Fall kam es in der Tat zur Verbesserung des schwachen Typs, aber nicht zu seiner Umformung. Im Hinblick auf den schwachen Typ nahm *Pawlow* an, daß dieser nicht in umfassendem Maße durch Erziehung verbessert werden kann. Er könne nicht durch Disziplinierung verändert werden und wäre nur unter ganz bestimmten günstigen, sogenannten „Orangerie"-Bedingungen tauglich. Diese Meinung *Pawlows* erklärend, äußert *Kupalow*, daß hier die Rede nur von einer sehr kleinen, begrenzten Zahl von Tieren ist. Das eigentliche Problem aber bestehe in der beständigen Veränderung der von der Natur festgelegten Wesenszüge des Typs.

Pawlow verweist weiterhin darauf, daß der von der Natur festgelegte Typ im Prozeß der Erziehung verschleiert werden kann. So beschreibt eine Anzahl von Experimentatoren Tiere mit Eigenschaften des schwachen Typs, die unter Käfig- bzw. sogenannten „Gefängnisbedingungen" großgezogen wurden. Als diese nun an die Versuchsbedingungen im Labor gewöhnt wurden, entwickelten sich bei ihnen durchaus Eigenschaften eines starken Nervensystems. Dies sei als ein Beispiel der Verschleierung des natürlichen Types durch Erziehungsbedingungen genannt.

Auch andere Faktoren können eine Rolle spielen: „Die Ernährung des Tieres, seine Umwelt, verschiedenste Erkrankungen und andere Faktoren müssen auf die weitere Entwicklung der Hirnstrukturen Einfluß nehmen, die zum Zeitpunkt der Geburt, besonders bei den höher organisierten Tieren, noch längst nicht ausgereift sind. Wenn unter dem Einfluß aller dieser Einwirkungen die Eigenschaften der Nervengrundprozesse dauerhaft verändert werden können, so ist das eine Grundlage dafür, anzunehmen, es handele sich um eine Veränderung des Typs. Zum mindesten wären wir an Hand unserer heutigen Untersuchungen nicht in der Lage zu unterscheiden, ob es sich um neue, erworbene oder bereits zum Zeitpunkt der Geburt vorliegende Eigenschaften handelt. So ist es also durchaus legitim, zur natürlichen Organisation des Typs des Nervensystems alle die Eigenschaften von Nervenzellen und Nervenprozessen zu rechnen, die sich zum Zeitpunkt unserer Untersuchungen und der Typenbestimmung bei den Tieren als beständig und gefestigt erwiesen hatten und von denen angenommen werden kann, daß sie auch im Verlaufe des übrigen Lebens erhalten bleiben würden“ (*Kupalow,* 1964). Der Typ wird hier als etwas Beständiges mit gefestigten Eigenschaften definiert, wenn diese nach der Geburt erworben wurden. Für die Zukunft wird es sich als notwendig erweisen, neben der Klassifizierung der Typen auf Grund experimenteller Daten entsprechende mathematische Methoden mit einzusetzen.

12.3. Pathologie der höheren Nerventätigkeit und individuelle Besonderheiten

Das insgesamt vorhandene große Faktenmaterial läßt keinen Zweifel daran, daß die individuellen Besonderheiten der höheren Nerventätigkeit für die Entstehung und den Verlauf pathologischer Störungen von größter Bedeutung sind. Die Untersuchung von 350 Hunden vom schwachen und vom starken unausgeglichenen Typ der höheren Nerventätigkeit zeigte, daß man bei diesen in der Regel leicht eine Neurotisierung unter den bekannten klassischen Bedingungen einer akustisch abgeschirmten Kammer durch einen Zusammenstoß verschiedenartiger bedingter Reflexe unter Anwendung übermaximal starker Tonreize erzielen kann. Bei Tieren des starken, ausgeglichenen Typs führte sogar eine wiederholte derartige Einwirkung nicht zur Neurose (*Murawjowa,* 1976).

An Affen wurde die Abhängigkeit der Entwicklung und Wiederherstellung der Neurosen von den individuellen typologischen Besonderheiten nachgewiesen. So konnte festgestellt werden, daß bei Tieren mit Überwiegen der Erregungsprozesse positive bedingte Reflexe bedeutend später gestört werden als bei Vertretern mit vorwiegenden Hemmungsprozessen. Bei Tieren mit ausgeglichenen Nervengrundprozessen betreffen die auftretenden Störungen in gleicher Weise sowohl die positiven bedingten Reflexe, als auch die Differenzierung. Die Zeitdauer für die Wiederherstellung der bedingt-reflektorischen Tätigkeit, insbesondere der positiven bedingten Reflexe, ist von der Beweglichkeit der Nervengrundprozesse, vom Eintreten der Neurotisierung abhängig. Die Wiederherstellung geht bei Affen mit guter Beweglichkeit der Nervengrundprozesse rascher vor sich als bei Tieren mit Anzeichen von Trägheit des Erregungs- oder des Hemmungsprozesses (*Dschalagonija,* 1967, 1973).

So besteht also eine unzweifelhafte Abhängigkeit des Charakters der Entstehung und auch des Verlaufes von pathologischen Störungen der höheren Nerventätigkeit von den individuellen Besonderheiten der höheren Nerventätigkeit. Dies betrifft auch andere Systeme des Organismus. Jedoch muß unabhängig von der großen praktischen Bedeutung die Frage nach den Kriterien der Beurteilung der individuellen Besonderheiten des Nervensystems und der Klassifizierung einer Vielzahl von Individuen nach diesen Merkmalen bis heute als nicht endgültig geklärt betrachtet werden und erfordert weitere Bearbeitung.

Das, was in Hinsicht der Pathologie der höheren Nerventätigkeit an Hunden und Affen dargelegt wurde, gilt im Grunde genommen auch für die Ratten, natürlich unter Berücksichtigung der ökologischen Besonderheiten dieser Tiere (*Hecht,* 1963). Im Folgenden soll die Bedeutung der individuellen Besonderheiten des ZNS von Wistarratten für die Entstehung eines Alloxandiabetes demonstriert werden (*Choinowski* et al., 1965).

An insgesamt 179 Versuchstieren (Albinoratten) wurden nach einer i. v. Injektion von Alloxan bei gleichen Versuchsbedingungen und gleicher Dosierung folgende 4 diabetische Verlaufsformen festgestellt:

I: Tiere mit akutem diabetischen Verlauf und Exitus binnen 4 Tagen;
II: Tiere mit einem chronisch diabetischen Verlauf über Monate;
III: Tiere mit vorübergehendem Diabetes;
IV: Alloxanresistente Tiere.

Intravenös injizierte Alloxandosen über 50 mg/kg Körpergewicht haben stets die akute diabetische Verlaufsform zur Folge. Dosen unter 30 mg/kg Alloxan i. v. zeigen ausschließlich eine Alloxanresistenz (subdiabetogene Verlaufsform); zwischen diesen beiden Dosen mit extremen Alloxaneffekten liegen diejenigen Dosen, welche außerdem eine chronische bzw. vorübergehende Verlaufsform hervorrufen.

Spätestens am zweiten Tag post injectionem lassen sich aus dem Blutzuckerniveau, dem Körpergewicht und der Körpertemperatur gewisse prognostische Aussagen über die zu erwartende alloxandiabetische Verlaufsform machen.

Bei einem an 67 Tieren vorgenommenen Vergleich zwischen den diabetischen Verlaufsformen und dem „Typ" des ZNS der Tiere wird festgestellt, daß bei der akuten diabetischen Verlaufsform die Tiere mit Überwiegen der zentralnervösen Erregungsprozesse dominieren, die alloxanresistenten Tiere und Tiere mit vorübergehenden Alloxandiabetes zeigen größtenteils ein Überwiegen der zentralnervösen Hemmungsprozesse. Bei den Tieren mit chronischem Alloxandiabetes halten sich beide Erscheinungsformen des zentralnervösen Erregungszustandes die Waage.

12.4. Zu einigen Fragen der experimentellen Genetik der Nerventätigkeit in der Norm und in der Pathologie

Aus den obigen Darlegungen geht hervor, daß hinsichtlich des Ablaufes der normalen und der pathologischen höheren Nerventätigkeit die angeborenen Eigenschaften eine große Rolle spielen. Die Problematik der Genetik der höheren Nerventätigkeit befindet sich jedoch gegenwärtig nicht auf einem ausreichenden Erkenntnisstand, obwohl durch die Untersuchungen von *Davidenko*

(1963) die Grundlagen für ein streng objektives Herangehen an dieses Gebiet gegeben wurden und auf die Notwendigkeit der Lösung des Problems im Sinne eines besseren Verständnisses der Genese einer Reihe von Erkrankungen des Nervensystems hingewiesen wurde.

Auf der Grundlage der Evolutionstheorie von *Darwin* äußerten sich die Forscher häufig dahingehend, daß es möglich sei, daß die Anzahl an unbedingten Reflexen durch Bekräftigung einer Reihe von im individuellen Leben erworbenen Reaktionen bei der Nachkommenschaft zunehme, was mit aufsteigender Evolutionsreihe deutlich wird. Eine sehr kurze Zeit schloß sich auch *Pawlow* (1932) dieser Meinung an, jedoch trennte er sich auf Grund neuerer Experimente wieder von dieser Auffassung, wozu er schrieb: „... die ersten Versuche mit Erbübertragung bedingter Reflexe an weißen Mäusen haben nach Verbesserung der Methode und der Kontrolle eine solche Vererbbarkeit nicht bestätigt, so daß ich mich den Autoren, die eine solche Übertragung annehmen, nicht anschließen kann". Wenn auch die Annahme von der Erbübertragung bedingter Reflexe, sogar solcher, die über mehrere Generationen (25 Generationen von Mäusen) ausgearbeitet wurden, keine experimentelle Bestätigung erfuhr, so erfordert die Frage nach der progressiven Evolution der höheren Nerventätigkeit in der aufsteigenden phylogenetischen Tierreihe eine Erklärung. Es ist offensichtlich, daß die Annahme einer Erbübertragung der überwiegenden Anzahl unbedingter Reflexe biologisch nicht berechtigt ist, da sich die äußere Umwelt ständig verändert, die bedingten Reflexe sich jedoch gerade auf der Basis dieser Veränderungen bilden. Letztere können aber im Verlaufe des Lebens nicht nur einer, sondern auch von zwei und drei Generationen wieder gelöscht werden. Deshalb ist die Annahme darüber nicht gänzlich unbegründet, daß nicht die bedingten Reflexe selbst, sondern vielmehr die Fähigkeiten, bedingte Reflexe auszubilden, ihre morphologischen Grundlagen also, übertragen werden. Es wird diesbezüglich angenommen, daß in Folge einer im Laufe des individuellen Lebens vor sich gehenden Auswahl erworbene strukturelle Veränderungen erblich bekräftigt werden. Die Vererbung von auf eine solche Art erworbenen Eigenschaften des Nervensystems erhöht die Fähigkeit nachfolgender Generationen zur Ausbildung unbedingt-reflektorischer Reaktionen, welche in das System angeborener Reaktionen vorausgegangener Generationen integriert werden (*Woronin*, 1957). Von diesem Standpunkt aus sind die Experimente von *Fjodorow* (1966) an Ratten, die mit der bedingt-reflektorischen lokomotorischen Nahrungs- oder Abwehrmethode durchgeführt wurden, von großem Interesse. Dabei konnten gewisse Unterschiede bei Wistarratten und solchen der Linie „Kruschinskij-Molodkina" nach dem Merkmal der Beweglichkeit der Nervenprozesse einiger Generationen registriert werden, was die genetische Grundlage einer solchen Erscheinung unterstreicht.

Diese Schlußfolgerung erhielt auch durch die Versuche von *Jolkina* (1971) ihre Bestätigung. Im Verlaufe von 7 Generationen (III—IV) wurden Selektionen von Ratten der Linie „Kruschinskij-Molodkina" nach dem Grad der Beweglichkeit ihrer Nervenprozesse vorgenommen. Durch Kreuzung stellten sich bereits von der dritten Generation an Veränderungen hinsichtlich der Stabilität der linieneigenen Besonderheiten der Beweglichkeit von Nervenprozessen ein und in der vierten Generation war eine Unterteilung der Ratten in zwei „Unterlinien", die sich hinsichtlich der Beweglichkeit ihrer Nervenprozesse unterschieden, deutlich. In der gleichen Untersuchungsserie konnte beobachtet werden, daß der Grad des Vererbungseinflusses des Vatertieres auf das Auftreten der Beweglichkeit der Nervenprozesse bei den Söhnen höher ist als beispielsweise der Vererbungsgrad desselben Merkmales vom Muttertier auf das Tochtertier. Gleichzeitig ist aber insgesamt der Grad der Erbübertragung zwischen Mutter und Kindern größer als der zwischen dem Vater und seiner Nachkommenschaft. In Versuchen mit interliniärer Kreuzung der Tiere wurden weiterhin festgestellt, daß Hybriden von einem Wistarweibchen und einem Männchen der Linie „Kruschinskij-Molodkina" sich hinsichtlich ihrer Umarbeitungsgeschwindigkeit bedingter Reflexe signifikant von Hybriden mit umgekehrt reziproker Kreuzungsweise unterschieden. Die Resultate dieser beiden Kreuzungsversuche wiesen auf ein Dominieren der Trägheit der Nervenprozesse hin und obwohl bei den Ratten beider Ausgangslinien ein starker mütterlicher Vererbungseinfluß zu beobachten war, wurde bei den Hybridennachkommen eine solche Erbbetonung der mütterlichen Seite nicht nachweisbar.

In Weiterentwicklung der Vorstellungen *Lobaschews* über die genetische Determiniertheit der Besonderheiten unbedingter Reflexe als Erbgrundlage der in der bedingt-reflektorischen Tätigkeit auftretenden Unterschiede, richtete *Ponomarenkowa* (1975) ihre Aufmerksamkeit auf die wichtige Bedeutung des Nahrungsreflexes und des Erregbarkeitsniveaus seiner Zentren für diese Prozesse. Durch sie wurde die Ansicht geäußert, daß die Vielfalt der Erscheinungsformen, die genetisch festgelegt sind, durch die Gesamtheit der physiologischen Mechanismen, welche diese Merkmale determinieren, bestimmt sind. Es ist nachgewiesen, daß die mutanten Gene, die das Niveau der funktionellen Aktivität des Nervensystems senken, denselben Effekt auch peripher auslösen, nämlich eine Verringerung der motorischen Aktivität und der neuromuskulären Erregbarkeit sowie eine Senkung der Fähigkeiten zur Ausarbeitung bedingter lokomotorischer Nahrungsreflexe im Labyrinth (*Lopatina,* 1975).

In den letzten 10 Jahren hat sich ein großes Faktenmaterial angesammelt, welches auf die Möglichkeit einer Selektion von Tieren nach einzelnen Verhaltensmerkmalen hinweist. An Mäusen, Ratten, Vögeln und an anderen Tieren wurde eine genetische Bedingtheit solcher Verhaltensmerkmale wie Wildheit, Bösartigkeit, Aggressivität, motorische Beweglichkeit, emotionelle Reaktivität, geschlechtliche Interessiertheit, Bevorzugung einiger Nahrungsprodukte, Ausarbeitung aktiver Fluchtreflexe, Lernfähigkeit im Labyrinth usw. nachgewiesen. Die Selektion von Tieren nach diesen Charakteristika war erfolgreich. Dabei wurde die Auswahl am häufigsten nach zwei Richtungen vorgenommen und zwar zur Erzielung von Linien, die hinsichtlich der erwähnten Merkmale kontrastierten, d. h. bei denen diese ein niedriges oder ein hohes Niveau aufwiesen. In der Mehrzahl der Tests konnten maximale Unterschiede zwischen den Linien mit hoher und denen mit schwacher Merkmalssignifikanz in der 9. Auswahlgeneration erzielt werden. Weitere Selektierung führte nicht zu einer wesentlichen Verschiebung der mittleren Werte der verschiedenen Merkmale bei den einzelnen Vertretern der beiden Linien.

Weiterhin konnte eine genetische Bedingtheit der Fähigkeit der Tiere zur Extrapolation beobachtet werden, welche die elementaren Grundlagen der Vernunftsleistungen darstellt (*Kruschinskij* et al., 1975). Dies ist besonders für das Verständnis der Mechanismen komplizierter Verhaltensakte von Interesse.

In der letzten Zeit wird der Genetik des Verhaltens, welches als Wechselbeziehung zwischen zwei oder mehr Individuen, gewöhnlich einer Art, angesehen wird, wachsende Aufmerksamkeit geschenkt. Experimente zu dieser Problematik sind gewöhnlich auf den Vergleich der genotypischen Zusammensetzung von Tiergemeinschaften mit Gruppenphänotypen gerichtet (Übersicht der Arbeiten von D. *Fuller*, M. *Chan*, 1975).

Unabhängig von den nachweisbaren Erfolgen der Verhaltensgenetiker ist bisher noch ein deutlicher Rückstand auf dem Gebiet der experimentellen Untersuchungen zur Rolle genetischer Faktoren zu verzeichnen, welche einer Entwicklung pathologischer Veränderungen möglicherweise Vorschub leisten. Eine Reihe interessanter Beobachtungen weisen jedoch auf die Notwendigkeit und Wichtigkeit solcher Untersuchungen hin. So ist bekannt, daß bestimmte genetisch determinierte Rattenlinien durch eine hohe Empfindlichkeit in bezug auf eine audiogene Epilepsie charakterisiert sind (*Kruschinskij*, 1960).

Die praktische Bedeutung dieser Untersuchungen kann am Beispiel einer so häufigen Erkrankung des Nervensystems, wie sie die Epilepsie darstellt, veranschaulicht werden. In der klinischen Literatur existiert keine einheitliche Meinung über den Grad der Korrelationen dieser Erkrankung zu angeborenen Eigenschaften des Zentralnervensystems (*Davidenkowa-Kulkowa*, 1959), was durch Experimente an reinen Linien eine Erklärung fand. In den Untersuchungen von *Jolkin* (1971) wurden die typologischen Besonderheiten des Nervensystems an Ratten mit der lokomotorischen Nahrungsmethode nach *Fjodorow* (1964) getestet. Dabei zeigten sich Ratten vom Typ „Kruschinskij-Molodkina“ als besonders prädestiniert gegenüber einer audiogenen Epilepsie (98—99 % der Tiere), während Wistar-Ratten gegenüber akustischer Einwirkung widerstandsfähig waren. Dabei konnte weiterhin festgestellt werden, daß Tiere vom Stamm „Kruschinskij-Molodkina“ durch ein Überwiegen der zentral-nervösen Erregungsprozesse über die Hemmungsprozesse charakterisiert waren. Wistar-Ratten hingegen waren stark ausgeglichen mit einiger Trägheit der Nervenprozesse.

Die hohe Beweglichkeit der Nervenprozesse der Ratten der „Kruschinskij-Molodkina“-Linie konnte auch durch die lokomotorische Abwehr-Methode nachgewiesen werden. Die Experimente zeugen also von einer hohen Beweglichkeit der Nervenprozesse bei Tieren mit ausgeprägter Neigung zu epileptischen Anfällen, was im Gegensatz zu den vielen Beobachtungen steht, die eine Trägheit der Nervenprozesse bei Epilepsiekranken nachweisen. Die Trägheit der Nervenprozesse bei Epilepsiepatienten, dafür gibt es begründete Hinweise, ist wohl als Resultat phänotypischer Veränderungen der angeborenen Eigenschaft einer hohen Beweglichkeit anzusehen. So konnte in Untersuchungen an Ratten nachgewiesen werden, daß häufige Krampfanfälle sehr deutlich die Beweglichkeit der Nervengrundprozesse beeinflussen und die Trägheit der Nervengrundprozesse erhöhen. In unseren Untersuchungen an Hunden führten mehrfache provozierte Krampfanfälle zu einer Verstärkung der Trägheit der Nervenprozesse. Es wurde sogar eine signifikante Korrelation zwischen der Anzahl der Krämpfe und der Stärke der Trägheit beobachtet. Berücksichtigt werden muß jedoch, daß das Auftreten der Trägheit bei den verschiedenen die Epilepsie auslösenden Operationen nicht uniform war. Deshalb meinen wir, daß zwischen dem Grad der entstehenden Trägheit und der Lokalisation des Herdes eine Abhängigkeit besteht.

Auf eine Verstärkung der Trägheit der Nervengrundprozesse im Resultat von Krampfanfällen verweisen auch die Kliniker, die solche Veränderungen als Kompensationserscheinung interpretieren, die dazu angetan sind, einige Defekte der höheren Nerventätigkeit auszugleichen. Die Verallgemeinerung der experimentellen und der klinischen Beobachtungen läßt die Schlußfolgerung darüber zu, daß die phänotypischen Erscheinungsformen der Eigenschaften des Nervensystems bei der Epilepsie nicht immer gleichbedeutend zum genotypischen Zustand sind, obwohl der Genotyp sowohl als Determinator der Nervengrundprozesse als auch für den Grad der Krampfanfälligkeit die Hauptrolle spielt. Dies läßt sich auch in Untersuchungen an Ratten nachweisen.

So ist also eine bestimmte Korrelation zwischen der erhöhten Beweglichkeit der Nervenprozesse und der Krampfbereitschaft nachweisbar und sie bleibt auch in reinen Linien erhalten, d. h. sie besitzt eine genotypische Basis, obwohl sie im Phänotyp verändert sein kann. Eine direkte Korrelation bedeutet aber immerhin noch nicht das Vorhandensein determinierter Bindungen zwischen den genannten Eigenschaften. Daher sind Untersuchungen zu den intimen Wechselbeziehungen zwischen den genotypischen Faktoren der Grundeigenschaften des Nervensystems und den genotypischen Mechanismen der Epilepsie von allergrößtem Interesse. Dieser Frage waren die Experimente von *Jolkin* (1971) gewidmet, der bei der Untersuchung des Types der höheren Nerventätigkeit bei Ratten der Linie „Kruschinskij-Molodkina" sowie des Wistar-Stammes und bei Kreuzungsversuchen innerhalb und zwischen den Linien zu der Schlußfolgerung kam, daß die Trägheit der Nervenprozesse sowie ein geringes Niveau an Krampfbereitschaft nach dem dominanten Erbgang weitergegeben werden, jedoch die Beweglichkeit der Nervengrundprozesse und eine hohe Krampfneigung im rezessiven Erbgang. Weiter läßt sich aussagen, daß je stärker die Beweglichkeit von Nervenprozessen ist, desto größer auch die Dominanz der Gene für die Krampfbereitschaft ist. Die Erbfaktoren jedoch, welche den Charakter der Beweglichkeit der Nervengrundprozesse und auch das Niveau der Krampfbereitschaft bestimmen, sind keine speziellen und werden unabhängig voneinander vererbt. Trotzdem wird das Krampfbereitschaftsniveau durch den Grad der Beweglichkeit der Nervenprozesse determiniert.

Nach der Meinung des Autors dieser Untersuchungen modellieren die für die Beweglichkeit der Nervengrundprozesse verantworlichen Gene jedoch vor allem den Grad der Krampfbereitschaft. Folglich herrschen im Genotyp engste Wechselbeziehungen zwischen Erbfaktoren der Beweglichkeit von Nervenprozessen und der Krampfbereitschaft.

Es darf also angenommen werden, daß die Formierung des Phänotyps das Resultat komplizierter wechselseitiger Einflüsse, verschiedener biochemischer, physiologischer sowie in einer Reihe von Fällen auch pathologischer Prozesse ist, die nur in ihren Ursprungsquellen durch Gene determiniert werden.

Es ist weiterhin deutlich, daß der jetzige Wissensstand über die Gesetzmäßigkeiten der Erbfolge, die in Tierexperimenten erzielt wurde, der medizinischen

Genetik zu großem Nutzen gereicht. *Stern* bemerkt dazu: „... diese allgemeinen Prinzipien können leichter an Versuchstieren als an Menschen nachgewiesen werden und die so erzielten Resultate helfen nicht selten die Probleme der Vererbung beim Menschen zu verstehen“.

12.5. Mathematische Verfahren zur Typisierung von Reaktionstypen

In zunehmendem Maße sind Bemühungen im Gange, das Typenproblem auch mathematisch zu fassen und zu fundieren. Hierbei werden die Faktoren- und die Diskriminanzanalyse angewendet. Beispiele der Gruppeneinteilung mittels der Faktorenanalyse haben wir bereits bei der Darlegung der von *Eysenck* (1967) erhobenen Befunde zur Beziehung Introvertierte — Extrovertierte angeführt. Nachfolgend möchten wir noch Beispiele der Anwendung der Diskriminanz- und Clusteranalyse demonstrieren.

12.5.1. Diskriminanzanalyse bei psychophysiologischem Suchtest

Die Auffindung gesundheitsgefährdeter Personen ist im Interesse des rechtzeitigen Einsatzes von prophylaktischen Maßnahmen eine dringende Notwendigkeit. Die arterielle Hypertonie gehört bekanntlich zu jenen Krankheiten, bei denen der psychische Faktor eine vordergründige Rolle spielt.

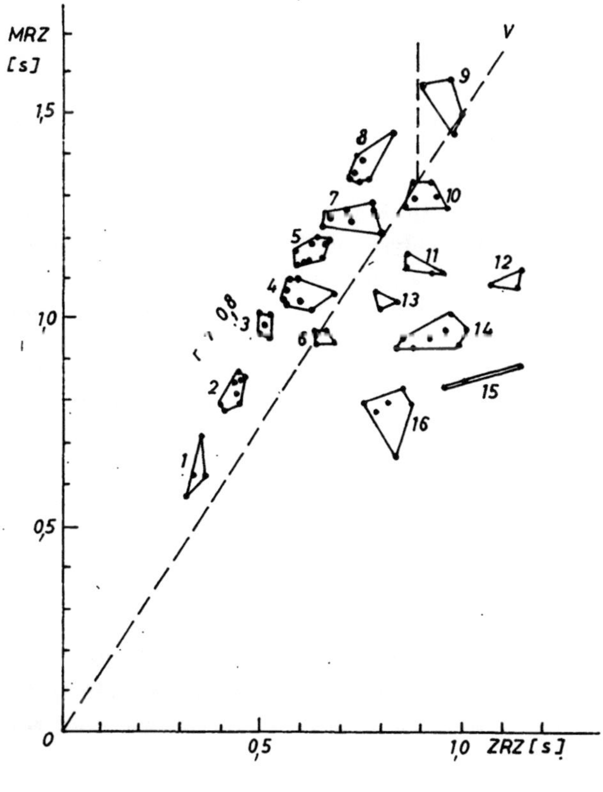

Abb. 12/5. Diskriminanzanalyse beim psychophysiologischen Suchtest nach *Richter-Heinrich* et al.

Richter-Heinrich und *Läuter* (1969) gelang es, aus Daten eines psychophysiologischen Belastungstestes mit mathematischen Aufgaben (*Richter-Heinrich* et al., 1971) einen psychophysiologischen Suchtest zu entwickeln, der für die Differenzierung von Gesunden und von Hypertonikern des klinischen Schweregrades I und II geeignet ist.

Um die 28 Meßgrößen einer statistischen Bearbeitung zuführen zu können, wurde durch die elektronische Datenverarbeitung mit einer Diskriminanzanalyse die Variablenmenge auf die für eine hohe Diagnosesicherheit erforderliche Mindestzahl reduziert. Diese Mindestzahl bestand aus insgesamt 10 Blutdruck-, Herzfrequenz- und Hautpotentialmeßwerten unterschiedlicher Testsituationen. Mittels einer Diskriminanzanalyse war es möglich, durch Linearkombination dieser Variablen zwei Diskriminanzfunktionen zu ermitteln, die die drei untersuchten Gruppen optimal trennen. Für jeden Probanden wurden die Werte der beiden Diskriminanzfunktionen berechnet und als Koordinaten eines Punktes im Diskriminanzschema aufgefaßt. Die Lage des Punktes gibt die Einstufung in Gesunde bzw. Blutdruckkranke in die beiden klinischen Schweregrade I und II (Abb. 12/5). Dieses Verfahren gestattet eine rasche Orientierung. Daher ist es besonders bei der Früherkennung und damit in der Prophylaxe einsetzbar.

12.5.2. Clusteranalyse

In bedingt-reflektorischen Untersuchungen konnten *Hecht* et al. (1972) Beziehungen zwischen zentralnervalen und motorischen Reaktionszeiten des bedingten lokomotorischen Abwehrreflexes der Ratte nachweisen und damit Koppelungs- und Entkoppelungsvorgänge beschreiben. Hierbei wurde festgestellt, daß sich bei normalen und gut trainierten Tieren eine gleichsinnige Abhängigkeit beider Reaktionszeiten feststellen läßt, wenn die linearen Korrelationskoeffizienten errechnet werden. Belastete Tiere wiesen dagegen andere Werte auf, die sich vor allem darin äußerten, daß sich die Beziehungen zwischen den beiden Reaktionszeiten veränderten. Die Clusteranalyse wurde mit dem Ziel angewendet, die sich bildenden Klassen verhaltensähnlicher Tiere zur Bewertung der Wirksamkeit der exogenen und endogenen Belastung zu benutzen (*Schlegel* und *Hecht*, 1976). Dabei muß vorausgesetzt werden, daß kontinuierliche Übergänge zwischen benachbarten Klassen bei veränderten Umweltbedingungen möglich sind. Die Klassen sind in der Abbildung 12/6 dargestellt. Hierbei werden durch Gruppen mit Heilprozessen nach experimenteller Schädigung der Herzkranzgefäße die Klassen 14,16 7,8 4,5 eingenommen.

Motorisches Training und leichte Stressorenbelastung werden durch die Klassen 9, 10 5, 7, 8 ausgewiesen. Motorisches Training und Aversionsstreß drücken die Klassen 11, 12, 14, 16, 7, 10, 13 aus. Der Verlauf eines bedingt-reflektorischen Trainings wird durch die Klassen 10 6 1; 5,6 1,2 dargestellt.

Es muß betont werden, daß man zwar die Richtigkeit dieser Vorgehensweise nicht direkt beweisen kann, daß aber der reale physiologische Hintergrund gestattet, diese Numerierung als relativen Bewertungsmaßstab für die biologische Wirksamkeit von Belastungen bzw. zur Relativierung verschiedener Zustände des Organismus zu benutzen.

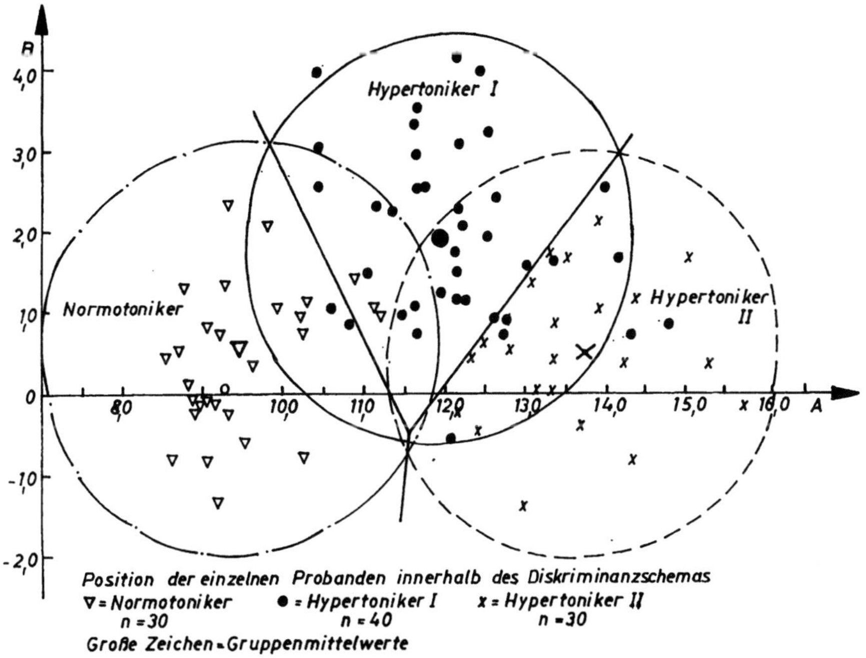

Abb. 12/6. Korrelationsdiagramm zwischen der mittleren MRZ und der mittleren ZRZ. Die umrahmten Punktmengen stellen die durch Clusteranalyse gewonnenen numerierten Klassen dar. V = 1,5

Im Organismus ist ein Prinzip verwirklicht, nach dem er versucht, in kritischen Zuständen stets die wichtigsten Organfunktionen in physiologischen Grenzen zu halten, während andere keiner Kontrolle mehr unterliegen, so zum Beispiel wird bei O_2-Mangel die Versorgung ganz bestimmter Hirnbezirke aufrecht erhalten oder bei Unterkühlung die Kerntemperatur konstant gehalten.

Dieses „optimale“ Arbeitsregime ist durch eine relativ feste Kopplung der Teilsysteme und durch eine hohe Leistungsfähigkeit gekennzeichnet. Chronischer Stressoreneinfluß bewirkt eine Verschiebung zentralnervaler Hemmungsprozesse bis zu einer physiologischen Grenze, die nicht überschritten werden kann. Die Verkürzung der motorischen Reaktionszeiten beim Erreichen dieser Grenze deutet dabei auf einen kompensatorischen Erregungsprozeß hin. Diese Entkopplung der Teilsysteme ist mit einer Leistungsminderung verbunden. Auch die große Variationsbreite der verschiedenen Parameter unter Belastung unterstützt diese Hypothese, daß der Organismus unter Belastung bestimmte Bedingungen nicht aufrecht erhält bzw. aufrecht erhalten kann und somit Funktionen, die unter den gegebenen Umweltverhältnissen relativ geringe Bedeutung haben, nicht mehr gesteuert werden (*Schlegel, Hecht,* 1976).

Mittels einer automatischen Schlafanalyse konnten *Schlegel* und *Meyer* (1980) durch die unscharfe Clusteranalyse gleichfalls Typen auf objektiver Grundlage des Schlaf-EEG verifizieren.

Der Ablauf der Schlafanalyse und der Typenbildungsprozeß ist in der Abbildung 12/7 dargestellt.

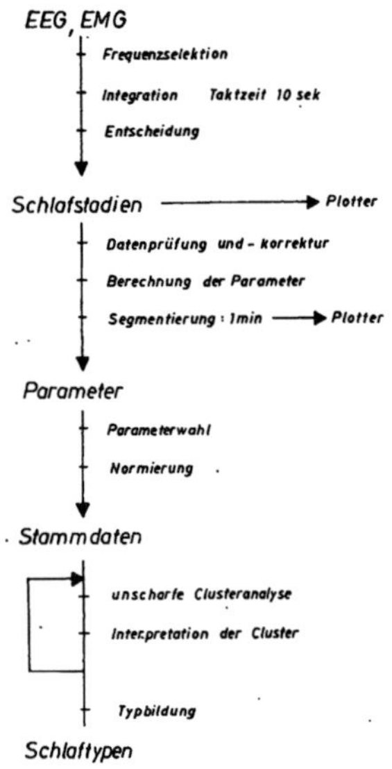

Abb. 12/7. Schema zur Erfassung von Schlaftypen mittels der unscharfen Clusteranalyse

An normalen und stressorenbelasteten Tieren konnten mit diesem Verfahren vier Typen charakterisiert werden!

Typ I: mittlerer Anteil des paradoxen Schlafes von 11—15 %, 4fach abgestufter Tiefschlafanteil,

Typ II: mittlerer Anteil des paradoxen Schlafes von 20 %. 2fach abgestufter Anteil des Tiefschlafes,

Typ III: mittlerer Anteil des Tiefschlafes von 30 %, hoher Wachanteil,

Typ IV: mittlerer Anteil des paradoxen Schlafes von 5 %, normaler Tiefschlafanteil.

Auch in diesem Falle zeigt sich, wie in den anderen Beispielen dargestellt, daß sich mathematische Analysen eignen, die Typisierung zu fundieren.

12.6. Leistungstypen des zirkadianen Rhythmus

In den letzten Jahren kommen immer stärker die Typen des circadianen Rhythmus ins Gespräch, die sich zwar mit aufwendigen Methoden des EEG objektiv an Vigilanzkurven eines Tagesablaufes bestimmen lassen. Die circadianen Typen können vor allem hinsichtlich des Tag- und Nachteinsatzes von Menschen Bedeutung gewinnen. Sie haben infolgedessen auch Wert in bezug auf die Pathogenese psychonervaler Erkrankungen.

Die Suche nach einer individuellen Leistungskurve des arbeitenden Menschen im Verlaufe eines Tages ist seit Jahrzehnten ein Anliegen der medizinischen Forschung, denn die optimale zeitliche Ordnung der menschlichen Aktivität und Leistung hat enge Beziehungen zur Arbeitsproduktivität und der Gesundheit.

Erste Leistungskurven des tätigen Menschen im Tagesverlauf stellte im Jahre 1902 *Kraepelin* auf.

Er berücksichtigte hierbei eine Reihe von Elementen, die auf die Leistung Einfluß nehmen kann: Die Übung, d. h. die Fertigkeit, die Ermüdung, die Stimulation zur Tätigkeit, die Gewöhnung an einen Produktionsgang und an den Arbeitsplatz, die Willensanspanne und die Emotionen.

Von *Graf* (1933) und später von *Lehmann* und *Michaelis* (1941) wurden Leistungskurven beschrieben, in denen die circadiane Rhythmik in den Vordergrund gestellt wurde. Grundlage hierfür waren groß angelegte Untersuchungen, bei denen u. a. die Ablesehäufigkeit von Gaswerkarbeitern und die Reaktionszeitverzögerung bei der Bedienung von Fernschreibern als Parameter Verwendung fanden. Auf Grund dieser Ergebnisse kam man zu einer Leistungskurve folgender Gestalt: Vormittagsgipfel, Mittagssenke, Nachmittagsgipfel und eine tiefe mitternächtliche Senke. Diese Leistungskurve und ihre circadiane Abhängigkeit unterlag zahlreichen Kritiken. Die Ursache hierfür war, daß entsprechende Untersuchungen zu ganz anderen Ergebnissen führten. So stellte z. B. *Pirtkien* (1961) fest, daß Arbeiter mit einer hohen Motivation in der Lage sind, eine psychomotorische Leistung über 24 Stunden auf einem gleich hohen Niveau zu erbringen. Hier zeigt sich der Einfluß der von *Kreaplin* erwähnten Faktoren, die den zeitlichen Verlauf einer Leistung bestimmen können. Um Einflüsse der Motivation auszuschließen, wurden Versuche durchgeführt, bei denen die maximale körperliche Leistung zu verschiedenen Zeiten des Tages gemessen wurde. Zur Überraschung aller Untersucher wurde nachts eine höhere körperliche Leistung festgestellt als am Tage. Dies wurde damit erklärt, daß die nächtlich gesteigerte physische Leistungsfähigkeit auf die Ökonomie der Körperregulation während der Ruhezeit zurückzuführen ist. Hierbei soll die minimale nervale Reaktionsbereitschaft während der Nacht den Körper vor Überanstrengungen schützen.

Aus diesen wenigen Beispielen geht hervor, daß es nicht einfach ist, circadiane Leistungsmaxima und -minima zu bestimmen und daß viele Faktoren hierbei zu beachten sind, wie z. B. die Einstellung zur Arbeit, das emotionelle Engagement, der Leistungswille, die Stimulation zur Leistung, die körperliche Konstitution und Kondition, sowie die äußeren Arbeitsbedingungen. So war es z. B. möglich, bei Weberinnen die Mittagssenke der Leistung durch einen „Minischlaf" während einer verlängerten Mittagspause völlig zu eliminieren.

Aus allen den angeführten Gründen sind alle Angaben über circadiane Leistungsmaxima und -minima mit einer gewissen Zurückhaltung zu beurteilen. In diesem Zusammenhang soll noch einmal darauf verwiesen werden, daß die circadianen Verläufe von vegetativen und endokrinen Funktionen relativ stabil und somit durch äußere und innere Faktoren zunächst weniger zu beeinflussen sind. Circadiane Verläufe von Funktionen des Zentralnervensystems (also des Psychischen) und des motorischen Systems sind sehr flexibel und daher durch die verschiedensten Einflüsse kurzzeitig variierbar. Es gibt aber noch einen Gesichtspunkt, der in diesem Zusammenhang zu berücksichtigen ist. Gewöhnlich werden für statistische Aussagen Mittelwerte von dem jeweils interessierenden Ereignis verwendet. Der Mittelwertsvergleich physiologischer und biochemischer Zeitreihen bringt aber oft nicht die erwarteten Unterschiede. Das liegt nicht zuletzt daran, daß die einzelnen Verläufe von Körperfunktionen erheblichen interindividuellen Schwankungen unterliegen. In der Tat konnte nachgewiesen werden, daß Maximum und Minimum der circadianen Verläufe von Körperfunktionen, besonders aber der zeitlichen Leistungsfähigkeit von Mensch zu

Mensch erheblich differenzieren. Dies führte zu entsprechenden Klassifizierungen, z. B. in einen Abend- und Morgentyp bzw. in einen Eulen- und Lerchentyp. Die Lerchen (Morgentyp) haben demnach ihr Leistungsmaximum in der ersten Tageshälfte und sind abends weniger zu großen Taten aufgelegt. Die Eulen (Abendtyp) vermögen am Morgen nicht viel zu schaffen. Sie können nur ganz langsam in Schwung kommen. Sie sind aber am Abend oder nachts zu hohen Leistungen fähig. Diese Beobachtungen haben zu einer frühzeitigen Schlußfolgerung geführt, die Arbeitszeit entsprechend des circadianen Leistungstyps festzulegen, damit jeder Mensch während seines Leistungsmaximums tätig sein kann. Von einzelnen Personen, z. B. Wissenschaftlern, wurde und wird ein derartiger Arbeitsstil auch mit Erfolg praktiziert. Dennoch ist eine Verallgemeinerung noch nicht angezeigt, weil das Problem der circadianen Leistungstypen noch zu wenig erforscht ist.

Nachweislich befaßte sich *O'Shea* (1900) im Jahre 1900 als erster mit den Morgen- und Abendtypen der Leistung. Er verschickte an alle Studenten der Universität Wisconsin Fragebögen, welche die Beantwortung folgender zwei Fragen forderten:

1. Während welcher Tagesstunden fühlen Sie sich am besten?
2. Wann ist Ihre Leistungsfähigkeit am geringsten?

Auf der Grundlage der Analyse der tageszeitlichen Ordnung großer Männer der Geschichte wurde versucht, eine optimale zeitliche Ordnung der menschlichen Aktivität und Leistung zu finden. *Marsh* (1906), der sich dieser Methode bediente und auch die Fragebögen *O'Sheas* mit verwendete, konnte feststellen, daß die untersuchten Personen den Verlauf ihrer Leistungsfähigkeit während eines 24-Stunden-Zyklus sehr unterschiedlich beurteilten. Er unterschied daher in Tag- und Nachtmenschen, erkannte aber, daß der Mensch seine Leistungsfähigkeit ungeachtet seiner Leistungshöhen und -tiefen während eines Tages beeinflussen kann. *Marshs* Meinung nach soll es bei manuell tätigen Arbeitern möglich sein, durch besondere Übungen am Morgen sehr schnell einen Leistungsstand zu erreichen, der sich ansonsten nur sehr langsam entwickelt. Er gab den Arbeitern den Rat: „Macht einige körperliche Übungen am Morgen und Du wirst viel mehr Geld verdienen". Dieser wohlgemeinte Rat diente weniger den Arbeitern als den Unternehmern. An diesem Beispiel zeigt sich, daß die arbeitsmedizinische Forschung im Kapitalismus in erster Linie von der herrschenden Klasse mit dem Ziel genutzt wird, Profit zu gewinnen.

In anderen Fällen wurde die Empfehlung gegeben, den Morgentyp durch Gähnen und tiefes Atmen zu festgelegten Zeiten wieder herzustellen. *Freeman* und *Hovland (1934)* fanden die Einstellung in Morgen- und Abendtypen zu grob und gaben eine differenziertere Klassifizierung an.

1. Typ der kontinuierlichen Zunahme der Leistung im Laufe des Tages,
2. Typ der kontinuierlichen Abnahme der Leistung im Laufe des Tages,
3. Typ mit Anstieg der Leistung am Morgen und Abfall am Nachmittag,
4. Typ mit Abfall der Leistung am Vormittag und Anstieg am Nachmittag.

Schließlich gab es auch noch Klassifizierungen auf der Grundlage von Schlafgewohnheiten. So wurde zwischen Abendschläfern (Menschen, die früh zu Bett gehen und früh aufstehen) und Morgenschläfern (Menschen, die spät zu Bett gehen und spät aufstehen) unterschieden. Es wurde sogar behauptet, daß sich

Abendschläfer zu Zeiten psychischer Depression wie Morgenschläfer verhalten (*Wuth*, 1931). Auch bei dieser Klassifizierung wurde der Versuch einer weiteren Differenzierung unternommen. So unterschied *Leopold-Levi* (1932) vier Typen.

1. Menschen, die früh zu Bett gehen und früh aufstehen,
2. Menschen, die spät ins Bett gehen und spät aufstehen,
3. Menschen, die früh zu Bett gehen und spät aufstehen,
4. Menschen, die spät zu Bett gehen und früh aufstehen.

Trotz dieser verschiedenen Klassifizierungen wurde dem System Abendtyp-Morgentyp die größte Bedeutung beigemessen und auch in jüngster Zeit wieder entsprechende Aufmerksamkeit gewidmet. Es hat dabei auch nicht an Versuchen gefehlt, Beziehungen zur Praxis herzustellen.

Die Morgen- und Abendtypen fanden auch Berücksichtigung in der Physiotherapie, z. B. bei der Beurteilung bzw. Vorhersage der Reaktionsweisen von Kurpatienten auf heiße und kühle Bäder. Auf der Grundlage von Parametern verschiedener vegetativer Funktionen war es möglich, eine Vorhersage der Reaktionsweise von Patienten auf kurbadbedingte Reizbelastungen zu treffen (*Hildebrandt* et al., 1973).

Interessant sind auch Untersuchungen, die Beziehungen zwischen bestimmten Persönlichkeitstypen und circadianen Typen nachwiesen. Bei der Diskussion um die interindividuellen Differenzen der circadian abhängigen Leistung wurden Morgen- und Abendtyp des öfteren mit introvertierten und extrovertierten Persönlichkeitsmerkmalen gleichgesetzt (*Klein* et al., 1975).

Andere Forscher (*Östberg*, 1976) konnten in entsprechenden Untersuchungen derartige Beziehungen nicht herstellen. *Tune* (1969) kam dagegen zu der Auffassung, daß es in den Schlafgewohnheiten von 20jährigen keine Unterschiede zwischen Intro- und Extrovertierten gibt. Mit zunehmendem Alter treten aber solche Differenzen auf. Die Extrovertierten waren mit zunehmendem Alter immer mehr dem Abendtyp zuzuordnen, während die Introvertierten mehr dem Morgentyp angeglichen wurden.

Auch die Stimmungsschwankungen wurden mit für die Bestimmung von Typen herangezogen. In einer Population gesunder Versuchspersonen fand *Hampp* (1961) 20 % Morgentypen (Stimmungsmaximum am Morgen), 30 % Abendtypen (Stimmungsmaximum am Abend). Bei 50 % der Untersuchten wurden keine circadianen Abhängigkeiten der Stimmung beobachtet.

Bezüglich der Kreativität von Studenten wurden Leistungsmaxima bei 20 % am Morgen und 25 % am Abend nachgewiesen (*Horsbrugh*, 1973). An Leistungssportlern wurde gefunden, daß von 30 Spitzensportlern 6 ihre Höchstleistungen am Morgen und 24 am Abend erreichen (*Conroy* und *O'Brian*, 1974). Der schwedische Wissenschaftler *Östberg* (1976) hat einen Fragebogen mit 19 Fragen und entsprechenden Bewertungsziffern aufgestellt, wonach er folgende Typen unterschied:

Stark ausgeprägter Morgentyp,
Schwach ausgeprägter Morgentyp,
Indifferenztyp,
Schwach ausgeprägter Abendtyp,
Stark ausgeprägter Abendtyp.

Seine mit diesem Fragebogen erzielten Ergebnisse lassen erkennen, daß es möglich ist, circadiane Leistungstypen nach relativ objektiven Gesichtspunkten zu klassifizieren.

Es ist also nicht zu übersehen, daß die circadianen Leistungstypen, sicherlich berechtigter Weise, im Gespräch sind. Wegen der vielen offenen Fragen zu dieser Problematik muß man augenblicklich eine kritische Einstellung dazu haben.

Wenn *Regelberger* verabsolutiert, daß die individuellen zirkadianen Funktionsverläufe eines Menschen ebenso spezifisch sind wie der Fingerabdruck, so berücksichtigt er nicht die funktionelle Vielfalt eines Organismus und noch weniger die unzähligen psycho-sozialen Einflüsse, die den circadianen Verlauf von Leistungskurven verändern können. Genauso kritisch muß die Ansicht von *Reinberg* et al., (1975), daß die Fähigkeit Schichtarbeit auszuführen angeboren sei, beurteilt werden. Unbestritten können sich bei Adaptionen von Morgen- und Abendtypen an die Schichtarbeit Differenzen ergeben. *Östberg* (1973) fand sogar erhebliche Unterschiede im circadianen Verlauf der Ermüdung von Schichtarbeitern, die sich durch die Einteilung in Morgen- und Abendtypen erklären ließen.

Bei aller Kritik, die dem heutigen Stand der Erkenntnisse über die circadianen Leistungstypen entgegengebracht werden muß, scheint sich mit ihnen für die Zukunft ein Kriterium anzubieten, welches den tageszeitlichen Arbeitseinsatz z. B. auch von Schichtarbeitern, aber auch das pathogenetische Geschehen objektiv und entsprechend dem Leistungsmaximum gewährleisten kann.

Die schwere Anlaufzeit des Abendtyps am Morgen ist oft mit einer hyporeaktiven Einstellung (Parasympathotonus) verbunden. Wie wir im Kapitel Streß zeigen konnten (*Siedeck,* 1953), ist es gerade für diese Fälle typisch, daß Streß die vagotone Reaktionslage verstärkt und somit die Leistungsfähigkeit erheblich einschränken kann. Diesem Aspekt wurde bisher in der Neurosenpathogenese noch außerordentlich wenig Beachtung geschenkt.

12.7. *Literatur*

Chananaschwili, M. M.: Mechanismen der normalen und pathologischen bedingt-reflektorischen Tätigkeit (russ.) Leningrad 1972

Choinowski, S., K. *Hecht,* R. *Baumann*: Zur individuellen diabetischen Reaktionsweise der Albinoratten. Acta biol. med. germ **15** (1965) 742—750

Conroy, R. T. W., M. *O'Brian*: Diurnal variation in athletic performance. J. Physiol. **236** (1974) 51

Davidenko, S. N.: Neurosen (russ.) Leningrad 1963

Davidenkowa-Kulkowa, E. F.: Dienzephale Epilepsie (russ.) Leningrad 1959

Dschalagonija, S. L.: Einige Fragen der Pathologie der höheren Nerventätigkeit des Affen. In: Medizinische Primatologie. Tbilissi 1967, 97—106

Dschalagonija, S. L.: Charakteristika der höheren Nerventätigkeit von Affen in der postneurotischen Periode. J. wyssch. nervn. dejatln. **23** (1973) 97—104

Eysenck, H. J., S. *Rachman*: Neurosen, Ursachen und Heilmethoden. Berlin 1967

Freeman, G. L., C. I. *Hovland*: Diurnal variations in performance and related physiological processes. Psychol Bull. **4** (1934) 777—799

Graf, O.: Untersuchungen über die Wirkung zwangsläufiger zeitlicher Regelung der Arbeitsvorgänge (III). Die Schwankungen der Leistungsfähigkeit während des Tages und die Frage einer „physiologischen Arbeitskurve". Arbeitsphysiologie **7** (1933) 358 bis 380

Gurewitsch, K. M.: Psychologische Fragen bei der Berufsauswahl des Personal des Energiesystems. (russ.) In: B. M. *Teplow* (Hrsg.): Typologische Grundlagen der höheren Nerventätigkeit Moskau 1965

Hampp, H.: Die tagesrhythmischen Schwankungen der Stimmung und des Antriebes beim gesunden Menschen. Arch. Psychitr. u. Z. ges. Neurol. **201** (1961) 355–377

Hecht, K.: The importance of individual excitability of the central nervous system in the investigation of centrally acting drugs. In: *Votova,* Z., M. *Horvath,* O. *Vinar* (Eds.): Psychopharmacological Methods. Prague 1963 p. 219–230

Hecht, K., K. *Treptow,* S. *Choinowski,* M. *Peschel*: Die raumzeitliche Organisation der Reiz-Reaktionsbeziehungen bedingt-reflektorischer Prozesse. Jena 1972

Hildebrandt, G., B. *Ishag George*: Untersuchungen über die Bedeutung anamnestischer Fragen für die Bestimmung vegetativer Reaktionstypen. Z. angew. Bäder- u. Klimaheilk. **20** (1973) 237–273 u. 365–385

Höck, K., W. *König*: Neurosenlehre und Psychotherapie. Jena 1979

Horsbrugh, P.: Personal neodic energy profil. Environ. Found. Int. Inc. Notre Dame 1973

Klein, K. E., H. M. *Wegmann,* G. *Aathanassenas,* P. *Kuklinski*: Air operation and ciecadian performance rhythmus. Proc. of the 32nd Nato-ASMP-Meeting. Ankara 1975

Kohler, Ch.: Beziehungen zwischen Neurosenpathogenese und Lernvorgängen. In: *Höck,* K., H. *Szewczyk,* H. *Wendt* (Hrsg.): Neurosen, Berlin 1971, 49–53

Kolossowa, T. E.: Irradiation und Konzentration der Nervenprozesse im Hautanalysator von Hunden verschiedenen Typs des Nervensystems. (russ.) J. wyssch. nervn. dejatln. **9** (1959) 216–221

Kraepelin, E.: Die Arbeitskurve. Philosophische Studien **19** (1902) 459–507

Krasuskij, V. K.: Materialien zur physiologischen Charakteristik der Typen des Nervensystems (russ.) Trudi. Inst. fiziol. im. Pawlowa **8** (1959) 60–69

Kruschinskij, L. N.: Formierung des Verhaltens von Tieren in der Norm und unter pathologischen Bedingungen. Moskau 1960

Kruschinskij, L. N., N. B. *Asaturowa,* L. M. *Kuzneschowa,* J. I. *Otschinskaja,* I. I. *Poletajewa,* L. G. *Romanowa,* M. N. *Sotinskaja*: Die Rolle genetischer Faktoren (russ.) In: Aktuelle Probleme des genetischen Verhaltens. Leningrad 1975, 98–109

Kupalow, P. S.: Methoden der Bestimmung typologischer Besonderheiten der höheren Nerventätigkeit der Tiere (russ.) Leningrad 1964, 28–29

Lehmann, G., H. *Michaelis*: Die Messung der körperlichen Leistungsfähigkeit. Arbeitsphysiol. **11** (1941) 376–392

Léopold-Lévi, M.: Le Lever matinual precoce. Bull. et memoires de la Soc. le Med. de Paris 1932, 117–121

Lopatina, N. G.: Genetische Forschungen des bedingten Reflexes im Institut für Physiologie „I. P. Pawlow". J. wyssch. nervn. dejatl. **25** (1975) 1133–1139

Marsh, H. D.: The Diurnal course of efficiency. Contributions to Philosophy and Psychology from the University of Columbia 14/3 1906

Murawjowa, N. P.: Bedingtreflektorische Stereotype. (russ.) Moskau 1976

Östberg, O.: Circadian rhythm of food intake and oral temperature in „morning" and „evening" groups of individuals. Ergonomics **16** (1973) 203–209

Östberg, O.: Zur Typologie der zirkadianen Phasenlage. In: *G. Hildebrandt* (Hrsg.): Biologische Rhythmen und Arbeit. Wien–New York (1976) 118–137

O'Shea, M. V.: Aspects of mental economy. Bull of the University of Wisc. **2** (1900) 33–198

Pawlow, I. P.: Experimentelle Neurosen. Dtsch. Zeitschrift für Nervenheilkunde **124** (1932) 137–139

Pawlow, I. P.: Vollst. Ausgabe der Werke. (russ.) Moskau–Leningrad 1951 Bd. 3, 334

Pawlow, I. P.: Prawda 13. V. 1932

Pirtkien, R.: Über den Einfluß der Arbeit auf die Rhythmik des vegetativen Nervensystems. Rep. of the 5th Conference of the soc. for Biol. Rhythms. Stockholm 1961

Regelsberger, H.: Über die zerebrale Beeinflussung der vegetativen Nahrungsrhythmik. Ztschr. ges. Neurol. u. Psychiatrie **169** (1940) 532–542

Reinberg, A., A. J. *Chaumont,* A. *Laporte*: Circadian Temporal Structure of 20 Shiftworkers (8-Hour-shift-Weekla Roration). An Autometric Field Study. In: *Folkard,* P. W. S., P. *Knauth,* J. *Rutenfranz* (Eds.): Experimental Studies of Shiftwork. 1975

Richter-Heinrich, E., J. *Läuter*: A Psychophysiological Test as Diagnostik Tool with Essential Hypertensives. Psychoth. Psychosom. **17** (1969) 153–168

Richter-Heinrich, E., W. *Gödicke,* Ch. *Graff,* W. *Hartrodt,* J. *Läuter,* H. *Mitschke,* St. *Nitschkoff,* H. *Thiel,* H. *Ziprian*: Zerebro-viszerale Dysregulation als Ausdruck gestörter Organismus-Umwelt-Beziehungen. In: K. *Hecht* (Hrsg.): Zentralnervale Regulationsdynamik im Adaptationsprozeß der Organismus-Umwelt-Beziehungen. Berlin 1971, 57–69

Schlegel, Th., K. *Hecht*: Über die Anwendung verschiedener statistischer Verfahren zur Analyse von Biorhythmen. Acta biol. med. germ. **35** (1976) 963–978

Schlegel, Th., W. *Meyer*: Automatische Schlafanalyse an der Ratte. Erste Erfahrungen und Ergebnisse. In: Experimentelle Neurose. Wiss. Ztschr. der Humboldt. Univ. Berlin 3/80 (1980) 78–83

Teplow, B. M.: Differences psychologiques individuelles et les proprietés typologiques du systéme nerveux. J. de psychol. appliquée **54** (1957) 151–161

Troschichin, V. A., L. M. *Kozlowa,* Z. A. *Kruschenko,* V. V. *Sirotskij*: Formierung und unterschiedliche Grundlagen der Entwicklung der Typen der höheren Nerventätigkeit in der Ontogenese. Kiew 1971

Tune, G. S.: The influence of age and temperament on the adult human sleep-wakefullnes pattern. Brit. J. Psychol **60** (1969) 341–441

Woronin, L. G.: Sektionskurs für Physiologie der höheren Nerventätigkeit. (russ.) Moskau 1965

Woronin, L. G.: Vergleichende Physiologie der höheren Nerventätigkeit (russ.) Moskau 1957

Wundt, W.: Grundzüge der physiologischen Psychologie. Leipzig 1903 5th Ed. Vol. 25

Wuth, O.: Klinik und Therapie der Schlafstörungen. Schweiz. Med. Wschr. **12** (1931) 833–837

13. Motorische Erscheinungsformen bei Neurosen

(M. M. *Chananaschwili*, K. *Hecht*)

Betrachtet man die Skelettmuskulatur als Ganzes, so stellt sie das größte Organ des menschlichen Körpers dar. Es ist aber auch das Organ, in welchem Ruhe- und Arbeitsstoffwechsel kurzfristig so starke Veränderungen vollziehen müssen wie in keinem der vegetativen Organe.

Zwischen den Funktionen des ZNS und dem motorischen Apparat bestehen enge Wechselbeziehungen. *Selbach* (1949) vertrat zum Beispiel die Auffassung, „daß die kortikalen Funktionen weitgehend an die Aktivität des muskulären Partners gebunden" sind und *Pickenhain* (1959) verweist darauf, „daß der effektorische motorische Apparat auf jeden stärkeren äußeren Reiz letztlich mit in Tätigkeit gesetzt wird, ganz gleich, welche spezielle physiologische Funktion durch diesen Reiz ausgelöst wird". Seiner Auffassung nach gibt es „keine Umweltbeziehung des Organismus, die nicht in irgendeiner Form motorische Akte enthält. Infolgedessen besteht ein ständiges Training der koordinierten kinästhetisch-afferenten und motorisch-efferenten Vorgänge. Diese spezifische Aktivierung des motorischen und sensomotorischen Cortex scheint beim ausgebildeten motorischen bedingten Reflex allen im Zentralnervensystem im „Status nascendi" befindlichen Hemmungsprozessen entgegenzuwirken, denn nur auf diese Weise können unauslöschbare bedingte Reflexe entstehen (*Hecht*, 1964). Derartige erlernte unauslöschbare motorische Vorgänge möchten wir auch bei solchen sportlichen Übungen wie Schwimmen, Skilaufen, Eislaufen, Turnen usw. sehen. Die sportlichen Übungen werden mit den Wiederholungen gleichmäßiger, zügiger und sicherer ausgeführt. Man beherrscht sie auch dann noch, wenn sie einige Jahre nicht geübt werden konnten: Sie sind nicht löschbar. Andererseits ist zum Beispiel aus dem Leistungssport bekannt, daß einmal falsch „eingefahrene" motorische Akte, die der Höchstleistung entgegenwirken, nur sehr schwer auszumerzen sind. Regelmäßiges motorisches Training wirkt sich nicht nur direkt auf die die Bewegung steuernden Prozesse aus, sondern kann auch auf andere Gehirnbezirke ausstrahlen und im Gedächtnis gespeichert werden (*Hecht*, 1975). Trainiert ein Mensch zum Beispiel kontinuierlich die rechte Hand, dann wird nach *Winogradow*, infolge einer beständigen Irradiation der Nervenprozesse im Gehirn auch gleichzeitig der Trainingszustand der linken Hand, wenn auch nicht ganz so stark ausgeprägt, mit verbessert, obgleich sie nicht geübt wurde. Diese, durch die Irradiation der zentralen Nervenprozesse vermittelten Erfahrungen für die linke Hand werden wie die tatsächlichen Trainingseffekte ins Gedächtnis aufgenommen.

Es gibt aber auch noch kompliziertere Prozesse. So ist der Mensch in der Lage, durch sein Vorstellungsvermögen, d. h. durch Gedanken, die motorische Aktivität zu beeinflussen. Der englische Physiologe *Carpenter* fand, daß ein entspannter Muskel elektrische Aktionspotentiale wie ein aktiver Muskel zeigt, wenn der Mensch die Muskeln nur gedanklich in seiner Vorstellung bewegt. Die „geistige Mitbewegung" des motorischen Apparates ist jedem Menschen aus dem täglichen Leben bekannt. Zuschauer bei Fußballspielen vollziehen nicht selten gedanklich die Schußbewegung des Stürmers auf dem Fußballfelde. Auch Beifahrer im Auto treten in bestimmten Situationen gedanklich auf die nicht vorhandene Bremse. Dieser *Carpenter*-Effekt hat sowohl für die sportliche Leistung als auch für das sportliche Training eine große Bedeutung. So gehört das mentale Training zur Gruppe von Trainingsmethoden im Leistungssport. Unter mentalem Training versteht man das Erlernen und Verbessern einer sportlichen Leistung durch intensives gedankliches Vorstellen einer bestimmten Körperbewegung, z. B. des Laufens, Ruderns oder Schwimmens. Auf diese Weise wird eine Körperbewegung psychisch, d. h. durch „Aktivierung des zentralnervalen Anteils" ohne das motorische Endglied, vollzogen. Gewöhnlich werden direktes motorisches Training und Mentaltraining in einer bestimmten Relation (z. B. 2 : 1) zueinander angewendet. Wir haben es hier offensichtlich mit einem Zusammenwirken von erstem und zweitem Signalsystem zu tun.

Derartige enge Beziehungen zwischen psychischen Funktionen und motorischer Reaktion und die Rolle von Lernprozessen in der Psychomotorik lassen darauf schließen, daß auch durch „fehlangepaßtes Lernen" veränderte motorische Reaktionen in Erscheinung treten können. Veränderungen im motorischen System werden bei der chronischen Verlaufsform des Stresses nachgewiesen. Beobachtet wurden motorische Koordinationsstörungen, pathologische Reflexe, Spastik, Parästhesien, Tremor, Rigor, Akinesen und Hyperkinesen.

An Ratten mit experimenteller Neurose waren in der REM-Schlafphase nicht die übliche Muskelentspannung im E.M.B. nachzuweisen. *Hirschmann* (1975) sieht die Ursache derartiger motorischer Störungen im gestörten Dopamin-Adrenalin-Noradrenalin-Verhältnis. Er stellte eine Hypothese auf, die besagt, daß infolge einer Adrenalinüberschwemmung des Organismus während eines Stresses, das durch Substitution mit L-Dropa hergestellte Gleichgewicht der biogenen Amine gestört ist. Durch die vermehrte Adrenalinausschüttung kommt es zu vermehrtem Abbau von Dopamin.

In diesem Zusammenhang muß auf das *Parkison*-Syndrom verwiesen werden, bei welchem eine Störung des dopaminerg-cholinergen Gleichgewichts kommt. Überwiegt in diesem Fall das cholinerge System, so tritt gewöhnlich Akinese auf. Beim Dominieren der dopaminergen Systeme kommt es zu einer Hyperkinese.

Es gibt Beobachtungen, die ausweisen, daß sich bei emotionellen Belastungen (Schreck, Aufregungen, Angst) an *Parkinson*-Kranken das führende Symptom (Akinese oder Hyperkinese oder Rigor oder Tremor) erheblich verstärkt. Die Ursache hierfür sind Verschiebungen im dopaminergen System.

Streß und emotionelle Spannungen bzw. Erregungen haben offensichtlich Einfluß auf das dopaminerge System und führen daher zu Veränderungen in der kompletten Bewegungsapparatur. Möglicherweise spielen auch noch andere

Faktoren eine Rolle. Im folgenden möchten wir einige Erscheinungsformen, die dem neurotischen Krankheitsbild zugeordnet werden, unter klinischem und experimentellem Aspekt betrachten.

13.1. Störungen der Psychomotorik bei Neurose

Auf die enge Beziehung zwischen psychischen Prozessen im normalen Falle und deren Bedeutung für die Organismus-Umweltbeziehung wurde bereits verwiesen. Mit Veränderungen von psychischen Prozessen können sich auch bestimmte Veränderungen in der Motorik äußern. Bei hysterischen Erkrankungen werden psychomotorische Störungen z. B. Tics, Tremor, Schreibkrampf, Spasmen beschrieben (*Eysenck* und *Rachman*, 1967). *Yates* (1960) gelangt auf der Grundlage des Studiums psychomotorischer Verhaltensweisen zu der Schlußfolgerung, daß sich der Neurotiker in „einem hohen Triebstatus befindet, der in einer einfachen Situation die korrekte Antwort fördert, in einer komplexen sie aber behindert". Hier ergeben sich Beziehungen zu der von *Pawlow* beschriebenen Überlastungshemmung, wonach diese, von einem Zeitpunkt an die Verstärkungen der Reizintensität nicht mehr erregt, sondern den Umschlag in einen Hemmungszustand bewirkt.

Solche Erscheinungen lassen sich auch bei normalen Menschen beobachten und zwar in der Weise, daß nämlich negativ emotionelle Zustände, wie zum Beispiel Angst, Schreck, die Wirkung einer einfachen Reaktion begünstigt (Weglaufen vom bedrohenden Objekt), in einer komplexen Aufgabensituation aber vermindert („vor Schreck zur Salzsäule erstarrt").

Beim Neurotiker scheinen sich diese Gesetzmäßigkeiten menschlichen motorischen Verhaltens mit ausgesprochener Intensität zu äußern.

Yates hat die Auffassung vertreten, daß hinsichtlich ihrer psychomotorischen Leistungen bei normalen und neurotischen Personen zwei Haupttypen zu unterscheiden sind; der schwerfällig-passive und der hyperaktive.

Entsprechende Untersuchungen zur psychomotorischen Reaktionsänderung veranlaßten Yates zu folgender Feststellung: Neurotiker neigen dazu, mehr psychomotorische Fehlleistungen zu zeigen als Normale. Dabei soll die Fehlleistung der Dysthymiker auf der Grundlage einer Hyperaktivität, die der Hysteriker auf der Basis eines schwerfällig-passiven psychomotorischen Verhaltens erfolgen. Die Autoren zeigen auch, wie es den verschiedensten Schulen gelungen ist, mit der auf der Lerntheorie basierenden Verhaltenstherapie, derartige Erscheinungen zu beseitigen.

So wird von *Yates* (1958) folgendes von einer Patientin mit Tic beschrieben: Diese war hochgradig neurotisch und zeigte Tendenzen von extrovertierter Ausdrucksform. Bei ihr waren verschiedene Tics voneinander abzugrenzen: Ein komplexer Magenkontraktions- und Atmungstic, ein Tic nasaler Exstirpation, ein Husten- und ein Augentic. Die Tics waren nach einem traumatischen Erlebnis während einer Vollnarkose aufgetreten, wogegen sie sich mächtig gesträubt hatte. *Yates* faßte diese Form von Tics als Ausdruck einer bedingten Vermeidungsreaktion auf, die er in einem langwierigen psychomotorischen Umbildungsprozeß beseitigen konnte. Von *Clark* (1963) wird eine Patientin mit

Spasmen der Kiefermuskulatur beschrieben. Diese sollen sich nach einem schrekkenerregenden Film herausgebildet haben, den die Patientin im Alter von zehn Jahren sah. In diesem Film war ein Mensch unter grausamen Umständen am Kinnbackenkrampf gestorben.

Die Spasmen dieser Patientin wurden durch ein Training der progressiven Relaxation beseitigt. Dieses erfolgte in der Weise, daß die Patientin, sobald der Krampf bevorstand, oder wenn die entsprechenden Angstzustände auftraten, ihr Gesicht in ein breites Lächeln versetzen mußte. Dies führte zu einer Entspannung.

In der Literatur gibt es auch Hinweise, daß Störungen der unwillkürlichen Motorik bei Neurotikern weit verbreiteter sind als bei normalen Personen.

Luria (1932) konnte eine Verstärkung des Tremors unter Streß- und Konfliktbedingungen nachweisen. Er belegte auch die Tatsache, daß bei Neurotikern das unwillkürliche Zittern sehr häufig vorkommt. Diese wenigen Beispiele zeigen, daß psychomotorische Störungen verschiedenster Art Erscheinungsformen von Neurosen sein können. Für den Lernvorgang (Prägung, bedingte Vermeidungsreaktion usw.) gibt es häufig aber nur indirekte Hinweise, oftmals nur auf die Anamnese beruhend. Aus dieser Sicht sind Tierexperimente, in welchen neurotisch gefärbte motorische Störungen auf der Grundlage von Lernvorgängen entstehen, für die Neurosepathogenese von großer Bedeutung.

13.2. Experimentelle Hyperkinesen

Unter Berüchsichtigung der vorstehend aufgezeigten Aspekte untersuchte Chananaschwili (1978) einige zentrale Entstehungsmechanismen von Krampfreaktionen auf der Basis zeitweiliger Verbindungen.

Einer der Hauptansätze zur Provokation von Hyperkinesen und allgemeinen Krampfanfällen ist die direkte elektrische Stimulation des Gehirns. Diese Methode dient nicht nur als Modellierung für die Krampftätigkeit, sondern mit seiner Hilfe kann auch die Empfindlichkeit der verschiedensten Hirnregionen gegenüber Elektrokrämpfe verursachende Einwirkung, ihre Disposition zur Enstehung der Krampfaktivität untersucht werden. In der Regel werden dabei voneinander unabhängige Hirnstrukturen mit erheblichem Zeitintervall gereizt. Dabei entstehen motorische Reaktionen beliebiger Kompliziertheit als Resultat der Aktivierung vieler Hirnstrukturen, welche funktionell in einem System vereint sind. Das betrifft auch die sogenannten Hyperkinesen. Eine solche Vereinigung von Hirnstrukturen entwickelt sich auf der Grundlage ihrer Wechselbeziehungen in einer bestimmten zeitlichen Ordnung. So setzt also die Erforschung der zentralen Organisation der einen oder anderen Reaktion Untersuchungen der Besonderheiten der Wechselbeziehungen einzelner Glieder von Systemen voraus, was im Experiment im Verlaufe der Modellierung solcher Wechselwirkungen durch direkte elektrische Stimulation verschiedener Hirnstrukturen erreicht werden kann. Davon ausgehend untersuchte *Chananaschwili* (1978) den Entwicklungsprozeß von Hyperkinesen in Form einer Systemaktivierung

– durch gleichzeitige Reizung einer Reihe von Hirnstrukturen,
– durch Reizung irgendeiner Struktur des Gehirns auf dem Hintergrund einer weiteren, bereits unter Elektrostimulation stehenden Hirnregion (Auflagerungseffekt),
– durch in bestimmten Zeitabständen aufeinanderfolgende Elektrostimulation von Hirnstrukturen, d. h. auf der Spur der vorherigen Stimulation.

Der Stimulation werden besonders Strukturen des limbischen Systems unterworfen, deren Beteiligung an der Regulierung verschiedener Erscheinungsformen der motorischen Aktivität in vielen Untersuchungen nachgewiesen werden konnte. Bei der Auswahl der Reizkombinationen und -ordnung wurde die Organisation der Leitungsbahnen der verschiedenen Hirnstrukturen berücksichtigt. In einer Reihe von Untersuchungen wurden die Kombinationen unwillkürlich ausgewählt. Die Untersuchungen von *Chananaschwili* (1978) wurden an männlichen Hunden unter Bedingungen der freien Beweglichkeit in Zwingern von 2,5 × 4,0 m ausgeführt. Den Tieren wurden chronische bipolare Stahlelektroden in einer Glasisolationshülle von 0,8 mm mit einem Abstand zwischen den Elektroden von 1 mm implantiert. Die nichtisolierte Reizspitze der Elektrode hatte eine Länge von 1 mm und der Spitzendurchmesser betrug 100 μm. Die Implantationen erfolgten in die Gebiete des Septums, des vorderen Hypothalamus, des Mandelkernkomplexes, des dorsalen Hippocampus usw. Zwei Wochen nach der Operation wurde mit den Untersuchungen begonnen. Die Hirnreizung wurde mit Gleichstrom-Rechteckimpulsen vorgenommen. Die Amplitudengröße der Impulse schwankte in Grenzen von 0,5–3,5 V und die Frequenz von 10–80 Hz bei einer beständigen Impulseinwirkungsdauer von 10 ms. Die Applikation der Impulse erfolgte durch ein dünnes Drahtleiterbündel, welches die Beweglichkeit der Tiere nicht einschränkte. Zu Beginn der Versuche wurde bei jedem Tier die Reizschwelle für motorische Reaktionen bei unilateraler Stimulation jeder einzelnen Hirnstruktur bestimmt. Dabei wurden alle beliebigen Formen der evozierten oder der spontanen motorischen Aktivität berücksichtigt. Nach Beendigung der Untersuchungen wurden die Tiere getötet und morphologische Kontrollen der Elektrodenlokalisation (mittels der *Nessel*schen Methode gefärbte Hirnschnitte) durchgeführt.

13.2.1. Die elektrische Stimulation der einzelnen Strukturen

Hierbei wurden im Grunde zwei Reaktionstypen beobachtet, die von uns als primäre und sekundäre bezeichnet wurden. Die primäre oder auch die Schwellenreaktion, die ganz zu Beginn der Hirnreizung als einzige Reaktion visuell zu bestimmen war, zeigte sich faktisch für alle Strukturen in Form verschiedener Komponenten der Orientierungsreaktion. Zusätzlich war in der Regel die elektrische Stimulierung hippocampaler Regionen durch intensive „Schnupper"-reaktionen gekennzeichnet und die Reizung der Mandelkernregion als primäre Antwort durch krampfhaftes Zähnefletschen und Salivation. Eine weitere Amplitudensteigerung der Reizimpulse führte in der Mehrzahl der Fälle zur Sekundärreaktion (überschwellige) in Form von Hyperkinesen. Waren die Reaktionen bei unilateraler Reizung symmetrischer Hirnstrukturen identisch, so veränderten

sie gewöhnlich auch bei bilateraler Reizung weder ihren Charakter noch ihre Intensität. Die auftretenden Hyperkinesen zeigten folgende Erscheinungsformen:
- krampfhaftes Zähnefletschen, gekennzeichnet durch rhythmisches Öffnen und Schließen der Schnauze sowie durch Zuckungen der Oberlippe,
- zwanghaftes Kopfdrehen, teilweise von Wendungsbewegungen des gesamten Körpers begleitet,
- zwanghafte tonische Bewegungen, welche durch Spannungszustände der gesamten Körpermuskulatur, durch Beugung des Rückens bei Stützen auf die vorderen Extremitäten, sowie durch extremes Kopfhochhalten gekennzeichnet sind,
- Körperzittern der Extremitäten, der Lider sowie der Oberlippe,
- Krampfanfälle und Wechsel zwischen tonischen und klonischen Komponenten, begleitet durch starke Salivation. Dauer eines Krampfanfalles von 20 s bis $2^1/_2$ min. Nach Anfallsende bewegten sich die Tiere unkoordiniert innerhalb des Zwingers fort und zeigten Symptome der Ataxie sowie eine Tachypnoe.

Bei ausreichend hoher Reizamplitude (1,5—3 V) sowie bei entsprechender Reizdauer (6—20 s) gingen alle vorher beschriebenen Reaktionen in Krampfanfälle über. Hierbei war eine geringere Reizeinwirkungszeit für die Auslösung der Krämpfe bei hoher Amplitude der Impulse notwendig.

Die Experimente zeigten zwar, daß die Erscheinungsform der einen bzw. der anderen Zwangsreaktion für die Reizung der verschiedenen Hirnstrukturen charakteristisch waren, jedoch ist diese Spezifik als relativ einzuschätzen. So wurde die Reaktion des Zähnefletschens an allen Hunden bei uni- oder bilateraler Reizung der Strukturen des Mandelkernkomplexes beobachtet und diente in gewisser Weise als „Testantwort" des Eindringens der Reizelektrode in diese Struktur. Die gleiche Reaktion wurde jedoch bei dem Versuchsrüden Nr. 4 durch Reizung des dorsalen Hippocampus und bei den Tieren Nr. 2 und Nr. 8 bei Stimulation des vorderen Hypothalamus beobachtet.

13.2.2. Elektrische Stimulation von Hirnsystemen

Alle Strukturen, welche in die Stimulationskombination einbezogen wurden, wiesen Parameter aus, welche sich bei ihrer unilateralen Anwendung durch Auftreten der Primärantwort als Schwellenparameter erwiesen hatten.

Bei dem Tier Nr. 1 wurden folgende Strukturen kombiniert gereizt:
- Hippocampus + Hypothalamus
- Hippocampus + Pendunculi cerebri
- Hippocampus + Hypothalamus + Pedunculi cerebri.

Diese Strukturen wurden sowohl nacheinander gereizt als auch mit Verspätung, so daß sich die Reizungen überlappten (d. h. das Intervall zwischen dem Stimulationsbeginn der einzelnen Strukturen betrug 3—5). Vor Beginn dieser Versuche der Systemaktivierung konnte festgestellt werden, daß sowohl die alleinige Reizung des Hippocampus als auch die des Hypothalamus Orientierungsreaktionen hervorriefen, die Stimulation der Pedunculi jedoch tonische Zwangsbewegungen. Die Versuche der Systemaktivierung erbrachten folgende Resultate:

Erstens, wenn der Hippocampusstimulation etwa um 5–10 s eine Stimulation der Pedunculi cerebri vorausging, so kam es entweder nicht zum Auftreten tonischer Zwangsreaktionen oder sie waren abgeschwächt. Bei gleichzeitiger Reizung der genannten Strukturen war die motorische Antwort ebenfalls in ihrer Ausprägung verringert.

Zweitens, wenn die Stimulation des Hippocampus die vorhergehende Reizung der Pedunculi um 5–10 s überlappte, so entwickelte sich die motorische Antwort in voller Stärke.

Die Tiere Nr. 1, 2, 3 und 4 wurden der Systemstimulierung von Hirnstrukturen in folgender Kombination unterworfen:

– Hippocampus + Hypothalamus
– Hippocampus + Hypothalamus + Septum
– Hypothalamus + Hippocampus + Septum + Pedunculi cerebri (oder Mandelkernkomplex)
– Hypothalamus + Hippocampus + Mandelkerne + Septum.
– Mandelkernkomplex + Hypothalamus + Hippocampus + Septum.

In diesen Kombinationen wurden die Strukturen ebenfalls entweder gleichzeitig stimuliert oder in kurzen Zeitabständen hintereinander, so daß es zu Reizungsüberlappungen kam. Hierbei konnte festgestellt werden, daß neben den Komponenten der Orientierungsreaktion eine allgemeine Hemmung auftrat, so daß die Beweglichkeit der Tiere eingeschränkt wurde. Krampfreaktionen, die gewöhnlich bei Einzelstimulation der genannten Strukturen deutlich hervortraten, waren ebenfalls nur schwach ausgeprägt. Auch die individuellen Charakteristika der motorischen Antwort auf Einzelreizung verschiedener Hirnstrukturen traten bei Systemreizung weniger stark hervor. Beim Tier Nr. 2 wurde die Stimulation von Hirnstrukturen in folgender Reihenfolge vorgenommen: interlaminare unspezifische Thalamuskerne – Mandelkernregion – substantia periformis – vorderer Hypothalamus – Hippocampus. Jede dieser Strukturen wurden 10 s lang gereizt. Zwischen den Reizungen betrugen die Zeitintervalle 3 min, d. h. jede neue Reizung erfolgte auf der Spur der vorausgegangenen. Einzelstimulation des Hypothalamus rief bei dem Tier die Reaktion des zwanghaften Zähnefletschens hervor. Im 3., 4., und 5. Versuch, in welchem nach dem beschriebenen Schema stimuliert wurde, trat das zwanghafte Zähnefletschen nicht nur bei Reizung des Hypothalamus, sondern auch bei der des Hippocampus auf. Im 6. Versuch sah man diese Reaktion nur bei Stimulation der Mandelkernregion, während sie wiederum vom 10. bis zum 13. Versuch nur bei Hypothalamusreizung beobachtet wurde. Im 14. Versuch konnte das krampfhafte Zähnezeigen erst 40 s nach Beendigung der Reizung der interlaminaren Thalamuskerne nachgewiesen werden. Ihm gingen eine allgemeine Unruhe, Schnupperreaktionen und Drehbewegungen des Körpers gegen den Uhrzeigersinn voraus. So wurde nach Beendigung der Experimente offensichtlich, daß die Stimulierung jeder der 5 genannten Hirnstrukturen zu verschiedenen Zeiten mit unterschiedlicher Beständigkeit die beschriebene Hyperkinesereaktion hervorrief. Diese zeigte in einzelnen Fällen auch spezifische Besonderheiten.

Das Tier Nr. 4 wurde der Stimulation von Hirnstrukturen in folgender Reihenfolge unterworfen: Hippocampus — Mandelkernregion — Hypothalamus — Septum — Substantia piriformes. Auch hier betrug die Dauer der Einzelreizungen 10 s. Sie folgten einander im Abstand von 3 min. In den ersten 7 Versuchen wurde bei Amygdalareizung stets krampfhaftes Zähnefletschen beobachtet. Im 8. Versuch war die Amygdale im System der gereizten Strukturen nicht enthalten, so daß das Intervall zwischen der Stimulation des Hippocampus und der des Hypothalamus einer Minute entsprach. Trotzdem trat in der 4. min nach Beendigung der Stimulation des Hippocampus wieder die beschriebene Hyperkinesereaktion für die Dauer von 12 s in Erscheinung. Analoge Resultate erhielten wir auch an anderen Hunden (Abb. 13/2).

Diese Resultate der Modellierungsversuche von *Chananaschwili* (1978) zur Auslösung von Hyperkinesen durch Systemaktivierung verschiedener Hirnstrukturen gestatteten den Nachweis einer Reihe von Gesetzmäßigkeiten intrazerebraler Transformationen, die epileptiformen Reaktionen zugrundeliegen. Es zeigte sich, daß bei der Systemaktivierung von Hirnstrukturen äußere Reaktionen auftreten, die sich von denen, die durch Stimulation der Strukturen im einzelnen ausgelöst werden, unterscheiden. Möglicherweise führt die Systemaktivierung von Hirnstrukturen zur neuen funktionellen Integration derselben, indem sie sie zu einem morpho-funktionellen System vereinigt, welches nun die Entwicklung der einen oder anderen motorischen Zwangsreaktion bestimmt. Ganz offensichtlich hängt das Auftreten von Hyperkinesen bei Reizung einer bestimmten Hirnstruktur von komplizierten funktionellen Transformationen in entsprechenden cerebralen Systemen. ab. Jedes strukturelle Glied des Systems steuert sein spezifisches Element zur Organisation der Gesamttätigkeit bei. Dabei verhält sich dieses aber dynamisch, so daß spezifische Besonderheiten sich nicht immer auch in der äußeren Reaktion manifestieren.

Die Versuchsresultate zeigten weiterhin, daß bei stereotyper Reizung von Hirnstrukturen in einer festgelegten Ordnung die jeweilige Hyperkinesereaktion zu einem bestimmten Zeitpunkt sogar dann auftreten kann, wenn die ursprünglich diese Reaktion auslösende Struktur aus dem Reizsystem ausgeschlossen wird. Mit anderen Worten, es entsteht ein dem Hirn „aufgezwungener" Stereotyp der Aktivierung seiner Strukturen und diese „innere Ordnung" wird nach dem Gesetz vom Stereotyp aufrechterhalten. Ganz offensichtlich haben wir es hierbei mit der Erscheinung der dynamischen Umformung intracerebraler Wechselbeziehungen auf der Basis bedingtreflektorischer Mechanismen zu tun, was die Vorstellung vom systemhaft-dynamischen Prinzip der Organisation der Hirnfunktionen auch im Hinblick auf pathologische Reaktionen unterstützt (*Chananaschwili*, 1972). Diese Beobachtungen heben auch die Bedeutung lokaler Veränderungen des Funktionszustandes von Hirnstrukturen für die Formierung pathologischer Reaktionen hervor. So kann eine beliebige Reizung des Gehirns, sogar wenn sie nicht sofort einen äußeren Effekt zeitigt, lokal den Funktionszustand der gereizten Struktur verändern. Diese Veränderung bleibt durch bedingt-reflektorische Mechanismen erhalten. Die so in ihrem Funktionszustand veränderte Struktur ordnet sich dann als Glied einem neuen, für die Ausführung der jeweiligen Reizantwort verantwortlichen funktionellen System zu. Deshalb wird auch der Reizeffekt einer beliebigen Struktur durch die Folge seiner Aktivierung im Gesamtsystem bestimmt. Am deutlichsten wurde dies in unseren Untersuchungen nach der Hippocampusstimulation. Es ist bekannt, daß der Hippocampus im Vergleich zu den übrigen subkortikalen Strukturen durch die niedrigste „Krampfschwelle" gekennzeichnet ist. Unsere Untersuchungen verweisen darauf, daß die Reizung des Hippocampus dorsalis mit Schwellenstromstärken die Entwicklung der Krampfaktivität hemmt, welche beispielsweise durch die Stimulation anderer Hirnstrukturen provoziert wird.

Dies gestattet die Annahme, daß sich die Beteiligung des Hippocampus an der Auslösung der Krampfaktivität in der Veränderung seines hemmenden Einflusses auf Krampfherde im Gehirn manifestiert und daß die Rolle des Hippocampus für die Regulierung von Hemmungs- und Erregungsmechanismen als eine außerordentlich komplizierte einzuschätzen ist.

Bei bilateraler Reizung symmetrischer Hirnstrukturen zeigten sich im Vergleich zur unilateralen Stimulation weder Veränderungen im Charakter noch in der Intensität von Antwortreaktionen. Dies zeugt von der identischen „Triggerbedeutung" symmetrischer Hirnstrukturen für Hyperkinese. Mit anderen Worten werden also die symmetrischen Hirnstrukturen in das entsprechende System aufgenommen, welches den jeweiligen motorischen Akt realisiert. Dieses funktionelle System kann anfänglich durch eine beliebige der beiden symmetrischen Strukturen aktiviert werden. Wie bereits erwähnt, können Hyperkinesen auf bedingt-reflektorischem Wege entstehen und auf eben diesem für lange Zeit erhalten bleiben. So bestanden nach Angaben von *Danilow* (1969) klonisch-tonische Zuckungen von Extremitäten, die bei Hunden durch asynchrone Flackerlichtreizung des rechten sowie des linken Auges (verschiedene Flackerlichtfrequenzen für jedes der beiden Augen) provoziert worden waren, über Jahre und büßten auch lange nach Absetzen der Lichtstimulation ihre Intensität nicht ein.

In diesem Zusammenhang verwies der Autor auf die wichtige Rolle der Afferentationsströme von den taktilen und Propriorezeptoren der Extremitäten für das lange Bestehen von Hyperkinesen. Bei der funktionellen Trennung dieser Rückkoppelungssysteme konnte er ein rasches Erlöschen des pathologischen bedingten Reflexes feststellen. Daraus wurde wiederum die Schlußfolgerung gezogen, daß taktile und propriozeptive Impulse aus der Peripherie, die bei zwanghaften motorischen Reaktionen entstehen, das zentrale pathologische Erregungssystem, welches die Hyperkinese unmittelbar auslöst, bekräftigt. So konnten also in den beschriebenen Versuchen die Hyperkinesen durch Unterbindung der rückläufigen Verbindungen, die in den gegebenen Fällen die Rolle des bekräftigenden Faktors spielten, beseitigt werden. Weiterhin kann an Hand einiger von uns durchgeführter Untersuchungen nachgewiesen werden, daß die Hemmung bzw. die Ausschaltung der Reafferenz die Entwicklung solcher Eigenschaften zeitweiliger Verbindungen zu unterstützen vermag, die gewöhnlich als „feste" bezeichnet werden und denen keinerlei adaptive Bedeutung besitzende motorische, chronologische Zwangsreaktionen zugrundeliegen. Unserer Meinung nach ist also eine der Entstehungsursachen pathologischer motorischer Zwangsreaktionen in der Ausschaltung des Rückkopplungsmechanismus begründet. Das würde bedeuten, daß die Heilung solcher Reaktionen durch eine Aktivierung der Rückkopplungsmechanismen erfolgen kann. Dem widerspricht in keiner Weise der Umstand, daß in den Untersuchungen von *Danilow* die Ausschaltung der propriozeptiven sowie der taktilen Reafferenz zum Erlöschen der bedingt-reflektorischen Hyperkinesen führte. Offensichtlich spielen verschiedene Glieder des Reafferenzapparates in der Formierung von pathologischen motorischen Reaktionen eine Rolle und unsere Schlußfolgerung bezieht sich auf die zentralen Anteile dieses Mechanismus, während *Danilow* die peripheren meinte. Den Fakt der langen Unlöschbarkeit von mit der Methode der geringen Bekräftigungswahrscheinlichkeit ausgearbeiteten lokomotorischen bedingten Nahrungsreflexe erklären wir ebenfalls durch den „bekräftigenden" Charakter der motorischen Reaktion. Diese Bekräftigung wird durch den engen funktionellen Zusammenhang der motorischen Verhaltensreaktion mit der Nahrungsreaktion möglich (*Chananaschwili,* 1972).

Wie diese Ergebnisse zeigen, können bedingt-reflektorische Mechanismen auch mit dem Ziel der Unterdrückung der Krampfaktivität in verschiedenen Entwicklungsetappen genutzt werden. Dabei zeigte sich hauptsächlich, daß eine bei Hunden durch Elektrostimulation limbischer Strukturen verursachte Krampfreaktion durch Verstärkung der motorischen Aktivität gehemmt werden kann. In diesen Untersuchungen wurden die basolaterale Amygdala, das Septum pellucidum sowie der laterale Anteil des vorderen Hypothalamus stimuliert. Bei Schwellenreizung dieser Strukturen traten verschiedene Elemente der motorischen Komponente der Orientierungsreaktion auf. Eine überschwellige Reizung führte nach einer Latenzzeit von 3—7 s zu motorischen Krampfreaktionen. Dabei zeigte die Entwicklung der Krämpfe Phasencharakter, deren erstere sich durch Zuckungen der Kaumuskulatur andeutete. 2—5 min danach traten generalisierte tonisch-klonische Krämpfe auf. Es konnte festgestellt werden, daß, wenn man das Tier in der Latenzzeit oder auch in der ersten Krampfphase zu gesteigerter Lokomotion veranlaßte (Laufen, Springen), die Krampfentwicklung unterbrochen wurde. Ein solcher Effekt ist jedoch nur zu beobachten, wenn die vermehrte Lokomotion nicht später als 2—3 s nach Beginn der ersten Krampfphase einsetzt. Beginnt jedoch die gesteigerte Lokomotorik erst 5—6 s nach Einsetzen der Krämpfe, so kann lediglich die Entwicklungsdynamik der letzteren verändert werden. Dabei wird die erste Krampfphase verlängert und die zweite verkürzt. Die Krämpfe sind außerdem weniger stark ausgeprägt.

Nach einer solchen Unterbrechung des Krampfanfalles verläuft die bedingtreflektorische Tätigkeit der Tiere ohne wesentliche Veränderungen.

So ermöglicht die Entstehung eines neuen funktionellen Systems im Gehirn, welches die gesteigerte Lokomotion realisiert, die Unterdrückung des pathologischen Systems, das für den Krampfanfall verantwortlich ist. Dies kann offenbar als Erscheinung einer negativen Induktion durch die kräftigere lokomotorische Erregung in der ersten Krampfphase gedeutet werden.

Diese Beobachtungen warfen die vom praktischen Standpunkt aus wichtige Frage nach der Möglichkeit der bedingt-reflektorischen Hemmung der Krampfaktivität auf. Es erwies sich, daß vielfache Kombination eines starken akustischen Reizes mit vermehrter Lokomotion in der ersten Entwicklungsphase der Krämpfe zu einer bedingt-reflektorischen Dämpfung des Krampfanfalles bei isolierter Anwendung des Tonreizes führt. Unter Berücksichtigung dessen, daß der akustische Reiz vor seiner Kombinierung mit der Lokomotionsreaktion in keiner Weise auf die Entwicklung der Krampftätigkeit wirkt, kann die beschriebene Beobachtung als bedingt-reflektorischer Effekt angesehen werden. Daraus schlußfolgernd ist die Suche nach neuen Möglichkeiten der bedingtreflektorischen Regulierung, insbesondere der Coupierung von Krampfanfällen durchaus als gerechtfertigt anzusehen.

13.3. Tetanisches Syndrom bei Neurosen

Eine motorische Erscheinung, die häufig den Neurosen zugeordnet wird, ist das tetanische Syndrom. Man spricht in diesem Zusammenhang auch von der neurotischen Tetanie. In der Tat, zwei Drittel erwachsener Tetaniepatienten äußern Symptome wie Luftnot, Erstickungsgefühl und Hyperventilationsattakken. Anfang der 20er Jahre dieses Jahrhunderte leiteten *Porges* und *Adlersberg* eine Entwicklung ein, welche die Hyperventilationstetanie als Atemneurose von der metabolisch bedingten Tetanie unterschied. Beeinflußt von tiefenanalytischen Betrachtungsweisen wurde für dieses Krankheitsbild eine organische Ursache immer stärker außer Betracht gezogen. Die Atemtetanie wurde als Sexualneurose ausgewiesen oder als Atemneurose auf sexuellem Hintergrund dargestellt. Nach dieser Auffassung sollten tetanische Anfälle das Symptom einer Neurose sein, mit welchem sexuelle Spannungen abreagiert werden können. Das pathologische Atmen wurde als eine besondere Ausdrucksform des Menschen, analog zur Mimik und Gestik, gedeutet. In den letzten Jahren befaßte sich *Fehlinger* (1977, 1978, 1979, 1981) sehr eingehend mit dieser Problematik. Er kam zu der Auffassung, daß sich hinter der Atemneurose ein Magnesiummangel verbirgt. Klinisch steht gar nicht das Leitsystem Tetanie, also anfallsartiger generalisierter Muskelkrampf im Vordergrund, sondern allgemeine unspezifische Symptome wie Reizbarkeit, Müdigkeit, rasche Erschöpfbarkeit, innere Unruhe, kalte Füße, Kopfschmerzen, Mattigkeit, Energielosigkeit, Geräuschempfindlichkeit, Grübeleien, Taubheitsgefühl in den Händen und Füßen, übermäßiges Schlafbedürfnis, Herzklopfen, Luftnot, Herzjagen, Schwächegefühl, Kreuz- und Rückenschmerzen. *Fehlinger* et al. (1978) konnten nachweisen, daß dieses Krankheitsbild bei Frauen sechsmal häufiger vorkommt als bei Männern.

Epidemiologisch konnte analysiert werden, daß tetanische Übererregbarkeit bei etwa 30% von Patienten mit vegetativer Labilität und bei 70% aller Neurotiker auftritt (*Fehlinger* et al., 1978; *Ionescu* et al., 1964; *Kotowicz*, 1974; *Lühr*, 1953).

Die gegenseitige Beeinflussung von Stressoren und suboptimaler Magnesiumversorgung gilt klinisch und experimentell als gesichert (*Durlach*, 1969).

Derartige Patienten haben eine charakteristische Disposition zu ängstlichschreckhaften Stimmungslagen, zu regelrechten Angstkrisen und angstgetönten Neurosen (*Fehlinger*, 1979). Diese psychischen Erscheinungen können sekundär zur Verschlechterung der Stoffwechselsituation und zur Erhöhung tetanischer Anfallsbereitschaft führen.

Tierexperimentell wurde bei suboptimaler Magnesiumversorgung eine erhöhte Streßsensibilität nachgewiesen (*Heroux* et al., 1977; *Ising* et al., 1976;

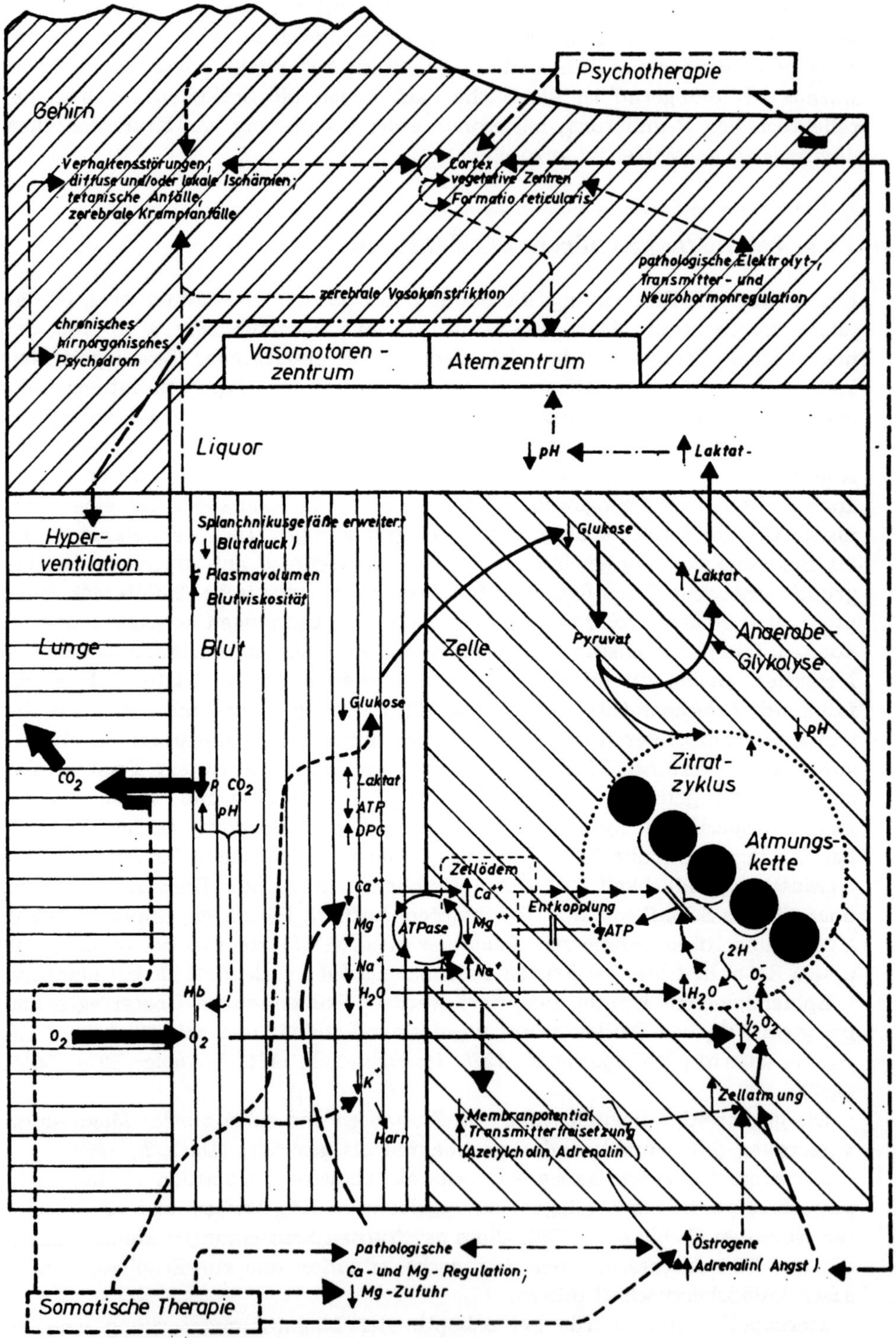

Abb. 13/1. Schematische Darstellung des pathogenetischen Mechanismus der Atemneurose (Hyperventilation) nach *Fehlinger* und *Seidel*

Ising, 1976). *Fehlinger* (1979) vertritt die Auffassung, „daß dem Magnesium für einen großen Bevölkerungskreis durchaus ein streßprotektiver Effekt zugeschrieben werden kann". Er ist der Meinung, daß mit hochdosierten Magnesiumpräparaten bei zahlreichen funktionellen und vegetativen Störungen, bei Erschöpfungszuständen und Angstneurosen „eine echte Bereicherung der prophylaktischen und therapeutischen Möglichkeiten gegeben ist" und schließt bei ausgesprochenem starken Vorherrschen von Angstsyndromen keinesfalls die Psychotherapie völlig aus.

Somit konnte die sogenannte „Atemneurose" oder „tetanische Neurose" in die Gruppe der Mineralstoffwechselstörungen eingeordnet werden. Auf jeden Fall bietet die Mineralstoffwechselstörung, d. h. eine suboptimale Magnesiumversorgung, eine Disposition für neurotische Erscheinungen bzw. können neurotische Erscheinungsbilder eine vorliegende suboptimale Magnesiumversorgung ausdrücken.

Interessant ist in diesem Zusammenhang eine von *Fehlinger* (1981) geäußerte Modellvorstellung in bezug auf die pathogenetischen Mechanismen der Atemneurose, die wir nachfolgend wiedergeben möchten: Über struktur- und/oder funktionsgebundenen Membranstörungen entsteht eine abweichende Elektrolytverteilung an der Membran.

Energiegewinnung, Energiespeicherung bzw. Energieverfügbarkeit und -verbrauch können somit über verschiedene Mechanismen derart negativ beeinflußt werden, daß ein intrazelluläres Energiedefizit entsteht. Hierbei muß beachtet werden, daß das Nervengewebe hierfür besonders empfindlich ist.

Eine subrazelluläre Calciumanreicherung bei gleichzeitigem Magnesiummangel wirkt auf die oxidative Phosphorylierung entkoppelnd. Mit Sicherheit ist bei Magnesiummangel die ATP-Speicherung und -verfügbarkeit gestört, dem andererseits ein erhöhter Bedarf an den Ionenpumpen zur Wiederherstellung der ursprünglichen Elektrolytgradienden entgegensteht. Die Ineffektivität der Zellatmung führt zum gesteigerten Substrat- und Sauerstoffverbrauch. Die Zellatmung kann zusätzlich durch Katecholamine stimuliert werden. Auch unter Magnesiummangelbedingungen sind Katecholamine nachweislich vermehrt ausgeschüttet. Es ist bekannt, daß bei Normalpersonen eine streßbedingte Ausschüttung der Katecholamine über gesteigerte Oxidationsprozesse eine Laktämie hervorrufen kann. Schließlich führt das Defizit an intrazellulärem Sauerstoffdefizit über den Pasteureffekt zur vermehrten Umschaltung auf die anaeroben Glykolyse mit konsekutiver Laktananreicherung. Das intrazellulär mit dem Natrium vermehrt einströmende und intrazellulär durch die stimulierte Glukoseverwertung vermehrt gebildete Wasser (Zellhydrops, Mitochondrienschwellung) schränkt zusätzlich die Zellfunktion ein und mit zunehmender Progredienz auch die Hämodynamik, wodurch sich ein Hirnödem herausbilden kann. Über das pH-sensible Atemzentrum wird die Lungenventilation schon unter Ruhebedingungen leicht gesteigert und zwar mit negativen Rückwirkungen auf die O_2-Affinität des Hämoglobins und auf die Hämodynamik in Form cerebraler Vasokonstriktion. Hiermit geht ein allgemeiner Blutdruckabfall, eine Abnahme des Plasmavolumens und eine erhöhte Blutviskosität einher. Indessen wurde auch eine direkte Auslösung cerebraler Vasokonstriktionen durch Magnesiummangel experimentell nachgewiesen. Eine sich derart entwickelnde chronische Stoffwechselstörung kann rasch über verschiedene Angriffspunkte zur Dekompensation gebracht werden. Durch zusätzliche hormonal bedingte Störungen der Elektrolytverteilung, des Blutdruckabfalls, Hypoglykämie usw., kommt es zu Hyperventilationskrisen, nicht selten aus dem Schlaf heraus. Die Hirndurchblutung geht dabei um 20–40% zurück und wirkt sich besonders in der Hirnstammregion aus.

Gottstein et al. (1976) konnten unter diesen Bedingungen bei Tetaniepatienten einen Anstieg des glykolytischen Anteils der Glukoseverbrennung um ca. 100% nachweisen, der absolute Laktatanfall aus dem Gehirn steigt bis auf 300%. Die gleichen Mechanismen erklären nach *Fehlinger* (1981) auch die Häufung neurologischer Ausfälle bei Patienten mit einer Hyperventilationssymptomatik und Neigung zur Hypomagnesiämie. Das spontane Sistieren der Tetanieerscheinungen ist ebenfalls über das Zusammenwirken verschiedener Mechanismen möglich. Die Anhäufung organischer Säuren wirkt der respiratorischen Alkalose entgegen. Elektromygraphisch nachweisbar werden die peripheren motorischen Neurone nach längerem Auftreten repetitiver Potentiale refraktär.

Aus dieser Sicht ergeben sich völlig neue Betrachtungsweisen der Beziehungen zwischen neurotischen Erscheinungen und veränderten motorischen Funktionen. Gleichzeitig konnte aber auch gezeigt werden, daß auch der als Atemneurose interpretierten Erscheinung ein materielles Substrat zugrunde liegt, eben eine suboptimale Magnesiumversorgung der Regulationssysteme des Organismus.

13.4. *Literatur*

Carpenter, zitiert bei W. *Hacker*: Allgemeine Arbeits- und Ingenieurpsychologie. Berlin 1973

Chananaschwili, M. M.: Mechanismen der normalen und pathologischen bedingt-reflektorischen Tätigkeit (russ.) Leningrad 1972

Chananaschwili, M. M.: Experimentelle Pathologie der höheren Nerventätigkeit (russ.) Moskau 1978

Clark, D. F.: The Treatment of hysterical spasm and agoraphobia by behaviour therapy. Behav. Res. Ther. **1** (1963) 245–250

Danilow, I. V.: Mechanismen der bedingt-reflektorisch erzeugten experimentellen Hyperkinesen an Hunden. J. wyssch. nerv. dejatl. **19** (1969) 979–983

Durlach, J.: Tetanie durch Magnesiummangel. Münch. med. Wsch. **104** (1961) 57

Eysenck, H.-J., S. *Rachman*: Neurosen – Ursachen und Heilmethoden. Berlin 1967

Fehlinger, R.: Kalzium-Magnesium-Homöostase und tetanisches Syndrom. Z. ärztl. Fortbild. **71** (1977) 861

Fehlinger, R., K. *Seidel*: Zur humanbiologischen Bedeutung des Magnesiums unter besonderer Berücksichtigung der Ernährung. Dt. Ges. Wesen **32** (1977) 28

Fehlinger, R., E. *Littmann*, M. *Michalik*: Ergebnisse klinischer, paraklinischer und testpsychologischer Untersuchungen beim tetanischen Syndrom. Dt. Ges. Wesen **33** (1978) 650

Fehlinger, R., K. *Seidel*: Zur Pathobiochemie der sogenannten „Atemneurose". Medizin Aktuell 4/6 (1978) 267

Fehlinger, R.: Über Störungen des Kalzium-Magnesium-Haushalts unter besonderer

Berücksichtigung von Umweltfaktoren. Aus der Arbeit von Plenum und Klassen der AdW der DDR. Berlin 1979, 5—45

Fehlinger, R.: Klinische Studie zur Diagnostik und Therapie des tetanischen Syndroms. Dissertation B. Humboldt-Universität Berlin 1981

Gottstein, W., W. *Zahn,* K. *Held,* F. H. *Gabriel,* Th. *Textor,* W. *Berghoff*: Der Einfluß der Hyperventilation auf Hirndurchblutung und zerebralen Stoffwechsel beim Menschen. Klin. Wschr. **54** (1976) 373

Hecht, K.: Die Bedeutung des zentralen motorischen Systems und des Aktivitätszustandes des ZNS beim „nichterlöschbaren" bedingten Fluchtreflex der Ratte. Acta biol. med. germ. **13** (1964) 40—54

Hecht, K.: Psychohygiene Berlin 1975

Heroux, O., D. *Peter,* A. *Heggveit*: Long-term effect of suboptinal dietary magnesium on magnesium and calcium content or organs, on cold tolerance and on life span and its pathological consequences in rats. J. Nutr. **107** (1977) 1640

Hirschmann, J.: Vegetativum. In: H. *Lechner,* O. *Scrinzi* (Hrsg.): Streß und Nervensystem. München 1975, 20—24

Ionescu, I., L. *Constantinovici,* A. *Draghici,* A. *Popescu-Lomisani,* H. *Osanu*: Electro-clinical correlation between latent tetany and neuroses. EEG, clin. Neurophysiol. **30** (1971) 960

Ising, H., T. *Günther,* H.-J. *Merker,* M. *Haacke,* J. *Parcell*: Bindegewebsvermehrung im Rattenherzen bei Lärmbelastung und Magnesiummangel. Zbl. Bakt. Hyg. 1. Abt. Orig. B. **162** (1976) 550

Katowicz, J.: Clinical and electrophysiological study on latent tetany. Neuropat. pol. **12** (1974) 153

Lühr, K.: Die Tetanie als Regulationskrankheit. Z. ärztl. Fortb. **47** (1953) 27

Luria, A. R.: The nature of Human Conflict. New York 1932

Pickenhain, L.: Grundriß der Physiologie der höheren Nerventätigkeit. Berlin 1959, 85—89

Purges, O., D. *Adlersberg*: Über neurotische Atemtetanie und über die Behandlung mit Ammonphosphat. Klin. Wschr. **1** (1922) 1200

Selbach, H.: Das Kippschwungprinzip in der Analyse der vegetativen Selbststeuerung. Fortschr. Neurol. Psychaitr. **17** (1949) 129—150

Yates, A.: The application of learning theory to the treatment of tics. J. abn. Soc. Psychol. **56** (1958) 175—182

Yates, A.: Abnormalities of Psychomotor Functions. In: H. J. *Eysenck* (Ed.): Handbook of Abnormal Psychology. London 1960. 95

14. Psychosomatische (viszerale) Erkrankungen – Erscheinungsbilder der Neurose oder nicht?

(M. M. *Chananaschwili*, K. *Hecht*)

Bezüglich der Beziehungen zwischen Neurosen und den sogenannten psychosomatischen Erkrankungen, von R. *Baumann* (1974) auch als zerebro-viszerale Erkrankungen bezeichnet, gibt es noch sehr viele widersprüchliche Meinungen und Auffassungen. Zu dieser Krankheitsgruppe werden Allergien (Asthma bronchiale und Hautallergien), Magen-Darm- und Stoffwechselerkrankungen (z. B. Ulcus ventriculi, Ulcus duodeni, Anorexia nervosa, Colitis ulzerosa, Obstipationen, Diarrhoe), Herz-Kreislauferkrankungen (sogenannte essentielle arterielle Hypertonie, Angina pectoris, Migräne, vasovagale Anfälle, arterielle Hypotonie), bestimmte Hautkrankheiten und Erkrankungen des endokrinen Systems (z. B. gynäkologische Erkrankungen, Hyperthyreose, Diabetes mellitus, Diabetes insipidus) gezählt. Infolge der multifaktoriellen Genese dieser Erkrankungen werden die psychosomatischen Krankheiten vielfach von den Neurosen abgegrenzt (*Höck/König*, 1979). Damit werden zwar, vor allem unter psychotherapeutischem Aspekt, „saubere Verhältnisse" bezüglich der reinen neurotischen Erscheinungsbilder geschaffen, aber keinesfalls den Realitäten entsprochen. Die Definition der Neurosen als „Erlebnisbedingte Störungen der Person-Umweltbeziehung mit psychischer und/oder körperlicher Symptomatik von Krankheitswert" (*Höck/König*, 1979), spricht an sich gegen eine derartige Abtrennung. Die morphologischen und funktionellen Zusammenhänge verweisen darauf, daß sich Erlebnisse mit emotioneller Färbung, welche sich einigermaßen deutlich abzeichnen, in der Regel zu weitgehenden organischen Veränderungen führen, die sich auf das gesamte System der inneren Organe erstrecken, indem sie die Arbeit des Herzens, der Blutgefäße, der Atemorgane, des Verdauungssystems, der Drüsen mit innerer Sekretion beeinflussen (*Rubinstein*, 1962). Physiologisch stellt man sich heute diesen Prozeß beim Menschen wie folgt dar: Ein in den Rindengebieten des Gehirns entstehender erlebnisbedingter Prozeß irradiert in subkortikale Gebiete, insbesondere in das limbische System, einschließlich des Hypothalamus. Über das vegetative Nervensystem bzw. über hypophysäre Stimulationen werden mehr oder weniger ausgeprägt die oben genannten Systeme, einzeln oder im Komplex, in den erlebnisbedingten Prozeß mit einbezogen. Über intero-rezeptive Signalisationen erfolgen entsprechende Rückkopplungen zum Gehirn (Cortex und Subcortex). Auf diese Weise wird ein komplexer Erregungsprozeß geschaffen, der im Bewußtsein des Menschen eine spezifische emotionelle Reaktion auslösen kann. Inwieweit der bewußte Vorgang eine emotionelle Färbung erhält oder nicht, wird offensichtlich dadurch bestimmt, ob der in der Hirnrinde sich entwickelnde Prozeß in die subkortikalen Hirngebiete bzw. in das periphere neuroendokrine System irradiert bzw. in welcher Stärke die Irridiation dahin erfolgt. Andererseits hängt auch das Bewußtwerden von Erregungsprozessen der inneren Organe von der Stärke der Rückkopplung über die interorezeptiven Systeme und reafferenten Bahnen ab. So wird eine geringe Beschleunigung der Herzfrequenz kaum bewußt, eine gesteigerte Herzfrequenz nach einem schnellen Lauf gelangt ins Bewußtsein. Pektangiöse Anfälle mit gesteigerter Herzfrequenz gelangen nicht nur ins Bewußtsein, sondern sie erzeugen auf der Basis der Reafferenz Angstzustände, d. h. bewußte erlebnisbedingt Reaktionen und Störungen. Auf diese Weise ist es möglich, daß die „psychosomatischen Funktionen" in unterschiedlicher Weise in das neurotische Geschehen einbezogen werden können. Die Systemanalyse, bei der die Einheit von zentralen und peripheren Prozessen Berücksichtigung findet, aber besonders die Theorie des funktionellen Systems *Anochins* (1967) haben dazu beigetragen, die ganzheitliche Funktion des Organismus besser zu erkennen und zu beurteilen. Nach der Theorie *Anochins* stellt sich jede Funktion des Gehirns als eine komplizierte, integrative Wechselbeziehung zwischen Neocortex und Subcortex dar, „welche auf spezifischen und selektierenden, ascendierenden und descendierenden, aktivierenden und hemmenden Einflüssen basieren und die im Endeffekt in jedem Fall der Erreichung irgendeines, für den Organismus nützlichen Zieles dienen" (*Sudakow*, 1977). *Sudakow* (1977) vertritt die Auffassung, daß sich auf der Grundlage eines funktionellen Systems neurotische Zustände entwickeln können, wenn ein Hindernis für die Befriedigung der biologisch oder sozial vom Menschen oder vom Tier geforderten Bedürfnisse besteht, bzw. in denen die Zeit ihrer Erfüllung begrenzt ist oder, anders gesagt, wenn eine Konfliktsituation entsteht. Infolgedessen entwickeln sich negative Emotionen, „die von zwei, von medizinischen Standpunkt aus nicht wünschenswerten Erscheinungen begleitet" sind:

„Erstens führt die Erregung emotioneller Zentren umweigerlich zur Verstärkung descendierender, tonisierender sympathischer Einflüsse auf die vegetativen Organe.

Zweitens sind negativ emotionelle Erregungen durch bedeutende Folgeerscheinungen, vor allem durch ihre Fähigkeit gekennzeichnet, bei langanhaltenden, unterbrochenen oder ununterbrochenen Konfliktsituationen in eine starre, beständige Form überzugehen" (*Sudakow*, 1977). Diese starre Form schränkt aber die Adaptationsfähigkeit ein. Sind die Adaptationsmechanismen zuverlässig arbeitend ausgebildet, haben die negativen Emotionen keinerlei zerebrale oder vegetative Veränderungen zur Folge.

In anderen Fällen können sich im Gefolge von negativen Emotionen, wie sie bei länger andauernden Konfliktsituationen entstehen, zerebrale und somatoviszerale Störungen auslösen, die in Abhängigkeit vom jeweiligen Zustand des Organismus in Form einer arteriellen Hypertonie, einer Stenokardie, des Bronchialasthmas, der Ulcusbildung im Magen- und Darmtrakt in Erscheinung treten können. Es kann somit konstatiert werden, daß permanente negative Emotionen durch Formierung neuer, relativ starrer, cortiko-subcortikaler Wechselbeziehungen charakterisiert sind. Diese Erscheinungen lassen sich in Veränderungen des Hirnstrombildes und in vielfältigen somato-vegetativen Störungen erkennen, es kann also von einem „Syndrom des neurotischen Zustandes“ gesprochen werden.

Wie in Experimenten an Hunden nachgewiesen werden konnte, ist dieses Syndrom in starker Ausprägung bereits durch einmalige Bekräftigung einer automatisierten bedingt-reflektorischen Nahrungsreaktion mit einem elektrischen Schlag zu provozieren.

Reizte man an einem Hund bei der Ausführung einer bedingten Nahrungsreaktion einmalig die Hinterpfote mit einem elektrischen Stromreiz von 20 Volt, so traten in der Speichelabsonderung, der Herztätigkeit und der Atmung, d. h. in vegetativen Komponenten, unter Streß charakteristische Veränderungen auf. Es kam zur Tachykardie, Atemfrequenzsteigerung und zum Auftreten der Speichelabsonderung auf indifferente Reize, während die Nahrungsreaktion auf den bedingt-reflektorischen Reiz erlosch. Am 2. Tag nach der elektrischen Reizung kam es unter Versuchsbedingungen bei den Tieren sofort zu einer Tachykardie. Die Reaktion auf den bedingten Nahrungsreiz nahm orientierenden Abwehrcharakter an. In den Intersignalintervallen trat allgemeine motorische Unruhe mit anfallsweiser Tachykardie und Atmungsarrhythmie auf. Letztere verstärkte sich unter der Einwirkung bedingter Signale. Die vorher ausgearbeiteten bedingten Nahrungsreflexe waren erst am 4. Tag nach der Reizbelastung wiederhergestellt. Nachdem diese drei Tage lang vollständig funktionierten, wurde erneut ein einmaliger starker elektrischer Reiz appliziert. Wiederum traten sofort Tachykardie und Atemarrhythmie auf. Bedingte und unbedingte Nahrungsreaktionen erloschen. Dieser Zustand blieb nunmehr für einen Monat erhalten.

Es kann vermutet werden, daß die ständige Erwartung einer nozizeptiven Reizung, d. h. der negativ emotionellen Reaktion die Hauptursache für die Aufrechterhaltung des „neurotischen Syndroms“ bei den Tieren war.

Diese Ausführungen zeigen, daß ein mit negativen Emotionen einhergehender Konflikt in recht starkem Maße die visceralen Funktionen pathologisch verändern kann. Die cortiko-subcortiko-visceralen Wechselbeziehungen treten zwar bei erlebnisbedingten Störungen in unterschiedlicher Intensität in Erscheinung, es muß aber angenommen werden, daß in einem bestimmten Maß somato-vegetative Veränderungen an die Neurose gebunden sind. Wir sehen theoretisch folgende Möglichkeiten bezüglich der Beziehung Neurose — psychosomatische Syndrome:

1. Neurose ohne starke Einbeziehung psychosomatischer Symptome. Das ist dann der Fall, wenn die mit psychonervalen Störungen einhergehenden Erregungen nicht oder nur geringfügig in das limbisch-hypothalamische System und somit auch in das periphere neuroendokrine System irradieren.
2. Neurose mit starker Einbeziehung psychosomatischer Symptome. In diesem Fall sind die in den Rindenfunktionen stattfindenden negativ emotionellen Erregungen so stark, daß sie bis zur Peripherie ausstrahlen und von da entsprechend „fehlangepaßt“ rückgekoppelt werden.
3. Psychosomatische Erkrankungen ohne größere neurotische Symptome. In diesem Fall lag auf jeden Fall im ätiologischen Prozeß eine neurotische Störung vor, die sehr stark in das periphere System irradierte. Die fehlangepaßte Rückkopplung gelangte aber nicht in die Hirnrinde zurück, sondern wurde

von subcortikalen Funktionen blockiert. Während sich die auf die Rindenprozesse (Bewußtsein) beziehenden neurotischen Prozesse ihrer „Neigung zur spontanen Remission“ (*Eysenck*, 1960) nachkamen, entwickelte sich auf der Basis einer Entkopplung zwischen kortikalen und subkortikalen Funktionen ausschließlich eine psychosomatische Krankheit. In diesem Fall wurde der neurotische Prozeß zum Stimulator des Psychosomatischen, quasi in der Funktion eines Anlassers für den Motor eines Kraftfahrzeugs. Wenn der Motor läuft, benötigt er den Anlasser nicht mehr, er tritt außer Funktion.

Bezüglich der essentiellen arteriellen Hypertonie wird ein derartiger Ablauf der psychosomatischen Prozesse auch *von Eiff* (1974) und von *Schaefer* (1974, 1977) für möglich gehalten. Sie vertreten die Auffassung, daß bei der Hochdruckkrankheit zunächst die zentralnervalen Mechanismen einschließlich der emotionellen Prozesse im Vordergrund stehen und daß im späteren Verlauf der Erkrankung, insbesondere bei der Manifestierung des pathologischen Geschehens am Gefäßsystem, die zentralnervalen Prozesse im pathologischen Geschehen immer mehr zurücktreten. Schließlich sei auch noch auf den Umstand hingewiesen, daß durch positiv-emotionelle Reaktionen z. B. mittels Autostimulationsmethode, negativ-emotionelle Spannungszustände und die damit verbundenen pathologischen Erscheinungen kompensiert werden können (*Chananaschwili*, 1974, *Simonow*, 1974 u. a.). Von *Hecht* et al. (1976), H. *Baumann* et al. (1973), *Choinowski* et al. (1971) konnte auch gezeigt werden, daß in der Entwicklung einer experimentellen arteriellen Hypertonie zunächst Störungen der Hirnrindenprozesse auftreten. Diesen folgen nach einigen Tagen Störungen in subkortikalen Bereichen des Gehirns und erst 1—3 Wochen danach entwickelte sich die arterielle Hypertonie. An diesem Beispiel wird der pathologische Irradiationsprozeß ganz deutlich. *Hecht* et al. (1976) konnten auch zeigen, daß sich bei einem längeren Verlauf der experimentellen arteriellen Hypertonie, besonders bei weiblichen Tieren, die zentralnervalen Informationsprozesse weitgehend normalisierten, während die vegetativen Funktionen, darunter auch der Blutdruck, deutlich pathologische Werte aufwiesen. Unter bestimmten Belastungssituationen offenbarten sich jedoch stärkere Störungen der zentralnervalen Informationsprozesse. Auf die Bedeutung des Lernmechanismus in der Pathogenese der emotionsbedingten experimentellen neurotischen Hypertonie verweisen u. a. *Hecht* et al. (1971), H.*Baumann* et al. (1973), *Chananaschwili* (1974). Auch *Schaefer* (1974) schließt eine solche Möglichkeit nicht aus, wenn er bemerkt, daß maligne Verläufe der arteriellen Hypertonie immer das Ergebnis eines „Umkippens“ von Rückkopplungen bei Überschreiten eines Punktes sind, jenseitz dessen es keine Rückkehr mehr zum ursprünglichen Zustand gibt. Diese Rückkopplungen sind sehr mannigfaltig und bei der Hypertonie offensichtlich so, daß immer wiederholte Anstiege des Blutdruckes schließlich zu Veränderungen der Struktur der Gefäße und damit zu einer manifesten Widerstandserhöhung mit Anstieg des Blutdruckes führen.

14.1. Gibt es Organneurosen?

Die Tatsache, daß mit neurotischen Erscheinungen auch psychosomatische Störungen in den verschiedensten Organsystemen auftreten können, hat teilweise zu dem Begriff „Organneurosen“ geführt, der vor allem spezifiziert als Begriff „Herzneurosen“ Verbreitung fand. Es wird aber gelegentlich auch von „Magen- und Darmneurosen“, von „Blutgefäßneurosen“ („Angioneurosen“) und anderen gesprochen. Anlaß für die Bezeichnung „Herzneurosen“ sind die verschiedenartigen funktionellen Herzstörungen, die sich subjektiv als „Herzrasen“, „Aussetzen“, oder „Absterben“ der Herzfunktion, als Druck und Schmerzen in der Herzgegend sowie als Dyspnoe äußern (*Bykow, Kurzin*, 1966). *Istamanowa* (1958) berichtet über 250 Neurastheniker, die in 96% der Fälle über Herzbeschwerden klagten.

Von manchen Fachärzten wird die Bedeutung der sogenannten iatrogenen Faktoren im Zusammenhang mit den Herzneurosen betont. Darunter versteht man die Tatsache, daß eine unvorsichtige Äußerung des Arztes dem Patienten gegenüber erfolgt, er habe ein „schwaches“ oder „geschädigtes“ Herz. Dieser verstärkt infolgedessen die Aufmerksamkeit auf „sein Herz“ und somit auch seine Vorstellungskraft: „er habe ein krankes Herz“. Erhöhte Ängstlichkeit vor einem Herzinfarkt führt infolgedessen zu emotionellen Dauerspannungen und zu entsprechenden Reaktionen in der Herzfunktion. Auf diese Weise kann sich ein „circulus vitiosus“ entwickeln.

Von anderen wird für die Herzneurosen starkes Rauchen und anhaltende Schlafstörungen als Ursache vermutet, besonders dann, wenn erblich-konstitutionelle Faktoren eine Disposition dafür bieten.

Nach *Istamanowa* (1958) kamen bei Neurasthenikern mit Herzbeschwerden als kausale Faktoren folgende in Frage:

– Kreislauferkrankungen in der Familie:	44 %
– emotionelle Erlebnisse mit Angst und Erregung:	36,5%
– falsche Diagnose bezüglich einer Herzerkrankung (iatrogener Faktor):	18 %
– früher selbst vom Patienten durchgemachte Herzerkrankungen:	2 %

Friedmann (1947) zufolge kann man bei 10% aller Patienten mit Herzbeschwerden, die sich einer poliklinischen Untersuchung unterziehen, die iatrogene Genese als ursächlichen Faktor annehmen.

Andere Autoren (z. B. *Wood*, 1952) bringen die Herzneurose mit dem Schmerzsyndrom bei funktionellen Herzerkrankungen und einer Sensibilitätsänderung der sensorischen Bereiche des Großhirns als Ausdruck einer allgemeinen Neurose gesehen, in Zusammenhang.

Die Tachykardie, die als häufigstes Symptom der Herzneurose angesehen wird, sowie auch die Extrasystolie und paroxymale oder extrasystolische Tachykardie wird auf eine Störung der funktionellen Wechselbeziehung zwischen dem parasympathischen Abschnitt des vegetativen Nervensystems zurückgeführt. Eine analoge Erklärung wird auch für die sogenannte „Vagusneurose“ des Herzens abgegeben, welche durch das Auftreten von Bradykardie, Hypotonie und Extrasystolen ausgezeichnet ist.

Die widersprüchlichen Anschauungen über die „Herzneurosen“ zeigen, daß die Bezeichnung „Organneurosen“ eigentlich irreführend ist. Gemäß der oben angeführten theoretischen Möglichkeiten der Ätiopathogenese einer psychosomatischen Erkrankung möchten wir Erscheinungen, wie sie sich bei der „Herzneurose“ zeigen, als Begleiterscheinungen einer allgemeinen Neurose auffassen. Auf den Begriff „Organneurosen“ sollte deshalb besser verzichtet werden, weil mit ihm noch größere Widersprüche in die Neurosenlehre getragen werden, als das jetzt schon der Fall in ausreichendem Maße ist. Wenn wir aber von der dialektischen Einheit und Wechselwirkung von zentralnervösen und periphernervösen Prozessen als Grundfunktion im Adaptionsprozeß ausgehen, so ist es unzweckmäßig von einer cerebralen und einer Organneurose zu sprechen. Mit Sicherheit dominiert das eine oder andere System in physiologischen Adaptionsprozessen und in pathologischen Maladaptationsvorgängen, aber grundsätzlich ist ein Überleben eines Organismus auf die Dauer nicht möglich, wenn das Zusammenspiel aller einzelnen Systeme nicht gewährleistet wird. Vom Standpunkt des Nervismus aus kann gleichfalls nur eine Ganzheitsbetrachtung infrage kommen.

14.2. Zusammenhänge zwischen limbischen Funktionen und der Psychosomatik

Dem Hypothalamus und den limbischen Strukturen kommt bei der Formierung emotionell negativer Reaktionen eine bedeutende Rolle zu. Als negativ emotionelle Zentren des Hypothalamus zeigten sich der

Nucleus ventromedialis, der

Nucleus paraventricularis.

Unter Streß und den daraus resultierenden negativen Emotionen ließen sich Störungen der bioelektrischen Aktivität des Cortex sowie subcortikaler Funktionen als auch Veränderungen der somato-vegetativen Funktionen beobachten.

Sudakow (1977) stellte an Hand von Untersuchungen fest, daß unter emotionellen Spannungszuständen die normalen cortiko-subcortikalen Wechselbeziehungen gestört werden.

Die neu entstehenden Beziehungen stellen eine Abweichung von der normalen Hirntätigkeit dar. Dieser Zustand ist neben den hirnelektrobiologischen Störungen durch eine Reihe somato-vegetativer Abweichungen charakterisiert. Diese wiederum sind bedingt durch eine Verstärkung der deszendierenden, tonisierenden (sympathischen) Einflüsse auf die vegetativen Organe, wobei unter lang anhaltenden Konfliktsituationen diese Reaktionen des Organismus in eine starre Form überzugehen drohen.

Durch experimentelle Erzeugung von Streß an Hunden mit Hilfe von Elektroden erhielt man z. B. folgendes Ergebnis: es entstand eine „Angioneurose“, deren Grad in dem Maße zunahm, wie Teile des Vasomotorenzentrums mit einbezogen wurden. (*Suworow*, 1977) Eine Reizung des Nucleus caudatus ergab Störung der vasomotorischen Reaktion für 9—10 Monate und stabile Blutdruck-Steigerungen, wobei diese durch mechanisierte Reizung der Magenrezeptoren unterstützt wurden.

Die „Angioneurose" war schwächer ausgebildet, wenn die Reizung nur den prämotorischen Cortex sowie die hintere Orbitalwindung betrafen.

Analoge Gefäßstörungen wurden erzeugt, wenn bedingte Reflexe aus dem Nucleus caudatus und dem prämotorischen Cortex zusammenstießen.

Suworow versuchte, eine Erklärung für diese Prozesse zu geben. Er nimmt an, daß der Nucleus caudatus in den meisten Fällen als Antagonist der aktivierenden retikulären Formation wirkt. Die Überlastung des Hemmsystems durch die Stärke des Erregungsprozesses in den Strukturen des Nucleus caudatus stört irgendwie den Mechanismus der hemmenden Einflüsse, speziell auf das Hauptgefäßzentrum, was lang andauernde Hypertension zur Folge hat.

Allgemein bekannt sind ja die kardiovaskulären Reaktionen beim Menschen als Antwort auf Angstemfindungen. Es kommt zur Erhöhung der Pulsrate, HMV und arterieller Druck steigen, während der totale periphere Widerstand durch eine aktive Gefäßerweiterung im Skelettmuskel reduziert wird.

Hilton (1963) erhielt von der Region des lateralen Hypothalamus Vasopressorreaktionen. Innerhalb dieser Region lagen aber auch spezifische Reizpunkte, die das Verhalten der Eingeweide und der Sexualität integrierten.

14.3. Limbisches System und vegetatives Nervensystem — endokrines System

14.3.1. Funktionelle Beziehungen innerhalb des limbischen Systems

14.3.1.1. *Limbische Verbindungen des Dienzephalon*

Die Präfrontalrinde übt eine Kontrollfunktion auf die Emotionen aus. Das wird erklärt durch die Verbindung dieses Rindenanteils mit dem Nucleus dorsomedialis, welcher wiederum mit den vorderen Kerngruppen und den Kernen der Mittellinie kommuniziert. Daraus ergibt sich die Verbindung mit dem limbischen System.

Durch *Yakovlew* wurde ein weiterer Informationszyklus, neben dem PAPEZ-Kreis, beschrieben. Es handelt sich hierbei um „ein zusammenhängendes System cortikaler Regionen, das aus orbitofrontalen, insulären und vorderen Temporalregionen einschließlich der Amygdala und dem dorsomedialen Kern des Thalamus besteht". Es hat direkten Zugang zu den thalamischen Kernen ohne Zwischenschaltung von hypothalamisch-mesencephalen Verbindungen.

14.3.1.2. *Hypothalamus und Amygdala*

Die Amygdalae steuern das Aggressionsverhalten (*Girgis*, 1972). Diese Kerngebiete haben Beziehungen engster Natur zum Hypothalamus und zum Thalamus. Das Zwischenhirn ist ein Integrationsort für komplizierte Schaltungen, das viele primitive Verhaltensweisen vermittelt. Der Hypothalamus ist verantwortlich für die Ausführung der Wutreaktionen, also die Umsetzung der empfundenen Emotion, der Wut, in eine physische und vegetative Reaktion.

Das Phänomen des friedlichen Zusammenlebens erklärt *Ingram* (1960) durch

Schaltverbindungen zum Thalamus, da dieser Verbindungen zwischen Großhirn, Hirnstamm und Hypothalamus schafft. Der Thalamus als das „Tor zum Bewußtsein“ ermöglicht beim Menschen offensichtlich die Kontrolle über seine Gefühle, so also auch der Wut, die man durch anerzogene Verhaltensweisen oft genug unterdrücken kann, d. h. durch den Neocortex kontrollieren gelernt hat. Dabei sieht *Ingram* den dorsomedialen Kern des Thalamus als das Hauptschaltzentrum an für die Vermittlung von Signalen zwischen Hypothalamus und Frontallappen.

Weiterhin empfängt der mediale Teil des dorsomedialen Kerns die periventrikulären Fasern. Eine Annahme *Girgis* (1971) besteht darin, daß die viszeralen Afferenzen erst den Hypothalamus erreichen und dann den dorsomedialen Kern des Thalamus. Das heißt, daß die Afferenzen erst die entsprechenden vegetativen und emotionellen Begleitempfindungen auslösen und dann ins Bewußtsein projiziert werden.

14.3.1.3. *Vegetatives Nervensystem, Sympathicus und Parasympathicus, Reizbeantwortung durch das limbische System*

Nach Reizung der orbito-temporo-insulären Rinde zeigte sich eine Veränderung des Blutdrucks, so daß sich durch die enge räumliche Beziehung der anatomischen Substrate von Emotionen und Blutdruckregulation auch deren bekannter enger funktioneller Zusammenhang erklären läßt. Man muß aber beachten, daß beispielsweise eine Blutdruckerhöhung im erregten Zustand über die allgemeine Streßreaktion zustande kommt, nämlich unter Ausschwitzung von Adrenalin aus dem Nebennierenmark. So greifen hier zwei Mechanismen der Blutdruckregulation ineinander: der Mechanismus, gesteuert über den hormonalen Weg und der, welcher der zentralnervösen Steuerung über den nervalen Weg unterliegt.

Die **Magenperistaltik** hat direkte Steuerungszentren an der lageralen Querfläche der Hemisphäre und eine relativ kleine Region in der prä- und subcallosen Umgebung, die Hemmung der pylorischen Peristaltik und eine Vermehrung der intestinalen Peristaltik ergeben.

Auch durch Reizung des Bulbus olfactorius ließ sich eine Motilitätszunahme erreichen.

Das erklärt den Zusammenhang zwischen dem Geruch von Speisen und dem daraus resultierenden „Appetit“, der je mit zunehmender Magenmotilität verbunden ist.
(Bereitschaft zur Nahrungsaufnahme).

14.3.1.4. *Hypothalamus und limbisches System*

Die Rolle des limbischen Systems wird von Fachkreisen vorwiegend in der Regulation des Instinktverhaltens und der Emotionen gesehen. Das limbische System umfaßt kortikale und subcortikale Strukturen, so ist der Gyrus cingularis ein Abschnitt mit der Morphologie des Neocortex. Amygdala, Hypothalamus und thalamische Kerne hingegen sind subcortikaler Natur.

Die Erforschung all dessen ist natürlich schwierig. Fest steht jedoch, daß der Hypothalamus eine äußerst wichtige Funktion innerhalb des limbischen Systems hat. Der Hypothalamus schließt die limbische Funktionsschleife, indem er das Mesencephalon mit den Strukturen des Prosencephalons zu einer funktionellen Einheit zusammenschließt.

Die Verbindungen des Hypothalamus sind äußerst komplex. Er empfängt Signale vom Cortex als auch vom Rückenmark und Hirnstamm.

Nach *Ingram* (1960) unterscheidet man die hypothalamischen Verbindungen als afferente, efferente und intra-hypothalamische Verbindungen, die, im einzelnen aufgeführt, zu weit führen würden.

Diese Verbindungen sind thalamischer, hypothalamischer Natur mit dem Zielort wie z. B. der Formatio reticularis des Mittelhirns, welche bekanntlich den Wachheitszustand des Gehirns je nach bestehender Umweltlage reguliert. So hat der Hypothalamus innerhalb des limbischen Systems die Aufgabe, das innere Milieu konstant zu halten. Seine vielfältigen, bereits auf vorhergehenden Seiten aufgeführten Beziehungen zu anderen Hirnarealen gestatten die Homoistase der inneren Bedingungen unter wechselnden Umweltverhältnissen. Versuche von *Karplus* und *Kreidl* bewiesen, daß es im Hypothalamus vegetative Zentren gibt, so daß er seinen Einfluß mit Hilfe des vegetativen Systems realisiert.

Ein zweiter Weg der Einflußnahme des Hypothalamus ist der über das Hypothalamus-Hypophysen-System.

Einen wesentlichen Fortschritt in der Erforschung der Funktion der einzelnen Hirnstrukturen, insbesondere der subcorticalen Strukturen, erbrachte die Anwendung von Tiefenelektroden und stereotaktischen Geräten. So führten schwache elektrische Reizungen des medialen Hypothalamus des Menschen zu Ruhelosigkeit, Ängstlichkeit, Depression, Furcht und Schrecken, während eine etwas stärkere Reizung des Hypothalamus posterior Wutreaktionen auslöste. *Hess* (1954) gelang es, eine „affektive Abwehrreaktion“ durch implantierte Elektroden im lateralen Hypothalamus der Katze auszulösen.

In bezug auf den medialen Hypothalamus gehen die Ansichten auseinander, da *Ingram* bei Koagulation des dort gelegenen Nucleus ventro-medialis zu einem Dauerzustand äußerster Aggresivität führte. Die Neuronen-Kollektive für „Friedfertigkeit“ liegen bei den Katzen im medialen Hypothalamus, die antagonistischen Zentren im lateralen Hypothalamus, wobei zu differenzieren ist zwischen der Formation für Angriffsverhalten und der für Abwehr und Flucht, die beide räumlich getrennt sind.

Diese, in das limbische Mittelhirnsystem eingehenden Teilsysteme decken sich mit einem Teil der „Unlust“-Zentren, wie sie mittels der Methode der Selbstreizung nach *Olds* ermittelt werden. Andererseits ist es aber auch möglich, von ein und derselben Reizzelle im Bereich des lateralen Hypothalamus je nach angewendeter Reizstärke sowohl Flucht als auch Abwehr oder Angriff auszulösen. Gleichzeitig mit dieser emotionellen Reaktion wird eine somatische ausgelöst: Der Organismus wird auf die gegebene Situation eingestellt durch die cerebral ausgelöste Streß-Reaktion. Es kommt zur ergotrophen Stoffwechsellage, die im Zustand höchster Alarm-Reaktion das gesamte vegetative Nervensystem im Bereich des Sympathicus mitreagieren läßt. Dieses zeigt sich im

Ausbrechen des „Angstschweißes“ in den „angstgeweiteten Pupillen“ und der Gänsehaut, hervorgerufen durch Pilo-Erektion. Bei anhaltender Angst überträgt sich der Erregungsüberschuß über limbische Verstärkerschaltkreise auch auf die Anteile des parasympathischen Systems, woraus sich beim Menschen der Stuhlgang und der Miktionszwang beispielsweise vor Prüfungen erklären läßt. Die extremste Form der parasympathischen Miterregung sind dann Erbrechen, unwillkürlicher Stuhl- und Urinabgang bei lebensbedrohlichen Zuständen.

Hilton (1966) erhielt von der Region des lateralen Hypothalamus auch vasopressorische Reaktionen. Innerhalb dieses Gebietes liegen aber auch spezifische Reizpunkte, die das Verhalten des Viszerums und der sexuellen Sphäre integrieren.

So läßt sich beispielsweise die beim Geschlechtsverkehr auftretende Hyperventilation mit Atemfrequenzen bis 40/min und die Tachykardie mit Herzschlagfrequenzen bis fast 200/min (im Orgasmus) sowie steiler arterieller Blutdruckanstieg erklären.

14.3.2. Limbisches System und vegetatives Nervensystem — endokrines System

Für das vegetativ-endokrine System ist der Hypothalamus zusammen mit der Hypophyse das „Regler-Koordinator-Organ“. Das Zwischenhirn besteht aus zwei funktionellen Komponenten: dem Funktionssystem, das auf die äußere Welt bezogen ist und morphologisch im wesentlichen aus Thalamus und Pallidum besteht und dem System, das auf die „innere Welt“, d. h. das innere Milieu des Organismus, Einfluß nimmt. Dieses ist das oben erwähnte „Regler-Koordinator-Organ“. Seine Aufgabe ist die Aufrechterhaltung und Kontrolle der Homoiostase, d. h. die physikalisch-chemischen Gleichgewichtsbedingungen des Stoff- und Energiewechsels konstant zu halten. Die Hypophyse, bestehend aus Neurohypophyse (Hypophysen-Hinterlappen) und Adenohypophyse (Hypophysen-Vorderlappen) steht in unmittelbarer räumlicher Beziehung zum Hypothalamus. So ist die Neurohypophyse durch den Tractus hypothalamico-hypophysens mit dem Hypothalamus verbunden. Die Axone dieses Faserbündels dienen als Transportweg der im Hypothalamus gebildeten Neurohormone, die im Hinterlappen gespeichert und in den Blutkreislauf gegeben werden.

Im Hypothalamus werden auch die sogenannten „releasing factors“ gebildet. Sie regeln die Produktion und Ausschüttung der glandotropen Hypophysenvorderlappenhormone. Die Konzentration der Releasing-Faktoren und glandotropen Hormone verhalten sich umgekehrt proportional zur Konzentration der effektorischen Hormone. Der Transportweg zwischen den neurosekretorischen Zellen im Hypothalamus und dem Vorderlappen der Hypophyse vollzieht sich über ein sogenanntes Pfortader-Blutsystem, über den die Hormone in die Adenohypophyse gelangen. Aber nicht nur der Hypothalamus ist an der Regulation der Hormonausschüttung beteiligt, auch die Nuclei amygdalae, Hippocampus und Gyrus cinguli haben direkte Beziehungen zum hypothalamos-hypophysären System.

Der Mandelkern hat wahrscheinlich besonders unter adrenergen Prozessen, wie z. B. Streß, Beziehungen zur Hypophyse. So wird durch Reizung des basolateralen Anteils der adrenergische Prozeß noch unterstützt (Ausschüttung von ACTH), bei Reizung von Hippocampusarealen tritt hingegen eine Hemmung des Prozesses ein.

Es wird auch darauf hingewiesen, daß neben der Releasingfunktion bestimmter Hirnpeptide auch Eigenschaften vorliegen, die man als Regulator- und Modulatorfunktion bezeichnen kann. So konnte TRH in verschiedenen Arealen des ZNS nachgewiesen werden. TRH hat eine Doppelfunktion inne: Einerseits reguliert es die Schilddrüsenfunktion, durch Freisetzung von TSH aus der Hypophyse, andererseits „vermag TRH Erregungszustände, Muskelanspannung, Temperatursteigerung und die Modifizierung der Wirkung von Neuropharmaka zu stimulieren. Außerdem ist seine antipsychotische und antidepressive Wirkung bekannt. Es konnte auch gezeigt werden, daß es außer dem TRH auch noch anderen Neuropeptiden ähnlicher chemischer Verbindung möglich ist, eine Doppelfunktion auszuüben.

Über das Hypothalamus-Hypophysensystem verwirklicht sich ein Weg der Steuerung des inneren Milieus. Elektrische als auch biochemische Impulse werden von den im Hypothalamus befindlichen Regler-Schaltzentren, die in Form von räumlich begrenzten Neuronen-Verbänden mit jeweils einem Teilsystem der Hypophyse eine funktionelle Einheit bilden, umgesetzt in neurosekretorische Leistungen, die in Form von Hormonen über den Blutweg zu den Erfolgsorganen transportiert werden und dort ihre Wirkung tun zur Erhaltung der Homoiostase des Organismus.

Es gibt aber auch noch einen zweiten Weg der Homoiostase-Regelung: es ist die Steuerung des inneren Zustandes über das vegetative Nervensystem, welches zwei Gegenspieler unter sich vereinigt, den Sympathicus und den Parasympathicus. Sie setzen ihre Wirkungen über periphere Transmitter frei. Die Transmitter sind das Acetylcholin und das Noradrenalin. Der bevorzugte Transmitter des terminalen Axons des Sympathicus ist das Adrenalin bzw. Noradrenalin (adrenerge Fasern) und des Parasympathicus das Acetylcholin (cholinerge Fasern).

Hess und andere kamen durch Untersuchungen zu dem Ergebnis, daß im rostro-kaudalen Bereich des Hypothalamus die parasympathische bzw. sympathische vegetative Innervation der einzelnen Organe erfolgt. Aus dem Bereich des medio-lateralen Anteils hingegen ergehen die hemmenden bzw. aktivierenden Impulse für komplexe Funktionen und Verhaltensweisen.

Das Schwerpunktgebiet des Sympathicus ist die „dynamogene Zone“ (*Hess*). Impulse aus diesem Gebiet bewirken Blutdruckanstieg, Steigerung der Herzfrequenz und Atemfrequenz, Pupillenerweiterung usw.

Diese Erscheinungen sind Ausdruck einer „Alarm-Reaktion“ im Rahmen des Abwehrverhaltens der Individuen.

Das parasympathische Schwerpunktgebiet dagegen befindet sich im vorderen Hypothalamus. Reizungen dieser Zone bewirkten vorwiegend Reaktionen im Bereich des Verdauungstraktes: Speichelfluß, Lecken der Lippen, Kaubewegungen, Würgen oder Erbrechen, Entleerung von Blase und Darm. Auch thermoregulatorische Effekte waren auslösbar: Erweiterung der oberflächlichen Blutgefäße, Schweißsekretion, Steigerung der Atemfrequenz.

Der mediale und der laterale Anteil des Hypothalamus haben Steuerfunktionen im Bereich des Triebverhaltens. In der Ebene des ventro-medialen Kerns befinden sich zwei antagonistische Neuronen-Kollektive als Regler der Nahrungsaufnahme. Lateral liegt ein Aktivierungsgebiet, das man als „Hunger-“ oder „Freßzentrum“ bezeichnen kann, medial davon ein „Sattheits-Zentrum“.

Die Systeme des lateralen Hypothalamus aktivieren das jeweilige Appetenzverhalten, die des medialen bewirken Absättigung. Über den Sympathicus und Parasympathicus verwirklicht sich also der zweite Weg der Steuerung des inneren Milieus: die nervale Regulation der Körperprozesse, die mit dem System der endokrinen Steuerung ein sinnvolles Ganzes ergibt.

14.4. Viszerale Reaktionen bei elektrischer Stimulierung von Arealen des limbischen Systems

Unter dem Aspekt, die Mechanismen der Beziehungen zwischen cortiko-subcortikalen-somatischen Reaktionen aufzuklären, wurden zahlreiche Untersuchungen angestellt, bei denen die verschiedensten Areale des limbischen Systems elektrisch stimuliert und die Auswirkungen dieser Stimulierungen auf die peripheren Funktionen geprüft wurden. Aus der Fülle der vorliegenden Arbeiten sollen nur einige als Beispiele aufgeführt werden.
Erzeugung eines emotionellen Stresses an Kaninchen durch mehrstündige elektrische Reizung negativ-emotioneller hypothalamischer Zentren (Nucleus ventromedialis und Nucleus paraventrikularis) (*Sudakow* 1974)

Nach Meinung des Autors soll im Mechanismus der arteriellen Hypertension bei Hypothalamusreizung des adrenerge Substrat der FR mesencephali eine wesentliche Rolle spielen.

Die nachfolgend erwähnten Phasen des Antwortprozesses des Organismus auf die Hypothalamusreizung sind ebenfalls nach Meinung des Autors mit den *Selye*'schen Streßphasen vergleichbar.

Erste Phase: (1. Streßstunde)

Im cortikalen EEG vorwiegend hochfrequente Desynchronisationsaktivität mit niedriger Amplitude. In subkortikalen Strukturen, dem dorsalen Hippocampus, dem Septum, in der Amygdala und der FR mesencephali wurde ein geordneter 6—7/s Anspannungsrhythmus registriert.

— Atmung beschleunigt.
— Anstieg des arteriellen Druckes für die Dauer von 20—40 min, danach Abfall ohne Erreichen der Norm.
— Tachykardie (30—60 Schläge über der Norm).
— Muskeltonus gesteigert.
— EKG: Amplitudenanstieg bei R und T, tiefes S, Verkürzung des Intervalles von P bis Q und T—P.
— Morphologisch: Aufschwemmung der Mitochondrien, Aufhellung der Zell-

matrix, teilweise bis zur völligen Zerstörung der Zellcristae, Ödem des Reticulums mit Bläschen im Längs- und Querstreifensystem, Hydrophilie des Hyoplasma, Ödem der interfibrillären Zwischenräume und Verkürzung der Myofibrillen.

Entspricht dem ‚Alarmstudium des Stresses'.

Zweite Phase: (In der 2. Streß-Stunde)

– Im cortikalen und subcortikalen EEG gleichzeitges Auftreten hochamplitudiger, langsamer Spindelgruppen.
– Atemfrequenz beschleunigt.
– 1. Periodischer Blutdruckanstieg.
  2. danach langsamer Abfall bis zur Norm oder in Normnähe.
– 1. Bradykardie.
  2. danach Tachykardie.
– Muskeltonus – keine Angabe.
– EEG – keine Angabe.
– Morphologisch: Mosaik von Störungen der mitochondrialen Komponenten (Zerfall, Homogenisation der Myofilamenti, deutliche Verbreiterung des Sarkoplasmas und Verkürzung einer Vielfalt von Miofibrillen) Hydratisation der Muskelzellen steigt an.

Entspricht dem „Kompensationsstadium, welches sich im Kampf zwischen pressorischen und depressorischen Mechanismen äußert.

Dritte Phase: (2–3. Streß-Stunde)

Reaktionstyp A:

– 30% der Versuchstiere zeigten in subkortikalen limbischen Strukturen zuerst auftretende epileptiforme Entladungen, die dann über den gesamten Cortex generalisierten.
– Normale Atemfrequenz.
– Absinken des Blutdruckes unter die Norm.
– Normaler Herzrhythmus.
– Normaler Muskeltonus.
– EKG – keine Angaben.
– Morphologie – keine Angaben.

Antistreßorische (depressorische) Mechanismen werden stärker, so daß der Organismus mit der Streßwirkung fertig wird.

Reaktionstyp B:

– 70% der Versuchstiere zeigten weiterhin (wie nach 2 Stunden ununterbrochener Stimulation) eine ausgeprägte Aktivierung der bioelektrischen Tätigkeit in allen kortikalen und subkortikalen Ableitungen.
– Atemfrequenzbeschleunigung.
– Deutliche, beständige Steigerung des arteriellen systolischen Druckes (20 bis 25 mm Hg im Mittel über dem Augangswert).
– Herzrhythmus um 20–30 Schläge/min beschleunigt.
– Muskeltonus – keine Angaben.
– EKG: Amplitudenanstieg bei R und T (steil oder auch Abfall), Extrasysto-
– Morphologisch: Bei den verendeten Tieren vollständiger Zerfall der Mitolen, Arhythmie bis zum Exitus in akutem Herzversagen.
  chondrien, Störungen der Myofibrillen und ihrer Fragmentierung.

Antistreßmechanismen werden immer unzureichender, die depressorischen Mechanismen überwiegen und der Organismus gerät in das Stadium der Erschöpfung.
Untersuchungen an Katzen in freier Beweglichkeit mit Elektrostimulation verschiedener Hirnstrukturen (*Waldmann* 1974)

- Komplexe Untersuchung des Verhaltens des vegetativen arteriellen Druckes (Herzrhythmus, Atmung, Tonus des 3. Lides) und hormoneller (17-Oxyketosteroide, Serotonin) Veränderungen.
- Somato-vegetative Erscheinungen einer aktiven Aggressions- Abwehr- und einer passiven Aversions-Abwehrreaktion waren deutlich zu unterscheiden.
- Elektrostimulation des Nucleus periventricularis sowie der Pars ventrocaudalis hypothalami und der Substantis centralis grisea führt zu: hochamplitudigen Herz-Kreislaufreaktionen vom pressorischen Typ mit kurzer Latenz, schnellem und steilem Blutdruckanstieg, Anstieg der Herz- und Atemfrequenz sowie des Tonus des 3. Lides und der Harnblase.
- Elektrostimulation eines Teiles der pars. lateralis bzw. rostralis hypothalami mit Provokation wenig emotionell gefärbten Verhaltens (Such- oder Nahrungsreaktionen) führt zu: nicht sehr hoch ausschlagenden pressorischen Veränderungen von seiten des Herz-Kreislaufsystems mit langer Latenz, langsam flachen Anstiegs des arteriellen Druckes und weniger ausgeprägten viszeralen Reaktionen.
- Wiederholte Stimulierung hypothalamischer emotioneller Zonen zieht sehr beständige somato-vegetative Reaktionen nach sich, welche nach Stimulationsende noch 40—60 Minuten anhalten. Die dabei entstehende arterielle Hypertension ist wahrscheinlich durch Störung hämodynamischer Mechanismen bedingt. Die Steigerung der Sekretion von 17-Oxyketosteroiden korreliert mit dem Maß der Steigerung der Emotionalität, welche durch die hypothalamische Elektrostimulation provoziert wird.
- Für die neurochemische Analyse der Organisation vegetativ-hormoneller Erscheinungen emotioneller Verhaltensakte wurden Medikamente benutzt, welche mit den cholino- und monaminergen Systemen des Gehirns in Wechselbeziehung stehen (Neuroleptika, Tranquillizer und Stoffe allgemein depressiver Wirkung). Stereotypisierte und möglicherweise genetisch gefestigte vegetativ-hormonelle Erscheinungsformen der emotionellen Anspannung sind gegenüber der Mehrzahl von Psychodepressanten sehr widerstandsfähig, wenn dienzephale Strukturen des „emotionellen Ausdruckes“ unmittelbar aktiviert werden. Viele Präparate unterdrücken dann nicht nur die psycho-emotionale Störungen, sondern fachen sie noch an.

Elektrostimulation und elektrische Ausschaltung grundlegender limbischer Strukturen (Kerne des Amygdalakomplexes, des Septums und des dorsalen und ventralen Hippocampus) (*Wedjajew* 1974 a und b)

Provokationen verschiedener Variationen negativ-emotionellen Verhaltens, welche von ausgeprägten Veränderungen der Dynamik somatischer und vegetativhormoneller Reaktionen begleitet waren, z. B.:

– tiefgreifende Veränderungen im Blutsystem (Hb, Anzahl der Erythrozyten u. Retikulozyten) langanhaltens (bis zu 24 Stunden nach Reizung)!
– Störungen des Blutgerinnungssystems: Absinken der Rekalzifikationszeit, der *Quick*'schen Prothrombinzeit, Verkürzung der allgem. Gerinnungszeit, Erhöhung der Heparintoleranz des Plasmas (kurzdauernd!).
– Elektrostimulation der Amygdalakerne bei Hunden. Veränderungen der sekretischen Prozesse des Magens mit Verminderung der Saftsekretion, Verkürzung der sekretorischen Periode (Hemmung der Saftsekretion, qualitative Veränderungen des Säurestatus). Anstieg des 11-Oxykortikosteroidgehaltes im Blut bei niedrigem Hormonausgangsniveau und umgekehrt bei hohem Ausgangsniveau.
– Hippocampusstimulation:
Starke Verringerung des 11-Oxykortikosteroidgehaltes im Blut. Die empfindlichsten Komponenten der emotionalen Reaktion waren die des Herz-Kreislauf-Systems (HKS). Die beobachteten Veränderungen der Herztätigkeit und der Atmung können als Resultat parasympathischer und sympathischer Einflüsse auf die Tätigkeit dieser Systeme angesehen werden. Der Typ der Antwortreaktion des HKS ist auch durch die stimulierte limbische Struktur bedingt und von den Reizparametern abhängig.
– Elektrische Stimulierung limbischer Strukturen: ruft vagosympathische Reaktionen von seiten des HKS hervor. Der Typ konkreter Reaktionen seitens des HKS ist durch funktionelle Besonderheiten der gereizten Struktur und durch das Ausgangsniveau der rhythmischen Herztätigkeit bestimmt. Die Veränderungen des Blutdruckes verlaufen in Form eines modulierten Typs. Die Struktur ist dabei für Reaktion nicht gleichbedeutend. Herzreaktionen meist nach dem parasympathischen Typ. Die haemodynamischen Störungen und Abweichungen können zum Leitsymptom des Anspannungssyndroms sowie der Überlastung werden und müssen immer im Zusammenhang mit Veränderungen anderer physiologischer Funktionen gesehen werden.

14.5. Interorezeptive Stimulation und Auswirkungen auf zentralnervale Reaktionen

In der Einheit „Zentrales Nervensystem – Peripherie" wird den Rückkopplungsprozessen, d. h. den Reafferenzimpulsen gleichfalls Bedeutung beigemessen. Bisher wurde dieser Seite der interorezeptiven Stimulierung noch relativ wenig Aufmerksamkeit geschenkt.

Belenki (1974) führte interorezeptive Reizungen durch Dehnung des Magenhohlraumes mit einem Druck von 30–40 Torr durch. Ziel der Untersuchungen war eine Erzeugung einer emotionellen Anpassungsreaktion. Diese interorezeptive Reizung führte zur Aktivierung der bioelektrischen Hirnstromaktivität mit stark ausgeprägten Thetarhythmen in mesencephal-reticularen Strukturen, im Hippocampus und im occipitalen Cortex. Veränderungen einer Reihe biochemischer ausgeprägter Anstiege des Glykämiespiegels gingen mit diesen Stimulierungen einher. Der Autor vertritt die Auffassung, daß die viscerale Komponente der emotionellen Anpassungsreaktion auf dem Niveau mesencephaler-hypothalamischer-retikulärer Strukturen realisiert wird. Die physiologischen Maßnahmen des Organismus, die eine emotionelle Spannung begleiten, sind auf die energetische Versorgung der Zellen, Organe und funktionellen Systeme sowohl in der Periode der Aggression als auch in der Periode ihrer Liquidierung gerichtet. Stoffwechselstörungen, welche bei visceraler Einwirkung entstehen, sind relativ beständiger und stärker ausgeprägt, was offenbar mit den Besonderheiten der Afferenzsynthese und auch mit der Kompliziertheit der hierarchischen Organisation interorezeptiver Reaktionen zusammenhängt. Für die energetische Absicherung der visceralen Anspannungsreaktionen kommt den Nebennieren von allen Organen die entscheidende Rolle zu. Sie verändern das glykämische Niveau, indem sie reflektorisch parahypophysär die Adrenalinsektretion steigern und die Bauchspeicheldrüsenaktivierung bezüglich der Glukagonproduktion forcieren. Interessant ist, daß derartige Effekte auch cerebro-visceral auszulösen sind und zwar durch chronischen Streß. So konnten *Moritz* et al. (1975) nach 5wöchiger chronischer Verlaufsform des Stresses an Wistarratten bei noch normalem Nüchternblutzucker und noch nicht gegenüber dem Ausgangswert signifikant erhöhten Blutdruckwerten im Vergleich zu gleichaltrigen Kontrollen, die gut granulierten B-Zellen der *Langerhans*schen Inseln des Pankreas aufwiesen, Veränderungen des morphologisch nachweisbaren Pankreasinsulins in Form von Hypergranulierung feststellen. Zu diesem Zeitpunkt wurden aber bereits Störungen der zentralnervalen Informationsverarbeitung als statistisch signifikanter Abfall der Erfolgsquote im bedingtreflektorischen Lernversuch registriert. Nach 14—16wöchiger chronischer Verlaufsform des Streß' zeigten die Wistarratten gleichsinnig hypertone Blutdruckwerte und Nüchternblutzuckerwerte, die mit einer Degranulierung der B-Zellen des Pankreas einhergingen. Es lagen gleichzeitig erhebliche Störungen der informationsverarbeitenden Prozesse des ZNS vor.

R. *Baumann* (1974) konnte an jugendlichen Hypertonikern feststellen, daß sich unter akutem und chronischem Streß sowie unter Glukosebelastung im Zusammenhang mit einer veränderten Katecholaminkinetik und dem sekundären „Insulinenhancement" Veränderungen im Stoffwechsel mit lipogenetischer Tendenz vollzichen. Den von den Interorezeptoren ausgelösten visceralen Afferentationen werden also Funktionen zugeschrieben, die einerseits mit spezifischem Charakter der Aufrechterhaltung der Homöostase des Organismus dienen und andererseits die unspezifische Beeinflussung des Tonus des Zentralnervensystems über das retikuläre System des Hirnstammes zum Ziel haben. Folglich besteht die Möglichkeit, durch die visceralen afferenten Impulse menschliche und tierische Verhaltensweisen zu beeinflussen und zu bestimmen, indem durch Integration von extero-, proprio- und interorezeptiven Afferentationen zentralnervale Informations- und Regulationsprozesse „determiniert" werden. Eine stärkere Reizung von Interorezeptoren, z. B. der Mechanorezeptoren des Magens, bewirkt beim schlafenden Tier ein Erwachen mit gleichzeitiger Aktivierung im EEG (*Lindemann*, 1965). Reizung des Sinus caroticus, dem gewöhnlich nur eine pressorische Funktion im Blutdrucksystem zugesprochen wird, führen zu Synchronisationserscheinungen im elektrischen Hirnstrombild und zu schlafähnlichen Zuständen (*Wein*, 1974). Andererseits konnte festgestellt werden, daß im Schlaf jeder Blutdruckanstieg eine Wachreaktion im EEG hervorruft. Über Veränderungen zentralnervaler informationsverarbeitender Prozesse bei nephrogener und neurotisch-induzierter arterieller Hypertonie berichten Untersuchungen von *Hecht* et al. (1971) und *Baumann* et al. (1971).

Eine gewisse Rolle wird den Interorezeptoren auch in der Zeitregulation zugeschrieben, die im inneren Milieu des Organismus Prozesse widerspiegeln, welche in der Außenwelt ablaufen (*Bykow* und *Slonim*, 1954). So konnte *Elkin* (1967) nachweisen, daß durch verschiedene interorezeptive Reizungen provozierte Verlangsamung bzw. Beschleunigung visceraler Prozesse die Zeitwahrnehmung dieser Menschen beeinflußt. Mit dem Ziel, Beziehungen zwischen kardio-vaskulären Strukturveränderungen und zentralnervalen sowie chronobiologischen Prozessen aufzudecken, stellten sich *Hecht* et al. 1976 die Aufgabe zu prüfen, welchen Einfluß die Schädigung der Koronararterienwand auf bedingt-reflektorisches Lernen und auf Periodizitäten bedingt-reflektorischer Verläufe nehmen kann. Hiermit sollte der Einfluß einer chronischen, über Wochen sich erstreckenden interorezeptiven Stimulierung geprüft werden.

Für die Untersuchungen wurden insgesamt 40 ca. 250 g schwere männliche Wistarratten, die gruppenweise zu je 5—8 Tieren in Drahtgitterkäfigen lebten, verwendet. Die Schädigung der Koronararterienwand erfolgte, indem mit einem Kapillarröhrchen der absteigende Ast der linken Herzkranzarterie mit konzentrierter Salzsäure getüpfelt wurde. Die Einwirkungszeit der Salzsäure betrug 20 s. Parallel dazu war bei entsprechenden Gruppen aus Kontrollgründen die Tüpfelung der Koronararterie mit NaCl-Lösung (Scheinoperation) erforderlich.

Zwei, vier, acht und zwölf Wochen nach dieser Läsion nahmen wir morphometrische Untersuchungen und bedingt-reflektorische Lern- und Leistungsprüfungen sowie die Kontrolle periodischer Verläufe der cerebralen und motorischen Reaktionszeiten bedingter motorischer Abwehrreflexe vor. Zum gleichen Zeitpunkt erfolgte des weiteren die Messung des systolischen Blutdruckes.

Die morphometrischen Untersuchungen sind an mit HE (Hämatoxylin-Eosin) und Elastika (von *Gieson*) gefärbten Stufenschnitten der Herzen mit dem Punktzählverfahren nach *Weibel* und *Elias* durchgeführt worden. Aus den gewonnenen Werten, d. h. den Flächen der Querschnitte des Gesamtgefäßes und des Lumens, wurden die Gefäßwanddicken und die Gefäßradien errechnet.

Die bedingt-reflektorische Methode bestand darin, daß die Tiere von einem als Ausgangsort bestimmten Punkt einer speziellen Untersuchungskammer nach der Applikation einer elektrischen Reizes (20 Volt) eine Strecke von etwa 40 cm zurücklegen und diesen als unbedingtes Signal wirkenden elektrischen Reiz mittels Hebeldruck ausschalten mußten. Diese lokomotorische Abwehrreaktion wurde mit Hilfe definierter akustischer Reize in vier Sitzungen an aufeinanderfolgenden Tagen konditioniert.

Die Erfolgsquoten der Beantwortung von je 5 bedingten Reizen einer Versuchsgruppe stellten wir zu einer Lernkurve zusammen. Der Lernvorgang galt als normal und unverzögert abgeschlossen, wenn die bedingten Reize bei 50 Verabreichungen zu 90% korrekt beantwortet wurden.

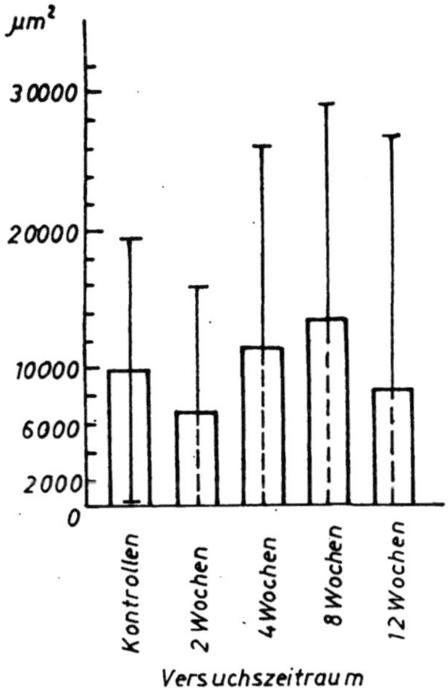

Abb. 14/1. Mittlere Gefäßlumenflächenwerte der subepikardialen Arterien von Kontrollen und von Tieren 2, 4, 8 und 12 Wochen nach experimenteller HCI-Einwirkung auf die Koronararterienwand (nach *Hecht* et al.)

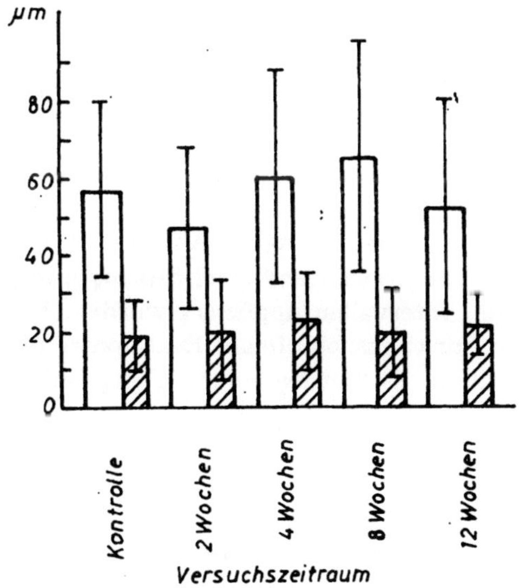

Abb. 14/2. Mittlere Werte der Gefäßradien (weiße Säulen) und der Gefäßwandstärke (schraffierte Säulen) der subepikardialen Arterien von Kontrollen und von Tieren 2, 4, 8 und 12 Wochen nach experimenteller HCI-Einwirkung auf die Koronararterienwand (nach *Hecht* et al.)

Die automatisch gemessenen cerebralen und motorischen Reaktionszeiten sind wie folgt definiert: Die cerebrale Reaktionszeit ist die Zeit von Beginn des bedingten Reizes bis zum Beginn der lokomotorischen Reaktion. Sie gibt die Dauer der Perzeption und der Afferenzanalyse wieder. Die motorische Reaktionszeit, als die Zeit vom Start zur lokomotorischen Reaktion bis zur Betätigung des Hebels, umfaßt das auf die Motorik bezogene Efferenzintegral.

Als Kriterium für den Festigkeitsgrad der zeitweiligen Verbindung wurde die Straffheit der Korrelation zwischen cerebraler und motorischer Reaktionszeit verwendet. Die Prüfung der periodischen Verläufe bedingt-reflektorischer

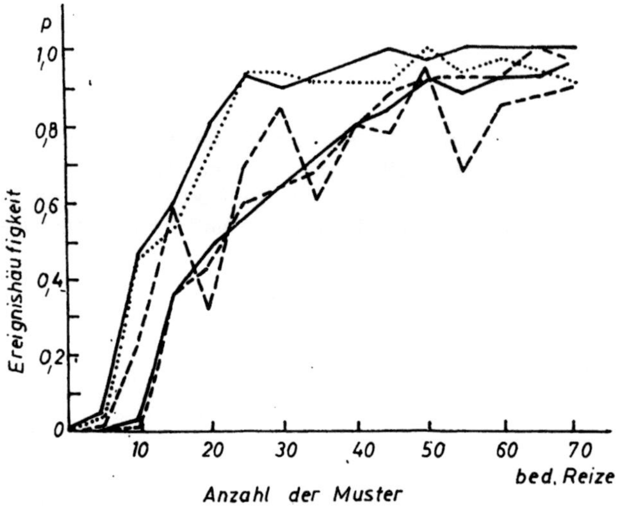

Abb. 14/3. Lernkurven von Kontrolltieren (———) und von Tieren, bei denen 2 ------), 4 (·········) und 8 Wochen (———) nach der Läsion der Koronararterienwand das bedingtreflektorische Lernen überprüft wurde. ------ — 4 Wochen nach Scheinoperation. Nach *Hecht* et al.

Prozesse erfolgt, indem nach der Ausbildung des bedingten Abwehrreflexes, der zu diesem Zeitpunkt nahezu unauslöschbar ist, während einer Sitzung unbekräftigte bedingte Reize in halbminütigen Intervallen appliziert wurden. Die statistische Verifizierung der periodischen Funktionsabläufe der Reaktionszeiten erfolgte mittels der Autokorrelationsfunktion. Es wurden folgende Ergebnisse erzielt:

Morphologie

Im Myokard der Tiere, bei denen am Ramus intraventricularis anterior der Koronararterie eine lokale Salzsäurebehandlung vorgenommen wurde, zeigten 62,2% der lichtmikroskopisch untersuchten Gefäßquerschnitte pathologische Veränderungen der Gefäßwand. Diese befanden sich zu 70,3% in der äußeren Muskelschale, zu 26,9% in der mittleren und zu 2,8% in der inneren Muskelschale des Myokards des linken Herzventrikels. Hinsichtlich der Art der Veränderungen waren eine Beteiligung der Intimaproliferation zu 8,15%, der Mediaverdickung zu 60,41% sowie Vernarbungen und Rundzellinfiltrationen der Adventitia zu 31,44% festzustellen.

Durch diese experimentell ausgelöste Gefäßwandveränderung wies das Gesamtmyokard weniger als 10% ischämisch bedingter Nekrosen bzw. Narben auf.

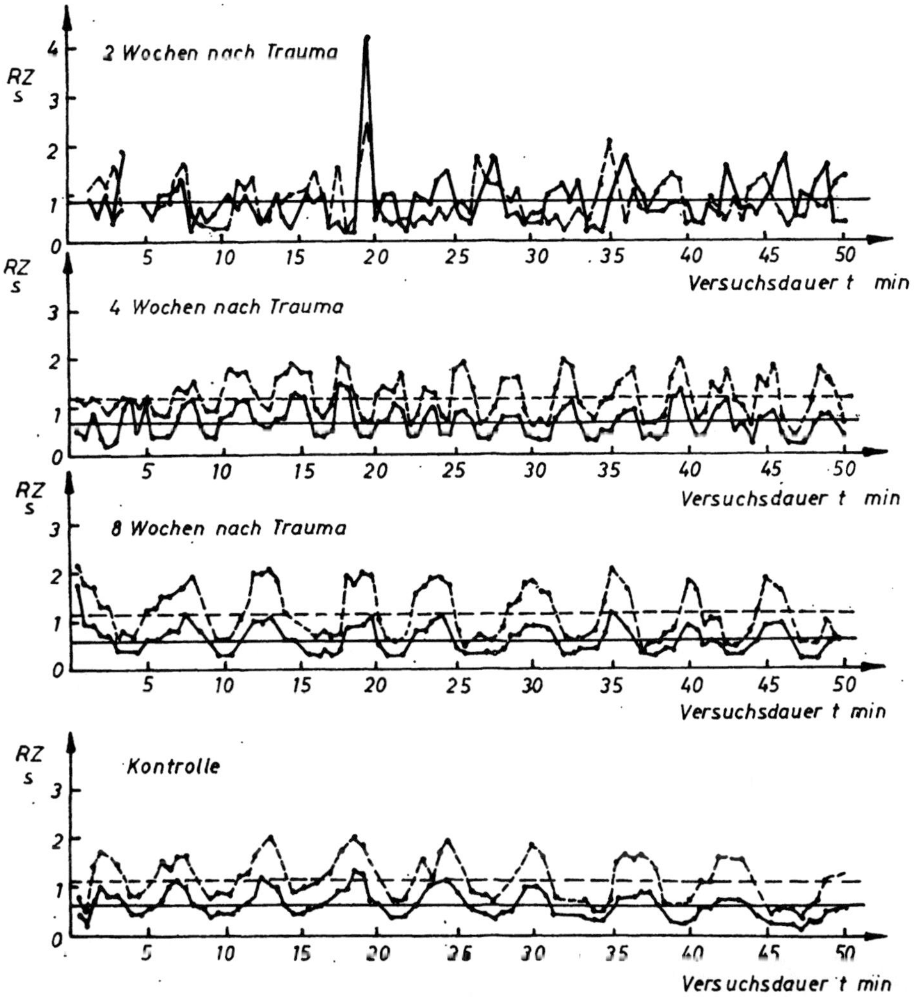

Abb. 14/4. Periodizitäten von Verläufen der cerebralen (———) und der motorischen (– – – – – –) Reaktionszeiten des bedingtlokomotorischen Abwehrreflexes von Kontrolltieren und von Tieren 2, 4 und 8 Wochen nach der Schädigung der Koronararterienwand (nach *Hecht* et al.)

Dabei konnten in keinem Falle Myokardinfarkte beobachtet werden. Es war auch nicht möglich, durch zusätzliche Belastungen (Schwimmbelastung, akute hypobare Hypoxie) ischämisch bedingte Massennekrosen zu erzeugen.

Morphometrie

Zwei Wochen postoperativ konnte morphometrisch eine Abnahme der Gefäßlumenfläche beobachtet werden. Im Mittel erschienen die Lumenflächen der koronargeschädigten Tiere gegenüber den Kontrollen um 30% verringert. Vier und acht Wochen nach dem operativen Eingriff wiesen die Mittelwerte der Lumenflächen eine Vergrößerung gegenüber den Kontrollen aus. In der 12.

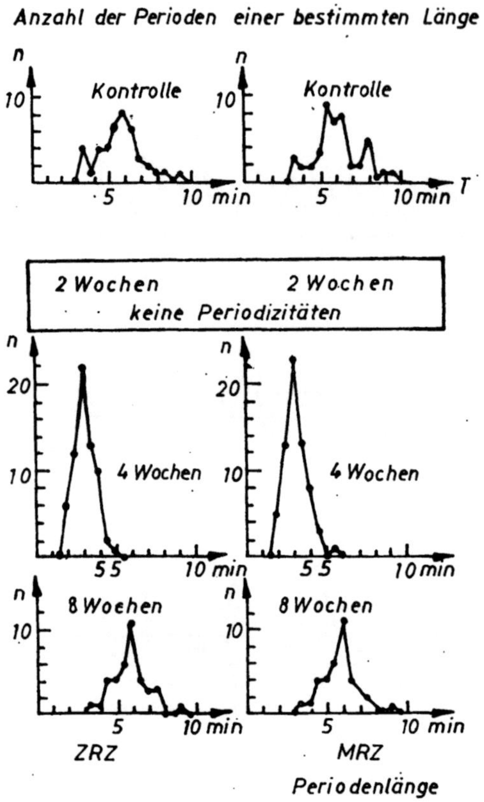

Abb. 14/5. Häufigkeitsverteilung der mittels Autokorrelation nachgewiesenen Periodizitäten vom Verlauf der zerebralen (linke Diagramme) und motorischen (rechte Diagramme) Reaktionszeiten des bedingten lokomotorischen Abwehrreflexes von Kontrolltieren und von Tieren 2, 4 und 8 Wochen nach der Schädigung der Koronararterienwand (nach *Hecht* et al.)

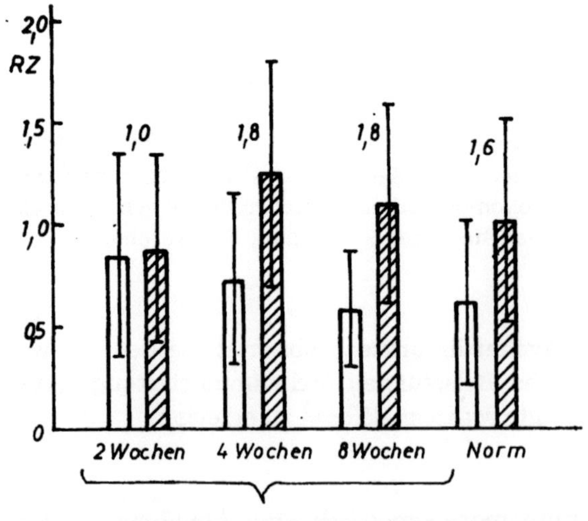

Abb. 14/6. Mittleres Niveau der Schwingung (Säulen) und Schwingungsbreite (senkrechte Linien in den Säulen) der Periodizität bedingt-reflektorischer Prozesse von Kontrolltieren (weiße Säulen) und von Tieren 2, 4 und 8 Wochen nach der Schädigung der Koronararterienwand (schraffierte Säulen) Quotienten von motorischer Reaktionszeit und zerebraler Reaktionszeit (nach *Hecht* et al.)

Woche nach der Operation entsprach die Größe des Lumens in etwa wieder den Werten der Kontrolle.

Die mittlere Gefäßwandicke und die Gefäßradien der subepikardialen Arterien zeigten eine ähnliche Tendenz ihres Verlaufes wie die Lumenflächen: Zwei Wochen postoperativ waren Gefäßwandstärke und Gefäßradien verringert, 4 und 8 Wochen post operationem vergrößert und 12 Wochen danach wieder im Normalbereich. Die morphometrisch erzielten Ergebnisse lassen also einen Regenerationsprozeß der Gefäßwände der untersuchten Arterien erkennen.

Bedingt-reflektorisches Lernen

Die Lernkurven der Kontrollen und der scheinoperierten Tiere waren nahezu identisch. Die zwei Wochen nach der Koronargefäßwandentschädigung untersuchten Tiere zeigten in ihren Lernkurven erhebliche Schwankungen mit Erfolgsquoten, die unter denen der Kontrollen lagen. Hierbei konnte festgestellt werden, daß zu Beginn jeder der auf vier Tage verteilten Untersuchung die ersten Erfolgsquoten besonders niedrige Werte aufwiesen. Dieser Befund läßt auf Extinktionserscheinungen schließen. Die vier und acht Wochen nach der Schädigung erfolgten Untersuchungen ergaben, daß das bedingt-reflektorische Lernen gegenüber Kontrollen nicht nur hinsichtlich der Akquisition, sondern auch bezüglich der Retention-Ekphoration von Informationen (bedingte Reize) höhere Werte aufwies. Die nach 50 Reizen geforderte Erfolgsquote der beantworteten Abwehrreaktion von 90%, wie sie bei den Kontrollen üblich ist, war bei diesen Tieren bereits nach 25 applizierten bedingten Reizen erreicht.

Festigungsgrad der zentralnervalen Assoziation

Über die Erfolgsquote der Retentions-Ekphorationsreaktion bietet uns die Straffheit der Korrelation zwischen cerebralen und motorischen Reaktionszeiten, die sich während des Lernvorganges entwickeln Aussagen über den Festigungsgrad der Assoziation der am Lernprozeß beteiligten Teilsysteme. Grundlage für die Beurteilung dieser Funktion ist der Korrelationskoeffizient der Kontrollen ($r = 0{,}551$). Die scheinoperierten Tiere wiesen einen Korrelationskoeffizienten von $r = 0{,}576$ auf, womit eine Übereinstimmung mit den Kontrollen besteht. Der Korrelationskoeffizient der Tiere, die zwei Wochen nach dem Eingriff untersucht wurden, betrug $r = 0{,}320$ und lag signifikant niedriger als der Wert der Kontrollen. Auch 4 Wochen nach der Schädigung hatte der Festigkeitsgrad der zentralnervalen Assoziationen noch nicht wieder die Norm erreicht ($r = 0{,}453$). 8 Wochen nach dem Eingriff an der Koronararterienwand war mit $r = 0{,}610$ ein über den Kontrollen liegender Wert des Korrelationskoeffizienten zu sehen.

Chronobiologische Regulation

Das an der Koronararterienwand gesetzte Trauma führte zunächst zur Auflösung der Periodizitäten bedingt-reflektorischer Prozesse. Bereits 4 Wochen nach dem operativen Eingriff wurde eine Tendenz zur Wiederherstellung der periodischen Verläufe und ihrer Synchrosation sichtbar. Hierbei konnte mit dominierenden Periodenlängen um 3 min eine höhere Frequenz als bei den

Kontrollen (um 6 min) nachgewiesen werden. Acht Wochen nach dem operativen Eingriff entsprachen Periodenlängen mit Vorherrschen von 6-min-Frequenzen wieder annähernd denen der Kontrollen. Das mittlere Niveau der Schwingungen und Schwingungsbreite der Verläufe der cerebralen und motorischen Reaktionszeiten des bedingten lokomotorischen Abwehrreflexes zeigte 2 Wochen nach der Schädigung an der Koronararterie Werte, die bei den zentralnervalen Reaktionszeiten über und bei den motorischen Reaktionszeiten unter denen der Kontrollen lagen. Vier Wochen nach dem Eingriff waren die Kontrollwerte annähernd wieder erreicht. Einen ähnlichen Verlauf zeigen auch die Werte des Quotienten, der das Verhältnis von motorischen Reaktionszeiten zu cerebralen Reaktionszeiten und somit den Synchronisationsgrad beider periodischer Verläufe mathematisch zum Ausdruck bringt.

Systolischer Blutdruck und Nüchternblutzucker

Die Mittelwerte des systolischen Blutdruckes lagen bei allen untersuchten Gruppen und zu allen Untersuchungszeitpunkten mit Werten zwischen 110 und 120 Torr im Normbereich.

Die mittleren Werte des Nüchternblutzuckers koronargeschädigter Tiere zeigen gleichfalls keine wesentlichen Abweichungen von den Werten der Kontrollen.

Die nach der örtlichen Salzsäureeinwirkung an der Koronararterienwand erzielten Ergebnisse offenbaren einheitlich ausgerichtete strukturelle und funktionelle Verlaufsentwicklungen. Diese zeigen sich sowohl in den zentralnervalen informationsverarbeitenden und zeitregulatorischen Prozessen als auch in den strukturellen Vorgängen der Wiederherstellung der gestörten Leistungsfähigkeit des gesamten Organismus. Da die lokale Schädigung der Koronararterie nur ein geringes Ausmaß besaß, konnten sanogenetische Mechanismen über die pathogenetischen dominieren. Deshalb sei zunächst eine Betrachtung der strukturellen Befunde zur Klärung dieser Zusammenhänge vorausgeschickt. Auf Grund der erhobenen Befunde läßt sich feststellen, daß mit Ausnahme der in der 4. Woche post operationem vorgenommenen Untersuchung die Lumenflächenvergrößerung nicht mit einer Gefäßwandverdickung der Koronararterienäste einherging. Dies bedeutet u. E., daß eine auf Media und Adventitia beschränkte Wandverdickung keine Lumeneinschränkung zur Folge hat. Es galt daher zu klären, welchen Einfluß diese Gefäßlumenflächenveränderungen auf die Blutversorgung des Myokards haben. Der von uns an den koronarlädierten Tieren ausgemessene Anteil von Narben bzw. Nekrosen, die ischämiebedingt sind, liegt zwischen 5 und 10% des Gesamtmyokards. Das bedeutet, daß selbst Gefäßeinengungen, die in den ersten Wochen nach der Koronarschädigung bestanden haben, ohne entscheidenden Einfluß auf die Blutversorgung des Myokards blieben. Um nachzuweisen, ob möglicherweise eine verbesserte Durchblutung in den späteren Wochen nach dem Eingriff vorliegen könnte, wurden diese Herzen einer *Langendorff*perfusion bei normalem Sauerstoffgehalt des Perfusates und bei Anoxie unterzogen. Hierbei konnte festgestellt werden, daß selbst bei Anoxie keine signifikante Zunahme des Koronarflusses sichtbar wird, obgleich die Koronararterien maximal erweitert sind. Auffällig war die übermäßige physische Leistungsfähigkeit dieser Tiere ab 4. Woche nach dem

Eingriff. So überstanden sie eine Schwimmbelastung von 7 Stunden, während die Kontrollen zu diesem Zeitpunkt bereits eine Herzinsuffizienz aufwiesen. Gleichfalls von der 4. Woche an war eine Leistungszunahme der informationsverarbeitenden Prozesse zu verzeichnen, die 8 Wochen nach der Schädigung sogar noch eine Steigerung erfuhr. Wenn das Lernen im weitesten Sinne als eine Verhaltensänderung eines Organismus verstanden wird, die zur Vervollkommnung der Adaption führt und Neuanpassungen an bisher unbekannte Umweltbedingungen gewährleistet, dann kann die erhöhte physische und Lern-Gedächtnis-Leistungsbereitschaft der koronargeschädigten Tiere als Ausdruck der Mobilisierung von sanogetischen Mechanismen aufgefaßt werden, denen die Aufgabe zukommt, die gestörten Bedingungen im inneren Milieu zur Gewährleistung des Organismus-Umwelt-Gleichgewichtes wiederherzustellen. Wir verstehen unter Sanogenese einen Komplex von Schutzmechanismen, die in den dynamischen Organismus-Umwelt-Beziehungen in Abhängigkeit jeweils vorherrschender Reiz-Reaktionskonstellationen mit dem Ziel mobilisiert werden, die Optimierung zwischen den inneren Prozessen des Organismus und den jeweiligen aktuellen Umweltbedingungen zu gewährleisten. Von der Vollkommenheit sanogenetischer Prozesse hängen weitestgehend die Adaptation und somit die Resistenz gegen die jeweiligen auf einen Organismus einwirkenden außergewöhnlichen Stimuli des äußeren und inneren Milieus und somit die Möglichkeit der Erkrankung selbst ab.

Jede Störung der Nerventätigkeit kann eine Schwächung der sanogenetischen Mechanismen verursachen und den Organismus in einen prämorbiden Zustand versetzen.

Für die viscerale Afferenz werden sowohl spezifische als auch unspezifische Bahnen angegeben. So gelangen Impulse vom interorezeptiven Bereich in spezifischen Bahnen über das Rückenmark zum Thalamus und von dort aus zu einigen Arealen des Neocortex und Allocortex, in denen sich Repräsentationen des visceralen Systems befinden, bzw. zum Hypothalamus. Bei den unspezifischen Bahnen aus dem interorezeptiven Bereich steht die Formatio reticularis im Mittelpunkt. Sie besitzt eine integrative Funktion im Zentralnervensystem und hat enge Wechselbeziehungen zu den verschiedensten visceralen Systemen. Durch retikuläre Erregungsänderungen induzierte kardio-vaskuläre, respiratorische und andere Effekte können ihrerseits wiederum die Formatio reticularis und ihre Kontrollsysteme beeinflussen. Auf diese Weise können sich „emotionale und vegetative Erregungen gegenseitig aufschaukeln“.

Dem Komplex der cerebro-visceralen und viscero-cerebralen Bahnen ist aber nicht nur im pathologischen Geschehen Bedeutung beizumessen, sondern auch in Adaptationsprozessen des Organismus. Adaptiv ausgerichtete Beeinflussungen ausgelenkter visceraler Regulationen konnten zum Beispiel durch die positive, Emotionen provozierende Autostimulation über Elektroden im Hypothalamus der Versuchstiere erzielt werden.

Unter Bezugnahme auf die von *Baumann* und *Graff* (1968) aufgestellte Hypothese von der Valenz der cerebro-visceralen Regulationskreise für die streßinduzierte neurotische Hypertonie gelangen wir zu der Auffassung, daß dieses neurohumorale Regulationssystem nicht nur hinsichtlich der sanogenetischen bzw. pathogenetischen Effizienz des psycho-emotionellen Stresses bei der arteriellen Hypertonie eine Rolle spielt, sondern auch bei der ischämischen Herzkrankheit, insbesondere im Zusamenhang mit der durch Schädigung und lokale Proliferationsprozesse an der Koronararterienwand ausgelösten visceralen Afferenz zum ZNS von Bedeutung sein kann.

Da nach *Bykow* und *Kurzin* (1966) von jedem beliebigen Organ kontinuierliche Impulse in das Zentralnervensystem gelangen, die den Verlauf der Nervenprozesse ändern und eine Reihe anlassender und korrigierender Einflüsse von seiten der Nervenzentren hervorrufen, sind zentralnervale Leistungsprüfungen geeignet, ein gewisses Bild von den inneren Prozessen zu vermitteln, wie das mit unseren hier dargelegten Ergebnissen deutlich zum Ausdruck gebracht wird.

Diese Schlußfolgerung scheint sich auch auf die zentralnervale Zeitregulation zu beziehen. *Elkin* (1967) fand, daß bei akut ausgelösten hyper- oder hypofunktionellen Verläufen visceraler Prozesse die Zeitwahrnehmung von Versuchspersonen an Genauigkeit abnimmt, d. h., daß bei Zeitschätzungen erhebliche Fehler auftreten. Demnach lassen beschleunigte viscerale Prozesse die reale Zeit länger erscheinen.

Verlangsamte viscerale Vorgänge lassen dagegen die reale Zeit verkürzt einschätzen. Wie die chronobiologischen Abläufe unserer Versuchstiere zeigten, waren 2 Wochen nach der Koronarschädigung keine nachweisbaren Periodizitäten und 4 Wochen danach höhere Frequenzen als bei den Kontrollen zu sehen, d. h., die rhythmische Abgemessenheit erfolgte in kürzeren Abständen. Da die periodischen Verläufe von Körperfunktionen die materielle Grundlage der Zeitwahrnehmung des Individuums darstellen, läßt sich aus dem beschleunigten periodischen Verlauf 4 Wochen nach dem operativen Eingriff ableiten, daß die physiologische Zeit nur reale (astronomische) Zeitdifferenzen aufweisen müßte.

Ein Mensch würde, wenn wir Bezug auf die Untersuchung von *Elkin* (1967) nehmen, unter derartigen Bedingungen die reale Zeit verlängert einschätzen. Hieraus erhebt sich die praktisch orientierte Frage, inwieweit neben Leistungsprüfungen des Zentralnervensystems auch Zeitwahrnehmungsprüfungen Aussagen über den Zustand des inneren Milieus des Organismus gestatten können.

14.6. Arterielle Hypertonie und Hypotonie als psychosomatische Erkrankung

Die arterielle Hypertonie zählt zu den häufigsten und wichtigsten Herzkreislauferkrankungen und ihre sogenannte essentielle Form hat mit 85–90% den höchsten Anteil aller Fälle.

Die essentielle arterielle Hypertonie wird heute als eine vorwiegend psychosomatische Krankheit aufgefaßt. Permanente emotionelle Spannungszustände, vor allem negativer Färbung zählen nach Angaben der WHO sowie zahlreicher anderer Autoren (*Baumann,* 1973; *von Eiff,* 1974; *Brod,* 1974; *Schäfer,* 1974;

Sudakow, 1974; *Hecht,* 1976; *Chananaschwili,* 1974 u. a.) zu den Hauptursachen der arteriellen Hypertonie und zum Teil auch des Herzinfarktes. Weiterhin wird allgemein die Auffassung vertreten, daß die arterielle essentielle Hypertonie nur zu Beginn eine reine zentralnervale Störung darstellt (*von Eiff,* 1972; *Sudakow,* 1974; *K. Hecht* et al., 1976). Durch hinzukommende Gefäßschäden, Störungen des Pressorrezeptorenmechanismus, durch Veränderungen im Elektrolyt- und Wasserhaushalt usw. verselbständigt sich das Krankheitsgeschehen gegenüber der initialen zentral-nervösen Regulationsstörung, so daß sich die essentielle Hypertonie in ihrem weiteren Verlauf nicht mehr eindeutig von den sekundären Hypertonieformen unterscheidet (*von Eiff,* 1974). Aus historischer Sicht ist von Interesse, daß auch die sowjetischen Kliniker *Lang* (1950) sowie *Mjasnikow* (1954) bereits eine solche Meinung vertraten.

Gegenwärtig gilt weitgehend als erwiesen, daß das Leitsymptom der Bluthochdruckkrankheit, der über die Normgrenzen erhöhte arterielle Blutdruck, zunächst über eine Steigerung des Sympathicotonus ausgelöst wird. Bei deren Verursachungen sollen zentralnervös angreifende Belastungsfaktoren, vor allem auch permanente psychonervale Spannungszustände, eine besondere Bedeutung zukommen, da sie sowohl cortikale als auch subcortikale, vor allem limbische Strukturen in beständig erhöhte Erregungszustände versetzen. Diese bewirken einerseits, daß die von den peripheren Pressorrezeptorenfeldern dem Vasomotorenzentrum der Medulla oblongati zugehenden Signale über einen Blutdruckanstieg im Sinus caroticus und im Aortenbogen, durch eine Aktiverung seines sympathischen Anteils nicht mehr, wie in der Norm, mit einer parasympathischen Regulierung der Herzarbeit beantwortet wird, die zu einer adäquaten Verringerung des Herzzeitvolumens führt, sondern daß im Gegenteil eine Umschaltung auf die sympathische Regulation mit einer Steigerung des Herzminutenvolumens erfolgt. Andererseits wird via Sympathicus, über die Stimulierung des Nebennierenmarkes eine vermehrte Ausschüttung von Katecholaminen mit ihrer anregenden Wirkung auf die Herzarbeit sowie auf den Tonus der glatten Gefäßmuskulatur veranlaßt.

Über die essentielle arterielle Hypertonie liegen bereits umfangreiche Kenntnisse vor. Angaben von *Knappe* (1980) zufolge konnten unter der werktätigen Bevölkerung in Erfurter Großbetrieben 16,2% der untersuchten Männer und 14,5% der Frauen als Hypertoniker verifiziert werden. Weiterhin ist erwähnenswert, daß 60—70% der Hypertoniker von sekundären Komplikationen der Bluthochdruckkrankheit befallen werden, wie Arteriosklerose, Herzinfarkt und Apoplexie (*Baumann,* 1975).

Auch über Erfolge der Psychotherapie bei der Bluthochdruckkrankheit (*Katzenstein,* 1980) und über die Rolle psychosozialer Faktoren in der Pathogenese der arteriellen Hypertonie (*Katzenstein,* 1980; *Schäfer* und *Blohmke,* 1977) liegen zahlreiche Arbeiten vor.

Weitaus weniger Kenntnisse gibt es über die arterielle Hypotonie. Das betrifft die Epidemiologie, die Klinik und die Pathogenese in gleicher Weise. Es kann aber nicht übersehen werden, daß auch die Hypotoniepatienten nicht selten vorkommen und psychosomatische Aspekte haben. Ein wesentliches Grundsymptom der Hypotonie ist neben den herabgesetzten Blutdruckwerten psychischer Natur. Die Grundstimmung des Hypotonikers hat depressiven Charakter:

Verzagtheit, Resignation und von den Problemen des Tages überwältigt werden oder im Leben nicht bestehen können, also mangelndes Selbstbewußtsein, sind typische Erscheinungsbilder in den Symptomen des Hypotonikers (*Groß*, 1973). Offensichtlich spielt, zumindestens bei einigen Formen der arteriellen Hypotonie, ebenfalls emotionelle Spannungen in der Ätiopathogenese eine Rolle. So konnten *Poppei* und *Hecht* (1971) an weiblichen Ratten unter chronischem Stressoreneinfluß zunächst eine Phase einer Hypotonie nachweisen, die bis zu einige Wochen Dauer anhielt, dann aber in eine arterielle Hypertonie überging. *Siedeck* (1955) konnte zeigen, daß es bei dem „vegetativen Dreitakt" unter Stressorwirkung Abhängigkeiten von den Reaktionstypen gibt. Beim Sympathikotoniker fehlt in diesem vegetativen Dreitakt die parasympathische Vorphase und die Erholungsphase verringert sich. Der Vagotoniker dagegen hat eine übersteigerte parasympathische Vorphase. Die Alarmphase tritt verspätet auf oder fehlt völlig. Daraus ließe sich erklären, daß der Vagotoniker stärker zur Hypotonie, der Sympathikotoniker stärker zur Hypertonie neigt. Eine Orientierung auf die arterielle Hypotonie als psychosomatische Erkrankung scheint uns angezeigt (siehe Kapitel 10.).

14.7. Anorexia Nervosa und gestörtes Nahrungsverhalten

Die Anorexia nervosa ist eine Erkrankung, die man niemals richtig in eine bestimmte Krankheitsgruppe einzuordnen vermag. Zum Teil wird sie zu den Neurosen gezählt, andere bezeichnen sie als abnorme psychogene Entwicklung, die als Begleitsymptom einer Schizophrenie bzw. auch als Phasen mit typischem Inhalt einer hypochondrischen Depression auftreten kann (*Göllnitz,* 1975). Neuerdings wird aber die Anorexia nervosa mehr und mehr als eine psychosomatische Krankheit interpretiert (*Lewin* et al., 1980; *Michalek* et al., 1982). Im Vordergrund des Krankheitsbildes steht ein pathologisches Nahrungsverhalten, d. h. Ablehnung der Nahrung. Die Ätiopathogenese ist noch sehr unklar. Konflikte im Elternhaus, gestörte Mutter-Tochterbeziehungen sollen bei der Entstehung der Anorexia nervosa mit im Spiele sein. Mädchen erkranken 10mal häufiger als Jungen.

Als Symptom steht gewöhnlich die Unlust zum Essen im Vordergrund, die sich im Laufe der Zeit in einer Unterernährung widerspiegelt. Des weiteren klagen diese Patienten über Ermüdbarkeit, Schlaflosigkeit, Kopfschmerzen, ständiges Frieren. Bei Mädchen ist eine Amenorrhoe zu verzeichnen.

Folgende psychische Eigentümlichkeiten, welche bereits in der prämorbiden Phase sichtbar werden, charakterisieren die Anorexia nervosa-Patienten: Gereiztheit, Stimmungslabilität, Empfindlichkeit, übertriebener Ehrgeiz, Egozentrizität, Kontaktgestörtheit, Pedanterie, asketische Züge, infantile Merkmale, Vitalitätsschwäche.

In den letzten Jahren werden funktionelle Störungen im limbischen Bereich des Gehirns, ganz besonders in der hypothalamischen Region für gestörtes Nahrungsverhalten verantwortlich gemacht. Eine derartige Aussage wird in erster Linie auf der Grundlage von tierexperimentellen Untersuchungen mit elektrischen Reizungen bzw. reversiblen bzw. irreversiblen Ausschaltungen verschiedener hypothalamischer Regionen gestützt.

So sollen elektrische Reizungen des lateralen Hypothalamus (*Delgado* und *Amand*, 1953) Hunger erzeugen. Sogar bei gesättigten Tieren soll das möglich sein. Mit der „Hungererzeugung" treten bei der elektrischen Reizung des lateralen Hypothalamus auch das Nahrungsbeschaffungsverhalten und vegetative Reaktionen auf, die mit Hunger einhergehen. Reizungen im ventromedialen Hypothalamus führen dagegen zu einer Beendigung der Nahrungsaufnahme. Diese Ergebnisse erhalten eine Unterstützung durch andere Untersuchungen, bei denen eine bilaterale Ausschaltung des lateralen Hypothalamus zu einer langanhaltenden Aphagie und einem Gewichtsverlust der Tiere führt (*Brobeck*, 1953). In umfangreichen Untersuchungen von *Chananaschwili* (1978) konnte gezeigt werden, daß nicht nur das limbische System am pathologischen Nahrungsverhalten beteiligt sein kann, sondern daß auch die Ausschaltung verschiedener Gebiete des Neocortex und der Basalganglien die natürliche Nahrungsaufnahme stört. Eine Aphagie konnte *Chananaschwili* (1978) besonders bei jenen Tieren erreichen, bei denen Teile des limbischen Systems bzw. des Hypothalamus ausgeschaltet wurden.

Derartige Befunde veranlaßten *Stock* und *Schlier* (1980) zu der Hypothese, daß für die Anorexia nervosa zumindestens teilweise hypothalamische Dysfunktionen eine Rolle spielen. Wir möchten auf Grund der Untersuchungen von *Chananaschwili* (1978) diese Hypothese erweitern, indem wir auch Dysfunktionen von limbischen Strukturen mit Emotionsrelevanz bei der Anorexia nervosa mit im Spiele sehen, wobei wir negativ emotionelle Spannungen, wie sie bei langdauernden Konflikten auftreten, eine verursachende Rolle zuschreiben. Wir möchten in diesem Zusammenhang betonen, daß hypothalamische Funktionen nicht isoliert zu betrachten sind, sondern im Rahmen von Funktionssystemen. Das zeigen vor allem die Untersuchungen von *Chananaschwili* (1978), aus denen hervorgeht, daß faktisch das gesamte Nervensystem, besonders aber Gebiete des limbischen Systems, am pathologischen Nahrungsverhalten beteiligt sein können.

In letzter Zeit (*Lewin* et al., 1980; *Michalek* et al., 1981) wurde mittels der Methode der akralen Widererwärmung gezeigt, daß bei Anorexiapatienten auch eine Störung der Temperaturregulation vorliegt. Darüber hinaus konnten diese Autoren zeigen, daß die Parameter der Temperaturregulation die Normalisierungstendenz des Nahrungsverhaltens früher signalisieren als die Zunahme des Körpergewichtes von Anorexia nervosa-Patienten. Diese Beispiele zeigen, daß auch die Anorexia nervosa unter neuen Aspekten gesehen werden muß, wobei Dysfunktionen im limbischen System mit in Erwägung gezogen werden sollten.

Obgleich es noch viele offene Fragen in den Beziehungen Neurosen – psychosomatische Krankheiten gibt, wäre für die Perspektive schon aus konzeptionellen Gründen eine komplexe Betrachtungsweise erforderlich. Diesem Anliegen kommen in den letzten Jahren immer mehr Autoren nach (*Groß*, 1973; *Zülch* et al., 1977; *Fjodorow*, 1977; *Baumann* und *Hecht*, 1977; *Schaefer* und *Blohmke*, 1977; *Fjodorow*, 1977; *Henry* und *Stephens*, 1979; *Chananaschwili*, 1978; *Katzenstein*, 1980).

14.8. *Literatur*

Anochin, P. K.: Das funktionelle System als Grundlage der physiologischen Architektur des Verhaltensaktes. Jena 1967

Baumann, H., J. *Läuter,* Ch. *Gurk,* F. *Wolter,* F. *Grieger,* K. *Hecht*: Störungen bioelektrischer Informationsverarbeitungsphänomene unter belastender Lernsituation (Neokortex). Acta biol. med. germ. **27** (1971) 367–389

Baumann, H., K. *Hecht*: Quantitative evoked-potential-Analysen zur neurophysiologischen Charakterisierung von Fehlerprozessen in der experimentellen arteriellen Hypertonie-Pathogenese. Acta biol. med. germ **30** (1973) 675–696

Baumann, R.: Theoretische und klinische Aspekte der zerebro-viszeralen Regulationskrankheit arterielle essentielle Hypertonie. Dt. Gesundh. Wesen **29** (1974) 673–676

Baumann, R., Ch. *Graff*: Die Vergesellschaftung des Frühstadiums der essentiellen Hypertonie mit latenten und asymptomatischen diabetischen Kohlehydrat-Stoffwechseldefekten. Dt. Gesundh. Wesen **23** (1968) 1585–1633

Baumann, R., K. *Hecht* (Hrsg.): Streß, Neurose, Herz-Kreislauf. Berlin 1977

Belenki, L. J.: Über einige Wege der energetischen Absicherung der viszeralen Reaktionen und Spannungssituationen. Preceedings Symp Emotion and viszeral function. Baku 1974, p. 54

Brod, J.: Essentielle Hypertonie. Die Hämodynamik bei der essentiellen Hypertonie und beim emotionellen Streß. Therapiewoche **16** (1974), 1737

Brobeck, J. R., J. *Tepperman,* C. N. H. *Long*: Experimental hypothalamic hyperphagia in the albino rat. Yal. J. Biol. Med. **15** (1943) 831

Bykow, K. M., I. T. *Kurzin*: Kortiko-viszerale Pathologie, Berlin 1966

Chananaschwili, M. M.: Experimentelle Informationsneurose. J. wyssch. nerv. dejatl. **24** (1974) 675–682

Chananaschwili, M. M.: Pathologie der höheren Nerventätigkeit. Moskau 1978

Choinowski, S., T. *Hecht,* K. *Hecht,* K. *Treptow*: Bedingt-reflektorisches Lern- und Leistungsverhalten unter chronischer-sozialemotionaler Belastung von Albinoratten. Acta biol. med. germ. **27** (1972) 933–947

Delgado, J. M. R., B. K. *Amand*: Increase of food intake induced by elektrical stimulation of the lateral hypothalamus. Am. J. Physiol. **172** (1953) 162

Eiff von, A. W.: Zentralnervöse und psychosomatische Aspekte der Hypertonie. Med. Welt **25** (1974) 2077–2082

Eiff von, A. W.: Essentielle Hypertonie-Einführung in die Problematik der Hypertonie. Therapiewoche **24** (1974) 1713

Eiff von, A. W.: Essentielle Hypertonie. Georg Thieme Verl., Stuttgart 1967

Elkin, D. G. in: Ergebnisse der sowjetischen Psychologie. Berlin 1967. 173

Fjodorow, B. M.: Emotionen und Herztätigkeit (russ.) Moskau 1977

Friedmann, B. J.: Functional Cardiovascular Disease. Baltimore 1947

Girgis, M.: The distribution of acetylcholin-esterace enzyme in the amygdala and its role in aggressive behavior: In: Eleftherion, B. E. (Ed.): The Neurobioloty of the Amygdala. New York 1972

Göllnitz, G.: Neuropsychiatrie des Kindes- und Jugendalters. Jena 1975, 367

Gross, D.: Hypo- und Hypertonie. Stuttgart 1973. Therapie des Nervensystems Bd. 11

Hecht, K., R. *Baumann,* St. *Nitschkoff,* H. *Baumann,* M. *Poppei*: Der Einfluß von Streßfaktoren auf zerebro-viszerale Regulationsmechanismen als pathogenetische Konstellation bei der Entstehung der arteriellen Hypertonie. Erg. exp. Med. **21** (1976) 109–146

Hecht, K., K. *Treptow,* M. *Poppei,* T. *Hecht*: Ein Modell für die Entwicklung hyperton ausgelenkter Blutdruckdysregulationen durch fehlgesteuertes Lernen. Acta biol. med. germ. **27** (1971) 869—883

Hecht, K., S. *Choinowski*, D. *Kunde*, R. *Meyer*, V. *Moritz*, Th. *Schlegel*, K. *Wenzelides*, J. *Götze*: Lernen und chronobiologische Regulation nach experimentell verursachter Schädigung der Koronararterienwand von Albinoratten. Acta biol. med. germ. **35** (1976) 559—570

Henry, I. P., P. M. *Stephens*: Stress health, and the social Environment. New York, Heidelberg, Berlin 1977

Hess, W. R.: The Diencephalon. New York 1954

Hecht, K., P. *Oehme*, M. *Airapetjanz*: Neuropeptide in der Regulation. Ztschr. gesamt. inn. Med. und Grenzgebiete **35** (1980) 407—413

Hilton, S. M., A. W. *Zbrozyna*: Amygdaloid region for defence to the brain stem. J. Physiol. London **165** (1963) 160—173

Höck, K., W. *König*: Neurosenlehre und Psychotherapie. Jena 1979

Ingram, W. R.: Central Autonomic Mechanism. In: *Field*, J. (Ed.) Handbook of Physiology. Section 1. Neurophysiology 951—978, Washington D. C. 1960

Istamanowa, T. S.: Funktionelle Störungen der inneren Organe bei Neurasthenikern. Moskau 1958

Knappe, J., K.-D. *Dück*, G. *Strube*, H. *Holtz*, J. *Heinrich*: Komplexe epidemiologische Untersuchungen zur Erfassung der arteriellen Hypertonie im Zusammenhang mit metabolischen Störungen. 3. DSF-Symposium Berlin 1980

Lang, G. F.: Hypertoniekrankheit. Moskau 1950

Lewin, G., G. *Ehle*: Proceedings 28. Congres of IWPS, Budapest 1980

Lewin, G., M. *Michalek*, G. *Ehle*: Akrale Wiedererwärmung als Kriterium für die Verlaufskontrolle bei Anorexia nervosa. In: *Hecht*, K., M. *Poppei*, W. *Rüdiger*, K. *Seidel* (Hrsg.): ZNS, Entwicklung, Steuerung, Lernen. Berlin 1981, S. 547

Lindemann, M.: In: W. *Rüdiger* (Hrsg.): Lehrbuch der Physiologie. Berlin 1969, S. 564

Mjasnikow, A. L.: Hypertoniekrankheit. Moskau 1954

Moritz, V., R. *Baumann*, K. *Hecht*: Tierexperimentelle Untersuchungen der glykämischen Regulation an Ratten mit neurotisch-hypertoner Blutdruckdysregulation. Dt. Gesundh. Wesen **30** (1975) 749—751

Poppei, M., K. *Hecht*: Der Einfluß einer wiederholten Bewegungseinschränkung der lokomotorischen Reaktion auf den systolischen Blutdruck von Albinoratten. Acta biol. med. germ. **27** (1971) 297—306

Rubinstein, S. L.: Grundlagen der allgemeinen Psychologie. Berlin 1962. S. 586

Schaefer, H.: Gestaltwandel der Herzkrankheiten, Epidemiologie. Therapiewoche **24** (1974) 2215

Schaefer, H., M. *Blohmke*: Herzkrank durch psychosozialen Streß. Heidelberg 1977

Schaefer, H.: Physiologie der Blutdruckregulation und der arteriellen Hypertension. Therapiewoche **24** (1974) 1716

Siedeck, H.: Über die zeitlichen Verhältnisse der phasenförmigen Reizbeantwortung nach Pyrogeninjektion. Acta neurovegetat. **11** (1955) 94—99

Simonow, P. W.: Die Funktionen des limbischen Systems im Lichte der Informationstheorie (russ.) Symp. Emotion and visceral function-Proceedings. Baku 1974, 32—36

Stock, G., K.-H. *Schlier*: Die Bedeutung hypothalamischer und limbischer Kerngebiete für die Steuerung vegetativer Funktionen. Neurologie Psychiatr. **6** (1980) 15—19

Sudakow, K. V.: Emotioneller Streß als Hauptfaktor in der Pathogenese der arteriellen Hypertonie. Patol. Fiziol. i exp. Terap. **1** (1975) 3—11 (russ.)

Sudakow, K.: Emotioneller Streß als Hauptfaktor der Formierung experimenteller Neurosen. In: R. *Baumann*, K. *Hecht*: Streß, Neurose, Herz-Kreislauf. Berlin 1977, 74—79

Suworow, N.: Die funktionelle Überlastung der Nervenprozesse in kortiko-subkortikalen Strukturen bei experimentellen Neurosen. In: R. *Baumann,* K. *Hecht* (Hrsg.): Streß, Neurose, Herz-Kreislauf, Berlin 1977, 79—86

Sturm, A., W. *Birkmayer*: Klinische Pathologie des vegetativen Nervensystems. Jena 1976

Waldmann, A. V.: Funktionelle und neurochèmische Analyse viszeraler Reaktionen, welche emotionelle Spannungszustände verschiedener Modalität begleiten (russ.) Proceedings Symp. Emotionen and visceral function. Baku 1974, p. 7

Wedjajew, F. P.: Modelle emotioneller Streßzustände und ihre viszeralen Erscheinungsformèn (russ.). Proceedings Symp. Emotionen and visceral function. Baku 1974, p. 11

Weijn, A. M.: Wachsein und Schlaf. Leipzig 1974, S. 38

Zülch, K. J., W. *Kaufmann,* K.-A. *Hossmann,* V. *Hossmann*: Brain and Heart Infarct. Berlin, Heidelberg, New York 1977

15. Die Zeitregulation im Krankheitsgeschehen

(K. *Hecht*)

In den letzten Jahren rückte die Chronobiologie immer stärker in den Mittelpunkt der medizinischen Wissenschaft und Praxis. Es gibt kaum eine psychonervale Erkrankung, bei der nicht beständige Störungen biorhythmischer Prozesse, einschließlich des rhythmisch gegliederten Schlafes, auftreten. Auch die Neurosen gehen mit derartigen Symptomen einher, die bisher kaum oder gar nicht in der Neurosenlehre (Neurosendiagnostik) und Psychotherapie Berücksichtigung fanden. Ansätze gibt es in bezug auf die Musiktherapie (*Westien*, 1980). Hier aber größtenteils aus empirischer Sicht, nur in wenigen Fällen wissenschaftlich fundiert. Da sich nach dem heutigen Stand der Erkenntnis deutlich abzeichnet, daß im Adaptationsprozeß und in den Gesundheits-Krankheitsbeziehungen biorhythmische Phänomene eine wichtige Rolle spielen und in Zukunft spielen werden, möchten wir dieses Problem auch unter dem Aspekt der Neurosenlehre sehen, obgleich es noch an spezifischen Erkenntnissen fehlt.

Eine Einschätzung der Rolle von rhythmischen Körperprozessen gibt der sowjetische Kinderarzt *Tabolin* (1978) wie folgt: Eine richtige Charakterisierung der funktionellen Organisation des Organismus kann nur bei Kenntnis der Tagesrhythmen der physiologischen Prozesse erfolgen. Diese Kenntnisse stellen eine empfindliche Größe dar für die Differenzierung von Norm und Pathologie, von vererbten und erworbenen Krankheiten, für die Konkretisierung des Grades der Organ- bzw. Systemschädigung, für die Beurteilung des Zustandes des humoral-endokrinen Systems sowie für die Begründung der Effektivität der Therapie, die mit dem Rhythmus der Lebenstätigkeit des Organismus korreliert ist.

Bei erworbenen Krankheiten stellen sich die veränderten Tagesrhythmen der Parameter, die die Tätigkeit des geschädigten Organs charakterisieren, mit dem Abklingen des Prozeses wieder um. Bei vererbten Krankheiten (Enzymopathien) normalisieren sich die veränderten Rhythmen der physiologischen Prozesse mit dem Alter nicht. Anhand der Tagesrhythmen kann man die Schwere des Prozesses beurteilen. So ist bei einer Pneumonie mit einem günstigen Verlauf der Leukozytose und die Verschiebung zu den Stabkernigen in den Nachtstunden ausgeprägter. Bei einer konfluierenden und toxischen Pneumonie ist der Rhythmus, unabhängig von der Ausprägung der Leukozytose, monoton.

Die Rhythmen des hormonalen Systems kann man sowohl an Hand der Bestimmung der Hormone, ihrer Vorstufen und der Mediatoren in biologischen

Flüssigkeiten ermitteln als auch anhand der circadianen Tätigkeit des kontrollierten Organs oder eines, das ein Zwischenglied in der komplizierten Kette der neuro-hormonalen Regulation darstellt.

Die Effektivität der Therapie erhöht sich wesentlich bei Verordnung von Präparaten, die Analoge von endogenen Stoffen sind, und wenn sie in Übereinstimmung mit ihrem Rhythmus im Organismus oder dem Tagesrhythmus des physiologischen oder pathologischen Prozesses, auf den sie wirken, verabreicht werden.

15.1. Physiologische Aspekte der Chronomedizin und Chronobiologie

15.1.1. Biorhythmus und Zeitregulation

Raum und Zeit sind Existenzformen der sich bewegenden Materie. Der Organismus, insbesondere der der hochentwickelten Säuger, einschließlich des Menschen, bewegt sich als Ganzes nicht nur in den vierdimensionalen raum-zeitlichen Umweltverhältnissen, sondern ist selbst ein raum-zeitlich gegliedertes Objekt, das durch die Informations-Verarbeitungsmechanismen des Gehirns die Fähigkeit besitzt, die objektiv existierende Raum-Zeit-Dimension widerzuspiegeln. Diese raum-zeitlichen Dimensionen treten in biorhythmischen Funktionsabläufen in Erscheinung. Die organismuseigenen Rhythmen, auch Biorhythmen, Periodizitäten oder zyklische Verläufe von Körperfunktionen genannt, werden als ein Produkt der Auseinandersetzung des Organismus mit seiner Umwelt unter phylogenetischen und ontogenetischen Aspekten betrachtet. So stellte *Wacholder* (1955) zur Genese der Biorhythmen fest, daß es sich hierbei um das Ergebnis in Tausenden von Generationen vor sich gegangenen „Anpassungsprozeß“ handelt. *Bykow* und *Slonin* (1965) äußerten sich zu

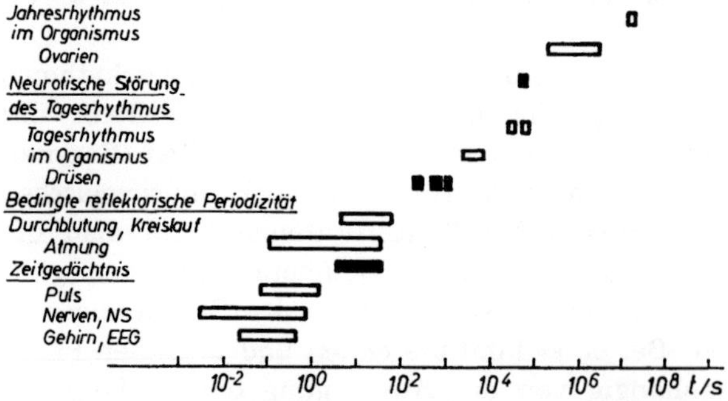

Abb. 15/1. Systematisierung der in höher entwickelten Organismen vorkommenden Periodizitäten aus dem von *Aschoff* aufgestellten und von uns nach eigenen Untersuchungen ergänzten Schema

dieser Frage, indem sie feststellten, daß die biorhythmischen Vorgänge eng mit dem äußeren Einfluß auf den Organismus verbunden sind und in Folge der Änderungen der Umweltbedingungen und der Anpassungsänderungen des Organismus entstehen.

Der zyklische Verlauf von Körperfunktionen gehört als ein Ausdruck der raum-zeitlichen Organisierung eines Organismus zu den Grundeigenschaften des Lebens. *Pawlow* (1953) verwies bereits auf die Bedeutung periodischer Prozesse der Hirntätigkeit für die Adaptation des Organismus und bemerkte, daß eine „rhythmische Tätigkeit besonders leicht und vorteilhaft ist".

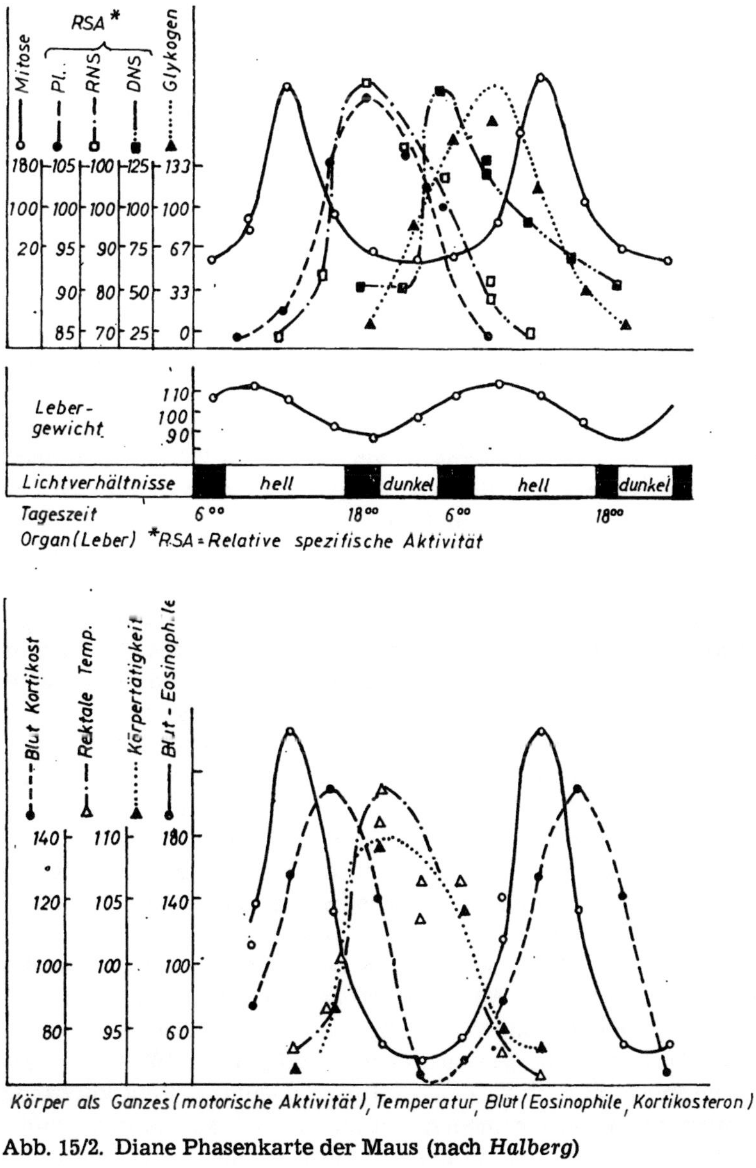

Abb. 15/2. Diane Phasenkarte der Maus (nach *Halberg*)

Aschoff (1959) begründete Sinn und Zweck der biorhythmischen Prozesse als Ausdruck einer ökonomischen Arbeitsweise des Organismus wie folgt:

1. „Der dauernde rhythmische Austausch kleiner Energiemengen (bzw. das rhythmische Schwingenlassen von Massen) ist häufig ökonomischer als die stoßweise, nicht rhythmische Entlasung von Energiespeichern (bzw. die Beschleunigung der Massen aus ihrer Ruhelage hinaus)."
2. „Rhythmische Prozesse sind vorteilhaft, wo immer die Synchronisation mehrerer Prozesse beabsichtigt ist."

Jede Erneuerung der verschiedenen Struktur- und Funktionseinheiten unterliegen regelmäßigen Zyklen. Diese Feststellung bezieht sich auf alle Regulationsebenen eines Organismus, von der molekularen bis zur Ganzheitsregulation. Die Synthese und der Abbau von Makromolekülen wie RNS und Proteine, die Entstehung von Zellorganellen, das Wachstum und die Teilung von Zellen sowie die Entwicklung, Fortpflanzung und das Altern eines Organismus erfolgen periodisch. Zyklische Abläufe von Lebensprozessen sind mit einem Frequenzspektrum von 10^{-4} bis 10^{8} Sekunden ausgewiesen.

15.1.2. Chronomedizin

Gegenwärtig spielt in der Chronomedizin und Chronobiologie, wahrscheinlich infolge seiner praktischen Bedeutung, der circadiane Rhythmus eine dominierende Rolle.

Unter „Chronobiologie" verstehen wir die Disziplin der Biologie, die sich mit den Beziehungen und Zusammenhängen von zyklischen Körperfunktionen sowie deren Wechselbeziehungen zu den vielfältigen zyklischen Einflüssen der Umwelt – sogenannten Taktgeber – beschäftigt.

Rhythmische Vorgänge der Umwelt (Taktgeber) können sowohl mit komplexen Verhaltensweisen des Gesamtorganismus als auch mit Funktionen einzelner Systeme, Synchronisationen einhergehen. Je straffer die Synchronisation in diesem Prozeß auftritt, um so besser ist die Adaptation des Organismus gewährleistet. Musikrhythmen können das motorische System zum Mitschwingen veranlassen. Die rhythmisch-psychomotorische Musiktherapie wird als eine gezielte Behandlung entwicklungsgeschädigter Kinder und Jugendlicher angewendet (*Göllnitz* und *Schulz-Wulf*, 1975). Mit Hilfe eines Metronomtickens ist es möglich, die Herzfrequenz (in einem bestimmten Bereich) zu verlangsamen oder zu beschleunigen (*Bateson/Celler*, 1972). Analog zur Chronobiologie verstehen wir unter „Chronomedizin" jede Disziplin der Medizin, die sich mit den Beziehungen und Zusammenhängen von zyklischen Körperfunktionen sowie deren vielfältigen zyklischen Einflüssen der Umwelt, einschließlich derer, die durch den gesellschaftlichen Charakter und die bewußte Handlungsweise des Menschen bedingt sind, beschäftigt. Mit spezifischen Ausrichtungen sind in die Chronomedizin Chronopathologie und Chronotherapie eingeschlossen.

In der Chronomedizin spielt die Desynchronose (*Hecht*, 1974; 1976) eine zentrale Rolle. Eine, beispielsweise durch einen interkontinentalen Flug kurzzeitig erfolgende Ortszeitveränderung um mehrere Stunden führt zur akuten Desynchronose. Hierbei handelt es sich um ein Erscheinungsbild, das auf Desynchronisation von zeitlichen Taktgebern der Umwelt und zyklisch ablaufenden Körperprozessen bzw. auf die Desynchronisation biorhythmischer Systeme des Organismus zurückzuführen ist. Die Symptome einer akuten Desynchronose bestehen in Befindensstörungen, Kopfschmerzen, Reizbarkeit, Benommenheit, Appetitlosigkeit, Diarrhoen, Herz-Kreislauf-Störungen, Dysmenorrhoen sowie Einschränkungen der körperlichen und geistigen Leistungsfähigkeit. Derartige Symptome bilden sich mit individuell unterschiedlicher Geschwindigkeit zurück, wenn die Reisenden längere Zeit an diesem Ort verweilen. Die Anpassung an den neuen Zeitrhythmus hängt von verschiedenen Faktoren ab. z. B. vom Gesundheitszustand, von der psychischen Anpassungsfähigkeit und vom Lebensalter.

15.1.3. Gesellschaftlicher Aspekt des Biorhythmus

Das Raum-Zeitproblem hat nämlich für den Menschen neben dem biologischen auch den sehr wichtigen gesellschaftlichen Aspekt, denn die menschliche Wahrnehmung als bewußter Akt ist historisch bedingt. „Die sinnliche Wahrnehmung des Menschen ist nicht nur ein sensorischer Akt, der durch die physiologische Natur der Rezeptoren bedingt ist, sie ist nur ein relativ unmittelbarer Akt des Erkennens der Welt durch den historischen Menschen" (*Rubinstein*, 1963). In der historischen Entwicklung des Menschen wurden durch die gesellschaftliche Tätigkeit neue Formen des gegenständlichen Seins und somit des Bewußtseins erzeugt. Infolgedessen erhielt auch die Raum-Zeit-Widerspiegelung des Menschen gesellschaftlichen Charakter. Dem Menschen ist es – im Unterschied zum Tier – deshalb möglich, viele der in seiner Umwelt befindlichen rhythmischen Prozesse, auch die aus dem sozialen, also aus dem gesellschaftlichen Bereich, bewußt zu beeinflussen und zu beherrschen. Zum Beispiel in Form eines regelmäßigen Arbeits- und Lebensablaufes, der Schichtarbeit, des Pausensystems usw. (*Marr*, 1966; *Hecht*, 1974) (Abb. 15/3).

Uhr	Montag	Dienstag	Mittwoch	Donnerstag	Freitag
7–8	Abstimmung mit gesellschaftlichen Organen	Post	Post	Post	Post
8–9	Post	Rapport vom Direktor für Produktion	Rapport vom Direktor für Technik	Rapport vom Direktor für Ökonomie	Rapport vom Direktor für Beschaffg. u. Absatz
9–10 10–11	Dienstbesprechung	Zeit für den Direktor für Produktion	Zeit für den Direktor für Technik	Zeit für den Direktor für Ökonomie	Zeit f. d. Direktor für Beschaffung und Absatz
11–12		Zeit für den Kaderleiter	Brettbesprechung in der Konstruktion	Zeit für den Hauptbuchhalter	Zeit für den Leiter der Gütekontrolle
12–13	maximal	(mit Kader-Gesprächen)	(Besprechung am Zeichenbrett)	Zeit f d Leiter der Abteilung Organisation u Rechentechnik	Zeit f. d. Leiter der Sicherheitsinspektion
13–14	Post	Post	Post	Post	Post
14–15	═══	Sperrstunde	═══	Sperrstunde	═══
15–16	═══	(Studium)	═══	(Studium)	═══

═══ = Zeit für sonstige Leitungsaufgaben, Betriebsbegehungen, Aussprachen mit Frauen und Jugendlichen, mit Neuerern usw., mit Betriebsangehörigen

Abb. 15/3. Beispiel einer Zeitplanung eines Direktors (nach *Marr*)

Zwischen dem Taktgeber-Biorhythmus-Komplex und dem Arbeitsstil bestehen enge Beziehungen, wobei der Rhythmuskomplex sowohl Grundlage als auch Mittel zur Gewährleistung des Arbeitsstils sein kann.

Unter Arbeitsstil verstehen wir die von persönlichen Eigenheiten bestimmte Art und Weise, wie ein Mensch seine Tätigkeit ausführt. Er umfaßt die Planung, die Organisation und die Weiterentwicklung des jeweiligen Arbeitsprozesses. Elemente des Arbeitsstils sind u. a.:
Zeitplanung;
Prognose;
Regelmäßigkeit im Arbeitsprozeß;
Ordnung;
Proportionierung der zu bewältigenden Aufgaben;
Zusammenarbeit mit anderen Kollektivmitgliedern;
Jeder Arbeitsprozeß soll rhythmisch ablaufen;
Bei jeder Arbeit ist Reihenfolge und System zu beachten;
Zwischen verschiedenen Arbeiten und zwischen Arbeit und Erholung ist richtig zu wechseln (sinnvolles und inhaltsreiches Pausensystem).

Gestörtes soziales Leben kann die Tagesrhythmik, z. B. die Schichtarbeit, belasten. Untersuchungen von *Chadwick-Jones* (1967) zufolge beklagten sich Beschäftigte eines Betriebes darüber, daß die durch Schichtarbeit bedingte Arbeitszeit mit ihren sozialen Aktivitäten außerhalb der Arbeitszeit kollidiert, worunter z. B. besonders ihre Kontakte zu ihren nicht in der Schichtarbeit stehenden Arbeitskollegen und zu ihren Freundeskreisen litten. Störungen in der Sexualität sowie im Familienleben infolge Schichtarbeit konnten *Mott* et. al. (1965) feststellen. *Taylor* et. al. (1972) verweisen auf mangelnde soziale Kontakte während der Nachtarbeit (kleinere Arbeitsgruppen, Fehlen von verschiedenen Kommunikationsbeziehungen usw.) sowie über eine größere Arbeitsunzufriedenheit.

Interessant ist eine Untersuchung von *Vollinder* und *Ohlström* (1971) in

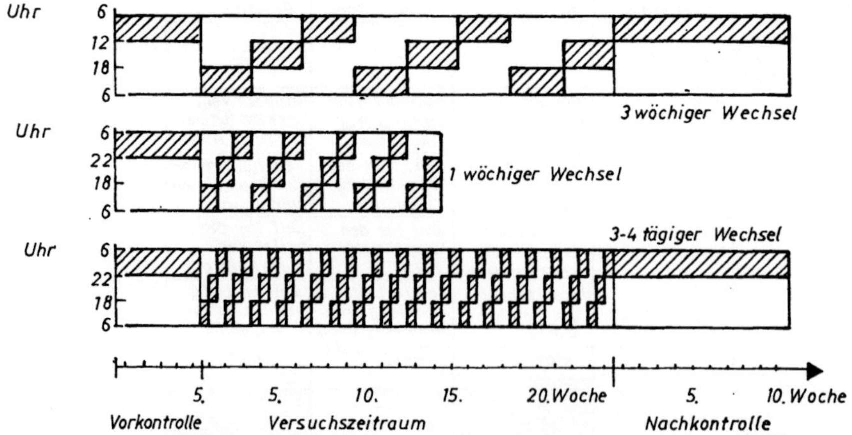

Abb. 15/4. Schema zur Einteilung des 24-Stundentages in Licht- (weiße Felder) und Dunkelphase (schraffierte Felder) für eine 5wöchige Vorkontrollzeit und 4 Versuchswochen mit wöchentlicher Umstellung des Hell-Dunkel-Regimes

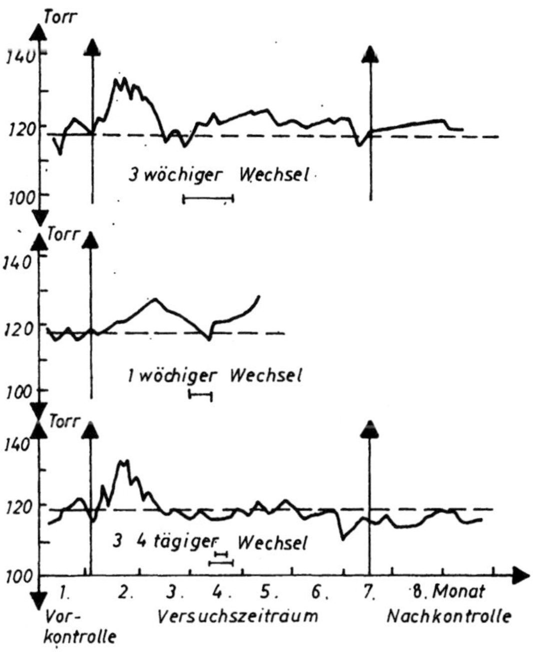

Abb. 15/5. Verläufe des mittleren systolischen Blutdruckes mit 3—4tägiger, wöchentlicher und 3wöchiger Umstellung

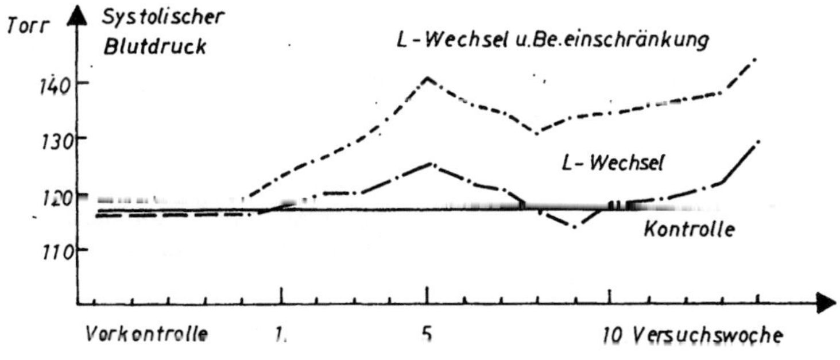

Abb. 15/6. Verläufe der Mittelwerte des systolischen Blutdrucks mit einem wöchentlichen Wechsel des Hell-Dunkel-Regimes mit und ohne intermittierter Bewegungseinschränkung (Hypokinese-Streß)

Schweden. Sie sahen Zusammenhänge zwischen subjektiv empfundenem Streß bei Arbeitsbeginn oder Schichtarbeit und nervösen Störungen. Das heißt, jene Versuchspersonen, die Schichtarbeit oder unregelmäßigen Arbeitsbeginn als Stressoren ansahen, hatten auch mehr Störungen der psychosomatischen Regulationsprozesse zu verzeichnen als solche Arbeiter, die die Schichtarbeit für eine normale Angelegenheit hielten. Folglich ist es beim Menschen möglich, mittels der bewußten Einstellung die zyklischen Körperfunktionen zu beeinflussen bzw. zu steuern (Abb. 15/4 bis 15/6).

15.1.4. Zur Genese des circadianen Rythmus

Aus dem Frequenzspektrum der Biorhythmen eines Organismus nimmt die circadiane Periodik eine hervorragende Stellung ein. Es gibt wohl keine andere biorhythmische Frequenz, die auch nur annähernd im Mittelpunkt des Interesses der Wissenschaft steht wie diese. Die Ursache hierfür ist vor allem in ihrer Praxisrelevanz zu sehen. Seit Anbeginn der Menschheit bestimmt der Wach-Schlaf-Zyklus das Leben. In Abhängigkeit vom Tag-Nachtregime bzw. Hell-Dunkel-Regime haben sich anatomische, physiologische und psychologische Grundlagen für den circadianen Rhythmus herausgebildet. Für jedes Individuum bildet sich der circadiane Rhythmus seiner Körperfunktionen in Abhängigkeit von der Ortszeit innerhalb der postnatalen Entwicklung heraus. Nach Auffassung von *Aschoff* (1966) und *Halberg* (1959) entstehen die circadianen Rhythmen auf der Grundlage eines Systems „vererbter, selbsterregter Oszillationen mit hierarchischer Ordnung durch exogene Zeitgeber“. Neben meteorologischen Einflüssen (Hell-Dunkel) Wetter; Klima) sind es beim Menschen vor allem zahlreiche soziale Faktoren sowie das menschliche Bewußtsein, welches Zeitgeberfunktionen ausüben. Nach der Geburt des Menschen vollzieht sich der Einschwingungsvorgang zum tagesrhythmischen Ablauf in der Weise, daß die endogene Periodik durch Zeitgeber so verändert wird, daß sie phasengleich mit der exogenen Periodik des Zeitgebers verläuft. Entsprechend der Bedeutung, die die jeweiligen Körperfunktionen für den Anpassungsprozeß des Organismus im gegebenen Lebensalter haben, entwickeln sich die tagesperiodischen Abläufe.

Aus der folgenden Übersicht sind einige Beispiele von Körperfunktionen über das erste Auftreten von statistisch gesicherten Tag-Nacht-Unterschieden im Säuglingsalter angeführt (nach *Hellbrügge* et al., 1964):

Körperfunktionen	Auftreten erster signifikanter Tag-Nacht-Differenzen
Körpertemperatur	2.– 3. Woche
Schlafen und Wachen	2.– 3. Woche
Pulsfrequenz	4.–20. Woche
Ausscheidungen von Urin	4.–20. Woche
Natrium	4.–20. Woche
Kalium	4.–20. Woche
Phosphat	16.–22. Woche
Kreatinin	16.–22. Woche

Im Laufe der postnatalen ontogenetischen Entwicklung bilden sich bei vielen Funktionen weitere circadiane Rhythmen heraus (Abb. 15/7, 15/8). Beim Erwachsenen finden wir dann tagesrhythmische Schwankungen der verschiedensten Körperfunktionen, die durch einen Gipfel (Maximum) und durch eine Senke (Minimum) gekennzeichnet sind. Infolgedessen wird die Reaktionsweise eines Individuums von den Maxima und Minima der Körperfunktionen be-

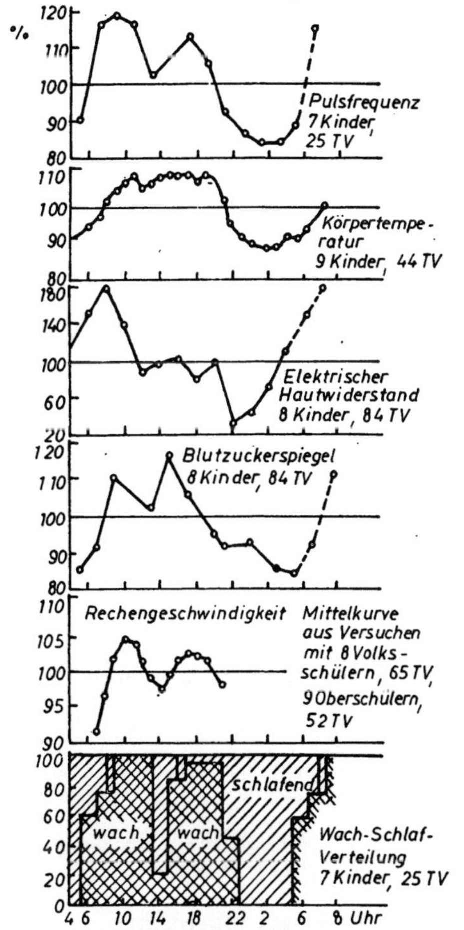

Abb. 15/7. Entwicklung einer circadianen 24-Stundenperiodik des elektrischen Hautwiderstandes in den ersten Lebenswochen (nach *Hellbrügge*)

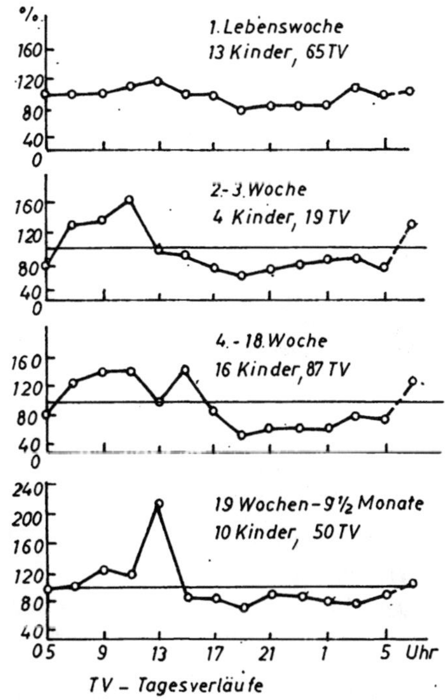

Abb. 15/8. Circadianer Phasengang einiger physiologischer Funktionen im Schulalter (nach *Hellbrügge* und *Rutenfranz*)

stimmt. Das betrifft die Leistungs- und Adaptionsfähigkeit als auch die Empfindlichkeit gegenüber sozialen, physikalischen und chemischen Umwelteinflüssen. Außerdem sind diese circadianen Erscheinungen für die Diagnostik von außerordentlicher Bedeutung. So konnte z. B. *Nieschlag* (1974) beim erwachsenen Mann einen circadianen Rhythmus von Testosteron im Plasma nachweisen und feststellen, daß in der ersten Tageshälfte die Werte um 20—40% niedriger liegen als im zweiten Tagesabschnitt. Er fordert mit Recht, daß es ratsam ist, in der Diagnostik sich nicht auf einen einzelnen Testosteronwert zu stützen, sondern zwei und mehr Proben zu analysieren, die zu verschiedenen Tageszeiten gewonnen wurden.

In der folgenden Aufstellung werden Beispiele von Zeitpunkten des Maximums und Minimums des circadianen Verlaufs von Leistungsparametern und

Körperfunktionen aus zahlreichen Literaturquellen (s. auch *Rensing,* 1973) ausgewiesen.

Geistige Leistungsparameter

Parameter	Zeitpunkt des Maximums	Zeitpunkt des Minimums
akustische Reaktionszeit	vormittags	nach Mitternacht
	nach Mitternacht	nachmittags bis abends
Schmerzempfindlichkeit	abends	frühmorgens
Patellarreflex	morgens	abends
Rechengeschwindigkeit bei Kindern	vormittags	mittags bis abends
Multiplikationsgenauigkeit	vormittags	nachts
Aufmerksamkeit bei geistiger Tätigkeit	vormittags	abends bis nachts
Fehlerhäufigkeit bei Schichtarbeitern	0–6.00 Uhr	06.00–24.00 Uhr
Fehlerhäufigkeit beim Zwangsbremsen von Lokomotivführern	03.00–15.00 Uhr	15.00–03.00 Uhr
Einschlafen am Steuer	21.00–06.00 Uhr	06.00–12.00 Uhr
	12.00–15.00 Uhr	15.00–21.00 Uhr
Aufmerksamkeit und Konzentration beim Maschineschreiben	vormittags	nachmittags bis abends
Zeitschätzung	nachts: verlängert	nachmittags: verkürzt
Körperfunktion		
EEG (Wach)	vormittags	nach Mitternacht
Koordination der Puls- und Atemfrequenz	0–06.00 Uhr	06.00–24.00 Uhr
Pulsfrequenz	nachmittags	nach Mitternacht
Blutdruck	abends	nach Mitternacht
Atemfrequenz	nachmittags	nach Mitternacht
Erythrozyten	tags	nachts
Eosinophile	nachts	mittags
Thrombozyten	nachts	mittags
Insulin im Blut	morgens	nachmittags
Adrenalin im Blut	tags	nachts
Glykogengehalt d. Leber	nachts	nachmittags
Gallensekretion	mittags	nach Mitternacht
Ausscheidungsfunktion der Niere		
Wasserausscheidung	tags	nachts
Calcium	tags	nachts
$H^{\cdot}$-Ionen	nachts	morgens
Kalium	tags	nachts
Natrium	tags	nachts
Phosphor	nachts	tags

Diese Angaben beziehen sich auf Mittelwerte und berücksichtigen nicht die individuellen Besonderheiten.

15.1.5. Typen des circadianen Rhythmus

Maximum und Minimum der circadianenen Verläufe von Körperfunktionen können nämlich bei den einzelnen Individuen zeitlich sehr unterschiedlich ausfallen. Die interindividuellen Differenzen in der Phasenlage der Circadianrhythmik sind verschiedentlich beschrieben worden. *Lambert* (1939) charakterisierte Morgentypen (Lerchen) und Abendtypen (Eulen). Untersuchungen über visuelle Beobachtungsleistungen (*Colquhoun,* 1960) ergaben, daß Introvertierte um 10.00 Uhr eine höhere Leistung vollbrachten als Extrovertierte. Bei den extrovertierten Probanden überwog nachmittags die Leistung. Bezüglich Schlafgewohnheiten wurden bei 20jährigen keine Unterschiede zwischen Intro- und Extrovertierten gefunden, während mit zunehmendem Alter die Introvertierten mehr zum Morgentyp und die Extrovertierten mehr zum Abendtyp tendierten.

Hamp (1961) fand auf der Grundlage tagesperiodischer Stimmungsschwankungen 20% ausgesprochene Morgentypen (Stimmungsmaximum am Morgen) und 30% Abendtypen. 50% der Untersuchten weisen keine offensichtliche Circadianschwankung der Stimmung auf.

Die Ursache für die Circadiantypen dürfte einerseits in der Embryogenese entstammen. So berichtet *Ehrström* (1973), „daß schwangere Frauen ein Tagesmaximum der Kindesbewegungen entweder am Morgen oder am Abend angeben." Andererseits wird darauf verwiesen, daß Neugeborene keine ausgeprägten circadianen Rhythmen aufweisen und daß diese sich erst im Laufe der postnatalen Entwicklung entsprechend der Notwendigkeit für den altersgemäßen Adaptationsprozeß herausbilden (*Sander,* 1974; *Hellbrügge,* 1972) Deshalb dürften Lebensgewohnheiten von früherer Kindheit, Familientraditionen in der Lebensweise – z. B. regelmäßige Nahrungsaufnahme und regelmäßige Schlafzeiten – ebenfalls bei der Herausbildung von circadianen Reaktionstypen nach dem Prinzip des bedingten Reflexes auf Zeit keine unbedeutende Rolle spielen (*Bykow,* 1954). Noch gibt es viele offene Fragen in bezug auf die circadianen Reaktionstypen. Dennoch scheinen sie für die Leistungshöhepunkte am Tage eine Rolle zu spielen (*Össberg,* 1963), (siehe auch Kapitel 12.).

15.1.6. Circadianrhythmus – ein bedingter Reflex auf Zeit?

Neurophysiologisch gesehen erfolgt die Herausbildung des Tagesrhythmus auf der Grundlage unbedingt-bedingt-reflektorischer Zeitprozesse. Der circadiane Rhythmus ist als ein bedingter Reflex auf Zeit oder genauer gesagt, als ein dynamischer Stereotyp derartiger zeitlicher bedingt-reflektorischer Prozesse aufzufassen, der sich infolge der Einflüsse und der Tätigkeit des Menschen in der Gesellschaft auf der Basis zeitregulatorischer Anlagen in einem Organismus herausbildet. Somit ist der tagesrhythmische Verlauf der meisten Körperfunktionen nichts anderes als ein komplizierter dynamischer Stereotyp, der im Laufe eines Organismus durch häufige Regelmäßigkeit sehr stark ausgeprägte stereotype Elemente ausweist, die sich im späteren Leben sehr schwer durch zeitliche Verschiebungen verändern lassen und andererseits auch dynamische

Elemente, die den Adaptationsprozeß des Individuums an Bedingungen des äußeren Milieus sehr flexibel gestalten können.

Unter einem bedingten Reflex verstehen wir grundsätzlich die „kleinste" unteilbar phänomenale Einheit des umweltverursachten Verhaltens, unter dem Prinzip des dynamischen Stereotyps die in gleicher zeitlicher Aufeinanderfolge von Handlungen und Tätigkeiten bestimmten Inhalts. Ein derartiger dynamischer Stereotyp, der jedem effektiven Leitungs- und Arbeitsstils, jedem Arbeits-, Sport- oder Gemeinschaftsrhythmus zugrunde liegt, kann bewußt, unter Nutzung der Erkenntnisse biorhythmischer Körperfunktionen, vor allem solchen der Gehirnfunktionen, ausgebildet werden. Da der circadiane Rhythmus vom Zentralnervensystem gesteuert wird und das menschliche Hirn über eine äußerste Plastizität verfügt, sind Voraussetzungen für das Trainieren bzw. Konditionieren biorhythmischer Tagesverläufe gegeben, die für die Gestaltung einer psychisch-physisch ausgewogenen Lebensweise bedeutungsvoll sein können. Kenntnisse über das Zusammenwirken verschiedener Elemente des biologischen Zeitgefüges sind aber dazu erforderlich.

Je flexibler, d. h. je mehr dynamische Elemente in den Tagesrhythmus eines Individuums eingehen, desto „biegsamer", zuverlässiger und widerstandsfähiger ist das Funktionssystem des Organismus, desto anpassungsfähiger ist er und umgekehrt: je größer der stereotype Anteil, desto unbeweglicher ist ein Organismus, womit seine Anpassungsfähigkeit eingeschränkt wird.

15.1.7. Circadianer Rhythmus und Motorik

Erkenntnisse über Beziehungen zwischen körperlicher Leistungsfähigkeit und dem circadianen Verlauf sind sowohl für sportliche Leistungen als auch für die körperliche Arbeit im Mehrschichtbetrieb außerordentlich bedeutungsvoll. Eine pauschale Beurteilung aller diesbezüglichen Untersuchungen unter verschiedensten Aspekten und unterschiedlichen Methoden zeigen, daß um die Mittagszeit (in weitestem Sinne), d. h. in der Zeit von 9.00 bis 15.00 Uhr die höchste Leistungsfähigkeit der menschlichen Muskelkraft zu verzeichnen ist, während nachts der Tiefpunkt der körperlichen Leistungen erreicht wird (*Smirnow,* 1974; *Skljartschik,* 1954; *Alexejew,* 1955; *Riek* und *Kaspareit,* 1976; *Reinberg,* 1971; *Kaneko* et al., 1968; *Voigt* und *Engel,* 1969).

Von dieser pauschalen Beurteilung des circadianen Tagesgangs der Muskelkraft gibt es jedoch zum Teil erhebliche individuelle Abweichungen, die von den verschiedensten Faktoren wie Trainingszustand, Ermüdung, emotionelle Erregbarkeit, individuellen Reaktionstyp und Alter bewirkt werden können.

Untersuchungen unter Laborbedingungen zur Beugekraft des linken Unterarmes ergaben, daß die größte Beugekraft des linken Unterarmes zwischen 19.00 und 24.00 Uhr liegt, während die geringste Muskelkraft zwischen 03.00 und 07.00 Uhr registriert wurde. Dieser tagesrhythmische Verlauf ist jedoch von Leistungsgipfeln, die gegen 09.00 und 15.00 Uhr festzustellen waren, überlagert. Eine statistische Analyse ergab, daß der rhythmische Tagesverlauf mit Perioden kurzer Wellenlängen (6—7 Stunden) überlagert war (*Rieck* und *Kaspareit.* 1976)

Einen nahezu phasengleichen Verlauf wies die Pulsrate auf, womit die Synchronisation von Muskelkraft und Pulsrate zum Ausdruck kam. Die Reaktionszeiten bei der Ausführung der Armbewegungen war von einem Tagesverlauf charakterisiert, der von vormittags bis abends die kürzesten und nachts die längsten Reaktionszeiten aufweist.

Bei der Beurteilung der Abhängigkeit der Muskelleistungen vom circadianen Rhythmus ist der Trainingszustand zu berücksichtigen. Aus Untersuchungen von *Demjanenko* (1954) und *Alexejew* (1955) geht hervor, daß langzeitig trainierte, stereotyp ablaufende komplexe motorische Reaktionen nur geringe, statistisch nicht gesicherte Tag-Nacht-Differenzen aufweisen, während bei untrainierten Personen weniger stereotyp gewordene Arbeits- und Sportbewegungen nachts erheblich schlechter ausgeführt werden als am Tage.

Schwierigkeitsgrad und Intensität einer motorischen Übung sind gleichfalls Faktoren, die den circadianen Rhythmus beeinflussen können. Zum Beispiel ist das Gelingen eines Bewegungsaktes, der sehr feine Bewegungen der einzelnen Muskelpartien erfordert, wie z. B. beim Turnen, trotz ausgedehntem Trainings in den Tagesstunden häufiger zu verzeichnen als in den Nachtstunden (*Smirnow*, 1954). Bezüglich der Intensität der Muskelkraft zeigten tagesrhythmische Untersuchungen, daß die Beugung der einen Hand mit geringer Kraft (10% der Maximalkraft) zu einem circadianen Verlauf der motorischen Reaktionszeit der anderen Hand führt, wobei nachts sowie am frühen Morgen Verlängerungen auftreten, während am Tage schneller reagiert wird. Erfolgte eine Verstärkung der Beugekraft der Hand (25% der Maximalkraft) dann hatte die motorische Reaktionszeit der anderen Hand zu allen Tageszeiten die gleiche Länge. „Folglich kann die durch die Tätigkeit hervorgerufene Intensitätszunahme der Nervenprozesse die bei weniger intensiven Belastungen zu beobachtenden Tagesschwankungen im Effekt der zentralnervalen Hemmung auszugleichen" (*Zimnizkaja* und *Chitin*, 1955).

Andere Untersuchungen erbrachten, daß die Verlegung sportlicher Tätigkeiten auf Tageszeiten, die für Versuchspersonen ungewohnt waren, zu Störungen des circadianen Verlaufs der motorischen Reaktions- und Leistungsfähigkeit führten, während die tagesrhythmischen Verläufe des Stoffwechsels und der Funktionen der inneren Organe unverändert blieben (*Skljartschik* 1954; *Wassiljew* et al., 1957). Diese Differenzen sind offensichtlich darauf zurückzuführen, daß die Funktionen des Zentralnervensystems und des mit ihm eng verbundenen motorischen Systems außerordentlich flexibel sind, während die Funktionen des vegetativen Nervensystems und der hormonellen Regulation über eine relativ geringe Beweglichkeit verfügen. Infolgedessen kann sich das Zentralnerven- und Muskelsystem schneller an veränderte Bedingungen anpassen als das Vegetativum. Diese Auffassung bestätigen auch Untersuchungen von *Skljartschik* (1954), der bei Nachtarbeitern keine wesentlichen Veränderungen im Rhythmus verschiedener vegetativer Funktionen feststellen konnte. Dagegen blieb das häufig beschriebene Absinken der Muskelkraft während des Nachtdienstes aus.

Tierexperimentelle Ergebnisse von *Stscherbakowa* (1949) unterstreichen das. Sie fand an Affen bei einer Umkehr des Beleuchtungs- und Ernährungsregimes, daß in der circadianen Periodizität die nervale und motorische Aktivität früher Veränderungen aufwies als die Körpertemperatur.

Die im ungleichen Tempo vor sich gehenden Veränderungen der circadianen Verläufe der zentralnervalen, motorischen und vegetativen Funktionen verbergen gleichzeitig adaptive und maladaptive Prozesse in sich. Von der periodischen Abstimmung (Synchronisation) dieser Funktionskomplexe, von denen das zentralnervale und motorische System vor allem Energie verbraucht, während das vegetative System in erster Linie Energieproduzent ist, scheint es abzuhängen, ob sich der Organismus an die neuen zeitlichen Umweltbedingungen anpassen kann oder nicht.

Der circadiane Verlauf der Leistungsfähigkeit der Motorik kann auch stark von emotionellen Reaktionen beeinflußt werden, die vor allem in Wettkampfsituationen auftreten. So wurde vor Trainingsläufen der Vorstartzustand von Sportlern geprüft. Bei Schwimmern war unter diesen Bedingungen der Sauerstoffverbrauch vor den Trainingsläufen in den Mittagsstunden größer als frühmorgens (*Smirnow,* 1954). Auch bei Skiläufern zeigen sich solche tagesrhythmusabhängige Reaktionen der Pulsfrequenz, der Körpertemperatur und des Blutdrucks in der Vorstartersituation bei Trainingsläufen. In den Wettkämpfen dagegen, die den Sportler in beträchtliche emotionelle Zustände versetzen können, sind die tageszeitlichen Veränderungen der Pulsfrequenz, der Körpertemperatur und des Blutdrucks sowie der Muskelkraft und der motorischen Reaktionszeit festzustellen. Folglich kann der circadiane Verlauf verschiedener Funktionen durch starke emotionelle Reaktivität nivelliert werden.

15.1.8. Empfindlichkeitszeitpunkt des Circadianen Rhythmus

Auf der Grundlage des circadianen Verlaufes von Stoffwechselprozessen scheint auch der Tageszeitpunkt der Nahrungsaufnahme für die Leistung eines Organismus eine Rolle zu spielen, wie es folgende Untersuchung von *Halberg* (1975) zeigen: Bei Versuchspersonen, denen die gesamte Tagesration von 2 000 Kalorien zum Frühstück gegeben wurde, stellte sich die gewünschte Gewichtsreduzierung sehr schnell und intensiv ein. Versuchspersonen einer anderen Gruppe, die die gleiche Tagesration zur Abendmahlzeit erhielten, hatten dagegen keine Veränderung ihres Körpergewichtes bzw. sogar eine Gewichtszunahme zu verzeichnen.

In zunehmendem Maße wird der Verabreichung von Medikamenten und toxischen Stoffen in Abhängigkeit vom Phasengang des circadianen Rhythmus Bedeutung beigemessen.

Mayersbach (1975) stellte bei der Verabreichung einer Dosis von 0,057 mg/kg Nikotin an Mäuse fest, daß die Mortalitätsrate 8% betrug, wenn er diesen Stoff morgens um 8.00 Uhr applizierte. Erfolgte die Applikation abends zu Beginn der Dunkelheit, dann starben 80% der Tiere. Phenobarbital (140 mg/kg) zeigt bei der Applikation am Morgen nur eine geringe Mortalitätsrate, abends zu Beginn der Dunkelheit verabreicht, starben alle Tiere an diesem Medikament. Selbst bei der Verabreichung einer LD_{50} der toxischen Substanz 605 wurden analoge Effekte erzielt. Ähnliche, von Empfindlichkeitszyklen des circadianen

Rhythmus abhängige Wirkungen fand *Berjoskin* (1977) bei der Anwendung von Zytostatika auf experimentell hervorgerufene Karzinome an Mäusen. Die Injektion von 50 mg/kg Cyclophosphain um 05.00 Uhr schränkte das Wachstum der Geschwülste um 26,2% ein. Erfolgte die Injektion dieses Zytostatikums am Abend, dann war nur eine mitotische Hemmung von 13,9% zu verzeichnen.

Haus et al. (1974) beschrieben derartige Tagesabhängigkeiten für die Wirkung von Röntgenstrahlen. 550 r um 16.00 Uhr an Mäuse verabreicht, führte bei allen Tieren zum Tode. Die gleiche Dosis gegen Mitternacht appliziert, hatte entweder überhaupt keine oder nur eine geringe Letalität zur Folge. Diese durch Tierexperimente erzielten Ergebnisse bestätigen sich auch beim Menschen. So erwies sich die Insulinwirkung nach *Möllerström* (1943) bei Diabetikern morgens gegen 04.00 Uhr am ausgeprägtesten. Zu ähnlichen Erkenntnissen kam *Weijn* bei der Behandlung von psychisch Kranken mit Schilddrüsen- und Nebennierenrindenhormonen. In einigen sowjetischen Kliniken wird seit einigen Jahren die Dosis von Medikamenten in Abhängigkeit vom Phasengang des 24-Stunden-Rhythmus vorgenommen.

Neben dem circadianen Rhythmus spielen im Organismus auch Periodizitäten anderer Frequenzen eine Rolle.

15.1.9. Zur Wirkung meteorologischer Rhythmen

Nicht unbedeutend für die Leistungsfähigkeit eines Menschen sind Luftionisation und elektromagnetische Felder. Das System der Erdoberfläche – Ionosphäre besitzt Wellenleiter-Eigenwerte im VLF-Gebiet (very low Frequences) von 1–100 KHz, die durch elektrische Entladung in der Troposphäre (Gewitter, Mikrogewitter) angeregt werden. Die Angriffsflächen für die „Atmospherics" (Wetter, Klimawechselerscheinungen zwischen Bereichen verschiedener Bodenleitfähigkeit und Orographie) sollen von der Synapsenspalte im Rezeptorenkomplex gegeben sein, da der Relaxionsbereich der K-Na-Pumpe an den Synapsenspalten im VFL-Gebiet liegt (*Eccles*, 1964).

Dieser physiologische Mechanismus könnte durchaus das objektive Kriterium für die „Wetterfühligkeit" sein.

Das Magnetfeld der Erde weist bekanntlich eine Frequenz von 8–16 Schwingungen in der Sekunde auf. Es wird daher angenommen, daß der Grundrhythmus des EEG, der Alpha-Rhythmus, mit diesen exogenen Perioden zusammenhängt.

Lebedew (1969) stellte folgende Versuche an: Versuchspersonen, von denen ein EEG abgeleitet wurde, erhielten rhythmische Reize appliziert, die unter bzw. über der Frequenz des in Ruhe registrierten individuellen Alpharhythmus lagen. Das EEG adaptierte sich an diese exogene Frequenz. Gleichzeitig wurden Zeitschätzungen vorgenommen. Hierbei zeigte sich, daß die Probanden bei einer Frequenzzunahme der Biopotentiale des Gehirns das Zeitintervall unterschätzten, während sie es bei einer Frequenzabnahme überschätzten. Erste Untersuchungen ergaben, daß bestimmte Industriezweige künstliche elektromagnetische Felder schaffen, die sich je nach ihren Eigenschaften positiv oder negativ auf die Leistung der Werktätigen auswirken können.

15.1.10. Emotionen und Zeitregulierung

Zwischen Emotionen sowie Zeitregulierung und -orientierung bestehen ebenfalls Beziehungen. Es kann immer wieder festgestellt werden, daß Emotionen dem Menschen die Zeit subjektiv kürzer oder länger erscheinen lassen. So ergaben experimentelle Untersuchungen, daß ein Mensch, der positiven Emotionen unterliegt, Zeitintervalle unterschätzt, der subjektive Zeitablauf ist bei ihm beschleunigt. Bei negativen emotionellen Erlebnissen werden infolge einer subjektiven Verlangsamung des Zeitverlaufes Zeitintervalle überschätzt. Aus diesem Grunde können z. B. unter Angstreaktionen Fehlentscheidungen getroffen werden, weil der Betroffene glaubt, daß eine viel längere Zeit verstrichen ist, als es die Wirklichkeit ausweist. Im Zusammenhang mit Flugzeugunfällen sind solche Erscheinungen öfter beobachtet worden. Fallschirmsprünge mit verzögerter Öffnung haben manchmal infolge von Angstreaktionen und die damit verbundene Zeitverschätzung des Springers unmotivierte Reaktionen zur Folge. Aufschlußreich sind folgende Untersuchungen von *Ponomarjow* (1958): Er untersuchte an Schülern einer Fliegerschule den Beginn der Feuereröffnung auf Bodenziele. 44% der Schüler begannen vorzeitig zu feuern. *Ponomarjow* führte das auf eine überflüssige Rückversicherung zurück, die sich mit der Furcht verbindet, das Feuer nicht rechtzeitig zu eröffnen. Diese Vermutung versuchte er mit folgendem Experiment zu belegen: Die Probanden hatten die Aufgabe, eine Stoppuhr an einem festgelegten Teilstrich anzuhalten. Nach einem gewissen Training erhielt die eine Gruppe Brom, die andere Koffein verabreicht. Es zeigte sich, daß bei der ersten Gruppe die Uhren vorzeitig, bei der anderen Gruppe (Koffein) verspätet angehalten wurden. Bezugnehmend auf entsprechende Ergebnisse von *Pawlow* (1953) schlußfolgerte er daraus, daß die Überschätzung von Zeitabschnitten bei einer Furcht oder Angst ihre Ursachen in der Störung des Gleichgewichtes der Nervengrundprozesse — Erregung und Hemmung — hat.

15.2. Zeitliche Regulation im Bereich der Neurowissenschaften

Die Grundfunktionen des Gehirns verlaufen rhythmisch und in den biorhythmischen Funktionsabläufen sehen wir den Ausdruck der Widerspiegelung raum-zeitlicher Prozesse in der Organismus-Umwelt-Beziehung. Jeder Informationsfluß aus dem äußeren und inneren Milieu eines Organismus erfolgt über die Rezeptoren und afferenten Leitungsbahnen zum Zentralnervensystem in räumlich-zeitlicher Anordnung. Die rhythmische Arbeitsweise des Gehirns sichert solche wichtige Funktionen wie das Lernen und das Gedächtnis, die Zeitwahrnehmung und die Afferenzsynthese, die Emotionen und die zentralnervale Steuerung vegetativer, endokriner und somatischer Regulationen.

15.2.1. Zeitwahrnehmung, Zeitgeber, Biorhythmen

Neurologische Befunde und psychophysiologische Untersuchungen lassen darauf schließen, daß es beim Menschen und beim Tier keine speziellen Analysatoren für die Zeitwahrnehmung und die Zeitregulation gibt. Diese Funktionen sollen durch das Zusammenspiel verschiedener Analysatoren auf der Grundlage rhythmischer Abgemessenheiten funktioneller Vorgänge gewährleistet werden, wobei vor allem den kinästhetischen aber auch den akustischen und optischen Analysatoren vorrangige Bedeutung zugeschrieben wird. So lassen sich Beziehungen zwischen Zeitwahrnehmung und rhythmischen Funktionen des kinästhetischen Analysators besonders eindrucksvoll nachweisen (*Elkin,* 1967). Bei derartigen Untersuchungen zeigte sich, daß rhythmische Applikationen von akustischen Stimuli (Metronomticken) die Wahrnehmung dieser Umweltrhythmen mit eigenartigen motorischen Begleiterscheinungen in Form von rhythmischen Bewegungen des Kopfes, der Extremitäten, des Rumpfes oder/und des Sprechapparates einhergehen. Hierbei läßt sich eine akzentuierte Bewegungsrhythmik nachweisen, welche der Skandierung der wahrgenommenen Reizreihe entspricht und die gleichzeitig die Adäquatheit der Rhythmusproduktion verstärkt. Von Bedeutung ist desweiteren, daß diese rythmische Begleiterscheinung sogar durch die geistige Vorstellung der motorischen Aktivität ausgelöst werden kann. Damit ist erwiesen, daß der *Carpenter*-Effekt ganz besonders auf die Rhythmik motorischer Systeme zutrifft. Erkrankungen des zentralen motorischen Systems, zum Beispiel bei Enzephalitis, gehen nicht nur mit Veränderungen in der Zeitwahrnehmung einher, sondern auch mit der Auflösung der rhythmisch induzierten motorischen Begleiterscheinungen. Überhaupt zeigt die Zeitwahrnehmung sowohl bei verschiedenen lokalen Ausfallerscheinungen des Gehirns als auch bei generalisierten Funktionsstörungen des ZNS (Neurosen, Psychosen) Abweichungen von der Norm. Beim Nachweis gestörter Zeitwahrnehmung ist gewöhnlich auch eine Störung der Biorhythmik, und zwar nicht nur in den Hirnfunktionen, sondern auch in dem vom ZNS kontrollierten vegetativen und endokrinen Systemen zu erkennen (*Elkin,* 1967).

Die physiologische Grundfunktion der Zeitwahrnehmung wird in den sogenannten spontanaktiven Neuronen des Gehirns gesehen. Unter diesen sind verschiedene Typen hinsichtlich ihrer Konstanz und Beeinflußbarkeit zu unterscheiden. Für die innere Zeitgeberfunktion werden solche spontanaktiven Neuronen verantwortlich gemacht, welche über eine hohe Konstanz der Impulsintervalle verfügen, wie zum Beispiel Neuronen der copora mamillaria (*Winogradowa,* 1970). Die Impulsintervalle dieser spontanaktiven Neuronen werden mit 60—130 Impulsen/Sekunde angegeben. *Pöppel* (1971) fand bei Experimenten mit subjektiv erzeugten Zufallsreihen von Zahlen bei Menschen Zeiteinheiten von 4—7 Sekunden.

15.2.2. Periodizitäten und Lernen

Einem der Mechanismen, die im ZNS zu anhaltender rhythmischer Entladungstätigkeit von Zellen führen, liegt die Verschaltung von Erregungskreisen zugrunde, das heißt Verschaltungen von funktionellen Neuronennetzen, die bei rezeptiver Stimulation einen zirkulären Charakter annehmen, was besonders bei Lernprozessen auffällig zu beobachten ist.

Barker und *Carpenter* (1970) fanden z. B. rhythmische Verläufe im Minutenbereich bei der Hirntemperatur und bei Antworten von zwei Neuronen. Dabei wurden Zustände streng gekoppelter, aber auch ungekoppelter Periodizitäten festgestellt.

Rhythmische Muster der Antworten einer einzelnen Einheit im retikulären Bulbus mit Periodizitäten von mehreren Stunden während einer exogenen Reizung (photische Stimulation) beschrieben *Scheibel* und *Scheibel* (1965). Eine Relation zwischen diesem Rhythmus und dem Wach-Schlafzustand war in dieser Versuchsanordnung nicht gegeben.

Eine EEG-Analyse durch *Adey* (1970) während der Ausbildung eines bedingten Nahrungsreflexes einer Katze ergab, daß mit zunehmender Ausbildung des bedingten Reflexes rhythmische Verläufe im EEG mit Frequenzen im Minutenbereich deutlich werden.

Hecht et al. (1972) konnten mit der Entwicklung eines bedingten lokomotorischen Abwehrreflexes an der Ratte gleichfalls eine zunehmende Rhythmisierung von Minutenperiodizitäten und eine Verstärkung des Kopplungsgrades, der am Prozeß beteiligten Komponenten, während des Lernens beobachten.

Die Entdeckung der periodischen Gliederung des Schlafes ermöglichte nicht nur die qualitative Beurteilung des Schlafes, sondern schuf auch Voraussetzungen für die stärkere Beachtung ultradianer Rhythmen. Ultradiane Periodizitäten lassen sich in den verschiedenen Funktionen des ZNS und des neuroendokrinen Systems nachweisen, z. B. als Sekretionsperioden des Cortisols (*Hellman* et al., 1970), die mit den REM-Phasen des Schlafes bzw. mit dem Basis-Ruhe-Aktivitätszyklus korrelieren: Rhythmen im Minutenbereich, die sich in den verschiedenen Funktionen des ZNS nachweisen ließen, fanden in den letzten Jahrzehnten besonderes Interesse an der Neurophysiologie (*Hecht* et al., 1977).

15.2.3. Minutenrhythmen (Physiologische Aspekte)

Periodizitäten im Minutenbereich sind in Regulationsprozessen der verschiedensten Integrationsebenen des Organismus nachgewiesen worden. Bei den Untersuchungen der periodischen Verläufe dieses Frequenzbereiches werden verschiedene Ziele verfolgt. So wird einerseits der Suche nach den Oszillatoren, vor allem auf den molekularen und zellulären Regulationsebenen, größte Aufmerksamkeit geschenkt. Die bisher erzielten Ergebnisse bestärken die Auffassung, daß „die Regulation metabolischer bzw. epigenetischer Prozesse, einschließlich der Proteinsynthese" für die Ursache dieser und anderer Schwingungen in Frage kommen (*Eling*, 1967; *Sinz* und *Isenberg*, 1970).

Der aus diesen Erkenntnissen abzuleitende endogene Charakter der Periodizitäten im Minutenbereich führte andererseits zu Untersuchungen, die den regulatorischen Aufgaben dieser Schwingungen Bedeutung beimessen. Die außerordentliche Frequenzvariabilität, insbesondere der sprunghafte oder gleitende Übergang zu multiplikativen bzw. demultiplikativen Wellenlängen auf der Grundlage ganzzahliger Beziehungen dieses biorhythmischen Frequenzbereiches dürfte das Interesse der Forscher für den regulatorischen Aspekt geweckt haben (*Donhoffer* et al., 1957; *Hecht* und *Peschel*, 1964; *Kellerova*, 1964; *Hecht* und *Peschel*, 1965; *Gummerer*, 1965; *Treptow* et al., 1972; *Hecht* et al., 1972; *Sinz* und *Isenberg*, 1972; *Sinz* et al., 1975).

Obgleich derartige Periodizitäten auch an isolierten Organen, z. B. am Darmpräparat (*Golenhofen* und *von Loh*, 1970; *von Loh* und *Golenhofen*, 1970) nachgewiesen werden konnten und daraus geschlossen wird, daß der nervale Einfluß nicht unbedingt Voraussetzung für das Auftreten der Schwingungen sein muß, kann die nervale Steuerung von Frequenzveränderungen und Phasenkopplung periodischer Verläufe von Körperfunktionen nicht außer Frage gestellt werden (*Drischel*, 1972; *Hildebrandt*, 1967; *Hecht* et al., 1972; *Sinz* und *Stebel*, 1970). Diese Auffassung wird auch dadurch bestärkt, daß im letzten Jahrzehnt im größeren Umfange als bisher Periodizitäten im min-Bereich in zentralnervalen Prozessen selbst nachgewiesen werden konnten. Zum Beispiel beobachtete *Berezowskij* (1963) derartige periodische Schwankungen bei der Temperaturregulation der motorischen Hirnrinde von Hunden, *Barker* und *Carpenter* (1970) bei Gehirntemperaturmessungen und Antwortreaktionen von Neuronen im sensomotorischen Cortex, *Lissak* (1964) bei der im EEG kontrollierten Aufmerksamkeitsreaktion, *Sinz* und *Stebel* (1970) bei Leistungsschwankungen des Kurzzeitgedächtnisses des Menschen, *Kellerova* (1964) bei vegetativen bedingt-reflektorischen Vorgängen am Menschen und *Hecht* und *Peschel* (1964) bei den Latenzzeiten des „nichterlöschbaren" bedingten Fluchtreflexes an Albinoratten. Der bedingte Reflex (die Bezeichnungen bedingter Reaktionskomplex bzw. bedingt-reflektorisches Verhalten würden diesen Vorgang besser charakterisieren), der zugleich Gegenstand und Methode der Forschung ist, bietet für die Untersuchung der Wechselbeziehungen zwischen dem ganzheitlichen Organismus und der Umwelt günstige Voraussetzungen. Die Einbeziehung des Regelkreisprinzips in die Betrachtungsweise beding-reflektorischer Prozesse bzw. von Verhaltensweisen durch *Anochin* (1949) (rückläufige Afferentation) sowie *von Holst* und *Mittelstaedt* (1950) (Reafferenzprinzip) eröffnete völlig neue Aspekte für die neurophysiologische und Verhaltensforschung. Unter diesen Bedingungen gewinnt der bedingte Reflex als „kleinste unteilbare phänomenale Einheit des umweltverursachten Verhaltens" (*Rüdiger*, 1967) auch für das Studium periodischer Funktionsabläufe in dem Organismus-Umwelt-Kommunikationsprozeß an Bedeutung. Nicht zuletzt auch deshalb, weil bei jedem bedingt-reflektorischen Vorgang die von *Pawlow* (1953) beschriebenen Phänomene des „bedingten Reflexes auf Zeit" und des sich aus räumlich-zeitlichen Anordnungen des Reiz-Reaktions-Verhältnisses ergebenden dynamischen Stereotyps mit hineinspielen. Da das bedingt-reflektorische Verhalten in der Rhythmusforschung bisher wenig Beachtung fand, möchten wir zum besseren Verständnis nachfolgend einige grundlegende methodische Probleme des von uns verwendeten bedingt-reflektorischen lokomotorischen Abwehrreflexes darlegen.

Bedingte Reflexe an Albinoratten werden entweder durch Bestrafungsstimuli oder Belohnungen ausgearbeitet. In der Bestrafungssituation hat das Tier die Aufgabe, durch ein vorgegebenes Signal die Vermeidung der Bestrafung zu erlernen. Wir verwendeten für unsere Untersuchungen mittels der bedingt-reflektorischen lokomotorischen Abwehrmethode eine Variante der Vermeidungsreaktion. Das Tier mußte entsprechend der gestellten Forderung in der von *Hecht* und *Bielecke* (1960) entwickelten Spezialkammer nach der Verabreichung eines elektrischen Reizes eine Strecke von 40 cm zurücklegen, um mittels Hebeldruck diesen Bestrafungsstimulus auszuschalten. Diese Reaktion wurde unter Verwendung akustischer und optischer bedingter Signale konditioniert. Auf diese Weise erlernte es das Tier, unmittelbar mit Verabreichung des bedingten Signals mittels Hebeldruck die Bestrafung, d. h. die elektrischen Reizungen, zu vermeiden. Vollzog das Tier in der vorgeschriebenen Zeiteinheit von 5 s nach der Applikation des bedingten Stimuli nicht die lokomotorische Abwehrreaktion, so erfolgte eine Bekräftigung des bedingten Reflexes durch eine Bestrafung, die das Ziel hatte, das Tier zur lokomotorischen Abwehrreaktion zu veranlassen. Gewöhnlich war nach 50 bis 100 applizierten Reizen keine Bekräftigung mehr erforderlich, weil dieser motorische Abwehrreflex „unauslöschbar" wurde (*Knoll* et al., 1955; *Hecht*, 1964). Es wird daher angenommen, daß der nur durch mittelstarke unbedingte (elektrische) Reize auszulösende bedingte motorische Abwehrreflex lediglich eine Anlasserfunktion ausübt und daß die ausschließlich mit einem bedingten Reiz ausgelöste motorische Reaktion ein ständiges Training der koordinierten motorisch afferenten, motorisch efferenten und propriorezeptiv-reafferenten Vorgänge und somit eine Selbstbekräftigung des bedingten motorischen Reflexes bewirkt. Infolgedessen werden die motorischen Areale im zentralen Analysen-Synthese-Prozeß zu einem dominanten Erregungsherd (*Pickenhain*, 1959). Der „unauslöschbare", sich durch die motorische Reaktion immer wieder selbstbekräftigende bedingte motorische Abwehrreflex wies außerdem noch ein anderes Phänomen aus: Wenn wir bei den Versuchstieren mit Serien von 100 bzw. 200 bedingten Reizen, die in einhalbminütigen Intervallen appliziert wurden, wiederholt die lokomotorische Abwehrreaktion auslösten, zeigten die gemessenen Reaktionszeiten einen annähernd wellenförmigen Verlauf, d. h. Abschnitten mit kürzeren Reaktionszeiten folgten solche von längerer Dauer. Dieser periodische Verlauf zeigte sich auch dann, wenn die bedingten Reaktionen in unregelmäßigen Intervallen von $1/2$ bis $2^1/_2$ min hervorgerufen wurden. Dieser Befund läßt darauf schließen, daß die Periodizitäten nicht das Produkt von exogenen Taktgebern sein können.

In beiden Versuchsvarianten ließen sich mittels Autokorrelationsfunktion Wellenlängen von etwa 7 min nachweisen. Die Autokorrelationsanalyse verwendeten wir vorwiegend zum Nachweis der periodischen Verläufe. Die Größen der schraffierten Flächen außerhalb der 95%-Signifikanzgrenze wurden summiert, um eine zusammenfassende Aussage für eine Versuchstiergruppe durch die Zuweisung zur entsprechenden Periodenlänge zu ermöglichen (Abb. 15/9).

Durch eine besondere methodische Anordnung war es bei unseren Untersuchungen möglich, zwei Größen automatisch zu registrieren, die cerebrale und motorische Reaktionszeit. Damit waren wir in die Lage versetzt, auch Synchronisationsvorgänge der Periodizitäten zu beobachten.

Die cerebrale Reaktionszeit, gemessen vom Beginn des bedingten Reizes bis zum Beginn der lokomotorischen Reaktion, gestattet uns eine Aussage über die Zeit der Perzeption und der Afferenzsynthese. Die motorische Reaktionszeit

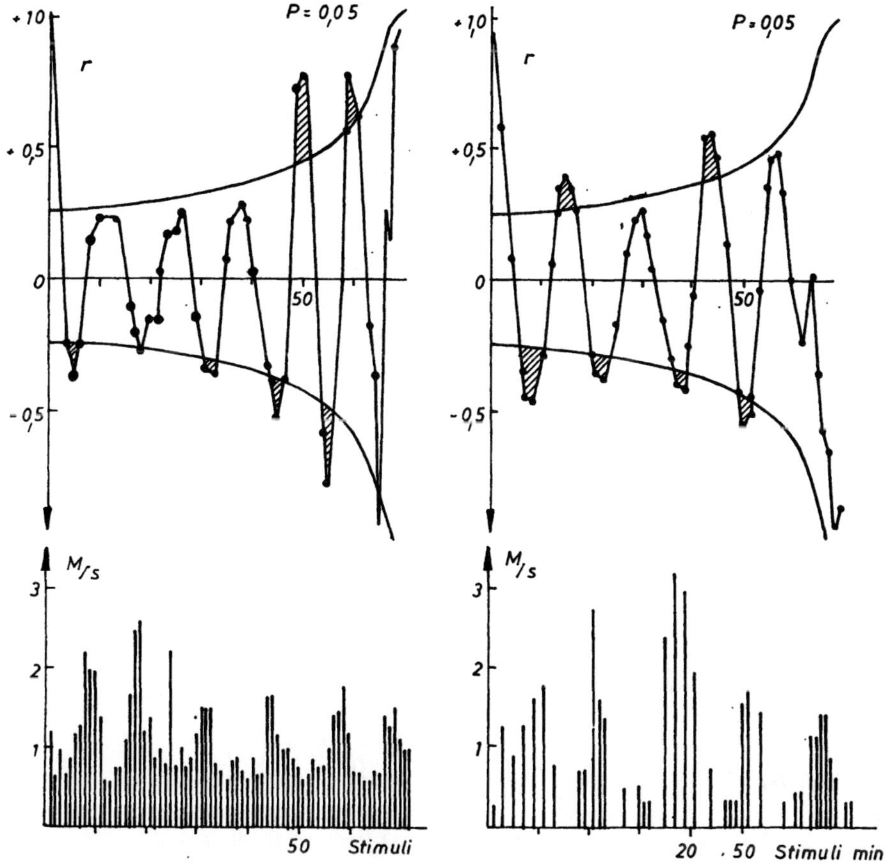

Abb. 15/9. Gemessene (unten) und autokorrelierte Werte (oben) der cerebralen Reaktionszeiten des bedingten lokomotorischen Abwehrreflexes bei regelmäßiger (links) und unregelmäßiger (rechts) Reizgabe. Mittels Autokorrelation ließen sich am vorliegenden Beispiel Wellenlängen von etwa 7 Minuten verifizieren (nach *Hecht* et al.)

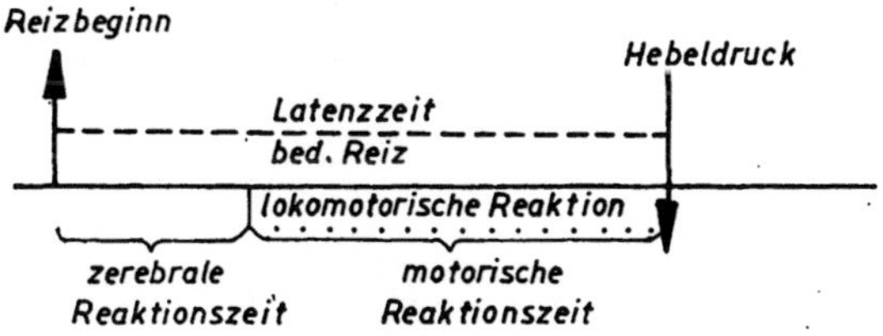

Abb. 15/10. Schema für die Zeitabhängigkeit der Meß und Auswertegrößen des bedingt-reflektorischen Abwehrreflexes

umfaßt die Zeit vom Start der lokomotorischen Reaktion, die über eine Strecke von 40 cm ausgeführt werden muß, bis zu einem Hebeldruck. Die umfaßt das auf die Motorik bezogene Efferenzintegral (Abb. 15/10).

Zum sicheren Erkennen der Periodizitäten benutzten die Autoren die Autokorrelationsfunktion und das aus ihr berechnete Leistungsdichtespektrum. Stellt sich ein hoher Gipfel des Leistungsdichtespektrums dar, dann konzentriert sich die Leistung auf eine vorherrschende Frequenz.

Ein ausgebildeter und gefestigter bedingter lokomotorischer Abwehrreflex zeigte unter physiologischen Bedingungen gewöhnlich einen synchronen Verlauf beider Größen.

Eine derartige Synchronisation zwischen diesen beiden Größen bildete sich in den frühesten Entwicklungsstadien eines bedingten Reflexes aus. In der Abbildung 15/11 sehen wir eine Phasenkopplung des periodischen Verlaufs von cerebralen Reaktionszeiten und motorischen Reaktionszeiten im Frühstadium der Entwicklung des lokomotorischen bedingten Abwehrreflexes. Diese Phasenkopplung spiegelt sich sowohl in den gemessenen Reaktionsdaten als auch

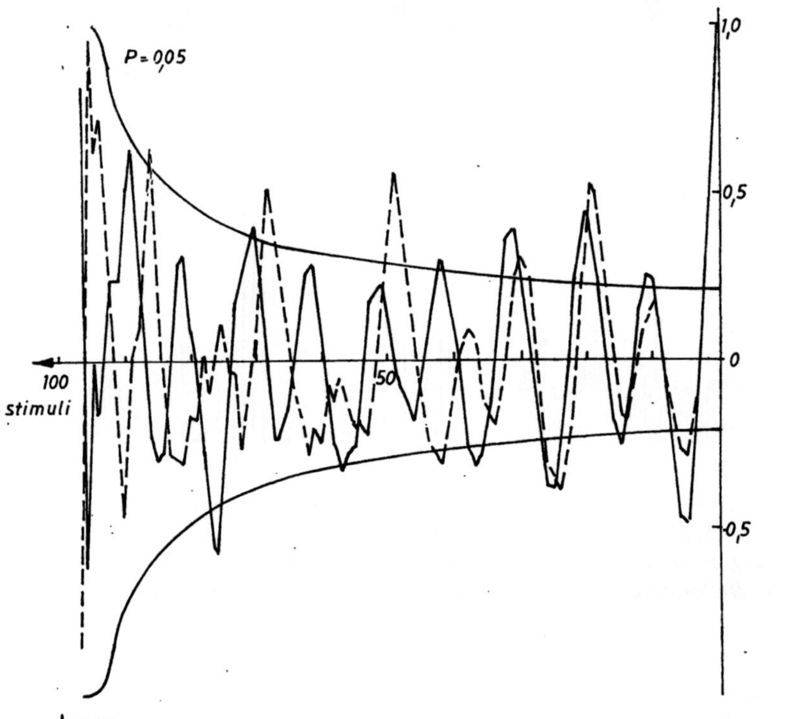

Abb. 15/11. Phasenkopplung des periodischen Verlaufs von cerebralen Reaktionszeiten (————) und motorische Reaktionszeiten (– – – – – –) des bedingten lokomotorischen Abwehrreflexes mit den entsprechenden Autokorrelationsfunktionen

in den Autokorrelationsfunktionen wider. Wie aus dem Verlauf der Autokorrelationsfunktion hervorgeht, sind die Periodenlängen der Schwingungen der cerebralen Reaktionszeiten vom Beginn der Beobachtungsmöglichkeit an größer als die der motorischen Reaktionszeiten. Die gemeinsame Periodenlänge im rechten bereits synchronisierten Abschnitt der gemessenen Kurven liegt der bisherigen Schwingungsdauer der Reaktionszeiten nahe. Im Verlauf der motorischen Reaktonszeiten wird mehrfach ein Mitzieheffekt angedeutet, indem ein Maximum in der Schwankung der motorischen Reaktionszeiten der Schwingung in den cerebralen Reaktionszeitverläufen entsprechend verzögert abklingt oder indem ein angedeutetes Maximum in der Kurve der motorischen Reaktionszeiten durch ein zweites in der Amplitude übertroffen wird, welches in der Lage dem Maximum in der Schwingungsdauer dem Verlaufe der cerebralen Reaktionszeiten entspricht. Dieser Befund veranlaßt uns zu der Annahme, daß die Aktion zur Phasenkopplung von den Verläufen der cerebralen Reaktionszeit ausgeht und die Schwingungen der motorischen Reaktionszeiten mitgezogen werden. Dieser Phasenkopplungsprozeß demonstriert besonders deutlich die Bedeutung der rückläufigen Afferentation (*Anochin,* 1949), die es offensichtlich bewerkstelligt, daß der zeitliche Ablauf des informationsverarbeitenden Prozesses mit dem motorischen Adaptationsprozeß in Einklang gebracht wird. Die Rückmeldung des Ergebnisses führt zu einer entsprechenden Niveauverstellung des funktionellen Zustandes der einzelnen Hirnabschnitte, wodurch die periodischen Abläufe sich in ihren Phasen annähern und so zur Kopplung gelangen. Das Prinzip der Synchronisation periodischer zentralnervaler Prozesse scheint daher dem Schließungsmechanismus des bedingten Reflexes zugrunde zu liegen. Wenn man bedenkt, wie viele funktionelle Teilsysteme des Organismus bei der etwa 1 bis 2 s dauernden motorischen bedingten Abwehrreaktion der Albinoratte in Verbindung treten und unmittelbar darauf wieder gelöst werden müssen, so ist eine andere Koordination als jene auf der Grundlage der Synchronisation zentralnervaler periodischer Prozesse kaum denkbar und geradezu unökonomisch. So wäre es durchaus möglich, daß bei der Anwendung des bedingten Reizes, der die Ausführung der gefestigten motorischen Abwehrreaktion auslöst, gewisse, mit einer bestimmten Frequenz versehene Umlaufzeiten von Erregungsnetzen im Gehirn angeregt werden, die auf ephatischem Wege andere Neurosennetzwerke zum Mitschwingen veranlassen und durch Phasenkopplung die Synchronisation herbeiführen. Im Frühstadium des bedingten Reflexes müssen offensichtlich im Prozeß der Bahnung zuerst die periodischen Abläufe der Neuronennetze innerhalb der einzelnen Teilsysteme geordnet werden, bevor sie sich nach häufiger Wiederholung zu einem Komplexsystem vereinigt, synchronisieren und damit einen optimalen Adaptationsprozeß des Organismus anstreben. Des weiteren haben wir die Vorstellung (*Hecht* et al., 1972), daß periodische Abläufe in zentralnervalen Funktionen auch der Informationsspeicherung dienen können. Die Kopplung verschiedener Neurosennetze, die offensichtlich dem Schließmechanismus zugrunde liegt, müßte demnach durch Schwingungskopplung hergestellt werden. Dieses Prinzip würde den Vorteil haben, daß über die möglichen Schwingungszustände der Neuronenketten und Neuronennetze eine unübersehbar große Anzahl von Informationen verschlüsselt werden kann (Abb. 15/12).

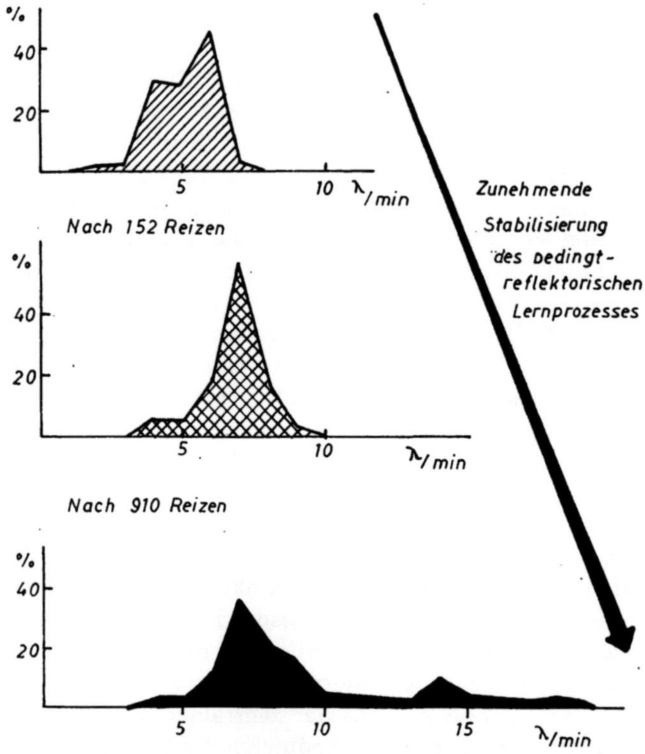

Abb. 15/12. Prozentuale Häufigkeitsverteilungen signifikanter Periodizitätslängen von Reaktionszeiten bedingt-reflektorischer Lernprozesse eines Tierkollektivs in Abhängigkeit vom Festigungsgrad des bedingten lokomotorischen Abwehrreflexes

Die gemessenen Periodizitäten der Reaktionszeiten des bedingten lokomotorischen Abwehrreflexes waren unabhängig von der Regelmäßigkeit der Reizgabe (*Hecht* und *Peschel*, 1964) und von der optischen oder akustischen Qualität der bedingten Reizung (*Hecht* et al., 1972).

Sie traten bei unterschiedlichen Festigungsgraden des bedingten Reflexes auf (*Hecht* et al., 1970; *Treptow* et al., 1968, 1970), sind unbeeinflußt durch die Spezifität der ausführenden motorischen Reaktion (*Hecht* et al., 1972) und durch die methodische Modifikation nachzuweisen, die normalerweise die Ausbildungsdauer und den Festigungsgrad beeinflussen (*Hecht* et al., 1972).

Bezüglich ihrer sinoiden Periodenlänge weisen sie jedoch eine außerordentliche Dynamik auf. Hervorzuheben ist, daß sowohl in der Entwicklung eines Lernprozesses als auch bei seiner Störung gleitende und sprunghafte Veränderungen in ganzzahlige vielfache Verhältnisse als charakteristisch beobachtet werden können. Kriterien, die die ganze Hierarchie der biologisch-periodischen Prozesse eines Organismus betreffen und Ausdruck des allgemeinen zeitlichen Koordinationsprinzips sind.

Die Frequenzvariabilität von periodischen Verläufen bedingt-reflektorischer Prozesse mit Wellenlängen im min-Bereich läßt sich auch durch Pharmaka beeinflussen.

So bewirkt die Verabreichung von 0,2 mg/kg Chlorpromazin unmittelbar nach der Applikation und etwa 20 bis 30 min andauernd eine erhebliche Störung der periodischen Verläufe, so daß nur sehr selten der statistische Nachweis der Schwingungen gelingt. Nach etwa 30 min. Einwirkungsdauer erhöht sich wieder die Häufigkeit der statistisch gesicherten Periodenlängen und die Periodizitäten werden wieder deutlicher.

Gegenüber der Ausgangsperiodik von 7 min sind zu diesem Zeitpunkt der Chlorpromazinwirkung Perioden von 4 bis 5 min nachzuweisen. Annähernd gleiche Effekte waren auch durch die Verabreichung von 10 mg/kg Äthyl-crotylbarbiturat und von 10 mg/kg Koffein zu verzeichnen. Das Barbiturat in dieser Dosierung bewirkt jedoch im Gegensatz zum Chlorpromazin (0,2 mg/kg) und zum Koffein (10 mg/kg) außerdem eine Desynchronisation der unter normalen Bedingungen Phasengleichheit aufweisende Verläufe der cerebralen und motorischen Reaktionszeiten (*Hecht* et al., 1968). Eine höhere Dosis Chlorpromazin (0,5 mg/kg) hatte einen erheblichen Störungseffekt zur Folge, der darin bestand, daß über den gesamten Untersuchungszeitraum nur vereinzelt Periodizitäten verifiziert werden konnten.

Diese Ergebnisse lassen darauf schließen, daß die verwendeten Neuropsychopharmaka in den applizierten Dosen einen unspezifischen Effekt auf die biorhythmischen Prozesse des ZNS auszuüben vermögen. Die Störungen der Periodizitäten und die Tendenzen zur Demultiplikation der Wellenlängen unmittelbar nach der Applikation der Pharmaka, wie wir sie in analoger Weise auch unter dem Einfluß der verschiedenen Schwierigkeitsgrade der Entscheidungssituationen sahen, sind offensichtlich Regulationsstörungen, die die erschwerte Adaptation in der Organismus-Umwelt-Beziehung zum Ausdruck bringen. Die Wiederherstellung (bzw. die Tendenz dazu) der Periodizitäten nach etwa 30 min Einwirkungsdauer der Medikamente Chlorpromazin (0,2 mg/kg) Koffein (10 mg/kg) und Äthyl-crotylbarbiturat (10 mg/kg) sehen wir als einen Ausdruck des weitgehend wiederhergestellten Regulationsgleichgewichts des Organismus.

Den unter dem Einfluß von 0,5 mg/kg Chlorpromazin beobachteten starken Störeffekt im periodischen Verlauf möchten wir als ein Zeichen der Überdosierung interpretieren.

Diese Ergebnisse lassen die Schlußfolgerung zu, daß Periodizitäten mit Wellenlängen im min-Bereich in pharmakologischen Untersuchungen Einblick in Detailmechanismen der dem Organismus Schwierigkeiten bereitenden Initialphase in der Wirkung psychotroper Medikamente gestatten, worin wir mit *Sinz* (1973) übereinstimmen.

15.2.4. Minutenrhythmus bei experimenteller Neurose

Wie die menschliche Neurose (*Weyn* et al., 1977) geht auch die experimentelle Neurose mit einer Desynchronose einher.

Im Folgenden möchten wir einige Beispiele der Beeinflussung dieser Periodizitäten bedingt-reflektorischer Prozesse durch Streßfaktoren, motorisches Training und Pharmaka darlegen. So prüften *Poppei* et al. (1977) diese periodischen Verläufe unter dem Einfluß von chronischem Streß und zwar nach 7, 20 und

26wöchigem Hypokineseeinfluß. (intermittierte Bewegungseinschränkung) (*Hecht* et al. 1975, *Poppei* et al. 1975).

Es zeigte sich, daß 7 und 20 Wochen bestehender Hypokineseeinfluß erhebliche Störungen der Periodizitäten nach sich zieht, welche in Veränderungen der Wellenlängen und des Kopplungsgrades der Synchronisation zum Ausdruck kommen. Bei Tieren, die 26 Wochen unter Hypokineseeinfluß standen, lassen sich dagegen Tendenzen zur Periodenbildung erkennen, die als eine beginnende Korrektur des gestörten zeitlichen Regulationsgefüges aufgefaßt werden können. Ob es sich hierbei um eine vorübergehende oder eine beständige Erscheinung handelt, können wir zur Zeit noch nicht sagen.

Die mittleren Blutdruckwerte zeigen im Laufe dieses chronischen Hypokinesezustandes einen kontinuierlichen Anstieg, der sich schließlich auf ein mittleres Niveau um 150 Torr einpegelt (Ausgangswerte x = 115 Torr).

Es ergab sich für uns die Frage, ob bestimmte Medikamente den gestörten Rhythmus wieder herstellen können. Zu diesem Zweck wendeten wir das vom

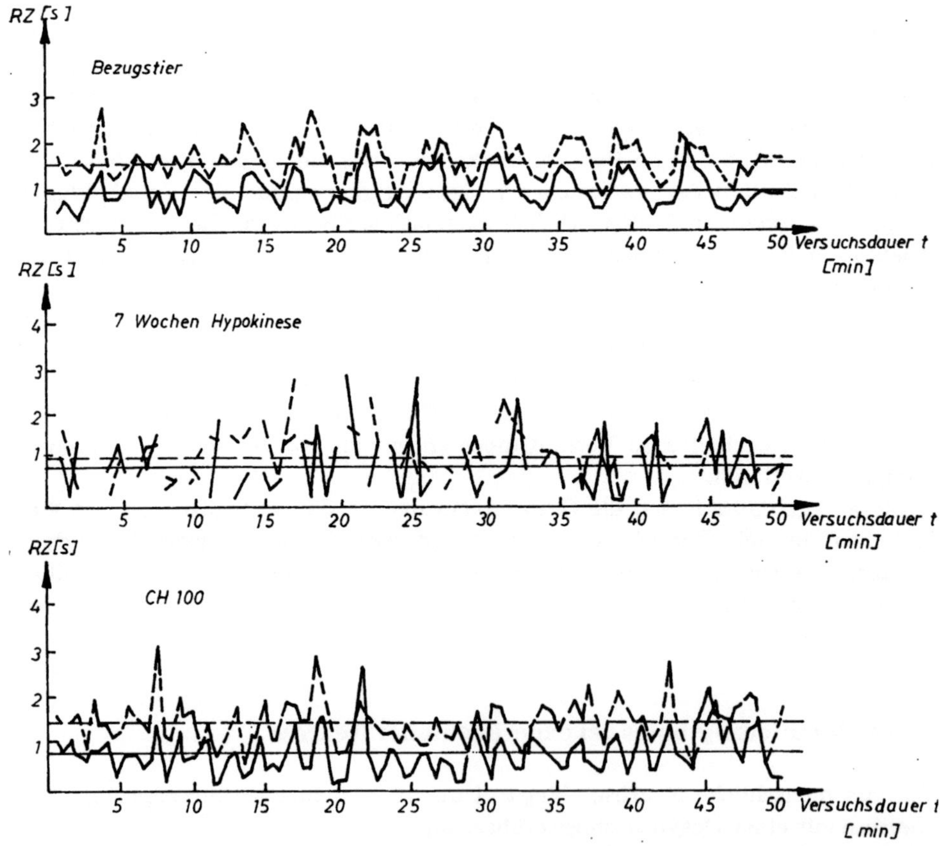

Abb. 15/13. Einfluß des Diisopropylaminsalzes der p-Chlorphenoxyessigsäure (CH 100 — VEB ISIS-Chemie) auf die durch 7wöchigen Einfluß von Hypokinese-Streß gestörte Periodizität der cerebralen (————) und motorischen (- - - - - -) Reaktionszeiten des bedingten lokomotorischen Abwehrreflexes

VEB ISIS-Chemie entwickelte CH 100, das Diisopropylaminsalz der p-Chlorphenoxyessigsäure (*Poppei*, 1795) an. Es handelt sich hierbei um eine Substanz, die blutdrucksenkend wirkt. In einer Dosis von 25 mg/kg nach 7wöchigem Hypokineseeinfluß angewendet, vermag es die Periodizitäten und in der Tendenz auch die Synchronisation wiederherzustellen. Bei Tieren (Ratten) mit einer experimentellen Neurose durch chronische Expositon erfahren die periodischen Verläufe bedingt-reflektorischer Prozesse im Minutenbereich ebenfalls eine vollständige Auflösung (T. *Hecht* et al., 1977) (Abb. 15/13). Wurden die Tiere neben dem täglich erfolgenden Stressoreneinfluß (schmerzbedingte Aversion) einem, ebenfalls täglich exponierten motorischen Training ausgesetzt, dann blieben die Periodizitäten erhalten. Die Ursache der Aufrechterhaltung der rhythmischen Prozesse durch motorisches Training unter chronischem Stressoreneinfluß, welcher gewöhnlich zur Desynchronose führt, wird darin gesehen, daß die propriorezeptive Reafferenz die Stabilität der Phasenkopplung der periodischen Verläufe von zerebralen und motorischen Reaktionen aufrechterhielt. Die Rückmeldung des Ergebnisses der motorischen Reaktion (*Anochin*, 1967) führt offensichtlich zu einer entsprechenden Niveaueinstellung des funktionellen Zustandes, einschließlich des trainierten dominanten Erregungsherdes in der motorischen

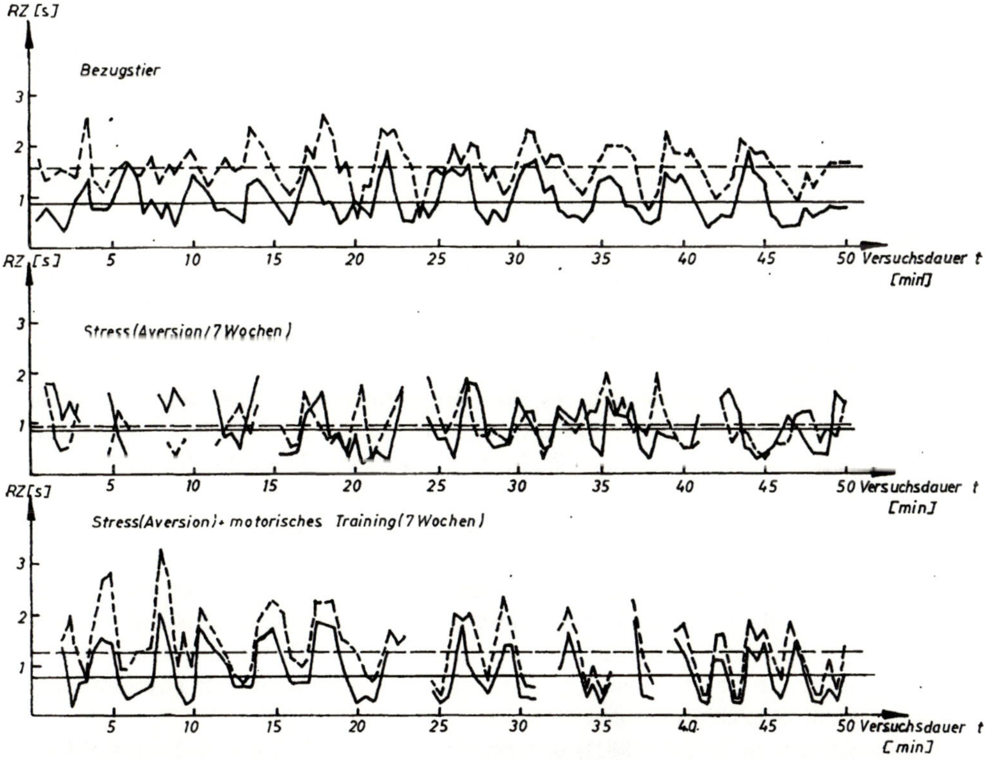

Abb. 15/14. Der chronische Einfluß von Aversionsstress sowie in Kombination von Aversionsstress und motorischem Training auf die zyklischen Verläufe der cerebralen (————) und motorischen (– – – – – –) Reaktionszeiten des bedingten lokomotorischen Abwehrreflexes

Hirnrinde, wodurch die periodischen Abläufe sich in ihren Phasen annähern und so zur Kopplung gelangen. Die hohe Stabilität dieses Systems ist infolgedessen die Ursache dafür, daß störende Umwelteinflüsse, wie die Belastung durch schmerzbedingte Aversion, nicht wirksam werden können (Abb. 15/14). Diese Befunde sprechen für enge Zusammenhänge zwischen dem motorischen Trainingseffekt und chronobiologischen Funktionen. Damit kann die Hypothese von *Setschenow* (1952) unterstützt werden, die besagt, daß den Propriorezeptoren für die Analyse und Messung von Raum und Zeit große Bedeutung zukommt.

15.2.5. Desynchronose und Peptidwirkung

Biorhythmische Prozesse bzw. Störungen physiologischer Biorhythmen, einschließlich des rhythmisch gegliederten Schlafes gewinnen in unserem Leben zunehmend an Bedeutung. Akute Desynchronosen sind zum Beispiel mit jedem transmeridianen Flug und mit der Schichtarbeit verbunden. Wichtig ist die Beurteilung rhythmischer Prozesse hinsichtlich der Entwicklung und Verhinderung von Desynchronosen während kosmischer Flüge, ganz besonders dann, wenn in Raumstationen die Frage nach der Schichtarbeit gestellt wird. Wie beim Experiment Biorhythmus beim Flug des Biosatelliten Kosmos 1129 gezeigt werden konnte, wird durch einen Wechsel der Licht-Dunkel-Verhältnisse eines 24-Stunden-Tages (simulierter Schichtwechsel) eine Desynchronose ausgelöst, die sich in einer ca. 4wöchigen Readaptationszeit nicht völlig zurückbilden ließ. (*Klimowitzki* et al., 1980; *Hecht* et al., 1980).

In diesem Zusammenhang erhebt sich die Frage nach dem Einsatz von pharmakologischen Mitteln, mit denen eine Desynchronose zu bekämpfen ist (therapeutisch und prophylaktisch).

Der Nachweis der normalisierenden Funktion von Substanz P stellte die Frage für die Bedeutung dieses Peptides bei der therapeutischen und prophylaktischen Beeinflussung von Desynchronosen (*Hecht* et al., 1980, *Oehme* et al., 1980 a, 1980 b).

Von *Strumwasser* (1965) gibt es eine Hypothese, nach der der zirkadiane Rhythmus auf die periodische Freisetzung von transmitterähnlichen Substanzen mit Polypeptidcharakter aus dem Zellkernstoffwechsel. (Diese Funktionsgruppen sollen sich in einer Säulenform mit Einschluß des Cortex, der Formatio reticularis, des interlaminären thalamischen Systems und des limbischen Systems befinden, die von innen auf die Zellmembranen einwirken und zur Permeabilitäts- und Erregungsänderung führen. Dabei legt dieser Autor die Vorstellung zugrunde, daß ein funktioneller Verband von Nervenzellen im ZNS die Fähigkeit zur periodischen Änderung der Spontanaktivität besitzt. Diese Hypothese wird auch für die Gewährleistung des Schlaf-Wachseins sowie der rhythmischen Verlaufsform des Schlafes zugrunde gelegt.

Ljowschina et al., (1980, 1981)) untersuchten den Einfluß von Substanz P und Substanz P-Analoga auf den gestörten Biorhythmus.

Als Substanz-P. Analogon (SP-A) wurde im vorliegenden Fall die verkürzte Sequenz des Lys-Eledoisin-Hexapeptid (EH) verwendet.

Die Ergebnisse wurden in zwei Versuchsvarianten gewonnen:

1. Variante
In dieser Variante wurde der therapeutische Effekt infolge einmaliger Applikation von 250 μg/kg Körpergewicht (KG) Substanz P nach 5wöchiger Lärmexposition an weiblichen Wistarratten untersucht. Zu dieser Zeit zeigten vegetative Parameter Merkmale einer experimentellen Neurose. Bei diesen Tieren wurde die Minutenrhythmik zuerst unmittelbar nach der Applikation des Peptids in einem Zeitraum von 50 Minuten untersucht. Eine zweite Untersuchung erfolgte 48 Stunden nach der Injektion.

Es zeigte sich, daß eine einmalige Gabe von 250 μg/kg die gestörte Minutenrhythmik zum Teil wieder formiert. Eine vollständige Beseitigung der Desynchronose war mit dieser Dosierung nicht möglich. Offensichtlich ist eine mehrmalige Gabe des Peptids notwendig, um die gewünschte Wirkung zu erreichen. Bemerkenswert ist, daß der Peptideffekt nach 48 Stunden noch nicht abgeklungen ist.

Der gleiche Effekt, den wir am Einzeltier sahen, zeigt sich auch in der Gruppenauswertung mittels Leistungsspektren.

2. Variante
Hierbei wurde beabsichtigt, die prophylaktische Wirkung von SP und SP-A zu prüfen, indem vor jeder täglich von 16.00–08.00 Uhr erfolgten Lärmexposition männlichen Wistarratten das entsprechende Peptid verabreicht wurde. Die Dosis betrug 250 μg/kg KG.

Die Lärmexposition und Peptidapplikation erfolgten 5mal wöchentlich über die Dauer von 5 Wochen.

Die Untersuchungen ergeben, daß die Minutenrhythmik der Tiere, die unbehandelt blieben, eine starke Störung der Periodik erfuhr. Es liegt eine Desynchronose vor. Jene Tiere, die vor Beginn jeder Lärmexposition entweder Substanz P oder Lys-Eledoisin-Hexapeptid erhielten, zeigen periodische Verläufe, die denen der Kontrollen nahezu identisch waren und sich somit wesentlich von den unbehandelten Tieren unterschieden.

Dieser Effekt wird auch mittels der Leistungsspektren der jeweiligen Versuchsgruppe verdeutlicht (Abb. 15/15).

In beiden Versuchsvarianten konnte nachgewiesen werden, daß mittels Verabreichung von Substanz P bzw. Substanz-P-Analogon eine gestörte Biorhythmik wieder normalisiert wird.

Diese Ergebnisse belegen, daß das von uns postulierte Normalisierungskonzept auch für biorhythmische Prozesse tragfähig ist.

Eine derartige Aussage in einem Normaliserungseffekt von Substanz P auf gestörte minutenrhytmische Oszillationen hat zwar heuristischen Wert, führt aber allein noch nicht zum Ziel. Es wird darauf ankommen, den Normalisierungseffekt von Substanz P vor allem auf biochemischer Ebene zu erfassen. Dabei kann man davon ausgehen, daß die Substanz P die Wirkung (wie andere peptiderge Modulatoren) über andere Transmittersysteme ausübt. Für Substanz P ist dabei insbesondere eine Wechselwirkung mit katecholaminergen Zellen wahrscheinlich. Auf Grund des Langzeiteffektes von Substanz P gehen wir davon aus, daß sie vor allem in die Langzeitregulation der Katecholamine eingreift, d. h. auch Enzymaktivitäten der Katecholbiosynthese beeinflußt. Für das Nebennierenmark (welches an adaptiven Prozessen wesentlich beteiligt ist)

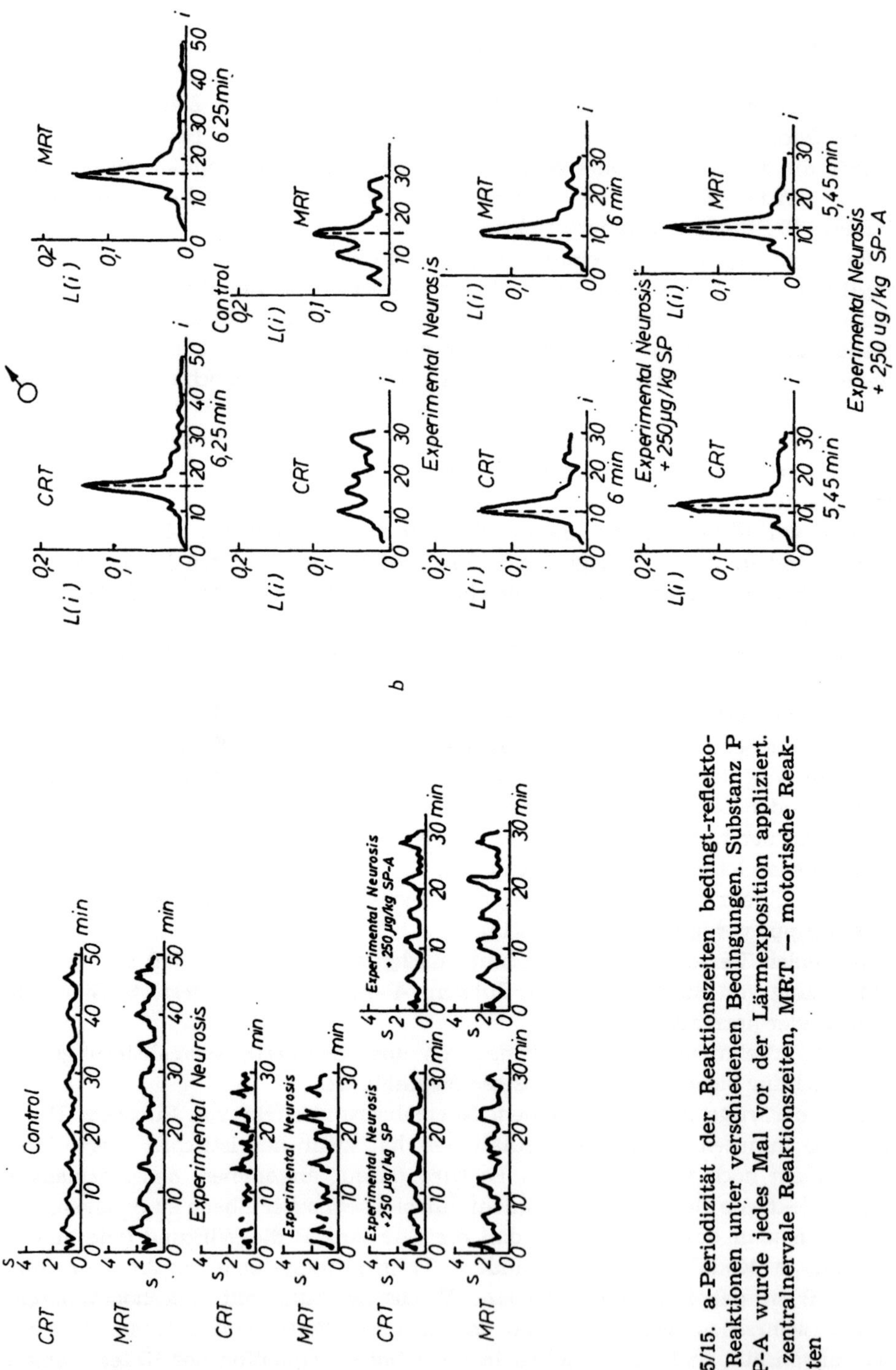

Abb. 15/15. a-Periodizität der Reaktionszeiten bedingt-reflektorischer Reaktionen unter verschiedenen Bedingungen. Substanz P oder SP-A wurde jedes Mal vor der Lärmexposition appliziert. CRT — zentralnervale Reaktionszeiten, MRT — motorische Reaktionszeiten sind Adrenalin und Noradrenalin dominante Transmitter. Erste Befunde von uns zeigen, daß die Substanz P in die Synthese des Adrenalins eingreifen kann. Da dem Adrenalin im Streßgeschehen und somit auch in der Desynchronose, eine wichtige Rolle zukommt, könnte hier ein Schwerpunkt zukünftiger Arbeit auf biochemischer Ebene liegen.

Für Substanz P ist wahrscheinlich auch die Wirkung auf die dopaminerge nigro-striale Achse von physiologischer Bedeutung. Von Arbeitsgruppen um *Inversen* und *Babeau* wurde nachgewiesen, daß Substanz P bei systemischer oder intracerebraler Injektion das lokomotorische Verhalten von Ratten stimuliert.

Die Substanz P wurde von diesen Autoren in der Hellphase appliziert, d. h. im Lokomotionsminimum des circadianen Rhythmus. Ausgehend von unserem Normalisierungskonzept, wurde die Substanz P nicht nur im Lokomotionsminimum des zirkadianen Rhythmus, sondern auch im Lokomotionsmaximum, d. h. in der Dunkelphase appliziert (*Oehme* et al., 1980).

Die Applikation von 250 μg/kg SP intraperitoneal in der Hellphase ergab in Übereinstimmung mit den Arbeiten der oben genannten Autoren eine Erhöhung der lokomotorischen Aktivität. Im Gegensatz zu diesen Autoren wurden jedoch die Versuche an Ratten mit einem definierten Hell-Dunkel-Regime durchgeführt. (12 Stunden Helligkeit, 12 Stunden Dunkelheit). Die Ergebnisse zeigten, daß neben der Lokomotionserhöhung durch die Substanz P in der Hellphase eine Verminderung der lokomotorischen Aktivität in der Dunkelphase eintritt.

Noch deutlicher wird diese Wirkung, wenn die Substanz P in der gleichen Konzentration zu Beginn der Dunkelphase appliziert wird. Eine drastische Reduktion der lokomotorischen Aktivität ist nach Substanz P-Injektion zu sehen.

Man kann aus diesen letztgenannten Ergebnissen ersehen, daß die Wirkung von Substanz P

— von der Ausgangslage abhängig ist,

daß Substanz P über duale Möglichkeiten verfügt (sowohl im Sinne einer Plus- als auch einer Minuskorrektur wirkt) und daß

— der Substanz P-Effekt über mehrere Stunden anhält.

Die Normalisierungswirkung von Substanz P unterscheidet sich damit grundsätzlich von bisher bekannten Pharmakawirkungen. Sicher ist auch für klassische Transmitter — wie Serotonin — eine Abhängigkeit von der Ausgangslage festzustellen. So wirkt auch Serotonin in Abhängigkeit von der Ausgangslage. Das bedeutet, daß unser Normalisierungskonzept nicht nur die Abhängigkeit der Wirkung von der Ausgangslage einschließt, sondern zugleich auch das Vermögen für das Einstellen der normalen (bzw. auch einer anderen) Ausgangslage, d. h. die Substanz P ist in der Lage, adaptive Vorgänge zu bewirken. Das werden wir im Kapitel über Schlafstörungen weiter bestätigt finden, wobei wir, das soll noch einmal betont werden, den Schlaf als ein biorhythmisches Phänomen auffassen.

Die vorgelegten Ergebnisse veranschaulichen, daß die Substanz P oder Lys-Eledoisinhexapeptid im Modellexperiment gestörte biorhythmische Prozesse zu normalisieren vermögen bzw. eine Desynchronose verhindern. Der Einfluß dieser beiden Peptide kann sowohl auf hochfrequente Rhythmen (Minutenbereich)

als auch auf den circadianen Rhythmus hin beobachtet werden (*Oehme* et al., 1980, *Ljowschina* et al., 1980).

15.2.6. Minutenrhythmus nach Hippocampusläsion

Es wurde an Albinoratten geprüft, ob sich die von K. *Hecht* et al., (1979) nach Läsion in dorsalen Hippocampus nachgewiesene asymmetrische Funktion auch im biorhythmischen Geschehen der bedingt-reflektorischen Prozesse widerspiegelt (*Poppei* et al., 1981).

Folgende Ergebnisse wurden erzielt:

1. **Bilaterale Läsion:** starke Hemmung, der bedingte Reflex wird nicht erlernt. Rhythmusuntersuchungen nicht möglich.

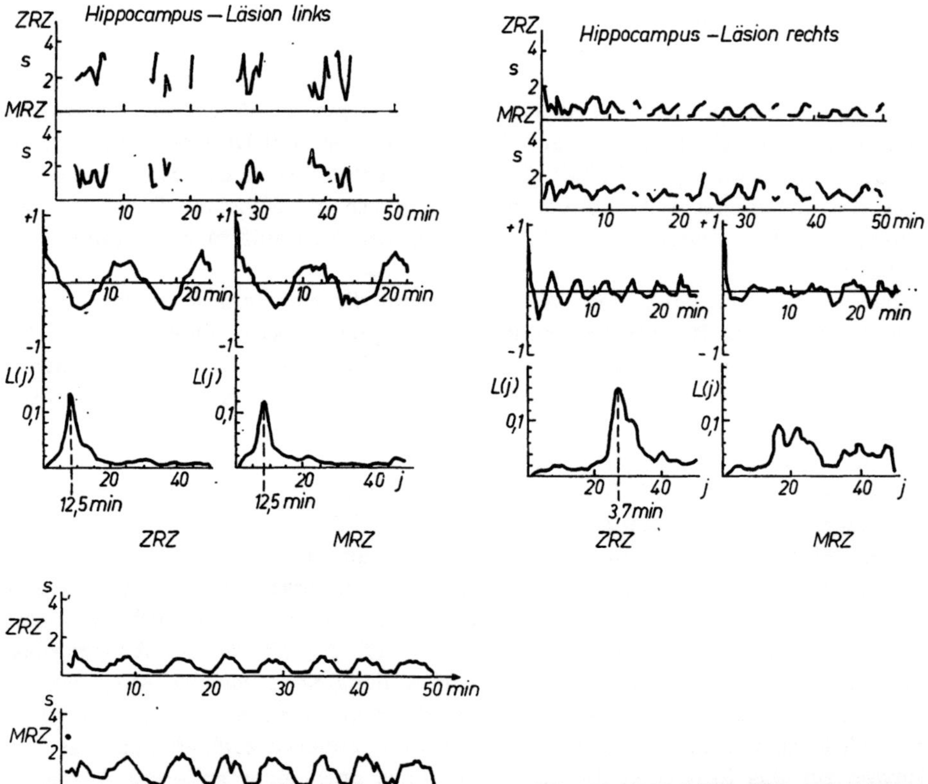

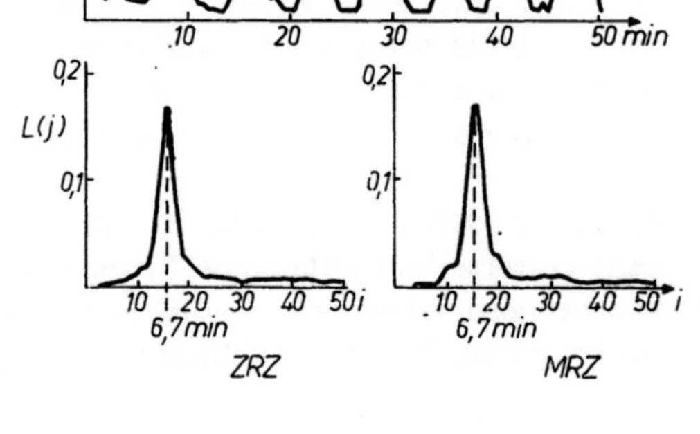

Abb. 15/16. Periodizitäten der Reaktionszentren bedingt-reflektorischer Reaktionen mit den zugeordneten Leistungsspektren unter den Bedingungen einer unilateralen Hippocampusläsion. a – unilateral links, b – unilateral rechts, c – Kontrollen

2. **Linksseitige Läsion:** Synchronisation rhythmischer Verläufe von zentralnervalen (ZRZ) und motorischen Reaktionszeiten (MRZ) ist aufgehoben, das mittlere Erregungsniveau herabgesetzt. Im Abstand von 12—15 min (Kontrollen 5—7 min) wechseln Phasen generalisierter Hemmung mit Phasen geringerer Hemmung, die Erfolgsquote ist stark vermindert.
3. **Rechtsseitige Läsion:** normales mittleres Erregungsniveau, verminderte Erfolgsquote, rhythmische Schwankungen um das mittlere Erregungsniveau sind desynchronisiert und die Längen einzelner Perioden variabel. Die Periodenlängen sind verkürzt (3—4 min)

Hypothesen zur Erklärung:

1. Komplementärfunktion beider Hemisphären zur Genese des Minutenrhythmus.
2. Linksseitige Läsion hat Erscheinungen zur Folge, die den „basic rest-activity cycle" (*Kleitmann*) entsprechen.

15.3. Biorhythmus im Krankheitsgeschehen

Die Zusammenhänge zwischen Krankheitsentwicklung und biorhythmischen Prozessen werden in dem Begriff Chronopathologie zum Ausdruck gebracht. Folglich befaßt sich die Chronopathologie mit Beziehungen und Zusammenhängen der Veränderung zyklischer Körperfunktionen durch exogene und endogene Krankheitserreger, einschließlich außerordentlicher und chronischer Belastungen, wie sie z. B. durch den emotionellen Streß gegeben sind. Dabei werden sowohl die Wirkung von aperiodischen Umweltfaktoren, als auch von periodischen Umweltreizen auf das zyklische Regulationsgefüge eines Organismus untersucht.

Eine wesentliche Rolle im pathophysiologischen Prozeß spielt das Syndrom der Desynchronose. Hierbei handelt es sich einerseits um ein Erscheinungsbild, bei dem Desynchronisation zwischen zeitlichen Taktgebern der Umwelt und periodisch ablaufenden Körperprozessen entstehen. Andererseits entsteht dieses Erscheinungsbild, wenn Desynchronisation biorhythmischer Funktionen verschiedener Systeme des Organismus durch aperiodische Störungen aus der Umwelt und durch Krankheiten verursacht werden. Eine akute Desynchronose haben wir beispielsweise durch die Ortszeitverschiebung bei interkontinentalen Flügen, bei „zeitloser" Lebensweise (Leben ohne Uhr) oder bei Schichtarbeitern. Die Desynchronose zeigt sich in der Phasendifferenz zwischen der zeitlichen Einstellung auf die ursprüngliche Ortszeit (Tageszeit) und den neuen zeitlichen Umweltbedingungen. Bei akuter Desynchronose leiden die Betroffenen mehrere Stunden oder mehrere Tage an Befindensstörungen, Kopfschmerzen, Durchfällen, Einschränkungen der geistigen und körperlichen Leistungsfähigkeit, depressive Stimmungslage, Appetitsstörungen und Herz-Kreislaufbeschwerden. Nach Adaptation an die neuen zeitlichen Verhältnisse gehen alle diese Störungen wieder zurück. Chronische Desynchronose zeigt sich bei sehr vielen Krankheitsbildern oder bei permanenten exogenen Einflüssen.

Die Beziehungen zwischen Biorhythmus und Krankheit können sehr vielfältig sein.

1. Bestimmte Krankheiten können zum Beispiel zyklisch auftreten. Wir sprechen von zyklothymen Menschen, wenn bei ihnen ein auffällig deutlicher periodischer Wechsel der Stimmungslage vom Heiteren zum Traurigen und und vom Traurigen zur Heiterkeit besteht. In den Nervenfunktionen dieser Menschen gibt es Perioden, in denen die Prozesse zeitweilig verlangsamt und zeitweilig beschleunigt ablaufen. Die Zyklothymie wird teilweise noch als eine Erscheinung an der Grenze des Gesundseins, teilweise als leichteste Form der manisch-depressiven Erkrankung angesehen. Diese Krankheit ist dadurch gekennzeichnet, daß manische Phasen und Depressionen im Wechsel auftreten können.
   Die manische Phase ist durch eine gesteigerte Erregbarkeit, Selbstüberschätzung, Enthemmung der Persönlichkeit, sexuelle Erregung, gesteigerte motorische Aktivität gekennzeichnet. In der depressiven Phase ist der Mensch traurig, antriebsarm, pessimistisch, zeigt häufige Selbstanklagen, Schlaf- und Appetitlosigkeit.
2. Des weiteren können durch aperiodische Impulse über Extero- und Interorezeptoren biorhythmische Prozesse der verschiedensten Frequenzen und Regulationsebenen verändert werden, die sich im Verlust der Rhythmik und Synchronisation, in Frequenzvariabilitäten und Phasenverschiebungen sowie in Amplitudenveränderungen zeigen.
   Solche Rhythmusstörungen sind zum Beispiel bei Fieber, bei Verletzungen, bei Schockzuständen, bei Streßeinfluß sowie bei Allergien, insbesondere bei Nahrungsallergien, zu sehen.
3. Chronische Erkrankungen, ganz gleich, ob sie sich im psychischen Bereich abspielen oder in bestimmten Organen, z. B. in der Nebennierenrinde, in der Niere, in der Leber und im Herz-Kreislaufsystem, können erhebliche Störungen in der Rhythmik von Systemen oder im ganzen Organismus bewirken. Bei chronischen Erkrankungen treten aber auch Frequenzveränderungen im Rhythmus auf. Verschiebungen in den ultradianen Bereich werden zum Beispiel parallel zu epileptogenen Zuständen, die sich im EEG in 3–4stündigen Intervallen zeigen, auch bei entsprechend frequentierten Schwankungen von Nebennierenhormonen (Corticosteroide) im Blut gefunden. Bei Nebenniereninsuffizienz (-schwäche) liegt Demultiplikation des Tagesganges der Eosinophilenzahl im Blut vor. Nierenentzündungen bewirken das gleiche im Tagesrhythmus der Harnausscheidung.

Bei anderen Krankheiten wurden Verlängerungen der Tagesrhythmen in den intradianen Bereich festgestellt. Die Periodenlängen betragen dann meistens mehrere Tage. *Richter* (1965) hat derartige Deformierungen des Tagesrhythmus zusammengestellt und beschrieben.

In dieser Zusammenstellung wird u. a. eine Periodenlänge der Körpertemperatur von 21 Tagen bei Patienten mit der *Hodgkin*schen Krankheit (Lymphogranulomatose) und eine 20tägige Periodendauer der Anzahl der weißen Blutkörperchen bei Agranulocytose angeführt.

Deformationen des Tagesrhythmus in Richtung Langzeitrhythmen sind bei folgenden Erkrankungen nachgewiesen worden (*Richter,* 1965)
Trauma (Verletzungen),
hohes Fieber,

lethargische Enzaphalitis,
cerebrale Arteriosklerose,
Syphylis,
schwerer Schock und schwerer Streß,
Gefäßschäden im Gehirn,
Gehirntumor,
Gehirnläsionen,
Debilität,
Störungen der Schilddrüsenfunktion,
Allergien.

Die Untersetzung bzw. Übersetzung des circadianen Rhythmus bei verschiedenen Krankheiten hat für die Therapie Konsequenzen, mit der die normale tagesrhythmische Koordination wiederhergestellt werden muß. Damit werden neue Anforderungen an die Arzneimittelproduktion und an die Arzneimittelprüfung gestellt.

Bei Erkrankungen des endokrinen Systems ist häufig der Tagesrhythmus der hormonellen Funktionen gestört, z. B. beim *Cushing*-Syndrom und beim Diabetes mellitus (*Ulrich,* 1977). Der Tagesgang der Hormonausschüttung kann entweder aufgehoben oder invers umgestaltet werden. Störungen des 24-Stundenrhythmus der Ausscheidung von Wasser und Kreatinin bei Nierenkrankheiten beschrieben *Mampel* und *Quies* (1977). Hierbei wurden Verschiebungen der Maxima und Minima des Tagesrhythmus der untersuchten Nierenfunktionsparameter oder eine völlige Aufhebung ihrer Rhythmik beobachtet.

4. Da viele Zellfunktionen auf eine Tagesperiodik eingestellt sind, z. B. Mitosetätigkeit, Enzymaktivitäten, Wachstumsvorgänge und DNS-Synthese, wurde untersucht, wie bei Tumoren diese Rhythmik gestört wird und inwieweit Störungen der Tagesrhythmik der Zellfunktionen in die Tumordiagnostik einbezogen werden können. Ein umfangreiches Material von Ergebnissen ist von *Rensing* (1973) vorgelegt worden.
Die bisherigen Untersuchungen offenbarten als mögliche Veränderungen der Tumorzellfunktionen a) das völlige Fehlen der Rhythmik, b) Änderung der Parameter der Rhythmik, wie die relativen Differenzen zwischen den Gipfeln (Maxima) und Senken (Minima), der Funktionen im Tagesverlauf, die Phasenlage, das Niveau der Schwingungen sowie Frequenzdemultiplikationen.

15.4. Neurologisch-psychiatrische Erkrankungen und biorhythmische Prozesse

Zur Aufdeckung von Zusammenhängen von neurologisch-psychiatrischen Erkrankungen und biorhythmischen Prozessen sind schon seit langem Bemühungen im Gange (*Meninger-Lerchenthal,* 1930). Bietet doch bereits der zyklische Verlauf verschiedener psychiatrischer Erkrankungen dazu erste Ansätze.

In der Neurologie-Psychiatrie sind Krankheitszustände einerseits durch die Störung biorhythmischer Prozesse der Hirnfunktionen, der Funktion vegetativer Systeme und der Zeitwahrnehmung beschrieben. Andererseits verlaufen manche Krankheiten selbst rhythmisch bzw. sind durch rhythmische Symptome gekennzeichnet (z. B. manisch-depressive Erkrankung bzw. Epilepsie).

Während der Entwicklung von psychischen Krankheiten werden Symptome der Nivellierung rhythmischer Funktionen der Multiplikationen der Demultiplikationen circadianer Rhythmen beschrieben.

Zahlreiche Untersuchungen des circadianen Rhythmus bei Psychosen und Neurosen verweisen darauf, daß Desynchronosen zu den wesentlichen Symptomen dieser psychischen Krankheiten zählen. Die folgende Übersicht zeigt das Auftreten von demultiplikativen Deformationen circadianer Rhythmen.

Autor	Krankheit	zirkadianer Rhythmus
Weijn	Neurosen	17-Oxyketosteroide Katecholamine
Hecht et al.	experimentelle Neurosen	motorische Aktivität
Birkemayer et al.	Depression	biogene Amine Tyrosin, Tryptophan Cortisol
Sachar	Depression	Cortisol
Schneider et al.	Anenzephalie	Cortisol
Angeli et al.	Anorexia nervosa	ACTH, Cortisol

Andere Autoren beschrieben auch Phasenverschiebungen, Phasenumkehr oder völlige Nivellierung circadianer Verläufe.

Richter stellte Fälle von Erkrankungen des Gehirns zusammen, bei denen die verschiedenen circadianen Verläufe, zum Beispiel der Körpertemperatur, in infradiane Rhythmen übergingen. Als Beispiele sollen cerebrale Arteriosklerose, Gehirnblutungen, Gehirnläsionen, Schock und Streß genannt werden.

Analoge Erscheinungen konnten auch bei der experimentellen Neurose von Ratten am Beispiel des Minutenrhythmus des bedingten lokomotorischen Abwehrreflexes nachgewiesen werden (*Hecht* et al., 1977).

Offensichtlich versucht ein belasteter oder von einer Krankheit befallener Organismus durch Veränderung der Frequenz seiner Rhythmen – sei es nun eine Frequenzerhöhung oder -erniedrigung, eine Phasenverschiebung oder eine Inversion der Phasen – die Stabilität des Regulationssystems in irgendeiner Weise aufrechtzuerhalten oder wiederherzustellen.

Im Zusammenhang mit der Beschreibung der experimentellen Neurose verwies *Pawlow* häufig auf den zyklischen Verlauf bei der Entwicklung dieser Modellkrankheit (Zirkularität), wobei einerseits ein Wechsel von normaler und gestörter höherer Nerventätigkeit und andererseits ein Wechsel im Auftreten der Nervengrundprozesse Hemmung und Erregung zu beobachten war. Diese Zyklen hatten unterschiedliche Längen, die sich von wenigen Tagen über mehrere Wochen erstrecken konnten. Besonderes Interesse der Forschung fanden die psychischen Depressionen, die volkstümlich als Gemütskrankheiten bezeichnet werden. Die Störungen normaler Funktionen bei depressiv Kranken wie Antriebsarmut, Willensschwäche, Angst, Beklemmungen und Mißempfindungen in bestimmten Organen veranlaßte zu der Arbeitshypothese, daß diese Krankheit ein Ausdruck von desynchronisierten rhythmischen Funktionen darstellt.

Zahlreiche Untersuchungen psychischer und Körperfunktionen zeigten, daß in der Tat Veränderungen im circadianen Rhythmus vorliegen. So wurden u. a. Veränderungen der Tagesschwankungen des Befindens, der Zeitwahrnehmung, des Schlaf-Wachseins, des Serumspiegels von Tyrosin, der Körpertemperatur, der Plasmareninaktivität sowie der Ausscheidung von Nebennierenhormonen und Stoffwechselprodukten von biogenen Aminen im Urin nachgewiesen.

Besondere Aufmerksamkeit wurde dem Schlaf-Wachverhalten von depressiv Kranken geschenkt (*Papousek*, 1975). Bekannt ist, daß der Depressive den Schlaf subjektiv als nicht erholsam, oberflächlich und gestört empfindet. In der manischen Phase erlebt der Patient dagegen den Schlaf subjektiv als ausgiebig und erfrischend. Schlaf und Wachsein sind als eine regulatorische Einheit zu betrachten. Schlechte Schlafqualität kann die Leistungsfähigkeit am Tage beeinflussen und Aufregungen am Tage können den Schlaf stören. Bei Untersuchung einer möglichen gestörten Rhythmik bei depressiv Erkrankten wurde nicht nur der circadiane Rhythmus, sondern auch der REM-Schlaf und der orthodoxe Schlaf mit ihren Eigenrhythmen einbezogen, wobei besonders die EEG-Erscheinungen genauestens zu analysieren waren. Dabei wurde folgendes festgestellt:

1. Es gibt Verschiebungen zwischen den Längen der REM-Schlafphasen und orthodoxen Schlafphasen zugunsten letzterer.
2. Das EEG des REM-Schlafes zeigt hinsichtlich seiner Struktur Veränderungen, wobei nur niederfrequente Wellen im EEG auftreten.
3. Der REM-Schlaf geht bei Depressiven sehr häufig nicht in die Phase des orthodoxen Schlafes, sondern in den Wachzustand über.
4. Die dem REM-Schlaf folgende Wachphase zeigt Veränderungen des Ruhe-EEG (Alphawellen).

Eine generelle Einschätzung aller bisher erhobenen Befunde an depressiv Erkrankten bringt zum Ausdruck, daß ihre Schlafkurven große Ähnlichkeiten mit den Schlafkurven von Versuchspersonen haben, die bei einer experimentellen Umkehr des Schlafes gewonnen wurden. Darunter versteht man, daß die bisherigen Schlaf- und Wachzeiten für längere Zeit um je 12 Stunden gezwungenermaßen verändert wurden. Das führt zu einer Desynchronisation insbesondere des circadianen Rhythmus, denn die Anpassung der Tagesrhythmen einzelner Körperfunktionen an die vorgegebene Zeit erfolgt zu unterschiedlichen Zeiten.

Die circadianen Rhythmen von Urinvolumen, Kreatininausscheidung, Wachstumshormonausscheidung und Tiefschlafbereitschaft passen sich binnen kurzer Zeit an die neuen Schlaf-Wach-Verhältnisse an. Dagegen benötigen der Temperaturrhythmus, die Kortisolsekretion und die REM-Schlafbereitschaft 2—3 Wochen zur Adaptation. Die nach der Schlafumkehr gefundenen Schlafstörungen waren denen der Depressiven ähnlich.

Alle diese Befunde sprechen dafür, daß die Depressionen eine Störung des biorhythmischen Gefüges des Organismus darstellen.

Deshalb wurde als therapeutische Methode der Schlafentzug als eine Art experimenteller Manipulation des Schlaf-Wach-Rhythmus zur Wiederherstellung der Synchronisation biorhythmischer Prozesse empfohlen und auch bereits mit Erfolg durchgeführt (*Papousek*, 1975).

So konnte verschiedentlich gezeigt werden, daß der Schlafentzug bei Depressiven, einhergehend mit einer klinischen Verbesserung, auch die rhythmischen Funktionen wieder herstellt. Es gibt hierbei natürlich noch viele offene Fragen. Zum Beispiel genügte es, bei manchen Patienten den Schlaf nur teilweise zu entziehen. Bei anderen mußte der Schlaf total für einige Zeit entzogen werden. Es wurde befürchtet, daß der Schlafentzug möglicherweise als Streß wirken könnte. Wissenschaftler, die diesen Aspekt untersuchten, meinen, daß dies nicht der Fall sei. Es wird in diesem Zusammenhang betont, daß bei Schlafentzug die psychische Führung durch den Arzt die Wiederherstellung der Synchronisationen des Biorhythmus fördert.

15.5. Langzeitrhythmen bei der Adaptation an extreme Umweltbedingungen

Kaznatscheew und *Schorin* (1981) wiesen Langzeitrhythmen bei der Adaptation an extreme Umweltbedingungen jenseits des Polarkreises nach, die möglicherweise auch in der Neurose-Ätiopathogenese eine Rolle spielen. Wir möchten dieses Problem nachfolgend darstellen: Die Erforschung der Mechanismen der Anpassung an die Bedingungen der Gebiete jenseits des Polarkreises ließ die Etappen des zyklischen Prozesses charakterisieren, der im menschlichen Organismus gesetzmäßig verläuft, wenn sich der Mensch unter extremen Bedingungen befindet. Der Vergleich der Veränderungen, die auf verschiedenen Regulationsniveaus im Prozeß der langfristigen Adaptation geschehen, hat gezeigt, daß die Dauer dieses periodischen Prozesses im Laufe von 15—20 Jahren schwankt und die Spezifik der Adaptation an die Bedingungen der gegebenen konkreten ökologischen Verhältnisse widerzuspiegeln scheint.

In der Dynamik des adaptiven Zyklus gelingt es, drei Perioden deutlich zu machen, die sowohl durch verschiedene Dauer als auch durch den Gehalt an strukturell-funktionalen und Informationsveränderungen der Selbstregulationsmechanismen charakterisiert sind.

Die erste Periode ist die Periode der Destabilisation zusammen mit der Mobilisation der Kompensations- und Anpassungsreaktionen, die in den Arbeiten zum Thema „Die Akklimatisation des Menschen" ausführlich beschrieben sind. Dieser Periode ist eine Reihe von Änderungen eigen, die wir zum ersten Mal gefunden haben. Das betrifft in erster Linie eine ganze Reihe von funktionalen Veränderungen auf der Grundlage genetischer Mechanismen. Hier werden die Möglichkeiten der selektiven Änderungen der Depressionsprozesse in den somatischen Zellen mit einem Anwachsen dieser Veränderungen entsprechend dem

Wechsel der Zellpopulationen in den Organen in Betracht gezogen. Diese Periode dauert bis 2,5–3 Jahre.

Die zweite Periode (10–15 Jahre) wird durch eine relative Stabilisierung des neuen Funktionsniveaus der regulativ-homöostatischen Systeme charakterisiert, was für die gegebenen ökologischen Bedingungen die optimale Lebenstätigkeit gewährleistet.

In der dritten Periode beendet eine bestimmte Kategorie von Menschen erfolgreich die Adaptionsperiode, für die anderen aber zeigen sich wieder die Destabilisationsmerkmale und die Funktionsschwäche der inneren zellgenetischen Reserven der Gesundheit. In der dargestellten Rhythmusstruktur spielt die erste Periode eine besonders wichtige Rolle.

Speziell in dieser Etappe formiert sich die Hierarchie der Ziele des Biosystems auf Grund der Wechselwirkung mit der Umwelt. Unter Berücksichtigung der Hierarchie der Ziele wird der Beschluß gefaßt über die Selbstorganisationsmethode, die sich in einem bestimmten Umbau der zentralen, homöostatischen und molekulargenetischen Mechanismen ausdrückt. Als eine gewisse Bestätigung des schon Gesagten können die Angaben über die gerichtete langfristige Änderung der psychosomatischen Funktionen bei Tieren gelten, die verschiedenartigen Einflüssen in der frühen postnatalen Periode ausgesetzt waren. Die entdeckte gesetzmäßige Prozeßperiodizität gestattet darüber zu sprechen, daß jedem adaptativen Zyklus das evolutionsbedingte biologische Programm zugrunde liegt. Dieses Programm entspricht mehr oder weniger den Bedingungen der konkreten Umwelt. Die Untersuchungen haben gezeigt, daß die Realisierung dieses Programms in bedeutendem Maße durch typologische Eigenschaften des Organismus bestimmt wird.

Während für eine bestimmte Kategorie von Menschen dieser langjährige Prozeß nicht gesundheitsschädlich ist und gegebenenfalls auch der Sanierungseffekt möglich ist, kann sich für eine andere Kategorie die Modifikation der Ontogenese durch die pathologische Beschleunigung der Alterungsprozesse charakterisieren.

Man kann also das gewonnene Phänomen als langjährigen Vitalitätszyklus bestimmen und das läßt vermuten, daß das tiefe Verständnis seiner Mechanismen große Möglichkeiten für die Steuerung der Ontogenese eröffnet. Die theoretische und experimentelle Erarbeitung dieser Richtung kann die Grundlage für die Ausarbeitung medizinisch-biologischer Empfehlungen zur Formierung von seßhaften Populationen in extremen Gebieten bilden.

Die in dem vorliegenden Kapitel angeführten Beispiele zur Rolle des Zeitfaktors in der Organismus-Umwelt-Beziehung und in seiner Bedeutung für die Leistung zeigen, daß die Zeit „eine Form des Seins der objektiven Realität" (*Lenin*) ist und daß ihr in der Medizin in vielfältiger Weise Beachtung geschenkt werden muß. Das unterstreichen *Moissejewa* et al. (1981) in folgender Weise nachdrücklichst: „Unter den Verfahren, die es ermöglichen, die Reaktion des Organismus auf äußere Einwirkungen zu beurteilen und im Hinblick darauf, ob sie adäquat verläuft und folglich über die Erreichung des Optimalzustandes Aufschluß geben kann, hat die Untersuchung der circadianen Rhythmik im Laufe der letzten Jahre besondere Beachtung gefunden. Störungen der circadianen

Rhythmik der jeweiligen Funktion treten entweder als erstes Symptom auf, das auf eine vorliegende Störung des entsprechenden Systems schließen läßt, oder als letztes Symptom, das auf eine ungenügende Rekonvaleszenz hinweist.

Um die Eigentümlichkeiten der circadianen Rhythmen bei Personen mit guten bzw. schlechten Adaptationsmöglichkeiten festzustellen, wurden an Fällen mit günstigem und ungünstigem Krankheitsverlauf (bei Schädel- und Gehirntraumen und bei Schizophrenie) fünfmal täglich im Laufe von drei Tagen Wertmessungen der Herz- und Kreislauftätigkeit sowie psychologische Tests vorgenommen.

Kennzeichnend für die Biorhythmen von Personen mit hohen Adaptationsmöglichkeiten und günstigem Krankheitsverlauf sind:

1. hohe Durchschnittswerte (die ein hohes Funktionsniveau des Systems gewährleisten)
2. große Streuung der Werthöhen (was die Trainiertheit auf extreme Existenzbedingungen bezeugt)

Dementsprechend kann die Biorhythmenstruktur für die Prognose des Krankheitsverlaufs verwendet werden, indem hohe Durchschnittswerte und große Streuung der Werte, verbunden mit einem ausgeprägten doch nicht rigiden Tagesschwankungsbild, als eine günstige Prognose gelten dürfen".

15.6. *Literatur*

Adey, W. R.: In: F. O. *Schmitt* (Ed.): The Neurosciences II. New York 1970

Alexejew, M. A.: Besonderheiten der Ausbildung eines „rhythmischen" Stereotyps beim Menschen bei unterschiedlicher Intensität der bedingten Lichtreize. Zurn. wyss. nervn. dej. **5**, 492 (1955)

Alexejew, M. A.: Sistemnaja dejatlnost vyssich otdelov golovnogo mozga ee rol V koordinacii nekotorych vidov dvizenij celoveka (Systemtätigkeit der höchsten Hirnabschnitte und ihre Rolle bei der Koordinierung einiger Bewegungsformen des Menschen) Moskva 1966

Anochin, P. K.: Der Reflex und das funktionelle System als Faktoren der physiologischen Integration. (russ.) Z. Fiziol. SSSR **35** (1949) 491—503

Anochin, P. K.: Das funktionelle System als Grundlage der physiologischen Architektur des Verhaltensaktes. Abh. aus dem Gebiet der Hirnforschung und Verhaltensphysiologie Bd. 1 Jena 1967

Aschoff, I.: Zeitliche Strukturen biologischer Vorgänge. Nova Acta Leopoldina 21, 147 (1959)

Aschoff, J.: Physiologische biologische Rhythmen. Ärztl. Praxis **18**, 1569—1593 (1966)

Barker, J. L., D. O. *Carpenter*: Science **69** (1970) 597

Bateson, F. T. u. B. G. *Celler*: Nature **238**, **279** (1972)

Berezowski, V. A.: Die Wärmebildung in den Geweben des zentralen Nervensystems als Maß für den Funktionszustand des ZNS. Fiz. Zurn. Kiev **49** (1963) 192—200 (russ.)

Berjoskin, M. V.: Die Abhängigkeiten der Wirkung von Mitoseinhibitoren auf die Zellteilung bei Carcinom und normalen Gewebe bei Männern vor der Zeit ihrer Einführung in den Organismus. In: *Scharf,* I. H., H. *von Mayersbach*: Chronobiologie „Die Zeit und das Leben", Halle (Saale) 1977, 693—698

Birkemayer, W., W. *Linauer*: Arch. Psychiat. Nervenkrh. **213** (1970) 377

Bollinder, E., B. *Ollström*: Stress pa svenska arbetsplaster. Stockholm Prisma 1971

Bykow, K. M., A. D. *Slonin*: Kortikale Mechanismen der Physiologie „der Zeit" im Organismus der Tiere und des Menschen. In: *Bykow,* K. M.: Studien über periodische Veränderungen physiologischer Funktionen des Organismus. Akademie-Verlag, Berlin 1954

Chadwick-Jones, J.: Shift-working: Physiological Effects and social Behaviour. Brit. J. Ind. Relations **5**, 137 (1967)

Colquhoun, W. P.: Temperament, inspection effencieney, and time of day. Ergonomics **3**, 377 (1960)

Colquhoun, W. P.: Circadian Variations in Mental Efficiency. In: W. P. *Colquhoun* (Ed.): Biological Rhythms and Human Performance. London 1971, p. 39—109

Demjanenko, Ju. K., A. V. *Korobkov*: Der Einfluß des Trainings auf die Tagesschwankungen der Bewegungsschnelligkeit, Bewegungsgenauigkeit und Ausdauer. Tr. inst. fizic. Kultury i sporta in: V. I. Lenina **8**, 46 (1954)

Donhoffer, S. Z., Gy. *Szegvari,* I. *Varga Nagy,* I. *Jarai*: Über Periodizitäten der chemischen Wärmeregulation der Ratte. Pflügers Arch. ges. Physiol. **265** (1957) 97—103

Eccles, J. C.: The physiology of Synapses. Springer-Verlag, Berlin 1964

Ehrstrom, C.: Gravida Kvinnors bedömning av fosterrörelser. LäKartidningen (Sweden) 70, 1303 (1973)

Elkin, D. G.: Die Zeitwahrnehmung. Moskau 1962, S. 212 (russ.)

Eling, W.: The circadian Rhythm of Nuclein Acids. In: H. V. *Mayersbach* (Hrsg.): The Cellular Aspects of Biorhythms. Berlin—Heidelberg 1967, 105—114

Golenhofen, K., C. *von Loh*: Elektrophysiologische Untersuchungen zur normalen Spontanaktivität der isolierten *Taenia coli* des Meerschweinchens. Pflügers Arch. ges. Physiol. **314** (1970) 312—328

Golenhofen, K., C. *von Loh*: Intrazelluläre Potentialmessungen zur normalen Spontanaktivität der isolierten Portalvene des Meerschweinchens. Pflügers Archiv ges. Physiol. **319** (1970) 82—100

Göllnitz, G., G. *Schulz-Wulf*: Rhythmisch-psychomotorische Musiktherapie, Jena 1975

Gummerer, P. I.: Die Schwankungen physiologischer Funktionen bei körperlicher Arbeit als Indikator für die Regulation dieser Funktion bei Kindern. Wiss. Z. Humboldt Univ. Berlin. Math. Nat. Reihe 14 (1965) 375—379

Halberg, F.: Physiologic 24 hour periodicity, general and procedural condierationo with reference to the adrenal cycle. Ztschr. Vitamin-, Hormon- und Fermentforschung **10** (1959) 225

Halberg, F.: Temporal Coordination of Physiologic Functions. In: Biological Clocks: Quant. Bio 25, 11 (1960)

Halberg, F.: Meal timing and rhythm shifts in: Lepoldina-Symposium über Chronobiologie: „Die Zeit und das Leben" Halle (Saale) 1975

Hamp, H.: Die tagesrhythmischen Schwankungen der Stimmung und des Antriebes beim gesunden Menschen. Arch. Psychiatrie und Z. ges. Neurol. **201**, (1961) 355

Haus, E., F. *Halberg,* J. F. W. *Kühl,* D. I. *Lakatna*: Chronopharmacology in Animals. In: Chronobiological Aspects of Endocrinology. Symposium Medica Hoechst **9** (1974)

Hecht, K. u. M. *Peschel*: Zur Periodizität der Latenzzeiten des „nichterlöschbaren" bedingten Fluchtreflexes und der Versuch einer hybernetischen Deutung. Acta biol. med. germ. **13** (1964) 504—512

Hecht, K., M. *Peschel*: Die Rolle der Unbestimmheit des Reizverhältnisses eines Stereotyps bei der Analyse und Synthese des ZNS. Acta biol. med. germ. **13** (1964) 734 bis 744

Hecht, K., M. *Peschel*: Periodizitäten im Verlaufe der Reaktionszeiten des „unauslöschbaren“ bedingten Fluchtreflexes der Ratte bei halbminütiger Reizung und „backward conditioning“. Acta biol. med. germ. **14** (1965) 511–518

Hecht, K. and K. *Treptow*: A Study of Pharmaco-Dynamics in periodic conditional Processes in Albinorats. Activitas nerv. sup. **13**, (1971) 92–95

Hecht, K., M. *Peschel*: Regularites in the occurence of periodic variations in the reaction time of inextinguishable conditioned motor avoidance reflexes in rats. Activitas nerv. sup. **12**, (1970) 144–145

Hecht, K.: Die Bedeutung des zentralen motorischen Systems und des Aktivitätszustandes des ZNS beim „nichterlöschbaren“ bedingten Fluchtreflex der Ratte. Acta biol. med. germ. **13** (1964) 49–54

Hecht, K., K. *Treptow,* S. *Choinowski,* M. *Peschel*: Die raum-zeitliche Organisation der Reiz-Reaktionsbeziehungen bedingt-reflektorischer Prozesse. Jena 1972

Hecht, K.: Der Mensch neben Dir (psychophysiologische Probleme der sozialistischen Leitungstätigkeit). Urania-Verl. 1974

Hecht, K.: Geht unsere körpereigene Uhr richtig? Medizin aktuell, Sonderheft 11. 12. 1974, S. 26

Hecht, K., T. *Schlegel,* M. *Poppei,* T. *Hecht,* K. *Treptow*: Desynchronose als Indikator für die Wirkung von Umweltstreß auf den Organismus von Albinoratten. 2nd. International Congress of CIANS, Prag 1975

Hecht, K.: Zu Problemen der Chronobiologie der AdW der DDR. Mathematik, Naturwissenschaften, Technik Nr. 16 N, **39** (1976)

Hecht, K., S. *Choinowski,* D. *Kunde,* R. *Meyer,* V. *Moritz,* T. *Schlegel,* K. *Wenzlides,* J. *Götze*: Lernen und chronobiologische Regulation nach experimentell verursachter Schädigung der Koronararterienwand von Albinoratten. Acta biol. med. germ. **35** (1976) 559

Hecht, T., K. *Hecht,* T. *Schlegel,* M. *Poppei*: Zum Einfluß von motorischem Training auf periodische bedingt-reflektorische Verläufe an normalen mit Streß belasteten Albinoratten. In: *Scharf,* J. H., H. *v. Mayersbach* (Hrsg.) Chronobiologie. Die Zeit und das Leben. Halle 1977, 477–483

Hecht, T., K. *Hecht,* T. *Schlegel,* M. *Poppei* u. K. *Treptow*: Zum Einfluß von motorischem Training auf periodisch bedingt-reflektorische Verläufe auf normalen und mit Streß belasteten Albinoratten. In: *Scharf,* H.-J., H. *von Mayersbach*: Chronobiologie: „Die Zeit und das Leben“. Halle (Saale) 1977, 455–466

Hecht, K., I. P. *Ljowschina,* M. *Poppei,* T. *Hecht*: Asymmetric Function of the Hippocampus in Learning of Normal and Neurotic Rats. In: H. *Mathies,* M. *Krug,* Popov (Eds.): Biological Aspects of Learning, Memory Function and Ontogenetic of the CNS. Berlin 1979, 243–248

Hecht, K., V. Ja. *Klimowitzki,* V. S. *Ojanow,* T. *Schlegel,* M. *Poppei,* G. G. *Schlyk,* D. *Sass,* E. *Wachtel*: Wechselbeziehungen zwischen zirkadianen Empfindlichkeitsphasen und ultradianen Perioden an Ratten in der Readaptationsphase nach einer Kosmischen Flut (Kosmos 1129) Materialien des 13. Symp. kosmische Biologie und Medizin 1980 in Dresden. Thesen 74–76

Hecht, K., P. *Oehme,* M. G. *Airepetjanz*: Neuropeptide in der Regulation. Z. Ges. inn. Med. **35** (1980) 408–412

Hellbrügge, Th., J. *Ehrengut-Lange,* J. *Rutenfranz,* K. *Stehr*: Circadian Periodicity of Physiological Functions in different stages of Infancy and Childhood. Ann. N. Y. Acad. Sci. **117**, (1964) 361

Hellbrügge, Th., J. *Pechstein,* R. *Ullner,* K. *Reindler*: Zum Verständnis der Periodik-Analyse in der Medizin. Fortsch. Med. **15** (1967) 289

Hellbrügge, Th. In: Physiologische Zeitgestalten in der kindlichen Entwicklung. *Scharf,*

H.-J., H. *von Mayersbach* (Hrsg.) Chronobiologie: „Die Zeit und das Leben", Halle (Saale) 1977, 365—387

Hellman, L., F. *Nakada*, J. *Curti*, E. D. *Weitzmann*, J. *Krean*, H. *Roffwarg*, S. *Ellman*, D. K. *Fukushina*, T. F. *Gallacher*: J. clin. Endocrin **30** (1970) 411

Hildebrand, G.: Zur Frage der rhythmischen Funktionsordnung beim Menschen. In: Probleme der zentralnervösen Regulation. S. 22—28 Berlin—Göttingen—Heidelberg 1962

Holst, von, E., H. *Mittelstaedt*: Das Reafferenzprinzip. Naturwissenschaften **37** (1930) 464—476

Kaneko, M., F. W. *Zechmann*, R. D. *Smith*: Circadian variation in Human peripheral blood flow levels and exercise responses. J. appl. Physiol. **25** (1968) 109

Kasnatcheev, V. P., J. P. *Skorin*: Langzeitrhythmen (Vitalitätsrhythmen) bei der Adaptation an extreme Bedingungen. In: *Schuh*, J., K. *Hecht*, J. A. *Romanow*: Chronobiologie und Chronomedizin. Berlin 1981

Klimovitzky, V. Ja., E. A. *Ilyn*, V. S. *Oganow*, V. S. *Magedow*, G. G. *Schlyk*, L. M. *Murashko*, K. *Hecht*, M. *Poppei*, T. *Schlegel*, K. *Kwaretzki*, S. *Kotar*, B. *Dembec*: Studies of biorhythms in Biosatellite experiments. Proceedings of 28. I.U.P.S. Congress vol. IV. Budapest 1980, p. 165

Kunde, D., H. *Braselmann*, R. *Meyer*, J. *Kurz*, J. *Götze*, K. *Sojkiewicz*, H. *Guski*, K. *Wenzelides*, F. *Buntrock*: Tierexperimentelle Untersuchungen zur Frage der Einschränkung der koronaren Blutversorgung. Acta biol. med. germ. **35** (1976) 559

Lambert, H.: Reaktionstypenlehre. Deutsche Zahn-, Mund- und Kiefernheilkunde **6**, (1939) 745

Lebedew, W. I.: Zitiert in A.A. *Leonow* u. W. I. *Lebedew*: „Der Mensch im Weltall." Urania-Verlag 1969

Lenin, W. I.: Aus dem philosophischen Nachlaß, Berlin 1949, 152

Ljowshina, I., P. *Oehme*, K. *Hecht*, M. *Poppei*, M. *Airapetjanz*, J. *Illana*, T. *Schlegel*, D. *Sass*: Gestörter ultradianer Biorhythmus bei experimenteller Neurose und die modulierende Funktion von Substanz P. Berichte der Humboldt-Univers. 3/80 „Experimentelle Neurose" (1980) 60—64

Ljowschina, I. P., K. *Hecht*, I. A. *Kolometsewa*, P. *Oehme*, Th. *Schlegel*, M. *Poppei*, M. G. *Airapetjanz*, J. *Wachtel*: Modulatorfunktion von Substanz P bei Desynchronose. In: *Schuh*, J., K. *Hecht*, J. A. *Romanow*: Chronobiologie und Chronomedizin. Berlin 1981. 779—788

von Loh, D., K. *Golenhofen*: Temperatureinflüsse auf die Spontanaktivität der isolierten *Taenia coli* von Meerschweinchen. Pflügers Arch. ges. Physiol. **318**, (1970) 35—50

Lissák, K.: Some new developments in the study of conditional reflex processes. Acta physiol. hung. 24 (Suppl.) **16** (1964)

Mampel, E. u. S. *Quies*: Störungen des 24-Stunden-Rhythmus der Ausscheidung von Wasser und Kreatin als Krankheitszeichen. In: *Schuh*, J.: Chronobiologie 76. Wiss. Beiträge der Martin-Luther-Universität Halle. Wittenberg (1977) 185—193

Marr, H.: Zu Problemen des Leitungs- und Lebensstils sozialistischer Leiter. Lehrmaterial-Schriftenreihe der zentralen Betriebsakademie beim Büro des Ministerrates der DDR Nr. 16, **16** (1966)

Mayersbach, H.: Die Zirkadianrhythmik, eine entscheidende Dimension der experimentellen Medizin. Internat. Kongreß über rhythmische Funktionen in biologischen Systemen, Wien 1975

Moissejewa, N. I., M. Y. *Simonow*, W. L. *Gajda*: Bedeutung der Biorhythmenstruktur für die Diagnostik und die Prognose des Krankheitsverlaufs. In: *Schuh*, J., K. *Hecht*, J. A. *Romanow*: Chronobiologie und Chronomedizin. Berlin 1981

Möllerström, J.: Das Diabetesproblem. Acta med. scand. Suppl. 147 Stockholm 1943

Mott, P. E., F. C. *Mann,* R. *Mc Longhlin,* D. P. *Warnick*: Shift work – The social, psychological consequences. Michigan, University of Michigan Press 1965

Nieschlag, E.: Circadian Rhythm of Plasma Testeron. In: *Aschoff,* J., F. *Ceresa,* F. *Halberg*: Chronobiological Aspects of Endocrinology. Schattauer-Verlag, Stuttgart–New York 1974, 117

Oehme, P., K. *Hecht,* L. *Piesche,* H. *Hilse,* M. *Poppei,* E. *Morgenstern,* E. *Göres*: Substance P — new aspects to its modulary function. Acta biol. med. germ. **39** (1980) 469 bis 477

Oehme, P., K. *Hecht,* L. *Piesche,* H. *Hilse,* M. *Poppei*: Substance P as a modulator of physiological and pathological processes. In: *Marsan,* A., W. Z. *Traczyk* (Eds.) IBRO-Symp Series Vol 7. New York 1980, 159–164

Östberg, O.: Zur Typologie der zirkadianen Phasenlage. In: *Hildebrandt,* G.: Biolog. Rhythmen und Arbeit. Springer-Verlag Wien–New York 1976, 117

Papousek, M.: Fortschr. Neurol. Psychiatr. u. Grenzgebiete **43** (1975) 381

Pawlow, I. P.: Werke Bd. 4, 180, Berlin 1953 Akademie-Verlag

Pickenhain, L.: Grundriß der Physiologie der höheren Nerventätigkeit, Berlin 1959, 85 ff.

Pflug, B., R. *Tölle*: Disturbance of 24 hour rhythm in endogeneous depression and the treatment of endogenous depression by sleep deprivation. Int. Pharmacopsychiatrie **6** (1971) 187–196

Pflug, B.: Rhythmus und Psychosen.

Ponomarjow, M. F.: Exp. Untersuchungen einiger Formen motorischer Reaktionen und ihre Bedeutung für die Berufstätigkeit (russ.). Dissertation, Leningrad 1958

Pöppel, E.: Oszillatorische Vorgänge bei der Zeitwahrnehmung. Philosoph. Inaug.-Diss. Innsbruck 1968

Poppei, M., K. *Hecht*: Der Einfluß einer wiederholten Bewegungseinschränkung der lokomotorischen Reaktion auf den systolischen Blutdruck von Albinoratten. Acta biol. med. germ. **27** (1971) 297–306

Poppei, M., K. *Hecht,* T. *Schlegel,* H. *Frömmel*: Zur Beeinflussung streßinduzierter periodischer Verläufe bedingt-reflektorischer Prozesse (Desynchronose) durch Pharmaka. In: *Scharf,* H.-J., H. *von Mayersbach.* Chronobiologie: „Die Zeit und das Leben". Halle (Saale) 1975. 431–453

Poppei, M., K. *Hecht,* Th. *Schlegel,* I. P. *Ljowschina*: Minutenrhythmus bedingt-reflektorischer Prozesse nach Hippokampusläsion. In: *Schuh,* J., K. *Hecht,* J. *Romanow* (Hrsg.): Chronobiologie und Chronomedizin. Berlin 1981

Reinberg, A.: Chronopharmacology in Man. In: *Aschoff,* J., F. *Ceresa,* F. *Halberg* (Hrsg.): Chronobiological Aspects of Endocrinology. Stuttgart–New York 1974, 305

Rensing, L.: Biologische Rhythmen und Regulationen. VEB Gustav Fischer-Verlag, Jena 1973

Richter, C. P.: Biological clocks in Medicine and Psychiatrie. Springfield 1965

Rieck, A., A. *Kaspareit*: Zur Frage tagesrhythmischer Änderungen von maximaler Muskelkraft und Extremitätendurchblutung nach isometrischer Konzentration. In: *Hildebrandt,* C.: Biologische Rhythmen und Arbeit. Springer-Verlag, Wien–New York 1976, 21

Rubinstein, S. L.: Grundlage der allg. Psychologie, Berlin 1962, 321

Rüdiger, W.: Zur reizphysiologischen Analyse verhaltensrelevanter Hirnstrukturen mittels der Autostimulationstechnik. Wiss. Z. Karl-Marx-Univ. Leipzig (1967) 509 bis 513

Sachar, E. J.: Arch. gen. Psychiat. **17** (1967) 544

Sander, L. W., H. L. *Julia,* G. *Stechler* and P. *Burns*: Continous 24 hour interactional monitoring in infants reared in two caretaking environments, Psychosomatic Med. **34** (1972) 270

Scheibel, M. E., A. B. *Scheibel*: Arch. Ital Biol. 103 (1965) Zitiert bei L. *Rensing*: Biologische Rhythmen und Regulation. Jena 1973

Schneider, L., J. *Fevre,* H. *Hajeoi,* E. *Papiernik-Bernauer:* In: *Lassmann,* G., F. *Seitelberger* (Hrsg.): Rhythmische Funktionen in biologischen Systemen. Wien 1977, 44

Setschenow, I. M.: Ausgewählte Werke (russ.) Bd. 1, Moskau 1952, 188

Sinz, R.: Die Wirkung von Diazepam (Faustan) auf das zentralnervös-vegetative Systemverhalten. Medikamentum **14** Berlin (1973) 298–304

Sinz, R. and *Stebel,* J.: On central nervous coordination of minute rhythms. 2. Internat. Symposium Biokybernetik, Leipzig 1960

Sinz, R., J. *Stebel*: Minutenperiodik der sensomotorischen Reaktionszeiten bei Menschen und Tieren. Acta biol. med. germ. **24** (1970) 917–920

Sinz, R. u. G. *Isenberg*: Minutenrhythmische Spontandepolarisation des Ruhe-Membran-Potentials von Skelettmuskelfasern. Acta biol. med. germ. **29** (1972) 247–257

Sinz, R., S. *Goldhahn,* A. *Hendel* u. P. *Oehler-Beckert*: Quantitative Bewertung von neuro-vegetativen Systemänderungen anhand des minutenrhythmischen Kopplungsgrades und der Regelgüte während akuter und chronischer Diazepamtherapie bei neurotischen Patienten. Acta biol. med. germ. **34** (1975) 289

Skljartschik, E. L.: Störungen des Tagesrhythmus der Körpertemperatur bei Sportlern. Byull. eksp. biol. med. **38** (1954) 12

Skljartschik, E. L.: Der Einfluß von Wachen und Arbeit in den Nachtstunden auf den Tagesrhythmus der Körpertemperatur, der Pulsfrequenz, des Blutdrucks und der Muskelkraft des Menschen. Tr. inst. fizic. Kultury i sporta im. Lenina, V. I. 11, Leningrad 1955, 17

Smirnow, K. M.: Besonderheiten der Tagesperiode einiger physiologischer Funktionen bei Sportlern und die diagnostische Bedeutung dieser Parameter. Teorija i praktika fizic kult. **17** (1954) 420

Smirnow, K. M.: Die Muskeltätigkeit des Menschen und der Tagesrhythmus physiologischer Funktionen. In: Sportphysiologie. VEB Verlag Volk u. Gesundh., Berlin 1974, 367

Strumwasser, F.: The demonstration and manipulation of a circadian rhythm in a single neuron. In: *Aschoff,* J. (Eds.): Circadian clock Amsterdam, 1965

Stscherbakowa, O. P.: Experimentelle Untersuchungen über den Tagesrhythmus der physiologischen Funktionen bei Affen. Opyt. izuc periodieeskich izmenenig fiziol. funkcig organizma, Moskva–Leningrad 1949, 42

Tabolin, V. A., V. P. *Lebedjew,* S. V. *Tsitsiliashvili*: Der Tagesrhythmus physiologischer Prozesse und Fragen der Diagnose und Therapie von Krankheiten bei Kindern. Deutsch-sowjetisches Symposium Chronobiologie und Chronomedizin, Halle 1978, Kurzreferat 34–35

Taylor, P. I., S. Z. *Pocock,* R. *Sergean*: Shift and dayworkers absence in relationship with some terms and conditions of service. Brit. J. of Ind. Med. **29** (1972) 208

Treptow, K., K. *Hecht,* M. *Peschel*: Observations on the synchronization of periodic courses of reaction times and motor reactione times in locomotoric avoidance conditioning. Excerpta Medica Intern. Congress Series **171** (1968) 61–62

Treptow, K., K. *Hecht,* M. *Peschel*: Variations in the periodicity of conditioned reactivity due to disturbance. Activitas nerv. super. **12** (1970) 145–146

Treptow, K., K. *Hecht,* M. *Peschel*: Entropieabhängige Reaktionsweisen in zweidimensionalen bedingtreflektorischen Entscheidungssituationen und Möglichkeiten ihrer Modellierung. Acta biol. med. germ. **27** (1971) 911–924

Treptow, K., S. *Choinowski,* K. *Hecht,* St. *Nitschkoff*: Die Zeit als Umweltfaktor des

Organismus. In: Zentralnervale Regulationsdynamik im Adaptionsprozeß der Organismus-Umwelt-Beziehungen. Festschrift zum 60. Geburtstag von Prof. Dr. med. Rudolf *Baumann*. Berlin 1971, 23—26

Tune, G. S.: The Influence of age and Temperament on the adult human sleep-wakefullness pattern. J. Psychol. **60** (1969) 431—441

Ulrich, F. E., W. *Schneider*, U. *Schneyder*, F. *Naundorf*, K. *Seige*: Die Bedeutung gestörter hormoneller Rhythmik für die Diagnostik endokriner Erkrankungen. In: *Schuh*, J.: Chronobiologie 76. Wiss. Beiträge der Martin-Luther-Universität Halle-Wittenberg 1977, 208—216

Voigt, E. D., P. *Engel*: Tagesrhythmische Schwankungen des Energieverbrauchs bei Arbeitsbelastung. Arch. ges. Physiol. **307** (1969) 89

Wacholder, K.: Die allgemeinen physiologischen Grundlagen der Entstehung von Lebensrhythmen. Acta med. scand **21** (1955) 306—309

Wassiljew, I. G., L. P. *Zimnizkaja*, E. L. *Skljartschik*, K. M. *Smirnow*, V. G. *Fillipow*, S. A. *Chitun*, A. M. *Satalow*: Über den Tagesrhythmus der Arbeitsfähigkeit des Menschen (russ.). Fiziol. Zurn SSSR **43** (1957) 817

Westien, U.: Psychophysiologische Analyse von Musikwirkungen unter definierten Anforderungsbedingungen als Voraussetzung gezielter Musiktherapie. Dissertation A. Berlin 1980

Winogradowa, O. S.: Registration of information and limbic system. In: *Hirn*, G., R. A. *Hinde* (Eds.): Short-term changes in neuronal activity and behaviour. C.U.P. 1970

Zimnickaja, L. P. u. S. A. *Chitun*: Besonderheiten im Tagesrhythmus der Veränderungen des Dynamogramms und der motorischen Reaktionszeit bei unterschiedlichem Lebensregime des Menschen. Tr. inst. fizic kultury i sporta in: V. I. Lenina **11** (1955) 25

16. Schlaf und Schlafstörungen

(K. *Hecht*, P. *Oehme*)

Wie aus dem vorausgegangenen Kapitel hervorgeht, unterliegen alle Lebensprozesse einem zeitlichen Ordnungsprinzip. Es gewährleistet auch den periodischen Wechsel zwischen Aktivität und Ruhephasen. Der Schlaf selbst kann aufgefaßt werden als eine aktive, reversible, rhythmisch verlaufende Unterbrechung des Wachseins. Das menschliche Leben besteht aus einem ständigen Aufeinanderfolgen von Wachsein und Schlaf (Abb. 16/1).

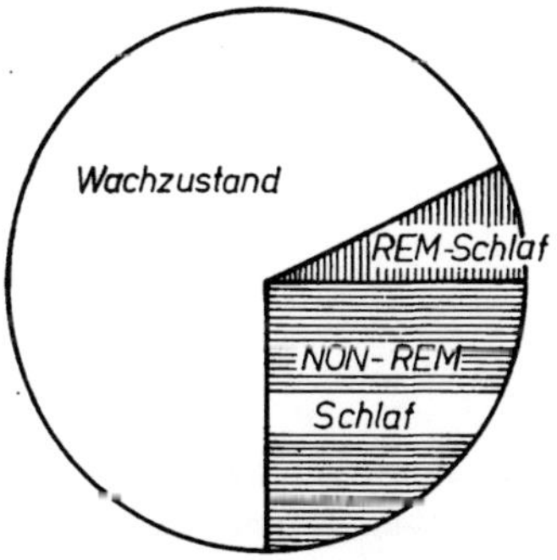

Abb. 16/1. Anteile der Schlafarten eines 72 Jahre alt werdenden Mannes (Mittelwert). Wachzustand — 48 Jahre, NON-REM-Schlaf — 18 Jahre, REM-Schlaf 6 Jahre

Früher wurde der Gegensatz Schlaf-Wachen mit der Differenzierung Ruhe-Aktivität gleichgesetzt. Diese Auffassung kann heute nicht mehr aufrechterhalten werden, denn im Schlaf wechseln Phasen erhöhter und verminderter Aktivität in den verschiedenen Körperfunktionen. Aus der Tatsache, daß zum Beispiel Blutdruck, Körpertemperatur, die Aktivität des Atemzentrums auch bei Schlafentzug weiter periodisch verlaufen, spricht dafür, daß eine endogene Periodik im Vordergrund steht. Es besteht heute auch die Auffassung, daß Ermüdung und Leistungsabfall nicht proportional aus einem aktuell bestehenden Schlafbedürfnis resultieren, sondern primär von der Phase des circadianen Rhythmus abhängig sind.

Abgeleitet von der Tatsache, daß nicht bei allen lebenden Organismen Schlaf oder schlafähnliche Zustände nachzuweisen sind, eine circadiane Periodizität aber stets nachzuweisen ist, wird angenommen, daß das circadiane Periodensystem von Lebewesen entwicklungsgeschichtlich älter ist als der Schlaf-Wach-Wechsel.

16.1. Die Objektivierung der Schlafphasen

War in früheren Zeiten die Beurteilung des Schlafes nur auf der Grundlage subjektiver Aussagen – z. B. über Schlafdauer, Schlafunterbrechung, schweres Einschlafen, frühes Erwachen – möglich, so bietet heute die Physiologie Voraussetzungen für eine objektive Qualitätsbeurteilung des Schlafes. Auf der Basis elektrophysiologischer Messungen – Elektronenzephalogramm (EEG), Elektromyogramm (EMG), Elektrokardiogramm (EKG), Elektrookulogramm (EOG) – läßt sich eine Reihe von Informationen über den Schlaf- bzw. Wachzustand gewinnen.

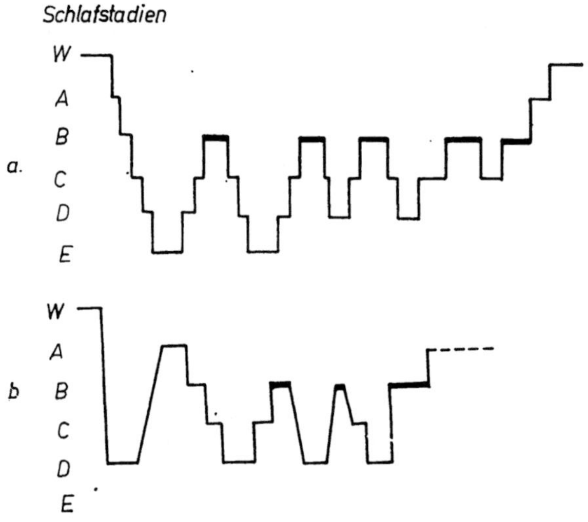

Abb. 16/2. a – Physiologisches Schlafprofil eines gesunden Menschen während eines Nachtschlafs, b – Schlafprofil eines Menschen, welcher vor dem Schlafengehen ein Hypnotikum eingenommen hat.
Schlafstadien: W – Wachzustand, A – Übergangsstadium, B – Einschlafen, C – oberflächlicher Schlaf, D – mitteltiefer Schlaf, E – Tiefschlaf, schwarze Balken – REM-Schlaf (aktiver Schlaf)

Das EEG, welches die Leitsymptome des physiologischen Schlafprofils bietet, zeigt dabei folgendes Bild des Vigilanzustandes eines Individuums: Vorherrschen von Beta-Wellen kennzeichnet den Wachzustand. Entspannter Zustand (Ruhe) drückt sich im Alpharhythmus aus. Beim Übergang zum Schlaf zeigen sich in zunehmendem Maße Deltawellen, die von Gruppen sogenannter Schlafspindeln unterbrochen werden. Tiefer Schlaf zeigt ausschließlich Deltarhythmus. Die Schlafstadien wiederum werden beim Menschen in Abständen von ca. 90 Minuten für die Dauer von ca. 20 Minuten durch den paradoxen Schlaf unterbrochen. Bei der Registrierung einer Schlafzeit von 8 Stunden ist in 4–6 aufeinanderfolgenden Zyklen der Wechsel NONREM- und REM-Schlaf nachzuweisen (Abb. 16/2).

Beide Schlafstadien zeichnen sich durch einige Charakteristika aus:

	Tiefschlaf	Paradoxer Schlaf
EEG	Wellen 2–3 Hz	Beta-Wellen wie im Wachzustand
EMG	keine völlige Entspannung der Muskeln	völlige Ausschaltung der Muskelpotentiale (Starke Entspannung)
EOG	keine Befunde	Rhythmische Augenbewegungen
vegetative Funktionen	stark herabgesetzt	stark erhöht (vegetativer Sturm)
Schlaftiefe	1	4 (vierfach stärker)
Sexualhormonspiegel	herabgesetzt	erhöht
Traumerlebnis (subjektive Angabe beim Wecken in dem Schlafstadium)	0–7%	75–100%

Die beiden Schlafphasen haben verschiedene synonyme Bezeichnungen: Deltaschlaf, langsamer, Tief-, orthodoxer Schlaf.
REM – paradoxer, schneller, Traumschlaf.

Im Rahmen eines Wachschlafzyklus werden gewöhnlich folgende Stadien unterschieden, wobei als Zusammenfassung NONREM- und REM-Schlaf gegenübergestellt werden.

A = Übergangsstadium (Ermüdung) Alpha-Theta-Wellen		NONREM-Schlaf
B = Einschlafstadium (Thetawellen überwiegen)		
C = leichter Schlaf Thetawellen mit Schlafspindeln		
D = mitteltiefer Schlaf Deltawellen mit Schlafspindeln		
E = Tiefschlaf Deltawellen		
REM = Schlaf Betawellen vorherrschend		

Auch bei Tieren gibt es den Zyklus REM-NONREM-Schlaf. Hierbei bestehen zum Teil beträchtliche Differenzen zum Menschen, wie es folgende Tabelle verdeutlicht.

Spezies	Wachzustand	Gesamtschlaf	NONREM	REM
Mensch	67%	33%	25%	8%
Wistarratte	60%	40%	35%	5%
Maus	36%	63,4%	57,5%	5,9%
Kaninchen	60%	40%	35%	5%
Katze	31%	69%	55%	14%
Hund	52,7%	47,2%	35,1%	12,1%

Aus den Beziehungen REM-NONREM-Schlaf kann man auf die Qualität des Schlafes schließen.

Morgendliches Ausgeruhtsein und hohe Leistungsfähigkeit sind im starken Maße von einem ungestörten Verlauf dieser Zyklen und der optimalen Relation beider Phasen zueinander abhängig.

16.2. REM-Schlaf und ultradiane Rhythmik

Schulz et al. (1975) untersuchten an gesunden Probanden den Schlaf in 17—31 aufeinanderfolgenden Nächten (Schlafzeiten). Dabei stellte sich heraus, daß der ultradiane REM-Schlafrhythmus kein ganzzahliger Divisor eines 24-Stundentages ist. In Bunkeruntersuchungen konnte des weiteren festgestellt werden, daß bei Ausschaltung externer Taktgeber die periodische Organisation des REM- und NONREM-Schlafes nachgewiesen werden konnte. Weiterhin konnte festgestellt werden, daß auch während des Wachseins ein Fortbestehen der ultradianen Rhythmik, wie sie sich im Schlaf zeigt, zu verzeichnen ist.

Dieser Nachweis konnte unter anderem bei dem Verlauf der Herzfrequenz, der Magenmotilität und grober Körpermotorik erbracht werden. Außerdem waren Auswirkungen der ultradianen Rhythmik auf die Vigilanz und auf die Wahrnehmungsqualität zu beobachten. Man spricht in diesem Zusammenhang auch vom Basis-Ruhe-Aktivitätszyklus (Kleitmann, 1973).

16.3. REM-Schlaf und Traumaktivität

In der Geschichte der Neurosenlehre und der Psychotherapie hat der Traum häufig eine wichtige Rolle gespielt. *Freud* verband bekanntlich Traumauslösungen mit täglichen Konflikten, Problemen und Erlebnissen oder mit augenblicklichen internen oder externen Stimuli.

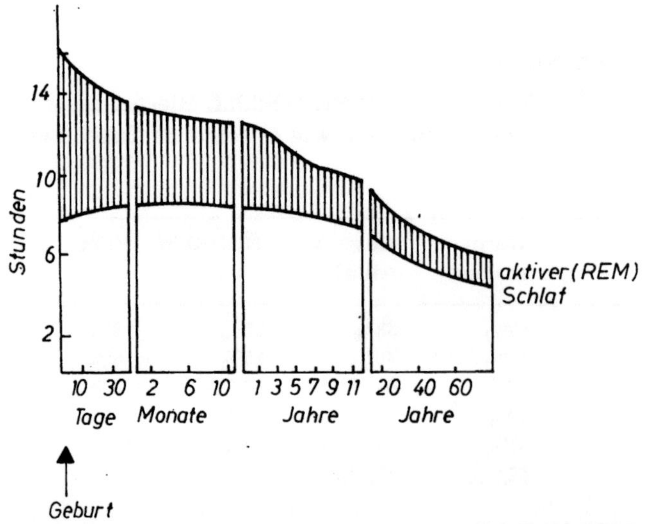

Abb. 16/3. Anteile des REM-Schlafes und des NON-REM-Schlafes im Laufe des Lebens eines Menschen in Stunden

Mit den neuen Erkenntnissen über den REM-Schlaf ließe sich eine Psychophysiologie des Traumes entwickeln, der perspektivisch auch für die Neurosenlehre nützlich sein könnte. Physiologisch kann auf jeden Fall nachgewiesen werden, daß während des Träumens eine erhöhte Erregbarkeit des Neocortex besteht. Es wird heute angenommen, daß der Mensch gemäß seines physiologischen Biorhythmus träumt, wobei die Vorstellung besteht, daß die psychischen Traumerlebnisse ihr materielles Substrat in den REM-Schlafphasen haben. Der Mensch verfügt daher über ein organisiertes Träumen, welches mit großer Regelmäßigkeit und Gleichmäßigkeit erfolgt. Traum und REM-Schlaf werden gemeinsam durch die schnellen Augenbewegungen charakterisiert. Da bei den verschiedenen psychiatrischen Erkrankungen circadiane Rhythmik und der Schlaf gestört sind, muß bei ihnen auch eine Störung des Träumens erwartet werden. Zu bemerken ist, daß es Altersabhängigkeiten zwischen REM- und NONREM-Schlaf gibt (Abb. 16/3).

16.4. Einige morphologisch-funktionelle Aspekte der Schlaf-Wach-Regulation

Im Hirnstamm besteht eine nervöse Struktur, die Reize aus verschiedenen Bereichen integrieren kann und durch permanente Kommunikation optimale Adaptationsleistungen ermöglicht; die Formatio reticularis (FR) des Hirnstamms. Wie der Name sagt, handelt es sich um netzartige polysynaptische Neuronenketten, die etwa von der Medulla oblongata bis zum Thalamus reichen. Durch elektrische Stimulierung (*Magoun,* 1958) dieser F. R. entstehen Aktivitätsänderungen in der gesamten Hirnrinde, vom Autor als „Aronsal reaction" bezeichnet. Im EEG entsteht durch reticuläre Stimulierung eine Aktivierung der Beta-Wellen. Die Aktivitätssteigerung der gesamten Hirnrindentätigkeit geht klinisch einher mit einer Steigerung der Bewußtseinshelligkeit. Diese ist eine Voraussetzung für die Bewältigung diverser Milieureize.

Weitere Experimente brachten den Nachweis, daß sämtliche afferente sensorische Erregungen, die auf dem Weg zum entsprechenden corticalen Repräsentationsfeld den Hirnstamm passieren, im Hirnstammbereich kolaterale Erregungen zur F. R. abgeben und durch diese reticuläre Stimulierung eine corticale Aktivitätssteigerung auslösen. Liegt ein Patient mit geschlossenen Augen auf dem Untersuchungstisch, dann liefert sein EEG hauptsächlich Alpha-Wellen. Öffnet der Patient die Augen, dann tritt schlagartig eine Aktivierung der Beta-Wellen in Erscheinnung (Alpha-Blockade).

Diese Aktivierung der gesamten Hirnrinde wurde durch den afferenten optischen Lichtreiz ausgelöst.

Jeder afferente Reiz, ob akustisch, olfaktorisch oder als Schmerzreiz, führt nicht nur zu einer spezifischen Sinnesempfindung, sondern auch über eine reticuläre Stimulierung zu einer Steigerung der gesamten Hirnaktivität, eben der corticalen „Arousal reaction". Sie stellt die Voraussetzung zur Adaptation an Umweltreize dar. Sie ist aber nur eine Reaktion biologischer Entsprechung. Es konnte gezeigt werden, daß durch eine reticuläre Stimulierung auch eine vegetative Arousal reaction, eine affektive Arousal reaction und über absteigende reticulospinale Bahnen auch eine spinale Arousal reaction identifiziert werden kann.

Die komplexe Arousal Reaction befähigt das Individuum, auf den Reiz zweckmäßig, z. B. mit Kampf oder Flucht, zu reagieren.

Diese generelle Arousal reaction ist die adäquate biologische Reaktion auf jeden exogenen oder endogenen Reiz und stellt die Voraussetzung einer optimalen Anpassung dar. Es ist verständlich, daß sowohl eine permanente Zunahme eines Afferenzstromes, aber auch Strukturläsionen der F. R. zu Funktionseinbußen der biologischen Anpassung führen.

Glees (1976) hat im Tierversuch gezeigt, daß nach Zerstörung der F. R. ein stuporöser Dämmerzustand resultiert. Das gleiche Phänomen sehen wir klinisch beim apallischen Syndrom nach schweren Schädel-Hirn-Traumen. Auch Syndrome vegetativer Funktionsmuster sind auf einen Funktionswandel dieser reticulären Formation zu beziehen. An der Regelung des Schlaf-Wachseins soll sich das sinnesunabhängige System beteiligen, das sowohl im corticalen als auch subcorticalen Anteil lokalisiert ist. Reizung der limbischen Strukturen ergab ein Erscheinen von mittelfrequenten Theta-Wellen (4—6 m/s) im corticalen EEG. Diese Theta-Wellen wurden auch im spontanen Schlaf beobachtet. Die über den übrigen Cortexregionen auftretenden Abflachungen und Beschleunigungen der EEG-Wellen nach Reizungen der unteren Anteile des F. R. gehen mit einer diffusen Ausbreitung von mittelfrequenten (4—6 m/s) Wellen über dem Hippocampus und dem Ammonshirn einher.

Von Bedeutung ist, daß die mittelfrequenten Theta-Wellen auch im paradoxen Schlaf registriert werden konnten. Sie verschwinden jedoch nach einer Unterbrechung der Verbindungen der F. R. mit dem Hippocampus (*Hassler*, 1963).

Dagegen bleibt die Desynchronisierung über dem Neocortex auch nach dieser Unterbrechung erhalten. Die mittelfrequenten Theta-Wellen werden demzufolge von den limbischen Strukturen nur in einer funktionellen Wechselwirkung mit der unteren F. R. erzeugt. Auch im Bereich des limbischen Systems konnte man verschiedene Antworten nach Anwendung von Reizen unterschiedlicher Parameter finden. Wendet man nämlich starke Reize an, so treten keine mittelfrequenten Ammonshirnwellen auf. Das Versuchstier zeigt dabei keinen Schlaf, sondern eine pseudokataleptische Starre mit nachfolgendem heftigen Wutausbruch und Aggressivität gegen seine Umwelt, woran sich eine statuenhafte regungslose Haltung anschließt. Eine Ausschaltung des Ammonshorns von den Sinnesorganen erzeugt Bewußtseinsstörungen mit Desorientiertheit oder Immobilisierung und Beruhigung.

Welche Rollen spielen nun speziell der Hippocampus und verwandte limbische Strukturen bei der Regulation von Schlaf und Wachsein, Orientierung und Aufmerksamkeit?

Wird von einigen Widersprüchen in den Interpretationen der Experimente abgesehen, so ergibt sich, daß die meisten Untersucher typische Manifestationen der Hippocampusreizung im Verhalten beobachtet haben: nämlich die Hemmung von gerade ablaufenden Bewegungen und ein Verhaltensmuster, das einer sehr ausgeprägten Aufmerksamkeit oder einem ausgesprochenen „Erwarten von irgendetwas" ähnlich ist (arrest reaction = vom Phänomen des Bewegungsstops ausgehend). Zum Beispiel beschrieb man, daß hippocampal gereizte Tiere unverwandt mit dem Blick oder dem ganzen Körper Objekten folgten, die vor ihrem Gesichtsfeld bewegt wurden (visuelle Magnetreaktion). Man kann jedoch nicht ohne weiteres Analogien herstellen zwischen solchem Verhalten und einer anhaltenden Aufmerksamkeitsreaktion; denn die Versuchstiere zeigen in diesem Zustand keinerlei Reaktionen auf biologisch bedeutsame Reize. Ebenso ergibt die Reizung anderer Strukturen des ZNS, z. B. der unspezifischen Thalamuskerne, der Präfrontalrinde usw., das gleiche Verhalten, sogar nach Unterbrechung der afferenten Hauptwege vom limbischen System. Es erhebt sich die Frage, ruft die anatomisch-substantielle Ausschaltung des Hippocampus und anderer limbischer Strukturen, ein den Stimulationsfolgen entgegengesetztes Verhalten, hervor?

Nur wenige Arbeiten heben hervor, daß nach Zerstörung einiger limbischer Strukturen, hauptsächlich des Septums, eine Zunahme der Bewegungsaktivität und Schlaflosigkeit auftreten. Diese Ergebnisse sind aber nicht unwidersprochen.

Bezüglich anderer limbischer Regionen weiß man, daß die Möglichkeit besteht, durch Reizung des Mandelkerngebietes und des Gyrus cinguli die neocortikale Desynchronisierungsreaktion (Weckreaktion) hervorzurufen. Reizt man direkt oder indirekt über die peripheren Rezeptoren die F. R., wobei es in der Großhirnrinde zur klassischen Weckreaktion (Desynchronisation der EEG-Grundaktivität) kommt, so entsteht im Hippocampus und in anderen limbischen Regionen meist ein regelmäßiger, synchronisierter EEG-Potentialrhythmus. Durch verschiedene Registriermethoden konnte gezeigt werden, daß die Erregungen von verschiedenen Extero- und Interorezeptoren im Verlaufe der Afferenz deutlich auf die Ebene des Hippocampus und des Mandelkerngebietes konvergieren. Soweit es die Änderung der hippocampalen Grundaktivität anbetrifft, sprechen wir von der „synchronisierten Weckreaktion" des Hippocampus.

Wie *Adey* (1964) zeigte, sind Impulszuflüsse aus der F. R. des Mittelhirns, wenn sie im Hippocampus über die Area entorhinalis eintreffen, ebenfalls in der Lage, eine hippocampale Desynchronisationsreaktion hervorzurufen.

Sogar die Position der Hirnreizelektrode im topographisch benachbarten Hypothalamus kann kritisch sein, indem sie entweder eine Desynchronisation oder, bei anderer Lage im Hypothalamus, eine Synchronisation der Hippocampusaktivität bewirkt.

Dem Hippocampus wird die Rolle einer Hemmstruktur zugesprochen. Der synchronisierte Theta-Rhythmus erschien zugleich mit der Orientierungsreaktion, wohingegen die hippocampale Desynchronisation auftrat, wenn die Orientierungsreaktion gehemmt war. Es wird die Meinung vertreten, daß der Hippocampus die Orientierungsreaktion ausschaltet, die für die Ausrichtung des Anpassungsverhaltens nicht mehr notwendig ist. Der für diesen Effekt verantwortliche Mechanismus resultiert aus der Hemmung der aktivierenden, den Orientierungsreflex auslösenden F. R. durch hippocampale Impulse. Solange nämlich der Hippocampus sich in einem Zustand der Hemmung befindet, läuft der Orientierungsreflex regelrecht ab. Erst die Aktivierung des Hippocampus im Sinne der Desynchronisationsreaktion führt über eine Hemmung der F. R.

zum Verschwinden des Orientierungsreflexes. Es müßte also die synchronisierte Theta-Aktivität des Hippocampus ein Zeichen von Hemmung sein.

Ob jedoch eine so umfangreiche und komplizierte Struktur wie der Hippocampus mit seinen komplizierten Verbindungen zu anderen Hirnregionen ausschließlich einer Hemmfunktion dienen soll, ist nicht eindeutig erklärt; denn es existieren zu dieser Hypothese zahlreiche gegenteilige Auffassungen. So konnte gezeigt werden, daß Zerstörungen der Fornixverbindungsbahnen und der Corpora mamillaria, d. h. des hauptsächlichen Impulsausstromes des Hippocampus und die Elimination des Hippocampus selbst, keinen Mangel an Hemmbereitschaft im Gefolge, sondern sogar eine Tendenz zum Dämmerzustand hatten. Ferner ist es nicht möglich, durch Hippocampusreizung Schlaf oder andere verhaltensphysiologische Hemmungsphänomene zu erzeugen oder deren Entstehung zu fördern. Wahrscheinlich ist, daß der Hippocampus etwas mit der Integration von Verhaltensreaktionen zu tun hat, die starken äußeren Reizen folgen und die das Tier auf die neue Situation adäquat reagieren lassen, d. h. die nicht allein eine Weckreaktion und eine Orientierungs- und Aufmerksamkeitsreaktion bewirken.

Wir fassen also aus dem bisher Gesagten die Effekte in bezug auf Schlaf, Wachsein, Orientierung und Aufmerksamkeit wie folgt zusammen:
- das übererregte limbische System ruft eine epileptische oder kataleptische Reaktion hervor,
- das normalerregte einen Wachzustand oder eine Weckreaktion,
- das ausgeschaltete eine Minderung von Wachheit der Erregung.

Das limbische System übernimmt bei der Schlaf-Wach-Regelung etwa die Rolle eines Moderators.

16.5. Einige biochemische Grundlagen des Schlafes

Auf der Grundlage dieser strukturellen Organisation der Schlafregulation erfolgt eine vielschichtige und vielfältige biochemische Regulation. Sie wird zum einen durch chemische Transmitter realisiert, die an einem spezifischen Rezeptor der postsynaptischen Membran angreifen, zum anderen durch sogenannte Modulatoren. Hierbei handelt es sich um Substanzen, die nicht an einen synaptischen Transmittermechanismus gebunden sind. Sie wirken indirekt durch Veränderungen der metabolischen Aktivität der Zelle.

Im folgenden wird eine kurze Darstellung ausgewählter Befunde zu dieser Problematik, geordnet nach Substanzen bzw. Verbindungsklassen, gegeben.

16.5.1. Biogene Amine

– Serotonin (5-HT)

Läsion 5-HT-haltiger Zellen in verschiedenen Hirnteilen führt zu einer Erhöhung des Anteils der Wachphase (*Jouvet*, 1969). Der gleiche Effekt ist durch p-Chlorphenylalanin, einem Hemmstoff der Tryptophan-Hydroxylase, bei Katzen und Ratten, nicht aber beim Menschen, auszulösen.

Serotonin hat wahrscheinlich Bedeutung für die Erhaltung des NONREM-Schlafes. Es könnte auch für die Einleitung des REM-Schlafes entscheidend sein.
— Katecholamine
Jede Störung der Aktivität des Katecholamin-Systems im Gehirn — gleich, welche Methodik sich dahinter verbirgt (Hemmung der Synthese, des Transmitters, Hemmung der präsynaptischen Freisetzung, postsynaptische Blockade oder Speicherentleerung) — führt zu einer dosisabhängigen Reduktion des REM-Schlafes. Das bedeutet auf eine positive Korrelation zwischen Katecholaminaktivität und REM-Schlaf. Das Auftreten des REM-Schlafes scheint an die intakte Transmission im katecholaminergen System des Gehirns gebunden zu sein.

16.5.2. Azetylcholin

Azetylcholin und Agonisten rufen bei Injektion in die A. carotis eine Weckreaktion mit desynchronisierten EEG im Großhirn, synchronisiertes EEG dagegen im Hippocampus, Nucleus caudatus, Thalamus und der Formatio reticularis des Mittelhirns hervor (*Monnier*, 1969). Jede Weckreaktion, durch externe oder interne Stimuli, ist von einer Freisetzung von Azetylcholin begleitet, im Cortex ebenso wie im Striatum. Die Freisetzung ist beim NONREM-Schlaf niedriger als beim REM-Schlaf, bei letzterem noch größer als im Wachzustand. Das Auftreten von REM-Phasen wird durch Azetylcholin erleichtert. Anticholinergika hemmen diesen Effekt.

16.5.3. Aminosäuren

Tryptophen steigert den Anteil des NONREM-Schlafes und reduziert die Latenzzeit bis zum Schlafeintritt.

16.5.4. Peptide und humorale Schlaffaktoren

Experimente zur Schlaferzeugung auf humoralem Weg wurden bereits zu Beginn dieses Jahrhunderts durchgeführt. Es konnte gezeigt werden, daß die Infusion von Blut schlafender Tiere in wachende bei diesen einen ähnlichen Schlaf auszulösen vermag. Auf diese Weise wurde auch von *Monnier* et al. (1975) das inzwischen synthetisch zugängige schlafinduzierende Deltapeptid entdeckt. Dieses ist ein Nonapeptid. Es wird als Schlafmodulator charakterisiert. Von *Pawel* et al. (1977) wurde das Arginin-Vasotocin ein schlafinduzierendes Peptid charakterisiert. Es handelt sich gleichfalls um ein (zwar anders strukturiert als das von *Monnier* et al. (1975) entdeckte) Nonapeptid. *Pappenheimer* et al. (1975) beschrieben den „Faktor S" als ein schlafinduzierendes Peptid, und von *Nagasaki* et al. (1974) wurde ein „sleep promoting" Peptid nachgewiesen. Beziehungen zwischen REM-Schlaf und ACTH-Sequenzen sahen *Urban* und *de Wied* (1978).

16.5.5. SP-Gehalt im Blut während des Schlafes

Bei zahlreichen Untersuchungen wurden Schwankungen des SP-Gehaltes im Blut innerhalb von 24 Stunden festgestellt. Besonders auffällig sind die Veränderungen während des Schlafes. Während des Wachseins ist der Substanz-Spiegel erniedrigt. Die Werte liegen unter 100 Pikogramm/ml. Etwa 2 Stunden vor dem Schlafengehen stieg die Konzentration an und erreichte mit Beginn des Schlafes ein Niveau um 1000 Pikogramm. Etwa 2 Stunden vor dem Aufwecken begann der Peptidgehalt wieder auf das niedrige Niveau des Wachzustandes abzufallen. Während des Schlafes ist ein periodischer Verlauf des erhöhten Substanz/P.Spiegels sichtbar, wobei Spitzenwerte bis zu 3000 Pikogramm/ml erreicht werden.

Gewöhnlich werden 5 Gipfel in 1- bis 2-Stunden-Intervallen beobachtet (*Skrabanek* et al., 1976, 1978, 1980). Der erste tritt 90 Minuten nach Schlafeintritt auf, der letzte häufig vor dem Erwachen. Zwei Stunden vor Schlafbeginn setzt der Anstieg ein. Beziehungen zwischen diesen sekretorischen Episoden, d. h. Veränderungen des SP-Gehaltes und den Schlafphasen, insbesondere dem paradoxen Schlaf (REM = rapid-eye-movements), sind aus diesen Untersuchungen zu vermuten, bisher aber nicht nachgewiesen worden. Weitere Hinweise liefern elektrophysiologische Experimente an verschiedenen Hirnteilen. Hier konnten unter SP-Gabe ähnliche Befunde wie beim natürlichen Schlaf erhoben werden.

Weijn et al. (1980) stellten uns die Frage, ob der typische Anstieg von Substanz P in der Vorschlafphase auch bei Patienten zu verzeichnen ist, die an einer Schlafstörung leiden. Allen Untersuchten wurde je eine Blutprobe um 19.00 und 22.00 Uhr entnommen. Das Blut wurde unmittelbar nach der Abnahme mit Kohlensäureschnee eingefroren. Die Versuchspersonen befanden sich in der Klinik und begaben sich gewöhnlich gegen 22.00 Uhr zur Ruhe.

Die zwei untersuchten Gruppen waren wie folgt charakterisiert: Kontrollen: Es handelte sich um gesunde weibliche und männliche Mitarbeiter der Klinik im Alter von 24 bis 41 Jahren. Die Schlafstörungen waren neurotischer Natur; untersucht wurden 10 Frauen und 3 männliche Patienten. Ihr Alter lag zwischen 23 und 41 Jahren. Des weiteren wurden 9 schlafgestörte Epileptiker im gleichen Altersbereich untersucht.

Der Gehalt von Substanz P im Plasma wurde mit Hilfe des Radioimmunoassays für Substainz P bestimmt.

Es wurden folgende Ergebnisse erzielt (Abb. 16/4):
Die Kontrollpersonen zeigten in der Vorschlafperiode einen Anstieg. Hierbei wurden ähnliche Werte erreicht wie sie von Skrabanek u. Mitarb. gefunden wurden. Die Angaben beziehen sich in unserem Fall auf Pikogramm pro Milliliter.

Bei den Neurotikern und Epileptikern mit Schlafstörungen fanden wir zu einem großen Teil eine erhöhte Ausgangslage gegenüber den Kontrollen und einen Abfall des Substanz P-Spiegels in der Vorschlafperiode. Einige der Patienten, die einen sehr niedrigen Ausgangswert hatten, zeigten überhaupt keine Veränderungen.

Die Ergebnisse lassen auf Veränderungen des Wach-Schlaf-Zyklus im Sub-

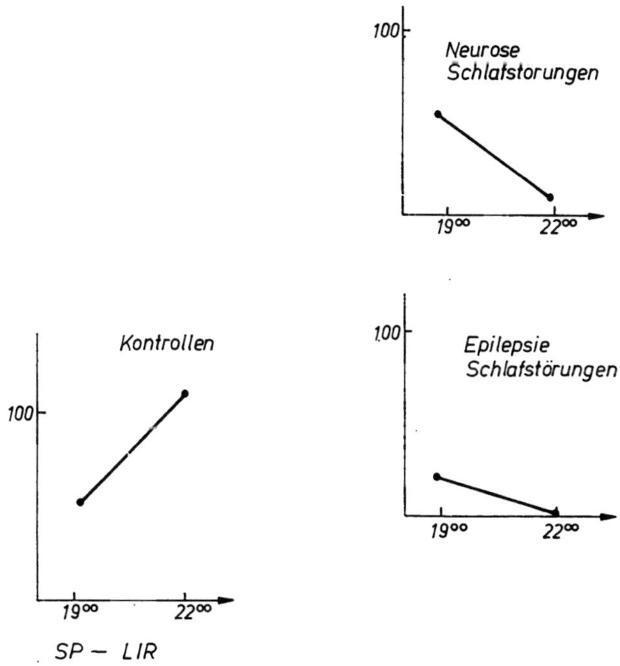

Abb. 16/4. Substanz P-Gehalt im Plasma in pg/ml von Gesunden sowie von Neurotikern bzw. Epileptikern mit Schlafstörungen in der Vorschlafphase

stanz-P-Gehalt des Blutes bei neurotischen Patienten mit Schlafstörungen in der Vorschlafperiode schließen. Infolge der höheren Konzentration an Substanz P zum ersten Meßzeitpunkt (19.00 Uhr) und dem Abfall gegen 22.00 Uhr ist anzunehmen, daß bei den Schlafgestörten der gesamte Schlaf-Wach-Zyklus in seinem Tagesgang Abweichungen von der Norm unterliegt.

Deshalb möchten wir uns dieser Frage weiter widmen, weil sich möglicherweise mit der Bestimmung des 24-Stunden-Zyklus der Konzentration von Substanz P im Blut

a) individuelle optimale Schlafzeiten festlegen lassen,
b) objektive Kriterien für die Qualität des Schlafes und für die Schlafstörungen ergeben.

Vergleichende Untersuchungen zwischen den zyklischen Erscheinungen des Schlafniveaus von Substanz P und dem Wechsel von REM- und NONREM-Schlaf sind als Voraussetzung dafür notwendig.

Die Untersuchungen geben Anlaß zu der Auffassung, daß sich mit der Bestimmung des SP-Spiegels im Blut eine biochemische Methode anbietet, Schlafstörungen bzw. die Schlafqualität objektiv zu bestimmen.

16.6. Störfaktoren des physiologischen Schlafrhythmus

Nach künstlichen Schlafentzug (72 Stunden) tritt im nachfolgenden Maß vermehrt REM-Schlaf auf Kosten des NONREM-Schlafes auf. Es wird daraus geschlossen, daß durch derartige Verschiebungen in der Relation beider Schlafphasen das durch den Schlafentzug bedingte Erholungsdefizit beseitigt wird.

Entsteht bei Kleinkindern ein Defizit an paradoxem Schlaf, z. B. wenn der wiederholt nachts schreiende Säugling aus erzieherischen oder anderen Gründen die Nahrung verweigert bekommt, so kann das zu neurotischen Störungen führen (*Hellbrügge*, 1977).

Alkohol, Schlafmittel und andere psychotrope Pharmaka stören das physiologische Schlafprofil. Desgleichen ist es bei Schlafgestörten, vor allem bei psychiatrischen und psychosomatischen Störungen und Erkrankungen, deformiert. Es gilt als erwiesen, daß die gebräuchlichen Hypnotika kein physiologisches Schlafprofil für die Dauer aufrechterhalten bzw. gestörte Schlafprofile wieder in den physiologischen Zustand zurückführen können.

Nebenwirkungen und das nicht unbeträchtliche Abhängigkeitspotential gebräuchlicher Hypnotika stellen gesundheitsgefährdende Erscheinungen dar, besonders bei Dauerapplikationen. In vielen Fällen werden Barbiturate verwendet. Sie bewirken das beschleunigte Einschlafen durch die Blockierung der reticulären Formation. Gleichzeitig wird eine narkotische Wirkung erzielt, womit für die Gewöhnung an die Medikamente sowie auch für schwere subjektive Befindensstörungen beim Absetzen derselben die Grundlagen gegeben werden (*Oswald*, 1968).

An ein physiologisch wirkendes Hypnotikum werden folgende Forderungen gestellt:

1. Das physiologische Schlafprofil darf nicht verändert werden. Delta- und paradoxer Schlaf dürfen keine Reduzierung erfahren.
2. Nach Absetzen des Hypnotikums darf es keinen Überschuß an paradoxem Schlaf geben.
3. Am nächsten Morgen dürfen keine Nachwirkungen bestehen.
4. Bei längerer Einnahme darf es an Wirkung nicht verlieren.
5. Es sollte sich nicht nur auf die symptomatische Wirkung beschränken, sondern müßte in kausale pathogenetische Mechanismen regulierend eingreifen.

Wie bereits erwähnt, wird gegenwärtig diesen Anforderungen kein Hypnotikum gerecht. Lediglich die Psychotherapie vermag bei gestörtem Schlaf ein physiologisches Schlafprofil wiederherzustellen.

Wenn wir einige gebräuchliche Hypnotika unter diesem Aspekt betrachten, so zeigt sich folgendes:

Barbiturate reduzieren den paradoxen Schlaf. Nach Absetzen des Medikaments besteht ein Überschuß an paradoxem Schlaf.

Piperidine haben eine massive Reduktion des paradoxen Schlafes und ebenfalls einen Überschuß an diesem nach Absetzen des Hypnotikums zur Folge. Ein Wirkungsverlust tritt bereits wenige Tage nach Beginn der Medikation ein (*Jovanovic*, 1979; Moderne Med. 1979).

Wenn man bedenkt, daß diese Erkenntnisse an gesunden Probanden mit normalem Schlafprofil gewonnen worden sind, dann läßt sich sehr leicht ableiten, welche Auswirkungen derartige Hypnotika an Patienten mit gestörtem Schlafprofil nach sich ziehen.

Erwähnenswert ist des weiteren, daß Antidepressive vom Typ des Imipramin eine Reduzierung des REM-Schlafes bewirken. Auch hier zeigt sich ein therapeutischer Widerspruch, denn der depressive Kranke leidet bereits an Schlafstörungen und an reduziertem REM-Schlaf.

Neben den erwähnten medikamentösen Einflüssen wird eine Beeinflussung des physiologischen Schlafprofils, vor allen eine Reduzierung des REM-Schlafanteils, durch emotionellen Streß, Konflikte, psychische Dauerspannungen usw. verursacht.

Die dargelegten Fakten verweisen auf die dringende Notwendigkeit, Pharmaka zu entwickeln, die den Anforderungen eines Hypnotikums gerecht werden.

16.7. Schlafstörungen

Nach einer repräsentativen Befragung der Bevölkerung einer großen Industriestadt in der UdSSR beklagten sich 43 % der Befragten über Schlafdefizit infolge geringer Schlafdauer und über eine mangelnde Qualität ihres Schlafes. 20 % von den Befragten nahmen systematisch oder periodisch Schlafmittel ein (*Wejn* u. *Rotenberg,* 1977). Die bei anderen Populationsuntersuchungen ermittelten Kennzahlen entsprachen denen der erwähnten Untersuchungen (*Mc Ghie,* 1962), (Abb. 16/5).

Schlafstörungen äußern sich beim Menschen als Folge geistiger Anstrengungen (emotioneller Streß), geistiger Überbeanspruchung, Wechsel der Lebensbedingungen, insbesondere der Schlafbedingungen und Schlafgewohnheiten, störender Umweltfaktoren (Lärm, Licht) sowie als Symptom neuropsychiatrischer

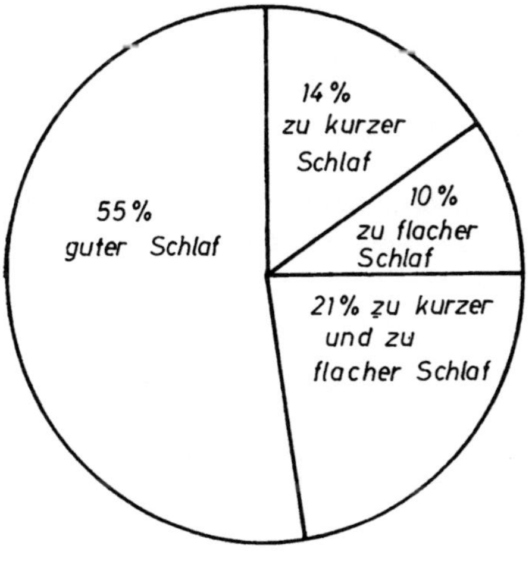

Abb. 16/5. Prozentuale Anteile der verschiedenen Formen der Schlafstörungen

Erkrankungen (z. B. Neurosen, Depression, Schizophrenie) und psychosomatischer Erkrankungen.

Die Qualität des Schlafes hat Einfluß auf die Leistungsfähigkeit während des Wachseins. Das heißt: eine gute Schlafqualität hat eine hohe Leistungsfähigkeit zur Folge; eine Einbuße der Schlafqualität geht gewöhnlich mit einer Leistungsverminderung einher. Da die Erkenntnisse über das physiologische Schlafprofil bei Neurotikern noch recht spärlich sind, wurden von *Hecht* et al. (1979, 1980) sowie von *Kolometsewa* et al. 1980 Untersuchungen des Schlafes am Modell der experimentellen Neurose durchgeführt. Dazu wurde die chronische Verlaufsform des Streß' verwendet.

Die von uns verwendeten Stressoren, welche unterschiedlich starke Schlafstörungen bei 5wöchiger Exposition auslösten, waren wie folgt charakterisiert:

Stressor 0

Lärm ab 90 db (weißes Rauschen) täglich 16.00—8.00 Uhr bei guten Haltungsbedingungen.

Stressor 1

Immobilisation (intermittierte Bewegungseinschränkung) bei guten Haltungsbedingungen.

Stressor 2

Lärm ab 90 db (weißes Rauschen) täglich von 16.00—8.00 Uhr und Fußschock nach dem Unbestimmtheitsprinzip täglich für die Dauer von 20 Minuten.

Stressor 3

Immobilisation (intermittierte Bewegungseinschränkung) bei gestörten (belasteten) Haltungsbedingungen (Störung des Haltungsrhythmus, Überbevölkerung im Käfig).

Die Intensität der chronischen Schlafstörung war nicht nur von der Art des Stressors, sondern auch von anderen Bedingungen abhängig. Es wird vermutet, daß z. B. jahreszeitliche biorhythmische Verläufe eine Rolle spielen können. Bei den schlafgestörten Tieren zeigten auch andere Funktionen pathologische Veränderungen, z. B. die Informationsverarbeitung des ZNS, der systolische Blutdruck, Herz- und Atemfrequenz, Katecholamine im Plasma.

Die EEG-Ableitungen erfolgen gewöhnlich vom optischen Neocortex und vom Hippocampus über eingeheilte Elektroden. Als bevorzugte Untersuchungszeit wurde ein Abschnitt des Aktivitätsminimums des circadianen Verlaufs der motorischen Spontanaktivität der Ratte ausgewählt. Die intraperitoneale Injektion erfolgte 1 Stunde vor Beginn der EEG-Ableitung. Substanz P bzw. SP-A wurden in wäßriger Lösung verabreicht.

Gewöhnlich wurden für die Zeit von 100—120 Minuten das EEG und das EMG fortlaufend registriert und die Biopotentiale des EEG und des EMG analysiert. Die Stadien des Schlaf-Wach-Zyklus der Wistarratte sind wie folgt definiert:

I. Aktiver Wachzustand	motorische Aktivität	desynchronisiertes EEG
II. Passiver Wachzustand	keine motorische Aktivität	desynchronisiertes EEG
III. Oberflächlicher Schlaf	EMG zeigt erste Entspannungserscheinungen	synchronisiertes EEG

IV. Tiefschlaf	EMG entspannt	EEG-Delta-Aktivität
V. Paradoxer Schlaf	EMG völlig entspannt	EEG-Desynchronisation bzw. Theta-Aktivität

Aus der Gesamtuntersuchungsdauer wurde der prozentuale Anteil der einzelnen Schlafphasen ermittelt. (Abb. 16/6 und 16/7)

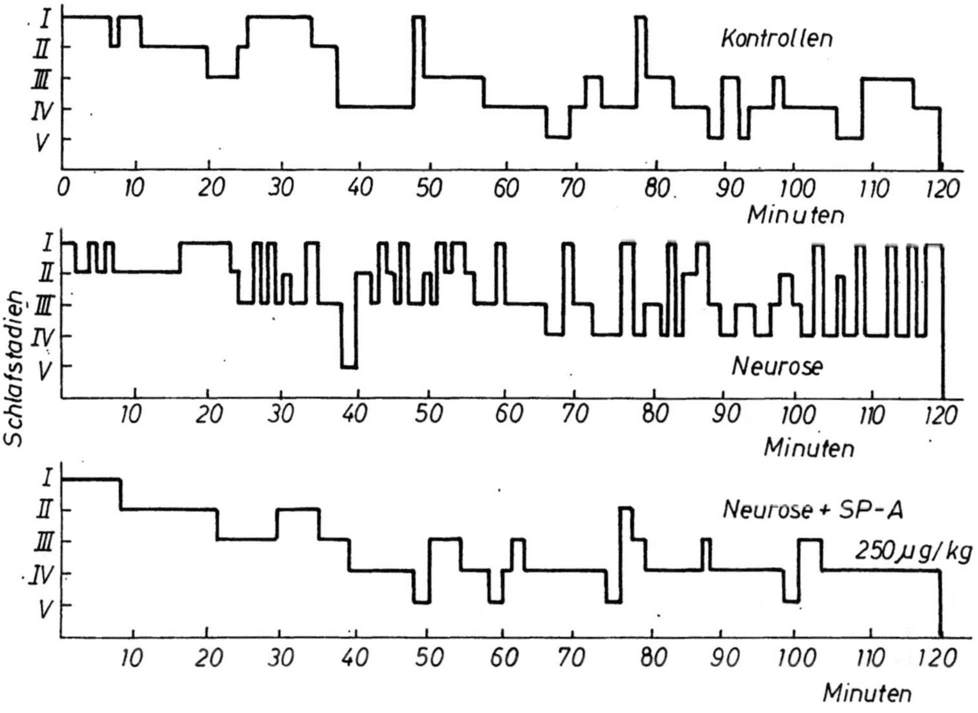

Abb. 16/6. Schlafstadiendiagramm von drei Ratten unter Kontrollbedingungen, mit neurotischen Störungen und mit SP-A-behandelter Neurose

Nachfolgend werden die prozentualen Anteile der Schlafstadien von verschiedenen Stressoreneinflüssen (5 Wochen) im Vergleich mit Kontrollen dargestellt:

	I	II	III	IV	V
Kontrolle	15,8 %	10,4 %	12,5 %	42,0 %	8,3 %
Stressor OA:	20,0 %	24,0 %	23,0 %	27,0 %	6,0 %
Stressor OB:	8,0 %	12,0 %	26,0 %	44,0 %	10,0 %
Stressor 1:	28,3 %	23,3 %	21,7 %	23,3 %	3,4 %
Stressor 2:	35,2 %	36,6 %	20,8 %	6,6 %	0,8 %
Stressor 3:	23,3 %	47,0 %	20,8 %	7,8 %	1,1 %

Aus dieser Aufstellung wird ersichtlich, daß sich das physiologische Schlafprofil bei allen unter Stressoreneinfluß gestandenen Tieren verändert. Das bezieht sich vor allem auf die Reduzierung des Delta- und paradoxen Schlafes. Das Stadium II (oberflächlicher Schlaf) bleibt nahezu unberührt von der Belastung.

Die Stressorenwirkung zeigt unterschiedliche Folgen. Nach 5wöchiger Expo-

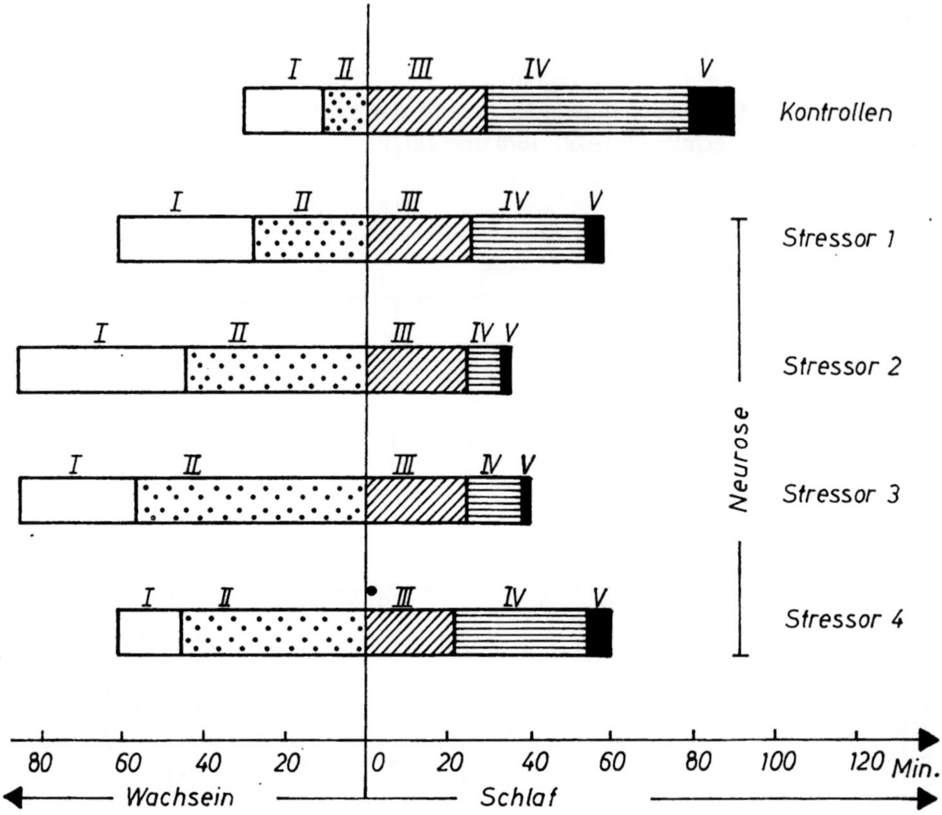

Abb. 16/7. Mittelwerte der zeitlichen Anteile der einzelnen Schlafstadien unter verschiedenem Stressoreneinfluß

sition von Stressor 2 und 3 sind die stärksten Veränderungen mit nahezu völligem Verlust des Delta- und paradoxen Schlafes zu sehen, wobei sich die Quantität der Schlafstörungen durch beide Stressoren kaum unterscheidet. Charakteristisch ist in beiden Fällen der näherungsweise völlige Verlust der Delta- und paradoxen Schlafphase. Das EMG zeigt nicht die typische Entspannung während des paradoxen Schlafes, sondern weist eine hohe Muskelanspannung aus.

Der Stressor O, der die geringsten Schlafstörungen bewirkt, hatte außerdem zwei verschiedene Typen der Schlafstörung zur Folge:
Erstens: Eine Schlafstörung durch Verlust an Delta- und paradoxem Schlaf und mit vergrößertem Wachanteil (Stressor OA);
Zweitens: Eine Hypersomnolenz mit vergrößertem Schlafanteil und der Zunahme von Delta- und paradoxem Schlaf (Stressor OB). (Abb. 16/8).

Diese Ergebnisse zeigen, daß es mit dem verwendeten Modell möglich ist, verschiedene Schweregrade einer permanenten Schlafstörung zu erzeugen.

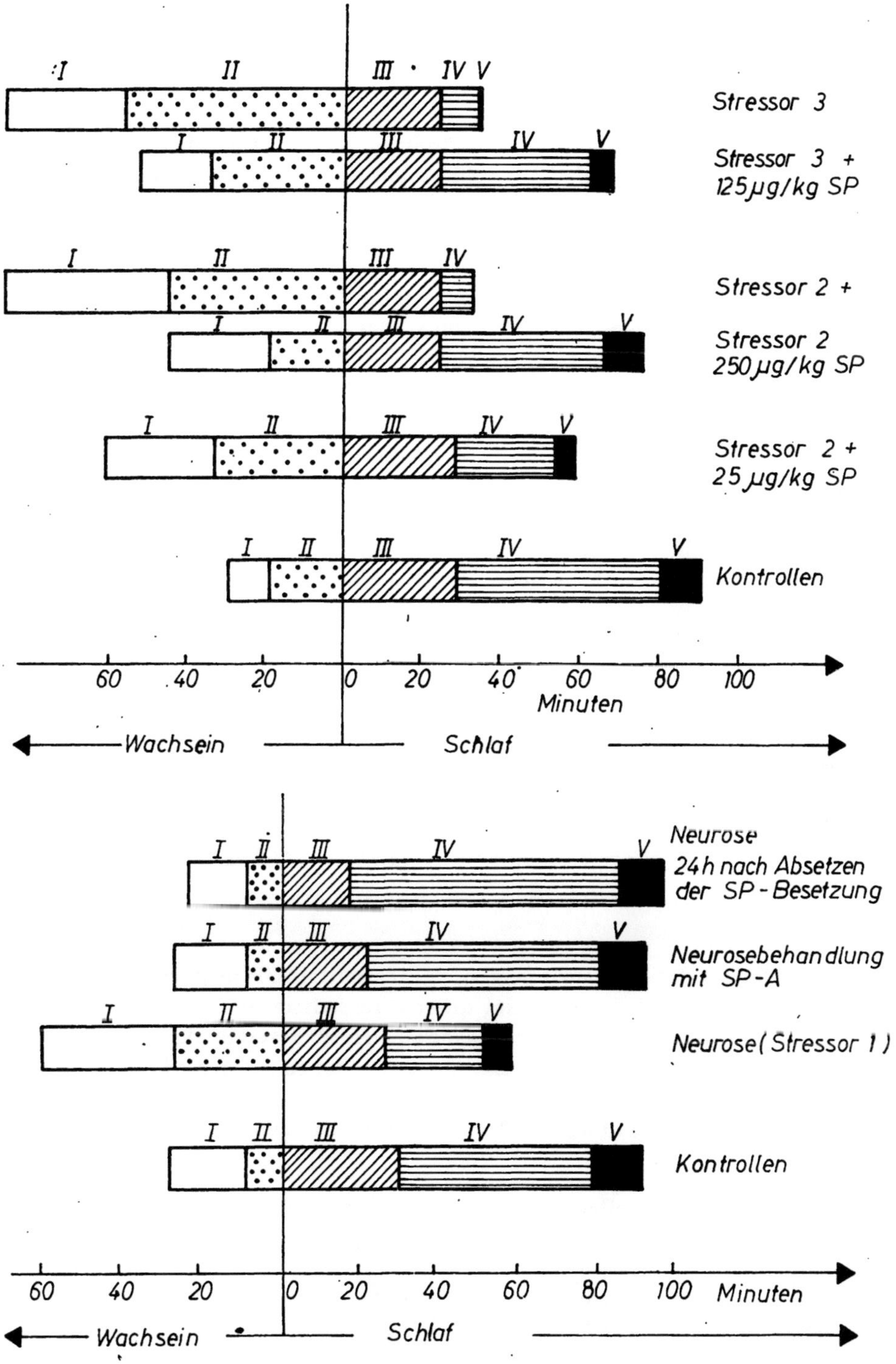

Abb. 16/8. Mittelwerte der zeitlichen Anteile der einzelnen Schlafstadien unter Neurose und mit SP- bzw. SP-A-behandelter Neurose

16.8. Schlafmodulierende Funktion der Substanz P bei Schlafstörungen

Der bisherige Kenntnisstand über schlafinduzierende Peptide über die regulatorische Funktion von SP und SP-A gibt Anlaß zu der Annahme, daß derartige Peptide, mit ihren regulatorischen Funktionen und als körpereigene Stoffe ohne Nebenerscheinungen wirkend, den Anforderungen an ein physiologisches Schlafmittel entsprechen könnten.

Im Folgenden werden Ergebnisse dargestellt, die nach einer 4tägigen Applikation von drei verschiedenen Dosierungen von SP (250, 125 und 25 μg/kg) gewonnen wurden. Hierzu wurden die durch die Stressoren 2 und 3 ausgelösten Schlafstörungsschweregrade verwendet. In der Tabelle werden die prozentualen Anteile der einzelnen Schlafstadien dargestellt.
Kontrollen und mit unbehandelten schlafgestörten Tieren verglichen

	I	II	III	IV	V
1 Kontrollen N = 40	15,9 %	10,4 %	23,5 %	42,0 %	8,3 %
2 Stressor 2 N = 16	35,2 %	36,6 %	20,8 %	6,6 %	0,8 %
3 Stressor 3 N = 40	23,3 %	47,0 %	20,8 %	7,8 %	1,1 %
Stressor 2 +250 μg/kg/die SP N = 16	11,7 %	25,0 %	19,8 %	35,8 %	7,7 %
Stressor 3 +125 μg/kg/die SP N = 30	15,0 %	28,3 %	20,8 %	31,8 %	4,1 %
Stressor 2 + 25 μg/kg/die SP N = 16	27,6 %	23,3 %	23,3 %	22,5 %	3,3 %

Diese Ergebnisse der Übersicht zeigen, daß es mittels SP möglich ist, den Verlust am Delta- und paradoxen Schlaf unter chronischem Streß stehender, schlafgestörter Tiere weitestgehend auszugleichen. Hierbei zeigte sich eine dosisabhängige Wirkung, das heißt je größer die Dosis, um so stärker wird das physiologische Schlafprofil wiederhergestellt.
Die nachfolgende Aufstellung zeigt dies deutlich für den Delta- und den paradoxen Schlaf:

SP	Delta-Schlaf	paradoxer Schlaf
250 μg/kg	35,8 %	7,7 %
125 μg/kg	31,8 %	4,1 %
25 μg/kg	22,5 %	3,3 %
Kontrollen	42,0 %	8,3 %

Somit ist eine schlafinduzierende Wirkung der Substanz P für den Delta- und paradoxen Schlaf nachzuweisen, die mit einer Reduzierung der Wachstadien einhergeht. Das Stadium des oberflächlichen Schlafes, welches keine wesentlichen Veränderungen durch den Stressoreneinfluß erfährt, bleibt auch durch die Substanz-P-Applikation unberührt.

Es wird auf Grund dieses Resultates angenommen, daß — wie in früheren Untersuchungen — normale Funktionen durch SP-Applikationen nicht beeinflußt werden.

Um dieser Frage weiter nachzugehen, wurde an ungestreßten Normaltieren der Einfluß von 250 µg/kg SP geprüft. Dabei wurde folgende Versuchsanordnung verwendet: Zuerst wurden an zwei aufeinanderfolgenden Tagen das Ausgangs-EEG registriert (VK). Danach erfolgte an vier aufeinanderfolgenden Tagen die SP-Applikation (SP), der sich eine zweitägige Nachkontrolle (NK) anschloß. Die folgende Übersicht zeigt die erzielten Ergebnisse:

		I	II	III	IV	V
VK	N = 8	12,4 %	12,0 %	21,1 %	44,3 %	10,2 %
SP	N = 16	12,1 %	12,4 %	20,4 %	44,9 %	10,2 %
NK	N = 4	16,1 %	12,8 %	22,3 %	38,4 %	10,4 %

Diese Ergebnisse bestätigen, daß die normale Schlaffunktion unwesentlich durch die SP-Applikationen beeinflußt wird. Das scheint sowohl für den Normalzustand des gesamten Schlafprofils zuzutreffen als auch auf ungestörte Teilprofile des Schlafes, wie es beim Stadium III der Fall ist.

Bezugnehmend auf frühere Arbeiten von *Oehme* (1980) und *Hecht* (1980) erhob sich die Frage, ob die bei SP nachgewiesene duale Wirkung auf verschiedene Körperfunktionen (z. B. Schmerz, arterielle Hypertonie) sich auch beim Schlaf zeigt. Hierzu boten sich die mit dem Stressor 0 erzeugten Reaktionstypen für eine orientierende Untersuchung an. Wegen des geringen Ausmaßes der Störung verwendeten wir eine Dosis von 50 µg/kg. Die Ergebnisse werden in folgender Tabelle dargestellt:

		I	II	III	IV	V
Kontrollen	N = 40	15,8 %	10,4 %	23,5 %	42,0 %	8,3 %
Stressor OA	N = 3	20,0 %	24,0 %	23,0 %	27,0 %	6,0 %
Stressoren OA +50 µg/kg SP	N = 3	0,8 %	18,0 %	29,0 %	27,0 %	8,0 %
Stressor OB	N = 3	8,0 %	12,0 %	26,0 %	44,0 %	10,0 %
Stressor OB +50 µg/kg SP	N = 3	14,0 %	15,0 %	23,0 %	40,0 %	8,0 %

Wenn auch die Anzahl der Untersuchungen noch gering ist, zeigt sich beim Delta-Schlaf und noch deutlicher beim paradoxen Schlaf die duale Wirkung der SP auf die Schlaffunktion. Der verminderte Anteil von Delta- und paradoxem Schlaf der Gruppe OA wird durch SP-Applikation erhöht; der erhöhte Anteil dieser beiden Schlafstadien bei der Gruppe OB wird durch das Peptid vermindert. Somit ist auch in diesem Fall eine universelle normalisierende Wirkung anzunehmen. Für eine endgültige Aussage bedarf es jedoch noch Ergänzungsuntersuchungen. Eine außerhalb dieser Untersuchungen vorgenommene detaillierte Analyse des EEG mittels Computertechnik bestätigt bereits diese beschriebene Erscheinung.

Schließlich war noch ein Vergleich mit SP-A erforderlich. Zu diesem sahen wir uns veranlaßt, weil in früheren Untersuchungen für SP-A und für SP gleichermaßen die universell normalisierende Funktion bei Lern- und Gedächtnisprozessen, bei arterieller Hypertonie nachgewiesen werden konnte (*Oehme*, 1980). Aus der folgenden Tabelle sind die Ergebnisse zu entnehmen:

		I	II	III	IV	V
Kontrollen	N = 40	15,8 %	10,4 %	23,5 %	42,0 %	8,3 %
Stressor 1	N = 40	28,3 %	23,3 %	21,7 %	23,3 %	3,4 %
Stressor 1 +250 μg/kg						
SP-A	N = 40	15,0 %	8,3 %	18,3 %	50,0 %	8,4 %
NK	N = 10	12,4 %	7,6 %	20,0 %	51,6 %	8,4 %

Es zeigt sich, daß SP-A eine vollständige Normalisierung des Schlafprofils bewirkt. Eine Nachkontrolle zeigt den gleichen Effekt 24 Stunden nach Absetzen der SP-A-Applikation.

Andere Körperfunktionen – wie Lernen und Gedächtnis, Blutdruck, Herz- und Atemfrequenz, die in Paralleluntersuchungen mit Applikationen von 250 μg/kg bzw. SP-A geprüft wurden – zeigten gleichfalls eine Normalisierung der gestörten Funktionen.

In einer weiteren Versuchsserie erfolgte der Vergleich zwischen SP-Wirkung sowie der Wirkung von Diazepam und Äthylcrotylbarbiturat. Um auch die Nachwirkung zu erfassen, wurde nach dem bereits oben erwähnten Schema vorgegangen: Nach zwei Vorkontrollen (VK) nahmen wir die Applikationen der Medikamente an vier aufeinanderfolgenden Tagen vor. Dieser Periode folgte eine zweimal täglich vorgenommene Nachkontrolle (NK). Verwendet wurde der Stressor 2 zur Erzeugung der Schlafstörung (Dauer 5 Wochen). Es wurden folgende Ergebnisse erzielt, die in der nachstehenden Übersicht dargestellt sind.

		I	II	III	IV	V
Kontrollen Normaltiere						
NaCl	N = 14	12,7%	14,5%	31,1%	35,7%	6,0%
VK	N = 10	12,5%	12,5%	28,4%	39,4%	7,2%
NK	N = 10	14,1%	12,4%	29,5%	37,0%	7,0%
Substanz P 250 μg/kg Streßtiere						
VK	N = 8	23,4 %	18,2 %	32,2 %	21,9 %	4,2 %
SP	N = 16	11,5 %	12,4 %	19,4 %	45,9 %	10,8 %
NK	N = 8	19,0 %	13,9 %	25,4 %	31,1 %	8,6 %
Diazepam 2 mg/kg Streßtiere						
VK	N = 6	27,2 %	18,5 %	24,2 %	27,1 %	3,0 %
D	N = 12	13,9 %	16,7 %	18,8 %	44,5 %	6,1 %
NK	N = 6	30,5 %	28,9 %	22,4 %	14,7 %	3,5 %

Äthylcrotylbarbiturat 10 mg/kg
Streßtiere

VK	N 3 %	21,9 %	23,3 %	33,2 %	19,7 %	2,9 %
B	N = 8	10,6 %	10,1 %	27,4 %	41,5 %	10,4 %
NK	N = 2	12,1 %	10,0 %	25,4 %	37,0 %	14,6 %

zuzuüben. Das wird anhand des systolischen Blutdrucks in folgender Tabelle demonstriert:

Kontrollen	N = 10	112 ± 9 Torr
Stressor 2	N = 10	172 ± 25 Torr
Stressor 2 + 25 μg/kg SP	N = 10	105 ± 19 Torr
Stressor 2 +250 μg/kg SP	N = 10	102 ± 12 Torr
Stressor 2 + 2 mg/kg Diazepam	N = 7	182 ± 14 Torr

Aus den Untersuchungen dieser Serie geht folgendes hervor:

1. SP in einer Dosis von 250 μt/kg die zeigt wie bisher die normalisierende Funktion, die sich auch in der Nachkontrolle widerspiegelt.
2. Diazepam in einer Dosis von 2 mg/kg/die normalisiert unter dem direkten Einfluß gleichfalls das gestörte Schlafprofil. Nach Absetzen des Medikaments wird in bezug auf den paradoxen Schlaf der Zustand wie er vor der Behandlung war, wiederhergestellt. Der Delta-Schlaf erfuhr nach dem Absetzen sogar eine Verminderung gegenüber der reduzierten Ausgangssituation, womit die Schlafstörung noch verstärkt wurde.
3. Während mit SP auch andere gestörte Körperfunktionen normalisiert werden, vermag das Diazepam keine derartige Wirkung auszuüben.
   Bemerkenswert ist außerdem, daß mehrere der mit Diazepam behandelten Streßtiere während der Therapie ad exitum kamen. Ob es sich dabei um Zufälle handelt oder um Auswirkung des Diazepam, müßte noch untersucht werden.
4. Äthylcrotylbarbiturat vermag während der Applikation das Schlafprofil zu normalisieren. Für den Deltaschlaf ist dieser Effekt auch in der Nachkontrolle sichtbar. Dagegen ist der unerwünschte Überschuß an paradoxem Schlaf nach Absetzen des Barbiturates deutlich. Ein Defizit an paradoxem Schlaf, wie er allgemein während der Applikation von Barbituraten beobachtet wird, konnten wir in unserem Falle nicht sehen. Weitere Ergänzungsuntersuchungen erweisen sich auch in diesem Falle als erforderlich.
5. Die völlige Normalisierung des Schlafprofils bei den neurotischen Tieren durch SP-A erhebt die Frage nach einem noch günstigeren Effekt für SP-A gegenüber SP.

Aus unseren Untersuchungen ist es wahrscheinlich, daß der Normalisierungseffekt von Substanz P nicht dem Undekapeptid, sondern kürzerkettigen SP-Sequenzen (Hepta- oder Hexapeptid) zuzuordnen ist. Das deckt sich mit Vorstellungen der japanischen Gruppe *Otsuka*, die annimmt, daß Substanz P nur Präkursor und SP-Hepta oder Hexapeptid der eigentliche neuronale Transmitter ist. (Wenn das zutrifft, dann wäre von besonderem Interesse, die Konversion von Substanz P zu kürzerkettigen Sequenzen zu untersuchen.)

16.9. *Literatur*

Adey, W. R.: Neurophysiological correlates of information, transaction and storage in the brain. In: *Stellar,* E., J. M. *Sprague* (Eds.): Progress in Physiological Psychology vol 1, New York 1964, pp 1—43

Allen, W. F.: Effect of ablating the pyriform-amygdaloid areas and hippocampi on positive and negative olfactory conditioned reflexes and on conditioned olfactory differentiation. American Journ. of Physiol. **132** (1941) 81—92

Glees, P., M. *Hasan*: Morphologische und physiologische Grundlagen des zentralen vegetativen Nervensystems. In: A. *Sturn,* W. *Birkmayer*: Klinische Pathologie des Nervensystems Bd 1. Jena 1976. 142—204

Hassler, R.: Limbische und diencephale Systeme der Affektivität und Psychomotorik. In: Muskel und Psyche. Hrsg. *v. Hoff,* Tschabitscher, Kryspin-Exner, Basel 1963

Hecht, K., P. *Oehme,* M. *Poppei,* I. *Ljowschina,* I. A. *Kolometsewa,* M. G. *Airapetjanz*: Influence of Substance P-analogue on sleep deprivation. In: *Marsan,* A., W. Z. *Traczyk* (Eds.): Neuropeptides and neural Transmission. IBRO Symp. Series 7. New York 1980, 159—164

Hecht, K., P. *Oehme,* I. A. *Kolometsewa,* I. P. *Ljowschina,* M. *Poppei,* M. G. *Airapetjanz:* Wirkung eines Substanz-P-Analogons bei Schlafstörungen. Acta biol. med. germ. **39** (1980) 141—147

Hecht, K., M. *Poppei,* E. *Wachtel,* C. *Böttcher,* P. *Oehme*: Einige Aspekte zur Physiologie, Psychologie und Pathologie des Schlafes. DDR-Med.-Rep. **12** (1983/5) 387—421

Jouvet, M.: Neurophysiological and Biochemical Mechanismen of Sleep. In: A. *Kales* (Ed.): Sleep-Physiology and Pathology 1969

Jovanovic, U. I.: Schlaf und vegetatives Nervensystem. In: *Sturm,* A., W. *Birkmayer*: Klinische Pathologie des vegetativen Nervensystems. Jena 1976, 364—450

Jovanovic, U. I.: Physiologie und Psychopharmakologie des Schlafes. Pharmazeutische Zeitung **124** (1979) 560

Kleitmann, N.: The Basis Rest-Activity-Cycle in Sleep and Wakefulness. In: *Jovanovic, U. J.* (Ed.) The Natur of Sleep, Stuttart 1973

Mc Ghie, A., S. M. *Russel*: The subjective assement of normal sleep patterns. J. Ment. Sci. **108** (1962) 642

Magoun, H. W.: The waking brain. Springfield. Ill. 1958

Monnier, M.: Neuere biochemische und pharmakologische Aspekte der Schlaf-Wach-Steuerung. In: *Jovanovic,* U. J., Der Schlaf. München 1969

Monnier, M., L. *Dudler,* R. *Gächter,* G. A. *Schoenenberger*: Humoral transmission of Sleep. IX. Activity and concentration ot the Sleep peptide delta in cerebral and systemic blood frections. Pflügers Archiv **360** (1975) 225—242

Nagasaki, H., M. *Iriki,* S. *Inoue,* K. *Uchizone*: The presence of a sleep promoting material in the brain of sleep deprived rats. Proc. Japan. Acad. **50** (1974) 241—246

Oehme, P., K. *Hecht,* L. *Piesche,* H. *Hilse,* M. *Poppei,* E. *Morgenstern,* E. *Görres*: Substance P — new aspects to its modulatory function. Acta biol. med. germ. **39** (1980) 469—477

Oehme, P., K. *Hecht,* L. *Piesche,* H. *Hilse,* M. *Poppei*: Substance P as a Modulator of physiological and pathological processes. In: *Marsan,* C. A., W. Z. *Traczyk* (Eds.): Neuropeptides and neural Transmission. IBRO-Series Vol. 7. New York (1980) 73—84

Oehme, P., K. *Hecht*, M. G. *Airapetjanz*: Substance P als Regulid-Stand und Entwicklungstendenzen. Berichte der Humboldt-Universität zu Berlin 3/80 (1980) 84—92. Experimentelle Neurose

Oswald, J.: Drugs and Sleep. Pharmacol. Rev. **20** (1968) 273

Otsuka, M., S. *Konishi*: Substance P on spinal motoneurons of newborns rats. Nature **252** (1974) 734—735

Pappenheimer, J. R., G. *Koski*, V. *Fencl*, M. *Karnowski*, J. *Krüger*: Extraction of Sleep promoting factors from cerebrobinal fluid and from brains of Sleep-deprived animals. J. Neurophysiol. **38** (1975) 1299—1311

Pavel, S., D. *Psatte*, R. *Goldstein*: Slow-ware-sleep induced in cats by extremely small amounts of synthetic and pineal vasotocin injected the third ventricle of the brain. Brain Res. Batl. **2** (1977) 251—254

Powell, O., P. *Skrabanek*, D. *Cannon*, A. *Balfe*: Substance P a Human Plasma. In: C. M. *Marsan*, W. Z. *Traczyk*: Neuropeptides and neural Transmission. IBRO Series Vol 7 New York 1980, 105—110

Redaktioneller Artikel: Schlafstörungen — Schlafmittel — moderne Medizin **7** (1979) 238—242

Schulz, H., D. *Dirlich*, J. *Zulley*: Untersuchungen zur Stabilität ultradianer Rhythmen beim Menschen. Arzneimittel-Forschung **26** (1975) 1054—1057

Skrabanek, P., D. *Cannon*, J. *Kirrans*, D. *Legge*, D. *Powell*: Circulating immunorative Substance P in man. Ir. J. Med. Sci **145** (1976) 399—408

Skrabanek, P., D. *Cannon*, A. *Darragh*, D. *Powell*: Substance P and prolactin secretion during sleep. Ninth Congress of the International society for Psychoneuroendocrinology. Dublin 1978. Abstracts p 17

Urban, J., D. *de Wied*: Neuropeptides: Effects on paradoxical sleep and theta rhythm in rats. Pharmacol. Biochem. Behav. **8** (1978) 51—59

Wejn, A., W. *Rotenberg*: Pathogenetische Mechanismen von Schlafstörungen. Ideen des exakten Wissens 12/73 (1973) 757—763

Weijn, A., R. *Radschek*, R. *Binisuraschwili*, P. *Oehme*, K. *Hecht*: Substance P-Blutspiegel in der Vorschlafperiode von schlafgestörten Neurotikern und Patienten mit Schmerzsyndrom. (Vorläufige Mitteilung) Bericht der Humboldt-Universität „Experimentelle Neurose“ 3/80 (1980) 75—77

17. Evolutionsaspekte der Neurosen

(M. M. *Chananaschwili*, K. *Hecht*)

Bei der Definition der Neurosen (*Höck* et al., 1972; *Höck* 1977; *Höck* und *König*, 1979) wird bei der Form psychische Fehlentwicklung die Frage gestellt, ob die „Neurose ihre Wurzeln unbedingt in der Kindheit haben muß und ob Gründe der Anpassungsstörungen dem Patienten unbewußt sein müssen". Hiermit wird also die Frage gestellt, ob und wann ja, auf welche Weise und in welchem Umfang frühere, namentlich kindliche Erziehungs- und Erlebenskonstellationen eine bestimmte Bedeutung für aktuelle neurotische Erlebensweisen besitzen. Wohl in keinem anderen Bereich der Medizin findet sich eine derartig verwirrende Vielfalt von teils einander widersprechenden, teils in Nuancen voneinander abweichende Auffassungen zur Frage des Zusammenhanges lebensgeschichtlicher Fakten mit aktuellen neurotischen Verhaltensweisen." (*Seidel* und *Kulawik*, 1977).

Mjassischtschew (zigi. von *Kratochvil*, 1975) setzt sich bei der Analyse der Neurosequellen in der Kindheit des Kranken auseinander. Er fordert, daß es notwendig ist, die Besonderheiten seiner Erziehung, die Kindheitserlebnisse und deren Bedeutung für die Gestaltung der Persönlichkeit und das Entstehen der Neurose zu analysieren. Auch *Unadse* (1966) verweist auf die Rolle der frühkindlichen Einflüsse in der Neurosenpathogenese und vertritt die Auffassung, daß diese Einflüsse an der Einstellungsbildung des Subjekts maßgeblich beteiligt sein müssen. *Seidel* und *Kulawik* (1977) sehen die Ursachen von Fehlentwicklungen und Fehlverhalten in verschiedenen Versagungen, welchen das Kind im Prozeß der Entwicklung und Reifung seiner Persönlichkeit innerhalb der verschiedenen Phasen der Kindheitsentwicklung und in den entsprechenden Erlebnisbereichen ausgesetzt war. Diese Ansicht präzisieren sie folgendermaßen:

„1. Die entscheidenden Bedingungen für das Auftreten neurotischer Fehlhaltungen im Rahmen der auf primäre psychische Fehlentwicklungen zurückführbaren Neurosen bestehen in ontogenetisch relativ frühzeitigen Differenzierungsstörungen spezifischer Bereiche der Persönlichkeit, nämlich des affektiv-emotionellen Erlebensbereiches und der Ich-Entwicklung.

2. Es besteht ein Zusammenhang zwischen neurotischer Erlebensbereitschaft und speziellen ontogenetischen Entwicklungsbedingungen insofern, als jene Eigenschaften der Persönlichkeit, welche im späteren Leben zu neurotischem Verhalten disponieren in der Zeit der kritischen Differenzierungsphase dieses Bereiches der Persönlichkeit durch gleichartige Erziehungseinflüsse differenziert werden.

3. Die zum Zeitpunkt des Auftretens neurotischer Verhaltensstörungen bestehenden Bedingungen, die persönlichkeitsabhängigen Voraussetzungen für neurotisches Verhalten, die neurotische Struktur ihrerseits, stellen das Produkt spezifischer Umwelteinflüsse in einer bestimmten ontogenetisch relativ frühen Phase der psycho-sozialen Persönlichkeit dar.

Von *Seidel* und *Kulawik* (1977) wird die Forderung an die Forschung gerichtet, den frühen Phasen der Persönlichkeitsentwicklung des Menschen weit größere Beachtung in der Neurosenpathogenese zu schenken, d. h., es müßten Untersuchungsprogramme aufgestellt werden, „welche einen qualitativen Fortschritt gegenüber der in der Gegenwart dominierenden retrospektiven Betrachtungsweise darstellen".

Die Voraussetzungen für Gesundheit und Krankheit sind nicht nur genetisch determiniert. Hier gibt es zwar in letzter Zeit auch einige neue Gesichtspunkte und Untersuchungsbefunde in Bezug auf die Neurose, die im Falle ihrer weiteren Bestätigung zu neuen Überlegungen bezüglich der Neurosenpathogenese Anlaß geben würden. So wird berichtet (*Dolmerski*, 1977; *Rinierisch* et al., 1978; *Kotschbeji*, 1979), daß die Zahl der Zellen mit Chromosomenanomalien bei Neurosepatienten wesentlich größer waren als bei gesunden Versuchspersonen gleichen Alters, Geschlechts und Berufs. Die Defekte bestanden vorwiegend in Chromosomenbrüchen die eine charakteristische Verteilung auf die verschiedenen Chromosomengruppen auswiesen. Des weiteren wird in diesem Zusammenhang darauf verwiesen, daß Personen mit der Blutgruppe A häufiger und mit der Blutgruppe 0 seltener an Neurosen leiden als Personen mit den anderen beiden Blutgruppen an Neurose erkranken. Derartige Erscheinungen sollen nach Auffassungen dieser Autoren bei Schizophrenie oder endogener Depression nicht vorkommen.

Gesundheit und Krankheit können in erheblichem Maße, bereits vom Augenblick der Entstehung der Zygote an, spätestens aber in sogenannten kritischen Differenzierungsphasen zentraler Regelstrukturen oder auch peripherer Organsysteme, umweltabhängig sein. Die Auseinandersetzung des Organismus mit seiner Umwelt verläuft in verschiedenen ontogenetischen Entwicklungsetappen qualitativ und quantitativ unterschiedlich. Pränatal erfolgt der Einfluß der exogenen Umwelt auf den Feten vor allem mittelbar über den mütterlichen Organismus. Er ist aber Veränderungen im inneren Milieu der Mutter, als der ihn unmittelbar umgebenden Umwelt, trotz zwischengeschalteter Schutzmechanismen, direkt ausgesetzt. Entwicklung, Differenzierung und Reifung der funktionellen Systeme, vor allem des ZNS eines Fötus, können von unterschiedlichen Faktoren beeinflußt werden (T. *Hecht*, 1981 a). Diese Faktoren sind ausschlaggebend dafür, ob die „lebenswichtige Anpassungsfähigkeit des Organismus zum Zeitpunkt der Geburt (*Anochin*, 1975) und darüber hinaus so vollkommen ist, daß sie nicht nur ein Überleben schlechthin in der neuen Umwelt, sondern durch rechtzeitige und lückenlose Überführung zentraler „open loop"-Regelsysteme in „feedback"-Kontrollsysteme (*Dörner*, 1972) die Adaptation weitgehend garantiert.

Mit der Geburt beginnt die unmittelbare Auseinandersetzung des noch nicht voll ausgereiften Organismus mit einer für ihn vor allem reizstärkeren und mit neuen Reizqualitäten versehenen Umwelt. In der Phylogenese haben sich entsprechende Mechanismen herausgebildet, welche der energetischen Absicherung des Lebens im neuen Milieu (z. B. Umgebungstemperatur) dienen. Bezüglich der Relevanz für Krankheit oder Gesundheit ist zu berücksichtigen, daß die zentralnervalen Strukturen „kritische Entwicklungsetappen" durchlaufen, in denen sie eine gesteigerte Empfindlichkeit (*Dobbing*, 1968) gegenüber den unterschiedlichen Umweltfaktoren aufweisen, so daß nach *Biesold* (1977) „verschiedene Schädigungen gezielt in den Reifungsprozeß eingreifen und ihn nachhaltig beeinflussen können. Da jede Entwicklung eines Lebewesens, d. h. seine Auseinandersetzung mit der Umwelt, einen Lernvorgang im weitesten Sinne darstellt, wird die postnatale Ontogenese zu einem Prozeß der Synthese von Lernprozessen und individuellen Anlagen. Hierbei spielt die Anzahl und Qualität der sensorischen Einflüsse eine wesentliche Rolle. Auf diese Weise können individuelle Erfahrungen des Organismus in der nachfolgenden morphologischen und funktionellen Reifung, insbesondere in der Tätigkeit des ZNS eine bedeutende Rolle (*Wolochow* und *Simko*, 1978) spielen und in späteren Lebensphasen des Individuums in Verhaltensweisen sichtbar werden. Hierbei könnten Prüfungsphasen und somit das Prägungslernen sehr bedeutsam sein. Bekanntlich kann in einer sensiblen Phase während des Reifungsprozesses ein stammesgeschichtlich prädeterminierter spezifischer Auslösemechanismus auf spezifische Umwelteinflüsse ansprechen und zu einer Erkenntnisstruktur irreversibel ausdifferenziert werden. Infolgedessen ist es möglich, spätere Verhaltensweisen relativ dauerhaft festzulegen.

Wie aus Untersuchungen von *Dörner* (1975) hervorgeht, kann sogar das genetisch bedingte Geschlecht während der kritischen Differenzierungsphase hypothalamischer Areale dauerhaft beeinflußt werden. Somit sind genetische Merkmale nicht als etwas unumstößlich „Festgelegtes" zu betrachten. Erst in der Auseinandersetzung mit der Umwelt bildet sich die letztendliche Form einer Reaktionsweise des Organismus, d. h. der Phänotyp heraus (*Chananaschwili*, 1978).

T. *Hecht* (1981) fordert für die Beurteilung von ontogenetischen Entwicklungen „zwei in dialektischer Beziehung zueinander stehende Pole" zu berücksichtigen.

Erstens, den Grad des Wachstums, der Reifung sowie der Differenzierung zentralnervöser Strukturen und peripherer Organe, als dem materiellen Substrat der Verhaltensregulierung und -ausführung zum Zeitpunkt der Auseinandersetzung mit der Umwelt und zweitens die Form der Umwelteinwirkungen auf den Organismus in den verschiedensten Entwicklungsphasen des ZNS.

17.1. Ontogenesetheorien der Nerventätigkeit

Im Laufe der Jahre wurden eine Reihe von Ontogenesetheorien der Nerventätigkeit aufgestellt, von denen nachfolgend einige kurz umrissen werden sollen.

17.1.1. „Total Pattern Theory“

Coghill (1929) stellte die „Total Pattern Theory“ auf, indem er die Ansicht vertrat, die Herausbildung von Funktionen des Nervensystems verläuft vom Allgemeinen zum Speziellen. Diese begründete er damit, daß er zu Beginn der Entwicklung des Axolotls zuerst Bewegungen vom totalen Typ feststellen konnte, aus der sich in späteren Phasen lokale Reflexe herauslösen. Da dieser Effekt an keiner anderen Tierart nachzuweisen war, wurde diese Theorie angezweifelt. Der Fortschritt dieser Theorie bestand aber darin, daß das Prinzip der proximodistalen Entwicklung des Nervensystems aufgezeigt wurde.

17.1.2. „Local Pattern Theory“

Diese Theorie wurde von *Windle* (1940) aufgestellt. Sie besagt, die Entwicklung verlaufe von Speziellen zum Allgemeinen. Diese Theorie begründete er damit, daß an Ratten- und Katzenembryonen pränatal zuerst lokale Reflexe auftreten, die postnatal durch Integration in immer kompliziertere Reaktionen umgewandelt werden. Diese „Local Pattern Theory“ wurde zur Grundlage aller weiteren Vorstellungen und Theorien zur Entwicklung des Nervensystems.

17.1.3. Systemogenesetheorie

Diese von *Anochin* (1975) aufgestellte Theorie sieht die Entwicklung der Nerventätigkeit als einen Prozeß der heterochronen Reifung der Funktionen an. Als Ausgangspunkt und Bewegungsprinzip der Entwicklung setzte *Anochin* die Tatsache voraus, „daß die lebenswichtige Anpassungstätigkeit des Organismus zum Zeitpunkt der Geburt in einem bestimmten Ausmaß vorbereitet und funktionstüchtig sein muß, da nur ihre funktionelle Vollkommenheit dem Neugeborenen ein Überleben auf der Basis der natürlichen Selektion gewährleistet“.

Der wesentliche Fortschritt dieser experimentell-theoretischen Arbeit von *Anochin* besteht darin, daß er in der ontogenetischen Entwicklung die Organismus-Umweltbeziehungen von Anbeginn des neuen Lebens als dialektische Einheit betrachtete und Experimente an nahezu allen Tierspezies, bis hin zum menschlichen Embryo, ausführte. Hierbei fand er mehrere Entwicklungsgesetzmäßigkeiten:

- Das Prinzip der Heterochronie in den Anlage- und Entwicklungstempo verschiedener struktureller Gebilde des Embryos.
- Das Prinzip der ununterbrochenen in Etappen verlaufenden Entwicklung von Strukturen und Funktionen.
  In diesen Entwicklungsetappen werden
  - die innere Systemheterochronie (verschiedene Reifungstempi einzelner Fragmente eines funktionellen Systems) und
  - die Intersystemheterochronie (verschiedene Reifungstempi ganzer funktioneller Systeme) wirksam.

– Das Prinzip der Konsolidierung einzelner Komponenten funktioneller Systeme. Hierbei wird als Merkmal der Konsolidierung ein kritischer Entwicklungszeitpunkt verstanden, in welchem die zentralnervale Komponente eines Funktionssystems die führende Bedeutung vor allen anderen übernimmt. Damit wird dem funktionellen System die endgültige physiologische Struktur verliehen, die es im weiteren Leben behält.
– Das Prinzip der Minimalversorgung besteht darin, daß das funktionelle System nicht sofort zum Zeitpunkt der Geburt in seiner vollendeten Form in Erscheinung tritt. Mit dem Eintritt der Geburt haben sich vielmehr die strukturellen Teile zum Funktionssystem vereinigt, die zum Zeitpunkt der Konsolidierung angelegt sind. Auf der Grundlage des Prinzips der Minimalversorgung einer Funktion erhält der Organismus die Fähigkeit, sogar in solchen Situationen zu überleben, denen er aus irgendwelchen Gründen früher als vorgesehen ausgesetzt ist (z. B. bei einer Frühgeburt).

Die Systemgenesetheorie von *Anochin* verdeutlicht:
Erstens, die großen Möglichkeiten, die ein wachsender Organismus zur frühen Adaptation an die Umwelt besitzt,
zweitens die Tatsache, daß auch der kleinste Reifungsdefekt in einem der Glieder des funktionellen Systems sich in einem Anpassungsdefekt widerspiegelt.

17.1.4. Energetische Regel der Skelettmuskulatur als ontogenetisches Prinzip

Diese Regel wurde von *Arschawski* aufgestellt (1976, 1981). Demnach sind Wachstum und Entwicklung des lebenden Organismus nur unter den Bedingungen der Einwirkung physiologischer Stressoren möglich. Nach der Auffassung dieses Autors bewirken verschiedene Stressoren, daß die motorische Aktivität zu allen Zeiten des Wachstums der funktionellen Induktion des überschießenden Anabolismus und damit zur Freisetzung von der für die Evolutionsprozesse notwendigen Energie anzusehen ist. Bereits im Entwicklungsprozeß des wachsenden Organismus spielt also die motorische Aktivierung eine die Anpassung des Organismus an Umwelt fördernde Rolle.

17.1.5. Ontogenetische Regeln der kritischen Differenzierung zentral-nervaler Strukturen und Funktionen

Fundamentale Lebensprozesse, wie Reproduktion, Stoffwechsel und Informationsverarbeitung, werden von Rückkopplungs-Kontrollsystemen reguliert, für deren Entwicklung *Dörner* (1974, 1975) folgende ontogenetische Regeln ableitet:
– Transformationsregel.
Diese besagt, daß sich im Stadium der kritischen Hirndifferenzierung ein „open-liip-Regelsystem“ in ein feedback-Kontrollsystem umwandelt. Hierbei werden die regelnde Variable (Hormone, Metabolite, Umweltsignale) sowie das geregelte Element (Hirnregion) in die kontrollierte Bedingung (homeostatische Variable) sowie in den zentralnervalen Regler überführt.

– Die Determinationsregel.
Sie besagt, daß die Qualität (Adaptabilität, Reaktivität) des zentralnervalen Reglers und somit der funktionelle Toleranzbereich des zurückgekoppelten Kontrollsystems durch die Quantität der primär regelnden und sekundär homöostatischen Variablen (Hormone, Metabolite, Umweltreize) bestimmt werden.

Diese Regeln beziehen sich nicht nur auf physiologische Veränderungen, welche die Qualität der die Funktionen des Organismus regelnde Systeme in kritischen Differenzierungsphasen erfährt, sondern bieten auch die Möglichkeit, eine frühe Beeinflussung der Entwicklung von Körperfunktionen durch auf das unreife Gehirn einwirkende endogene und exogene Stimuli mit in Betracht zu ziehen, die entweder sofort oder später im Zusammentreffen mit anderen ungünstigen Faktoren in pathologischen Reaktionen zum Ausdruck kommen können.

17.1.6. Zeitliche Abstimmung der ontogenetischen Entwicklungsperioden

Nach *Biesold* (1977, 1979) ist die erwachsene Nervenstruktur, das Ergebnis eines „sequentiellen Prozesses“, bei welchem Bildungs- und Entwicklungsvorgänge der endgültigen Formen von Nervenpopulationen zeitlich aufeinander abgestimmt sind. „Parallel zur Ausbildung der adulten Struktur des Nervensystems ist die Entwicklung der einzelnen Stoffwechselleistungen und das Auftreten typischer Verhaltensmuster zu erkennen“. Die Prozesse der Hirndifferenzierung, -reifung und -entwicklung vollziehen sich also in einanderfließend ablösenden Etappen, deren Zahl von verschiedenen Autoren unterschiedlich angegeben wird (*Mc Ilwain*, 1971; *Wenzel*, 1975). Sie sind außerdem für verschiedene Spezies verschieden. Nach *Biesold* (1977) sind die Reifungsperioden des Gehirns einzelner Spezies am ehesten an der Gewichtszunahme zu erkennen. Entsprechend dem Zeitpunkt des maximalen Gewichtsanstieges unterschied *Dobbing* (1973) pränatale, perinatale und postnatale Hirnentwickler. Der Mensch zählt zu den perinatalen, die Laborratte zum Beispiel zu den postnatalen Gehirnentwicklern.

17.2. Prägungslernen und prägungsähnliche Lernvorgänge bei Tier und Mensch

Das Prägungslernen ist charakterisiert durch die Kriterien der sensiblen Phase, durch die spezifisch auslösenden Merkmale, auch als angeborene Auslösemechanismen (AAM) bezeichnet, und durch die Irreversibilität bzw. Löschungsresistenz charakterisiert. Der Begriff „Prägungslernen“ bezieht sich in erster Linie auf die an Tieren gewonnenen Erkenntnisse. Inzwischen konnten auch beim Menschen prägungsähnliche Lernvorgänge in einer sensiblen Periode der Entwicklung des Kleinkindes nachgewiesen werden, die sowohl für das normale als auch für das fehlangepaßte Verhalten im Erwachsenenalter Bedeutsamkeit haben. Das betrifft vor allem die Objektprägung und das motorische, ökologische und soziale Prägungslernen, wodurch bestimmte Verhaltensweisen gegenüber unseren Kindern und gegenüber den Geschlechtspartnern sowie die zwischenmenschlichen Kommunikationen zu beeinflussen sind. In der Gegenwart hat auf dem Gebiet der Prägung eine rege Forschungstätigkeit begonnen. „Im gegenwärtigen Stadium unserer Kenntnisse“ über das Prägungslernen ist es für „die entsprechenden Phänomene“ angebracht, „die Formulierung prägungsähnlicher vorzuziehen“ (*Sinz,* 1973).

Vorgänge einer völligen Gleichsetzung mit dem Prägungslernen bei Tieren. Die erste Beschreibung des Prägungslernens erfolgte durch *Lorenz* (1935). Er hatte soeben geschlüpften Enten eine Attrappe anstatt der Mutter dargeboten. Geschah dies in einer ganz besimmten Zeit nach der Geburt, so folgten die jungen Enten nicht der Mutter, sondern der Attrappe. Heute wird diese Erscheinung als Objektlernen bezeichnet. Hierbei ist durch die AAM bereits ein bestimmter Rahmen dessen vorgegeben, was sich als Prägungsobjekt eignet. Gewisse Prägungsauslöser, wie rhythmische Ruhe bzw. Signale oder bewegliche Objekte, lösen bei Nestflüchtern kurz nach dem Schlüpfen entsprechende Folgereaktionen aus. Bei ihnen dauert der Prägungsvorgang nur wenige „Augenblicke“ und die Prägbarkeit hält nur kurze Zeit nach dem Schlüpfen an. Bei Säugetieren können Prägungsvorgänge über wesentlich längere Zeiträume erfolgen. Das in der „Periode der Prägung“ befindliche Jungtier soll nach entsprechenden prägenden Sinneseindrücken geradezu suchen (*Sinz,* 1973). Bei Hunden konnte man die sensible Phase mit erhöhter Antriebsstärke zwischen der 3. und 7. Lebenswoche nachweisen: Zu dieser Zeit suchen die Jungtiere heftig nach Artgenossen und streben ein „soziales Bündnis“ mit dem Menschen an. Die Erscheinung ist bei breiten Bevölkerungskreisen bekannt. Die Anschaffung eines Hundes erfolgt mit der Absicht, sehr schnell das Zutrauen zu seinem Besitzer herbeizuführen, gewöhnlich in der 3.–7. Lebenswoche. Die „motorische Prägung“ wurde gleichfalls erstmalig an Vögeln nachgewiesen. Es wurde festgestellt, daß während einer kritischen Periode Gesänge, welche die Jungtiere hören, sich lebenslänglich einprägen können. So wurden Zebrafinkenmännchen von japanischen Mövchen aufgezogen. Die Zebrafinken sangen in der Folgezeit nur wie die Mövchen, auch wenn sie später unter Artgenossen leben. Es wird angenommen, daß das motorische Prägungslernen zu dem Zeitpunkt erfolgte, wenn die neuromotorische Koordination des arteigenen Gesanges noch nicht herangereift ist und „das geprägte neuromotorische Wirkungsgefüge des erlernten Gesanges noch nicht akustisch realisiert werden kann“ (*Sinz,* 1973).

Prägung im ökologischen und sozialen Bereich liegt vor, wenn bestimmte soziale Verhaltensweisen und ökologische Auswahlmechanismen, während einer sensiblen Periode mit größter Löschungsresistenz geprägt werden. Hierzu gehört die Prägung für einen bestimmten Lebensraum (Revier) und für bestimmte Ernährungsweisen. In gleicher Weise kann das Gesellschaftsbedürfnis eines Tieres und die Fähigkeit, sich in der Gruppe anzupassen, durch diese Form des Prägungslernens erfolgen. Die Prägung im ökologischen und sozialen Bereich scheint, nach den bisher leider noch wenig vorliegenden Ergebnissen, von außerordentlicher Bedeutung für ein Lebewesen, vor allem den Menschen, zu sein.

Die frühe postnatale Ontogenese ist eine sehr wichtige Periode, in der bereits die Grundzüge der menschlichen Persönlichkeit herausgebildet werden (*Göllnitz*, 1975; *Koch*, 1977; *Piaget*, 1977). Durch den Prozeß der endgültigen Reifung des Funktionssystems stellt dieser Lebensabschnitt eine besonders dynamische und gegenüber Umweltreizen äußerst sensible Periode dar (*Hecht* und *Poppei*, 1977). Von Geburt an ist eine bestimmte Umweltstimulation notwendig, um eine allseitige Entwicklung der psychosozialen Fähigkeit des Menschen zu erreichen (*Meierhofer* und *Schmalohr*, 1968; *Pechstein*, 1974).

Die Familie stellt die soziale Umwelt des Kindes dar. Ihr kommt die Aufgabe zu, optimale Bedingungen für die Entwicklung des Kindes zu schaffen. Eine konstante Bezugsperson als Grundvoraussetzung für eine ausreichende Stimulation des Kindes im sensorischen und affektiv-emotionalen Bereich ist in der Familie gegeben.

Bei ungenügender Zuwendung oder Verlust der Bezugsperson spricht man in der Fachliteratur von Mutter-Kind-Trennung, „maternal deprivation", Mutterentbehrung, Separation, sozialer Isolation. *Pechstein* 1974 prägte den Begriff der „psychosensoriellen Deprivation". Er versteht darunter den „... Mangel an altersspezifischen zentralnervösen Lernprozessen bei langdauernder Untersättigung affektiver Bedürfnisse sowie Anhaltens ungenügender Sinnesanregungen ...".

Länger andauernde soziale Störungen im frühen Kindesalter wie Verlust der Eltern und Heimaufenthalt, wiederholte Krankenhausaufenthalte, gestörte Eltern-Kind-Beziehung und sich daraus ergebende Reizverarmung in der Umwelt des Kindes können zu bleibenden Verhaltensänderungen führen (*Meierhofer* und *Keller*, 1966; *Schmalohr*, 1968; *Pechstein*, 1974).

Es kommt zu schweren Störungen in allen Bereichen der Persönlichkeit, bekannt als Hospitalismussyndrom. Die Form des psychischen Hospitalismus, bedingt durch den Mangel an sozialen und sensorischen Stimuli im frühen Kindesalter, ist gegenüber dem infektiösen Hospitalismus abzugrenzen, der durch geeignete Maßnahmen in Prophylaxe und Therapie in der Gegenwart entscheidend zurückgedrängt werden konnte.

Die Folgen psychosensorieller Deprivation im frühen Kindesalter werden auch mit Begriffen wie „Marasmus", „anaklitische Depression", „Verlassenheitssyndrom", „Prozeß der Resignation", „Deprivationssyndrom" und „Dystrophia mentalis" gekennzeichnet (*Caemmerer*, 1979).

17.3. Zur Bedeutung kritischer Entwicklungsphasen in der postnatalen Ontogenese des Menschen

An Hand von Erkenntnissen der vergleichenden Verhaltenspsychologie und der vergleichenden Entwicklungspsychologie soll die Möglichkeit der Beeinflussung der Entwicklung des Verhaltens und entsprechender zentralnervöser Strukturen durch unterschiedliche Intensität sensorischer und sozialer Umweltreize in den ersten Lebensjahren des Menschen erörtert werden. Tierexperimentell gefundene kritische Phasen für die Entwicklung des Sozialverhaltens rücken immer mehr in den Vordergrund der vergleichend verhaltensphysiologischen Betrachtungsweise.

In der kritischen Entwicklungsphase, die *Scott* 1962 auch als „optimale Periode" bzw. „sensible Periode" bezeichnet, übt der jeweilige Umweltreiz einen besonderen Einfluß auf die Lernfähigkeit und auf die Ausformung der sozialen Verhaltensweisen aus.

Zunächst soll hier auf einige grundlegende bei Tieren gefundene Erkenntnisse hingewiesen und ihre Übertragbarkeit auf die menschliche Verhaltensentwicklung diskutiert werden.

Mit dem Begriff der „kritischen Entwicklungsphase" ist der von *Konrad Lorenz* eingeführte Begriff der „Prägung" eng verbunden, die nach *Lorenz* einen frühen Lernakt in einer sehr kurzen sensiblen Periode darstellt. In diesem Zusammenhang wird die Existenz eines neuro-sensorischen Mechanismus angenommen, der eine spezielle angeborene Verhaltensweise auf passende Außenreize hin freigibt. Dieser angeborene Auslösemechanismus (AAM) wird durch eine spezifische, für jede Art verschiedene Reizkombination ausgelöst und bestimmt nach dem Muster eines Reizfilterapparates die selektive Empfindlichkeit für bestimmte Schlüsselreize. Bei der Prägung wird ein vorgegebenes Schema der angeborenen Auslösemechanismen ausgefüllt (*Ploog,* 1964).

Auch beim Menschen nimmt man für die Ausbildung und Aufrechterhaltung der Kommunikation angeborene Kontaktreaktionen an.

So dienen z. B. das Lächeln des Kindes, verschiedene Ausdrucksqualitäten der Stimme und die Reaktion des Kindes auf Mimik, Pantomimik, Stimme und Intonation des Erwachsenen dem frühen aktiven Kontakt mit den Personen in seiner unmittelbaren Umgebung (*Schmidt-Kollmer* und *Neubert,* 1972).

Die von *Lorenz* u. a. Autoren an verschiedenen Tierarten beobachteten Phänomene der irreversiblen Prägung einer bestimmten Verhaltensweise in einer sehr kurzen sensiblen Periode lassen sich jedoch nicht direkt auf die Säugetiere oder gar auf den Menschen übertragen. Dabei wird vermutet, daß eine bestimmte Art um so weniger prägbar ist, je merkmalsreicher der AAM ist.

Der AAM bei Vögeln ist z. B. im Vergleich zum Menschen relativ arm an Bestimmungsstücken (*Ploog,* 1964). So nahmen Graugänse den Menschen als Elternkumpan an, wenn die Prägung in der kurzen sensiblen Periode zwischen der 13. und 16. Lebensstunde erfolgte (*Ramsay* und *Hess*). Bei Säugetieren und vor allem beim Menschen ist eine Abgrenzung zwischen Prägung und anderen Formen des Lernens nicht möglich. Jedoch kann die besondere Empfindlichkeit gewisser Verhaltensmuster gegenüber Umweltreizen in bestimmten kritischen Entwicklungsphasen der frühen postnatalen Ontogenese der Säugetiere als grundlegender Mechanismus angenommen werden. Schon *Flexner* (1955) betrachtete die postnatale „terminale" Hirnentwicklung vom neurophysiologischen Standpunkt aus als einen exogen besonders gefährdeten Abschnitt der Entwicklung, als eine kritische Entwicklungsphase.

Hier stellt sich die Frage nach den morphologisch-physiologischen Grundlagen dieser frühen kritischen Entwicklungsphase.

Das menschliche Gehirn durchläuft in der ersten Lebenszeit einen gewaltigen Entwicklungs- und Differenzierungsprozeß. So erreicht die Gewichtszunahme des Gehirns am Ende des ersten Lebensjahres 50% und am Ende des 3. Lebensjahres einen Wert von 80% der gesamten Substanzzunahme während der postnatalen Ontogenese.

Der Aufbau der Matrix erfolgt von caudal nach cranial beim Menschen im 3.–7. Lebensmonat mit einem Mitosegipfel im 6. Monat.

Ein Vergleich der Hirngewichtsentwicklung zwischen Mensch und Ratte nach *Blinkow* und *Glezer* ist in folgender Übersicht dargestellt:

Mensch		Ratte	
Neugeboren	= 378 g	0. Tag	= 0,24 g
1. Jahr	= 944 g	7. Tag pp	= 0,54 g
10–14 Jahre	= 1400 g	14. Tag pp	= 1,00 g
45 J.	= 1366 g	20. Tag pp	= 1,37 g
70–85 Jahre	= 1279 g	100. Tag pp	= 1,78 g

Nach *Peiper* (1954) sind die phylogenetisch jüngsten Hirngebiete, vor allem im Bereich des Neocortex am stärksten an diesem Wachstums- und Differenzierungsprozeß beteiligt. Die Vergrößerung der Oberfläche des Gehirns erfolgt aber nicht allein durch Volumenzunahme, sondern zu einem bedeutsamen Anteil auch durch Furchung (*Pechstein,* 1974).

In der Phase der postnatalen Hirnentwicklung erfolgt zunächst die Bildung der Markscheiden, die aber schon mit dem 6. Lebensmonat beendet ist. In dieser Periode erfolgt vor allem die innere Strukturierung und Differenzierung der Hirnrinde (*Pechstein,* 1974).

Die Größenzunahme der Nervenzellen und die Vermehrung und Größenzunahme der Gliazellen nach der Geburt ist mit einer stürmischen Entwicklung der Dendriten verbunden. Die Dendriten, die heute als anatomisches Substrat der psychomotorisch geistigen Leistungen und der Entstehung des EEG angesehen werden, weisen in den ersten sechs Lebensmonaten ihr größtes Wachstum auf. „Das Wachstum des Gehirns geht einher mit einer Vermehrung der Lipide und Proteine, die ebenso wie der Sauerstoffverbrauch im Prinzip dem Verlauf der Kurve der gesamten Hirnentwicklung entsprechen. Gleichzeitig erfolgt eine Abnahme des Wassergehaltes der Hirnsubstanz". (*Pechstein,* 1974).

Die Veränderungen der ZNS in diesem Entwicklungsabschnitt wie Dendritenaussprossung, Myelinisierung, erheblicher Anstieg synaptisch aktiver Substanzen, vermehrte Kapillarisierung und erhöhter Sauerstoffverbrauch sind durch eine besonders hohe Entwicklungsgeschwindigkeit gekennzeichnet und leicht durch exogene Faktoren störbar.

Über die genaue zeitliche Abgrenzung einer postnatalen kritischen Entwicklungsphase beim Menschen werden von den einzelnen Autoren unterschiedliche Angaben gemacht (*Meierhofer* und *Keller,* 1966; *Spitz,* 1967).

So kommt beispielsweise *Diemer* 1968 auf Grund eigener Befunde zu folgendem Ergebnis: „. . . als den der kritischen Phase bei den Tieren vergleichbaren Entwicklungszeitraum kann man etwa die Zeit zwischen dem 2. und 7. Lebensmonat ansehen". Er betont jedoch, daß „die Entwicklung im ganzen protrahierter verläuft" und daß Anfang wie Ende dieses Zeitraumes weniger fest abzugrenzen sind als beim Tier. Übereinstimmend wird jedoch von allen genannten Autoren eine besondere Empfindlichkeit der Verhaltensentwicklung und der

Ausbildung entsprechender zentralnervöser Strukturen gegenüber Umweltreizen bereits in den ersten Lebensmonaten angenommen.

Nach *Schmidt-Kollmer* (1963) stellt der Zeitabschnitt der ersten drei Lebensmonate die erste Hauptetappe der Entwicklung des Kindes dar, in welcher die subcorticale Hirntätigkeit vorherrschend ist. Diese ist durch chaotische Massenbewegungen, Automatismen, angeborene Verhaltensweisen und Reaktionen des Kindes auf wenige unbedingte Schlüsselreize charakterisiert. In dieser Etappe treten jedoch bereits Anfänge der corticalen Aktivität auf, d. h. es kommt bereits zur Ausbildung neuer Verhaltensweisen auf Reize aus der Umwelt. *Schmidt-Kollmer* (1963) bezieht sich auf Autoren der ontogenetischen Schule der sowjetischen Neurophysiologie, wenn sie feststellt, „... daß die beim Neugeborenen vorhandenen angeborenen Verhaltensweisen unbedingte Reflexe und Reflexkomplexe darstellen, die den Ausgangspunkt für die Bildung neuer Reflexe und damit neuer Verhaltensweisen darstellen". Es wäre also denkbar, daß bereits in dem dynamischen Entwicklungsabschnitt des ersten Vierteljahres bei mangelnder sozialer und sensorischer Stimulation des Kindes bestimmte Auswirkungen auf die Differenzierung des ZNS bzw. die Verhaltensentwicklung auftreten, die mit den heutigen Bewertungsmethoden noch nicht erfaßbar sind.

Die zweite Hauptetappe der Entwicklung des Kindes erstreckt sich etwa bis Ende des ersten Lebensjahres. In diesem Zeitraum gewinnt die corticale Regulation immer mehr die Oberhand über subcorticale Eigenrhythmen (*Schmidt-Kollmer*).

Im Zusammenhang mit der kritischen Entwicklungsphase ist die Feststellung von *Schmidt-Kollmer* (1963) hervorzuheben, daß die Ausdrucksbewegungen und -reaktionen des Kindes im Kontakt mit vertrauten Erwachsenen bis zum Ende des ersten Lebensjahres den Charakter und die Form erreichen, die sie während des gesamten Lebens behalten (Anschmiegen, Umarmen usw.).

Die tschechische Kinderärztin *Damborska* (1970) legte unter klinischen Gesichtspunkten und auf Grund von Untersuchungsergebnissen und Vergleichen zwischen sensorisch deprivierten und gesunden Kindern „kritische Perioden" für die Entwicklung bestimmter psychomotorischer Funktionen in den ersten 9 Lebensmonaten fest. Die Ergebnisse sind in den Tabellen 17/1 und 17/2 aufgeführt.

In der dritten Etappe der Entwicklung (etwa vom 2. bis zum Ende des 3. Lebensjahres) kommt es zur Herausbildung der grundlegenden Wechselbeziehungen zwischen dem 1. und 2. Signalsystem (*Schmidt-Kollmer*, 1963). Die Entwicklung notwendiger Grundstrukturen der Sprache ist von der Anwesenheit einer bestimmten Sprachbezugsperson (*Meierhofer* und *Keller*, 1966) abhängig, da für die Sprachentwicklung „... eine Vielzahl bedingter Reaktionen im Bereich der taktilen, kinästhetischen, optischen und akustischen Sphäre des Kindes erforderlich sind, die durch ständigen Wechsel der Bezugsperson ... schwerwiegend gestört bzw. verzögert werden können (*Pechstein*, 1974). Unter Berücksichtigung physiologischer Erkenntnisse über die Entwicklung des Großhirns stellt nach *Pechstein* das erste Lebensjahr und von da an asymtotisch abnehmend auch das 2. und 3. Lebensjahr eine besonders „plastische" und auf optimale Umweltreize in spezieller Weise angewiesene Entwicklungsperiode dar.

Tabelle 17/1. Übersicht über psychophysische „Bedürfnisse" in verschiedenen ‚kritischen Perioden' der ersten drei Lebensmonate und über mögliche Verhaltens- und Entwicklungsstörungen bei Nichtbefriedigung dieser Bedürfnisse (*Damborská*, Čs. pediat. 25 (1970)

‚kritische Periode'	Art des Bedürfnisses	Voraussetzung bzw. Bedingung	Verhaltensstörung bei mangelhafter Befriedigung des Bedürfnisses
Neugeborenes	1. Taktile Stimulation	Reife der Haut und Schleimhaut	Überdauern der Neugeborenenmuskelhypertonie. Herabsetzung der Beweglichkeit. Wahrscheinlich späteres Auftreten einer ‚positiven emotionalen Stimmung'
	2. Lageveränderung durch passive Bewegung	Reife des Vestibularapparates	
	3. Aktive, unkoordinierte, unwillentliche Bewegung	Reife der propriozeptiven Körperchen	
2.–3. Monat	Spezifisch menschliches (?) Bedürfnis der sozialen Stimulation	Reifwerden des:	Verspätete Entwicklung der Sozialbeziehungen
	a) visuell: durch das menschliche Gesicht	n. opticus	
	b) auditiv: durch die menschliche Stimme	n. acusticus	Verspätete Entwicklung der Sinneswahrnehmung bzw. der kognitiven Differenzierung
	c) kinästhetisch: durch das In-den-Arm-Nehmen und durch andere Reize der Umwelt		

Gegenüber der noch 1954 durch *von Verschuer* vertretenen Theorie von der „überragenden Prägekraft der Erbanlagen" und der relativ dazu nur geringen Bedeutung der Umweltverhältnisse ist man heute der Ansicht, daß den Umweltbedingungen besonders in der frühen Kindheit eine entscheidende Bedeutung für die spätere Persönlichkeitsentwicklung zukommt. So schreiben z. B. *Schmidt-Kollmer* und *Neubert* 1972, daß die „Anlagen nur die biologische Voraussetzung darstellen, auf deren Grundlage sich unter dem Einfluß gesellschaftlicher Lebens- und Erziehungsbedingungen die persönlichen Eigenschaften und Fähigkeiten ausprägen. Dabei sind die Fähigkeiten weitgehend vom sozialen Milieu und den Bildungsmöglichkeiten abhängig. *Göllnitz* (1975) bemerkt zu diesem Problem, daß nur gewisse temperamentgebundene Unterschiede genetisch präformiert sind (hirnstammgesteuerte Wesenszüge des Antriebs, der Stimmung, der affektiven Erregbarkeit und des persönlichen Tempos), während cortical repräsentierte Funktionen (Denk-, Wahrnehmungs- und Anpassungsreaktionen) weitestgehend von Erziehung und Lebensbedingungen abhängig sind.

Tabelle 17/2. Übersicht über psychophysische ‚Bedürfnisse' in verschiedenen kritischen Perioden des 3.–9. Lebensmonats und mögliche Verhaltensstörungen bei Nichtbefriedigung dieser Bedürfnisse (*Damborská*, Cs. pediat. 25 (1970)

‚kritische Periode'	Art des Bedürfnisses	Voraussetzung bzw. Bedingung	Verhaltens- bzw. Entwicklungsstörung bei mangelhafter Befriedigung des Bedürfnisses
3.–6. Monat	1. Aktiv koordinierte Bewegung	Reifwerden der motorischen Bahnen	Herabgesetzte Beweglichkeit und Verbleiben in steifen Lagen
	2. Experimentieren	Fortschreitende Fähigkeit der Unterscheidung	Niedriges Niveau des Spielvermögens. Stereotype Bewegungen
	3. Erkennen des Neuen		
7.–9. Monat	1. Sicherheits- und Geborgenheitsgefühl	Fortschreitende Fähigkeit der Unterscheidung.	Furcht, Spannung
	2. Verständnis auf immer höherem Niveau	Beginn emotionaler sozialer Beziehungen	Verspätung in der Entwicklung der Sprache, der sozialen Beziehungen, des Spielvermögens und des Selbständigwerdens
	3. Identifikation	Fortschreitende Fähigkeit der Unterscheidung	
	4. Spezifische emotionale Beziehung zu einer mütterlichen Person	Reifwerden der sozialen und emotionalen Struktur	
	5. Soziale Antworten bzw. Erfahrungen des Erfolges		Herabsetzung in der Initiative, im Experimentieren und in den Beziehungen zu Personen

Auch die Autoren der ontogenetischen Schule der sowjetischen Neurophysiologie betonen, „... daß die corticalen Funktionen nicht erblich fixiert sind, sondern sich im Prozeß des individuellen Lebens herausbilden."

Die Forschungsergebnisse der Neurophysiologie und der vergleichenden Verhaltenspsychologie über eine kritische Entwicklungsphase für die Differenzierung des ZNS und der Verhaltensentwicklung haben eine grundlegende Bedeutung für die Untersuchungen zum Problem der sensorischen und sozialen Deprivation beim Menschen. Dabei ist jedoch die „sehr viel größere Komplexität und Adaptabilität des menschlichen Gehirns" und „dessen phylogenetische Entfernung von den Hirnen der Tiere zu beachten (*Stephan*, 1967). Das bedeutet, daß die frühe postnatale Entwicklung des Menschen nicht im Sinne einer „Prägung" verläuft, sondern einen sehr komplexen Prozeß der Synthese von Lernvorgängen und angeborenen biologischen Kapazitäten darstellt. Dieser Prozeß ist in großem Maße abhängig von Art, Anzahl und Qualität sensorischer und sozialer Umweltstimuli.

„Physiologisch gesehen ist für die optimale Entwicklung des Kindes in jeder

Entwicklungsphase ein spezifisches optimales System von Informationen bzw. Anforderungen notwendig, die seinen Organismus zur Reaktion bringen und ihn dadurch trainieren und konditionieren. Wird das Kind sensorisch, motorisch und emotionell unterbelastet, so kommt es zu Mangelerscheinungen, ebenso wie es zu Schäden bei Überforderungen kommt."

17.4. Frühe Mutter-Kind-Trennung

Frühe Reizverarmung in der Umwelt des Kindes führt zu schwerwiegenden Veränderungen der psychischen und statomotorischen Entwicklung.

Eine Verminderung aller auf das Kind einwirkenden Reize findet nicht nur bei Mutter-Kind-Trennung wie z. B. Heimaufenthalt oder Krankenhausaufenthalt des Kindes statt, sondern auch bei einem gestörten Mutter-Kind- bzw. Eltern-Kind-Verhältnis. Die gestörte Eltern-Kind-Beziehung wird von *Ainsworth* et al. (1962) als „masket deprivation" bezeichnet. Nach der Meinung der Autoren haben die unterschwelligen Effekte einer Störung der Eltern-Kind-Beziehung einen genauso schädlichen Einfluß auf die Entwicklung des Kindes wie die Mutter-Kind-Trennung. Auch *Göllnitz* (1975) kommt zu dem Ergebnis, daß eher die Familiendisharmonie und affektiv-unechte und inkonsequente Erziehungsmethoden als die gelegentliche Separation die Schädigung hervorrufen. Das eben Dargelegte soll verdeutlichen, daß es nicht nur auf die physische Intaktheit der familiären Einheit ankommt, sondern mütterliche Wärme und Stimulation sind für eine volle Entfaltung der körperlichen und geistigen Entwicklungsmöglichkeiten des Kindes notwendig. Diese mehr unterschwellige aber ebenso schädliche „psychische Deprivation" bedarf aber noch einer sorgfältigen Untersuchung und Beschreibung, da in den bisherigen Untersuchungen immer das Schwergewicht auf die Mutter-Kind-Trennung gelegt wurde. Auch die Auswirkungen der Trennung des Kindes vom Vater wurden bisher kaum beachtet. In den nachfolgenden Ausführungen wird daher mehr auf die Mutter-Kind-Trennung eingegangen, obwohl die gestörte Eltern-Kind-Beziehung einen nicht zu unterschätzenden Faktor der Verminderung notwendiger Entwicklungsstimuli auch bereits im frühen Kindesalter darstellt.

17.4.1. Faktoren, die die Folgen früher Mutter-Kind-Trennung bewirken

Die Komponenten der normalen gesunden Mutter-Kind-Beziehung sind sehr vielschichtig, und es ist schwierig, ihre Wirkungen auf die Entwicklung des Kindes im einzelnen zu beschreiben. Die Forschungen zur Mutter-Kind-Trennung haben dazu beigetragen, diese Problematik aufzuhellen.

Die Mutter-Kind-Beziehung hat als Lernschema für späteres Sozialverhalten große Bedeutung. *Gewirtz* (1968) spricht von einer lerntheoretisch begründbaren Notwendigkeit einer konstanten emotionalen Beziehung des Kindes, *Pechstein* (1974) stellt fest, daß an „dieser ersten Sozialbeziehung gewissermaßen alle nachfolgenden Reaktionsschemata gelernt und erprobt werden".

Um die Bedeutung einer frühen Mutter-Kind-Trennung für die weitere physische und psychische Entwicklung genauer beurteilen und daraus evtl. praktische Schlußfolgerungen ziehen zu können, ist es notwendig, die Störfaktoren, die bei Mutterentbehrung auf das Kind einwirken, genauer zu analysieren. Die Verminderung der entwicklungsstimulierenden Reize bei Muttertrennung kann in den unterschiedlichsten Bereichen wirksam werden. Nach *Yarrow* (1961) kann man soziale, emotionale und sensorische Faktoren unterscheiden. Da man aber besser die sozialen und emotionalen Faktoren gemeinsam betrachtet, soll dies auch in der vorliegenden Arbeit so gehandhabt werden.

17.4.1.1. *Soziale Faktoren*

Sowohl die Mutter-Kind-Trennung als auch die gestörte Eltern-Kind-Beziehung stellt für das Kind auf jeden Fall einen Verlust an sozialen und emotionalen Stimuli dar. Zunächst seien hier die verschiedenen Formen der Mutterentbehrung genannt, die jeweils einen unterschiedlichen Schweregrad aufweisen (*Caemmerer*, 1979; modifiziert nach *Schmalohr*, 1968):

1. Totaler Mutterentzug und das Fehlen jeglichen Kontaktes mit Artgenossen (Isolationstypen);
2. Muttertrennung ohne ausreichende Ersatzmutterbeziehung (z. B. Heimaufenthalt);
3. Mehrfach-Muttertrennung ohne Abbau stabiler Gefühlsbeziehungen zur Ersatzmutter, weil diese ständig wechselt;
4. Zeitweise Muttertrennung vor dem Aufbau stabiler Gefühlsbeziehungen mit späterem befriedigendem Kontakt zur leiblichen Mutter oder zur Ersatzmutter;
5. Mutterverlust nach dem Aufbau stabiler Gefühlsbeziehungen und bevor das Kind alt genug ist, von der Mutter unabhängig zu sein; entweder in Form der vorübergehenden Muttertrennung (mit baldiger Wiedervereinigung mit der Mutter) oder des zeitweisen Mutterverlustes (mit baldigen befriedigenden Ersatzmutterbedingungen);
6. Mehrfach-Bemutterung (neben der Mutter sorgen andere Pflegepersonen für das Kind).

Einen weiteren entscheidenden Faktor der frühen Reizverarmung in der Umwelt des Kindes stellt der Mangel an mütterlicher Gefühlszuwendung bei vorhandenem Kontakt zur leiblichen Mutter dar. Hier können einmal schwache Gefühlsbeziehungen (durch geringe mütterliche Zuwendung bis zum krassen Gefühlsentzug), zum anderen gestörte Gefühlsbeziehungen (durch direkte Ablehnung des Kindes oder seine Einbeziehung in neurotische Abwehrmechanismen wie Projektion, Übertragung, Identifikation) vorliegen (*Schmalohr*, 1968).

Die emotionelle Zuwendung der Mutter hängt oft von der emotionellen Antwort des Kindes ab, z. B. das Kind lächelt nicht zurück oder möchte seine Flasche nicht trinken, die Mutter reagiert entsprechend und eine Kette von Frustrationen in der Mutter-Kind-Beziehung entsteht (*Ainsworth* et a., 1962).

Auch die Kindheitsgeschichte der Mutter ist für Unterschiede in der mütterlichen Kapazität von Bedeutung, die emotionalen und sozialen Bedürfnisse des Kindes zu befriedigen. Bereits *Balls* (1958) stellte fest, daß die Deprivation wieder Deprivation bedingt, d. h. daß das unter Mutterentbehrung leidende

Kind der einen Generation ungenügende Mutterwärme für die nächste Generation entwickelt. *Dührssen* (1958) fand in seinen Studien heraus, daß bei fast zwei Dritteln der Heim- und Pflegekinder für deren Mütter ebenfalls deprivierende Bedingungen angenommen werden müssen. Weiterhin können sich auf die Qualität der mütterlichen Zuwendung auch frühere ungelöste Konflikte, Eheprobleme oder laufende Probleme mit der Erfüllung der mütterlichen Pflichten auswirken (*Ainsworth* et al., 1962). Neben der frühen Mutterentbehrung spielt auch die Trennung vom Vater und von den Geschwistern eine Rolle. *Rutter* (1971) weist darauf hin, daß Kinder, wenn sie gemeinsam mit Geschwistern ins Krankenhaus kommen, weniger Hospitalschäden zeigen. Andere fanden heraus, daß Kinder, wenn sie gemeinsam mit Altersgenossen separiert werden, keine schweren Verhaltensstörungen aufweisen.

Der Mutterlosigkeit wird allgemein eine größere Bedeutung zugemessen als der Vaterlosigkeit (*Rutter*, 1971; *Göllnitz*, 1975).

Im Einzelfall sind genaue Angaben über die Komponenten bzw. Umstände der Muttertrennung meist schwierig. So wird zum Beispiel in rückblickenden Fallstudien meistens lediglich festgestellt, daß die Versuchsperson früher einmal im Heim untergebracht war. Aber gerade die Begleitumstände der Mutterentbehrung wie Krankheit oder Tod der Eltern, ihre etwaige Erziehungsschwäche oder Ablehnung des Kindes oder mangelnde Pflege spielen eine wichtige Rolle. Die Muttertrennung ist wohl nie unter einer einzelnen der genannten Bedingungen untersucht worden (*Schmalohr*, 1968). Trennungs- und verschiedene Entbehrungserfahrungen wie erheblich gestörte Eltern-Kind-Beziehungen, wiederholte Trennungen und Heimunterbringungen stellen ein Gemisch verschiedener Variablen dar, deren Erforschung viele Probleme aufgibt.

Die Unterbringung in einem Heim stellt eine der häufigsten und zugleich folgenschwersten Begleiterscheinungen der Muttertrennung dar. Beim Heimkind ist vor allem die Zahl der Sozialkontakte mit Erwachsenen gegenüber Familienkindern auf etwa ein Fünftel eingeschränkt. Der Kontakt mit Gegenständen weist deutlich geringere Unterschiede auf. Das zeigt ein Vergleich der Sozial- und Sachkontakte beim Familienkind und beim Heimkind im 1. Lebensjahr (nach *Hetzer*):

	Familienkind	Heimkind	Relation
Sozialkontakte (Zahl pro Tag)	137	25	5,5 : 1
Sachkontakte (Zahl der Gegenstände, die das Kind täglich in die Hand bekommt)	24	8	3 : 1

Auch die zeitliche Einschränkung der personalen Zuwendung des Erwachsenen an das Kind ist ein dominierender Faktor bei der Entstehung von Entwicklungsrückständen bei Heimkindern.

So fand auch *Göden-Wippermann* (1970) bei Untersuchungen der Umweltbedingungen im Säuglingsheim heraus, daß im Heim nicht mehr als eine Stunde täglich Zeit für den persönlichen Kontakt der Pflegerin mit dem Kind verbleibt, und daß sich bei häufigem Wechsel des Pflegepersonals (im Durchschnitt nach 1–2 Monaten) und vor allem mit einem kraft- und zeitmäßig überforderten Pflegepersonal keine ausreichenden Sozialkontakte vermitteln lassen.

Die hauptsächlichen Unterschiede zwischen den Umweltsystemen des jungen Kindes im Heim und desjenigen in der Familie bestehen in der Verfügbarkeit der mütterlichen Person, sei es als psychischer Oragnisator im affektiv-emotionalen Bereich oder als Informationsmedium für die Sprache und die dingliche Umwelt. Selbst in Heimen mit spezieller Führung und Instruktion des Pflegepersonals, in denen „individualisierende Erziehungsprogramme" Anwendung finden, liegt der „physische und verbale Kontakt" noch 2,5 mal niedriger als in der Familie, wie aus vergleichenden Untersuchungen über die prozentuale Aufteilung der Wachzeiten bei Säuglingen von *Koch* (1961) hervorgeht. Auffallend war hierbei der sehr viel höhere Anteil des Kriteriums „wach und untätig" bei den Heimkindern.

Allgemein kann man sagen, daß bei Mutterentbehrung bzw. bei gestörter Eltern-Kind-Beziehung die Anzahl und die Qualität der Sozialkontakte eingeschränkt sind. Das bedeutet also, daß die sozialen Umweltstimuli unter den genannten Bedingungen in der kritischen Phase für die Verhaltensentwicklung vermindert sind.

Der Unterschied Familien-Institutions-Erziehung des Kleinkindes darf aber keinesfalls eine Verabsolutierung erfahren. Es gibt in der DDR eine nicht geringe Anzahl von Heimkindern, die in vorbildlichen Heimen ausreichend liebevoll Zuwendung erhalten und somit ihre sensible Lernphase voll genutzt werden kann. Andererseits ist auch bekannt, daß soziale Deprivationssyndrome mit verschiedenen Abstufungen auch in manchen Elternhäusern zu beobachten sind, wenn ein liebloses, autoritäres, emotions- und kontaktarmes Verhalten der Eltern die notwendige Bindung und Basis zwischen Eltern und Kind nicht gewährleistet (*Göllnitz* et al., 1981).

Mit dem gemeinsamen Beschluß vom 27. 5. 1976 wurden in der DDR Voraussetzungen geschaffen, daß die Mütter genügend Möglichkeiten haben, sich sehr eingehend mit ihren Kindern zu befassen. Der Schwangerschafts- und Wochenurlaub beträgt 26 Wochen bei Zahlung des vollen Nettodurchschnittsverdienstes. Somit kann sich jede berufstätige Mutter etwa ein halbes Jahr lang nur um ihr Kind kümmern. Außerdem haben berufstätige Mütter bei der Geburt des zweiten Kindes und bei jedem weiteren die Möglichkeit, im Anschluß an den Wochenurlaub bis zur Vollendung des ersten Lebensjahres des Kindes bezahlte Freistellung in Anspruch zu nehmen, wenn sie ihr Kleinkind in eigener häuslicher Pflege selbst betreuen wollen. Somit sind durch die sozialpolitischen Maßnahmen in der DDR außerordentlich gute Voraussetzungen gegeben, um die Entwicklung eines Kindes unter optimalen Bedingungen aufzuziehen, was gleichzusetzen ist mit einer Neuroseprophylaxe. Es kann aber eingeschätzt werden, daß diese Bedingungen wohl nicht immer genutzt werden. Manchmal sind es nur Unwissen und Unkenntnis über die geschilderten sensiblen Entwicklungs- und Prägungsphasen. Es wird daher empfohlen, daß junge Leute in Eheschulen, der Fernsehurania und in Säuglingskursen noch intensiver als bisher das Wissen vermittelt bekommen, um die Entwicklung ihres Kindes optimal gestalten zu können. Vor allen ist es wichtig zu verstehen, daß der auf körperlichen Kontakt mit einer festen, liebespendenden Bezugsperson angepaßte Säugling, Streicheln, Liebkosungen, auf den Arm nehmen usw. unbedingt benötigt.

Allzuoft wird das Kind heute in den Kinderwagen abgelegt und sich selbst überlassen. Derartige Situationen des „Verlassenseins“ wird bei Völkern mit relativ einfachem Kulturniveau den Kindern nicht zugemutet.

Interessant sind in diesem Zusammenhang die von M. *Geber* erzielten Ergebnisse bei der Untersuchung von 300 Babys aus Uganda. Dort wird den nach alten Stammesriten aufgezogenen Säuglingen stets ein enger körperlicher Kontakt zur Mutter gewährleistet. Diese Babys befinden sich Tag und Nacht bei ihren Müttern und genießen oft Liebkosungen. Das Bemühen der Mütter um die Kinder ist sehr groß, sie sprechen und lachen oft mit ihnen und sind ihnen bei motorischen Bewegungen behilflich. Die Folge davon ist, daß derartig aufgezogene Ugandakinder keinerlei Anzeichen von Deprivationen haben und dem altersgleichen europäischen Kind körperlich und geistig überlegen sind. *Geber* untersuchte in Uganda auch einige Säuglinge der „Oberschicht“, die nach europäischen Lebensgewohnheiten aufgezogen wurden. In diesem Fall war die intensive Mutter-Kind-Beziehung durch ein straffes Reglement der Nahrungsaufnahme, der Betreuung, also durch „Drill“ und mangelnde körperliche Beziehungen ersetzt worden. Die Kinder glichen in ihrer Entwicklung und in ihrem Entwicklungstempo dem der europäischen Großstadtkinder. In diesem Zusammenhang sei noch auf einen Befund von *Hellbrügge* (1977) verwiesen. Er stellte fest, daß Kinder, welche von der Mutter aus Erziehungsgründen schreien gelassen werden, schon sehr früh Störungen in den REM-Schlafphasen und in circadianen Verläufen aufzuweisen haben, welche sich als Prädispositionen für die Neurose erwiesen, bzw. auf der Basis von Desynchronosen bereits neurotische Störungen entwickeln.

17.4.1.2. *Sensorische Faktoren*

Als pathogenetisches Prinzip bei der Entstehung der Folgen der Mutter-Kind-Trennung wird von verschiedenen Autoren neben dem Verlust an affektiv-Emotionalen Beziehungen die Verminderung von Sinnesanregungen überhaupt in einer „Periode maximaler Wachstums- und Differenzierungsleistungen des ZNS“ angesehen (*Pechstein,* 1974). Der Vergleich mit den Deprivationsexperimenten am Erwachsenen, auf die später näher eingegangen wird, läßt vermuten, daß die sensorische Reizverarmung eine eigene und wesentliche Komponente der Mutter-Kind-Trennung darstellt (*Schmalohr,* 1968). *Meierhofer* und *Keller* (1966) und *Göden-Wippermann* (1970) stellten bei ihren Untersuchungen fest, daß in Säuglingsheimen durch die Eintönigkeit der Zimmer, die Innenauskleidung der Korbwagen und das Fehlen von geeigneten Spielsachen die Kinder die Stimuli entbehren, die für eine volle Entfaltung der Rezeptivität verantwortlich sind.

„Weder das Gesicht noch die Tast- und Wärmesinne, noch der Geruchssinn bekommen die nötigen Anreize, die den Kleinen erlauben würden, differenzierte Stufen der Wahrnehmung aufzubauen. Auch der Hörbereich kann sich nicht richtig entfalten, wobei aber hier weniger der Reizmangel als vielmehr die Monotonie des zeitweilig umgebenden Lärms die Differenzierung verhindert." (*Meierhofer* und *Keller*, 1966). Auf allen Gebieten der Sensorik erfolgt also eine Reizverarmung bzw. Monotonisierung der Reize, wenn nach der Muttertrennung keine adäquate Betreuung des Kindes durch eine Ersatzmutter erfolgt.

Schmidt-Kollmer (1969) betont: „Der Hospitalismus in den Säuglingsheimen ist nicht einfach das Ergebnis des Mutterverlustes; zum Verlust der Familie kommt in den Heimen, die wissenschaftliche Erkenntnisse nicht beachten, die emotionelle, sensorische und motorische Deprivation durch den Mangel an Entwicklungsreizen, den Mangel an Konditionierung ...".

17.5. Folgen früher Mutter-Kind-Trennung für die weitere Entwicklung des Kindes

Mit seinen Arbeiten leitete *René Spitz* (1967) eine Periode der ausgedehnten und gründlichen Erforschung des Problems der Mutter-Kind-Trennung ein. Die bis dahin in der Tiefenpsychologie übliche Rekonstruktionsmethode, mit deren Hilfe man aus der Erinnerung der erwachsenen Patienten ein Bild entwarf, wurde von der direkten Kindesbeobachtung abgelöst. Je nach Dauer des Mutterentzugs unterscheidet *Spitz* (1967) zwischen anaklitischer Depression und Hospitalismus. Er versteht unter anaklitischer Depression den partiellen Entzug der Mutter, d. h. nach 3–5 Monaten kehrt das Kind zur Mutter zurück. *Spitz* beschreibt mehrere Stadien dieses Krankheitsbildes, die sich in Abhängigkeit von der Dauer der Trennung durch verschiedene psychische und somatische Merkmale voneinander unterscheiden. Als besonders typisch kennzeichnet *Spitz* den nach dem dritten Monat der Trennung auftretenden depressiven Gesichtsausdruck. Weitere charakteristische Merkmale sind eine stark motorische Verlangsamung, Gewichtsverlust, Schlaflosigkeit. Trotz der genannten schweren Erscheinungen ist eine Rehabilitation prinzipiell möglich, wenn die Mutter oder eine andere Bezugsperson die Pflege des Kindes übernimmt.

Wenn der totale Mutterentzug länger als 5 Monate des ersten Lebensjahres in Anspruch nimmt, spricht *Spitz* vom Hospitalismus. Dabei verstärken sich die Symptome der anaklitischen Depression massiv. Die Verlangsamung der Motorik wird allgemein. Es kommt zur Ausbildung stereotyper Bewegungsmuster. Der Gesichtsausdruck wird leer und die Koordination der Augen läßt nach. Zum Hospitalismussyndrom gehört weiterhin, daß die Kinder am Ende des zweiten Lebensjahres nur einen Entwicklungsquotienten von 45 haben. Im Verlauf des Prozesses der Hospitalismusschädigung als Folge einer massiven Entbehrung mütterlicher Fürsorge kommt es zu einem fortschreitenden Verfall, der sich auf die gesamte Person des Kindes erstreckt. Dieser manifestiert sich in psychischen Funktionsstörungen und später auch in psychischen Veränderungen. Auffällig ist eine gesteigerte Infektanfälligkeit der Kinder. Die psychischen und motorischen Rückstände der Kinder gehen so weit, daß im Alter von vier Jahren nur wenige von ihnen laufen und sprechen können (nach *Spitz*, 1967).

Nach diesen klassischen von *Spitz* beschriebenen Folgen der Mutter-Kind-Trennung werden die Ergebnisse neuerer Untersuchungen in Abhängigkeit vom Zeitpunkt ihres Auftretens betrachtet.

17.5.1. Die Folgen der Mutterentbehrung im ersten Lebenshalbjahr

Meierhofer und *Keller* (1966) fanden bei Säuglingen, die bereits zwei Wochen nach der Geburt in ein Säuglingsheim aufgenommen wurden, ähnliche Erscheinungen, wie *Spitz* sie als anaklitische Depression beschrieben hatte. Sie bezeichneten die beobachteten Störungen als „Verlassenheitssyndrom" und unterscheiden dabei das akute Verlassenheitssyndrom mit

— psychomotorischer Unruhe,
— gesteigerter Erregbarkeit und vermehrtem Schreien,
— Schlafstörungen,
— Schwierigkeiten bei der Nahrungsaufnahme,
— depressivem Gesichtsausdruck,

und

das chronische Verlassenheitssyndrom (nach vier Monaten der Muttertrennung) mit

— stereotypen Bewegungsmustern,
— verstärkten autoerotischen Betätigungen,
— zunächst Kontaktsucht,
— dem Zustand der Resignation (Kontaktlosigkeit, Lähmung der Aktivität, Selbstversunkenheit) am Ende des 6. Monats.

Die Folgen der Mutter-Kind-Trennung in diesem frühen Lebensabschnitt sind weitestgehend von Beginn und Dauer der Muttertrennung abhängig. Dabei kann grundsätzlich gesagt werden, daß die Folgen um so geringer sind, je kürzer die Dauer ist und je früher die Trennung erfolgt. Bei Mutterentbehrung für mehrere Monate des ersten Lebensjahres muß jedoch mit Verhaltensstörungen und einem Absinken des EQ gerechnet werden, da ein Aufbau stabiler Gefühlsbeziehungen zur Mutter nicht möglich ist und dementsprechend auch eine mangelhafte sensorische Stimulation der Kinder erfolgt (*Meierhofer* und *Keller*, 1966; *Spitz*, 1967).

17.5.2. Die Folgen der Mutterentbehrung nach dem ersten Lebenshalbjahr

Nach dem ersten Lebenshalbjahr hat das Kind bereits eine innige Gefühlsbeziehung zur Mutter aufgebaut. Bei Familienkindern tritt normalerweise zwischen dem 6. und dem 8. Lebensmonat die sogenannte „Acht-Monats-Angst" auf (*Spitz*, 1967). In dieser Zeit entwickelt das Kind besonders große Furcht gegenüber fremden Personen und Situationen. Mit zunehmender Unabhängigkeit des Kindes von der Mutter, etwa nach dem dritten Lebensjahr, wird die Trennungsangst deutlich geringer.

Die Reaktion des Kindes auf längere Trennung von der Mutter und Hospitalisierung bzw. Heimaufenthalt im Alter von 6 Monaten bis etwa zum 3.—4. Lebensjahr läuft im wesentlichen in drei Phasen ab.

Erste Phase des Protests
– das Kind wird ängstlich und motorisch unruhig und schreit viel;
Zweite Phase der Verzweiflung
– das Kind reagiert zunehmend, wird inaktiv, still traurig;
– es paßt sich scheinbar der neuen Umgebung an, versucht evtl. Kontakt zu Pflegepersonen aufzunehmen;
Dritte Phase der Abkehr
– die das Kind besuchende Mutter wird kaum beachtet;
– das Kind ist der neuen Umgebung zugewandt.

Dieser gesamte Reaktionsprozeß des Kindes auf Muttertrennung ist jedoch zunächst noch reversibel, wenn sich das Kind längere Zeit wieder bei der Mutter befindet. Das Kind klammert sich dann besonders stark an die Mutter und bei erneuter Trennung entstehen schwere Verhaltensstörungen in Form von Angst-, Unlust- und Abwehrreaktionen bis zu depressiven Erscheinungsbildern.

Wenn sich das Kind in einem Dauerheim befindet, kommen durch den häufigen Wechsel des Pflegepersonals immer neue Trennungserlebnisse hinzu. *Meierhofer* und *Keller* (1966) konnten einen Zusammenhang zwischen dem jeweiligen Wechsel des Pflegepersonals und einem plötzlichen Absinken des EQ der Kinder herausfinden. Mit zunehmender Dauer der Muttertrennung verstärken sich die Resignation und die Abstumpfung der Kinder immer mehr und der Entwicklungsrückstand im Vergleich zu Familienkindern vergrößert sich. Die Entwicklungsrückstände stehen mit den mangelnden sozialen Kontaktmöglichkeiten und den geringfügigen geistigen Anregungen unter den Bedingungen der Massenpflege in Zusammenhang (*Meierhofer* und *Keller,* 1966; *Spitz,* 1967).

Dauern die genannten Bedingungen über Monate und Jahre an (z. B. langer Krankenhausaufenthalt, Heimunterbringung), kommt es bei den meisten der Kinder zu einer erheblichen Störung der Gesamtentwicklung. *Pechstein* (1968) fand bei Untersuchungen an Kindern unter 18 Monaten, die sich mehr als 6 Monate im Heim befanden, eine Einbuße der statomotorischen Entwicklung um 20%, der Sprach- und Sozialentwicklung um fast 50% im Vergleich zu Familienkindern. Die schwerwiegendste, weil nachhaltigste Auswirkung frühkindlicher Massenpflege stellt die Veränderung des Sozialverhaltens dar (*Spitz,* 1967; *Pechstein,* 1974). Die Kinder werden kontaktlos, desinteressiert und selbstversunken. Es kommt zu Störungen der Impulsbeherrschung (z. B. Überaggressivität). Erscheinungsbilder wie Nägelknabbern, Haareausreißen, Daumenlutschen und verstärkte autoerotische Betätigung sind häufig zu beobachten (*Meierhofer* und *Keller,* 1966; *Schmalohr,* 1968; *Pechstein,* 1974; *Göllnitz,* 1975). In Längsschnittstudien über einen Zeitraum von 15 Jahren fanden *Langmeier* und *Matejcek* (1970) vier Typen der sozialen Anpassungsstörung nach Anstaltsaufenthalt in der frühen Kindheit heraus:

1. **Typus der Kinder mit verhältnismäßig guter Anpassung**
   die Kinder erscheinen ausgeglichen, jedoch Verarmung der Gefühlsentwicklung, „ein erhöhtes Interesse für die Welt der Sachen anstatt für die Welt der Menschen";
2. **Typus passiver, gehemmter, apathischer Kinder**
   die Kinder erscheinen in sich zurückgezogen, kontaktgehemmt, zuweilen

autistisch, ihre Interessen bleiben infantil, z. T. erhebliche Entwicklungsregression;

3. **Typus von Kindern mit sozialer Hyperaktivität**
auffällig, oftmals überspannte Kontaktsucht, Kinder klammern sich an jede Person, das Interesse für die materielle Umgebung ist herabgesetzt;
4. **Typus von Kindern mit Neigung zur „sozialen Provokation"**
Affekthandlungen, Aggressivität, Grausamkeit (gegenüber Kindern und Tieren), Affekte werden nicht durch Angst und Gewissen kontrolliert.

Aus der gestörten emotionellen Bindungsfähigkeit resultiert vielfach die Unfähigkeit, sich dem Leben in der Gesellschaft anzupassen, was dann zu Verwahrlosung, sexueller oder krimineller Entgleisung führen kann.

Betrachtet man die dargelegten Folgen der frühen Mutter-Kind-Trennung, so läßt sich in bezug auf die Reversibilität der Schäden folgendes zusammenfassen (*Schmalohr*, 1968):

1. Eine bereits in den ersten Lebensmonaten beginnende Muttertrennung, die mehr als drei Jahre andauert, hat schwere und meist irreversible Entwicklungs-, Sprach-, Intelligenz- und Persönlichkeitsstörungen zur Folge. Eine Rehabilitation ist um so besser möglich, je kürzer die Trennung und je jünger das Kind ist.
2. Bei Muttertrennung nach dem ersten Lebensjahr sind die Folgen um so eher reversibel, je älter das Kind bei Beginn der Trennung und je kürzer die Trennungszeit war. Es muß jedoch mit schweren Schäden besonders auf den Gebieten Sprache, abstraktes Denken, Intelligenz und Gefühlsbeziehungen gerechnet werden.
3. Schäden einer kurzen Trennungserfahrung (Krankenhausaufenthalt von wenigen Wochen o. ä.) können durch nachfolgende günstige Entwicklungsbedingungen relativ schnell aufgehoben werden. Bei schweren Trennungserfahrungen ist nach Aufhebung der Trennung eine besonders intensive Zuwendung möglich. Es ist jedoch mit einer bleibenden Verletzlichkeit des Kindes gegenüber Störungen in der Mutter-Kind-Beziehung zu rechnen.

Caemmerer (1979) gibt zu der behandelten Problematik folgendes Resümee: Neben genetischen Faktoren kommt den Umweltfaktoren in der frühen postnatalen Ontogenese des Menschen eine entscheidende Bedeutung für die Herausbildung des späteren Verhaltens des Menschen zu.

Dabei gibt es in jeder Entwicklungsetappe ein System von notwendigen sozialen und sensorischen Umweltstimuli, um eine allseitige geistige und körperliche Entwicklung des Menschen zu sichern (*Schmidt-Kollmer*, 1963). Unter den Bedingungen der Massenpflege wird das Bedürfnis nach kontinuierlichen sozialen Beziehungen und ausreichender sensorischer Stimulation für einen großen Teil der Kinder meist nicht befriedigt, so daß es zu bleibenden Störungen der sensorisch-motorischen und der intellektuellen Entwicklung kommt. Durch den häufigen Wechsel der Beziehungspersonen kommen immer neue Trennungserlebnisse im Sinne einer Dauerfrustration des Kindes in bezug auf soziale Geborgenheit hinzu, so daß es zu „... Bindungslosigkeit, Kontaktschwäche und damit Gemütskälte und Schwererziehbarkeit und schließlich zu bleibenden Störungen der Emotionen und der moralisch-sittlichen Seite des Charakters ..." kommt (*Schmidt-Kollmer*, 1963).

Neben der Dauerfrustration des Kindes durch das Fehlen sozialer Bezugspersonen in den ersten Lebensjahren können auch autoritäre Erziehungsmethoden und affektiv-unechte Eltern-Kind-Beziehungen an der Entstehung von Entwicklungsrückständen und psychischen Fehlentwicklungen beteiligt sein.

Verschiedene Autoren wenden sich heute gegen das von *Bowlby* (1951) aufgestellte Konzept von der „monotropen" Mutterbindung, nach welchem *Bowlby* nur die Mutter des Kindes allein für befähigt ansieht, dem Kind eine optimale Umweltsituation zu gewährleisten. Nach *Hellbrügge* kommt es nicht „... auf die Zuwendung durch die eigene Mutter, sondern auf die einer mütterlichen Person an. Im Prinzip könnte jeder Erwachsene, der körperlich, intellektuell und gefühlsmäßig dazu in der Lage und bereit ist, die soziale Funktion einer Mutter ersetzen". *Rabin* (1965) vermutete auf Grund ethnologischer Studien, daß der Umgang mit mehreren Personen in der ersten Lebenszeit dem Kind bessere Möglichkeiten der Entwicklung der sozialen Fähigkeiten bietet, als der ausschließliche Bezug auf die eine Mutterfigur.

In diesem Zusammenhang soll darauf hingewiesen werden, daß die Rolle des Vaters und evtl. auch der Geschwister für die Entwicklung des Kindes näher untersucht werden muß. Nach Schaffer hat bereits ein einjähriger Säugling ein zunehmendes Spektrum an Bezugspersonen, d. h. seine Zuneigung kann sich bereits auf mehrere Individuen erstrecken.

Hier stellt sich die wichtige Frage, inwieweit gesellschaftliche Kindereinrichtungen in der Lage sind, dem Kind optimale Entwicklungsmöglichkeiten zu bieten. In Untersuchungen von *Sälzler* (1963) zeigte sich im Vergleich der körperlichen Entwicklung zwischen Kindern aus Tageskrippen, Wochen- und Voll-

Tabelle 17/3. Strukturelle Unterschiede der Interaktion zwischen Erwachsenen und Kind in Familie und Massenpflegeeinrichtungen (nach *Goldfarb*)

Faktor	Familie	Institution
1. Zahl der Kinder pro Erwachsener	gering	groß
2. Kontinuität der Wechselwirkung zwischen Erwachsenem und Kind	groß	gering
3. Spezifität der emotionalen Reaktion zwischen Kind und Erwachsenem	groß	gering
4. Wärme und Intensität der emotionalen Reaktion des Erwachsenen	groß	gering
5. Anerkennung und Belohnung durch den Erwachsenen	häufig	selten
6. Befriedigung von Bedürfnissen	schnell, emotional selbstverständlich; unmittelbar beeinflußt durch die eigenen Forderungen des Kindes	begrenzt durch die Routine der Gruppenversorgung
7. Sachumwelt Stimulation	groß	gering
8. Stereotypie in der Umweltstimulation	gering	groß

heimen, daß die Kinder, die in staatlichen Einrichtungen aufwachsen, in ihrer körperlichen Entwicklung zunächst hinter den Familienkindern zurückbleiben. Die Tageskrippenkinder holen diesen Rückstand jedoch mit zunehmendem Alter auf; der Rückstand bei Wochen- und Dauerheimkindern bleibt bis zum 3. Lebensjahr unverändert.

Werden Familienkinder in eine Tageskrippe aufgenommen, reagieren sie oft mit einer Entwicklungshemmung. Dies könnte mit einem abrupten Übergang zur Erziehung in einer Tageskrippe zusammenhängen (*Sälzler*, 1963). Weiterhin ergaben Untersuchungen von *Schmidt-Kollmer* (1963), daß die bei den Tageskrippenkindern für ein bestimmtes Vierteljahr geeichten Bewegungs- und Sprechreaktionen im 2. Lebensjahr bei den Familienkindern mehrere Monate früher auftraten. Die Ergebnisse im 3. Lebensjahr zeigten wieder größere Übereinstimmung zwischen Familien- und Tageskrippenkindern. Da in der DDR die große Mehrheit der Frauen berufstätig ist und die Zahl der Kinderkrippen immer weiter anwächst, ergab sich die Notwendigkeit, ein Programm zur optimalen Erziehung der Kinder in gesellschaftlichen Einrichtungen zu entwickeln (*Schmidt-Kollmer*, 1969).

Zur Optimierung und Objektivierung des Einflusses der Lebens- und Erziehungsbedingungen auf Gesundheit und Entwicklung von Kinderkollektiven in Kindereinrichtungen wurden für 0—3jährige Kinder Diskussionsunterlagen zu einem Erziehungsprogramm erarbeitet und in vielen Krippen erprobt. Der Entwurf des Erziehungsprogramms wurde von der Forschungsguppe „Erziehung in Krippen“ unter der Leitung der Herausgeberin, Frau Prof. Dr. *Schmidt-Kollmer* und unter Mitwirkung zahlreicher Berater aus Krippen und verschiedenen wissenschaftlichen Einrichtungen erarbeitet und vom Ministerium des Gesundheitswesens der DDR als Diskussionsgrundlage genehmigt.

Die Ergebnisse eines Modellversuchs mit diesem Erziehungsprogramm in einer Tageseinrichtung für Kinder von 0—3 Jahren ergaben im Durchschnitt einen günstigeren Entwicklungsstand als vor der Arbeit mit dem Erziehungsprogramm. Die vorher festgestellten Rückstände wurden geringer oder sogar aufgeholt.

Die Betreuungsform Tageskrippe/Kindergarten im täglichen Kontakt mit der Familie erwies sich als sehr positiv. Die Leistungen der Kinder aus Wochenkrippen waren signifikant schlechter als die der Tageskrippenkinder. In einer guten Familie ist die innige gefühlsmäßige Bindung und die notwendige individuelle Erziehung des Kindes, die die entscheidende Grundlage für die spätere Charakterentwicklung bildet, gegeben.

Nach *Schmidt-Kollmer* (1972) kann die Krippe sehr wirkungsvoll mit der Familie zusammenarbeiten und bei Pflege und Erziehung des Kindes eine wirksame Hilfe sein. Eine enge Zusammenarbeit zwischen Krippe und Elternhaus ist notwendig, um eine optimale Entwicklung des Kindes zu gewährleisten. Die o. g. Ergebnisse verdeutlichen, daß es mit wissenschaftlich erarbeiteten Erziehungsprogrammen zwar möglich ist, die Entwicklung der Heimkinder in den ersten Lebensjahren zu verbessern, daß aber nur die Familie in Kombination mit Tageseinrichtungen optimale Möglichkeiten für die Persönlichkeitsentwicklung des Kindes bietet (Abb. 17/1—17/5).

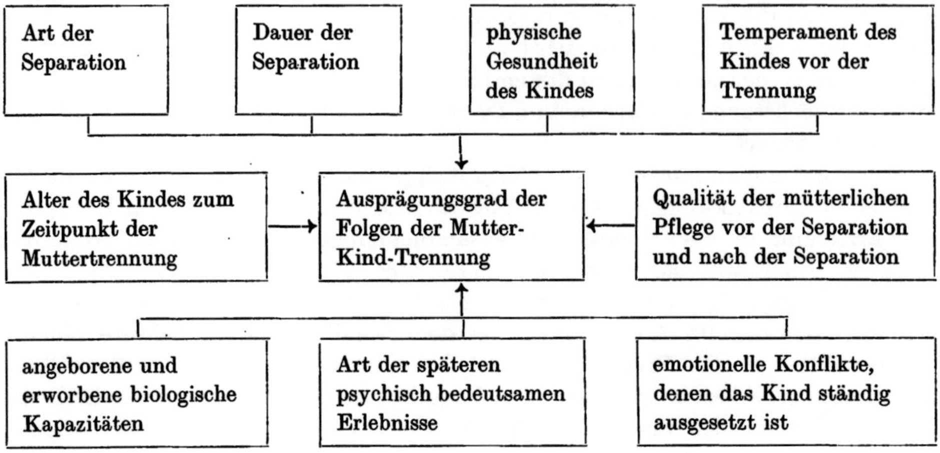

Abb. 17/1. Übersicht über die möglichen Folgen gestörter Mutter-Kind-Beziehungen (nach *Caemmerer*)

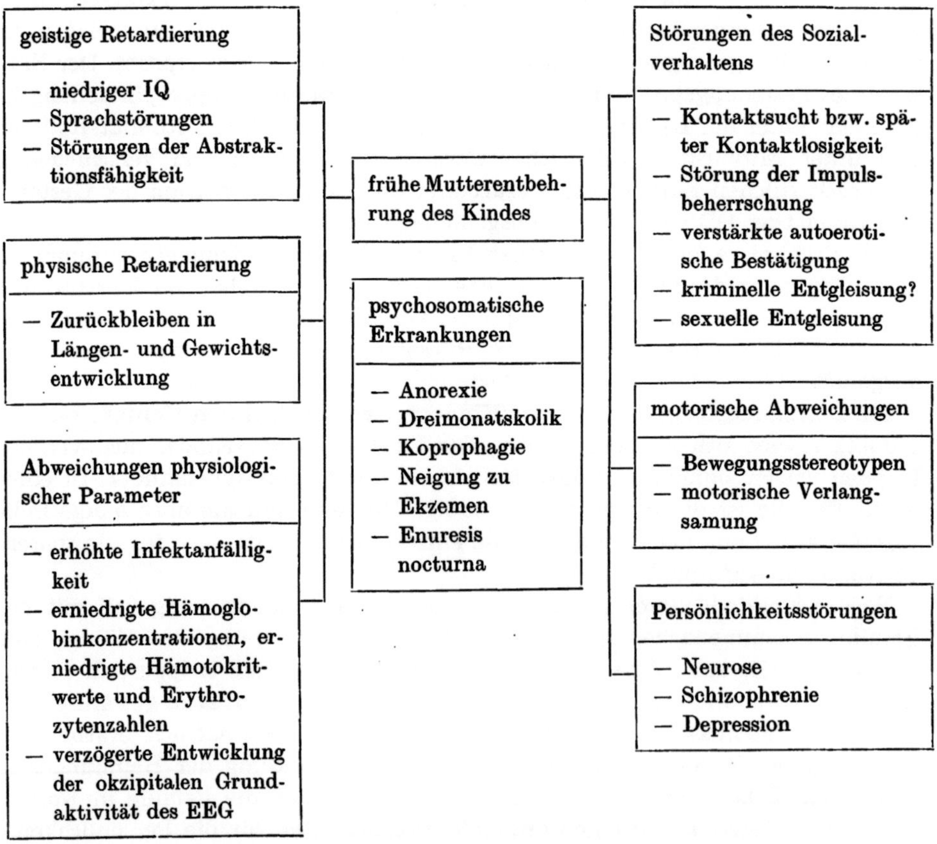

Abb. 17/2. Faktoren, die den Schweregrad der Folgen der Mutter-Kind-Trennung beeinflussen können (nach *Caemmerer*)

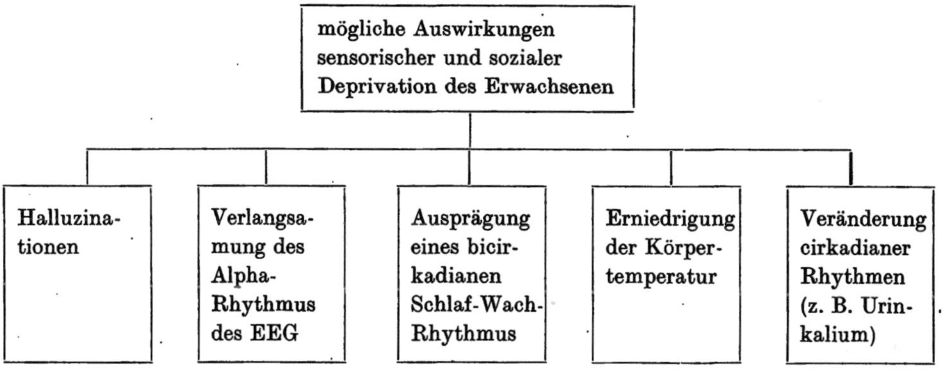

Abb. 17/3. Mögliche Folgen sensorischer und sozialer Deprivation des Erwachsenen (nach *Caemmerer*)

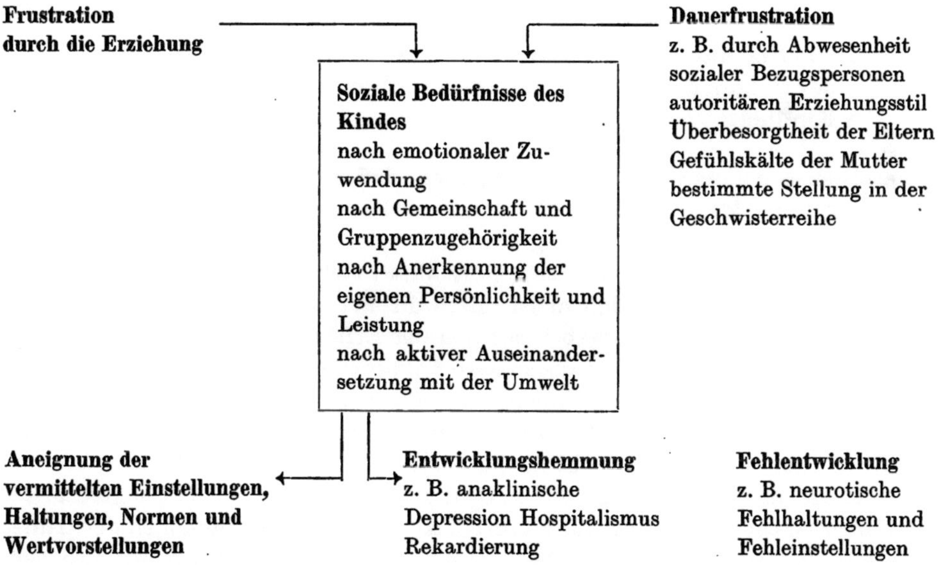

Abb. 17/4. Frustration und psychische Fehlentwicklung in der Kindheit (nach *Höck* et al.)

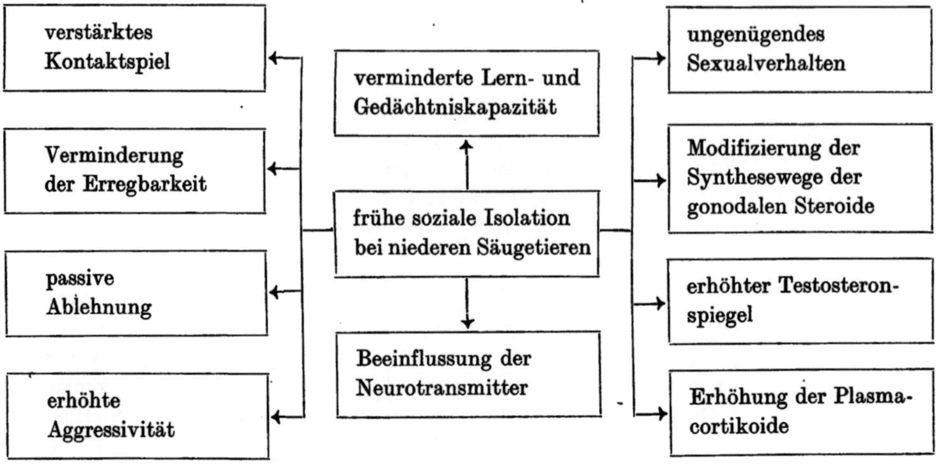

Abb. 17/5. Mögliche Folgen früher sozialer Isolation bei niederen Säugetieren

17.6. Tiermodellversuche zum Problem der frühen postnatalen Ontogenese

17.6.1. Die Bedeutung von Tiermodellversuchen bei der Untersuchung der Folgen der sozialen und sensorischen Isolation in der frühen Kindheit

Die bisherigen Forschungen haben ergeben, daß eine konstante und emotional positiv getönte Mutter-Kind-Beziehung in den ersten Lebensjahren für die allseitige Persönlichkeitsentwicklung des Kindes eine große Bedeutung hat (*Maierhofer* und *Keller,* 1966; *Spitz,* 1967; *Schmalohr,* 1968; *Pechstein,* 1974). Die vorliegenden Ergebnisse wurden meist durch direkte klinische Beobachtungen gewonnen. Schwierigkeiten ergaben sich bei der Erfassung der Auswirkungen der frühen Mutterentbehrung auf die spätere Entwicklung des Menschen.

Bei retrospektiven Studien können die Ergebnisse durch andere wesentliche Faktoren, die ähnlich negativ wie Trennungserfahrungen wirken, verfälscht werden. Hier wäre in erster Linie die gestörte Eltern-Kind-Beziehung zu nennen. Auch andere Ursachen, wie z. B. frühkindliche Hirnschädigungen, lassen sich meist nicht ausschließen. Die präzise Kontrolle der Bedingungen der frühen Mutterentbehrung bei der Untersuchung von Langzeiteffekten ist also sehr schwierig. Ein weiteres Problem stellt die lange Beobachtungsdauer dar, die für die Erfassung von Langzeiteffekten am Menschen nötig ist.

Die Schaffung konstanter Versuchsbedingungen für eine genaue experimentelle Erforschung der Auswirkungen einer frühen Mutterentbehrung auf das Kind verbietet sich beim Menschen aus ethischen Gründen.

Dies wäre aber notwendig, um die Wirkung der Muttertrennung gegenüber den anderer Entwicklungsfaktoren abzugrenzen. Einheitliche und reproduzierbare Untersuchungen lassen sich folglich nur im Tierexperiment verwirklichen.

Die bewußte Herbeiführung der Mutter-Kind-Trennung, die Trennung einer ausreichenden Anzahl von Kindern von ihren Müttern und die Festlegung von Zeitpunkt, Dauer und Härtegrad der Isolation ist hier möglich. Auch zusätzliche Umweltfaktoren, die vor, während und nach der Mutterentbehrung auf das Tierkind einwirken, können variiert werden.

Die kürzere Ontogenese der Tiere stellt einen Erleichterungsfaktor für die Erforschung von Langzeiteffekten dar.

Der Mensch in seiner dialektischen Einheit als biologisches und soziales Wesen weist gegenüber den Tieren eine weitaus kompliziertere Verhaltensentwicklung auf. An dieser Stelle tritt das Problem der Übertragbarkeit tierpsychologischer Forschungsergebnisse in den Vordergrund.

„Da dem Versuchstier naturgemäß das sozial-gesellschaftliche Moment fehlt, können Tierexperimente auch in diesem Falle nur Modellvorstellungen von biologischen Grundmechanismen und tierischem Sozialverhalten vermitteln" (*Hecht* und *Poppei,* 1977).

Aus den oben genannten Gründen sind jedoch Tierexperimente für die Erforschung der Auswirkungen der frühen Mutterentbehrung unerläßlich. Dabei ist zu beachten, daß die direkte Übertragung von tierexperimentellen Detailerkenntnissen auf den Menschen schwierig ist. „... weil Teilvorgänge biologischer Mechanismen nicht nur zwischen Mensch und Tier, sondern sogar von Tierart zu Tierart divergieren können. Die notwendige Beachtung des dialektischen Prinzips Teil – Ganzes ist ein wesentlicher Gesichtspunkt" (*Hecht* und *Poppei,* 1977).

Es gibt daher kein dem Menschen „adäquates Versuchstier", es stimmen immer nur bestimmte Teilsysteme mit denen des menschlichen Organismus überein (*Hecht* und *Poppei,* 1977).

Versuchsergebnisse bei der dem Menschen am nächsten stehenden Spezies wie den Primaten sind für die vergleichende Verhaltensforschung am besten verwertbar. Die Untersuchungen von H. F. *Harlow* an Rhesusaffen machen dies deutlich.

Zusammenfassend könnte man sagen, daß Tierversuche, obwohl sie nur auf die biologische Komponente des Menschen Bezug nehmen können und bestenfalls Grundzüge tierischen Sozialverhaltens verdeutlichen, für die Erforschung des Problems der Isolation in der frühen postnatalen Ontogenese unerläßlich sind.

Aus ethischen und humanitären Gründen sind beim Menschen genau kontrollierte Experimente zu diesem Problemkreis nicht möglich und lassen sich nur im Tierversuch durchführen. Im Tierexperiment lassen sich am Menschen gewonnene Ergebnisse schnell und klar beweisen und bekräftigen (*Schmalohr,* 1968), und es werden bestimmte beim Menschen angeschnittene Problemstellungen auf Grund tierexperimenteller Ergebnisse verworfen oder zumindest kritischer betrachtet.

17.6.2. Ergebnisse bei Rhesusaffen

H. F. *Harlow* und seine Mitarbeiter begannen 1958 die Entwickung der Mutter-Kind-Beziehung an Rhesusaffen systematisch zu erforschen. *Harlow* (1959, 1962, 1966, 1970) knüpfte dabei unmittelbar an die Attrappenversuche von *Konrad Lorenz* an und untersuchte systematisch angeborene Verhaltensschemata und den Einfluß früher Prägungsvorgänge.

Zunächst wurde geprüft, wie sich eine totale Mutter-Kind-Trennung, die bereits wenige Stunden nach der Geburt erfolgt, auf das Kind auswirkt. Die Aufzucht erfolgte entweder in totaler sozialer Isolation oder mit Hilfe von zwei verschiedenen Formen von Mutter-Attrappen. Die Ersatzmutter bestand entweder nur aus einem Drahtgestell oder das Drahtgestell war mit einem Schaumgummipolster, einem weichen Stoffüberzug oder einer Wärmequelle versehen. Die Affenkinder bevorzugten dabei eindeutig die Stoffmutter, auch wenn die Drahtmutter mit einer Trinkquelle versehen war und die Stoffmutter nicht. Die Tiere gingen in diesem Fall zum Trinken zur Drahtmutter und kehrten sofort zur Stoffmutter zurück. Die durchschnittliche Verweildauer an der Mutterattrappe pro Tag betrug 2–3 Stunden für die Drahtmutter und 14 Stunden für die Stoffmutter. Wenn dagegen die Stoffmutter mit einer Trinkquelle ausgestattet war, beachteten die Tiere die Drahtmutter fast überhaupt nicht. Sie blieben im Durchschnitt nur 1 Stunde pro Tag bei der Drahtmutter und 18 Stunden bei der Stoffmutter. Mit zunehmendem Alter wurde die Anhänglichkeit an die nahrungsspendende Drahtmutter immer geringer, die Zuwendung zur Stoffmutter jedoch immer größer. Dieses Ergebnis steht im Gegensatz zu Theorien, die davon ausgehen, daß die innige Beziehung des Kindes zur Mutter als sekundäres Bedürfnis aus der Befriedigung des Nahrungsbedarfes entsteht. *Harlow* folgerte daraus, daß die Kontaktbedürfnisse des Kindes von großer Bedeutung sind und die Nahrungsbedürfnisse ihnen gegenüber nur eine untergeordnete Rolle spielen. Einige Experimente, bei denen die Tiere Angstreizen oder fremden Objekten im „Offenen Feld-Test" ausgesetzt waren, scheinen diese These zu bestätigen. Die Affenkinder wandten sich in solchen Situationen ausschließlich der Stoffmutter zu, gleich ob sie Nahrung spendete oder nicht. Auch das Erkundungsverhalten war in Gegenwart der Stoffmutter stärker ausgeprägt.

Da die Tiere zunächst auch von der Mutter getrennt recht gut gediehen, wurde vermutet, daß man eine optimale Umgebung für die Aufzucht von Rhesusaffen auch künstlich mit Hilfe geeigneter Mutterattrappen schaffen könne. Diese Ansicht mußte jedoch später revidiert werden. *Harlow* (1962) stellte an 5jährigen Rhesusaffen, deren Aufzucht mit Hilfe von Draht- und Stoffmutterattrappen erfolgte, abnorme Verhaltensmuster fest. Auch die nur an Stoffmüttern aufgezogenen Tiere zeigten solche Veränderungen. Brachte man die Tiere nach einem halben oder einem Jahr der Isolation mit wild aufgewachsenen gleichaltrigen Tieren zusammen, so zeigten sich folgende Störungen:

1. Teilnahmelosigkeit gegenüber Umwelt und Artgenossen, Verteidigungssystem ist völlig unterentwickelt;
2. Selbstschädigende Verhaltensweisen (Tiere beißen sich selbst in Arme und Beine);

3. „Totstellen“ (erstarrte zusammengekauerte Haltung);
4. Stereotype Bewegungsmuster (ruheloses Hin- und Hergehen, Schunkelbewegung).

Verhaltensunterschiede im Vergleich zu Kontrolltieren konnten auch bei Rhesusaffen festgestellt werden, die nur ein halbes Jahr lang partiell isoliert waren. Besonders auffällig war bei diesen Tieren die Saugoralität in Form des Zehenlutschens, die bei wild aufgewachsenen Tieren so gut wie nie beobachtet wird. Die Tiere zeigten besonders lange Autoaggressionen und bizarre katatone Bewegungen (langsame stufenweise Armbewegungen). Die unter verschiedenen Formen der sozialen Isolation aufgezogenen Tiere wiesen weiterhin eine erhebliche Störung des Sexualverhaltens auf. Sie waren unfähig zu normalem heterosexualem Verhalten und aggressiv dem anderen Geschlecht gegenüber. Auch bei den an Stoffmutterattrappen aufgezogenen Tieren konnte man nur ein infantiles Sexualverhalten feststellen. *Harlow* führte trotz der o. g. Schwierigkeiten ein Züchtungsprogramm mit isoliert gewesenen Weibchen und wild aufgewachsenen Männchen durch. Dabei zeigte sich, daß die total isolierten bzw. an Mutterattrappen aufgezogenen Tiere in keiner Weise ihrer Mutterrolle gerecht werden konnten. Sie kümmerten sich nicht um ihre Kinder und wiesen deren Saug- und Anklammerungsversuche brutal zurück. Die Tierkinder mußten künstlich ernährt und gewärmt werden. Die Mütter verhielten sich gleichgültig, wenn man ihnen ihre Kinder wegnahm. Außerdem griffen sie ihre Kinder ohne Grund an, schlugen und bissen sie. Einige der Tierkinder verstarben infolge schwerer Mißhandlungen. Trotz der schlechten Erfahrungen versuchten die Kinder immer wieder, sich ihren Müttern zu nähern. Die Bindung der Kinder an ihre Mütter wurde also trotz des insuffizierten mütterlichen Verhaltens eher noch stärker. Wenn die brutalen bzw. gleichgültigen Affenmütter zum zweiten Mal Kinder bekamen, war ihr mütterliches Verhalten etwas besser, bei den meisten sogar normal.

Die nur partiell isolierten herangewachsenen Weibchen konnten ihrer Mutterrolle etwas besser gerecht werden.

Harlow und Mitarbeiter untersuchten weiterhin die Folgen der frühen Mutter-Kind-Trennung je nach Ausmaß der Isolation (partiell oder total), Zeitpunkt und Dauer im Hinblick auf eine mögliche Reversibilität der Auswirkungen.

Bei totaler Isolation von Geburt an für drei Monate zeigten die Tiere Störungen im Verhalten und im sozialen Kontakt. Sie waren schreckhaft, hatten Angst vor Altersgenossen, verweigerten die Nahrung und konnten sich schlecht an neuartige Situationen anpassen. Im Spielversuch mit gleichaltrigen Kontrolltieren zeigten die Isolierten in der ersten Woche langsame Anpassung und bald völlig normales soziales Verhalten. Langzeiteffekte in bezug auf das Sexual- und Mutterverhalten konnten nicht festgestellt werden.

Die totale soziale Isolation von Geburt an für sechs Monate führte zu schwerwiegender und langdauernder Beeinflussung bis in das Erwachsenenalter hinein. Es trat vor allen Dingen eine starke Beeinträchtigung des Sozialverhaltens ein. Die Tiere nahmen keine Stoffmutterattrappen mehr an und waren unfähig, sich an gleichaltrige isolierte oder mit Mutterattrappen aufgezogene Tiere anzupassen. Gegenüber nicht isolierten Altersgenossen und ihrer Umgebung verhielten sich die Tiere ängstlich. Andererseits waren sie unangemessen feindselig und aggressiv, wenn sie mit isolierten Tieren zusammengebracht wurden. Nach 8 Testwochen zeigten die Tiere noch kein soziales Kontaktspiel.

Innerhalb von 32 Testwochen entwickelte sich allmählich das soziale Kontaktspiel, aber nur zwischen isolierten Tieren, nicht zwischen isolierten und Kontrolltieren.

Bei später annähernd normalem Sozialspielverhalten waren die Weibchen paarungsunfähig und die Männchen impotent und betätigten sich vorwiegend autoerotisch. Die schwersten Verhaltensveränderungen zeigten sich bei totaler sozialer Isolation von Geburt an für 12 Monate. Noch 1—2 Jahre nach der Isolation hatte sich kein normales Sozialverhalten herausgebildet. Die Tiere nahmen keinen Kontakt zu Artgenossen auf, kauerten nur in einer Ecke und verkrochen sich auch vor gleichaltrigen und jüngeren Tieren. Sie entwickelten keine Aggressionen. Dieses Verhalten hielt zwei bis drei Jahre an. Die Tiere zeigten weder heterosexuelles noch autoerotisches Verhalten. Nach einem weiteren Jahr zeigten die Tiere Ausbrüche von unbeherrschter Aggressivität begleitet von schwerer Angst.

Nach partieller Isolation (Sicht- und Hörkontakte zu Gleichaltrigen) von Geburt an bis zu drei Monaten zeigten die Tiere nach geringen Anfangsschwierigkeiten eine sehr schnelle Rehabilitation.

Nach der Rückkehr zur Mutter normalisierte sich das Verhalten der meisten Versuchstiere wieder. Ein Gesamtvergleich zwischen partiell und total isolierten Tieren wies nach, daß die Folgen partieller Isolation nicht so schwerwiegend sind, wie die totale Isolation. Bei partiell isolierten Tieren waren Verzögerungen im Sozialverhalten, die teilweise bis zu einem Jahr anhielten, zu verzeichnen, aber danach weisen sie im Vergleich zu Kontrolltieren ein normales soziales und heterosexuelles Verhalten auf.

Da Kinder mit frühkindlicher Deprivation (Mutterverlust, Heimaufenthalt) im Vergleich zu Kindern mit normaler Umgebung (Familie) meist verminderte geistige Fähigkeiten aufweisen, beschäftigten sich die Forschungen an Rhesusaffen besonders mit dem Lernverhalten nach früher sozialer Isolation. Der tierexperimentelle Nachweis des spezifischen Effekts früher Deprivation im Sinne einer Intelligenzverminderung gelang jedoch zunächst nicht.

Abschließend werden die Folgen sozialer Deprivation in der frühen postnatalen Ontogenese bei Rhesusaffen noch einmal kurz zusammengefaßt (*Caemmerer*, 1979):

Motorik

– Langzeitisolation
  - Verminderung der motorischen Aktivität
  - stereotype Bewegungsmuster
  - bizarre katatone Bewegungen

– Kurzzeitisolation
  - Verminderung der motorischen Aktivität

Verhalten gegenüber Umwelt und Artgenossen

– Langzeitisolation
  - Teilnahmelosigkeit gegenüber der Umwelt
  - Angst vor Artgenossen, Verteidigungssystem unterentwickelt

- später verstärkte Aggressivität gegenüber Artgenossen
- Autoaggressionen

– Kurzzeitisolation

- vermindertes Erkundungsverhalten
- erhöhte Empfindlichkeit gegenüber Angststimuli
- verstärktes Annäherungsverhalten an die Mutter

Sexualverhalten

- ausgeprägte Aggressivität dem anderen Geschlecht gegenüber

– Langzeitisolation

- Unfähigkeit zu normalem heterosexuellem Verhalten
- infantiles Sexualverhalten bei Tieren, die an Stoffmutterattrappen aufgezogen wurden

Mutterverhalten

– Langzeitisolation

- brutales oder gleichgültiges Verhalten gegenüber ihren Kindern
- bekamen die Tiere zum zweiten Mal Junge, so war ihr Mutterverhalten annähernd normal

Lernverhalten

– Langzeitisolation

- keine Unterschiede zwischen isolierten Tieren und Kontrolltieren im Unterscheidungstest (discrimination set) und im Lerntest (learning set)
- Lerndifferenzen nur in einem speziellen Test
  (oddity discrimination problems)

Nahrungsverhalten

– nach totaler sozialer Isolation für drei Monate

- Nahrungsverweigerung

– nach totaler sozialer Isolation für ein Jahr

- Hyperphagie, Polydipsie

Die dargelegten Folgen früher sozialer Isolation bei Rhesusaffen ergeben viele Anknüpfungspunkte und Parallelen zu den Reaktionen der Menschenkinder auf frühe Mutterentbehrung.

17.6.3. Ergebnisse von Untersuchungen an Hunden

Von *Chananaschwili* (1974, 1978) wurden zahlreiche Untersuchungen an Hunden durchgeführt, in welchen ontogenetische Aspekte im Zusammenhang mit sozialer Deprivation behandelt werden. Einige wesentliche Ergebnisse sollen nachfolgend dargestellt werden.

17.6.3.1. *Das Kurzzeit- und das Langzeitgedächtnis bei Hunden, die in teilweiser sozialer Isolierung aufwuchsen*

Das Ziel der Untersuchungen bestand in der Klärung der Rolle verschiedener Formen sozialer Isolierung bei Hunden für die Entwicklung des Kurzzeit- und des Langzeitgedächtnisses. Indem wir die Tiere in frühen Lebensabschnitten von erwachsenen Artgenossen und Altersgenossen verschiedenen Geschlechts trennten, ergaben sich künstliche Aufzuchtsbedingungen in kontrollierten Gemeinschaften. Hierdurch hofften wir nicht nur den Einfluß des Faktors der sozialen Beziehungen auf die Entwicklung der Gedächtnisfunktion zu klären, sondern auch die Rolle jedes einzelnen, die Gesellschaft bildenden Individuums in dieser Hinsicht.

Die Welpen-Rüden wuchsen in folgenden sozialen Bedingungen, d. h. in folgenden verschiedenen Gemeinschaften auf:

A) nur in Gemeinschaft mit der Mutter und folglich isoliert vom erwachsenen Rüden sowie von Altersgenossen beiderlei Geschlechts;

B) nur in Gemeinschaft mit einem männlichen erwachsenen Tier, also isoliert von der Mutter und von Altersgenossen.

C) nur in Gemeinschaft mit Altersgenossen, d. h. also isoliert von erwachsenen Tieren beiderlei Geschlechts.

Im letzteren Fall wurden die Tiere entweder mit einem altersgleichen Rüdenwelpen (gewöhnlich dem Bruder) oder aber mit einem weiblichen altersgleichen Jungtier, gewöhnlich der Schwester, gezogen bzw. sie wuchsen in Gesellschaft von Altersgenossen beiderlei Geschlechts auf.

D) Diese Form betraf die vollkommene Isolierung von allen Artgenossen unterschiedlichen Alters und Geschlechts, während als

E) Kontrolle die Bedingungen der Aufzucht in

F) einem gewöhnlichen Vivarium mit allen dortmöglichen Formen der Kommunikation dienten.

In den Serien B), C) und D) wurden die Welpen im Alter von 14—21 Tagen von der Mutter entfernt, d. h. im Monat der Öffnung der Augen. Diese Tiere wurden dann in Einzelkäfige mit einer Fläche von 3 m^2 untergebracht, wo sie bis zu Halbwüchsigen heranwuchsen. Alle Käfige befanden sich auf einer Etage des Vivariums. Sie waren so konstruiert, daß visuelle und taktile Kontakte zwischen den verschiedenen Tiergruppen ausgeschlossen, während Kontakte über den Gehör- und über den Geruchsanalysator möglich waren. Diese Bedingungen verstehen wir, wenn wir hinfort von der Methode der sozialen Isolierung sprechen. Außerdem wurden die Versuchstiere nur von solchen optischen und taktilen Reizen ferngehalten, die von anderen Artgenossen herrührten, andere Reize der äußeren Umwelt fanden Zugang zu den Tieren.

Für den Zeitpunkt der Bestimmung der Geschlechtsreife gingen die Untersucher in der folgenden Zeit von den durch *Obracova* (1964) erarbeiteten Kriterien aus, die sich auf einen Komplex morphologischer und physiologischer Merkmale der Reifung des Gehirns bei Hunden begründen. Mit den entsprechenden Untersuchungen des Langzeit- und des Kurzzeitgedächtnisses begannen wir etwa im Alter von 9—12 Monaten, unabhängig vom Zustand der Geschlechtsfunktion der Tiere.

Das Kurzzeitgedächtnis wurde mit der weithin bekannten Methode der verzögerten Reaktionen unter Verwendung von vier Fütterungsvorrichtungen, welche sich im Abstand von jeweils 1,5 m voneinander befanden, untersucht. Über jedem Fütterungspodest war eine Glocke angebracht, deren Anschalten zum Signal der Futterbekräftigung bei richtiger Aufgabenlösung wurde. Die

Bekräftigung erfolgte durch Fleischstückchen. Die Fütterungsvorrichtungen befanden sich im Abstand von drei Metern vom Ausgangsplatz der Tiere hinter Wandschirmen. Zur Untersuchung des Kurzzeitgedächtnisses löste der Experimentator das Tier in unterschiedlichen Zeitabständen nach Beendigung des Klingelsignals von der Leine.

Das Langzeitgedächtnis wurde mit der Methode gefestigter bedingter, lokomotorischer Reflexe in einem anderen Labor untersucht.

17.6.3.1.1. *Kurzzeitgedächtnis*

Die stärksten Abweichungen von der Norm beobachtete *Chananaschwili* (1978) bei Hunden, die in völliger sozialer Isolierung von allen Art- und Altersgenossen aufgezogen worden waren. Darauf folgten in der Ausprägung der Störungen die Tiere, die von Altersgenossen isoliert worden waren und die geringsten Veränderungen wurden bei Hunden registriert, die zwar zusammen mit Altersgenossen, aber ohne erwachsene Tiere aufgewachsen waren. Den Grad der Abweichung bestimmten wir durch Gegenüberstellung der Resultate der Versuchstiere mit denen der Kontrolltiere.

Die Störungen der Funktion des Kurzzeitgedächtnisses waren folgendermaßen charakterisiert:

Erstens: Durch fehlerhafte Antworten bei allmählicher Vergrößerung des Verzögerungszeitabstandes beginnend mit 1 s. Hierbei zeigten die vollkommen isoliert gehaltenen Tiere die stärksten Abweichungen von der Norm bereits bei 5 s Verzögerung. Tiere, die ohne Altersgenossen lebten, zeigten Funktionsausfälle bei einer Verzögerungszeit von 5—10 s, während bei den Kontrolltieren bei Verzögerungen von 2 Minuten keinerlei Fehler auftraten.

Zweitens: Durch mehrfache, ganz allmähliche Steigerung der Verzögerungszeiten konnten auch bei in sozialer Isolierung aufgewachsenen Tieren die richtigen Reaktionen (richtige Wahl der Fütterungsvorrichtung) für größere Zeitdistanzen erzielt werden (bis zu einigen Minuten). Dafür war aber ein langes Training des Kurzzeitgedächtnisses notwendig.

Drittens: Bei Tieren, die in absoluter sozialer Isolierung gelebt hatten, führten die geringsten Veränderungen der Versuchsbedingungen bereits zu großen Fehlern in der Auswahl der richtigen Fütterungsvorrichtung bei minimalen Zugaben zum gewöhnlichen Zeitlimit. Diese Abweichungen hielten auch noch minutenlang nach Ausschalten der Störfaktoren an. Bei Tieren, die ohne Altersgenossen erzogen wurden, trat dieser störende Einfluß der Orientierungsreaktion auf das Kurzzeitgedächtnis ebenfalls auf, hielt aber weniger lange an. Am geringsten war die Störung bei mit Altersgenossen lebenden Tieren bzw. bei den Kontrollen.

Es kann festgestellt werden, daß bei Hunden, welche unter völligem Fehlen sozialer Kontakte, ohne optische und taktile Wechselbeziehungen mit Artgenossen, bzw. die ohne Altersgenossen aufgewachsen waren, die Spuren von Verzögerungsreaktionen im Gedächtnis bedeutend schwächer engrammiert werden als bei Hunden, deren soziale Wechselbeziehungen normal waren bzw. sich wenigstens auf das Zusammenleben mit Altersgenossen bezogen hatten. Die Gedächtnisspuren, die bei den genannten Versuchstieren nachweisbar wurden, wiesen außerdem nicht den normalen Festigungsgrad auf und verschwanden leicht unter der Einwirkung von Nebenreizen.

17.6.3.1.2. *Langzeitgedächtnis*

Diese Funktionen wurden mittels bedingter Reflexe verschiedenen Schweregrades getestet. Dabei bestand die einfachste Aufgabe in der Ausbildung und Festigung eines positiven bedingten Reflexes auf ein optisches oder akustisches Signal, die zum Reiz für das Aufsuchen der Futtervorrichtungen zwecks Nahrungserlangung wurden. Eine schwierigere Aufgabe bestand in der gleichzeitigen Ausarbeitung von vier bedingten Reflexen auf vier Tonreize, wobei jedes zum Signal für das Aufsuchen einer anderen Futtervorrichtung wurde. Es konnte festgestellt werden, daß sich, gemessen an der Ausarbeitung eines bedingten Reflexes, die unter verschiedenen Bedingungen der sozialen Isolierung aufgewachsenen Tiere voneinander nicht unterschieden, jedoch die vollkommen sozial Isolierten zeigten insgesamt die längste Ausarbeitungszeit, wenn ihnen nicht vor Beginn der Versuche eine gewisse Zeit der Eingewöhnung und Anpassung an die Versuchsbedingungen zugebilligt wurde bzw. wenn nicht jegliche Nebenfaktoren, die das bekannte Versuchsmilieu in irgendeiner Weise beeinflußten, ferngehalten wurden. In allen diesen Fällen kam es bei dieser Versuchsgruppe zu passiven Abwehrreaktionen, die die Ausbildung der bedingten Reflexe beeinträchtigten. In geringerem Ausmaß störten diese Faktoren auch die Ausbildung bedingter Reflexe bei Hunden, die ohne Altersgenossen lebten. Die andere Versuchsgruppe wurde davon überhaupt nicht berührt. Bedeutende Unterschiede zwischen den Tieren der einzelnen in Isolierung lebenden Gruppen traten bei der gleichzeitigen Ausarbeitung der vier bedingten Reflexe hervor, von denen jeder einem anderen Fütterungsort zugeordnet wurde. Es war zu verzeichnen, daß die völlig isoliert gehaltenen Tiere zur Lösung dieser Aufgabe die längste Zeit benötigten. In der Reihenfolge nach ihnen plazierten sich die ohne Altersgenossen aufgewachsenen Hunde. Auch bei Tieren, die isoliert von erwachsenen Artgenossen aufwuchsen, zeigten sich in der Lösung der Aufgabe Abweichungen von der Norm, obwohl sie geringeren Grades waren, als bei den weiter oben genannten beiden Gruppen. Bei den beiden zuerst erwähnten Gruppen traten beim Einschleifen der vier bedingten Reflexe nicht nur viele Fehler auf, sondern auch vegetative und somatische Symptome, die für gewöhnlich Störungen der höheren Nerventätigkeit begleiten.

Die Untersuchungen zeigten, daß zwischen den Funktionen des Kurzzeitgedächtnisses und den sozialen Bedingungen, in welchen ein Individuum aufwächst, Wechselbeziehungen bestehen. Rechnet man die Tiere, die vollkommen sozial isoliert waren, nicht mit, so zeigten Hundejunge, die ohne Altersgenossen aufwuchsen, die stärksten Störungen hinsichtlich der Entwicklung des Kurzzeitgedächtnisses. Die Untersuchungen des Langzeitgedächtnisses wiesen ebenso die wichtige Rolle der sozialen Kommunikation für die normale Funktionsentwicklung nach. Die erzielten Resultate gestatten aber nicht, Schlußfolgerungen über die Bedeutung der verschiedenen Formen der sozialen Isolierung und deren graduelle Wirkung auf die bedingt-reflektorische Tätigkeit zu ziehen. So wurden bei den verschiedenen Versuchsgruppen keine Unterschiede hinsichtlich der Geschwindigkeit der Ausarbeitung des bedingten Reflexes, d. h. bezüglich des Aufsuchens der entsprechenden Fütterungseinrichtung nach dem bedingten Reiz gesehen. Im Vergleich zu anderen bedingt-reflektorischen Reaktionen, die wir prüften, war dies die einfachste. In bezug auf die Form der Hirntätigkeit als ein Merkmal der Beurteilung der Versuchstiere konnte man postulieren, daß die sozialen Kommunikationsbeziehungen innerhalb einer Art auf die Entwicklung des Langzeitgedächtnisses nicht einwirken und daß die Schwierigkeiten bei der Ausarbeitung des bedingten Reflexes, die im Auftreten einer starken passiven Abwehrreaktion bestand, ihrem Wesen nach nicht durch Mechanismen des Langzeitgedächtnisses hervorgerufen werden. Wie jedoch die Experimente mit komplizierteren Systemen bedingter Reflexe zeigten, unterscheiden sich Tiere, die unter verschiedenen Bedingungen der sozialen Isolierung gehalten werden, zweifellos voneinander und hier sowie auch bei der Funktionsentwicklung des Langzeitgedächtnisses spielen Kontakte mit Altersgenossen die größte Rolle, stört doch das Fehlen solcher Wechselbeziehungen in den verschiedenen Etappen der postnatalen Ontogenese die normale Ausbildung dieser Seite der Hirntätigkeit. Störungen von Gedächtnisprozessen treten aber nur unter Bedingungen auf, die die Engrammierung einiger oder einer Vielzahl bedingter Stimuli im Gedächtnis fordern. In den beschriebenen Versuchen mit Ausarbeitung mehrerer bedingt-reflektorischer Systeme könnten die Gründe für die Funktionsabweichungen auch in Störungen der Analyse der Signale begründet sein. Spezielle Untersuchungen mit Einarbeiten einer Differenzierung, bei welcher dieselben Reize angewendet wurden und die im Wechsel auf einer bestimmten Fütterungsvorrichtung bekräftigt wurden, überzeugen nicht davon, daß die Analysentätigkeit ohne wesentliche Veränderungen abläuft. Viele Fehler können bei gleichzeitiger Ausarbeitung mehrerer bedingter Reflexe oder bei der Notwendigkeit, eine Vielzahl von Signalen gleichzeitig anwenden zu müssen, nicht nur durch die Besonderheiten der Entwicklung des Langzeitgedächtnisses bedingt sein, sondern auch durch Eigenheiten des Kurzzeitgedächtnisses und durch die zwischen dem Lang- und dem Kurzzeitgedächtnis möglicherweise auftretenden Wechselbeziehungen. So kann man annehmen, daß der Prozeß der Konsolidierung des Kurzzeitgedächtnisses hinsichtlich jeden verwendeten Reizes und der Vorgang der Formierung des Langzeitgedächtnisses auf ihrer Basis durch die Bedingungen der gleichzeitigen Ausarbeitung mehrerer Konditionierungsreaktionen behindert wurden, d. h. durch eine Situation, in welcher im Verlauf eines kurzen Zeitabschnittes Erregungsprozesse, die für die Bekräftigung an einer Fütterungsvorrichtung notwendig waren, gehemmt werden mußten, um das Ziel des Aufbaues eines neuen, an eine andere Fütterungsvorrichtung gebundenen funktionellen Systems realisieren zu können.

Die heftige Veränderung des bedingt-reflektorischen Verhaltens der Tiere, die in sozialer Isolierung aufgewachsen waren, wurde auch von anderen Forschern beobachtet. Es wurde festgestellt, daß solche Tiere eine stark ausgeprägte passive Abwehrreaktion zeigen und bei ihnen nur unter größten Schwierigkeiten bedingte Reflexe ausgebildet werden können, die sich außerdem durch außerordentliche Empfindlichkeit und Anfälligkeit auszeichnen. Diese Wirkung der Isolierung wurde zunächst als Resultat einer allgemeinen sensorischen Deprivation interpretiert und die Fakten wurden nicht unter Berücksichtigung der spezifischen Rolle, die die Wechselbeziehungen innerhalb einer Art für die Formierung einzelner Systeme der höheren Nerventätigkeit insgesamt spielen, analysiert. Die Ergebnisse gestatten aber sehr wohl die Annahme, daß der Faktor der Isolierung eines Tieres von anderen Artgenossen in erheblichem Maße die Resultate bestimmt, die früher der Wirkung der allgemeinen sensorischen Deprivation zugeschrieben wurden. Diese Schlußfolgerung erhält ihre Untermauerung durch die verschiedenen Erziehungseffekte, die an jungen Hunden durch ihre Haltung entweder mit Altersgenossen oder mit erwachsenen Artgenossen erzielt werden konnten.

So wird sehr deutlich, daß Kommunikation mit Altersgenossen, ihre gegenseitige Beeinflussung in verschiedenen Etappen der postnatalen Ontogenese von ausschlaggebender Bedeutung für die Formierung von Hirnfunktionen sind, welche an der Realisierung der höheren Nerventätigkeit teilnehmen. Welches sind nun aber die Mechanismen dieser wechselseitigen Beeinflussung? Auf welche Weise wird die Kommunikation zwischen den Individuen, welche die normale Entwicklung ihres Gedächtnisses gewährleistet, realisiert? Diese Fragen erfordern weitere experimentelle Untersuchungen, denen die gegenwärtig gültigen Vorstellungen von der Bedeutung der Spielreaktionen zwischen Altersgenossen in frühen Etappen der postnatalen Ontogenese zugrundegelegt werden sollten. Es wird nämlich angenommen, daß es während des Ablaufens von Spielreaktionen zu einer spezifischen Aktivierung einiger funktioneller Systeme kommt. Eine solche Aktivierung ist jedoch nur in einigen Entwicklungsperioden des Organismus, die genetisch vorbedingt sind, unbedingt notwendig, sonst wäre der Umstand, daß verschiedene Spielreaktionen mit Altersgefährten nicht durch Spielen mit Erwachsenen ersetzbar ist, unerklärlich. Ebenso wäre unverständlich, warum das Spiel mit altersgleichen Artgenossen in späteren Etappen der postnatalen Ontogenese die vorher durch soziale Isolierung entstandenen Abweichungen von der normalen Entwicklung nicht zu kompensieren vermag.

Von besonderem Interesse ist die Frage nach den möglichen neurophysiologischen Grundlagen des Effektes der Wechselbeziehungen der Tiere auf die Entwicklung der Gedächtnisfunktion. Wir nehmen an, daß die Spieltätigkeit der Welpen als ein außerordentlich wichtiger Faktor der normalen Entwicklung der Mechanismen der Regulierung der Emotionen anzusehen ist: Tiere, die unter Bedingungen der sozialen Isolierung aufwuchsen, unterscheiden sich von normalen durch heftige Störungen in der emotionellen Färbung ihrer Reaktionen. So kommt es zur emotionellen Stumpfheit, zu überdeutlicher Ausprägung von Angstreaktionen sowie zu inadäquaten Vorzeichen der emotionellen Reaktionen auf die verschiedensten Reize. Insgesamt ist auch bekannt, daß die Zeitcharakteristik der sich individuell formierenden Spurenprozesse von der Emotiogenität der Reize abhängig ist. Es gibt also Gründe zur Annahme, daß eine fehlerhafte Entwicklung oder eine ungenügende Ausreifung der die Emotionen regulierenden Mechanismen auch auf die Entwicklung der Gedächtnisfunktionen wirkt. Die dargelegten Vorstellungen über die Mechanismen der

Störungen von Gedächtnisfunktionen bei Tieren, die in sozialer Isolierung aufwuchsen, können weiteren einschlägigen neurophysiologischen Untersuchungen als Grundlage dienen.

In unseren Versuchen überwogen natürlich die visuelle und die taktile Komponente der Emotionen, da alle Käfige sich auf einer Etage befanden und Geruchs- sowie akustische Kontakte in gewisser Weise möglich waren. Deshalb müssen sich auch unsere Schlußfolgerungen vorwiegend auf die Rolle der visuellen und akustischen Kommunikationsbeziehungen der Tiere beschränken. Nichtsdestoweniger konnte man sich jedoch davon überzeugen, daß sogar eine teilweise Einschränkung der Kommunikationsbeziehungen sich auf die Entwicklung der Gedächtnisfunktionen nachteilig auswirkt. Das heißt, eine teilweise Begrenzung von Kommunikationsbeziehungen zwischen Individuen einer Spezies kann als Methode zur Erforschung der Gesetzmäßigkeiten von Mechanismen der Entwicklung des Kurzzeit- und des Langzeitgedächtnisses angesehen werden. Ohne den Faktor der sozialen Isolierung in der frühen Etappe der postnatalen Ontogenese zu berücksichtigen, ist eine richtige Auslegung von Unterschieden einzelner Tiere hinsichtlich der Funktionen ihres Kurz- und ihres Langzeitgedächtnisses also kaum möglich.

17.6.3.2. *Experimentelle Neurosen bei Tieren, die unter Bedingungen einer teilweisen Einschränkung von sozialen Kommunikationsbeziehungen aufwuchsen*

Die ersten ausgeprägten Abweichungen vom normalen Verlauf der Nervengrundprozesse bei Hunden, die in verschiedenem Grade unter Isolierungsbedingungen aufgewachsen waren, beobachteten *Vyrshikowsky* und *Majorow* (1933) im Laboratorium von *Pawlow*. Diese Resultate wurden jedoch, wie bereits erwähnt, unter dem Aspekt der allgemeinen sensorischen Deprivation ausgewertet. In unseren Untersuchungen beobachteten wir langanhaltende Störungen der höheren Nerventätigkeit bei Hunden, die in einer Teilisolierung, deren Bedingungen im vorausgegangenen Abschnitt eingehend beschrieben sind, gelebt hatten.

Diese Störungen traten unter dem Einfluß bedingt-reflektorischer Signale auf, die dem Gehirn zur Analyse und Integration in verhältnismäßig einfachen stereotypen und zufällig organisierten Systemen zugingen. Hierzu wurde die Methode der situativen, bedingten lokomotorischen Nahrungsreflexe verwendet, wozu in einem Laboratorium zwei Fütterungsvorrichtungen und eine Teppichunterlage (zur Einnahme der Ausgangsposition zwischen den Signalen für das Tier) untergebracht wurden. In diesen Experimenten zeigten sich einige Besonderheiten der höheren Nerventätigkeit von Hunden, die unter verschiedenen Bedingungen der sozialen Wechselbeziehungen aufwuchsen. Hierbei zeigten die Tiere die ausgeprägtesten Abweichungen, die in völliger Isolierung von erwachsenen und altersgleichen Artgenossen gehalten wurden. Diese Tiere waren vor allem nicht in der Lage, sogar einfache stereotype Systeme bedingter Reflexe zu einem zu vereinen und entsprechend ihrer Signalbedeutung auf zwei unterschiedlichen Fütterungsvorrichtungen zugeordnete bedingte Reize richtig zu antworten.

Weiterhin wurden bei Versuchs- und Kontrollhunden einige Systeme bedingter Reflexe auf Reize ausgearbeitet, welche an 4 verschiedenen Orten des Laboratoriums bekräftigt wurden. Diese Aufgabe meisterten solche Tiere am schlechtesten, die in vollkommener sozialer Isolierung aufgewachsen waren und am besten solche, die mit Altersgenossen gehalten wurden. Auch Tiere, die ohne Altersgenossen, aber zusammen mit erwachsenen Artgenossen lebten, zeigten einige Abweichungen der höheren Nerventätigkeit von der Norm. Es zeigten sich hier im Wesentlichen zwei Reaktionstypen. Die eine Gruppe von Tieren benutzte unabhängig von der ausreichend häufigen Bekräftigung aller vier Fütterungsvorrichtungen nur eine von diesen in Antwort auf alle Signale und sie schalteten so aus ihrem Experiment alle übrigen Signalbedeutungen aus. Obwohl die Hunde bei einer solchen selbstregulierten Versuchsdurchführung viel weniger Futter erhielten als vorgesehen, denn die fehlerhafte Nutzung des Fütterungspodestes wurde nicht bekräftigt, behielten sie diese vereinfachte stereotype Reaktionsweise während aller Untersuchungen bei. Die zweite Gruppe von Tieren wiederum rannte zu allen vier Fütterungsstellen, irrte sich häufig und zeigte rasch deutliche Zeichen emotioneller Spannungszustände und im Anschluß daran die Symptome einer Neurose.

So entwickelte sich also bei der ersten Gruppe von Versuchstieren eine Art Autoregulation des Verhaltens, bei welchem das Gehirn die Menge der auszuführenden Tätigkeit mit einem realisierbaren Maß eingrenzte. Unabhängig davon, daß die Tiere bei einer solchen Arbeitsweise nicht alle Futterrationen erlangen konnten, verhinderten sie mit ihrem Verhalten die Entwicklung einer Neurose. Bei der zweiten Gruppe von Tieren, die eine solche selbständige Verhaltensregulierung nicht zeigte, bildete sich eine Neurose aus. Wie bereits erwähnt, trat dies häufig bei Tieren auf, welche in absoluter sozialer Isolierung oder auch ohne Altersgenossen gehalten worden waren. Die Resultate der Versuche, bei denen eine Umwandlung der Signalbedeutung der Reize vorgenommen wurde, wiesen deutlich auf eine Unausgeglichenheit der Nervengrundprozesse mit Überwiegen der Hemmungsprozesse bei diesen Tieren hin.

17.6.4. Ontogenetische Untersuchungen an der Ratte

In den letzten Jahren hat sich die Ratte als Versuchstier bei Modellexperimenten als außerordentlich nützlich erwiesen. Bei der Ratte ist die Säugerperiode, welche die Zeitspanne vom 1.–15. postnatalen Tag umfaßt, im wesentlichen durch zwei Reifephasen des Nervensystems gekennzeichnet, die einander zeitlich überschneiden.

Erstes Stadium. Zellvermehrung und Organogenese. Nach Biesold (1977) sind die wesentlichen Charakteristika dieser Entwicklungsphase zentral-nervöse Strukturen, welche bei der Ratte am 3. postnatalen Tag abschließen soll, die Proliferation von Nervenzellen in der Matrix sowie deren Wanderung und Differenzierung. In zeitlicher Reihenfolge entstehen in diesen Prozessen zunächst die kleineren Nervenzellen. Die pränatal und frühpostnatal vor sich gehende Zellvermehrung ist durch die Erhöhung des DNS-Gehaltes gekennzeichnet, welcher bei der Ratte etwa am 10.–15. Tag nach der Geburt die

Werte des Erwachsenenalters erreichen soll. Die Konzentration der für die DNS Synthese notwendigen DNS-Nukleotid-Transferase zeigt zum Zeitpunkt der Geburt ihre höchste Aktivität und fällt anschließend bis zum 10. postnatalen Tage stark ab, woran sich eine Phase der langsamen Aktivitätsminderung anschließt. Durch eine Markierung der Nervenelemente mit ^{3}H-Thymidin, welches unverändert in die DNS eingebaut wird, konnte in der Tat für verschiedene Hirnregionen ein „zeitliches Programm" der Zellbildung charakterisiert werden (*Biesold*, 1977).

Zweites Stadium. Der Wachstumsspurt ist bei der Ratte sowie bei anderen Säugern durch eine bedeutende Größen- und Gewichtszunahme des Gehirns gekennzeichnet. In diesem Prozeß erlangen die Nervenzellen ihre endgültige Form und Größe. Dieser Wachstumsspurt erreicht nach *Dobbing* (1973) bei der Ratte am 10. postnatalen Tage sein Maximum. Bis zur 2. Lebenswoche nimmt die Geschwindigkeit der Hirngewichtszunahme steil ab und erreicht in der 4. Woche einen relativen Stillstand, womit jedoch die volle Ausreifung der Hirnfunktion noch nicht ihren Abschluß findet. Dieser ist erst mit der Beendigung der Myelinisierung gegeben.

Nach Beendigung der Phase des Wachstumsspurtes der Hirnentwicklung setzen sich die voneinander zu unterscheidenden Wachstums-, Differenzierungs- und Reifungsprozesse (*Rapoport*, 1979) allmählich bis zur Erreichung des adulten morphologisch-funktionellen Standes fort.

Durch diese frühe postnatale kritische Entwicklungsphase zentralnervaler Strukturen, die bei der Ratte nach *Dobbing* (1968) sowie nach *Dörner* (1979) die Periode vom 7.–10. Tag nach der Geburt umfaßt, soll der Organismus eine gesteigerte Vulnerabilität aufweisen, so daß „verschiedene Schädigungen hier gezielt in den Reifungsprozeß eingreifen und ihn nachhaltig beeinflussen können" (*Biesold*, 1977). Das konnte von *Dörner* (1972, 1979) für die Wirkung von Hormonen in der früh-postnatalen Entwicklungsperiode auf das Verhalten von Labortieren nachgewiesen werden.

Diese Grundlagenerkenntnisse in bezug auf die Entwicklungsvorgänge und Empfindlichkeitsphasen zentralnervaler Strukturen waren für die Gruppe *Hecht* und *Dörner* Anlaß zu systematischen Untersuchungen über die nachfolgend berichtet wird.

Hierbei wurde folgendes Grundschema der Versuchsanordnung gewählt: In den ersten Lebenstagen erhielten die Tiere bestimmte Substanzen injiziert, die in die kritische Hirndifferenzierung eingreifen, bzw. werden die Tiere bestimmten Umwelteinflüssen ausgesetzt, welche das gleiche Ziel verfolgen. Im Alter von 4–6 Monaten werden die Tiere hinsichtlich ihrer Lernfähigkeit untersucht.

17.6.4.1. *Gehirnprogrammierung durch Transmitter*

Bei diesen Untersuchungen sollte geprüft werden, ob eine Programmierung zentralnervaler Reaktionstypen durch Veränderungen des Neurotransmitter-Stoffwechsels in der frühpostnatalen Ontogenese möglich ist (Abb. 17/6).

Bei den Tieren wurden in der frühen postnatalen Ontogenese folgende Manipulationen vorgenommen:

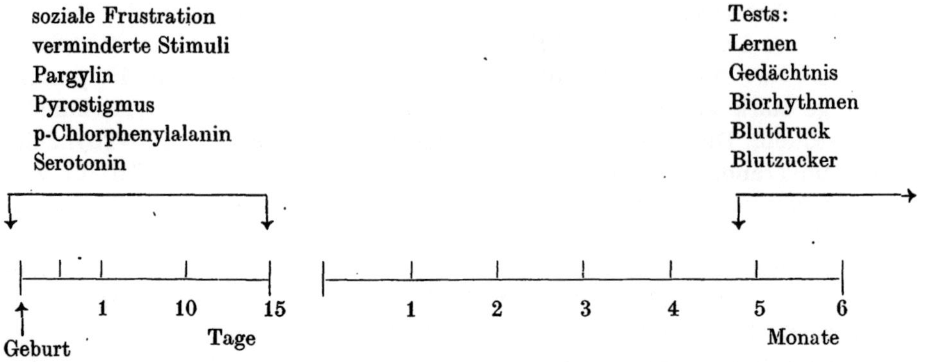

Abb. 17/6. Schema der Versuchsanordnung neonatal behandelter und adult getesteter Ratten

Gruppe A (N = 8): Kontrollen. Physiologische NaCl-Lösung.
Gruppe B (N = 8): Diese Tiere erhielten an den ersten vier Lebenstagen täglich 100 mg und an den folgenden 10 Tagen jeweils 500 mg Pargylin, welches im Gehirn über eine Hemmung der Monoaminooxydase eine Erhöhung der Katecholaminkonzentration, insbesondere des Serotoningehaltes, bewirkt.
Gruppe C (N = 8): Die Tiere dieser Gruppe bekamen am 1., 4., 7. und 10. Lebenstag jeweils 2 mg Reserpin, welches im Gehirn eine Verminderung des Katecholamingehaltes verursacht.
Gruppe D (N = 8): An den ersten vier Lebenstagen wurde den Tieren dieser Gruppe täglich 1 mg und an den folgenden Tagen jeweils 10 mg Pyridostigmin verabfolgt.
Pyridostigmin führt über eine Hemmung der Acetylcholinesterase zur Steigerung der Acetylcholinkonzentration im Gehirn.

Bei den Untersuchungen im adulten Alter werden folgende Ergebnisse erzielt (*Dörner*, 1977; *Hecht*, 1978), (Abb. 17/7–17/9):

Allgemeines Verhalten

Die Tiere der Gruppe B (Pargylin) wiesen eine gewisse motorische Trägheit auf. Beim Herausnehmen aus dem Vivarium dominierte passives Abwehrverhalten. Die Reizschwelle gegenüber dem elektrischen Reiz auf die Pfoten, der zur lokomotorischen Abwehrreaktion Anlaß gab, war erhöht. Eine bei Kontrolltieren als Standard angesehene Reizstärke um 20 V reichte bei den B-Tieren nicht aus, die motorische Abwehrreaktion auszulösen. Es war deshalb eine Erhöhung um 5–10 Volt notwendig. Die Tiere der C-Gruppe (Reserpin) waren motorisch aktiv. Bei Berühren des Vivariums zeigten sie des öfteren eine hektische unmotivierte Motorik mit Angriffen auf andere Tiere. Gegenüber dem Experimentator bestand eine Aggressivität. Die Reizschwelle gegenüber elektrischen Reizen war erniedrigt, so daß die Reizstärke von 20 auf 15 Volt herabgesetzt werden mußte, um eine zielgerichtete lokomotorische Abwehrreaktion auslösen zu können.

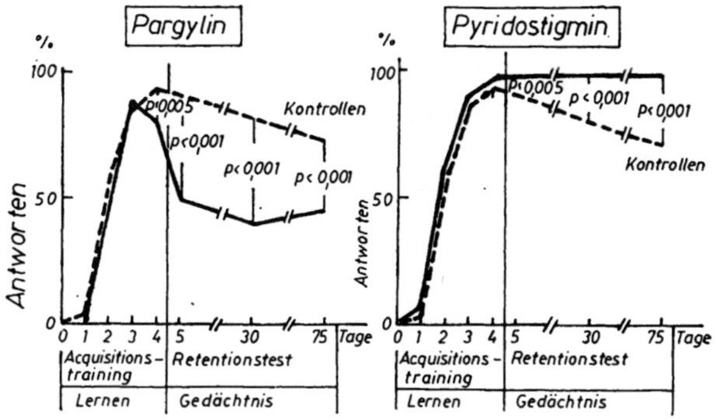

Abb. 17/7. Lernkurven von adulten Tieren, die neonatal mit Pargylin bzw. Pyridostigmin behandelt wurden

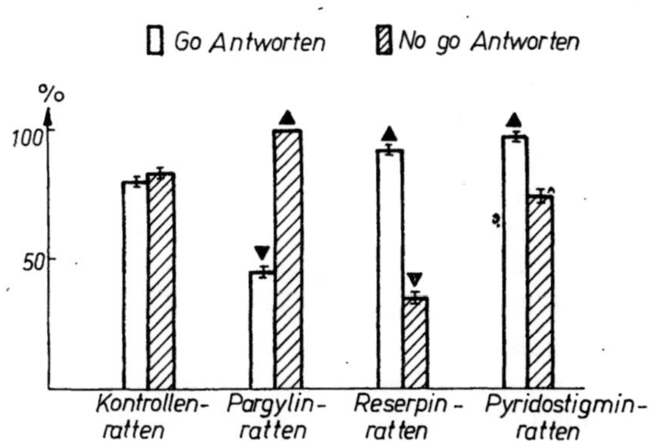

Abb. 17/8. Antworten auf bedingte und Differenzierungsreize (go-nogo) von Ratten im adulten Alter nach neonataler Behandlung mit verschiedenen psychotropen Pharmaka

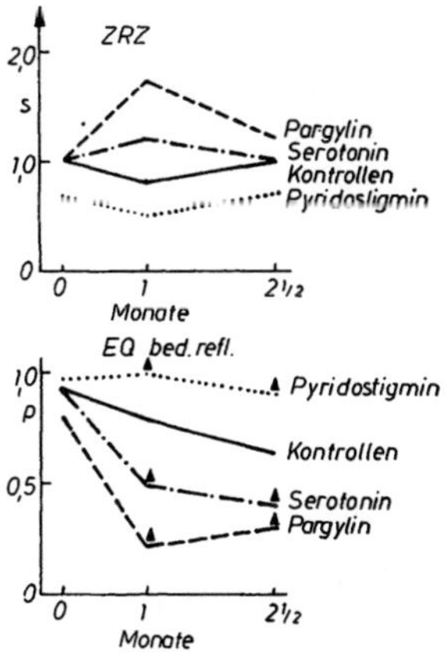

Abb. 17/9. Extinktion von Ratten im adulten Alter nach neonataler Behandlung mit verschiedenen psychotropen Pharmaka

Die D-Gruppentiere (Pyridostigmin) besaßen einen außerordentlich großen Spieltrieb. Sie waren motorisch sehr aktiv. Die Reizschwelle gegenüber elektrischen Reizen entsprach der der Kontrollen.

Lernen

Die differenziert angewendeten Reizstärken des elektrischen Stromes zur Auslösung des bedingten lokomotorischen Abwehrreflexes hatten für die einzelnen Gruppen nahezu über alle Versuchstage einen gleichmäßigen Verlauf der Lernkurve zur Folge. Lediglich am 4. Tag ist bei den Tieren der Gruppe B eine statistisch gesicherte verminderte Lernleistung zu sehen. Da auch am Ende des 3. Versuches eine abfallende Tendenz der Erfolgsquote zu verzeichnen ist, muß angenommen werden, daß die Erhöhung um 5 Reize pro Sitzung für diese Tiere bereits eine Überforderung bedeutet.

Frühstadium des bedingten Reflexes

Der 4. Versuchstag des bedingt-reflektorischen Lernens, der das Frühstadium seiner Entwicklung verkörpert, zeigt bei den einzelnen Versuchsgruppen folgendes Bild: Die Erfolgsquoten der Gruppe B (Pargylin) sind gegenüber den Kontrollen erniedrigt. Hieraus kann auf eine verminderte zentralnervale Integrationsleistung geschlossen werden. Die zentralnervalen Reaktionszeiten sind bei den Tieren der D-Gruppe (Pyridostigmin) verkürzt. Dieser Befund spricht für eine gute Reaktionsfähigkeit des ZNS und somit für eine größere Adaptationsfähigkeit, wenn Gefahren signalisiert werden. Eine verkürzte motorische RZ und eine Relation ZRZ : MRZ = 1 : 1,7 bringt zum Ausdruck, daß Perzeption, Afferenzsynthese und Integration der efferenten motorischen Reaktion geschlossen eine hohe Adaptationsfähigkeit gewährleisten. Dagegen stehen die verkürzten motorischen Reaktionszeiten bei den Tieren der Gruppen B und C zu der zentralnervalen Reaktionszeit mit 1 : 1,2 bzw. 1 : 1 in einem für die Adaptation weniger günstigen Verhältnis. Das heißt, eine normale Perzeption wird mit einer „überhasteten“, weniger koordinierten lokomotorischen Handlung abgeschlossen. Der Korrelationskoeffizient von beiden Reaktionszeiten ist bei den Tieren der D-Gruppe straff ausgewiesen ($r = 0{,}78$). Die Tiere der Gruppe C reagieren mit einem Korrelationskoeffizienten von nahezu 0, während die der Gruppe B eine Umkehr des Verhältnisses aufweisen ($r = -0{,}57$). Diese Ergebnisse lassen darauf schließen, daß sich die Kopplung der am bedingt-reflektorischen Prozeß, der als kleinste phänomenale Einheit des umweltverursachten Verhaltens aufgefaßt wird, beteiligten Funktionskomponenten bei den Pyridostigmintieren nahezu optimal repräsentiert, während sie bei den Pargylin- und Reserpintieren Störungen unterliegt.

Erlöschen (Extinktion)

Nach Erlöschen des bedingten Reflexes, 1 und $2^1/_2$ Monate nach seiner Ausarbeitung geprüft, wird bei den Tieren der D-Gruppe nur geringfügig registriert. Die Reaktionszeiten sind bei der einen Monat nach der Ausarbeitung des bedingten Reflexes vorgenommenen Prüfung gegenüber der Ausgangssituation sogar verkürzt. Das spricht für eine gute Fixierung des komplexen bedingt-reflektorischen lokomotorischen Lernprozesses im Langzeitgedächtnis. Die Tiere der Gruppe B und C sind dagegen zu beiden Prüfungszeitpunkten mit niedrigen Erfolgsquoten ausgewiesen. Das läßt darauf schließen, daß die Speicherung im

Langzeitgedächtnis eingeschränkt ist. Dies unterstreichen auch die verlängerten Reaktionszeiten (1 Monat) gegenüber der Ausgangssituation.

Differenzierung

Die Pargylintiere weisen eine hohe Differenzierungsquote aus, was auf stark entwickelte zentralnervale Hemmungsprozesse schließen läßt. Eine niedrige Differenzierungsquote und somit schwach entwickelte zentralnervale Hemmungsprozesse zeigen die Reserpintiere. Die Pyridostigmintiere vermögen in gleicher Weise wie die Kontrolltiere zu differenzieren.

Entscheidungsfähigkeit

Betrachten wir die Erfolgsquoten des bedingten Reflexes und die Erfolgsquoten der Differenzierung im Zusammenhang, so läßt sich die Entscheidungsfähigkeit der Tiere beurteilen. Die niedrige Erfolgsquote des bedingten Reflexes und die hohe Differenzierungsquote der Pargylintiere sowie die hohe Erfolgsquote des bedingten Reflexes und die niedrige Differenzierungsquote der Reserpintiere geben Anhaltspunkte für eine eingeschränkte Entscheidungsfähigkeit. Die Pyridostigmintiere entsprechen in dieser Hinsicht nahezu den Kontrollen.

Stabiles Stadium des bedingten Reflexes

Zum Abschluß der Untersuchungen wurde noch einmal geprüft, ob sich zwischen den Größen des bedingten Reflexes im Frühstadium und im stabilisierten Stadium Differenzen ergeben. Außer der Pargylin-Gruppe zeigten sich bei allen anderen Gruppen prinzipielle Übereinstimmungen beider Entwicklungsstadien. Die Pargylin-Gruppe reagiert mit zunehmender Anzahl von Untersuchungen mit immer stärker werdenden Hemmungsprozessen.

Zusammenfassend kann festgestellt werden: Veränderungen von Neurotransmitterkonzentrationen zur Zeit der Gehirndifferenzierung von Albinoratten durch Applikation neurotroper Pharmaka können die Reaktions- und Adaptationsfähigkeit des ZNS gegenüber Umweltfaktoren nachhaltend beeinflussen und spezifische Verhaltensweisen prägen.

Pargylin (welches über eine Hemmung der Monoaminooxidase eine Erhöhung des Katecholamingehaltes, insbesondere der Serotoninkonzentration bewirkt) verursacht in der neonatalen Entwicklungsphase verabreicht bei adulten Albinoratten eine Erhöhung der Reizschwelle gegenüber elektrischen Reizen, eine verminderte Lernleistung und verringerte Fähigkeit zur Transformation von Informationen ins Langzeitgedächtnis, ein Überwiegen der zentralnervalen Hemmungsprozesse und Unausgeglichenheit der Nervengrundprozesse.

Reserpin (welches im Gehirn eine Verminderung des Katecholamingehaltes zur Folge hat) führt nach Applikation in der frühen postnatalen Ontogenese im adulten Alter zur Erniedrigung der Reizschwelle gegenüber elektrischen Stimuli, zu schnellerem Lernen aber gleichzeitig zum schnelleren Vergessen des Erlernten und somit zu einer Einschränkung der Transformation von Informationen ins Langzeitgedächtnis, zur Unausgeglichenheit zwischen erregenden und hemmend zentralnervalen Prozessen bei Überwiegen der Erregung.

Pyridostigmin (welches über eine Hemmung der Acetylcholinesterase zur Steigerung der Acetylcholinkonzentration im Gehirn führt) ruft nach Verabreichung in der frühen postnatalen Entwicklungsphase Eigenschaften eines starken beweglichen und ausgeglichenen Reaktionstyps hervor, der sich durch gesteigerte motorische Aktivität sowie erhöhte Lernfähigkeit und erhöhte Fähigkeit zur Transformation von Informationen ins Langzeitgedächtnis auszeichnet.

Aus diesen Untersuchungen geht hervor, daß Veränderungen der Neurotransmitterkonzentration durch Applikation von neurotropen Pharmaka während der Gehirndifferenzierung die spätere Belastbarkeit und Leistungsfähigkeit eines Individuums bestimmen können. So war an den Pargylintieren eine generelle Einschränkung der zentralnervalen Leistungen und ihrer Belastbarkeit festzustellen. Das hervorstechende Merkmal dieser Tiere waren schwach ausgebildete zentralnervale Erregungsprozesse und damit verbunden eine starke Unausgeglichenheit der beiden Nervengrundprozesse Erregung und Hemmung. In bezug auf die *Pawlow*sche Typenklassifizierung könnten die Pargylintiere als Vertreter des schwachen Nerventyps charakterisiert werden.

Den Reserpintieren war ebenfalls eine Leistungseinschränkung zu eigen, die sich jedoch durch geringere Intensität und andere Qualität von den Pargylintieren unterschied. Es handelt sich hierbei um die verminderte Langzeitgedächtnisspeicherung und die eingeschränkte Entscheidungsfähigkeit sowie um ein generelles Dominieren der zentralnervalen Erregungsprozesse und damit verbunden eine starke Unausgeglichenheit beider Nervengrundprozesse. In Anlehnung an *Pawlow* wären diese Tiere dem erregbaren unausgeglichenen Typ zuzuordnen.

Die Pyridostigmintiere erwiesen sich als adaptationsfähig. Ihrem Verhalten nach sind sie als Tiere mit beweglichen, starken und ausgeglichenen Nervenprozessen zu charakterisieren.

Diese Befunde bestätigen somit unter einem völlig neuen Aspekt die Auffassung von Vertretern der Pawlowschen Schule, daß sich die typologischen Besonderheiten der höheren Nerventätigkeit im Laufe des individuellen Lebens auf der Basis angeborener Funktionsmuster und Umwelteinflüssen herausbilden, wobei jene Einwirkungen, welche in die Zeit der frühesten Ontogenese fallen, offensichtlich die nachhaltige Wirkung hinterlassen. Diese können so stark sein, daß spätere Umwelteinflüsse das Grundverhalten des Individuums nur noch wenig zu verändern und höchstens mehr oder weniger stark zu verdecken vermögen. Die verminderte Reaktions- und Adaptationsfähigkeit der Pargylin- und Reserpintiere, welche den schwachen bzw. den starken unausgeglichenen Reaktionstyp repräsentieren, könnte in der Pathogenese von Neurosen eine Rolle spielen. Untersuchungen der *Pawlow*schen Schule zufolge, zeigten sich diese beiden Reaktionstypen bei der Erzeugung einer experimentellen Neurose besonders anfällig. Der starke, ausgeglichene und bewegliche Reaktionstyp, wie er von den Pyridostigmintieren repräsentiert wird, erwies sich gegenüber experimentell erzeugten neurotisierenden Faktoren außerordentlich resistent. Die Optimierung der Umwelt, d. h. eine Optimierung der Neurotransmitterkonzentration während der Gehirndifferenzierung könnte eine echte Prophylaxe von Neurosen ermöglichen.

Da beim Menschen die Differenzierungsphase des Gehirns bereits pränatal beginnt, ist eine Beeinflußbarkeit des kindlichen Organismus bei der Applikation von Psychopharmaka an die Mutter nicht ausgeschlossen.

17.6.4.2. *Psychosoziale Stimuli und psychotrope Stoffe*

Die bisherigen Experimente an niederen Säugetieren, z. B. auch an Ratten, ergaben zahlreiche interessante Aspekte zur Rolle des Umwelteinflusses in der frühen postnatalen Ontogenese für die Herausbildung des späteren Sozialverhaltens. Die meisten Studien erbrachten ein verstärktes Auftreten von Aggressivität gegenüber Artgenossen nach postnataler Isolation. Dem Lernverhalten im adulten Alter nach sozialer Isolierung in der frühen postnatalen Ontogenese widmeten *Hecht* et al. (1978), *Tönjes* et al. (1980, 1981) ihre Aufmerksamkeit. In verschiedenen Versuchsserien wurde untersucht, wie sich in den ersten 14

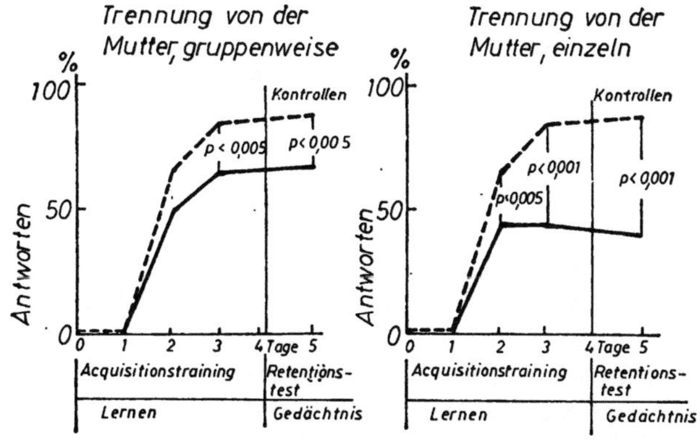

Abb. 17/10. Lernkurven von Tieren mit Separation von der Mutter (gruppenweise und einzeln)

Lebenstagen eine soziale Deprivation, die Erhöhung taktiler Reize und Pyridostigmin kombiniert mit sozialer Deprivation auf die Entwicklung der Tiere und auf das spätere Lernverhalten auswirken. Hierbei zeigten sich bei der Prüfung der Lern- und Gedächtnisprozesse im adulten Alter folgende Erscheinungen:

Erstens: Tiere, die in der neonatalen Entwicklungsperiode 2 Wochen lang in der Zeit von 16.00—18.00 Uhr täglich einmal gemeinsam mit den Geschwistertieren von der Mutter entfernt wurden, hatten im adulten Alter einen beeinträchtigten Ablauf der informationsverarbeitenden Prozesse gegenüber Kontrollen. Die gewonnenen Daten entsprachen etwa denen von Tieren, die mit Pargylin behandelt wurden. Verallgemeinernd ausgedrückt hatten diese Tiere Eigenschaften, die dem schwachen Nerventyp entsprechen.

Zweitens: Neonaten, die täglich von 16.00—18.00 Uhr zwei Wochen lang von der Mutter und von den Geschwistertieren entfernt wurden, hatten erheblich eingeschränkte Lern- und Gedächtnisprozesse aufzuweisen. Ihre Adaptation an Umweltbedingungen waren eingeengt. Alle verwendeten Lern- und Gedächtnisparameter entsprachen neurotischen Tieren, die 6—10 Wochen lang chronischem Streß ausgesetzt waren (*Poppei* und *Hecht*, 1980).

Drittens: erhielten derartig sozialisolierte Tiere vor dem Wegsetzen von der Mutter und den Geschwistern Pyrodostigmin appliziert, dann zeigte sich im adulten Alter ein den Kontrollen entsprechendes Verhalten.
Viertens: Tiere, die in der frühen postnatalen Entwicklung von den Experimentatoren täglich mehrmals in die Hand genommen und gestreichelt wurden, zeigten ein Lernverhalten, welches dem jener Tiere entsprach, die neonatal Pyridostigmin erhielten. Das heißt, sie erwiesen sich als außerordentlich adaptationsfähig. Ihrem Verhalten nach sind diese Tiere dem beweglichen, starken und ausgeglichenen Nerventyp zuzuordnen.

Diese Ergebnisse als auch die Vergleiche mit anderen von den Gruppen *Hecht — Dörner* durchgeführten Untersuchungen lassen den indirekten Schluß zu, daß das soziale Verhalten, ganz gleich ob es depriviert oder optimiert ist, eine biochemische Grundlage besitzt. So haben *Benett* et al. (1974) und *Kuenzel* und *Knüsel* (1974) berichtet, daß nach Optimierung der Umweltbedingungen im Rattengehirn eine Hemmung der Acetylcholinesteraseaktivität gefunden wurde. Von den vorliegenden Ergebnissen ausgehend wird angenommen, daß die soziale Deprivation solche Zustände hervorruft, die einer Erhöhung des Katecholaminspiegels entsprechen, wobei der Acetylcholinspiegel herabgesetzt ist, d. h. daß sie solche Zustände auszulöschen vermag, wie dies das Pargylin verursacht. Infolgedessen muß ein Streß, zumindestens ein latenter Streß, vorliegen, der in das gesamte Stoffwechsel- und Transmittergeschehen des Gehirns während der kritischen Entwicklungsphase eingreift. Das Pyridostigmin, welches über eine Hemmung der Acetylcholinesterase zur Steigerung der Acetylcholinkonzentration im Gehirn führt, vermag offensichtlich den sozialen Deprivationsstreß zu neutralisieren bzw. ihn in seiner Entwicklung zu hemmen und Bedingungen zu schaffen, die einer Anreicherung der Umwelt mit sensorischen Stimuli entsprechen. Daraus wäre die Arbeitshypothese abzuleiten:
Erstens: Soziale Mutter-Kind-Kontakte erhöhen den Acetylcholinspiegel und schaffen somit eine biologische positive Situation, d. h. mit dem Dominieren positiv emotioneller Zustände im Organismus für den jungen heranwachsenden Organismus, der eine gute Adaptationsfähigkeit entwickelt.
Zweitens: Soziale Deprivation vermindert den Acetylcholinspiegel und erhöht die Konzentration an Katecholaminen, wodurch ein chronischer Streß ausgelöst wird. Dies macht auch verständlich, daß sozialisolierte Tiere infolge des Dominierens negativ-emotioneller Reaktionen eine erhöhte Aggressivität aufweisen. Das Fehlverhalten resultiert offensichtlich in einer Störung der Proteinsynthese im Gedächtnis (*Hecht* et al., 1982).
Drittens: Bei Bestätigung der beiden ersten Postulate dieser Hypothese bestünde die Möglichkeit prophylaktisch das cholinerge System in den kritischen Entwicklungsphasen zu stimulieren, um auf diese Weise bei inadäquaten Lebensbedingungen in der frühkindlichen Periode den Auswirkungen sozialer Deprivationen entgegenzuwirken.

Auf der Basis dieser Arbeitshypothese sollten Untersuchungen zur weiteren Klärung dieses Problems durchgeführt werden.

17.6.4.3. *Der Einfluß von neonatal verabreichten psychotropen Stoffen auf die Entwicklung biorhythmischer Prozesse (Minutenrhythmus)*

Die Bedeutung biorhythmischer Prozesse in der Pathogenese und in der Symptomatik von Neurosen führte zu Überlegungen und zu der Frage, wie sich neonatal applizierte psychotrope Stoffe auf die Entwicklung biorhythmischer Prozesse (Minutenrhythmus bedingt-reflektorischer Reaktionszeiten, *Hecht* et al., 1972) im adulten Alter auswirken (*Hecht* et al., 1978; *Schlegel* et al, 1981).

Folgende Substanzen wurden in den ersten zwei Lebenswochen von Ratten appliziert:

1. **Pyridostigmin:** Es hemmt die Synthese der Acetylcholinesterase und führt somit zur Erhöhung des Acetylcholins insbesondere im synaptischen Spalt. Eine cholinerge Reaktionslage im Organismus liegt meistens positiven emotionalen Zuständen zugrunde. Sie erhöht außerdem die Fähigkeit des Organismus zur Anpassung.
2. **Para-Chlorphenylalanin:** Es hemmt die Synthese des Seretonins und bewirkt deshalb eine Erniedrigung des Serotoninspiegels und der Tryptophan-Hydrolyse-Aktivität im Rattengehirn. Ein niedriger Serotoninspiegel kann bei Menschen mit Depressionen festgestellt werden.
3. **Tween** (Polyoxyäthalensorbitanmonoleat): Es mußte als Lösungsmittel für das Para-chlorphenylalanin benutzt werden. Über die zentralnervale Wirkung dieser Substanz ist wenig bekannt. Offensichtlich hat es toxische Eigenschaften, denn die Mortalität der Tiere, die Tween zu Kontrollzwecken neonatal appliziert bekamen, war relativ hoch.
4. **Physiologische Kochsalzlösung als Kontrollinjektion.**

Dabei fand folgendes Applikationsschema Verwendung:

	1. 4. Tag postnatal	5 –14. Tag postnatal
physiologische Kochsalzlösung	0,1 ml	0,1 ml
Tween	0,1 ml : 20% Tween in	physiologische Kochsalzlg.
Pyridostigmin	2 μg in 0,1 ml NaCl	10 μg in 0,1 ml NaCl
p-Chlorphenylalanin	200 μg in Tween	1 000 μg in Tween

5 Monate nach der Geburt erfolgte die Untersuchung der Rhythmen. Mit dem bedingten lokomotorischen Abwehrreflex können sowohl Lernprozesse als auch rhythmische Phänomene der zentralnervalen Informationsprozesse anhand von Reaktionszeiten studiert werden. Die Minutenrhythmen der Reaktionszeiten (RZ) des bedingten Reflexes sind nicht an exogene Zeitgeber gebunden. Änderungen im rhythmischen Status sind daher auf Zustandsänderungen des Organismus zurückzuführen. Bedingt-reflektorisches Lernen ist sowohl an Gedächtnisprozesse geknüpft als auch von emotionellen Zuständen abhängig.

Da mit dieser Methodik schon eine Vielzahl emotionell belasteter Tiere, deren Belastungsphase im adulten Alter lag, untersucht wurden, bestehen günstige Vergleichsmöglichkeiten zwischen diesen Tieren und neonatal geprägten (*Schlegel*, 1978; *Schlegel* et al., 1976).

Die Ergebnisse mit Werten von Vergleichssituationen sind aus folgender Übersicht zu entnehmen:

	ZRZ	MRZ	V	r	EQ	T_{ZRZ}	T_{MRZ}
Kontrolle	0,670	1,236	1,845	0,800	1,00	5,3	5,3
langjährige Kontrolle	0,663	1,226	1,898	0,819	1,00	5,3	5,3
Kontrolle (Tween)	0,734	1,229	1,674	0,693	1,00	4,2	4,2
Leichte Belastung	0,892	1,372	1,538	0,646	0,98	4,5	4,5
Pyridostigmin	0,561	1,029	1,835	0,867	1,00	7,1	7,1
bedingt-reflektorisches Training	0,564	1,016	1,802	0,854	1,00	6,7	6,7
p-Chlorphenylalanin	0,875	0,991	1,133	0,247	0,99	—	—
emotionale Belastung	0,844	1,162	1,376	0,311	0,82	—	—

ZRZ = Zerebrale Reaktionszeit
MRZ = Motorische Reaktionszeit
V = Verhältnis von ZRZ : MRZ
r = Korrelationskoeffizient von ZRZ/MRZ
EQ = Erfolgsquote
T_{ZRZ}, T_{MRZ} = Biorhythmische Verläufe in Minuten

Ausgehend von diesen Ergebnissen lassen sich folgende Aussagen formulieren:

Erstens: Die untersuchten Kontrollen entsprechen den Kontrollen früherer Untersuchungen.

Zweitens: Tween-Kontrolle: Der Vergleich mit Kontrollen ergibt verkürzte Periodenlängen und teilweise entkoppelte Synchronisation beim Minutenrhythmus sowie verlängerte Reaktionszeiten des bedingten Reflexs. Diese Erscheinungen kommen denen nach chronischer Umweltbelastung geringerer Intensität am nächsten und zwar für die Synchronisation und die Periodenlängen sowie der zentralnervalen Erregungsverteilung (*Schlegel*, 1978).

Drittens: Pyridostigmin: Der Vergleich mit den Kontrollen ergibt vergrößerte Periodenlängen und straffere Synchronisation der biorhythmischen Vorgänge und erhöhte Erregbarkeit als Ausdruck verkürzter Reaktionszeiten.

Diese Tiere zeigen alle Anzeichen einer hohen Adaptationsfähigkeit. Dieser Zustand wurde ansonsten durch längeres Training erreicht.

Viertens: p-Chlorphenylalanin. Der Vergleich mit den Kontrollen erbrachte folgendes Ergebnis: Biorhythmische Prozesse sind nicht nachweisbar, was auf das Vorliegen einer Desynchronose schließen läßt. Vergleichbare Erscheinungen

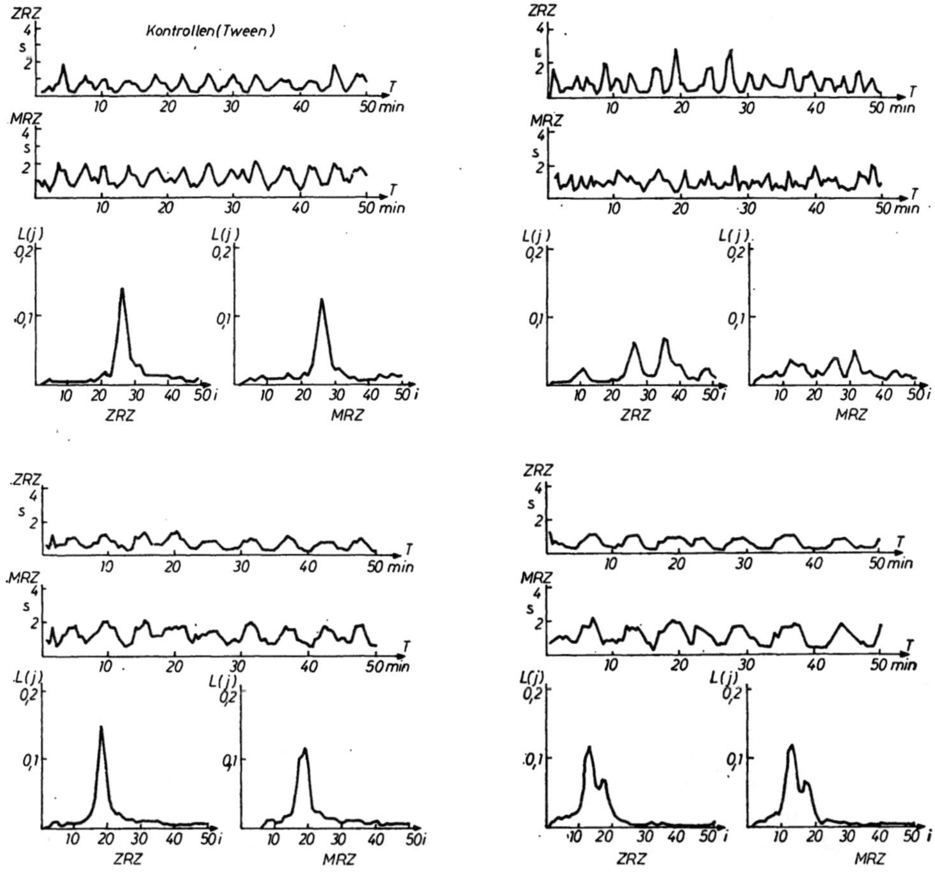

Abb. 17/11. Biorhythmische Verläufe (Minutenrhythmus) verschiedener Tiere im adulten Alter, die neonatal mit verschiedenen psychotropen Pharmaka behandelt wurden

sind bei Tieren mit chronischer Hypokinesebelastung (20 Wochen Dauer) zu beobachten.

Diese Ergebnisse zeigen, daß durch Pyridostigmin eine dauerhafte Verstellung des cholinergen Systems in Richtung einer cholinergen Reaktionslage, die im allgemeinen mit positiven Emotionen verbunden ist, stattgefunden hat. Dafür sprechen das durch die Analyse nachgewiesene ausgeglichenere und angepaßte Verhalten des Organismus ähnlich wie nach bedingt-reflektorischem Training. In diesem Zusammenhang sei noch erwähnt, daß nach Optimierung der Umwelt im Rattengehirn eine Hemmung der Acetylcholinesteraseaktivität gefunden wurde (*Benett* et al., 1974; *Kuenzle* et al., 1974).

Die Wirkung des p-Chlorphenylalanins auf das serotonerge System muß differenziert eingeschätzt werden. Ausgehend von der Erregungsverschiebung im ZNS kann eine neurotische Störung der Tiere angenommen werden. Während die vergleichbaren emotionell belasteten Tiere im Zusammenhang damit eine Desynchronose und eine verminderte Leistungsfähigkeit aufweisen, sind die neonatal geprägten Tiere trotz einer nachweisbaren Desynchronose voll leistungsfähig. Inwieweit es sich hierbei um einen ontogenetisch bedingten Kompensationseffekt oder um eine spezifische Wirkung des p-Chlorphenylalanins handelt, muß in weiteren Untersuchungen noch gelöst werden.

Es kann resümiert werden, daß neonatal kurzzeitig erzwungene Transmitterverschiebungen chronische zentralnervale Erregungsverschiebungen hervorrufen. Gleichzeitig werden minutenrhythmische Phänomene charakteristisch beeinflußt.

17.6.4.4. *Neonatal verabreichter Elektroschock und Streßempfindlichkeit im adulten Alter*

Wie aus der Arbeit von *Malick* et al. (1973) hervorgeht, konnte eine Elektroschockbehandlung (elektrokonvulsiver Schock) das Isolationsinduzierte aggressive Verhalten bei Mäusen hemmen. Durchschnittlich waren ca. 3 Elektroschockbehandlungen erforderlich, um 50% der Mäuse in ihrem aggressiven Verhalten zu hemmen. Dieser Effekt scheint aber selektiv zu sein, da andere Verhaltensparameter, wie zum Beispiel die spontane motorische Aktivität bei isolierten Tieren und Kontrollen nicht verändert werden. Von T. *Hecht* et al. (1977, 1981) wurden Untersuchungen durchgeführt, bei welchen eine Elektroschockbehandlung neonatal durchgeführt und geprüft wurde, wie sich diese Beeinflußung auf die Streß--Sensibilität im adulten Alter auswirkt.

Im Zusammenhang mit Untersuchungen der Ätiologie und Pathogenese der experimentellen Neurose, als deren auslösendes Moment heute exogenen Streßbelastungen fundamentale Bedeutung beigemessen wird, erhob sich für uns die Frage, inwieweit streßenden Faktoren in der frühesten Entwicklungsphase eines Individuums für dessen Streßemfindlichkeit im adulten Alter und damit für pathologische Reaktionen von Regulationssystemen des Organismus bedeutsam sein können (T. *Hecht* et al., 1977). Für diese Untersuchung war zunächst die Säugerperiode vom 1.—15. Lebenstage von Interesse. In dieser Zeit wurden an 43 männlichen und 34 weiblichen Wistarratten einmal täglich für die Dauer von 60 s ein aus Rechteckimpulsen mit 10 Hz, Impulsdauer 0,5 ms und 5 mA Stromstärke bestehenden Elektroschock exponiert. 10 s nach Stromgabe kam es bei den Tieren zu Konvulsionen mit generalisierter Zyanose. Normalverhalten sowie normale Hautdurchblutung waren 10 Minuten nach Reizbeendigung wieder hergestellt. Beginnend mit der 20. Lebenswoche wurde ein Teil der Tiere für die Dauer von ca. 3 Wochen 30 Minuten lang einem Beschleunigungsstreß (2 g) ausgesetzt, in der Folge als exogener Streß 1 bezeichnet. Die übrigen Albinoratten wurden in dieser Zeit nach einem festgelegten Schema dem Streß der Lernbelastung, im folgenden als „exogener Streß 2“ nominiert, unterworfen.

Die Übersicht zeigt die folgenden Versuchsgruppen:

1. Die Kontrollen (ohne Elektroschock und ohne exogenen Streß);
2. Eine Gruppe, welche nur dem Elektroschock in der frühen postnatalen Ontogenese unterlag;
3. Eine Gruppe des exogenen Streß 1;
4. Eine Gruppe des exogenen Streß 2;

5. Eine Gruppe, die neonatal mit Elektroschock behandelt und später dem exogenen Streß ausgesetzt wurde;
6. Eine Gruppe von Tieren, die außer dem neonatalen Elektroschock in späteren Lebensabschnitten die Phase des exogenen Streß 2 durchlief.

Die in der 22. Lebenswoche, bei den Gruppen 3—5 gegen Ende der Belastung mit exogenem Streß vorgenommene Ausarbeitung eines bedingten lokomotorischen Abwehrreflexes ergab für alle Tiere eine erhebliche Einschränkung der Erfolgsquoten bis auf 50% gegenüber ca. 99% positiven Antworten der Kontrollen. Männliche Tiere zeigten sich in den zentral-nervösen Leistungsprozessen stärker gestört als weibliche.

Die Korrelationsbeziehungen zwischen den bei der Ausarbeitung des bedingten Reflexes gemessenen zentral-nervösen und motorischen Reaktionszeiten, dargestellt durch die Regressionsgeraden sowie die Korrelationskoeffizienten, ergab in den mit Imprinting mit exogenen Stressoren oder mit bei den Belastungsfaktoren behandelten Gruppen hochsignifikante Abweichungen von der Norm. Die gegenüber der Kontrollgruppe weit auseinanderliegenden Schenkel der Regressionsgeraden für Männchen (durchgezogene Linien) und Weibchen und die entsprechend verringerten, teilweise bis in negative Bereiche abfallenden Korrelationskoeffizienten lassen auf eine starke Auflockerung der zeitweiligen Verbindung schließen. Dies läßt die Annahme zu, daß unter den gegebenen Streßbedingungen die adäquate Beantwortung von Reizen in hohem Maße einer Zufallswahrscheinlichkeit unterworfen war. Weibliche Albinoratten demonstrierten einen geringeren Kopplungsgrad der an der zeitweiligen Verbindung beteiligten Komponenten.

Die mit Beginn der 18. Lebenswoche bei den Tieren 3 mal wöchentlich zur gleichen Tageszeit vorgenommenen Blutdruckmessungen zeitigten in der Vorkontrollzeit, der Periode der Streßbelastung sowie in der Nachkontrollphase bei den Männchen folgende charakteristische Mittelwertsverläufe

1. Kontrollen:	=	normales Blutdruckniveau mit Schwankungen im Normbereich.
2. Neonatale Schockbehandlung	=	durchschnittlich höheres Blutdruckniveau als die Norm
3. Exogener Stressor 1	=	nach mehrfacher Streßbelastung (etwa ab 11. Versuchstag) Anstieg des Blutdruckes über das normale Niveau. Dieser Anstieg hält auch in der Nachkontrollperiode noch an.
4. Neonataler Elektroschock und exogener Stressor 1	=	durchschnittlich höheres Blutdruckniveau als die Norm bereits vor Belastung mit exogenem Streß 1. Nach wiederholter Streßeinwirkung signifikante hypertone Auslenkung bis in die Nachkontrollzeit hinein.
5. Exogener Stressor 2	=	Geringe Abweichung der Blutdruckmittelwertskurve von der Norm.
6. Neonataler Elektroschock und exogener Streß 2	=	Nach wiederholter Streßbelastung (etwa mit dem 15. Versuchstag) ausgeprägter, signifikanter Anstieg des arteriellen systolischen Druckes bis in die Nachkontrolle hineinreichend.

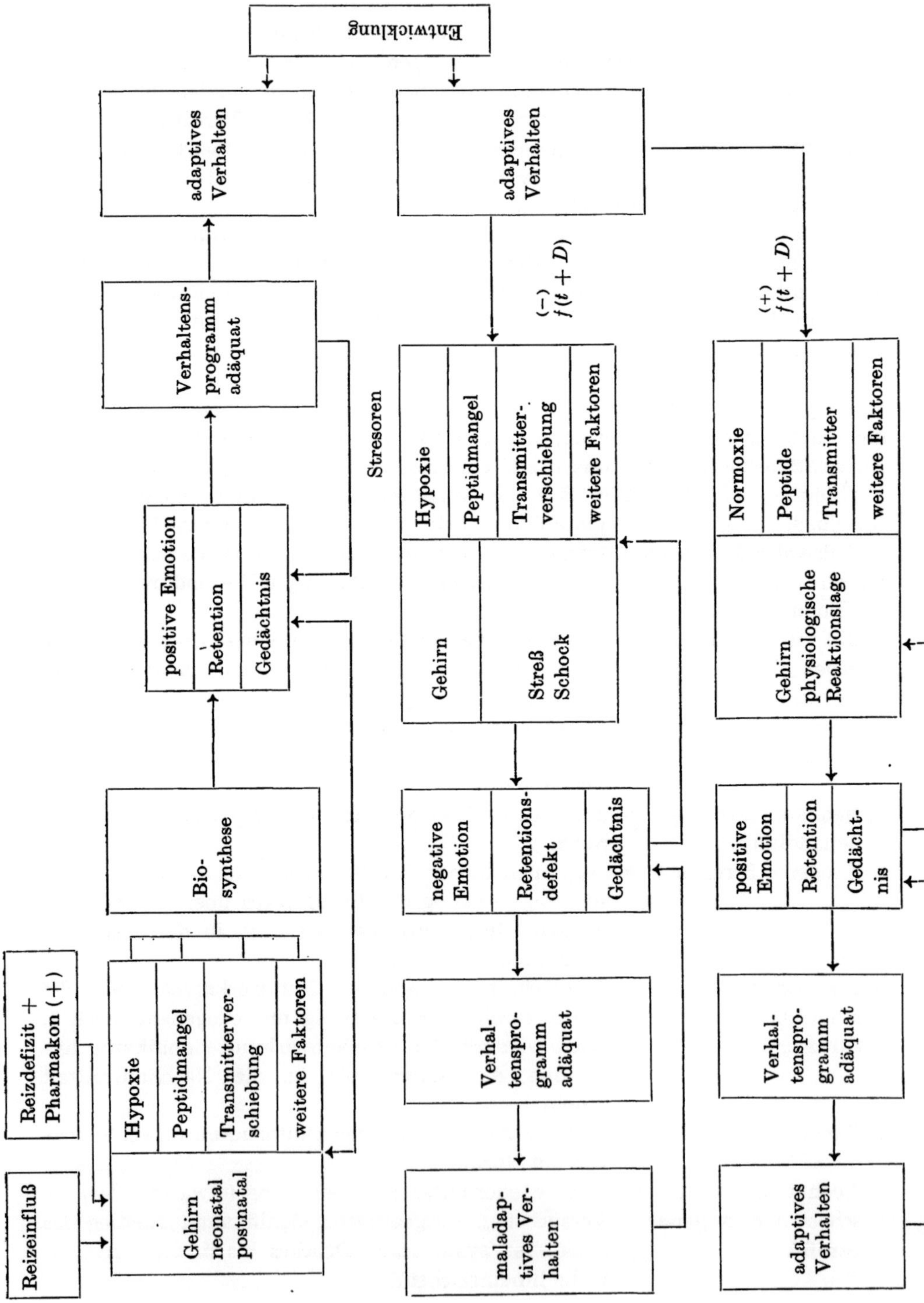
Entwicklung
adaptives Verhalten
adaptives Verhalten
$\overset{(-)}{f}(t + D)$
$\overset{(+)}{f}(t + D)$
Verhaltensprogramm adäquat
positive Emotion
Retention
Gedächtnis
Stresoren
Hypoxie
Peptidmangel
Transmitterverschiebung
weitere Faktoren
Gehirn
Streß
Schock
Normoxie
Peptide
Transmitter
weitere Faktoren
Gehirn
physiologische Reaktionslage
Biosynthese
negative Emotion
Retentionsdefekt
Gedächtnis
positive Emotion
Retention
Gedächtnis
Reizdefizit + Pharmakon (+)
Reizeinfluß
Hypoxie
Peptidmangel
Transmitterverschiebung
weitere Faktoren
Gehirn
neonatal
postnatal
Verhaltensprogramm adäquat
Verhaltensprogramm adäquat
maladaptives Verhalten
adaptives Verhalten

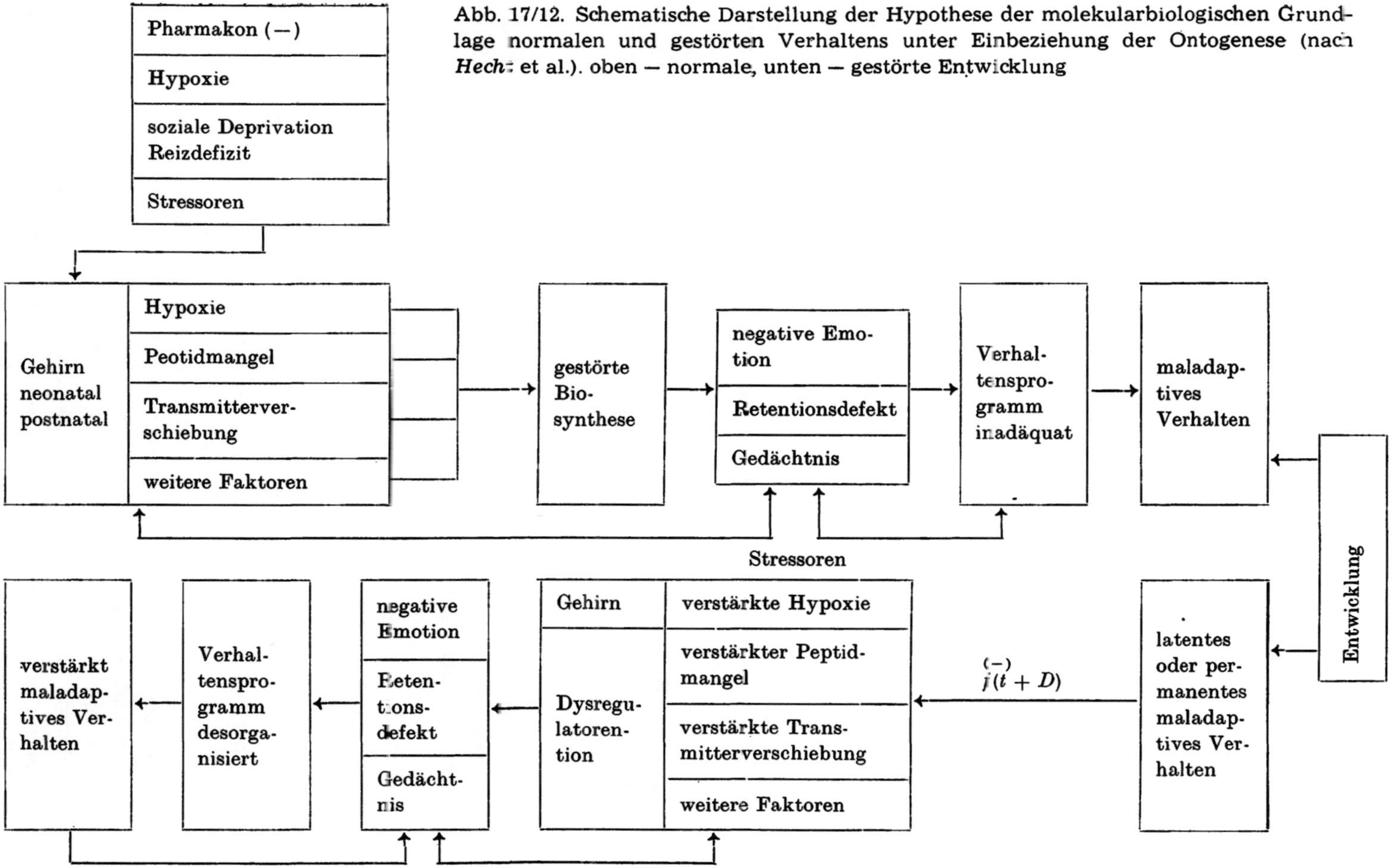

Abb. 17/12. Schematische Darstellung der Hypothese der molekularbiologischen Grundlage normalen und gestörten Verhaltens unter Einbeziehung der Ontogenese (nach *Hecht* et al.). oben – normale, unten – gestörte Entwicklung

Bei weiblichen Tieren konnten insgesamt geringere Blutdruckerhöhungen gemessen werden als bei männlichen.

Untersuchungen des Plasmakortisolspiegels sowie mit einer Glukosebelastung (nach dem Prinzip *Staub-Traugott*) ergaben in den Fällen, die neonatal mit Elektroschock behandelt werden und im adulten Alter den Stressoren ausgesetzt waren, beträchtliche Veränderungen gegenüber den anderen Gruppen.

Morphologische Stichprobenuntersuchungen an Hirnschnitten bei Tieren mit neonataler Elektroschockbehandlung, bei Tieren mit Stressoreneinfluß im adulten Alter sowie bei der Kombination beider, ergaben vereinzelt degenerative Schäden an den Hippokampuszellen. Tiere mit neonataler Elektroschockbehandlung ließen zudem vereinzelt Mikroinfarkte erkennen, welche 3–5 Neuronen erfaßten. Es kann auf Grund dieser Ergebnisse festgestellt werden, daß eine direkte Einwirkung auf das in der kritischen Differenzierungsphase befindliche Gehirn für die Entwicklung pathologischer Prozesse im adulten Alter Bedeutung besitzt und einen schädigenden Langzeiteffekt verursacht. Dieses Ergebnis korreliert mit Feststellungen von *Dobbing* (1973), *Dörner* (1975) und *Biesold* (1979) über eine gesteigerte Vulnerabilität von Hirnstrukturen in den Etappen ihrer kritischen Differenzierung gegenüber den verschiedenen endogenen und exogenen Noxen, durch die im späteren Leben bleibende Funktionsstörungen verursacht werden können.

Es ist daher anzunehmen, daß frühpostnatale Elektroschockeinwirkung auf dem Wege einer Hypoxie im ZNS (*Solms*, 1963; *Hehse* et al., 1978), eines Ansteigens des zerebralen Katecholaminspiegels (*Kety*, 1974), zeitweiliger vasomotorischer und Permeabilitätsstörungen in zentralnervalen Strukturen (*Kety*, 1974), sowie über die Reduzierung der Proteinsynthese im Gehirn (*Hehse* et al., 1978), cortikale und subcortikale Strukturen veränderten, die zu Fehlverhalten infolge gestörter Reifungs- und Entwicklungsprozesse führte.

Von *Biesold* (1977) wird in einem anderen Zusammenhang beschrieben, daß der Cortex der Ratte gegenüber hypoxischen Schädigungen in der Zeit vom 11.–17. postnatalen Tage besonders empfindlich ist. Auch aus dem Bereich der Neonatologie wird auf die besondere Empfindlichkeit der Hirnrinde des Kindes gegenüber den verschiedensten prä- und postnatal auftretenden, vor allem hypoxischen Schädigungen verwiesen (*Göllnitz*, 1979; I. *Rapoport*, 1979; *Gross* et al., 1979; *Ihle* et al., 1979). Störungen der Reifung dieses für die gesamte integrative Tätigkeit des ZNS und damit für die Formierung von Anpassungsreaktionen des Organismus verantwortlichen Hirnteils müssen zwangsläufig eine Reihe bleibender Funktionsstörungen in späteren Lebensabschnitten nach sich ziehen, unter welchen vor allem die Störung von Lern- und Gedächtnisprozessen der neurotischen Entwicklung eine Basis geben.

T. *Hecht* (1981), die in umfangreichen Arbeiten die Rolle des Einflusses von Umweltfaktoren und Pharmaka in der frühen postnatalen Ontogenese von Ratten untersuchte, kam zu einer Hypothese, die besagt, „daß Voraussetzungen für die Entstehung von Krankheiten im Allgemeinen ... im Kinderalter und in jeder weiteren Lebensetappe expliziert praenatal, frühpostnatal und darüber hinaus während der gesamten postnatalen Ontogenese geschaffen werden können". Gleiches ist aber auch für die Resistenz des Organismus gegenüber noxischen Einflüssen in Anspruch zu nehmen. Bei gebotener Zurückhaltung der

Übertragung tierexperimenteller Ergebnisse in die Praxis läßt sich aus dem Dargelegten im engen Zusammenhang mit den Erkenntnissen über die Rolle der sozialen Deprivation im Kindesalter, schlußfolgern, daß zur Gewinnung weiterer wissenschaftlicher Erkenntnisse über die Ätiopathogenese und Prävention der Neurosen, den postnatalen Entwicklungsperioden größte Aufmerksamkeit zu schenken ist. Eine Forschungsstrategie, die ontogenetische Aspekte einschließt, ergibt die Möglichkeit, bisher vorhandene Wissenslücken zu schließen und die prä- bzw. frühpostnatalen Einwirkungen auch hinsichtlich ihrer unmittelbaren Langzeitbedeutung für die Entwicklung von Neurosen zu erkennen.

Diese als Beispiele zu betrachtenden Ergebnisse zur Rolle des neonatalen Einflusses von sozialer Umwelt und Transmitterschiebung für die Entwicklung von adaptiven bzw. maladaptiven Verhaltensweisen entstammen zwar Modellexperimenten und wir möchten sie auch als solche betrachten. Sie bieten uns aber einen weiteren Faktor dafür, die im Kapitel 8 erwähnte Arbeitshypothese der molekularbiologischen Grundlage normalen und gestörten Verhaltens zu erweitern, indem in entsprechender Weise Aspekte der postnatalen Ontogenese mit einbezogen werden. Die dargelegten Ergebnisse sprechen dafür, daß sich in der postnatalen Ontogenese (Abb. 17/12) im Gedächtnis die gleichen Prozesse abspielen wie im adulten Alter (Abb. 8/19), wobei physiologische Prägungsphasen im kindlichen und juvenilen Alter, Transmitter- und Peptidfunktion, die stärkere Emotionalität im Kindesalter und der zeitliche Faktor unbedingt mit zu berücksichtigen sind.

Weitere Grundlagenexperimente in engem Zusammenhang mit klinisch-experimentellen Untersuchungen sind zur Beweisführung der Richtigkeit unserer Hypothese erforderlich.

17.7. *Literatur*

Anochin, P. K.: Systemogenese als allgemeines Entwicklungsgesetz der Entwicklung des Gehirns. In: Abriß des physiologischen funktionellen Systems. Moskau 1975, 273 bis 306

Arschawski, I. A.: Biologische und medizinische Probleme der Adaptation und des Stresses in der Entwicklungsperiode (russ.) In: Aktualyje Problema Stressa Kischingow (1976) 5–21

Arschawski, I. A.: Mechanismen und Besonderheiten von physiologischem und pathologischem Streß im Zusammenhang mit dem Adaptationsproblemen verschiedener Altersgruppen. In: *Hecht,* K., M. *Poppei,* W. *Rüdiger,* K. *Seidel* (Hrsg.): ZNS, Entwicklung, Störung, Lernen. Berlin 1981

Balls, J.: Where love is. The fostering of young children, London 1958

Benett, E. L., R. *Rosenzweig,* M. C. *Diamon,* H. *Marimoto,* M. *Herberg*: Psychol. Behav. 21 (1974) 621

Biesold, D., H. *Mathies*: Neurobiologie, Jena 1977, 307–424

Biesold, D.: Biochemische Aspekte der Ontogenese. In: *Biesold,* D., H. *Mathies* (Hrsg.) Neurobiologie Jena 1977, 335–369

Biesold, D.: Hypoxie und Anoxie. In: *Biesold,* D., H. *Mathies* (Hrsg.) Neurobiologie Jena 1977, 84–85

Biesold, D., G. *Brückner,* V. *Mares,* L. *Müller,* T. *Braulke*: Glykoproteinstoffwechsel und zelluläre Differenzierung im ZNS. In: *Hecht*, K., M. *Poppei*, W. *Rüdiger*, K. *Seidel* (Hrsg.): ZNS, Entwicklung, Störung, Lernen. Berlin 1981

Biesold, D.: Kritische Phasen der Entwicklung des Nervensystems. Wiss. Ztschr. d. HUB. Math.-Naturwiss. Reihe 3 (1979) 347—350

Boskowitsch, L. L.: Die Persönlichkeit und ihre Entwicklung im Schulalter. Berlin 1970

Bowlby, J.: Maternal care and mental health. WHO-Materialien, Genf 1951

Caemmerer, L.: Zur Bedeutung kritischer Entwicklungsphasen in der postnatalen Ontogenese. Diplomarbeit HUB Berlin 1979

Chananaschwili, M. M.: Experimentelle Informationsneurosen (russ.) Jour. wyssch. nerv. dejat. **24** (1974) 675—682

Chananaschwili, M. M.: Experimentelle Pathologie der höheren Nerventätigkeit. Moskau 1978, 149—185

Coghill, G. E.: Anatomy and the problem of Behaviour. New York—Cambridge 1929

Damborská, M.: Über die sogenannten kritischen Perioden im Kindesalter (tschechisch) C. S. pediatr. **25** (1970) 288

David, L., L. *Richard*: Aggression and social experience in domesticated rats. J. Comp. Physiol. Psychol. **88** (1975) 2

Diemer, K.: Grundzüge der postnatalen Gehirnentwicklung. In: Fortschritte der Pädologie Bd. II. Hrsg.: F. *Linnewetz*. Berlin 1968

Dobbing, J.: Vulnerable periods in developing brain. In: *Davinson*, A.-N. J. *Dobbing* (Eds.): Applied Neurochemistry. Blackwell/Oxford 1968

Dobbing, J.: The later development of the central nervous system and its vulnerability. In: *Davis*, J. A., J. *Dobbing* (Eds.): Scientific Foundation of Pediatrics. London 1973

Dolmerski, P. P.: Bull. Inst. Marin and Tropical Medicin **28** (1977) 99 zitiert bei: *Kotschubej* (1979)

Dörner, G.: Sexualhormonabhängige Gehirndifferenzierung und Sexualität. Springer Verlag Wien/New York 1972

Dörner, G.: Zur Bedeutung prä- und perinataler Umweltbedingungen für die postnatale Regelung neuroendokriner Systeme. Endokrinologie **61** (1973) 107—123

Dörner, G.: Umgebungsabhängige Gehirndifferenzierung und fundamentale Lebensprozesse. Acta biol. med. germ. **33** (1974) 129—148

Dörner, G., K. *Hecht*, G. *Hinz*: Tetrapsychogenetic Effects Apparently Produced by Nonphysiological Neurotransmitter Concentrations during Brain Differentiation. Endokrinologie **68** (1976) 1—5

Dörner, G.: Hormonabhängige Gehirndifferenzierung und ihre mögliche Bedeutung für die Teratopsychogenese. In: *Baumann*, R., K. *Hecht* (Hrsg.): Streß, Neurosen, Herz-Kreislauf, Berlin 1977, 233—237

Dörner, G., R. *Tönjes*, K. *Hecht*, G. *Hinz*, I. *Poppe*, A. *Tsamalonkas*: Pyrostigmine administration in newborn Rats prevent permanent mentel Ill-Effects, produced by Maternal Deprivation. Endokrinologie, **77** (1981) 101—104

Dührssen, A.: Heimkinder und Pflegekinder in ihrer Entwicklung. Göttingen 1958

Flexner, L. B.: Encymatic and functional patterns of the developing mammalian brain. In: *Waelsch*, H., (Ed.): Biochemistry of the developint nervous system. New York 1955, 281

Geber, M.: zitiert bei Sinz (1973)

Gewirtz, J. L.: On designing the functional environment of the Child to facilitate behavioral development. In: Eaerly Child Care: The New Perspektives. New York 1968

Göden-Wippermann, A.-M.: Vergleichende Untersuchungen zur Sozialentwicklung von Heim- und Krippenkindern in den ersten beiden Lebensjahren. Med. Diss. München 1970

Göllnitz, G.: Neuropsychiatrie des Kindes- und Jugendalters. Jena 1975

Göllnitz, G., H. *Teichmann*, B. *Meyer-Probst*: Neurobiologische und psychosoziale Relationen bei der Entwicklung von Risikofaktoren. In: *Hecht*, K., M. *Poppei*, W. *Rüdiger*, K. *Seidel* (Hrsg.): ZNS: Entwicklung, Störung, Lernen, Berlin 1981

Harlow, M. F., R. R. *Zimmermann*: Affectional responses in the infant monkeys. Science **130** (1959) 421 ff.

Harlow, H. F.: The heterosexual affectional system in monkeys. Amer. Psychol **17** (1962) 1—9

Harlow, H. F.: Mothering in motherless mother monkeys. The Brit. J. of social. Psychiatr. **1** (1966) 63, zitiert bei *Schmalohr*, 1966

Harlow, H. F., M. K. *Harlow*: Development aspects of emotional behav. In: P. *Black* (Ed.): Physiologische Correlates of Emotion.. New York 1970, pp 37—58

Hecht, K., K. *Treptow*, S. *Choinowski*, M. *Peschel*: Die raum-zeitliche Organisation der Reiz-Reaktionsbeziehungen bedingt-reflektorischer Prozesse. Jena 1972

Hecht, K., M. *Poppei*: Zur Rolle des Umweltfaktors in die dialektischen Gesundheits-Krankheitsbeziehungen eines Organismus. Arbeitsmaterial des V. V. HKO Berlin 1977

Hecht, K., M. *Poppei*, Th. *Schlegel*, G. *Hinz*, R. *Tönjes*, F. *Götz*, G. *Dörner*: Long term Behavioural Effects of psychotropic drugs administered during brain development in rats. In: *Dörner*, G., M. *Kavaikami*: Hormons and Brain Development. Amsterdam, New York, Oxford 1978, 277—283

Hecht, K., G. *Dörner*: Zur Möglichkeit einer Vorprogrammierung von Verhaltensweisen durch Veränderungen des Neurotransmitter-Stoffwechsels in der frühen postnatalen Ontogenese von Albinoratten. Psychiatr. Neurol. Med. Psychol. **30** (1978) 385—396

Hecht, K., M. *Airapetjanz*, M. *Chananaschwili*, P. *Oehme*, M. *Poppei*: Hypoxiegestörte Proteinsynthese im Gedächtnis des Gehirns. Ursache der Neurosen? Beiträge zur biologischen Psychiatrie. Leipzig 1982

Hecht, T., K. *Hecht*, V. *Moritz*, F. *Stahl*, H. *Woosmann*, W. *Dräger*, R. *Geppert*: Zur Bedeutung einer postnatalen Stressung für die emotionelle Reaktivität und Pathogenese neurotischer Erscheinungen im adulten Alter. In: *Baumann*, R., K. *Hecht*: Streß, Neurosen, Herz-Kreislauf. Berlin 1977, 237—294

Hecht, T.: Ontogenetische Aspekte der Hypertoniepathogenese im Modellexperiment. Dissertation B. Berlin 1981

Hecht, T.: Ontogenetische Aspekte der Hypertoniepathogenese im Modellexperiment. Vortrag zur Verteidigung der Promotion B. Berlin 1981

Hellbrügge, Th. F.: Physiologische Zeitgestalten in der kindlichen Entwicklung. In: *Scharf*, J. H., H. *von Mayersbach* (Hrsg.): Die Zeit und das Leben (Chronobiologie) Halle 1977, 365—388

Höck, K., H. *Szewsczyk*, H. *Wendt*: Neurosen. Berlin 1972

Höck, K.: Zur Definition und Klassifikation der Neurosen unter vorwiegend diagnostisch-therapeutischem Aspekt. In: *Baumann*, R., K. *Hecht* (Hrsg.): Streß, Neurosen, Herz-Kreislauf, Berlin 1977, 39—42

Höck, K., W. *König*: Neurosenlehre und Psychotherapie, Jena 1979

Ihle, W., M. L. *König*, C. *Wagenknecht*, A. *Daniel*, I. *Rapoport*, K. *Menzel*, J. *Gross*: Neonatale Hypoxieparameter und Entwicklungsprognose. Wiss. Ztschr. HUB. Mat. Nat. Reihe 3 (1979) 360—361

Mc Illwain, L.: Biochemistry and central neuron system. In: H. S. *Bachelart* (Ed.) Edinburgh 1971

Koch, J.: Die Veränderung des Excitationsprozesses nach der Nahrungseinnahme und nach dem Schlafe bei Säuglingen im Alter von 5 Monaten. Z. ärztl. Fortb. **55** (1962) 219

Kotschubej, B. I.: Genetische Anlagen für Neurosen (russ.) Priroda **11** (1979) 108–109
Kratochil, St.: in M. *Hausner*, St. *Kratochil*, K. *Höck* (Hrsg.): Psychotherapie in sozialistischen Ländern. Leipzig 1975
Kuenzel, C. C., A. *Knüsel*: Physiol. Behav. **13** (1974) 205
Langmeier, J., Z. *Matijcek*: Psychische Deprivation im Kindesalter. (tschechisch) Prag 1968
Lorenz, K.: Der Kumpan in der Umwelt des Vogels. J. of Ornithol. **83** (1935) 137–213
Maierhofer, M., W. *Keller*: Frustration im frühen Kindesalter. Bern/Stuttgart 1966
Pechstein, J.: Umweltabhängigkeit der frühkindlichen zentralnervalen Entwicklung. Stuttgart 1974
Peiper, A.: Das Nervensystem. In: Biologische Daten für den Kinderarzt. Bd. II. J. *Brock* (Hrsg.) Berlin 1954
Piaget, J.: Theorien und Methoden der modernen Erziehung. Stuttgart 1977
Ploog, D.: Prägung. In: Psychiatrie der Gegenwart. Berlin, Göttingen, Heidelberg 1964
Poppei, M., K. *Hecht*: Stressorenwirkung und chronischer Streß in Abhängigkeit von Zuständen des Organismus und der Umweltkonstellation. Wiss. Zeitschr. HUB. Math.-Nat. Reihe 5/6 (1981)
Rabin, A. I.: Growing up in Kibbutz. New York 1965
Rinierisch, P., A. *Rabowilasch*, K. *Stefanisch*, H. *Weidakisch*: Acta Psychiatrica Scand. **57** (1978) 377 zitiert bei *Kotschubej* (1979)
Sälzler, A.: Der Einfluß sozialer Faktoren auf das Wachstum und die Akzeleration (dargestellt an Längen- und Gewichtswerten). In: E. *Schmidt-Kollmer* (Hrsg.) Der Einfluß der Lebensbedingungen auf die Entwicklung des Kindes- und Vorschulalters. Berlin 1963
Schlegel, Th., K. *Hecht*: Über die Anwendung verschiedener statistischer Verfahren zur Analyse von Biorhythmen (Periodizitäten bedingt-reflektorischer Prozesse im Minutenbereich) unter emotionellem Streß und Trainingsbedingungen. Acta biol. med. germ. **35** (1976) 963–971
Schlegel, Th.: Die mathematische Analyse von Minutenrhythmen zentraler informationsverarbeitender Prozesse als Methode zur Beurteilung der Wirkung exogener und endogener Faktoren an der Ratte. Dissertation AdW Berlin 1978
Schlegel, Th., K. *Hecht*, G. *Dörner*, M. *Poppei*, G. *Hinz*: Zum Einfluß von neonatal verabreichter neurotroper Pharmaka auf den Minutenrhythmus bedingt-reflektorischer Prozesse im adulten Alter. In: *Schuh*, J., K. *Hecht*, J. A. *Romanow* (Hrsg.) Chronobiologie und Chronomedizin. Berlin 1981
Seidel, K., H. *Kulawik*: Ontogenetische Aspekte in der Neurosenpathogenese. In: *Baumann*, R., K. *Hecht*: Streß, Neurosen, Herz-Kreislauf Berlin 1977, 217–221
Sinz, R.: Lernen und Gedächtnis, Berlin 1973
Spitz, R. A.: Vom Säugling zum Kleinkind. Stuttgart 1967
Stephan, H.: Zur Entwicklungshöhe der Primaten nach Merkmalen des Gehirns. In: Neue Ergebnisse der Primatologie. Stuttgart 1967
Schmalohr, E.: Frühe Mutterentbehrung bei Mensch und Tier. Basel 1968
Schmidt-Kollmer, E.: Zur Problematik der Wechselbeziehungen zwischen Lebens- und Erziehungsbedingungen und der kindlichen Entwicklung. Ärztl. Jgd. kinde **59** (1969) 252
Schmidt-Kollmer, E.: Pädagogische Aufgaben und Arbeitsweise der Krippen. Berlin 1972
Schmidt-Kollmer, E., R. *Neubert*: Kinder- und Jugendgesundheitsschutz. Berlin 1972
Schmidt-Kollmer, E.: Zur Entwicklung der physiologischen Trägerprozesse der Informationsverarbeitung des ZNS in den Stadien der psychischen Repräsentation der

Wirklichkeit in der frühen Kindheit. In: *Hecht,* K., M. *Poppei,* W. *Rüdiger,* K. *Seidel* (Hrsg.): ZNS. Entwicklung, Störung, Lernen. Berlin 1981
Scott, P. J.: Critical periods. In: behavioural development. Science **138** (1962) 449
Tönjes, R., G. *Hinz,* K. *Hecht,* F. *Döcke,* G. *Dörner*: The influence of psychotropic drugs on brain differentation in femal rats. Proceeding of 28. I.U.P.S.-Congress. Vol. XIV. Budapest 1980, 750
Tönjes, R., K. *Hecht,* G. *Hinz,* F. *Döcke,* G. *Dörner*: Effects of Neonatal Pyrostigmin Treatment on sexual Maturation and adult Behaviour in Femal Rats subjected to maternal Deprivation. Endokrinologie 1981
Unadse, D. N.: Hauptthesen einer Theorie der Einstellung (russ.). Tbilissi 1961, 170
Unadse, D. N.: Psychologische Forschungen. Moskau 1966 (russ.)
Verschuer, O. V.: Wirksame Faktoren im Leben des Menschen, Wiesbaden 1954
Wenzel, J.: Die zeitabhängige Differenzierung des Gehirns. Vortrag auf der Problemberatung des Forschungsverbandes Herzkreislauferkrankungen zum Thema: Perinatale und frühkindliche Genexpression und ihre Bedeutung für die Prävention der ischämischen Herzerkrankungen und der Hypertonie. Berlin 1975
Windle, W. F.: Correlation between the development of lokal reflexes a reflex area in the spinal cord of cat embryos. J. comp. Neurol. **59** (1934) 481
Wolochow, A. A., I. A. *Simko*: Journ. wyssch. nerv. dejatln. **28** (1978) 1288–1295
Yarrow, L. J.: Maternal deprivation. Psych. Bull. **53** (1961) 459

18. Sekundäre Neurosen. Die Asthenisierung des Nervensystems als Neuroseursache

(M. M. *Chananaschwili*)

Unter der sekundären Neurose verstehen wir die Pathologie der höheren Nerventätigkeit, die in Folge einer vorausgegangenen Asthenisierung (Schwächung) des Nervensystems durch frühere pathologische Einwirkungen ausgelöst wird. Für diese Art der Neuroseentstehung ist der Zustand des Nervensystems hauptbestimmend, den wir mit dem allgemeinen Begriff „Asthenisierung" bezeichnen. Der auslösende Stimulus fungiert in diesem Fall lediglich als veranlassender Faktor, der für die Spezifik der Neuroseentwicklung keine wesentliche Bedeutung besitzt. Die Feststellung der Ursachen für die Asthenisierung des Nervensystems ist deshalb so wichtig, weil sie in vieler Hinsicht den Verlauf der Erkrankung determinieren. Zweifellos haben wir es hier mit einer Erscheinungsform des von *Speranskij* (1935) ausführlich untersuchten Prinzips zu tun, das er als „sekundären Schlag" bezeichnete. Er verstand darunter eine sekundäre Einwirkung auf das ZNS, welche das Bild einer Primärerkrankung zu provozieren vermag.

Jedoch kann auch der umgekehrte Fall eintreten, in welchem die Asthenisierung des ZNS, auch wenn sie zur Hauptursache für die sekundäre Neurose wird, nicht die Spezifik des Neuroseverlaufs bestimmt. Der neurotisierende Anlasser (Stimulus) ist es dann, der in der Lage ist die Widerstandskraft des ZNS gegenüber pathogenen Einflüssen so wesentlich herabzusetzen, daß gerade er die Spezifik des Erkrankungsverlaufes festigt. Dieser Prozeß wird zusätzlich durch die sich unter diesen Bedingungen leicht herausbildenden pathologischen zeitweiligen Verbindungen, die dem veranlassenden Stimulus häufig zugeordnet sind, unterstützt.

Im ersteren Falle wird für die Erscheinungsform der Neurose der „Bestimmungsort" die dominierende Bedeutung besitzen (*Uchtomskij*, 1950) und im zweiten wird das Bild der Neurose von „Entsendungsort" (*Kryzanowskij*, 1975) bestimmt. Schon seit langem wurde die Aufmerksamkeit darauf gelenkt, daß die Störung neuronaler Mechanismen der Regulierungsprozesse im Organismus die Rolle eines asthenisierenden Faktors spielen und die Neurose hervorrufen kann. Systematische Untersuchungen in dieser Richtung führte die langjährige Mitarbeiterin *Pawlows*, M. K. *Petrowa* (1937, 1946), durch. Sie erforschte die höhere Nerventätigkeit bei kastrierten Tieren. Die Resultate ihrer Untersuchungen sind bekannt und so werden wir sie hier nicht im Detail besprechen. Wir möchten lediglich bemerken, daß sie für die Erkenntnis der Mechanismen, die der höheren Nerventätigkeit zugrundeliegen, für die Bestimmung der Typen der höheren Nerventätigkeit und für die Determinierung der Rolle, die die Typen des ZNS in der Neuroseentwicklung spielen, von großer Bedeutung waren. Im Verlaufe dieser Untersuchungen konnte auch dargestellt werden, daß eine Schwächung des Nervensystems unter dem Einfluß bestimmter Einwirkungen und physikalischer Faktoren der Umwelt, durch Veränderungen oder Störungen der Hirndurchblutung und durch eine Reihe anderer Faktoren, mit denen der Organismus sich im Leben häufig auseinandersetzen muß, eintreten kann. Im weiteren werden wir einige das Nervensystem beeinträchtigende Faktoren, die eine Neuroseentstehung begünstigen können und die infolge ihres häufigen Auftretens und ihrer außerordentlichen Pathogenität von großem Interesse sind, behandeln.

18.1. Der Einfluß der ionisierenden Strahlung

In den vergangenen 10 Jahren war eine große Anzahl an Untersuchungen dem Einfluß der Röntgenstrahlen auf die höhere Nerventätigkeit der Tiere gewidmet. Die allgemeine Schlußfolgerung dieser Experimente läuft auf die Feststellung hinaus, daß diese in unterschiedlicher Dosis zur Anwendung kommenden Strahlen einen asthenisierenden Einfluß auf das ZNS ausüben und daß die Tiere, sogar noch viele Monate oder Jahre nach der Strahlenexposition, leicht neurotisierenden Einflüssen unter solchen Bedingungen unterliegen, die für unbehandelte Tiere nicht pathogen sind.

Eine der wichtigsten Schlußfolgerungen aus diesen Untersuchungen besteht darin, daß die höheren Anteile des Gehirns gegenüber ionisierenden Strahlungen außerordentlich empfindlich sind. Dabei wurde beobachtet, daß Störungen der bedingt-reflektorischen Tätigkeit früher auftreten als die klinischen Symptome der Strahlenkrankheit. Eine andere Schlußfolgerung von großem Interesse besteht in der Feststellung einer Abhängigkeit des klinischen Bildes der Strahlenkrankheit vom Ausprägungsgrad der Störungen der höheren Nerventätigkeit. Nicht weniger wesentlich sind Beobachtungen, die auf die Abhängigkeit der Krankheitsentwicklung und ihres Ausganges von typologischen Besonderheiten der höheren Nerventätigkeit der Tiere hinweisen. So konnte beispielsweise die höchste Mortalitätsquote bei Ratten mit unausgeglichenen Nervengrundprozessen beobachtet werden, während der gehemmte und der starke Typ die höchste Überlebensquote zeigten. Eine andere wichtige Schlußfolgerung betrifft die Differenzierungssensibilität des Nervensystems gegenüber ionisierender Strahlung in unterschiedlichen Etappen der postnatalen Ontogenese des Organismus.

In den Untersuchungen *Nareidaschwilis* und Mitarbeiter (1976) wurde der Einfluß einer Totalbestrahlung von Katzen auf ihre emotionelle Reaktivität untersucht, die durch Elektrostimulation limbischer Hirnstrukturen angeregt wurde. Dabei konnte eine hohe Widerstandskraft dieses Parameters gegenüber Bestrahlungen sogar mit hohen Dosen festgestellt werden, was auf die unterschiedliche Sensibilität einzelner Mechanismen, die an der Formierung der höheren Nerventätigkeit beteiligt sind, gegenüber ionisierender Strahlung schließen läßt. Die Arbeiten von *Wojewodina* (1967), die in der physiologischen Abteilung des Pawlow-Institutes für experimentelle Medizin ausgeführt wurden, möchten wir ausführlicher behandeln, weil in ihnen den Merkmalen der höheren Nerventätigkeit besondere Aufmerksamkeit gewidmet wurde, die eine tiefgreifende Beurteilung der Abhängigkeit der Entstehung und Entwicklung der Neurosen von der ionisierenden Strahlung zulassen, welcher der Organismus ausgesetzt war. Außerdem wurde in den Untersuchungen der Autorin besonderer Wert auf einzelne Ergebnisse der Einwirkung von Röntgenstrahlen auf die höhere Nerventätigkeit gelegt, was eine wertvolle Bereicherung der praktischen Rückschlüsse über die Widerstandsfähigkeit bzw. die langzeitige Disposition des Organismus gegenüber neurotisierenden Faktoren darstellt. Die wesentlichsten Resultate dieser Untersuchungen sagen aus, daß die Behandlung von Hunden mit Röntgenstrahlen bereits in sehr niedriger Dosierung zu Verhaltensänderungen führt. Es handelte sich um erwachsene Tiere, bei denen vor der Strahlenexposition die höhere Nerventätigkeit nach der von *Kupalow* (1946) erarbeiteten Methode der situativen bedingten Reflexe untersucht wurde. Diese Ergebnisse wurden mit denen nach der Behandlung verglichen. Es konnte festgestellt werden, daß bei einmaliger Vollbestrahlung mit 5—7 r die cortikale Erregbarkeit der Tiere gesteigert wurde und bei einer Dosis von 8—10 r Symptome auftreten, die für eine Störung der analytisch-synthetischen Tätigkeit des Gehirns und der individuell formierten Spurenprozesse im ZNS charakteristisch waren. Die Differenzierung war hierbei enthemmt und die Verspätungsreaktionen waren ebenfalls gestört. Bei einer Dosis von 100—300 r traten die beschriebenen pathologischen Veränderungen ausgeprägter hervor und waren von Anzeichen der Verringerung der zentral-nervösen Erregbarkeit sowie durch einen Abfall der Arbeitsfähigkeit gekennzeichnet. Wenn nach der Bestrahlung mit kleinen Dosen die bedingt-reflektorische Tätigkeit bald (innerhalb einiger Tage) wieder die Ausgangswerte erreichte, so hielten die durch Belastung mit hohen Strahlendosen provozierten Störungen der höheren Nervenprozesse bis zu 12 Monaten nach der Exposition an, wonach es zu einer vollkommenen Wiederherstellung der Ausgangsgrößen der untersuchten Parameter gekommen sein soll. Es wurde in diesen Untersuchungen weiterhin nachgewiesen, daß nach einer Strahlenbelastung durch die geringfügigsten Veränderungen der äußeren Bedingungen, unter welchen die Versuche durchgeführt wurden, bzw. durch eine Herabsetzung des funktionellen Tonus der Hirnrinde, durch Steigerung des Schwierigkeitsgrades für die analytisch-synthetische Tätigkeit des Gehirns, durch Applikation geringer Dosen von Amisyl oder Aminasin, die bereits normalisierte höhere Nerventätigkeit wieder entgleiste, ja sogar eine Neurose hervorgerufen werden konnte. So wurden Neurosen beispielsweise infolge Überbelastung des Hemmungsprozesses nach Herabsetzung der Beleuchtungsstärke im Labor um das 23fache provoziert. Vor der Strahlenbelastung blieb eine solche Manipulation ohne jede Wirkung auf die bedingten Reflexe. Es kann also schlußfolgernd gesagt werden, daß die Wiederherstellung der höheren Nerventätigkeit nach einer Strahlenbelastung nur als relativ anzusehen ist, was auch durch andere Untersucher bestätig wird, welche die Wiederherstellung der Funktionen nach Bestrahlung als „Scheineffekt" bezeichnen. Sie sahen gerade diesen als eine charakteristische Besonderheit der Strahlenkrankheit bei Menschen und Tieren an.

Wiederholte Störungen der höheren Nerventätigkeit unter dem Einfluß von für bestrahlte Tiere extremen Faktoren interpretierte *Vojevodina* als Dekompensationserscheinung. Sie erklärte deshalb die Wiederherstellung von Funktionen nach Bestrahlung als eine Kompensationsreaktion durch eine Steigerung des Prozesses der Schutzhemmung, die die Nervenzellen vor dem Untergang durch Erschöpfung bewahren kann.

Die gleiche Autorin untersuchte auch die höhere Nerventätigkeit von Welpen einer früher mit 300 r strahlenbelasteten Hündin. Solche Jungtiere unterschieden sich von normalen durch Veränderungen der Eigenschaften ihrer Nervengrundprozesse, durch die Fähigkeit der Synthese einiger zum Stereotyp vereinigter bedingter Reflexe sowie durch eine niedrige Schwelle der Widerstandsfähigkeit gegenüber neurotisierenden Faktoren. Bedingte Reflexe können bei diesen Tieren nur sehr langsam erarbeitet werden und die von ihnen bewältigten Differenzierungen sind sehr störanfällig. Besonders häufig traten neurotische Zustände in Perioden einer Senkung des funktionellen Tonus des Gehirns bei Verringerung der Laborbeleuchtung auf. In dieser Situation wurde sogar die gewohnte und einfachste Tätigkeit zur Schwierigkeit und es kam zur Ausbildung einer Neurose. Die Autorin führt dies auf ein niedriges Niveau der Arbeitsfähigkeit der Hirnrinde zurück, die durch eine geringe Umgebungshelligkeit noch weiter herabgesetzt wird. Diese Beobachtungen an von einem strahlenbelasteten Muttertier geborenen Welpen zeugen einmal mehr von der dauerhaften Nachwirkung einer Strahlenexposition auf den Organismus, die in gestörten Funktionen vieler Körpersysteme zum Ausdruck kommen kann.

Starke Normabweichungen der höheren Nerventätigkeit fand *Airapetjanz* (1963) bei Hunden, welche am 45. Tage der antenatalen Entwicklung strahlenbelastet wurden. Die Untersuchungen mit der Methode der bedingt-reflektorischen Speichelreaktion wurden bis zum vollendeten 1. oder 2. Lebensjahre der Tiere durchgeführt. Alle antenatal bestrahlten Hunde wiesen eine Schwächung sowie eine pathologische Trägheit sowohl der Erregungs- als auch der Hemmungsprozesse, eine Unausgeglichenheit derselben bezüglich ihrer Stärke und Beweglichkeit auf, wobei die größte Beharrungstendenz in den Hemmungsprozessen beobachtet wurde. Diese Besonderheiten wurden durch eine stärkere Explosivität von Erregungsprozessen sowie eine Reihe häufig bei bestrahlten Tieren auftretenden Fehlreaktion der bedingt-reflektorischen Tätigkeit belegt. Hier sei auch erwähnt, daß in den letzten Jahren das wissenschaftliche Interesse gegenüber der Wirkung elektromagnetischer Felder auf die höhere Nerventätigkeit und deren Grundmechanismen gewachsen ist.

18.2. Der Einfluß einer Anaemisierung

Eine der verbreitetsten Methoden der Asthenisierung des Gehirns ist die Anaemisierung des ZNS durch Unterbindung oder teilweise Tamponade der das Gehirn versorgenden Hauptgefäße. In Versuchen an Hunden wurde festgestellt, daß eine Unterbindung der aa. carotis oder der aa. vertebrae zu starken Erregungszuständen der so behandelten Tiere sowie zur Enthemmung von Differenzierungsreaktionen führt. Letztere kehren in der Folgezeit nur teilweise zur

Norm zurück, was für die stark gestörten abgerückten bedingt-reflektorischen Reaktionen und für feinste Differenzierungen nicht zutrifft. Der Wirkungsgrad der Anaemisierung hängt von der Dauer ab. So ruft die Unterbindung bzw. die Abklemmung von Hirngefäßen im Verlaufe von 30 s nur eine Abschwächung positiver bedingter Reflexe hervor, während die Unterbindung und Kompression derselben Gefäße im Verlaufe von 30 s bis zu 3 min tiefgreifende Störungen sowohl positiver, als auch bedingter Hemmungsreflexe nach sich zieht. Nachfolgend unterliegen solche Tiere sehr leicht der Neurotisierung und die höhere Nerventätigkeit ist mit allen Hinweisen für eine verringerte zentralnervöse Leistungsfähigkeit gestört. Auf die Abhängigkeit des Grades der pathologischen Veränderungen der höheren Nerventätigkeit von der Dauer der Anaemisierung des Gehirns bei Hunden verwies auch *Sachiulina* (1955), welche besonders langanhaltende Folgen nach einer 8—12minütigen Anaemisierung beobachtete. So kam es zur pathologischen Steigerung passiver Hemmungsprozesse in Form einer negativen Induktion, zum Absinken der Beweglichkeit der Nervengrundprozesse mit Auftreten eines pathologischen Beharrens zentralnervöser Erregungszustände, zur Störung des Kraft-Wirkungsgesetzes und in einer Reihe von Fällen sogar zum Ausfall der unbedingt-reflektorischen Reaktionen. Dieses Fehlverhalten ist nach Meinung der Autorin durch eine Verschlechterung des zentral-nervösen Funktionszustandes bedingt, was durch strukturelle nekrotische Veränderungen von corticalen Elementen besonders der zweiten und vierten Schicht untermauert wird.

Charakteristisch für bedingte Reflexe, die nach einer 10minütigen experimentellen Hirnamämie eingeschliffen wurden, ist ihre Trägheit und Unerlöschbarkeit. Sie blieben sogar noch nach 20 Monaten unbekräftigter Anwendung bestehen. In den vorliegenden Untersuchungen wurde ebenfalls eine Korrelation zwischen dem Ausprägungsgrad der Störungen der höheren Nerventätigkeit nach einer Anaemisierung von typologischen Besonderheiten des ZNS der Versuchstiere festgestellt, die besonders darin ihren Ausdruck fand, daß bei den Tieren des starken Typs die Störungen bedeutend geringer waren als bei anderen Typenzugehörigen.

18.3. Zu einigen weiteren Faktoren der Asthenisierung des Gehirns

Neben der schwächenden Wirkung von radioaktiver Strahlung sowie experimenteller Hirnanaemisierung wurde in einschlägigen Untersuchungen weiterhin der Asthenisierungseinfluß beständigen Lärms, eines akuten oder chronischen Blutverlustes, einer Senkung des allgemeinen Funktionszustandes des Gehirns sowie einer Sensibilisierung, der Störung des Ernährungsregimes und einer Intoxikation nachgewiesen. Das Verdienst, die Wirkung von Intoxikationen auf die Tätigkeit des Großhirnes eingehend untersucht zu haben, kommt *Owanow-Smolenskij* (1971) und seinen Mitarbeitern zu. So konnten durch eine experimentelle Intoxikation mit Tuberkelbazillen sowohl Störungen in der bedingt-reflektorischen als auch in der unbedingt-reflektorischen Tätigkeit von Hunden beobachtet werden. Die Veränderungen waren zusätzlich durch eine Divergenz von motorischen und sekretorischen Nahrungsreaktionen und durch eine Einschränkung der Erlöschenszeit eines natürlichen bedingten Reflexes charakterisiert. All dies zeugt nach Meinung der Autorin (*Rjumina*, 1955) von einer Verstärkung des Hemmungsprozesses in der Hirnrinde und von der Verringerung der corticalen Leistungsfähigkeit durch die Tuberkulose-Infektion.

An Hunden und Kaninchen wurde ferner die Wirkung hoher sowie niedriger Umgebungstemperaturen auf die bedingt-reflektorische Tätigkeit untersucht. Dabei kam es zu Veränderungen der Nervengrundprozesse, zu Störungen ihrer Stärke und Beweglichkeit bei allen Versuchstieren. Jedoch hing der konkrete Charakter der Störungen von den Tierspezies ab, denn Hunde waren gegenüber den erwähnten Belastungen widerstandsfähiger als Kaninchen. Weiterhin zeigten sich Abhängigkeiten von den individuellen Besonderheiten der höheren Nerventätigkeit.

In entsprechenden Experimenten konnte eine bestimmte Dynamik in den Veränderungen der höheren Nerventätigkeit bei Hunden während der Trächtigkeit nachgewiesen werden. Nach späteren Untersuchungen, bei welchen die höhere Nerventätigkeit von Hunden mit der klassischen sekretorischen Methode geprüft wurde, fand man in der ersten Hälfte der Trächtigkeit eine Verringerung des Niveaus der bedingt-reflektorischen Tätigkeit und einen Anstieg der unbedingt-reflektorischen Reaktionen. Eine solche Divergenz zweier Reaktionen war besonders bei Tieren des schwachen Typs des Nervensystems zu verzeichnen, was von der Autorin als Störung der funktionellen Einheit entsprechender Zentren des Cortex und des Subcortex infolge der hormonellen Umstellung des Organismus angesehen wird. Im einzelnen könnte dieser Prozeß durch den erregenden Einfluß des Corpus luteum auf subcorticale Regionen mit nachfolgender negativer Induzierung der Hirnrinde hervorgerufen worden sein.

Als ein weiterer die Hirntätigkeit stark beeinträchtigender Faktor muß die traumatische und chirurgische Pathologie angesehen werden. So zeigten Versuche an Affen zum Einfluß der Extirpation verschiedener Hirnrindenregionen auf die Entwicklung von Neurosen, daß diese Eingriffe sich differenziert auf Entstehung und Verlauf neurotischer Erkrankungen auswirken. So kann durch Entfernung der Schläfenregion der Eintritt einer Neurose bei Störung des normalen Tag-Nacht-Rhythmus erheblich erleichtert werden, und eine solche Neurose verläuft in schwererer Form als beispielsweise bei hirnintakten Tieren.

Natürlich wirken alle erwähnten asthenisierenden Faktoren schon von sich aus in verschiedener Weise auf die höhere Nerventätigkeit. Die entstehenden Störungen sind in vieler Hinsicht uniform und kommen besonders in einer Schwächung der Erregungsprozesse, in Phasenzuständen, in Unbeständigkeit sowohl negativer als auch positiver bedingter Reflexe, in gesteigerter Vulnerabilität und in einer Empfindlichkeit gegenüber Intoxikationen und anderen Einwirkungen zum Ausdruck. Alle diese Symptome sind auch den Neurosen eigen, weshalb die Beantwortung der Frage nach der Spezifik der Erscheinungsformen der primären, durch funktionelle Einwirkungen auf das Gehirn provozierten Neurose von allergrößtem Interesse ist. Das heißt, die Lösung der Frage nach den Unterscheidungsmöglichkeiten der Neurose von Störungen der höheren Nerventätigkeit, die in Folge unterschiedlicher pathogener Einwirkungen auftreten und die eine nichtspezifische Reaktion in Form einer Asthenisierung des Nervensystems hervorrufen, ist von besonderer Dringlichkeit. Gegenwärtig verfügen wir nur über einzelne Hinweise darüber, daß die primäre Neurose einige spezifische Erscheinungsformen aufweist, die es gestatten, sie von der Asthenisierung des Nervensystems zu trennen. Es kann z. B. festgestellt werden, daß wenn für eine Neurose bei Affen Störungen der inneren Hemmung mit nachfolgender Schwächung der Erregungsprozesse charakteristisch sind, so ist für die Strahlenkrankheit (und damit für eine Asthenisierung des ZNS) eine allgemeine Unterdrückung der bedingt-reflektorischen Tätigkeit infolge einer starken Dämpfung der zentral-nervösen Erregung typisch. Diese Hemmung der Konditionierungsreaktionen ist jedoch nicht von Differenzierungsstörungen begleitet.

Die theoretische Voraussetzung für unsere Kenntnis von der Asthenisierung des Nervensystems begründet sich auf den Vorstellungen vom allgemeinen Funktionszustand (Tonus) des Gehirns. Die Regulation des funktionellen Tonus der höchsten Anteile des Gehirns spielt für den normalen Ablauf der höheren Nerventätigkeit eine große Rolle, Störungen dieser Regulationsvorgänge sind als wesentliche Mechanismen der Hirnasthenisierung anzusehen. Die Schwächung (Asthenisierung) der höheren Nerventätigkeit ist ein unspezifischer Allgemeinzustand, der unter dem Einfluß der vielfältigsten psychogenen und nichtpsychogenen Reize entstehen und uniform verlaufen kann.

Ehe wir nun zu den konkreten Resultaten der verschiedenartigsten Einwirkungen aus der äußeren Umwelt und dem inneren Milieu des Organismus und die damit verbundenen Veränderungen der höheren Nerventätigkeit eingehen; ehe wir die Wirkung der Einflüsse besprechen, die eine Asthenisierung des Nervensystems hervorrufen und die damit die Entstehung einer sekundären Neurose ermöglichen, verweilen wir zunächst noch bei Fakten, die den Begriff des allgemeinen Funktionszustandes des Großhirns begründeten.

18.4. Der niedrige Funktionszustand des Gehirnes als Ursache der Entstehung einer sekundären Neurose

Denissowa und *Kupalow* (1933) beobachteten, daß die Ausprägung bedingter Nahrungsreflexe auf Tonreize bei starker Beleuchtung ansteigt und bei Verringerung der Umgebungshelligkeit sinkt. Dieser Effekt wurde durch den tonisierenden Einfluß von optischen Reizen auf verschiedene Hirnrindenanteile und durch eine Tonusverringerung des Cortex in der Dunkelheit erklärt. Auch in dieser Arbeit wurden die Veränderungen der bedingten Reflexe, die unter dem Einfluß verschiedener Umgebungshelligkeiten auftreten, als Veränderungen der „gesamten höheren Nerventätigkeit" aufgefaßt. Die Sache verhält sich nämlich so, daß von den einzelnen Untersuchern das Hauptaugenmerk auf Veränderungen gerichtet wurde, die unter dem Einfluß einer Helligkeitssteigerung auftraten (bzw. unter Einbeziehung neuer Reize derselben oder einer anderen Modalität in das System der bedingten Reflexe) und also nicht nur auf die Größe der ausgearbeiteten bedingten Reflexe, auf die Beweglichkeit der Nervenprozesse sowie auch auf die Leistungsfähigkeit des Gehirns. Jedoch wurde die Menge dieser unter dem Einfluß allgemeiner zusätzlicher Reizung des Gehirns interpretiert.

Unter Berücksichtigung dessen, daß der Terminus „Tonus" auch gegenwärtig einer außerordentlich breiten Interpretation unterliegt, schlagen wir vor, ihn nicht für die Charakterisierung des Zustandes der Hirnzentren heranzuziehen, welcher unter dem Einfluß sogenannter allgemeiner, diffuser Reize (z. B. von Lichtreizen) entsteht. Hier ist es vorzuziehen von Veränderungen des Funktionszustandes des Gehirns bzw. verschiedenster Systeme zu sprechen und damit zu unterstreichen, daß es im Gehirn unter dem Einfluß solcher Reize nicht nur zu Veränderungen der Erregbarkeit, sondern auch anderer Eigenschaften der nervalen Zentren kommt, welche neben der Ausprägung eines bedingten Reflexes die gesamte Menge der ihn charakterisierenden Eigenschaften und im Endeffekt das Gesamtniveau der höheren Nerventätigkeit bestimmen. Es ist klar, daß die Ausprägung eines bedingten Reflexes nicht alleiniger Maßstab für das Niveau der höheren Nerventätigkeit sein kann. Eine Basis für eine solche Auffassung der Ergebnisse wurde durch unsere Versuche erbracht, die unter dem Aspekt der Untersuchung von Veränderungen des Funktionszustandes des Gehirns durch Einwirkung „allgemeiner" unspezifischer Reize angelegt waren.

Mit der bedingt-reflektorischen, sekretorischen Nahrungsmethode wurden bei Hunden positive Konditionierungsreaktionen sowie Differenzierungen auf weißes Rauschen verschiedener Intensität ausgearbeitet. Die positven und die Differenzierungsreize wechselten einander in bestimmter Reihenfolge ab, d. h. es wurde ein streng rhythmischer Verlauf der Nervenprozesse angeregt. Zur Charakterisierung des Niveaus der bedingt-reflektorischen Tätigkeit wurden folgende Parameter registriert: die Latenzzeit, die Größe des bedingten und des unbedingten Reflexes, deren Dynamik (d. h. die Entwicklung der Reaktionen pro Zeiteinheit, was durch die Mittelung jeweils 5 aufeinanderfolgender Sekretionsmengen möglich wurde), der Grad der Unterscheidungsfähigkeit der applizierten Signale (d. h. die Differenzierungsfunktion), die Beweglichkeit der Nervengrundprozesse sowie die zentral-nervöse Leistungsfähigkeit. Parallel zur sekretorischen wurde auch die Atemfunktion registriert. Unter der Leistungsfähigkeit verstehen wir die Fähigkeit des Gehirns, eine unter konkreten Bedingungen erlernte Tätigkeit, welche durch die Anzahl der oben erwähnten Parameter charakterisiert wird, im Gedächtnis zu bewahren. Eine solche Einschätzung des Zustandes der Hirnzentren halten wir für die Bestimmung des Niveaus der bedingten Reflexe für wichtig. Den Begriff der Leistungsfähigkeit des Gehirns gilt es aber nicht mit dem Begriff über die Grenzen der zentralnervösen Leistungsfähigkeit gleichzusetzen, wie dies fälschlicherweise in vielen Publikationen gehandhabt wird, wo unter der selben Bezeichnung die Fähigkeit des Gehirns verstanden wird, mit ansteigender Effektivität auf wachsende Intensitäten bedingter Reize zu antworten.

Bei der Beurteilung des Funktionszustandes der zentralen Strukturen, welcher sich unter Wirkung extremer Intensität eines Reizes herausbildet, ist es richtiger, vom Grenzbereich der Erregbarkeit der Hirnzentren oder Systeme zu sprechen.

Die Beurteilung der Leistungsfähigkeit des Gehirns bei bedingt-reflektorischer Tätigkeit muß nach dem Grad der Variabilität der Gesamtmenge an Merkmalen der höheren Nerventätigkeit sowohl im Verlaufe eines Versuchstages, als auch im Verlaufe eines längeren Zeitabschnittes erfolgen.

Nach der Ausarbeitung eines Systemes bedingter Reflexe auf positive und negative akustische Reize sowie nach der Feststellung bestimmter charakteristischer Parameter der bedingt-reflektorischen Tätigkeit wurde in unseren Versuchen eine Steigerung der Umgebungshelligkeit von 30 auf 300 Lux vorgenommen. Dies führte zu deutlichen Veränderungen der bedingt-reflektorischen Größen auf Tonreize, was auch durch die Beobachtungen von *Denissowa* und *Kupalow* (1933) bereits belegt wurde. Die Resultate eines solchen Beleuchtungseinflusses erwiesen sich aber bei Vertretern verschiedener Tierspezies als nicht uniform.

So kam es bei einer Hundegruppe unter dem Einfluß einer verstärkten Umgebungshelligkeit zur Steigerung der bedingt-reflektorischen Größen bei einer Latenzzeitverkürzung und gleichzeitig wurde eine strengere Exaktheit der Differenzierungsreaktionen beobachtet. Es traten weiterhin eine Verbesserung der Beweglichkeit der zentral-nervalen Grundprozesse sowie eine Steigerung der Leistungsfähigkeit des Gehirns sowie eine allgemeine Stabilisierung zentralnervöser Funktionen auf. Mit einem Wort, die gesamte Menge an Parametern gestattet die Schlußfolgerung über eine Verbesserung des Funktionszustandes der Hirnsysteme und Strukturen, welche die auf Tonreiz ausgearbeiteten bedingten Reflexe realisierten, zu ziehen. Hier liefen also der Anstieg der Größen des bedingten Reflexes und die Verbesserung der qualitativen Charakteristika der bedingt-reflektorischen Tätigkeit zueinander parallel. Dies war jedoch nicht bei allen Tieren der Fall. Einige Hunde zeigten neben einer Verbesserung der bedingt-reflektorischen Parameter eine deutliche Verschlechterung der Differenzierung unterschiedlicher Reize und auch einen Abfall anderer Parameter. Auf Grund solcher Resultate konnte natürlich nicht von einer umfassenden Verbesserung des allgemein zentral-nervösen Funktionszustandes gesprochen werden, obwohl sie insgesamt durch einen Anstieg des Niveaus der bedingtreflektorischen Tätigkeit gekennzeichnet war. Schließlich zeigten einige Tiere sogar bei Anstieg der Beleuchtungsstärke im Labor eine Verschlechterung des Niveaus der bedingten Reflexe. Jedoch stieg die Stabilität der vorhandenen Reaktionen und es traten Veränderungen auf, die es insgesamt gestatteten, von einer Verbesserung der bedingt-reflektorischen Tätigkeit zu sprechen, obwohl es nach der Größe der bedingtreflektorischen Reaktion zu urteilen sowie von der Position früherer Anschauungen aus folgerichtig wäre, sich in diesem Falle für eine Verschlechterung des Konditionierungsverhaltens zu entscheiden.

Eine wesentliche Untermauerung der hier entwickelten Auffassung vom Begriff des allgemeinen Funktionszustandes fand sich durch die Resultate von Untersuchungen, die bei starker Verminderung der Umgebungshelligkeit erzielt wurden. Wie bereits erwähnt, führten solche Versuchsbedingungen in der Mehrzahl der Fälle zum Abfall des Niveaus positiver bedingter Reflexe, was für gewöhnlich durch eine Verringerung des Tonus des ZNS erklärt wurde. Die Versuche zeugen aber davon, daß eine derartige Veränderung der bedingtreflektorischen Tätigkeit bei schwacher Beleuchtung sehr häufig nicht von einer Verschlechterung auch der Differenzierungsfähigkeit begleitet wird. Im Gegenteil, die letztere kann sogar genauer werden. Natürlich kann in diesen Fällen nicht schlechthin von einem Abfall des Niveaus der höheren Nerventätigkeit gesprochen werden. Wahrscheinlich reguliert das Gehirn bei Veränderungen der äußeren Umwelt seinen allgemeinen Funktionszustand in Übereinstimmung mit den gegebenen Bedingungen und gewährleistet einen Ablauf der zentral-nervösen Prozesse, der die optimalen Voraussetzungen für die Lösung von Aufgaben bietet, indem es bei geringer Helligkeit seinen allgemeinen Funktionszustand verringert. Darin besteht offenbar die Rolle der Mechanismen der Regulation und Selbstregulation des allgemeinen Funktionszustandes des Gehirns in der Norm (*Chananaschwili,* 1970, 1978). Wir werden im folgenden aufzeigen, wie sich die Störung solcher Mechanismen in der höheren Nerventätigkeit widerspiegelt.

Insgesamt ist also davon auszugehen, daß zwischen den beiden Begriffen „Tonus" als Widerspiegelung des zentral-nervösen Erregbarkeitsniveaus und „allgemeiner Funktionszustand" als Wiedergabe des Niveaus der höheren Nerventätigkeit unterschieden werden muß. Das Leben ist voller Beispiele dafür, wie der Mensch selbst den Afferentationsstrom zum Gehirn regelt und damit gleichzeitig für optimale Bedingungen von Arbeit und Erholung sorgt. Während viele Menschen bei starker Helligkeit sowie bei einem bestimmten Niveau akustischer Reize gut arbeiten können, vermögen andere wiederum nur optimale Leistungen bei geringer Helligkeit und verringertem Geräuschpegel zu vollbringen. Insgesamt aber muß berücksichtigt werden, daß eine künstliche zu starke und vor allem lang anhaltende Einschränkung von Umweltafferentationen, vom Menschen schwer verkraftet wird und zu negativen Emotionen führt. Viele Menschen wissen von sich selbst, wie schwer es ist, an düsteren Nebeltagen produktiv zu sein und wie leicht ihnen hingegen an Sonnentagen die Arbeit von der Hand geht. Sie wissen auch, welche subjektiven, widersprüchlichen Gefühle an so unterschiedlichen Tagen auftreten. Untersuchungen an Überwinternden in der Arktis, d. h. an Menschen, die unter Bedingungen langzeitiger Abweichungen vom gewöhnlichen Hell-Dunkel-Regime in der südlichen Polarnacht oder am Polartage lebten, ergaben neue Hinweise des Einflusses des Niveaus der allgemeinen Beleuchtung auf die höhere Nerventätigkeit. Im einzelnen fand *Bundsen* (1969) eine hartnäckige Verringerung des Zuverlässigkeitsgrades der von den Versuchspersonen unter Bedingungen der Polarnacht ausgeführten Operatortätigkeit.

In den dargelegten Beispielen kam es zur Verringerung bzw. zum Ansteigen des allgemeinen zentral-nervösen Funktionszustandes durch Intensitätsänderung des optischen oder akustischen Afferentationsstromes. Man muß jedoch berücksichtigen, daß die Bedeutung von auf den allgemeinen Funktionszustand des Gehirns wirkenden Faktoren wesentlich durch deren ökologische Wertigkeit bestimmt wird. Bei den Tierspezies können in Abhängigkeit von den ihnen zugehörigen ökologischen Bedingungen ein und dieselben Reize durchaus verschiedene Einflüsse auf den zentral-nervösen Funktionszustand ausüben.

Untersucht man einen Hund für längere Zeit mit der Methode der bedingten Reflexe in einem stark beleuchteten Laborraum und wechselt dann im gleichen Raum die Helligkeitsbedingungen, indem man sie stark verringert, so verläuft die bedingt-reflektorische Tätigkeit auch in den ersten Tagen des Dämmerungsmilieus noch auf einem Niveau, das dem der starken Helligkeit entspricht. Dieses Phänomen wurde als Zeichen des Beharrens des in den früheren Lichtbedingungen gebildeten hohen Hirntonus in den neuen Bedingungen (mit schwacher Beleuchtung) interpretiert. Das heißt, man vertrat die Anschauung, daß der zentral-nervöse Tonus bedingt-reflektorisch für längere Zeit sein Niveau beibehalten kann. Es wurde angenommen, daß die Bedeutung der bedingten Signale unter den gegebenen Versuchsbedingungen von diesen bestimmt wird.

Diese Fakten und deren Interpretation wurden einer weiteren Reihe von Untersuchungen zugrundegelegt, die zu der Schlußfolgerung führten, daß die Mechanismen der bedingt-reflektorischen Regulation des Gehirntonus bzw. des allgemeinen Funktionszustandes von ausschlaggebender Bedeutung für das Niveau der höheren Nerventätigkeit seien. Der biologische Sinn einer solchen Regulation, so wird angenommen, besteht offensichtlich in der Vorbereitung der Nervenzentren auf die bevorstehende Arbeit.

Viele Untersuchungen weisen u. a. darauf hin, daß der Mechanismus der bedingt-reflektorischen Regulation des Hirntonus bei der Formierung und im Verlauf verschiedener Formen der bedingt-reflektorischen Tätigkeit des Menschen selbst eine nicht zu unterschätzende Rolle spielt. Fallen beispielsweise wiederholt Reize, welche den allgemeinen Funktionszustand des Gehirnes verändern, zeitlich mit einer beliebigen bedingt-reflektorischen Tätigkeit zusammen, so erhalten die ersteren die Bedeutung von Situationssignalen und werden in die Systemorganisation der bedingten Reaktion mit einbezogen.

Ähnliche, wenn nicht identische Gesetzmäßigkeiten wurden im Verlaufe vieler Jahre im Laboratorium von *Asratjan* (1970) am Beispiel der Erscheinung der „Umschaltung“ untersucht. Hier fand man auch, daß Situationsreize zu unterschiedlichen Effekten des bedingten Stimulus führen können. Die Untersuchungen zeigten weiterhin, daß die Ausbildung eines neuen Niveaus des allgemeinen Funktionszustandes nur allmählich vor sich geht. Der Übergang zu einem solchen neuen Niveau erfolgt in einer Reihe von Perioden, von welchen die erstere durch ein Beharren auf der vorausgegangenen, den vorherigen Bedingungen entsprechenden Ebene des allgemeinen Funktionszustandes des ZNS charakterisiert war. Dann folgt die Periode des Umbaus des allgemeinen funktionellen Zustandes des Gehirns, welche durch den Abschnitt der endgültigen Bildung eines neuen, den gegebenen Umständen entsprechenden Niveaus desselben abgelöst wird. Die Verlaufsdauer jeder dieser Perioden kann bei verschiedenen Tieren unterschiedlich sein. Man kann allerdings sicher sein, daß der gesetzmäßige Wechsel dieser Zeitabschnitte den Regulationsmechanismus des allgemeinen Funktionszustandes des Gehirns wesentlich charakterisiert. Dieser Regulationsmechanismus, als einer der Grundmechanismen der Hirntätigkeit überhaupt, spiegelt individuelle Besonderheiten wider.

Die Frage nach den individuellen Eigenheiten der Umschaltung der verschiedenen funktionellen Zustände des Gehirns lenkt auch vom Standpunkt der Charakteristika typologischer Besonderheiten des Nervensystems von Mensch und Tier die Aufmerksamkeit auf sich. Wir sind der Auffassung, daß die Fähigkeit des Organismus, von einem Funktionszustand des ZNS zum anderen in Anpassung an neue Bedingungen zu wechseln, als eine der charakteristischen Wesenszüge des jeweiligen Types der höheren Nerventätigkeit anzusehen ist.

Wie in Untersuchungen gezeigt werden konnte, führt langes Experimentieren mit in der Isolierung von äußeren Reizen lebenden Tieren zur Herausbildung von Nervenprozessen, die durch Trägheit und in einer Reihe von Fällen durch ein pathologisches Beharren gekennzeichnet sind. Bei solchen Tieren können sogar die geringfügigsten Veränderungen im durch bedingte Reize organisierten Stereotypsystem zu ausgeprägten Störungen der höheren Nerventätigkeit führen. Offensichtlich bewirkt die Abschirmung der Tiere von Reizen aus der äußeren Umwelt, d. h. die sensorische Deprivation und die unter diesen Bedingungen sich wiederholende Anwendung unimodaler Stimuli einen niedrigen zentral-nervösen Funktionszustand, bei welchem der normale Verlauf von Nervenprozessen leicht gestört wird. Diese Störung kann sich bedingtreflektorisch fixieren und dann lange Zeit erhalten bleiben. Weiterhin konnte gezeigt werden, daß die Ausarbeitung einiger bedingt-reflektorischer Stereotype unter eben den Bedingungen der sensorischen Deprivation der Wiederherstellung der gestörten bedingt-reflektorischen Tätigkeit dient. Dies ist durch eine Steigerung des allgemeinen Funktionszustandes des Gehirns unter dem beständig aktivierenden Einfluß einer größeren Anzahl von Reizen zu erklären. Ebenso ist wohl die Tatsache einzuschätzen, daß experimentelle Neurosen, die unter den bekannten Bedingungen des klassischen *Pawlow*schen Experiments entstehen können, sich viel schwerer entwickeln, wenn die Versuchstiere frei beweglich sind, d. h. unter Voraussetzungen der Gewährleistung eines beständigen Zustromes an exogenen Reizen zum Gehirn.

Es muß hier betont werden, daß die Einschränkung des Afferentationsflusses zum Gehirn und eine Verringerung der Erregbarkeit einiger Hirnzentren noch nicht unmittelbar und unbedingt auch eine Verringerung des zentral-nervösen Funktionszustandes nach sich ziehen muß. Unter normalen Umständen passen sich die den Funktionszustand regulierenden Mechanismen den neuen Umständen an, so daß in den Nervenzentren sogar unter sensorischer Deprivation ein genügend hoher Funktionszustand erhalten bleiben kann. Der Unterschied liegt in der Einwirkungsdauer dieser Deprivation. Chronische Einschränkung der Afferentation verringert den Funktionszustand so, daß unter normalen Bedingungen durchaus unschädliche Reize zum Anlasser von Störungen der höheren Nerventätigkeit werden können.

Bis hierher sprachen wir von einem verringerten allgemeinen Funktionszustand infolge der Einschränkung des Afferentationsstromes zum Gehirn. Solch ein Abfall im Niveau des funktionellen Zustandes kann aber auch im Gefolge einer sehr starken zentral-nervösen Erregung (extremal oder lang anhaltend) eintreten. Auch in diesem Fall kann es zur pathologischen Veränderung der höheren Nerventätigkeit kommen bzw. vorhandene Störungen können vertieft werden.

So wird also durch Veränderungen der Umgebungshelligkeit der allgemeine Funktionszustand des ZNS reguliert. Er kann ansteigen oder geringer werden, wobei die Verringerung des Funktionszustandes Voraussetzungen für die Entwicklung einer Neurose unter Wirkung beispielsweise solcher psychogener Reize ergibt, die normalerweise nicht pathogen sind. Wie die Untersuchungen weiterhin zeigten, ist das Bild, welches einen niedrigen zentral-nervösen Funktionszustand charakterisiert, der durch Herabsetzen der Umgebungshelligkeit provoziert wurde, auch für viele andere Einwirkungseffekte im Organismus typisch. Zu ihnen gehören die Anaemisierung des Nervensystems, die Belastung mit Röntgenstrahlen, verschiedene Intoxikationen, organische Hirntraumen u. a. m. Im Anschluß an alle diese Einwirkungen läßt sich ein fast uniform verlaufendes Syndrom von Veränderungen der höheren Nerventätigkeit nachweisen, das einen verringerten Funktionszustand des Gehirns charakterisiert.

Der Mechanismus der Neuroseentstehung bei niedrigem zentral-nervösen Funktionszustand besteht unserer Meinung nach in der Schwierigkeit des Umbaues dieses Niveaus auf ein neues, höheres, welches für die Lösung von Aufgaben psychogenen Charakters notwendig ist. Außerdem zerstören die erwähnten, das Hirn asthenisierenden Faktoren eben gerade die Mechanismen, die ein „Umschalten“ ermöglichen, was sich konkret in Schwierigkeiten oder im Unvermögen widerspiegelt, die notwendigen vorbereitenden Prozesse, die ein adäquates Reagieren des Organismus auf die neuen, komplizierteren psychogenen Reize veranlassen, zu formieren. Eben die Schwierigkeiten in der Anpassung der Nervenzelle an neue, psychogene Einflüsse, die Aufrechterhaltung ihrer Leistungs- und Arbeitsfähigkeit auch auf niedrigem funktionellem Niveau, das den neuen Bedingungen noch nicht angepaßt ist, sind als die konkreten Ursachen für die Entstehung der pathologischen Erscheinungen anzusehen. Der psychogene Faktor der Neurotisierung als solcher ist lediglich der Stimulus, welcher die Pathologie in die Sphäre der höheren Nerventätigkeit lenkt.

18.5. *Literatur*

Airapetjanz, M. G.: J. wyssch. nerv. dejatln. **13** (1963) 511—519

Asratjan, E. A.: Abriß der Physiologie des bedingten Reflexes (russ.) Moskau 1970

Bundsen, P. V.: Der Einfluß des Lichtregimes in der Antarktis auf den Zustand der autoregulatorischen Funktion des Großhirns des Menschen (russ.) Fiziol. Journ. SSSR. **55** (1969) 928—939

Chananaschwili, M. M.: Mechanismen der normalen und pathologischen bedingtreflektorischen Tätigkeit (russ.) Leningrad 1972

Chananaschwili, M. M.: Pathologie der höheren Nerventätigkeit. (russ.) Moskau 1978

Denisow, P. K., P. S. *Kupalow*: Arch. Biol. Nauk **33** (1933) 689—696

Iwanow-Smolenski, A. G.: Abriß der Pathophysiologie der höheren Nerventätigkeit (russ.) Moskau 1952

Krischanowskij, G. N.: Theorie der Generatorenmechanismen einiger pathologischer Syndrome. Journ. Neuropatol. i Psichiatr. **1976.** 1730—1738

Kupalow, P. S.: Klin. med. **24** (1946) 3—14

Nareidaschwili, S. P.: Thalamokortikale Beziehungen bei der spontanen und hervorgerufenen rhythmischen Aktivität des Großhirns. Journ. wyssch. dejatl. **25** (1975) 562—571

Petrowa, M. K.: Pathophysiologie der höheren Nerventätigkeit der Tiere und ihre Beziehungen zur Klinik. Arch. Biol. Nauk. **46** (1937) 16—28

Rjumina, T. F.: Studium des unbedingten und natürlichen bedingten Reflexes bei Hunden mit experimenteller Tuberkulose. Journ. wyssch. nerv. dejatl. **5** (1955) 45 bis 54

Speranskij, A. D.: Elemente des Aufbaues einer Theorie der Medizin. Moskau—Leningrad 1935

Uchtomskij, A. A.: Parabiose und Dominante. Sobr. Sosch. **1** (1950) 232—292

19. Einige Probleme der Prophylaxe und der Therapie der Neurosen

(K. *Hecht*, P. *Oehme*)

Offensichtlich historisch bedingt steht die Psychotherapie als „Mittel der Wahl" im Vordergrund der Neurosen-Behandlung. Das ständige Bemühen um eine theoretisch fundierte Psychotherapie wird in der DDR sichtbar (*Höck* und *König*, 1979; *Katzenstein*, 1980; *Kriegel* (Hrsg.), 1980; *Klumbies*, 1974; *Kohler*, 1972; *Seidel* 1973 u. a.).

Die Psychotherapie soll daher nicht Gegenstand der Diskussion in diesem Kapitel sein.

Die Psychoprophylaxe bzw. Psychohygiene ist dagegen weniger entwickelt. In der DDR kann von einer systematisch eingesetzten Psychotherapie und Psychohygiene nicht die Rede sein. Es gibt lediglich erste Ansätze (*Hecht*, 1975; *Koch*, 1974).

Wenn wir davon ausgehen, daß zur Gesundheit, zur Leistungsfähigkeit und zur optimistischen Lebenseinstellung der sozialistischen Persönlichkeit die Ausgewogenheit der psychischen Prozesse, deren bewußte Beherrschung sowie die bewußte Gestaltung der vielseitigen zwischenmenschlichen Beziehungen gehören, dann ließe sich, bezugnehmend auf diese Zielstellung, die Psychohygiene für die sozialistischen Produktionsverhältnisse wie folgt beschreiben: Unter Psychohygiene verstehen wir einen umfassenden vorbeugenden Gesundheitsschutz der geistigen Prozesse der Menschen, der durch Maßnahmen der Konditionssteigerung und zur vollen Entfaltung des psychischen Gehalts der Persönlichkeit, durch gesundheitsfördernde Gestaltung der Bedingungen am Arbeitsplatz und in allen Bereichen unseres Lebens, insbesondere durch die Gestaltung der vielseitigen zwischenmenschlichen Beziehungen realisiert wird (*Hecht*, 1975.). Die Psychohygiene erfordert das Engagement der gesamten Gesellschaft. Die Psychohygiene ist daher interdisziplinär zu betreiben und ist integrierter Bestandteil der gesunden Lebensführung in der sozialistischen Gesellschaft.

Gegenüber der Psychohygiene wird die Psychotherapie abgegrenzt (*Koch*, 1974). Die Psychoprophylaxe wird als ein engerer Bereich gesehen, der die konkrete Beeinflussung der psychischen Prozesse im Interesse der Gesunderhaltung umfaßt. Als Voraussetzung für die Psychoprophylaxe gelten das Vorhandensein einer konkreten Zielstellung und die gezielte Anwendung von Methoden, mit denen definierte Ziele beim einzelnen Menschen oder bei Gruppen von Menschen erreicht werden können. Als solche Methoden werden das sozialpsychologische Verhaltenstraining, das autogene Training, die rhythmische Bewegungstherapie, die regulative Musiktherapie und andere angeführt. Daraus kann gefolgert werden, daß die Psychoprophylaxe in erster Linie im Bereich des Gesundheitswesens angesiedelt ist.

Im sozialistischen Gesundheitswesen wird die kombinierte Psycho-Physiopharmakotherapie propagiert. Die Physio- und Pharmakotherapie spielen in der Neuroselehre eine nicht so große Rolle, es darf aber nicht übersehen werden, daß viele Patienten mit „funktionellen Störungen" psychotrope Pharmaka einnehmen.

Auf die Bedeutung der Pharmakotherapie für die experimentelle Neurose hat *Pawlow* unmittelbar nach deren Entdeckung durch seine Brom-Koffeinbehandlung aufmerksam gemacht. Er hat aber auch das Vermeiden einer Neurosen erzeugenden Umwelt mit Erfolg angewendet. Hier zeigen sich bestimmte Parallelen zu der von *Denker* (1946) und *Eysenck* (1967) vertretenen Auffassungen, daß „wahrscheinlich die hervorstechendste Eigenschaft der Neurose ihre Neigung zur spontanen Remission ist".

Nachstehend möchten wir einige Aspekte zur möglichen Physiotherapie und modernen Pharmakotherapie äußern, die vielleicht in Zukunft die derzeitig dominierende Psychotherapie unterstützen könnten.

19.1. Motorisches Training

Neben der Bedeutung von nervösen Überbelastungen, exogenem Streß und dauerhaften negativ-emotionalen Reaktionen in der Ätiologie und Pathogenese von Neurosen wird in jüngster Zeit der Bewegungsarmut in ihrer schädigenden Wirkung auch auf das Herz-Kreislaufsystem größere Aufmerksamkeit geschenkt und u. a. ihr Streßcharakter hervorgehoben. Daraus leitet sich nachdrücklichst die Forderung ab, das motorische Training als präventive Maßnahme für die Verhinderung von Neurosen und Herz-Kreislaufkrankheiten wirksam werden zu lassen. Das Fehlen diesbezüglicher Grundlagenuntersuchungen veranlaßte zu prüfen, inwieweit es möglich ist, den durch Stressoren ausgelösten neurotisierenden und blutdruckdysregulierenden Effekt mittels dosierten motorischen Trainings zu beeinflussen. Hierbei war, neben theoretischen Aspekten der Integration von zentralnervalen, motorischen und viszeralen Prozessen, auch die praktische Frage von Interesse, welche Bedeutung der motorischen Aktivität bei der primären Prävention der Hypertonie beigemessen werden muß (*Hecht* et al., 1974).

Zur Lösung der gestellten Aufgabe schien uns als stressendes Element eine Kombination von intermittierender Bewegungseinschränkung und gestörter 24-Stunden-Periodik als besonders geeignet, weil hierbei die freie Beweglichkeit eingeschränkt und die pathogene Wirkung hinsichtlich der Entwicklung einer neurotisch induzierten hypertonen Blutdruckdysregulation relativ ausgeprägt ist. Die Methode bestand darin, daß die Tiere nach einem stochastischen Hell-Dunkel-Regime täglich 1—20 Stunden in Plasteröhrchen gesperrt wurden, in denen sie die der Albinoratte eigene Hochstellung einnehmen konnten. Zur Durchführung des motorischen Trainings bedienten wir uns eines elektrisch betriebenen rotierenden Laufrades mit 12 Boxen. Während einer Umdrehung mußten die Tiere 75 cm zurücklegen. Es wurde eine mittlere Umdrehungszahl von 8 pro Minute verwendet, so daß in einer Minute 6 Meter zurückgelegt wurden. Das motorische Training kam täglich von Montag bis Freitag zur Anwendung. Die Trainingsdauer wurde von einer Stunde pro Tag in der ersten Versuchswoche über 2 Stunden täglich in der zweiten Versuchswoche bis zu 3 Stunden täglich von der dritten Versuchswoche an stufenweise eingeregelt. Die systolische Blutdruckmessung erfolgte in der Regel 3mal wöchentlich und zwar stets mindestens 4 Stunden nach einer vorausgegangenen Belastung. Die bedingtreflektorischen Untersuchungen führten wir mit einer lokomotorischen Abwehrmethode durch. Die Untersuchungen wurden an insgesamt 50 Tieren durchgeführt. Es waren nach einer Vorkontrollzeit 4 verschiedene Versuchsgruppen 12 Wochen lang der beschriebenen Streßwirkung ausgesetzt.

In Gruppe a sind die Tiere zusammengefaßt, bei denen die in der Entwicklung befindliche Neurose unbehandelt blieb. Den Tieren der Gruppe b wurde mit Beginn des Streßeinflusses über den gleichen Zeitabschnitt das beschriebene motorische Training appliziert, während dieses bei Tieren der Gruppe c bereits 4 Wochen vor dem Stressoreneinfluß begann und bis zur Beendigung der Streßwirkung andauerte. Die Tiere der Gruppe d befanden sich dagegen bereits 8 Wochen unter Stressoreneinfluß, bevor das regelmäßige motorische Training bei Fortbestehen der Belastung zur Anwendung kam. Folgende Ergebnisse wurden erzielt:

Blutdruck

Die mittleren systolischen Blutdruckwerte ergeben folgendes Bild (Abb. 19/1): Unter Stressoreneinfluß stehende unbehandelte Versuchstiere zeigen wie in

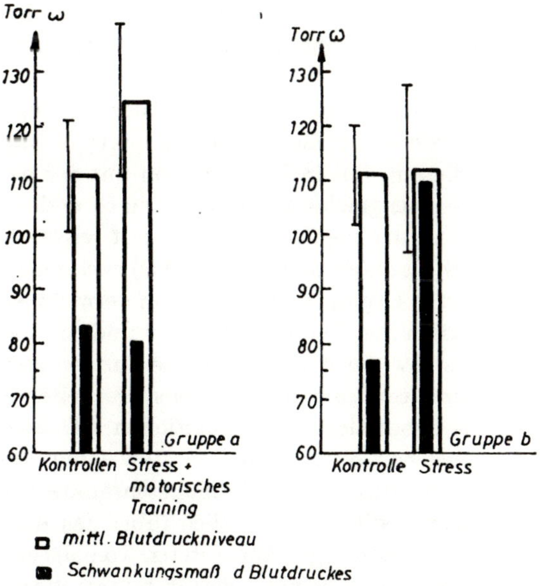

Abb. 19/1. Mittlere Blutdruckwerte (systolisch) und Schwankungsmaß (ω) von Kontrollen, gestreßten Tieren und von mit motorischem Training und Streß gleichzeitig behandelten Ratten

vorausgegangenen Untersuchungen einen der Initialphase der neurotisch induzierten hypertonen Blutdruckdysregulation entsprechenden signifikanten Anstieg des systolischen Blutdrucks gegenüber den Kontrolltieren. Dabei unterliegen die Blutdruckwerte von Tag zu Tag bei konstanten Meßzeiten z. T. erheblichen Schwankungen. Das gleichzeitige Einsetzen des motorischen Trainings und des Stressoreneinflusses bewirkt, daß die Versuchstiere mit einer dem motorischen Trainingseffekt eigenen hypotonen Tendenz der mittleren Werte des systolischen Blutdrucks aufwarten. Wenn das motorische Training vor dem Stressoreneinfluß beginnt, zeigen die Tiere unter dem 4wöchigen Trainingseinfluß zunächst keine wesentlichen Veränderungen in den mittleren Blutdruckwerten. Kommt danach der Stressoreneinfluß hinzu, hat das wiederum einen geringen Abfall des mittleren systolischen Blutdrucks gegenüber den Kontrollen zur Folge. Wenn sich dagegen die neurotisch induzierte hypertone Blutdruckdysregulation innerhalb von zwei Monaten entwickeln kann, so hat das zu diesem Zeitpunkt einsetzende motorische Training in der darauf folgenden 12wöchigen Einwirkungsdauer keinen wesentlichen Einfluß mehr auf den signifikant erhöhten systolischen Blutdruck.

Bedingt-reflektorisches Lernen

Bei den bedingt-reflektorischen Untersuchungen wurden die Akquisition und der Retentions-Ekphorationsprozeß beurteilt. Die Lernkurven der Tiere mit unbehandelter Neurose demonstrieren gegenüber den Kontrollen eine verzögerte Akquisition sowie einen signifikant herabgesetzten Retentions-Ekphorationsprozeß, offensichtlich als Ausdruck eines neurotischen Erscheinungsbildes. Bei den Tieren, die mit dem Stressoreneinfluß gleichzeitig bzw. auch schon zuvor ein motorisches Training absolvierten, setzt die Akquisition gegenüber den Kontrolltieren früher ein und der Retentions-Ekphorationsprozeß zeigt signifikante Differenzen zu diesen.

Bei den vorgenommenen Untersuchungen konnte der neurotisierende und blutdruckdysregulierende Effekt einer chronischen Einwirkung der intermittierenden Bewegungseinschränkung – in diesem Fall in Kombination mit der gestörten 24-Stunden-Periodik appliziert – nachgewiesen werden. Die so erzielte Streßwirkung erstreckt sich sowohl auf zentralnervale als auch auf viszerale Funktionen, z. B. auf den Blutdruck. Nach *Reindell* und *Bayer* (1942) sowie nach *Mellerowicz* (1956) steht der bewegungsarme Organismus unter dem vermehrten Einfluß des Sympathikus. Das Vorherrschen des Sympathikotonus und die damit einsetzende Erhöhung des Blutdrucks usw. wird über efferente Bahnen vom Zentralnervensystem ausgelöst. Dabei sind corticale informationsverarbeitende Prozesse des Gehirns früher gestört als subcorticale Hirnfunktionen (H. *Baumann* et al., 1979). Der Streßeffekt, welcher durch ständige Bewegungseinschränkung hervorgerufen wird, ist offensichtlich durch die eingeschränkte Reafferentation seitens der Propriorezeptoren bedingt. Vermutlich führt das Ausbleiben der durch die propriorezeptive Stimulation gewährleisteten Tonisierung der Großhirnrinde infolge Bewegungsarmut zu einer veränderten Informationsverarbeitung im ZNS und so zu Fehlentscheidungen im Prozeß der Kontrollfunktion über kreislaufaktive Funktionssysteme bzw. über die Balance zwischen Sympathiko- und Parasympathikotonus. Für eine Verringerung der Tonisierung der Großhirnrinde durch intermittierende Bewegungseinschränkung und gestörten Hell-Dunkelrhythmus sprechen die Ergebnisse der Lern- und Gedächtnisprüfungen jener Tiere, die diesem Stressoreneinfluß ohne motorisches Training unterworfen wurden.

Fjodorow et al. (1973) haben an Kaninchen, die einer ständigen Bewegungseinschränkung ausgesetzt waren, ebenfalls Veränderungen der biologischen Aktivität verschiedener Hirnstrukturen festgestellt. So war die Erregbarkeit der Kerne des hinteren Hypothalamus bei der Mehrheit der Tiere bereits am 7. Hypokinese-Tag deutlich verringert. Die Veränderungen des funktionellen Zustandes der vegetativen Hypothalamuskerne zeigten einen wellenförmigen Verlauf. Es wäre zu überprüfen, ob die von uns bei neurotisch induzierten hypertonen Blutdruckdysregulationen beobachteten Blutdruckschwankungen mit der von *Fjodorow* et al. beobachteten Zirkularität im Funktionszustand des Hypothalamus in Beziehung zu setzen sind. Elektrophysiologische Untersuchungen mit Makro- und Mikroelektroden durch *Baglawadshjan* weisen auf die Integrationsfunktion des Hypothalamus hinsichtlich vegetativer und motorischer Funktionen hin. Bei Reizung peripherer Nerven zeigten die somatischen und viszeralen Neuronen des Hypothalamus eine große Konvergenz, die ausgeprägter als die klassische Konvergenz der Neuronen war. Auch der Lobus limbicus gilt als ein „Denominator", d. h. als ein wichtiger Knotenpunkt für verschiedene viszerale-somatische und Verhaltensreaktionen. Des weiteren werden zahlreiche, eng miteinander vermaschte cortikale-subcortikale Erregungskreise des ZNS für das „Komponieren" von Efferenzprogrammen vegetativ-motorischer Art verantwortlich gemacht.

Es muß angenommen werden, daß diese zahlreichen funktionellen und morphologischen Verbindungen auf den verschiedenen Ebenen des ZNS im Mechanismus der stressenden Wirkung der chronischen Bewegungseinschränkung eine Rolle spielen.

Die kompensierte Wirkung, welche dosiertes und regelmäßiges motorisches Training auf den von uns gewählten chronischen, ansonsten pathogen wirkenden Stressor ausübt, scheint ebenfalls für die obengenannten zentralnervalen Erregungskreise realisiert zu werden. Wie unsere Ergebnisse demonstrieren, wurde durch das motorische Training nicht nur die Blutdruckdysregulation verhindert, sondern gleichzeitig auch die Störung der cerebralen informationsverarbeitenden Prozesse, d. h. die Neurotisierung. Darüber hinaus wurde sogar unter dem chronischen Einfluß der verwendeten Stressorenkombination und des motorischen Trainings ein leistungssteigernder Effekt in der Lern- und Gedächtnisfunktion registriert. Dieser Effekt ist offensichtlich der Ausdruck einer verstärkten Tonisierung der cerebralen Cortex durch den mit der motorischen Aktivität einhergehenden „Einstrom propriorezeptiver Erregung" (*Wehmayer*, 1958). Bei einer entsprechenden Konstellation zwischen Reaktionslage des Organismus, Stressorenwirkung und motorischem Training (wie sie in unserem Fall vorlag) scheint durch die propriorezeptive Reafferenz die Tonisierung des cerebralen Cortex so zu erfolgen, daß bei erhöhter zentralnervaler Leistungsfähigkeit gleichzeitig im Viszerum eine parasympathische Reaktionslage hervorgerufen wird, die, wie es unsere Ergebnisse zeigen, die Blutdruckregulation in physiologischen Grenzen hält. Die erzielten Ergebnisse und die hier dargelegten theoretischen Erwägungen unterstützen die von *Hecht* et al. (1973) vertretene Arbeitshypothese, daß durch die regulierende Wirkung des motorischen Trainings kreislaufaktive und emotionsrelevante Funktionskreise im Sinne von Rückkopplungseffekten ausgelöst werden, die den Stabilitätsgrad des Organismus erhöhen.

In diesem Zusammenhang erhob sich die Frage, wie sich eine Kombination von positiver Sozialstruktur und motorisches Training auswirken kann.

Während auf dem Gebiet der Sozialkommunikation der verschiedenen Tierarten eine beachtliche Anzahl von Arbeiten vorliegt, wurde die Bedeutung der Gemeinsamkeit von sozialen und motorischen Funktionen noch wenig untersucht.

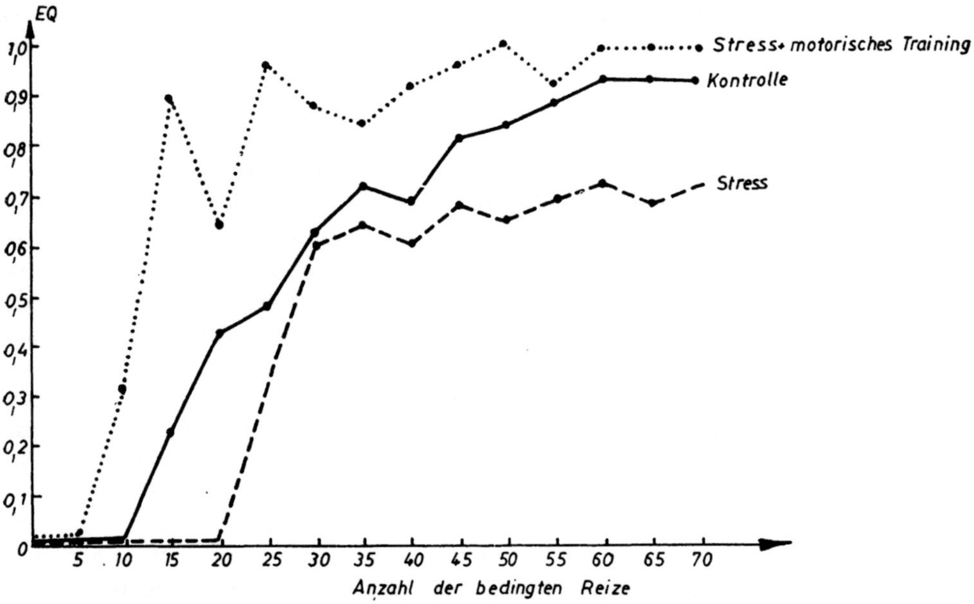

Abb. 19/2. Lernkurven von Kontrollen, gestreßten Tieren und von mit motorischem Training und Streß gleichzeitig behandelten Ratten

Nachdem *Treptow* und *Hecht* (1968) unter ontogenetischen (Aufzuchts-) Bedingungen an 3—4 Monate alten Albinoratten, die vom 21. Lebenstag an unter Spielkäfigbedingungen bzw. unter Einzelhaltung in ständiger Dunkelheit lebten, Unterschiede in Lern- und Gedächtnisprozessen nachgewiesen hatten, ergab sich die Aufgabe zu prüfen, ob ein zeitlich begrenzter Aufenthalt von etwa 10 Wochen bei adulten Albinoratten unter definierten Haltungsbedingungen sowie definierten motorischen Trainingsbedingungen Einfluß auf das Lernen und auf die Gedächtnisleistungen dieser Tiere hat (*Hecht* et al., 1974).

Die Haltungsbedingungen, denen die Tiere gewöhnlich 10 Wochen vor dem Beginn der Lern- und Gedächtnisprüfungen ausgesetzt waren, sind wie folgt definiert:

1. Einzelhaltung in einem undurchsichtigen Plastkäfig mit Gitterdeckel in der Größe von 18 × 28 × 15 cm.

2. Mittelgruppenhaltung. Je fünf Tiere lebten in einem Drahtgitterkäfig mit den Maßen von 39 × 27 × 25 cm.
3. Großgruppenhaltung. In diesem Fall waren je 10 Tiere in einem Vivarium mit Spielkäfigcharakter, welches die Ausmaße von 90 × 50 × 73 cm aufwies, untergebracht. Da die Albinoratte nicht nur ein geselliges, sondern auch ein motorisch hochaktives Tier ist, wurde in verschiedenen Versuchsvarianten ge-

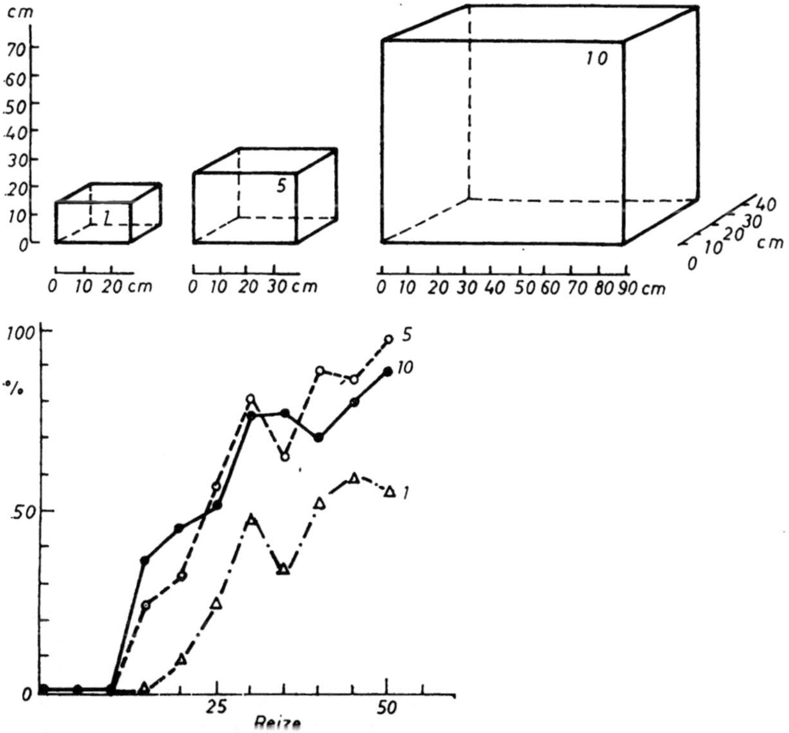

Abb. 19/3. Schematische Darstellung der verschiedenen Vivariengrößen, die für die Haltung der Tiere verwendet wurden 6 a). Lernergebnisse von Albinoratten, die vorher 10 Wochen lang unterschiedlichen Haltungsbedingungen ausgesetzt waren: Großgruppenhaltung (durchgezogene, mit 10 gekennzeichnete Linie), Mittelgruppenhaltung (gestrichelte, mit 5 gekennzeichnete Linie), Einzeltierhaltung (punktierte, mit 1 gekennzeichnete Linie), ▲ $p < 0{,}001$ versus Kontrollen, (b)

prüft, inwieweit die definierten Haltungsbedingungen allein oder diese in Verbindung mit einer zusätzlichen applizierten intermittierenden Bewegungseinschränkung bzw. mit einem zusätzlich verabreichten definierten motorischen Training die Lern- und Gedächtnisprozesse beeinflussen können.

Hierbei wurden folgende Ergebnisse erzielt:

Während die Tiere, die 10 Wochen lang der Großgruppen- und Mittelgruppenhaltung ausgesetzt waren, in der vorgeschriebenen Zeit die geforderte Reizbeantwortung in bedingt-reflektorischen Untersuchungen erfüllten, hatte die 10wöchige Einzelhaltung eine Behinderung normaler Retention-Ekphorationsprozesse zur Folge (Abb. 19/3 b).

Wurden die Tiere diesen drei verschiedenen, 10 Wochen lang einwirkenden Haltungsbedingungen ausgesetzt und während der gleichen Zeit mit der intermittierten Bewegungseinschränkung belastet, dann zeigten sie in den Lern- und Gedächtnisleistungen folgendes Bild: Die Akquisition bzw. der Retention-Ekphoration-Komplex war (gegenüber der unbelasteten Situation) am stärksten bei den Tieren der Großgruppenhaltung gestört. Diese Störung erreichte bei der Mittelgruppenhaltung nicht das Ausmaß der Großgruppenhaltung und zeigte gegenüber den Tieren unter unbelasteten Bedingungen die geringste Abweichung. Eine Prüfung der Lern- und Gedächtnisvorgänge von Tieren zweier Versuchsgruppen, von denen die Tiere der einen Gruppe vier Wochen lang ausschließlich der Einzelhaltung und die einer anderen für die Dauer von vier Wochen der Einzelhaltung kombiniert mit einem motorischen Training ausgesetzt waren, ergab in der Akquisition sowie dem Retention-Ekphoration-Komplex

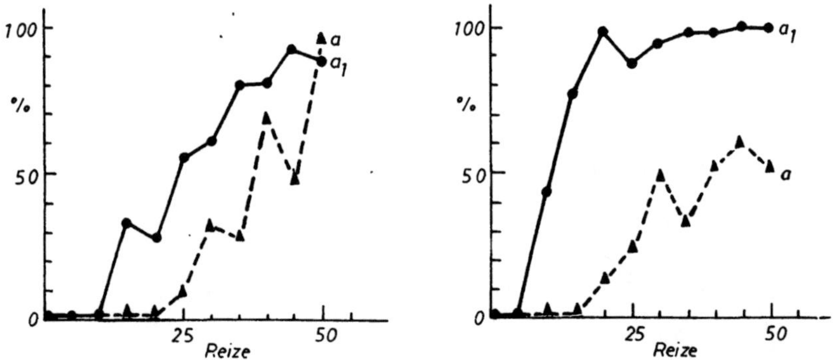

Abb. 19/4. Links: Lernergebnisse von Albinoratten, die 4 Wochen lang in Einzelhaltung lebten (gestrichelte Linie) bzw. während dieser Einzelhaltung täglich ein motorisches Training absolvieren mußten (ausgezogene Linie). Rechts: Lernergebnisse von Albinoratten, die 13 Wochen lang in Einzelhaltung lebten (gestrichelte Linie) bzw. während dieser Einzelhaltung täglich ein motorisches Training absolvieren mußten (ausgezogene Linie)

eine eingeschränkte Lern- und Gedächtnisleistung bei Tieren der sozialen Isolierung. Dagegen entsprach die Akquisitionskurve der einzeln gehaltenen und gleichzeitig motorisch trainierten Tiere den unter unbelasteten Groß- und Mittelgruppenhaltung gezeigten Lern- und Gedächtnisleistungen.

Ließen wir die Einzelhaltung 13 Wochen lang einwirken, dann nahmen die Erfolgsquoten der Lernkurve sichtbar ab, während bei den über die gleiche Zeitdauer mit motorischem Training behandelten Einzelhaltungstieren eine erhebliche Steigerung der Akquisition und des Retention-Ekphoration-Komplexes zu verzeichnen war. Den gleichen Einfluß hatte das motorische Training nach 10wöchiger Einwirkung bei Tieren, die in dem gleichen Zeitraum der Mittelgruppenhaltung mit intermittierender Bewegungseinschränkung ausgesetzt waren (Abb. 19/4).

Mit diesen Ergebnissen konnten wir nachweisen, daß Lern- und Gedächtnisprozesse durch soziale und motorische Reaktionsweisen, die offensichtlich eng mit der in phylogenetischen und ontogenetischen Evolutionsprozessen herausgebildeten Zielfunktion des Organismus gekoppelt sind, organismische Grundbedürfnisse zu befriedigen, stark beeinflußt werden können. Da das Lernen im weitesten Sinne als eine Verhaltensänderung eines Organismus aufgefaßt wird, die zur Vervollständigung der Adaptation führt und Neuanpassungen an bisher dem Organismus unbekannte Umweltbedingungen gewährleistet, möchten wir auf Grund unserer Resultate schlußfolgern, daß die sozialen Kommunikationsbeziehungen der Gruppenhaltung wesentlich zur Optimierung der Adaptation des Organismus beitragen. Die soziale Isolierung dagegen erwies sich infolge der Unterbindung interindividueller Kommunikationsbeziehungen als ein bedeutender Störfaktor der Organismus-Umwelt-Beziehung. Der Mangel an einer sozial ausgerichteten bedürfnisgerechten Umweltreizsituation, wie er bei der sozialen Isolierung der Tiere deutlich wurde, scheint auf eine Verminderung der Umweltafferentationen zurückzuführen zu sein. Dieser Gedanke wird durch jene Befunde bekräftigt, mit denen der Kompensationseffekt des regelmäßigen motorischen Trainings bei sozial isolierten Tieren nachgewiesen werden konnte. Bei der Entwicklung und Aufrechterhaltung der interindividuellen Kommunikationsbeziehungen spielen daher neben den von *Tembrock* (1971) angeführten Faktoren der Tango-, Vibrations- und akustischen Rezeption auch die Reafferenz der Propriorezeptionen eine wesentliche Rolle. Die propriorezeptive Reafferenz hat offensichtlich für die Tiere keinen geringeren biologischen Wert als die durch die soziale Kommunikation hervorgerufene Afferenz, weil beim Ausbleiben bzw. bei der Einschränkung der für den Organismus wichtigen bedürfnisgerechten sozialen Reizsituation die motorische Aktivität einen gleichwertigen Ersatz für die Aufrechterhaltung optimaler Organismus-Umwelt-Beziehungen bietet.

Die Tiere, die für die Befriedigung organismischer Bedürfnisse in der Großgruppen- und Mittelgruppenhaltung adäquate Umweltbedingungen vorfinden, reagieren auf zeitweilige soziale Isolierung und auf zeitweilige Hemmung der motorischen Aktivität durch die intermittierenden Bewegungseinschränkungen mit einer erheblichen Empfindlichkeit, die im Bereich unserer Untersuchungen proportional zur Tiergruppengröße ist. Motorisches Training konnte aber auch in diesen Fällen den gestörten Adaptationsprozeß kompensieren. Es erhebt sich in diesem Zusammenhang die Frage, welche Rolle in der beschriebenen sozialmotorischen Reaktionsweise der Tiere die Größe der Vivarien spielt. Ohne darüber schon endgültige Angaben machen zu können, geben folgende Ergebnisse dazu Anlaß, diesen Faktor als nicht vordergründig zu beurteilen.

Die Größendifferenz zwischen den Käfigen der Einzelhaltung (5 860 cm^3) und der Mittelgruppenhaltung (26 225 cm^3) war geringer als die Differenz zwischen den Käfigen der Mittelgruppenhaltung und der Großgruppenhaltung (328 500 cm^3).

Pro Tier standen bei der Einzelhaltung 5 860 cm^3, bei der Mittelgruppenhaltung 5 245 cm^3 und bei der Großgruppenhaltung 32 850 cm^3 zur Verfügung. Die Lernkurven der Gruppenhaltungen wiesen einen nahezu identischen Verlauf aus, obgleich die Raumverteilung pro Tier große Differenzen zeigt. Andererseits sehen wir bei nahezu gleichem Raum pro Tier unter der Einzel- und Mittelgruppenhaltung statistisch gesichterte Differenzen im Verlauf der Lernkurven.

Diesen Ergebnissen ist zu entnehmen, daß die aus dem sozialen Milieu eines Individuum kommenden Afferenzen und die propriorezeptive Reafferenz im Prozeß der zentralnervalen Afferenzsynthese in enger Wechselbeziehung stehen und für die Adaptation eines Organismus von entscheidender Bedeutung sind.

19.2. Probleme der Pharmakotherapie

19.2.1. Psychotrope Pharmaka

Psychotrope Pharmaka sind heute sehr verbreitet. Die Anwendung dieser Stoffe ist aber nicht unproblematisch. Eine wesentliche Ursache dafür liegt in der hohen unter- und intraindividuellen Variabilität psychischer und psychophysischer Erscheinungen, die dementsprechend zu hohen Reaktionsvariabilitäten nach der Applikation führen. Es wird in der Literatur immer wieder darauf hingewiesen, daß die Psychopharmakawirkungen von speziellen Persönlichkeitseigenschaften beeinflußt werden. So konnte man zum Beispiel die anxiolytische Wirkung von Tranquilizern bzw. die antidepressive Wirkung von Antidepressiva bei unausgeglichenen Normalpersonen nachweisen. *Hecht* (1963, 1964) konnte in zahlreichen Untersuchungen die Bedeutung der individuellen Erregbarkeit des ZNS für die Wirkung verschiedener psychotroper Pharmaka nachweisen.

In anderen Arbeiten haben *Hecht* et al. (1963) auch auf die Bedeutung der Umweltbedingungen für den Effekt von psychotropen Pharmaka auf Grund tierexperimenteller Resultate herausgestellt. *Dietsch* (1969) konnte am Menschen gleichfalls eine Abhängigkeit der Psychopharmakawirkung von situativen Bedingungen feststellen. Derartige Befunde haben enorme praktische Bedeutung.

Der Reizpegel der menschlichen Umwelt zeigt in den letzten Jahrzehnten infolge der Technisierung vieler Lebensbereiche einen kontinuierlichen Anstieg und eine große Schwankungsbreite in relativ kurzen Zeiten. Parallel dazu ist eine ständig ansteigende Tendenz des Verbrauchs von Pharmaka zu verzeichnen. Es handelt sich dabei in erster Linie um Analgetika, Hypnotika, Sedativa, Neuropsychopharmaka und Transquillizer, die in größerem Umfange von den Ärzten verordnet, zum größten Teil aber von Patienten oder auch von Gesunden gefordert oder frei gekauft werden.

Untersuchungen von *Panzram* und *Müller* (1964) in einem feinmechanischen Großbetrieb der DDR ergaben, daß von 1000 Befragten 21,5 % mindestens 1 Jahr lang regelmäßig täglich Analgetika zu sich nehmen. Diese Befunde weisen darauf hin, daß hier ein enger Zusammenhang zwischen starker Belastung des optischen Analysators und dem erhöhten Medikamentenverbrauch besteht. Eine ähnliche Tendenz weisen Untersuchungen mit steigendem Lärmpegel aus. Die Tatsache, daß der Verbrauch von schmerzstillenden und beruhigenden Medikamenten ständig zunimmt, ist nur eine, die Gesundheit des Menschen gefährdende Seite. Auf eine zweite, eng mit dieser ersten verbundenen Gefahr soll im Folgenden die Aufmerksamkeit gelenkt werden.

In der Pharmakotherapie kann immer wieder beobachtet werden, daß bestimmte Arzneimittel, z. B. Sedativa, Psychopharmaka und Analgetika, in Dosierungen, die nachts den gewünschten Effekt zeigen, am Tage nicht entsprechend wirksam werden. Unter Umständen sind sogar entgegengerichtete Wirkungen zu verzeichnen. Bei der Beurteilung derartiger Befunde wird von den Autoren auf die Ruhe-Tätigkeits-Periodik und die damit veränderte Stoffwechsellage, auf den unterschiedlichen Umweltreizspiegel sowie auf den circadianen Rhythmus verwiesen. Der Umgebungshelligkeit wird in diesem Zusammenhang besondere Bedeutung beigemessen, da das Licht auch bei der Formierung des 24-Stunden-Rhythmus eine Rolle spielt.

Aus Untersuchungen über den Einfluß der Umgebungshelligkeit auf den zentralnervösen Funktionszustand geht hervor, daß sich die mittlere Reaktionszeit des bedingten Reflexes in Abhängigkeit von definierten Umweltsituationen in charakteristischer Weise ändert. Sie kann also als ein Maß des umweltinduzierten zentralnervalen Aktivitätsniveaus gelten. In zahlreichen Versuchsreihen und Varianten prüften wir die Wechselbeziehungen zwischen dieser Organismus-Umwelt-Konstellation und verschiedenen zentralnerval angreifenden Pharmaka (*Poppei* et al., 1971).

Die Abbildung 19/5 soll die Versuchsbedingungen erläutern. Die Variable, welche die skizzierten zentralnervalen Aktivitätszustände, mit R bezeichnet, induziert, ist die Lichtintensität (L).

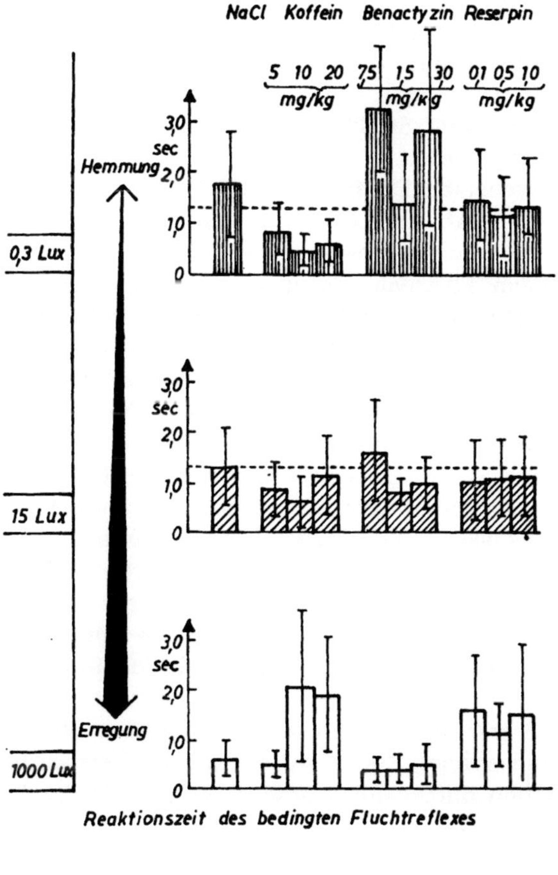

Abb. 19/5. Schema zur Erläuterung der Versuchsanordnung mit variierten Helligkeiten (L), die unterschiedlich zentrale Aktivitätsniveaus (R) induzieren, zur Untersuchung von Psychopharmakaeinflüssen in unterschiedlichen Dosierungen (D)

Die durch unterschiedliche optische Afferentationspegel gekennzeichneten drei Zustände der Organismus-Umwelt-Beziehung dienten zur Prüfung des Effektes von jeweils drei verschiedenen Dosierungen (D) des Koffeins, des Benactyzins und der Reserpins. Die verwendeten Dosierungen lagen im Bereich mitteleigener Effekte für Albinoratten und ließen weder eine unterschwellige noch eine toxische Wirkung zu. Koffein ist als ein zentralnervales Stimulans, Benactyzin und Reserpin sind als Sedative bekannt. Letzteres wirkt außerdem blutdrucksenkend. Der Einfluß dieser Substanzen auf die gefestigten bedingten Fluchtreflexe wurde jeweils eine Stunde nach der Applikation – beim Reserpin 2 Stunden danach – geprüft.

Die Abbildung 16/6 zeigt eine Übersicht über den licht- und dosisabhängigen Effekt der erwähnten Pharmaka auf den bedingten Abwehrreflex am Beispiel der mittleren Reaktionszeiten. Eine Verlängerung der Reaktionszeiten weist auf ein Überwiegen der Hemmungsprozesse, eine Verkürzung auf eine Erregungssteigerung hin. Die erste Säule zeigt die Reaktionsweise einer Kontrollgruppe, der physiologische Kochsalzlösung injiziert wurde. Wesentliche Ergebnisse sind bei der Koffeinwirkung die zu erwartende zentralnervale Aktivitätssteigerung in der Dunkelheit und die bei höheren Dosierungen paradox erscheinende zentralnervale Aktivitätsminderung in der Helligkeit.

Das Benactyzin, das beruhigend wirkt, zeigt entgegengesetzte Tendenzen. Bei verminderter Afferentation, also in der dunklen Umgebung, wird der sedierende Effekt als Verlängerung der Reaktionszeiten deutlich, in der Helligkeit dagegen wirkt es ebenfalls paradox, nämlich erregend; zu erkennen an den kurzen Reaktionszeiten. Diese von den Umweltbedingungen abhängende labile Wirkung des Koffeins und des Benactyzins konnte unter Streßbedingungen und unter Lärmeinwirkungen ebenfalls nachgewiesen werden.

Reserpin dagegen zeigte sich umweltstabil. Die fast gleichbleibenden Reaktionszeiten des bedingten lokomotorischen Abwehrreflexes verdeutlichen das.

Diese Ergebnisse sowie Resultate anderer tierexperimenteller Untersuchungen von zentralnerval angreifenden Pharmaka unter Streßbedingungen und unter variiertem akustischen Afferentationseinfluß veranlaßten uns, eine Klassifizierung der getesteten Substanzen in umweltlabile und -stabile vorzunehmen.

Es erhob sich nun die Frage, ob sich auch ein unmittelbarer Wechsel der Umgebungshelligkeit direkt in der Pharmakawirkung widerspiegelt. Für die Klärung dieser Problematik wählten wir folgende Versuchsanordnung:

Serie A: Nach der Applikation des Pharmakons befanden sich die Tiere eine Stunde in einer Beleuchtungsumwelt von 15 Lux. Danach konnten sie sich für die Zeit von 10 Minuten an die mit 1 000 Lux beleuchtete Versuchskammer adaptieren. Der sich anschließende bedingt-reflektorische Versuch dauerte 15 Minuten. Dann erfolgte die Änderung in die dunklen Versuchsbedingungen, und die Tiere bekamen Gelegenheit, sich wiederum 10 Minuten lang an die neue Situation zu gewöhnen. Erst dann wurde die weitere bedingt-reflektorische Untersuchung vorgenommen.

Der Versuchsablauf der Serie B war durch einen entgegengesetzten Wechsel der Beleuchtungsqualitäten gekennzeichnet. Zuerst wurde hier der Versuch bei verminderter optischer Afferentation durchgeführt, und dann erfolgte die Testung in der Helligkeit.

Es wird ersichtlich, daß unter Kontrollbedingungen der aufeinanderfolgende Wechsel der Beleuchtungsintensitäten eine Umstimmung des zentralnervösen Erregbarkeitsniveaus verursacht, die von der Reihenfolge der verwendeten Beleuchtungsstärken unabhängig ist. Bei den umweltlabil wirkenden Pharmaka Koffein und Benactyzin kommt es nach Änderung der Umgebungshelligkeit ebenfalls zu einer Änderung des Effektes. Das umweltstabil wirkende Reserpin zeigt sich auch bei dieser Versuchsanordnung von dem Lichtwechsel unabhängig.

Bekanntlich spielen bedingt-reflektorische Mechanismen (1. und 2. Signalsystem) im Placebo-Effekt eine grundlegende Rolle. Die Möglichkeit der Konditionierung pharmakologischer Effekte wurde besonders an solchen Pharmaka festgestellt, die unmittelbar am Zentralnervensystem angreifen bzw. dieses sekundär in ihre Reaktion einbeziehen. *Hecht* et al. prüften deshalb den Einfluß

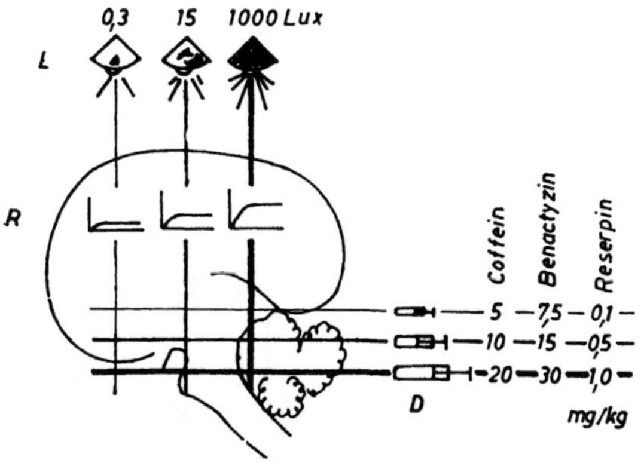

Abb. 19/6. Übersicht über den licht- und dosisabhängigen Effekt von Psychopharmaka auf den bedingten Abwehrreflex am Beispiel der Reaktionszeiten

der Umweltbeleuchtung bei der Konditionierung pharmakologischer Effekte. An zwei Tiergruppen wurden vorerst entweder in der Dunkelheit (0,3 Lux) oder bei Helligkeit (1 000 Lux) die Größen des bedingten Fluchtreflexes gemessen. Danach wurde die Konditionierbarkeit des Effektes von 7,5 mg/kg Benactyzin unter den verschiedenen Beleuchtungsintensitäten geprüft. In Abbildung 19/6 werden die Ergebnisse am Beispiel der Reaktionszeiten dargestellt. Der Versuchsablauf war folgender: Zu Beginn eines jeden Versuches wird den Tieren physiologische Kochsalzlösung verabfolgt, wonach sie sich eine Stunde lang unter der entsprechenden Beleuchtungsstärke aufhalten. Sodann erfolgt die erste Untersuchung des bedingten Fluchtreflexes. Unmittelbar danach wird den Tieren 7,5 mg/kg Benactyzin injiziert und nach einer Stunde Aufenthalt in der gleichen Umweltsituation der bedingte Fluchtreflex ein zweites Mal kontrolliert. Anfangs zeigte sich zwischen den unter Wirkung der physiologischen Lösung gewonnenen und den danach unter Pharmaka erzielten Werten eine statistisch gesicherte Differenz.

Nach Wiederholung der Applikation an 12 aufeinanderfolgenden Tagen stimmten die Daten der bisherigen Vorkontrollen (dünne Linie) mit denen unter pharmakologischem Einfluß (dicke Linie) gewonnenen überein. Von diesem Zeitpunkt an rief NaCl-Lösung stets den Benactyzin-Effekt hervor. Danach folgte ein Wechsel der Versuchsbedingungen. Der Kurvenverlauf zeigt deutlich, daß sich mit der Änderung der Beleuchtungsintensität auch der konditionierte pharmakologische Effekt verändert. Gleiche Resultate werden auch bei stär-

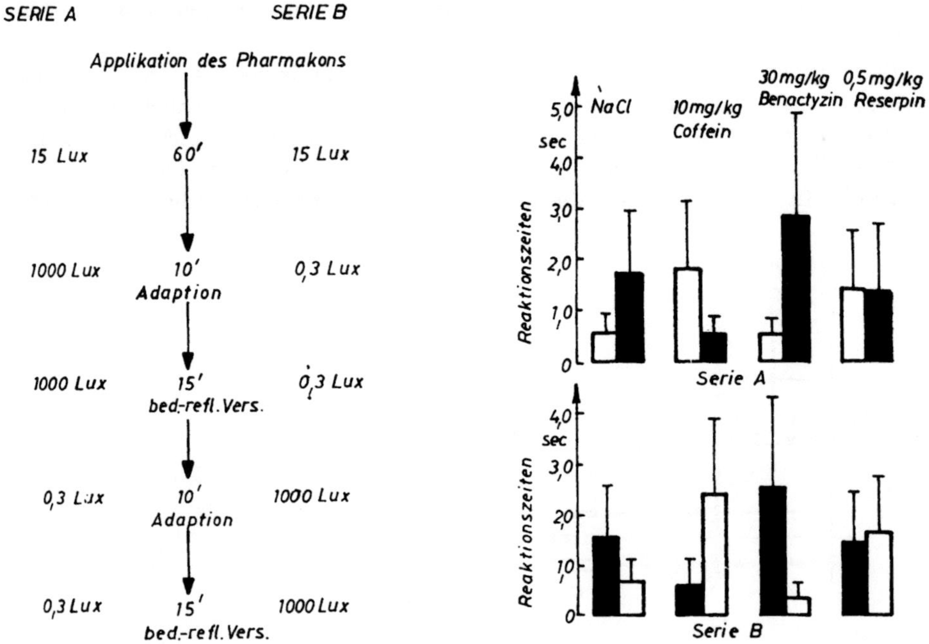

Abb. 19/7. a — Schema zur Erläuterung der Versuchsanordnung zur Prüfung der Pharmakawirkung in Abhängigkeit vom unmittelbaren Wechsel der Umgebungshelligkeit, b — Wirkungsweisen von verschiedenen Pharmaka und Kontrollbedingungen bei unmittelbarem Lichtintensitätswechsel. Weiße Säulen 1000 Lux, schwarze Säulen 0,3 Lux

kerem akustischem Reizeinfluß erzielt. Die Ergebnisse weisen darauf hin, daß eine ambulante Placebo-Behandlung problematisch sein kann, weil der Mensch in solchen Fällen meistens unterschiedlichen Umweltreizen ausgesetzt ist, wodurch infolge der Veränderung des zentralnervalen Funktionszustandes auch die Placebo-Wirkung des Medikaments verändert werden kann.

Da der Mensch in seiner Umwelt gewöhnlich einem häufigen Wechsel der afferenten Signalisation ausgesetzt ist, aus dem sich Schwankungen des zentralnervalen Aktivitätszustandes ergeben, möchten wir schlußfolgern, daß die Anwendung von umweltlabil wirkenden Pharmaka für die ambulante Therapie problematisch ist.

Klinische Untersuchungen über die Wirkung von Psychopharmaka in der stationären und ambulanten Behandlung der essentiellen Hypertonie führten zu gleichen Erkenntnissen. In der stationären Behandlung, d. h. bei verhältnismäßig gleichbleibendem Klinikmilieu, konnte ein günstiger Einfluß der Psychopharmaka auf die Blutdruckregulation, besonders in Kombination mit blutdrucksenkenden Pharmaka, nachgewiesen werden. Die Kombinationstherapie ermöglichte eine Dosisverringerung der antihypertensiven Medikamente in der Klinik. Bei der ambulanten Versorgung sind jedoch die Beeinträchtigung der Konzentrations- und Leistungsfähigkeit sowie der getesteten Fahrtüchtigkeit und anderer Nebenerscheinungen der Psychopharmaka Faktoren, die oft die Arbeitsfähigkeit der Patienten vermindern, weil neben anderen Unterschieden z. B. der Reizpegel am Arbeitsplatz und im täglichen Leben gegenüber dem Klinikmilieu erheblich verändert ist.

Die Unsicherheit der Steuerung eines Psychopharmakoneffektes, der durch viele Bedingungen beeinflußt werden kann, veranlaßte uns, aus den tierexperimentellen Ergebnissen ein Modell zu entwickeln, welches unter Berücksichtigung definierter Organismus-Umwelt-Beziehungen eine gewisse Vorhersage für die Wirkung bei verschiedenen Dosierungen gestattet und so Wege zur besseren Beherrschung der Effekte zentral angreifender Pharmaka bietet.

Wir möchten uns in diesem Rahmen lediglich auf die Beschreibung einer Modellvorstellung des umweltstabil wirkenden Pharmakons Benactyzin und des umweltstabil wirkenden Reserpins beschränken.

Die verwendeten Dosierungen von 7,5; 15 und 30 mg/kg Körpergewicht Benactyzin sind in logarithmischer Skala dargestellt. In gleicher Weise gibt die Abszisse die Umgebungshelligkeit von 0,3; 15 und 1 000 Lux als logarithmische Einteilung wieder. Die Höhe der Säulen stellt die gemittelte Reaktionszeit dar, deren Skala auf der Ordinate in Sekunden angegeben ist.

In der Abbildung 19/8 a ist eine Ebene eingezeichnet, deren Gleichung aufgetragen ist. Sie stellt den geometrischen Ort für die kleinste Summe der Abweichungsquadrate der 9 ermittelten Werte von dieser Ebene dar. Die Modellebene, in welche die 3 Variablen eingehen, stellt verallgemeinernde Beziehungen zwischen diesen 3 Variablen her, die für einen durchschnittlichen Wirkungseffekt des Pharmakons oder einen theoretisch denkbaren Mittelwertorganismus Gültigkeit besitzen. Aus ihr kann man entnehmen, mit welchem zu erwartenden Ergebnis einer 3. Variablen gerechnet werden muß, wenn die anderen beiden bekannt oder beliebig gewählt worden sind. Eine solche Beziehung wird durch eine isometrische Gerade auf der Ebene bestimmt, die für eine Reaktionszeit von $R = 1{,}5$ Sekunden in diesem Diagramm eingezeichnet worden ist. Sie bezeichnet die zu wählende Helligkeit bei einer vorgegebenen Dosierung bzw. die zu wählende Dosierung bei einer vorgegebenen Helligkeit, bei der die mittlere Reaktionszeit von 1,5 Sekunden erwartet werden kann. Im Modellfall stimmt die Ebene zu 98,5 % Wahrscheinlichkeit mit dem Versuchsergebnis überein und kann durch die Nivellierung der täglichen und individuellen Schwankungen die vorliegende Genauigkeit statistisch ausdrücken.

Den negativen Regressionskoeffizienten entsprechend, bewirkt das Benactyzin bei geringster Beleuchtung eine Sedation, die die Reaktionszeit um etwa eine Sekunde verlängert. Bei der Beleuchtung von 15 Lux ist der sedierende Effekt schon auf weniger als 0,5 Sekunden abgesunken und bei großer Helligkeit (1 000 Lux) nicht mehr vorhanden. Dieser Einfluß wird um so stärker, je höher die Dosis gewählt wurde.

Das Reserpin zeigt eine grundsätzlich andere Gesetzmäßigkeit. Erkennbar an der weitgehend horizontalen Lage der Ebene, den geringfügigen Regressionskoeffizienten und den nahezu gleichgroßen Reaktionszeitwerten wird demonstriert, daß keine Abhängigkeit der Pharmakawirkung von der Umgebungshelligkeit vorliegt (Abb. 19/8 b).

Zur Erreichung einer allgemeingültigen Aussagekraft und zur weiteren Vervollkommnung des Modells müßte die Wirkung weiterer Umweltfaktoren auf

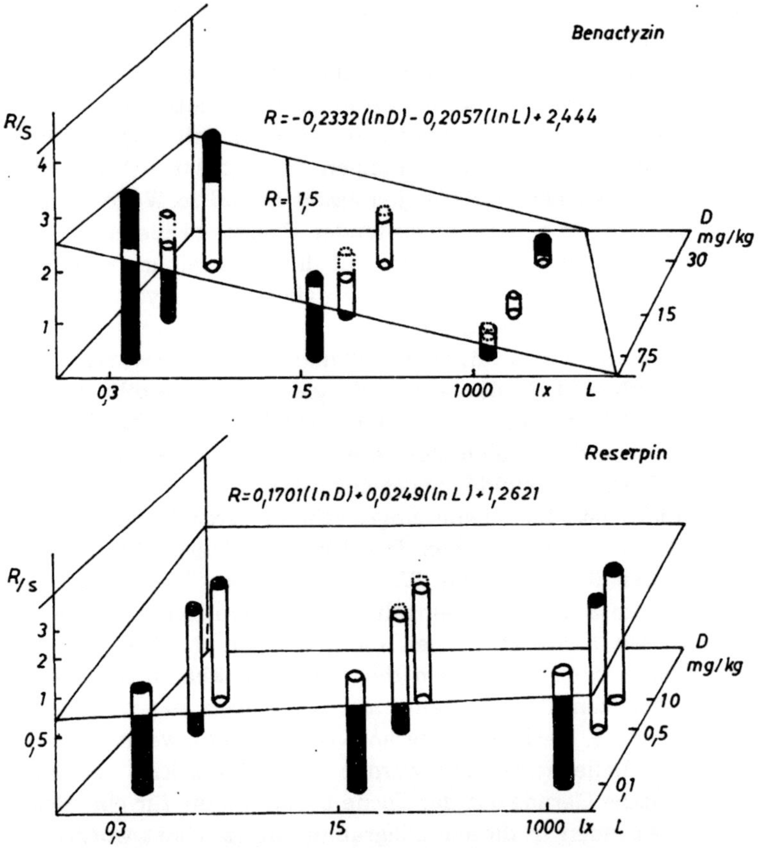

Abb. 19/8. a — Darstellung der Modellebene angegebener Gleichung für die umweltlabile Wirkung von Benactyzin mit den Variablen: Dosierung (D in mg/kg), Umgebungshelligkeit (L in Lux) und bedingt-reflektorische Reaktionszeit (R in Sekunden); b — Darstellung der Modellebene angegebener Gliederung für die umweltstabile Wirkung von Reserpin mit den Variablen: Dosierung (D in mg/kg), Umgebungshelligkeit (L in Lux) und bedingt-reflektorische Reaktionszeit (R in Sekunden)

den zentralnervösen Funktionszustand herangezogen werden. Neben der Umgebungshelligkeit stehen uns bereits Daten über den Einfluß der Ruhe-Streßbeziehung und des Lärmpegels (Abb. 19/9) auf den psychopharmakologischen Effekt zur Verfügung. Die Zeit-Wirkungskurven von Koffein (10 mg/kg); Äthylcrotyl-barbiturat (20 mg/kg) und Benactyzin (7,5 mg/kg) offenbarten einen von der Höhe des Geräuschpegels abhängigen Verlauf. Es wird ersichtlich, daß 7,5 mg/kg Benactyzin unter einem Geräuschpegel von 30 Phon die bedingt-reflektorische Tätigkeit dämpfen, während die Stimulierung der zentralnervösen Prozesse, die durch die gesteigerte akustische Afferentation (80 Phon) hervorgerufen wurde, nach Applikation der gleichen Dosis Benactyzin noch verstärkt werden konnte. Etwa der gleiche Effekt unter der Einwirkung der beiden unterschiedlichen Geräuschqualitäten war auch bei der Anwendung von 20 mg/kg

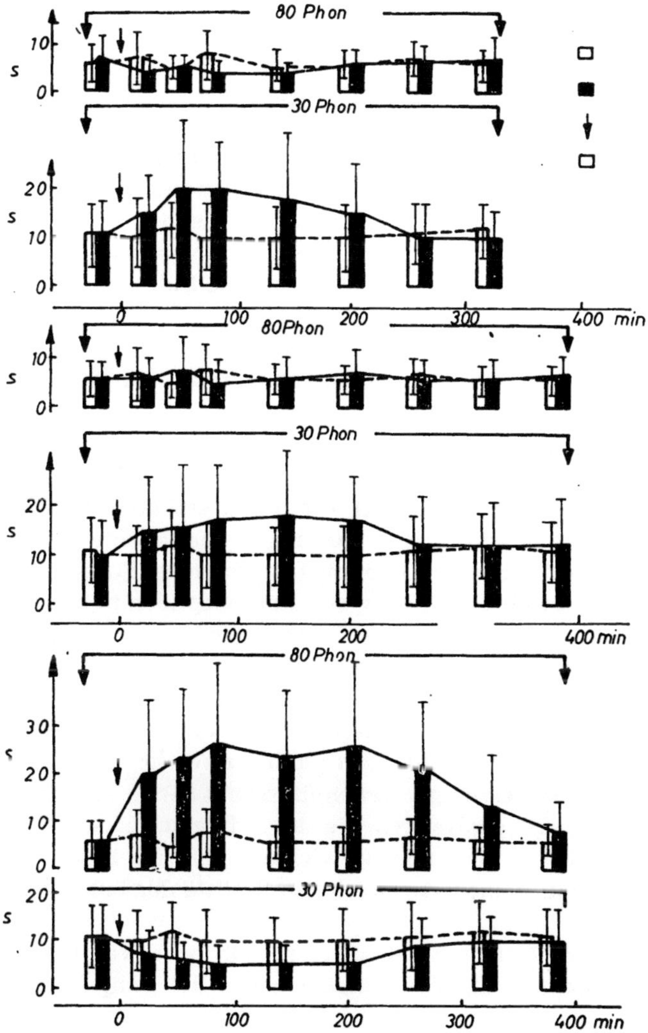

Abb. 19/9. Zeit-Wirkungskurven von verschiedenen Pharmaka und Kontrollbedingungen bei Geräuschpegeln von 30 und 80 Phon

Äthyl-crotyl-barbiturat zu beobachten. Koffein in einer Dosis von 10 mg/kg bewirkt bei 30 Phon die allgemein bekannte Stimulierung der zentralnervösen Leistung. Erhöhung des Lärmpegels auf 80 Phon führt bei gleicher Dosierung zu depressiver Wirkung des Pharmakons; die mitteleigene Wirkung schlug also in das Gegenteil um.

Die Prüfung des zentralnervalen Funktionszustandes unter einer definierten Umweltsituation im Tierexperiment zeigte, daß die Wirkung verschiedener Psychopharmaka sehr wesentlich von diesen abhängig sein kann. Da das Aktivitätsniveau des Zentralnervensystems aber nicht nur vom Tag-Nacht- bzw. Ruhe-Tätigkeitsrhythmus, sondern von jeglichen aktuellen Afferentationsveränderungen beeinflußt wird, muß auch der Psychopharmakoneffekt im Gesamtsystem der Organismus-Umwelt-Beziehungen gesehen werden.

Das Studium der Organismus-Umwelt-Beziehungen wirft, wie unsere Untersuchungen zeigen konnten, eine Fülle komplizierter Probleme auf, die zur Zeit in der Mehrzahl noch einer Lösung bedürfen.

Die beschriebenen Untersuchungen wurden am normalen Organismus durchgeführt. Wenn man die individuelle Variabilität des neurotischen Krankheitsbildes und die sich ständig ändernden Umweltbedingungen als eine Einheit betrachtet, müssen Zweifel erhoben werden, ob die Applikation von psychotropen Pharmaka herkömmlicher Art überhaupt bei Neurotikern eine Indikation haben.

19.2.2. Peptide als körpereigene Stoffe — psychotrope Stoffe der Zukunft?

(P. *Oehme*, K. *Hecht*)

In den letzten Jahren sind gehirnaktive Peptide in zunehmendem Maße in den Mittelpunkt des medizinischen Interesses gerückt. Die bisher erzielten Resultate lassen darauf schließen, daß die physiologische Wirkung dieser Peptide in einer peptidergen Neurotransmission und/oder Neuromodulation eine Rolle spielt. Unter bestimmten Umständen ist die Beteiligung von Neuropeptiden in den biologischen Mechanismen von Neurosen, Psychosen, Schmerzsyndromen und anderen neuropsychischen Erscheinungen zu erkennen.

Wir vertreten die Hypothese, daß ein komplexes peptiderges neuroregulatorisches System wesentliche physiologische Funktionen bei der Aufrechterhaltung der Organismus-Umwelt-Beziehung hat. Bereits bei einer übersichtlichen Betrachtung lassen sich nach dem derzeitigen Erkenntnisstand bei verschiedenen Neuropeptiden gemeinsame Effekte analysieren, die sich auf verschiedene Funktionen beziehen und somit auf eine unspezifische Wirkung schließen lassen.

Die folgende Aufstellung, die keinen Anspruch auf Vollständigkeit erhebt, soll dies demonstrieren:

1. Das Lernen, Gedächtnis und Verhalten beeinflussen: Oxytocin, Vasopressin, ACTH, Endorphine, Angiotensin II, TRG, Melanotropin-Releasing-Hormon (MRH), Substanz P.
2. In der Beziehung Algesiea—Analgesia haben die Endorphine, Substanz P, ACTH, Melanotropin-Releasing-Hormon und Angiotensin II Bedeutung.
3. Schlaf kann durch DISP (Delta Sleep Inducing Peptide), Faktor „S“ (Sleep), Vasotocin und Substanz P reguliert werden.
4. In Mechanismen von neuropsychischen Erkrankungen und beim Streß-Syndrom spielen das Thyreotrope Releasing-Hormon (TRH), Endorphine, ACTH, Angiotensin II, Substanz P eine Rolle.
5. Eine universelle normalisierende Funktion konnte durch die Applikation von Substanz P erreicht werden.

Diese Übersicht zeigt, daß zu den peptidergen Wirkstoffen vor allem Hormone gehören, die im Hypothalamus-Hypophysenbereich nachgewiesen wurden und in der neuroendokrinen Regulation angesiedelt sind. Die Neuropeptid-Wirkung ist aber streng von der Hormonfunktion zu trennen. Größtenteils haben diese Peptide eine Doppelfunktion: Erstens als Releasing-Faktoren und zweitens als Neuroregulatoren (Regulator-Petides = Regulides).
Über eine derartige Doppelfunktion verfügt auch Substanz P.

Substanz P:

Die Substanz P, von *Euler* und *Gaddum* (1931) erstmals beschrieben, konnte in verschiedenen Arealen des ZNS, aber auch im peripheren Nervensystem sowie in den glattmuskulären Organen nachgewiesen werden.

Aus der Vielzahl der vorliegenden Einzelbefunde gelingt es allmählich, eine Vorstellung zur physiologischen Rolle von Substanz P zu entwickeln. Die auf dem IBRO-Symposium „Neuropeptide und Neuronale Transmission" 1979 dargelegten Ergebnisse aller auf diesem Gebiet führenden internationalen Forschergruppen ergaben folgende Einschätzung:

1. Die Substanz P übt eine Funktion als Releaser aus, indem es Endorphine freizusetzen vermag.
2. Die Substanz P verfügt über eine direkte exzitatorische Funktion.
3. Die Substanz P wirkt als Neuroregulator und kann auch unter anderem die Wirksamkeit von Transmittern regulieren bzw. modulieren.

Ähnliche chemische Strukturen wie die Substanz P (SP) haben auch die Kaltblüterpeptide Physalaemin (Ph) und Eledoisin (E). Alle drei Peptide haben Ähnlichkeiten in dem c-terminalen Pentapeptid, welches für biologische Funktionen essentiell ist. (*Bienert* et al., 1978).

SP: Arg-Pro-Lys-Pro-Gln-Gln-Phe-Phe-Gly-Leu-$MetNH_2$
Ph: pGlu-Ala-Asp-Pro-Asn-Lys-Phe-Tyr-Gly-Leu-$MetNH_2$
E: pGlu-Pro-Ser-Lys-Asp-Ala-Phe-Ile-Gly-Leu-$MetNH_2$
EH: Lys-Phe-Ile-Gly-Leu-$MetNH_2$

Zur Releaserfunktion von Substanz P

Bevor wir auf die anderen Funktionen von Substanz P eingehen, möchten wir einige Bemerkungen zur Releaserfunktion der Substanz P für Endorphine machen.

Es konnten bisher 6 Peptide beschrieben werden, welche unter dem Begriff „Endorphin" (**endo**genes **Morphin**) zusammengefaßt sind:

1. Methionin-Enkephalin (Met-Enkephalin): 4 Aminosäuren
2. Leucin-Enkephalin (Leu-Enkephalin): 6 Aminosäuren
3. Alpha-Endorphin: 16 Aminosäuren
4. Beta-Endorphin: 31 Aminosäuren
5. Gamma-Endorphin: 17 Aminosäuren
6. Leucin-Endorphin = Vorstufe von Leucin-Enkephalin.

Die Endorphine haben eine analgetische Wirkung: Bei intraventrikulärer Injektion an der Maus ist das Beta-Endorphin in verschiedenen Analgesie-Tests 20—40mal stärker wirksam als Morphin: Bei intravenöser Injektion wirkt Beta-

Endorphin 3–4mal stärker analgetisch als Morphin (Vergleich auf molarer Basis). Die Endorphin-Wirkung kann durch Naloxon aufgehoben werden.

Aus diesen Befunden konnte man schlußfolgern, daß die Endorphine Bestandteile eines antinociceptiven Systems sind, welches unter der Einwirkung schädigender Stimuli in Gang gesetzt wird.

Unter diesem Aspekt sind auch die Beziehungen zur Akupunktur-Analgesie zu sehen. Einige Befunde sollen angeführt werden, die bei der Diskussion um die Akupunktur-Analgesie mit zu berücksichtigen sind:

1. Die durch klassische Akupunktur auslösbare Analgesie ist durch Naloxon hemmbar.
2. Bei Patienten steigt unter derartigen Manipulationen der Endorphinspiegel im Liquor an.
3. An der Ratte verhindert Hypophysektomie die Elektroakupunktur Analgesie.

Diese Befunden sprechen dafür, daß das Endorphin-System durch derartige Akupunktur-Stimuli angestoßen wird.

Interessant ist auch folgender Befund für klinische Aspekte: In einem klinischen Versuch wurde der Placeboeffekt verschiedener Placebopharmaka untersucht. Dabei fand man, daß bei Placebo-Reaktoren, das heißt bei Probanden, die auf Scheinpräparate ansprachen, der Endorphinspiegel ansteigt. Dagegen zeigten sich bei den Probanden, die auf Placebopräparate nicht reagierten, keine oder nur geringe Veränderungen im Endorphinspiegel. Damit ist ein interessanter Ansatzpunkt für die wissenschaftliche Bearbeitung der Placeboproblematik, das heißt von Scheineffekten, gegeben. Auch für die Akupunktur-Analgesie ist dieser Placebomechanismus zu bedenken. Jüngste Ergebnisse verweisen auf einen erhöhten Endorphingehalt in der Zerebrospinal-Flüssigkeit schizophrener Patienten. Außerdem ist der Morphin-Antagonist „Nalaxon“ in der Lage, am Patienten eine Reihe schizophrener Symptome abzuschwächen. Dieses Gebiet ist sehr stark in Bewegung.

Zwischen der Verteilung von Substanz P und der Bindungsfähigkeit für markierte Opiate im Rattenhirnstamm und -zervikalmark bestehen Korrelationen. Derartige Gemeinsamkeiten in der Verteilung von Opiaterezeptoren und Substanz P lassen auf Gemeinsamkeiten in der Funktion von SP und Endorphinen schließen.

Die Angaben zur Wirkung von Substanz P auf die Schmerzempfindlichkeit sind sehr widersprüchlich. Einige Autoren beschrieben einen analgetischen Effekt, andere Gruppen fanden eine Hyperalgesie unter Substanz P.

Im Gegensatz zu den Endorphinen bindet sich Substanz P nicht an die Opiaterezeptoren. Da sich der analgetische Effekt von Substanz P ebenso wie die Endorphinanalgesie durch Nalaxon aufheben ließ, schien darin ein Widerspruch zu liegen. Dieser klärte sich mit dem Nachweis auf, der zeigte, daß Substanz P Endorphin freizusetzen vermag. Folglich wird die Substanz-P.Wirkung über die freigesetzten Peptide vermittelt, so daß keine Notwendigkeit besteht, daß sich Substanz P an die Opiaterezeptoren bindet. Die Wirkung von Substanz P im Sinne einer Analgesie oder Hyperalgesie hängt jedoch wesentlich von der individuellen Schmerzschwelle ab. Dieser Nachweis konnte von *Oehme* et al. (1980) kürzlich in einem einfachen Analgesietest geführt werden. Demnach erhöht Substanz P die Schmerzschwelle nur bei Mäusen mit großer Schmerzempfindlichkeit, erniedrigt sie aber bei Mäusen mit geringer Schmerzempfindlichkeit. Der Effekt von Substanz P zeigt sich also weder in einer Analgesie noch in einer Hyperalgesie, sondern in der Modulierung der Schmerzschwelle.

Daraus ist zu schlußfolgern, daß Substanz P über zwei Eigenschaften verfügen muß:

Erstens über die Fähigkeit, die Schmerzschwelle zu erhöhen (Analgesie). Das erfolgt wahrscheinlich über die erwähnte Freisetzung von Endorphinen.

Zweitens muß Substanz P die Fähigkeit besitzen, die Schmerzschwelle zu erniedrigen (Hyperalgesie). Dieser Effekt ist wahrscheinlich eine direkte exzitatorische Wirkung von Substanz P.

Infolge dieses Dualmechanismus ist Substanz P in der Lage, je nach Notwendigkeit die Schmerzschwelle zu erhöhen oder zu erniedrigen.

Von diesen Befunden wird folgender Mechanismus für wahrscheinlich gehalten:

Für Endorphine existieren präsynaptische Rezeptoren an Nervenzellen mit exzitatorischen Transmittern. Über diese Rezeptoren sind Endorphine in der Lage, die Freisetzung des exzitatorischen Transmitters zu unterdrücken. Dadurch wird die Schmerzleitung, welche die Freisetzung dieses Transmitters als Voraussetzung hat, unterdrückt. Die Substanz P verfügt offensichtlich über die Möglichkeit, Enkephalin-Neuronen zur Freisetzung der Endorphine zu stimulieren, und führt damit ebenfalls zur Analgesie. Andererseits kann aber Substanz P auch direkt auf das exzitatorische Neuron erregend wirken und damit zu einer Hyperalgesie führen.

Zur Transmitterfunktion von Substanz P

Substanz P kann heute als eine extrem wirksame Funktionssubstanz des ZNS angesehen werden.

Ihre Rolle als Transmitter bestimmter Neurone ist experimentell weitgehend erwiesen.

Funktion als primär sensorischer Transmitter:

Lange und intensiv hat sich *Lembeck* (1953) mit der pharmakologischen und physiologischen Rolle von SP beschäftigt, und er war auch der Erste, der eine Funktion als primärer, sensorischer Transmitter postulierte.

Mit der Entwicklung empfindlicher und spezifischer Radioimmuno (*Powell* et al., 1980) und der immunohistochemischen Technik (*Nilson* et al., 1975) wurden Untersuchungen zur Lokalisation von SP angestellt.

In Verbindung mit dem Vorkommen in primär sensorischen Nervenendigungen des Rückenmarks (*Höckfeld* et al., 1975; *Cuello,* 1978), der starken, depolarisierenden Wirkung auf Motoneuronen, der Freisetzung von SP nach Stimulation des Rückenmarks (*Konishi* et al., 1974; *Otsuka,* 1976; *Iversen,* 1976) und der Capsaicin-induzierten Depletion von SP aus primär sensorischen Neuronen konnte die von *Lembeck* (1953) postulierte Rolle als primärer, sensorischer Transmitter bestätigt werden. Als Beweise für eine Transmitter-Funktion können die Lokalisation in synaptischen Vesikeln und in sensorischen Ganglienzellen, die Freisetzung nach Stimulation des Rückenmarks, des Hypothalamus oder der Trigeminuskerne und direkt exzitatorische Wirkungen angeführt werden.

Es werden auch Beziehungen zu den Geschmacksrezeptoren, insbesondere hinsichtlich der Stimulierung der Süßempfindung, festgestellt.

SP stimuliert selektiv Neuronen der Substantia gelatinosa des Rückenmarks, die auch durch Schmerzstimuli erregt werden (*Henry* 1975).

Mit der Entdeckung der Enkephaline als endogene Liganden des Opiat-Rezeptors (*Hughes,* 1975), der Lokalisation von Enkephalinen in der Substantia gelatinosa des Rückenmarks, dem Nachweis von Opiat-Rezeptoren auf primär afferenten Neuronen in dieser Region und Hemmung der SP-Freisetzung durch Enkephaline, ist eine physiologische Wechselwirkung dieser beiden peptidergen Neuronen bei der Transmission vom Schmerzstimuli wahrscheinlich.

Ihr Zusammenhang ist jedoch noch nicht eindeutig geklärt, denn auch für SP wurde eine analgetische Wirkung nachgewiesen. Da sie Naloxon-hemmbar ist, wird eine Freisetzung von opiatähnlichen Peptiden diskutiert (*Frederickson,* 1980).

Diese analgetische Wirkung durch einen präsynaptischen Effekt an Enkephalin-haltigen Nervenendigungen wird nur in kleinen SP-Konzentrationen ausgelöst. Höhere Dosen sollen ihn durch eine direkte postsynaptisch exzitatorische Wirkung kompensieren. SP bewirkt also eine duale, analgetische und hyperalgetische Wirkung durch prä- bzw. postsynaptische Effekte.

Funktion im nigro-striatalen System

Die zahlreichen Untersuchungen zur Lokalisation von SP im Gehirn ergaben übereinstimmend eine hohe Konzentration in der Substantia nigra (Höckfeld, 1975).

SP ist hier in den Nervenendigungen vom Neostriatum descendierender Neuronen gespeichert. Eine experimentelle Läsion der Kerne des Striatum bewirkt eine Abnahme von SP in der Substantia nigra. Ein gleicher Effekt konnte bei der Huntingtonschen Chorea beobachtet werden, die mit einer Atrophie dieser Kerne verbunden ist.

SP-enthaltende Neuronen werden von separaten GABA-enthaltenen Neuronen begleitet, und beide beeinflussen in entgegengesetzter Weise Dopamin-Neuronen der Substantia nigra, d. h. SP wirkt exzitatorisch auf die Dopamin-Freisetzung und GABA inhibitorisch.

Für eine exzitatorische Wirkung von SP auf dopaminerge Neuronen der Substantia nigra sprechen auch physiologische Untersuchungen. Intranigrale Applikation auf SP bewirkt z. B. kontralaterale Rotationen. Der Einfluß auf die motorische Aktivität ist jedoch widersprüchlich. Neben einer Erhöhung der motorischen Aktivität, depressiven Effekten, wurden auch dosisabhängige biphasische Effekte beobachtet, d. h. Erhöhung der motorischen Aktivität in kleinen Konzentrationen und komplette Immobilität in höheren Konzentrationen.

Auf der anderen Seite wird ein tonisch inhibitorischer Einfluß von Dopamin-Neuronen auf SP-enthaltende Nervenzellen im Striatum diskutiert, so daß SP-Neuronen in der feed-back-Regulation dopaminerger Neuronen des nigra-striatalen Systems eine Rolle spielen und als integraler Bestandteil des extrapyramidalen Systems betrachtet werden.

Funktion im Hypothalamus

Die physiologische Rolle von SP im Hypothalamus ist noch nicht geklärt. Er enthält einen dichten Plexus SP-haltiger Nervenendigungen in enger Beziehung zum Portalgefäßsystem, und eine Freisetzung konnte nach Stimulation mit hoher K^+-Konzentration nachgewiesen werden. Die Verteilung SP-haltiger Nervenendigungen korreliert nicht mit der von Somatostatin, Luliberin und Thyreoliberin (*Iversen* et al., 1976).

SP könnte eine ähnliche Funktion haben wie katecholeminerge, indolminerge und cholinerge Neuronen bei der Regulation der Freisetzung von Hormonen aus dem Hypophysen-Vorderlappen unter Beteiligung der hypothalamischen Releasing- bzw. Inhibiting-Hormone (*Höckfeld* et al., 1978).

Es wurden sowohl eine Erhöhung des Plasma-Spiegels von Wachstumshormonen und Prolactin als auch eine Erniedrigung des Wachstumshormon-Spiegels, wahrscheinlich über Somatostatin-Freisetzung, beobachtet. Eine Regulation der Hypophysen-Vorderlappen-Hormone könnte auch über Freisetzung von SP in das Portalgefäßsystem und direkte Wirkung an der Hypophyse erfolgen.

Der einzige Hinweis für eine physiologische Rolle von SP in dieser Region kommt von *Kerdelhue* u. a. (1978). Da SP-Antiserum den LH- und FSH-Spiegel erhöht, wird ein physiologisch inhibitorischer Einfluß auf die Gonadotropin-Sekretion diskutiert. Er könnte am Hypophysen-Vorderlappen selbst ausgeübt werden, da SP in Kulturen von Hypophysen-Vorderlappen-Zellen die Stimulation durch Luliberin in bestimmten Zyklusstadien hemmt.

Die Schwierigkeit der Interpretation der SP-Wirkung auf Hypothalamus und Hypophyse resultiert aus der Unübersichtlichkeit dieses Systems, da die Regulation der Freisetzung durch die Releasing- bzw. Inhibitin-Hormone erfolgt, deren Freisetzung wiederum von adrenergen, cholinergen, indolaminergen und möglicherweise SP-Neuronen abhängt.

Rückenmark

Von *Otsuka* (1976) konnte nachgewiesen werden, daß die Substanz P vorwiegend im Bereich der Hinterwurzeln vorhanden ist, jedoch nicht dort gebildet wird. Mittels eleganter Durchtrennungsversuche im Spinalnerv der Ratte konnte er nachweisen, daß die Substanz P im Spinalganglion gebildet wird und via Spinalnerv zu den Hinterwurzeln gelangt.

Aber die Substanz P kann nicht nur aus dem Spinalganglion in Richtung Rückenmark transportiert werden, sondern das Peptid wird auch retrograd transportiert. Durch den retrograden Transport ist SP in der Lage, die eigene Erregungsschwelle zu beeinflussen und auch in der Nähe liegende Organe, wie z. B. Kapillaren, zu beeinflussen. Insgesamt kann heute als gesichert angenommen werden, daß die Substanz P der Transmitter im Bereich der primär sensorisch afferenten Neuronen ist, insbesondere für die Wärme- und Schmerzperzeption. Die Substanz P kann gewissermaßen wie ein Polyp mit ihren Neuronen die Reizaufnahme aus der Umwelt mit notwendigen Abwehrreaktionen des ZNS synchronisieren (***Fredrickson***, 1980).

Substanz P als Regulatorpeptid

Wie bereits erwähnt, ist die Substanz-P-Wirkung von der algetischen Ausgangslage abhängig. Bei Mäusen mit großer Schmerzempfindlichkeit erhöht die Substanz P die Schmerzschwelle, bei solchen mit geringer Schmerzempfindlichkeit wirkt die Substanz P algetisch. Bei Mäusen mit einer mittleren Schmerzempfindlichkeit hat Substanz P keine Wirkung (*Oehme* et al., 1980).

Derartige normalisierende Effekte wurden auch bei anderen Körperfunktionen gefunden.

Avoidance learning: Das Acquisitionstraining von adulten Ratten wurde durch SP und SP-A bei Dosierungen von 250, 500 und 750 μg/kg/die und intraperitonealer Injektion unwesentlich beeinflußt.

Die gestörten Lern- und Gedächtnisvorgänge von Tieren mit streßinduzierter experimenteller Neurose wurden während einer viertägigen Applikation von der ersten SP- bzw. SP-A-Applikation normalisiert (*Hecht* et al., 1979).

Derartige Streß-Schäden konnten verhindert werden, wenn SP oder SP-A prophylaktisch vor dem Stressoreneinfluß appliziert wurde. (*Oehme* et al., 1980).

Bei normalen juvenilen Ratten (10 Wochen alt) zeigten sich Unterschiede in der Wirkung von SP und SP-A. Während SP-A keine Abweichungen von der Norm während des Acquisitionstrainings zeigte, wurde durch SP eine Verminderung der Lernleistung verursacht (*Hecht* et al., 1979).

Spontane Hypertonieratten zeigten gleichfalls eine Einschränkung der Lernleistung, ähnlich der chronisch gestressten Tiere. SP-A konnte bei allen untersuchten Altersstufen (10, 14 und 26 Wochen alt) in Dosierungen von 250 und 500 μg/kg/die einen normalisierenden Effekt hervorrufen. Mit SP selbst gelang dieses nicht in der gleichen Weise (*Oehme* et al., 1981).

Blutdruck (arterieller, systolischer)

Normotone Wistarratten zeigten kaum Abweichungen von der physiologischen Schwankungsbreite, selbst wenn SP oder SP-A über mehrere Wochen appliziert wurde. In einigen Fällen war eine Tendenz zur Hypotonie zu erkennen (*Poppei* et al., 1981).

Der erhöhte Blutdruck von chronisch gestreßten Tieren wurde von SP und SP-A in Dosen von 250 und 500 μg/kg/die normalisiert.

Bei spontanen Hypertonieratten wurden folgende interessante Ergebnisse mit SP und SP-A gefunden: So konnten wir nachweisen, daß diese Peptide bei jungen SHR (10 Wochen alt) mit noch nicht voll ausgebildeten Hypertonus (150 Torr) den Blutdruck auf ein Niveau von ca. 190 Torr erhöhten. Bei älteren SHR (26 Wochen) mit einer vollausgebildeten Hypertonie von 220—240 Torr kam es zu einer Senkung des Blutdruckes auf ein Niveau um 190 Torr. Der Blutdruck von SHR mittleren Alters (14 Wochen) mit einem Blutdruck zwischen 180 und 190 Torr führten die Peptide zu keiner Veränderung (*Poppei* et al., 1981; *Oehme* et al., 1981)

Biorhythmus

Gestörter Minutenrhythmus von chronisch gestreßten Ratten konnte mit einer einmaligen Applikation positiv beeinflußt werden. Prophylaktische Applikationen verhinderten eine Desynchronose. Desgleichen konnten auch circadiane Rhythmen beeinflußt werden.

Schlaf

Bei Ratten mit gestörtem Schlafprofil war es nicht möglich, durch Substanz P und SP-A das physiologische Schlafprofil wiederherzustellen.

Tiere mit Hypersomnolenz wurden dagegen in Richtung Wachsein beeinflußt. SP-A zeigte eine günstigere Wirkung als SP.

Körpertemperatur

Entsprechende Ergebnisse (*Richter* et al., 1981) zeigten, daß SP bei peripherer Gabe und Kälteexposition signifikant die Rektaltemperatur von Wistarratten senkt. Andererseits schlägt bei niedriger Dosierung der hypotherme SP-Effekt in eine signifikant hypertherme Wirkung um. Dieser Befund ist ein weiterer Beweis für duale Wirksamkeit von SP.

Die vorgelegten Untersuchungen zur Wirkung von SP erbrachten kurz zusammengefaßt folgende Resultate:

Die Substanz P beziehungsweise das SP-Analogon Eledoisin-Hexapeptid bewirkt bei streßinduzierten Defekten neurotischer Tiere und/oder bei Tieren mit genetischen Defekten neuroregulatorische Prozesse.

1. eine universelle Normalisierung gestörter Informationsverarbeitung des ZNS und verschiedener vegetativer Funktionen, wobei die Peptidwirkung bei gleicher Dosierung dem Grad der zu normalisierenden Störung entspricht;
2. eine duale Wirkung, das heißt eine Normalisierung sowohl bei hyper- als auch bei hyporeaktiven Veränderungen;
3. einen unmittelbaren Einfluß auf die Prozesse des ZNS und einen zeitverzögerten Einfluß bei der Normalisierung vegetativer Funktionen;
4. eine Wiederherstellung gestörter biorhythmischer Prozesse (Desynchronose);
5. neben therapeutischen auch prophylaktischen Effekte;
6. eine Wiederherstellung des veränderten Schlafprofils des EEG bei Schlafstörungen neurotischer Ratten.

Ausgehend von diesen Befunden wurde von uns vorgeschlagen, Peptide mit solchen Eigenschaften als **regulatory peptides** (regulides) zu bezeichnen (*Hecht* et al., 1980, *Oehme* et al., 1980 a/b).

Die Normalisierungswirkung von Substanz P unterscheidet sich damit grundsätzlich von bisher bekannten Pharmakawirkungen. Sicher ist auch für klassische Transmitter wie Serotonin eine Abhängigkeit von der Ausgangslage festzustellen. So wirkt auch Serotonin in Abhängigkeit von der Ausgangslage, aber Serotonin stellt in keinem Falle die Ausgangslage wieder her. Das bedeutet, daß unser Normalisierungskonzept nicht nur die Abhängigkeit der Wirkung von der Ausgangslage einschließt, sondern zugleich auch das Vermögen für das Einstellen der normalen (bzw. auch einer anderen) Ausgangslage, d. h. Substanz P ist in der Lage, adaptative Vorgänge zu bewirken.

Wo könnte der Zugang für die Aufklärung dieser adaptativen Wirkungsqualität von Substanz P liegen? (*Oehme* et al., 1980 b).

– Aus unseren Untersuchungen ist wahrscheinlich, daß der Normalisierungseffekt von Substanz P nicht dem Undekapeptid, sondern kürzerkettigen SP-

Sequenzen (Hepta- oder Hexapeptid) zuzuordnen ist. Das deckt sich mit Vorstellungen der japanischen Gruppe um *Otsuka*, daß die Substanz P der Präkursor und SP-Hepta- oder Hexapeptid der eigentliche neuronale Transmitter ist. Wenn das zutrifft, dann wäre von besonderem Interesse, die Konversion von Substanz P zu kürzerkettigen Sequenzen zu untersuchen! Für die Bearbeitung dieses Problems scheint ein Enzym wesentlich: die DP IV, welche SP über das Nona- zum Heptapeptid spaltet.

Von uns wurde begonnen, die Verteilung dieses Enzyms zu untersuchen. Unter den Organen mit hoher Aktivität ist die Nebenniere auffallend. Auch im Striatum finden sich hohe Aktivitäten. Möglicherweise werden Untersuchungen zur Veränderung dieses Enzyms unter Streßeinwirkung Aufschluß bringen. Es wäre zu postulieren, daß unter Streßeinwirkung dieses Enzyms in der Aktivität erhöht ist, um über eine vermehrte Heptapeptid-Biosynthese adaptive Prozesse auszulösen.

– Zu einem weiteren möglichen Zugang zur Normalisierungsfunktion: Sicher heißt Normalisierung das Wiederherstellen der Funktionsfähigkeit eines Systems. Normalisierung heißt aber auch die Fähigkeit, gestörte Kommunikationsmöglichkeiten verschiedener Systeme wiederherzustellen! Auf Grund der Lokalisierung von Substanz P (Beispiel: sensorisch-afferente Neuronen im Bereich des Rückenmarkes) bietet sich Substanz P für eine solche Funktion an. Eine mögliche Erklärung ist kurz zu skizzieren.

Es gilt als erwiesen, daß Körperfunktionen biorhythmischen Oszillationen unterliegen. Des weiteren kann als gesichert angenommen werden, daß normal ablaufende Biooszillationen die Kommunikation verschiedener biologischer Systeme ermöglichen. Wir konnten nachweisen, daß in bedingt-reflektorischen Abläufen sowohl im Bereich der Sensorik als auch der Motorik Minutenrhythmen auftreten. Unter Streßeinwirkung kommt es zum Zusammenbruch dieser minutenrhythmischen Oszillation. Die Substanz P ist in der Lage, sowohl im Bereich der Sensorik als auch der Motorik die minutenrhythmischen Oszillationen wieder aufzubauen.

– Eine derartige Aussage zu einem Normalisierungseffekt von Substanz P der gestörten minutenrhythmischen Oszillationen hat zwar heuristischen Wert, führt aber allein noch nicht zum Ziel. Es wird darauf ankommen, den Normalisierungseffekt von Substanz P vor allem auf biochemischer Ebene zu erfassen. Dabei kann man davon ausgehen, daß Substanz P die Wirkung (wie andere peptiderge Modulatoren) über andere Transmittersysteme ausübt. Für die Substanz P ist dabei insbesondere eine Wechselwirkung mit katechinaminergen Zellen wahrscheinlich. Aufgrund des Langzeiteffektes von Substanz P gehen wir davon aus, daß SP vor allem in die Langzeitregulation der Katechinamine eingreift, d. h. auch Enzymaktivitäten der Katechinaminbiosynthese beeinflußt. Für das Nebennierenmark (welches an adaptiven Prozessen wesentlich ist) sind Adrenalin und Noradrenalin dominante Transmitter. Erste Befunde von uns zeigen, daß Substanz P in die Synthese des Adrenalins eingreifen kann. Da – wie auch in einigen Kapiteln hier dargelegt – dem Adrenalin in der Ätiologie der streßinduzierten Neurose eine wichtige Rolle zukommt, könnte hier ein Schwerpunkt zukünftiger Arbeit auf biochemischer Ebene liegen (*Hecht* et al. 1983, *Oehme* et al., 1981).

— Ein weiterer Schwerpunkt liegt sicher in den Beziehungen von pathophysiologischen Zuständen zur Funktionsfähigkeit SP-erger Neuronen.
Es konnte nachgewiesen werden, daß bei Schlafstörungen der Substanz P-Gehalt im Blut erniedrigt ist. Ein weiterer Ansatz scheint in dem gewonnenen ersten Befund zu liegen, daß bei Syringomyelie-Patienten ein extrem niedriger Substanz P-Gehalt im Blut vorliegt. Dieser Befund ist international neu und sollte schnellstens weiter abgesichert werden.
Die Syringomyelie geht bekanntermaßen mit Störungen der Wärme- und Schmerzperzeption einher.

— Es sind sicher noch weitere Fragen offen! Wie sieht es z. B. mit dem Substanz P-Gehalt im ZNS und der Peripherie unter verschiedenen Streßqualitäten aus? Gibt es Beziehungen zwischen dem Substanz P-Gehalt (und Endorphingehalt) und Adaptationsfähigkeit des Organismus? (*Oehme* et al., 1980 b)

Abschließend soll noch zum Problem der Wirkungsspezifität von Substanz P Stellung bezogen werden.

Kann ein Peptid wie Substanz P auf Grund seines vielfältigen Vorkommens und seiner vielfältigen Wirkungen auch von praktischem Interesse sein? Heißt nicht ubiquitäres Vorkommen von vornherein nur unspezifische Effekte? Eine solche Frage läßt sich bereits damit beantworten, daß auch klassische Transmitter wie Adrenalin, Noradrenalin oder Azetylcholin vielfältig vorkommen, daß jedoch organspezifische Eingriffsmöglichkeiten durch Pharmaka sukzessive entwickelt wurden. Diese spezifischen Möglichkeiten wurden um so größer, je ausgeprägter in nur einem Organ Störungen des SP-Stoffwechsels vorliegen. Deshalb ist eine wesentliche Aufgabe der nächsten Jahre, die Untersuchung der normalen und gestörten spezifischen Kompartmentierung dieser SP-Lokalisierung zu erfassen (*Oehme* et al., 1980).

Diese, am Beispiel der Substanz P dargelegte Problematik der Peptidwirkung als Regulid, dürfte in Zukunft auch in der Neurosetherapie Bedeutung erlangen.

19.3. *Literatur*

Bienert, M., B. *Mehlis,* M. *Kühler,* J. *Bergmann,* N. *Niedrich*: Synthese von Halogenaetyl- und Chlorambucil-Peptiden des Eledoisins, Physalaemin und der Substanz P als potentielle Affinitätsmarker. J. prakt. Chemie **320** (1978) 261—269

Cuello, A. C., T. M. *Jessell,* I. *Kannazewa,* L. L. *Iversen*: Substance P: Localisation in synaptic vesicles in rat central nervous system. J. Neurochem. **29** (1978) 747—751

Dietsch, P. P.: Arzneimittelforschung **19** (1969) 472—474

Euler, von, U. S., J. H. *Gaddum*: An unidentified depressor substance P in certain tissue extracts. J. Physiol. (Lond.) **72** (1931) 74

Eysenck, H.-J., S. *Rachman*: Neurosen — Ursachen und Heilmethoden. Berlin 1967

Denker, R.: Results of the treatment of psychoneuroses by the general practitioner. New York State J. Med. **46** (1946) 2164—2166

Frederickson, R. C. A., P. D. *Gesellchen*: Analgesic and other Activities of substance P and Fragments. In: *Marsan,* C. A., W. Z. *Traczyk* (Eds.): Neuropeptides and Neural Transmission. IBRO Monograph Series Vol. 7 New York, (1980) 111—120

Hecht, K.: The importance of individual excitability of the central nervous system in the investigation of centrally acting drugs. In: *Votava, Z.*, M. *Horvath*, O. *Vinar* (Eds.): Psychopharmalogical Methods. Oxford (1963) p. 219—230.

Hecht, K.: Comparative Investigation of some centrally acting drugs a conditioned reflex motoric food method and a conditioned reflex motoric escape method. In: *Votova, Z.*, M. *Horvath*, O. *Vinar* (Eds.). Oxford (1963) P 58—69

Hecht, K.: Die Bedeutung der individuellen Erregbarkeit des ZNS für die Wirkung des Benactizyns. Dt. Gesundh. Wesen **19** (1964) 793—808

Hecht, K., K. *Treptow*, T. *Hecht*, M. *Poppei*, S. *Choinowski*: Aspekte der Organismus-Umwelt-Beziehungen für die Pharmakotherapie. Dtsch. Gesundh. Wesen **23** (1968) 1777—1785

Hecht, K., T. *Hecht*, S. *Choinowski*, M. *Poppei*, K. *Treptow*: Der Einfluß von motorischem Training auf die Entwicklung einer neurotisch induzierten hypertonen Blutdruckdysregulation. Acta biol. med. germ. **32** (1974) 334—340

Hecht, K., K. *Treptow*, S. *Choinowski*, T. *Hecht*, M. *Poppei*: Interindividuelle Kommunikationsbeziehungen und motorisches Training in ihrer Bedeutung für Lern- und Gedächtnisleistungen von Albinoratten. Acta biol. med. germ. **32** (1974) 35—42

Hecht, K.: Psychohygiene. Berlin 1975

Hecht, K., P. *Oehme*, M. *Poppei*, T. *Hecht*: Conditioned Reflexes learning of normal juvenils and adults rats exposed to action of substance P and of SP-analogue. Pharmazie **34** (1979) 417—421

Hecht, K., P. *Oehme*, M. *Poppei*: Action of Substance P on Neurotic hypertensive Rats. Pharmazie **34** (1979) 653—657

Hecht, K., P. *Oehme*, M. G. *Airapetjanz*: Neuropeptide in der Regulation. Z. Ges. inn. Med. **35** (1980) 408—412

Hecht, K., P. *Oehme*, I. A. *Kolometsewa*, I. P. *Ljowschina*, M. *Poppei*, M. G. *Airapetjanz*: Wirkung eines Substanz-P-Analogons bei Schlafstörungen. Acta biol. med. germ. **39** (1980) 141—147

Hecht, K., I. A. *Kolometsewa*, I. P. *Ljowschina*, P. *Oehme*, M. *Poppei*, M. G. *Airapetjanz*, E. *Wachtel*: The influence of Substance P Analogue on the Sleep Disturbance of stresses Rats. In: *Popovice*, L., B. *Asgain*, G. *Badiu* (Eds.) Sleep 1978. Basel 1980, 507—510

Hecht, K., P. *Oehme*, I. A. *Kolometsewa*, I. P. *Ljowschina*, M. *Poppei*, M. G. *Airapetjanz*: Effect of Substance P-Analogue on chronic Deprivation of Sleep of Wister Rats under Stress. In: *Marsan*, C. A., W. Z. *Traczyk* (Eds.): Neuropeptides and Neural Transmission. IBRO-Series Vol. 7 New York (1980) 159—164

Hecht, K., M. *Poppei*, P. *Oehme*, M. G. *Airapetjanz*: Relation between Stress and Substance P. Abstracts of 29. th. Congress of Physiological Sciences. Sydney/Australia (1983) Nr. 324.02

Henry, J. L.: Effects of substance P on functionaly identified units in cat spinal cord. Brain Res. **114** (1976) 439—452

Höck, K., W. *König*: Neurosenlehre und Psychotherapie, Jena 1979

Hökfeld, F., I. O. *Kellerth*, G. *Nilson*, B. *Pernow*: Substanz P: Localisation in the central nervous system and in some primary sensory neurons. Science **190** (1975) 889—890

Hökfeld, F., A. *Ljungdahl*, H. *Steinbusch*, A. *Verhofstad*, G. *Nilsson*, E. *Brodin*, B. *Pernow*, M. *Goldstein*: Immunohistochemical evidence of substance P-like immunoreactity in some 5-hydroxytryptamine containing neurons in the rat central nervous system. Neuroscience **3** (1978) 517—538

Hughes, J., T. W. *Smith*, H. W. *Kosterlitz*, L. A. *Forthergill*, B. A. *Morgan*, H. R. *Morris*: Indentification of two relsted pentapeptides from the brain with potent opiate agonist activity. Nature, **258** (1975) 577—579

Iversen, L. L., J. *Jessel*, I. *Kanauewa*: Release and metabolismen of substance P in the hypothalamus. Nature (Lond) **264** (1976) 81

Jessel, T. M., L. L. *Iversen*, A. C. *Cuello*: Capsaicin — induced depletion of substance P from primary sensory neurons. Brain Res. **152** (1978) 183—188

Katzenstein, A.: Psychotherapie. Berlin 1980

Klumbies, G.: Psychotherapie in der Inneren und Allgemeinmedizin. Leipzig 1974

Koch, A.: Psychoprophylaxe im Betriebsgesundheitswesen. Dissertation A. Leipzig 1974

Kohler, Chr.: Kommunikative Psychotherapie. Jena 1968

Kolometsewa, I., K. *Hecht*, P. *Oehme*, B. *Rose*, I. P. *Ljowschina*, M. *Poppei*, E. *Wachtel*, M. G. *Airapetjanz*, D. *Röll*: Gestörter Schlaf bei experimenteller Neurose und die modulierende Funktion von Substanz P. Berichte der Humboldt-Universität zu Berlin 3/80 (1980) 65—74 „Experimentelle Neurose“

Konishi, S., M. *Otsuke*: Excitatory action spinal of hypothalamic substance P on spinal motoneurones of newborns rats. Nature **252** (1974) 734—735

Kriegel, E. (Hrsg.): Stellung und Aufgaben der Psychotherapie im sozialistischen Gesundheitsschutz. Berlin 1980

Lembeck, F.: Zur Frage der zentralen Übertragung afferenter Impulse. III. Das Vorkommen und die Bedeutung der Substanz P in den dorsalen Wurzeln des Rückenmarks. Arch. exp. Path. und Pharmakol. **219** (1953) 197

Ljowschina, I. P., P. *Oehme*, K. *Hecht*, M. *Poppei*, M. G. *Airapetjanz*, J. *Ilana*, T. *Schlegel*, D. *Sass*: Gestörter ultradianer Biorhythmus bei experimenteller Neurose und die modulierende Funktion von Substanz P. Berichte der Humboldt-Universität zu Berlin: Experimentelle Neurose. 3/80 (1980) 60—63

Ljowschina, I. P., K. *Hecht*, I. A. *Kolometsewa*, P. *Oehme*, T. *Schlegel*, M. *Poppei*, M. G. *Airapetjanz*, J. *Wachtel*: Modulatorfunktion von Substanz P bei Desynchronose. In: *Schuh*, J., K. *Hecht*, J. A. *Romanow*: Chronobiologie und Chronomedizin. Berlin 1981, 779—788

Marsan, C. A., W. Z. *Traczyk* (Eds.): Neuropeptides and neural Transmission IBRO Monograph Series Vol. 7. New York 1980 Raven Press

Mellerowicz, H.: Arch. Kreislaufforsch. **24** (1956) 70

Nilson, G., B. *Pernow*, G. H. *Fischer*, K. *Folkes*: Presence of substance P-like immunoreactivity in Plasma from man and dog. Acta physiol. Scand. **94** (1975) 542—544

Oehme, P., K. *Hecht*, L. *Piesche*, H. *Hilse*, M. *Poppei*, F. *Morgenstern*, E. *Görres*: Substance P — new aspects — to its modulatory function. Acta biol. med. germ. **39** (1980) 465—477

Oehme, P., H. *Hilse*, E. *Morgenstern*, E. *Göres*: Does Substance P produce Analgesia or Hyperalgesia? Science **208** (1980) 305

Oehme, P., K. *Hecht*, L. *Piesche*, H. *Hilse*, M. *Poppei*: Substance P as a Modulator of physiological and pathological processes. In: *Marsan*, C. A., W. Z. *Traczyk* (Eds.): Neuropeptides and Neural Transmission. IBRO Series Vol. 7. New York (1980) 73—84

Oehme, P., K. *Hecht*, M. *Airapetjanz*: Substanz P als Regulid — Stand und Entwicklungstendenzen. Berichte der Humboldt-Universität zu Berlin 3/80 (1980) 84—92 „Experimentelle Neurose“

Oehme, P., M. *Bienert*, K. *Hecht*, J. *Bergmann*: Ausgewählte Probleme der Chemie, Biochemie, Pharmakologie, Physiologie und Pathophysiologie. Beiträge zur Wirkstofforschung, Heft 12 (1981) 1—185

Oehme, P., H. *Hilse*, K. *Hecht*, M. *Poppei*, V. *Moritz*, *Minh Thu*, E. *Scheer*: Action of Substance P and analogue on blood pressur and avoidance learning in rats with spontaneous hypertension (SHR). Pharmazie 1981 (in press)

Oehme, P., K. *Hecht*: Zum gegenwärtigen Stand der Substanz-P-Forschung (Ausgewählte Probleme). DDR-Medizin-Report **11** (1982) 5, 387—417

Otsuka, M., S. *Konishi*: Substance P and axcitatory transmitter of primary sensory neurons. Cold spring Harbor symp. Quant. Biol. **40** (1976) 135—143

Poppei, M., Ch. *Graff,* K. *Hecht,* T. *Hecht,* K. *Treptow,* H. *Ziprian*: Die Bedeutung der Organismus-Umwelt-Beziehung für den Effekt von zentral nerval angreifenden Pharmaka. In: K. *Hecht* (Hrsg.): Zentralnervale Regulationsdynamik im Adaptationsprozeß. Berlin 1971

Poppei, M., K. *Hecht,* I. P. *Ljowschina,* P. *Oehme,* J. *Illana,* M. G. *Airapetjanz,* V. *Moritz,* R. *Barnow*: Zu prophylaktischen und therapeutischen Effekten von Substanz P (SP) und einem SP-Analogen an experimentellen Modellen der Neurose und der spontanen Hypertonie. In: K. *Hecht,* M. *Poppei,* W. *Rüdiger,* K. *Seidel* (Hrsg.) ZNS: Entwicklung, Störung, Lernen: Berlin 1981 (im Druck)

Powell, D., P. *Skrabanek,* D. *Cannon,* A. *Balfe*: Substance P in Human Plasma. In: C. A. *Marsan* and W. Z. *Traczyk*: Neuropeptides and neural Transmission IBRO Monograph Series Vol. 7. New York 1980, 105—110

Reindell, H., O. *Bayer*: Z. Klin. med. **141** (1942) 151

Richter, R., P. *Oehme,* F.-T. *Marten,* M. *Bienert*: Zur Rolle von Substanz P auf die Temperaturregulation der normotensiven und spontanhypertensiven Ratte (in press)

Seidel, K.: Der Krankheitsbegriff in der Neurologie und Psychiatrie. Ztschr. ärztl. Fortbild. **67** (1973) 323 ff.

Tembrock, G.: Biokommunikation, Informationsübertragung im biologischen Bereich. Teil I u. II (WTB-Reihe Bd. 93) Berlin 1971

Treptow, K., K. *Hecht*: Lern- und Leistungsprozesse auf dem 9. Tierpsychologischen Kolloquium in der DDR. 1968 Erfurt

Wehmayer, H., H. *Caspers*: Pflügers Archiv ges. Physiol. **267** (1958) 298

20. Sachregister

AAS 239, 240
Abendtyp 394
Acquisition 108
Adaptation 94, 243
Adrenalin 263
Affekte 195
Aktionsentscheidung 183
Angiotensin II 88
Anorexia nervosa 386
Anpassung 243
Anpassungsmechanismus 96
Asthenisierung 520 ff.
Atemneurose 355

Backward conditioning 137
bedingter Reflex 129
bedingter Reflex I. Ordnung 139
bedingter Reflex II. Ordnung 139
bedingt-reflektorische Methode 113
biochemische Veränderungen 80
Biorhythmus 395, 423
Biorhythmus und Krankheit 425

Chromatolyse 86
Chronobiologie 392
Chronobiologische Regulation 380
Chronomedizin 392
Chronotherapie 392
Clusteranalyse 86
Cytoplasma 88

Dauerfrustation 485
Deltarhythmus 454
Delta-Schlaf 438, 454
Depression, sensorische 59
Desensibilisierung 26
Desynchronose 418
Determinationsregel 465
Diskriminanzanalyse 335
Disstreß 247

EEG 439
EEG-Bild 80
Ekphoration 107
EMG 439
Emotionen 53, 167
Emotionsgedächtnis 123
Emotion, Hypothesen 173
Emotion, Theorien 173
Endorphine 117, 120
Engramm 121
Energetische ontogenetische Regel 464
Entscheidung 182, 183
Entwicklung 485
EOG 439
Ergebnisvergleich 103
Erkenntnisprozeß 101
Eustreß 247
Extroversion 321
Extinktion 109

Fehlanpassung 243
Fehlentwicklung 484, 485
foreward conditioning 137
Freuds Auffassungen von der Neurose 20
Frustation 485
funktionelle Störungen 16, 87

Gedächtnis 107
Gedächtnisformen 121
Gedächtnispathologie 147
Gedächtnistyp 147
Gehirnprogramm 498

Gehirn, Funktionszustand 526
Genetik 330
Genotyp 323
Gesundheit 93
Gesundheits-Krankheitsschema 97
Gewöhnung 129
Gruppentherapie 31

Habitation 129
Heterostase 235
Hirnbiopsie 81
Hirnstoffwechsel 85
Hirnstruktur 85
Hippocampus 210
Homöostase 234
Hormone 68
Hypertension 77
Hypertonie 363
Hypertonie, arterielle 384
Hypothesen-Modelltheorie 101
Hypoxie der Hirnzelle 78
Hypoxietheorie der Neurosen 78 ff., 175

individuelle Besonderheiten 329
individuelle Besonderheiten in der Pathologie der höheren Nerventätigkeit 329
Information 82
Informationsbelastung 313
Informationsdefizit 277
Informationsneurosen 82, 274 ff.
Interorezeptoren 376
interorezeptive Störungen 376
Introversion 321
introvertiert 321

Kondition, instrumentelle 31
Konflikt 193
Konfliktsituation 63
Krankheit 93
Kritik an der *Selye*schen Streßkonzeption 235, 336
Kurzzeitgedächtnis 121, 493

Langzeitgedächtnis 494
Langzeitrhythmen 428
Lateralisation des Gehirns 205
Leistungstypen 338
Leistungstypen des circadianen Rhythmus 338
Lernbelastung 206
Lerndisposition 125
Lernen 107, 114
Lernen durch Nachahmung 145
Lernkurven 112
Lernmotivation 125
Lernvorgänge 125
limbisches System 176, 198
Lust 184

Maladaptation 95
Minutenrhythmus 379, 408 ff.
Modell 101
Modellbegriff 102
Modellmethoden 101
Modelltheorie 100, 266
Modelltheoretische Aspekte 100
Morgentyp 341
Morphometrie 378
Motivation 185
Motorik der Neurosen 345 ff.
Mutterentbehrung 478, 479
Mutter-Kind-Beziehung 484
Mutter-Kind-Trennung 473

Nachahmung 145
Nahrungsverhalten 386
neonatal 68
Nervensystem, Phasenzustand 145
Nerventätigkeit, höhere 35, 145
Nervismus 40
Neurosen 15, 16, 423
Neurosen – Auffassungen *Freuds* 20
Neurosen – Auffassungen der Nachfolger *Freuds* 22
Neurosen – Definition 29 ff.
Neurosen – Epidemiologie 15
Neurosen – experimentelle 37 ff., 75
Neurosen – experimentelle bei freier Beweglichkeit 58
Neurosen – historische Aspekte 19
Neurosen – klinische 39
Neurosenlehre 19
Neurosenlerntheorie 24
Neurosenmechanismen 55
Neurosenursache 520
Neuropeptide 157
Neurosekretion 212
NONREM 439, 441

Ontogenese 467
Ontogenese postnatal 467

Ontogenese Theorien 462
Ontogenese Tiermodell 486
ontogenetische Regeln 464
ontogenetische Untersuchungen 498
Organismusanamnese 260
Organismus-Umweltbeziehung 16, 17, 236
Organneurosen 364
Original zum Modell 102
Orientierungsreaktion 125

Papez-Kreis 175
Pargylin 68
Pathogenese 93
Paradoxer Schlaf 439
Pathologie der höheren Nerventätigkeit 45 ff.
Pathologie der höheren Nervenklassifizierung 49
Phänotyp 323
Pharmakotherapie 543
Peptide 110, 156, 551
Peptidwirkung 418
Prägungslernen 130, 465
Prophylaxe der höheren Nerventätigkeit 434
Proteinsynthese 154
Psychoanalyse 21
Psychobiologische Elemente der Neurosen 31
Psychologie 133
Psychosomatik 33, 360, 305
psychosomatische Erkrankungen 32, 360
psychotrope Pharmaka 543
Pyramidenzellen 87
Pyridostigmin 68

Reflex, bedingter 38, 129
Reflex, bedingt auf Zeit 401
Reflexbegriff, Pawlow 132 ff.
Regulation, endokrine 112, 214
Regulatorpeptide 117
Releasinghormone 214, 215
REM 426, 427
Remission 25, 61
Retention 108, 157
Rhythmus, circadianer 398
Rhythmus, ultradianer 440
Rückkopplung 58

Sanogenese 92
Schlaf 437 ff.
Schlafarten 437, 449
Schlafpeptide 445 ff.
Schlafprofil, physiologisches 43 P
Schlafrhythmen 448
Schlaf — Störfaktoren 448
Schlafstörungen 437 ff.
Schlaftiefe 439
Schlaf-Wachregulation 440
Schizokenese 67
Selbstregelung 57
Signalsystem, erstes 50
Signalsystem, zweites 50
Situationsneurosen 51
Sozial-biologisches Wesen 104
Synapse 82, 121
System, funktionelles 65
Substanz P 110, 114, 158, 421, 446, 456, 552 ff.
State dependend learning 115, 118
Stereotyp, dynamischer 142
Streß 207, 208, 231 ff.
Streß, emotioneller 238
Streßforschung 231
Streßkonzept von *Selye* 232, 235
Stressor 240, 452
Stressoren 240, 452
Streßphasen 250
Streß, sozialer 256
Systemogenesetheorie 463

Tagesrhythmus 94, 400
tetanisches Syndrom bei Neurosen 355
Therapie der Neurosen 535
Tiefschlaf 438
Tierexperiment 103
Tonus, Gehirn 330
Training, motorisches 534 ff.
Transmitter 157, 218
Traumaktivität 440
Typ 322
Typ des circadianen Rhythmus 401
Typeneinteilung nach *Galen* 322
Typeneinteilung nach *Pawlow* 322
Typeneinteilung nach *Eysenck* 322

Übertragung von Ergebnissen 100
Ultrastrukturelle Veränderungen 80
Umwelt 237

Unbestimmtheit 128, 179
Unlust 184

Vasopressin 113
vegetativer Dreitakt 241
Verhaltenstherapie 31

Wahrnehmungsentscheidung 183
Wirkstoffe 233

Zeitentscheidung 183
Zeitgedächtnis 123
Zeitgefühl 122
Zeitplanung 395
Zeitregulation 401
Zeitwahrnehmung 123
Zeitweilige Verbindung 53
Zirkularität 97

Bei Fragen zur Produktsicherheit wenden Sie sich bitte an:
If you have any questions regarding product safety,
please contact:

Walter de Gruyter GmbH
Genthiner Straße 13
10785 Berlin
productsafety@degruyterbrill.com